病理学概論	I
一般臨床医学	II
外科学概論	III
整形外科学（総論）	IV
整形外科学（各論）	V
リハビリテーション医学	VI
柔道整復理論（総論）	VII
柔道整復理論（各論：骨折）	VIII
柔道整復理論（各論：脱臼）	IX
柔道整復理論（各論：軟部組織損傷）	X

柔道整復師
イエロー・ノート
臨床編

監修 平澤泰介 京都府立医科大学 名誉教授
　　 渡會公治 帝京平成大学 健康メディカル学部 理学療法学科 教授

編集 樽本修和 帝京平成大学大学院 健康科学研究科 柔道整復学専攻 教授
　　 安藤博文 帝京科学大学 医療科学部 柔道整復学科 教授

MEDICAL VIEW

Yellow Note for Judo Therapists
(ISBN 978-4-7583-1460-2 C3347)

Chief Editors : Yasusuke Hirasawa
                Koji Watarai
Editors : Nagayoshi Tarumoto
         Hirofumi Andoh

2013. 9.30   1st ed

©MEDICAL VIEW, 2013
Printed and Bound in Japan

Medical View Co., Ltd.
2-30 Ichigayahonmuracho, Shinjyukuku, Tokyo, 162-0845, Japan
E-mail ed@medicalview.co.jp

監修の序

　人のからだの限界を超えた力がかかったり，構造や機能に合わない使い方をすると，外傷や障害あるいは疾病につながります。こうした外傷や障害あるいは疾病に対処するためには医学の知識が必要になります。

　外傷の対応が柔道整復師の本来の業務です。よりよき柔道整復師になるためには，まず国家試験を通らなければなりません。その試験の出題基準に準拠し，本書には病理学，一般臨床医学，外科学，整形外科学，リハビリテーション医学などの医学的な内容の他，柔道整復理論が収められています。

　伝統の武道の活法から発展した柔道整復術も現代医学の発展にあわせたものにならなければならないのは当然のことです。したがって，外傷の対応に必要不可欠な現代医学の膨大な知識を求められることになります。本書の内容は外傷のプロとして，実際の業務に直結する最低限知っておかなければならない必要な知識です。どのページを見ても，どのことばを見てもなじみがあるようになり，太い字体のことば，見出しのことばは説明できることがのぞまれます。そのために，何回も見直して自分のものにしてください。

　専門用語をしゃべることができないと，プロとしては先輩や指導者とも相談ができません。患者さんからも信用失墜です。難しいことばだなと思ったら声を出して読み，発語することをすすめています。本書の文章は短く，難しいことばにはルビがふってあります。

　ここで，あらためて何のために国家試験があるのかと考えてほしいと思います。けがや病気になって他人に自分の身体をあずけるとき，相手を信用できる証明がほしいと考えます。医師の国家試験，理学療法士の国家試験，放射線技師の国家試験などいろいろな業種で試験があります。それぞれ，必要だと判断された教育カリキュラムを受講し卒業した者に対し，その業種の役割に応じた知識を学んできたといえるか調べるのが国家試験です。これに受かると資格がもらえます。しかし，現場で人の身体を扱うにはもっともっと経験に裏付けられた知識が必要です。国家試験合格は必要にして最低レベルの保障だということを認識すべきだと思います。

　本書の特徴は『理学療法士　イエロー・ノート』『作業療法士　イエロー・ノート』や『診療放射線技師　イエロー・ノート』など，メジカルビュー社の国家試験対策の一連のイエロー・ノートに共通するスタイルを踏襲し，若い人たちが好む簡潔な表現に徹し，図表を多用し，コラムを配置して学びやすい工夫がなされていることです。本書を手掛かりに，自分自身のノートになるように勉強してください。そして，合格後も内容を膨らまして使ってください。

2013年9月

平澤泰介
渡會公治

編集の序

　近年，高齢化やスポーツ愛好家の増加などに伴い，外傷を扱う柔道整復師のニーズはますます高まっている。柔道整復の歴史は他の医療同様古く，武道と結びつくことで独特の発展を遂げ，その医療技術は柔道整復術として現代に継承されている。

　平成元年(1989年)に，柔道整復師の資質の向上と教育内容の充実を図る目的で「柔道整復師法」が40有余年ぶりに大改正され，これまでの都道府県知事免許から厚生大臣免許となり，平成5年(1993年)に第1回国家試験が行われた。以来，カリキュラムや国家試験の出題基準の見直しを行いつつ現在に至っている。これらに伴う国家試験出題内容の大きな変化は，必修問題の設定と臨床問題の増加といえよう。本書は，こうした背景を考慮して，柔道整復師の資格取得を目指す学生に特に配慮した内容を心がけた。

　内容は，「柔道整復師国家試験出題基準　平成22年版」に準拠している。本書『イエロー・ノート　臨床編』では，国家試験出題科目のうちの「病理学概論」，「一般臨床医学」，「外科学概論」，「整形外科学(総論)」，「整形外科学(各論)」，「リハビリテーション医学」，「柔道整復理論(総論)」，「柔道整復理論(各論：骨折)」，「柔道整復理論(各論：脱臼)」，「柔道整復理論(各論：軟部組織損傷)」を収めた。姉妹本である『ブルー・ノート　基礎編』と併せて使えば，すべての出題範囲をカバーすることができる。記述はなるべく箇条書きで簡潔に解説し，その分イラストをふんだんに盛り込み，できるだけ視覚的に理解できるように工夫した。また，本文以外にも，国家試験合格のためのポイントなどを記した「One point Advice」，「補足」，専門用語を解説する「用語アラカルト」などといった囲み記事も適宜掲載した。特に平成17年(2005年)から実施されている必修問題についても，過去の出題部分を中心に「必修問題対策」として記載し，本書で必修問題の対策も行えるようになっている。

　本書は，国家試験対策としてはもちろんだが，普段の授業のサブテキストとして，また，学内試験対策の参考書としても使用できるし，本書の内容だけでは物足りなくなった読者は欄外の余白に学習内容を書き込むことで，自分だけのオリジナルノートを作ることも可能な構成となっている。

　執筆は，柔道整復師育成の教育経験豊富な先生方が行っているので，本書を学ぶことで臨床のための基礎力が身に付くことも想定されている。姉妹本の『ブルー・ノート　基礎編』と併用することで，学生の間のみならず，卒業後の臨床でも十分に役立つ内容と確信している。なお，本書の不備な点については，読者諸氏のご教示をお願いしたい。

　「ブルー／イエロー・ノートシリーズ」は，これまでに他の医療系国家資格について発刊されいずれも好評を博している。今回，柔道整復師編を発刊できることは，長きにわたり柔道整復の臨床と教育・研究に尽力してきた立場から，望外の喜びである。発刊にあたり，本書の編集にご協力いただいたメジカルビュー社スタッフの方々に心から御礼を申し上げたい。

2013年9月

樽本修和
安藤博文

執筆者一覧

監修

平澤泰介	京都府立医科大学 名誉教授
渡會公治	帝京平成大学 健康メディカル学部 理学療法学科 教授

編集

樽本修和	帝京平成大学大学院 健康科学研究科 柔道整復学専攻 教授
安藤博文	帝京科学大学 医療科学部 柔道整復学科 教授

編集協力

伊藤 譲
帝京科学大学 医療科学部 東京柔道整復学科 准教授

二神弘子
帝京科学大学 医療科学部 東京柔道整復学科 准教授

佐藤裕二
帝京平成大学 ヒューマンケア学部 柔道整復学科 講師

原口力也
帝京平成大学 ヒューマンケア学部 柔道整復学科 講師,
帝京池袋接骨院 院長

加藤明雄
帝京平成大学 ヒューマンケア学部 柔道整復学科

執筆者（掲載順）

南風原英之
専門学校白寿医療学院 学院長

盛田幸司
帝京平成大学 ヒューマンケア学部 柔道整復学科 准教授

加藤明雄
帝京平成大学 ヒューマンケア学部 柔道整復学科

古城 徹
帝京平成大学 健康メディカル学部 作業療法学科 准教授

田村瑞枝
帝京平成大学 地域医療学部 柔道整復学科 教授

山本通子
帝京平成大学 ヒューマンケア学部 柔道整復学科 教授

小林國男
帝京平成大学 健康メディカル学部 医療科学科 教授

田宮慎二
帝京平成大学 ヒューマンケア学部 柔道整復学科 准教授

大松健太郎
帝京平成大学 健康メディカル学部 医療科学科

煙山奨也
帝京平成大学 ヒューマンケア学部 柔道整復学科

伊藤 譲
帝京科学大学 医療科学部 東京柔道整復学科 准教授

小野澤大輔
帝京平成大学 ヒューマンケア学部 柔道整復学科 講師

原口力也
帝京平成大学 ヒューマンケア学部 柔道整復学科 講師,
帝京池袋接骨院 院長

二神弘子
帝京科学大学 医療科学部 東京柔道整復学科 准教授

伊藤正明
帝京大学 整形外科学講座 准教授,
帝京平成大学 ヒューマンケア学部 柔道整復学科 准教授

樽本悦郎
専門学校白寿医療学院 専任講師

佐藤裕二
帝京平成大学 ヒューマンケア学部 柔道整復学科 講師

川村 茂
明治国際医療大学 保健医療学部 臨床柔道整復学講座 講師

樽本修和
帝京平成大学 地域医療学部 柔道整復学科 教授

鈴木義博
帝京平成大学 ヒューマンケア学部 柔道整復学科 講師

高橋憲司
帝京平成大学 地域医療学部 柔道整復学科

櫻井庄二
帝京大学 医療技術学部 柔道整復学科 准教授

荒木誠一
東亜大学 人間科学部 スポーツ健康学科 准教授

堀江俊裕
さいたま柔整専門学校 校長

岡田昌也
さいたま柔整専門学校 講師

企画協力

福士政広	首都大学東京 健康福祉学部 放射線学科 教授

CONTENTS

略語一覧······xxi
用語アラカルト・補足一覧······xxiv
本書の特徴と活用法······xxviii

I 病理学概論 【南風原英之】2

1 病理学の意義······2
- 病理学研究の材料······2
- 病理学的観察法······2

2 疾病の一般······5
- 先天性疾患······5
- 後天性疾患······5
- 疾患の経過······5
- 病変と症状······6
- 症候群······6
- 病名······6

3 病因······7
- 内因······7
- 外因······8

4 退行性病変······15
- 萎縮の種類······15
- 変性の分類······16
- 代謝障害······17
- 老化······20
- 壊死の分類······20
- アポトーシス······21
- 壊死巣の転帰······21
- 死後変化······21
- 脳死······21

5 循環障害······22
- 充血の原因······22
- 充血の結果······22
- うっ血の原因······22
- 虚血の原因······24
- 虚血の結果······24
- 出血の分類······24
- 出血の形状・部位分類······25
- 出血性素因(出血傾向)······25
- 血栓形成の原因······26
- 血栓の種類と性状······26
- 血栓の転帰(運命)······26
- 塞栓の種類······26
- 塞栓の転帰(運命)······27
- 梗塞の種類······28
- 梗塞の転帰(運命)······28
- 浮腫の成因······28
- 浮腫の転帰(運命)······29
- 脱水症······29
- 高血圧症······29

6 進行性病変······31
- 肥大の分類······31
- 再生の分類······33
- 化生の分類······33
- 創傷治癒と骨折治癒······33
- 移植の分類······34
- 拒絶反応······35

7 炎症······36
- 病原微生物······37
- 循環障害と滲出······37
- 炎症性ケミカルメディエーター
  (化学伝達物質)······37
- 急性炎症と慢性炎症の特徴······37
- 結核症······38

8 免疫異常・アレルギー······40

- 免疫とは……………………………41
- 免疫担当細胞について……………41
- 補体(complement)…………………42
- 免疫不全症候群……………………42

9 腫瘍……………………………………45
- 腫瘍とは……………………………45
- 膨張性増殖/浸潤性増殖……………45
- 良性腫瘍と悪性腫瘍の性状の違い……45
- 腫瘍の色調と硬さ…………………46
- 腫瘍細胞の特色……………………46
- 腫瘍の異型性(異型度)について……46
- 細胞骨格……………………………47
- 腫瘍マーカー………………………47
- 腫瘍発生の機序……………………47
- TNM分類と病期(stage，癌の進展度)
  ………………………………………48
- 早期癌(stageⅠ)……………………49
- 腫瘍の転移経路……………………50
- 腫瘍の生体への局所性影響と全身性影響……52
- 腫瘍発生の原因……………………53
- 腫瘍の分類…………………………54
- 治療と再発…………………………55

10 先天性異常…………………………56
- メンデルの法則に従う遺伝形式
  (単一遺伝子病)……………………57
- 遺伝性疾患…………………………57
- 染色体数異常による疾患…………58
- 常染色体の構造異常(形態異常)…………58

Ⅱ 一般臨床医学……………………………62

1 診察概論………………………【盛田幸司】62
- 診察の意義…………………………62
- 診察の進め方………………………62

2 診察各論/視診
  ………【加藤明雄，古城　徹，盛田幸司】63
- 意義と方法…………………………63
- 体格と体型…………………………63
- 体位と姿勢…………………………64
- 栄養状態……………………………64
- 精神状態……………………………65
- 異常運動……………………………66
- 歩行…………………………………67
- 皮膚の状態…………………………68
- 頭部・顔面…………………………70
- 頸部…………………………………71
- 胸部・腹部…………………………71
- 背部・腰部…………………………72
- 四肢の視診…………………………73

3 診察各論/打診…………【盛田幸司】76
- 意義と方法…………………………76
- 打診音の種類………………………76
- 胸部…………………………………76
- 腹部…………………………………77

4 診察各論/聴診…………【盛田幸司】78
- 意義と方法…………………………78
- 心臓…………………………………79
- 腹部…………………………………80

5 診察各論/触診…………【加藤明雄】81
- 皮膚，皮下組織の触診……………81
- 筋肉の触診…………………………82
- 胸部の触診…………………………83
- 腹部の触診…………………………83

6 診察各論/生命徴候……【盛田幸司】84
- 体温…………………………………84
- 血圧…………………………………85
- 脈拍…………………………………86
- 呼吸…………………………………87

7 診察各論/感覚検査……【盛田幸司】88
- 意義…………………………………88
- 表在感覚……………………………88
- 深部感覚……………………………88
- その他………………………………89

8 診察各論/反射検査……【古城　徹】90
- 意義…………………………………90
- 反射の種類…………………………90

9 検査法……………………【盛田幸司】92
- 概要…………………………………92

10 主要な疾患／消化器疾患………【田村瑞枝】93

- 食道癌……………………………………93
- 胃炎(急性・慢性胃炎)…………………94
- 消化性潰瘍(胃・十二指腸潰瘍)………94
- 胃癌………………………………………95
- 急性虫垂炎………………………………95
- 腸閉塞(イレウス)………………………95
- 大腸癌(結腸癌,直腸癌)………………96
- 潰瘍性大腸炎……………………………96
- 肝炎(急性ウイルス性肝炎,劇症肝炎,慢性肝炎)……………………………………96
- 肝硬変……………………………………97
- 肝癌………………………………………97
- 胆石症……………………………………97
- 胆嚢炎……………………………………98
- 膵炎………………………………………98
- 膵癌………………………………………98

■ 11 主要な疾患／呼吸器疾患………【田村瑞枝】99
- かぜ症候群………………………………99
- 急性気管支炎……………………………99
- 慢性気管支炎……………………………99
- 肺炎………………………………………100
- 肺結核……………………………………100
- 気管支喘息………………………………100
- 肺気腫……………………………………100
- 肺癌………………………………………101

■ 12 主要な疾患／循環器疾患………【山本通子】102
- 狭心症……………………………………102
- 心筋梗塞…………………………………103
- 心臓弁膜症………………………………103
- 先天性心疾患……………………………104
- うっ血性心不全(慢性心不全)…………105
- 本態性高血圧症…………………………105
- 大動脈瘤…………………………………106
- 急性大動脈解離(解離性大動脈瘤)……106
- バージャー病(閉塞性血栓性血管炎)……106

■ 13 主要な疾患／血液疾患…………【山本通子】107
- 鉄欠乏性貧血……………………………107
- 悪性貧血…………………………………108
- 再生不良性貧血…………………………109
- 特発性血小板減少性紫斑病……………109

- 血友病……………………………………109
- 急性白血病………………………………109
- 慢性骨髄性白血病………………………110
- 悪性リンパ腫……………………………110

■ 14 主要な疾患／内分泌・代謝疾患
　　　　　　　　　　　　　　　　【山本通子】111
- 末端肥大症と下垂体性巨人症…………112
- 下垂体性低身長症………………………112
- 尿崩症(正確には下垂体性尿崩症)………112
- 原発性アルドステロン症………………113
- クッシング症候群………………………113
- アジソン病(慢性副腎皮質機能低下症)…114
- 褐色細胞腫………………………………114
- バセドウ病(またはグレーブス病)………114
- 甲状腺機能低下症………………………115
- 橋本病……………………………………115
- 糖尿病……………………………………115
- 痛風・高尿酸血症………………………117
- 脂質異常症(高脂血症)…………………117

■ 15 主要な疾患／膠原病…………【山本通子】118
- 膠原病の概念……………………………118
- リウマチ熱………………………………119
- 関節リウマチ……………………………119
- 全身性エリテマトーデス(SLE)…………120
- 多発性筋炎(皮膚筋炎)…………………120
- 全身性進行性硬化症(強皮症)…………121
- 結節性多発動脈炎………………………121
- ベーチェット病…………………………121

■ 16 主要な疾患／腎・尿路疾患……【山本通子】122
- 糸球体腎炎(急性・慢性)………………122
- ネフローゼ症候群………………………123
- 急性・慢性腎不全………………………123
- 膀胱炎……………………………………124
- 腎盂腎炎…………………………………124
- 尿路結石症………………………………125
- 前立腺肥大症……………………………125

■ 17 主要な疾患／神経系疾患………【古城　徹】126
- 脳出血……………………………………126
- 脳梗塞……………………………………127
- くも膜下出血……………………………128

- ●パーキンソン病⋯⋯⋯⋯⋯⋯⋯⋯⋯128
- ●重症筋無力症⋯⋯⋯⋯⋯⋯⋯⋯⋯128
- ●進行性筋ジストロフィー⋯⋯⋯⋯129
- ●筋萎縮性側索硬化症(ALS)⋯⋯⋯129
- ●髄膜炎⋯⋯⋯⋯⋯⋯⋯⋯⋯⋯⋯⋯129
- ●ギランバレー症候群⋯⋯⋯⋯⋯⋯129
- ●認知症⋯⋯⋯⋯⋯⋯⋯⋯⋯⋯⋯⋯130
- ●アルツハイマー病⋯⋯⋯⋯⋯⋯⋯130

■ 18 主要な疾患／その他の疾患群⋯【盛田幸司】131
- ●後天性免疫不全症候群(エイズ：AIDS)
  ⋯⋯⋯⋯⋯⋯⋯⋯⋯⋯⋯⋯⋯⋯⋯131

Ⅲ 外科学概論
…【小林國男，田宮慎二，大松健太郎】134

■ 1 損傷⋯⋯⋯⋯⋯⋯⋯⋯⋯⋯⋯⋯⋯⋯134
- ●損傷の分類⋯⋯⋯⋯⋯⋯⋯⋯⋯⋯134
- ●創傷の治癒過程⋯⋯⋯⋯⋯⋯⋯⋯134
- ●損傷の治療⋯⋯⋯⋯⋯⋯⋯⋯⋯⋯136
- ●運動器の損傷⋯⋯⋯⋯⋯⋯⋯⋯⋯136
- ●熱傷⋯⋯⋯⋯⋯⋯⋯⋯⋯⋯⋯⋯⋯136
- ●凍傷⋯⋯⋯⋯⋯⋯⋯⋯⋯⋯⋯⋯⋯139
- ●びらん⋯⋯⋯⋯⋯⋯⋯⋯⋯⋯⋯⋯139
- ●潰瘍⋯⋯⋯⋯⋯⋯⋯⋯⋯⋯⋯⋯⋯139
- ●瘻孔⋯⋯⋯⋯⋯⋯⋯⋯⋯⋯⋯⋯⋯139
- ●裂傷⋯⋯⋯⋯⋯⋯⋯⋯⋯⋯⋯⋯⋯139
- ●壊死⋯⋯⋯⋯⋯⋯⋯⋯⋯⋯⋯⋯⋯139
- ●壊疽⋯⋯⋯⋯⋯⋯⋯⋯⋯⋯⋯⋯⋯139

■ 2 外科的感染症⋯⋯⋯⋯⋯⋯⋯⋯⋯140
- ●感染の概念⋯⋯⋯⋯⋯⋯⋯⋯⋯⋯140
- ●菌血症⋯⋯⋯⋯⋯⋯⋯⋯⋯⋯⋯⋯140
- ●敗血症⋯⋯⋯⋯⋯⋯⋯⋯⋯⋯⋯⋯140
- ●蜂窩織炎(蜂巣炎)⋯⋯⋯⋯⋯⋯⋯140
- ●膿瘍⋯⋯⋯⋯⋯⋯⋯⋯⋯⋯⋯⋯⋯141
- ●癤・癰⋯⋯⋯⋯⋯⋯⋯⋯⋯⋯⋯⋯141
- ●丹毒⋯⋯⋯⋯⋯⋯⋯⋯⋯⋯⋯⋯⋯141
- ●リンパ管炎・リンパ節炎⋯⋯⋯⋯141
- ●化膿性骨髄炎⋯⋯⋯⋯⋯⋯⋯⋯⋯141
- ●結核⋯⋯⋯⋯⋯⋯⋯⋯⋯⋯⋯⋯⋯142
- ●梅毒⋯⋯⋯⋯⋯⋯⋯⋯⋯⋯⋯⋯⋯142
- ●ガス壊疽⋯⋯⋯⋯⋯⋯⋯⋯⋯⋯⋯142
- ●破傷風⋯⋯⋯⋯⋯⋯⋯⋯⋯⋯⋯⋯142
- ●咬傷(狂犬病含む)⋯⋯⋯⋯⋯⋯⋯143
- ●放線菌症⋯⋯⋯⋯⋯⋯⋯⋯⋯⋯⋯143
- ●その他の真菌症⋯⋯⋯⋯⋯⋯⋯⋯143

■ 3 腫瘍⋯⋯⋯⋯⋯⋯⋯⋯⋯⋯⋯⋯⋯⋯144
- 1 定義⋯⋯⋯⋯⋯⋯⋯⋯⋯⋯⋯⋯⋯⋯144
- 2 分類⋯⋯⋯⋯⋯⋯⋯⋯⋯⋯⋯⋯⋯⋯144
  - ●良性腫瘍と悪性腫瘍⋯⋯⋯⋯⋯⋯144
  - ●上皮性腫瘍と非上皮性腫瘍⋯⋯⋯144
- 3 診断⋯⋯⋯⋯⋯⋯⋯⋯⋯⋯⋯⋯⋯⋯144
  - ●症状⋯⋯⋯⋯⋯⋯⋯⋯⋯⋯⋯⋯⋯144
- 4 検査法⋯⋯⋯⋯⋯⋯⋯⋯⋯⋯⋯⋯⋯146
  - ●理学的診察⋯⋯⋯⋯⋯⋯⋯⋯⋯⋯146
  - ●検査⋯⋯⋯⋯⋯⋯⋯⋯⋯⋯⋯⋯⋯146
- 5 治療法⋯⋯⋯⋯⋯⋯⋯⋯⋯⋯⋯⋯⋯148
  - ●概念⋯⋯⋯⋯⋯⋯⋯⋯⋯⋯⋯⋯⋯148
  - ●手術療法⋯⋯⋯⋯⋯⋯⋯⋯⋯⋯⋯148
  - ●放射線療法(^{60}Coによるγ線療法など)⋯148
  - ●化学療法(抗癌剤)⋯⋯⋯⋯⋯⋯⋯148
  - ●内分泌療法⋯⋯⋯⋯⋯⋯⋯⋯⋯⋯148
  - ●免疫療法⋯⋯⋯⋯⋯⋯⋯⋯⋯⋯⋯148
  - ●温熱療法⋯⋯⋯⋯⋯⋯⋯⋯⋯⋯⋯148

■ 4 ショック⋯⋯⋯⋯⋯⋯⋯⋯⋯⋯⋯⋯149
- ●定義⋯⋯⋯⋯⋯⋯⋯⋯⋯⋯⋯⋯⋯149
- ●発生機序によるショックの分類⋯149
- ●臨床上の分類⋯⋯⋯⋯⋯⋯⋯⋯⋯150
- ●症候⋯⋯⋯⋯⋯⋯⋯⋯⋯⋯⋯⋯⋯150
- ●治療⋯⋯⋯⋯⋯⋯⋯⋯⋯⋯⋯⋯⋯150

■ 5 失血と輸血・輸液⋯⋯⋯⋯⋯⋯⋯151
- ●失血⋯⋯⋯⋯⋯⋯⋯⋯⋯⋯⋯⋯⋯151
- ●輸血・輸液の目的⋯⋯⋯⋯⋯⋯⋯151
- ●輸血・輸液の種類⋯⋯⋯⋯⋯⋯⋯152
- ●血液型⋯⋯⋯⋯⋯⋯⋯⋯⋯⋯⋯⋯152
- ●不適合輸血⋯⋯⋯⋯⋯⋯⋯⋯⋯⋯152
- ●副作用⋯⋯⋯⋯⋯⋯⋯⋯⋯⋯⋯⋯153

■ 6 滅菌法と消毒法⋯⋯⋯⋯⋯⋯⋯⋯154
- ●必要性⋯⋯⋯⋯⋯⋯⋯⋯⋯⋯⋯⋯154
- ●種類⋯⋯⋯⋯⋯⋯⋯⋯⋯⋯⋯⋯⋯154

- **7 手術**……155
  - 患者の病期……155
  - 手術侵襲度……155
  - 手術の根治性……155
  - 術式の概念……155
- **8 麻酔**……157
  - 1 歴史……157
  - 2 術前患者管理……157
    - 麻酔の目的……157
    - 麻酔前投薬……157
    - 麻酔と合併症……157
  - 3 全身麻酔の概念……158
    - 吸入麻酔……158
    - 静脈麻酔……158
    - 筋弛緩薬……158
  - 4 術式の概念……158
    - 表面麻酔……158
    - 浸潤麻酔……159
    - 腰椎麻酔……159
    - 硬膜外麻酔……159
    - 神経ブロック……159
- **9 移植**……160
  - 種類……160
  - 皮膚移植……160
  - 骨片移植（自家移植）……160
  - 臓器移植……161
  - 問題点……161
- **10 止血**……162
  - 1 出血の種類……162
    - 出血とは……162
    - 外出血と内出血……162
    - 血管の種類による分類……162
    - 外傷性出血と症候性出血……163
    - 急性出血と持続性出血……163
  - 2 止血……163
    - 一次止血と二次止血……163
    - 止血法の分類……164
- **11 蘇生法（救急法）**……165
  - 呼吸停止に対する処置……165
  - 心停止に対する処置……166
- **12 頭部・顔面外傷（救急法）**……167
  - 頭皮の損傷……167
  - 顔面の損傷……168
- **13 意識障害**……170
  - ジャパンコーマスケール：JCS（3-3-9度方式）……170
  - 分類……170
- **14 けいれん**……171
  - 分類……171
- **15 脳卒中**……172
  - 脳出血……172
  - 脳梗塞……173
  - くも膜下出血……173
- **16 脊柱損傷（救急法）**……174
  - 脊髄損傷……174
- **17 胸部外傷（救急法）**……175
  - 胸壁の損傷……175
  - 気管・気管支および肺の損傷……175
  - 縦隔内損傷……176
- **18 腹部外傷（救急法）**……177
  - 腹壁の損傷……177
  - 腹腔内臓器の損傷……177

Ⅳ 整形外科学（総論）……【煙山奨也】180

- **1 診断法と検査法**……180
  - 1 視診……180
    - 姿勢……180
    - 異常歩行……180
  - 2 四肢長および周径の測定……181
  - 3 関節可動域（ROM）測定法……181
  - 4 神経学的検査法……181
  - 5 徒手筋力検査法……182
  - 6 X線診断法……182
    - 単純撮影……182
    - 特殊撮影……182
    - X線造影……182
    - コンピューター断層撮影（CT）……183
    - シンチグラフィ……183

- 7 MRI診断法 ･･････････････････････････183
  - MRIにおける画像の種類 ･･････････････183
  - MRIの注意点 ･･････････････････････････183
- 8 超音波診断法 ･･････････････････････････183
- ■ 2 治療概論 ･･････････････････････････････184
  - 1 保存的療法 ･･････････････････････････184
    - 薬物療法 ･･････････････････････････････184
    - 理学療法 ･･････････････････････････････184
    - 徒手整復法 ･･････････････････････････184
    - 牽引整復法 ･･････････････････････････184
    - 固定法 ･･････････････････････････････････185
  - 2 手術的療法の概念 ･･････････････････185
    - 皮膚の手術 ･･････････････････････････185
    - 筋・腱・靱帯の手術 ･･････････････････186
    - 骨の手術 ･･････････････････････････････186
    - 神経の手術 ･･････････････････････････186
    - 関節の手術 ･･････････････････････････186
- ■ 3 骨・関節・靱帯の外傷 ･･････････････187
  - 骨折 ･･････････････････････････････････････187
  - 捻挫 ･･････････････････････････････････････187
  - 脱臼 ･･････････････････････････････････････187
  - 打撲 ･･････････････････････････････････････187
  - 小児骨折の特徴 ･･･････････････････････187
  - 骨端線軟骨損傷 ･･･････････････････････188
- ■ 4 末梢神経損傷 ･･････････････････････････189
  - 腕神経叢麻痺 ･･････････････････････････189
  - 橈骨神経麻痺 ･･････････････････････････189
  - 尺骨神経麻痺 ･･････････････････････････190
  - 正中神経麻痺 ･･････････････････････････190
  - 坐骨神経麻痺 ･･････････････････････････190
- ■ 5 脊椎・脊髄損傷 ･･････････････････････191
  - 1 脊椎骨折・脱臼骨折 ････････････････191
    - 環椎骨折 ･･････････････････････････････191
    - 軸椎歯突起骨折 ･･･････････････････････191
    - 軸椎関節突起間骨折(ハングマン骨折) ･･･191
    - 頚椎椎体圧迫骨折 ････････････････････192
    - 頚椎棘突起骨折 ･･･････････････････････192
    - 胸腰椎圧迫骨折 ･･･････････････････････192
    - チャンス骨折 ･･････････････････････････192
    - 環軸関節脱臼・脱臼骨折 ････････････192
    - 胸腰椎移行部脱臼骨折 ･･････････････193
  - 2 脊髄損傷 ･･････････････････････････････193
    - 概念 ･･････････････････････････････････････193
    - 原因 ･･････････････････････････････････････193
    - 分類 ･･････････････････････････････････････193
    - 症状 ･･････････････････････････････････････194
    - 鑑別診断 ･･････････････････････････････194
    - 合併症 ･･････････････････････････････････194
- ■ 6 筋・腱損傷 ･･････････････････････････････195
  - 筋断裂(肉ばなれ) ･･････････････････････195
  - アキレス腱断裂 ･･･････････････････････195
  - 手指屈筋腱損傷 ･･･････････････････････196
  - 手指伸筋腱損傷 ･･･････････････････････196
- ■ 7 スポーツ外傷と障害 ･･････････････････197
  - テニス肘(上腕骨外側上顆炎) ･･････････197
  - 野球肩 ･･････････････････････････････････197
  - 野球肘 ･･････････････････････････････････198
  - ジャンパー膝(膝蓋腱炎) ････････････････198
  - 脊椎すべり症 ･･････････････････････････199

V 整形外科学(各論) 【伊藤　譲】202

- ■ 1 先天性骨系統疾患および奇形症候群 ････202
  - 軟骨無形成症 ･･････････････････････････202
  - モルキオ症候群 ･･･････････････････････203
  - 骨形成不全症 ･･････････････････････････204
  - 大理石骨病 ･･････････････････････････････204
  - マルファン症候群 ･･･････････････････････205
  - 骨パジェット病 ･･･････････････････････206
- ■ 2 汎発性骨疾患 ･･････････････････････････207
  - くる病と骨軟化症 ･･････････････････････207
  - 骨粗鬆症 ･･････････････････････････････････207
- ■ 3 神経および筋の疾患 ･･････････････････210
  - 脳性麻痺(CP) ･･････････････････････････210
  - 脊髄性小児麻痺(ポリオ) ････････････････211
  - 脊髄瘻 ･･････････････････････････････････211
  - 脊髄空洞症 ･･････････････････････････････211
  - 進行性筋ジストロフィー ････････････････211
  - 筋萎縮性側索硬化症(ALS) ･･････････････212

- **4 感染性軟部組織・関節疾患**……213
  - 急性化膿性骨髄炎……213
  - 慢性骨髄炎……213
  - ブローディ膿瘍(中心性膿瘍)……214
  - 化膿性関節炎……214
  - 化膿性筋炎……214
  - 骨関節の結核……214
- **5 非感染性軟部組織・関節疾患**……216
  - 関節リウマチ(RA)……216
  - 痛風……218
  - 血友病性関節症……218
  - 神経病性関節症(シャルコー関節)……219
  - 離断性骨軟骨炎……220
  - 腱鞘炎……221
- **6 骨端症**……222
  - 骨端症……222
  - キーンベック病(月状骨軟化症)……223
  - ペルテス病……223
  - オズグッド・シュラッター病……224
  - ブラント病……224
  - セーバー病(踵骨骨端症)……225
  - 第1ケーラー病……225
  - フライバーグ病(第2ケーラー病)……225
- **7 骨・軟部腫瘍**……226
  - 1 骨腫瘍……226
    - 骨巨細胞腫……226
    - 軟骨腫,内軟骨腫……226
    - 骨軟骨腫(軟骨性外骨腫)……226
    - 骨肉腫……227
    - ユーイング肉腫……227
    - 骨髄腫……227
    - 骨転移癌……228
  - 2 軟部腫瘍……228
    - 血管腫……228
    - 脂肪腫……228
    - 神経鞘腫……228
    - グロムス腫瘍……229
    - 表皮嚢腫(粉瘤)……229
    - 脂肪肉腫……229
    - 横紋筋肉腫……229
    - 滑膜肉腫……229
    - 悪性線維性組織球腫(MFH)……230
  - 3 腫瘍類似疾患……230
    - 線維性骨異形成症……230
    - 単発性(孤立性)骨嚢腫……230
    - ガングリオン……230
- **8 一般外傷・障害／脊椎・脊髄**……233
  - 脊柱側弯症……233
  - 椎間板ヘルニア……234
  - 変形性脊椎症……236
  - 後縦靱帯骨化症(OPLL)……236
  - 脊柱管狭窄症……237
  - 脊椎分離症……237
  - 脊椎すべり症……238
  - 強直性脊椎炎……239
  - 脊髄腫瘍……239
  - 脊椎骨折……240
- **9 一般外傷・障害／頭頸部**……241
  - 先天性斜頸……241
  - むち打ち損傷(頸椎捻挫,外傷性頸部症候群)……241
- **10 一般外傷・障害／体幹**……242
  - 漏斗胸……242
  - 鳩胸……242
  - 胸郭出口症候群……242
  - 腰痛症……244
- **11 一般外傷・障害／上肢帯・上肢**……245
  - 肩関節周囲炎・五十肩……245
  - 腱板損傷……246
  - 肘内障……247
  - 内反肘・外反肘……247
  - 肘部管症候群……248
  - ギヨン管症候群……248
  - 手根管症候群……248
  - フォルクマン拘縮……250
  - 多指症……250
  - 合指症……250
  - マーデルング変形……250
  - 槌指(ハンマー指,マレットフィンガー)……250

- ●ばね指・腱鞘炎·················251
- ●ド・ケルバン病·················251
- ●ヘバーデン結節·················251
- ●デュピュイトラン拘縮·················251
- ●レイノー病·················252

■ 12 一般外傷・障害／下肢帯・下肢·········254
- ●発育性股関節形成不全と臼蓋形成不全··254
- ●大腿骨頭すべり症·················256
- ●特発性大腿骨頭壊死·················256
- ●変形性股関節症·················256
- ●腸腰筋炎·················256
- ●変形性膝関節症·················257
- ●膝内障·················258
- ●ベイカー嚢胞(腫)·················260
- ●内反膝・外反膝·················260
- ●区画(コンパートメント)症候群·········261
- ●アキレス腱周囲炎·················261
- ●先天性内反足·················261
- ●足根管症候群·················262
- ●モートン病·················262
- ●外反母趾·················262

VI リハビリテーション医学·········264

■ 1 リハビリテーション概論
··············【小野澤大輔，煙山奨也】264
- ●リハビリテーションの語源·················264
- ●リハビリテーションの定義·················264
- ●リハビリテーションの目的·················264
- ●自立生活(independent living：IL)····264
- ●リハビリテーションの分類·················265

■ 2 障害·············【小野澤大輔，加藤明雄】266
- ●障害の種類·················266
- ●障害レベル·················267

■ 3 評価·············【小野澤大輔，煙山奨也】269
- ●関節可動域(ROM：range of motion)評価
  ·················269
- ●筋力評価(MMT)·················274
- ●四肢計測(長さ・周径)·················275

- ●日常生活動作(ADL)と日常関連動作(APDL)
  ·················276
- ●日常生活動作(ADL)の評価法·········276
- ●小児運動発達の評価·················276
- ●中枢性運動麻痺の評価·················277
- ●協調性テスト·················278

■ 4 治療·················【小野澤大輔，原口力也，
　　　　　　　　　　二神弘子，田宮慎二】279
- ●運動療法1：関節可動域訓練
  (range of motion exercise)·········279
- ●運動療法2：筋力増強訓練
  (strength training)·················279
- ●運動療法3：その他の運動療法·········280
- ●物理療法·················280
- ●作業療法·················283
- ●言語治療·················287

■ 5 治療各論·················【伊藤正明】288
① 脳卒中·················288
- ●定義·················288
- ●疫学·················288
- ●分類·················288
- ●リハビリテーション·················289

② 脊髄損傷·················290
- ●概念·················290
- ●病態と分類·················290
- ●損傷部位と症状·················291
- ●合併症·················291
- ●リハビリテーション·················292
- ●定義(厚生省脳性麻痺班会議，1968年)··293
- ●危険因子·················293
- ●徴候·················293
- ●症状·················293
- ●病型·················293
- ●治療·················294

VII 柔道整復理論(総論)·········296

■ 1 骨折·················【樽本悦郎】296
① 骨折の定義·················296

- 骨折の定義……………………………296
2. **骨折の分類**……………………………296
  - 骨の性状による分類………………297
  - 骨折の程度による分類……………298
  - 骨折線の方向による分類…………298
  - 骨折の数による分類………………298
  - 骨折の原因による分類……………299
  - 骨折部と外創との交通の有無による分類
    ………………………………………301
  - 骨折の部位による分類……………301
  - 骨折の経過による分類……………301
3. **骨折の症状**………………………………301
  - 局所症状………………………………301
  - 骨折時の全身症状……………………303
4. **小児骨損傷・高齢者骨損傷の特徴**………304
  - 小児骨損傷……………………………304
  - 高齢者骨損傷…………………………305
5. **骨折の治癒経過**………………………306
  - 炎症期…………………………………306
  - 仮骨形成期……………………………306
  - 仮骨硬化期……………………………306
  - リモデリング期………………………306
6. **治癒に影響を与える因子**……………307
7. **骨折の合併症**…………………………307
  - 併発症…………………………………307
  - 続発症…………………………………307
  - 後遺症…………………………………308
8. **骨折の予後**……………………………310
  - 生命に関する予後……………………310
  - 患肢の保存に関する予後……………310
  - 患肢の形態および機能に関する予後……310
  - 治療経過期間の判定…………………310

2 関節の損傷……………………【佐藤裕二】311
- 関節………………………………………311
- 骨の連結…………………………………311
- 関節包……………………………………311
- 靱帯………………………………………311
- 関節円板・関節半月……………………311
- 関節唇……………………………………311
- その他……………………………………311
- 関節の構成に関わる組織の損傷………312
- 靱帯の損傷………………………………312
- 関節軟骨の損傷…………………………313
- 関節唇の損傷……………………………314
- 関節半月，関節円板の損傷……………314

3 捻挫……………………………【佐藤裕二】315
- 症状………………………………………315
- 分類（重傷度）…………………………315
- 治療（施術）……………………………315

4 脱臼……………………………【樽本悦郎】316
1. **脱臼の定義・分類**……………………316
  - 脱臼の定義……………………………316
  - 関節の性状による分類………………316
  - 脱臼の程度による分類………………317
  - 関節面相互の位置による分類………317
  - 脱臼数による分類……………………318
  - 脱臼の原因による分類………………318
  - 脱臼の経過による分類………………319
  - 脱臼の頻度と機序による分類………319
2. **脱臼の症状**……………………………319
  - 一般外傷症状…………………………319
  - 脱臼固有症状…………………………320
3. **脱臼の合併症**…………………………320
  - 骨折……………………………………321
  - 関節唇，関節軟骨損傷………………321
  - 神経，血管損傷………………………321
  - 軟部組織損傷…………………………321
  - 内臓器の損傷…………………………321
4. **脱臼の整復障害**………………………322
  - ボタン穴機構…………………………322
  - 種子骨または掌側板の関節腔への嵌入…322
5. **予後**……………………………………323

5 打撲……………………………【佐藤裕二】324
- 症状………………………………………324
- 打撲の治療………………………………324

6 軟部組織損傷…………………【佐藤裕二】325
1. **筋の損傷**………………………………325
  - 筋の構造………………………………325
  - 筋の補助装置…………………………325
  - 筋の血管………………………………325

- ●筋の神経 325
- ●筋線維の種類 325
- ② **筋損傷の概説** 326
  - ●筋損傷 326
  - ●筋損傷時の力 326
  - ●筋損傷の分類 326
- ③ **腱損傷** 328
  - ●腱の構造 328
  - ●腱の補助装置 328
- ④ **腱損傷の分類** 329
  - ●腱損傷時の腱の性状 329
  - ●腱損傷の程度による分類 329
  - ●腱損傷部位による分類 330
  - ●外力の働いた部位よる分類 330
  - ●外力の働き方による分類 330
- ⑤ **腱損傷の症状** 330
  - ●損傷程度による違い 330
- ⑥ **腱損傷の治癒機序** 331
  - ●腱損傷の施術 331
- ⑦ **末梢神経の損傷** 331
  - ●末梢神経の構造 331
  - ●神経損傷の概説 331
  - ●神経損傷の分類 332
  - ●神経損傷の症状 334
  - ●神経損傷の治癒機序 334
- ⑧ **血管の損傷** 335
  - ●血管系の構造 335
  - ●四肢血管損傷の概説 335
  - ●血管損傷に加わる力 335
  - ●血管損傷の分類 335
  - ●血管損傷部と外界の連絡の有無による分類 335
  - ●外力が作用した部位による分類 336
  - ●血管損傷の症状 336
- ⑨ **皮膚損傷** 336
  - ●皮膚の形態 336
  - ●皮膚損傷の機能 337
  - ●皮膚損傷の概説 337
  - ●創傷治癒の機序 337
- ⑩ **柔道整復の治療(施術)** 337
  - ●柔道整復における施術 337
- ⑪ **整復(骨折,脱臼)** 338
- ⑫ **軟部組織の治療(施術)** 338
- ⑬ **固定** 338
  - ●定義 338
  - ●固定の目的 338
  - ●固定の方法 338
  - ●固定材料 338
  - ●固定の肢位 339
  - ●固定期間 339
  - ●固定の範囲 339
- ⑭ **後療法** 340
  - ●手技療法 340
  - ●遠隔部への刺激 340
  - ●手技療法の禁忌 340
  - ●運動療法 340
- ⑮ **物理療法** 341
  - ●物理療法 341

■ **7 評価** 【樽本悦郎】345
  - ●初期評価 345
  - ●中間評価 345
  - ●最終評価 345

■ **8 治療法** 【樽本悦郎】346
- ① **分類** 346
  - ●保存(非観血)的療法 346
  - ●手術(観血)的療法 346
- ② **整復法** 347
  - ●骨折の整復法 347
  - ●脱臼の整復法 348
- ③ **軟部組織損傷の初期治療** 348
- ④ **固定** 349
- ⑤ **後療法** 349
  - ●手技療法 349
  - ●運動療法 350
  - ●物理療法 350

■ **9 指導管理** 【樽本悦郎】351
- ① **日常生活動作** 351
- ② **住宅環境** 353
- ③ **就労環境・就学環境** 353
- ④ **治療** 354

- ●整復の必要性……354
- ●固定の必要性……354
- 5 自己管理……355
  - ●指導管理の目的……355
  - ●指導管理を構成するもの……355

Ⅷ 柔道整復理論（各論：骨折）……358

1 頭部・体幹　　【川村　茂】358

- 1 頭蓋骨骨折……358
  - ●原因……358
  - ●症状……358
  - ●合併症……359
- 2 上顎骨骨折……359
  - ●Le Fort骨折分類……359
- 3 下顎骨骨折……360
  - ●原因……361
  - ●症状……361
- 4 頬骨・頬骨弓骨折……361
  - ●原因……361
  - ●分類……361
  - ●症状……361
- 5 鼻骨骨折……362
  - ●原因……362
  - ●症状……362
  - ●治療……362
- 6 頚椎骨折……362
  - ●分類……363
- 7 胸骨骨折……365
  - ●原因……365
  - ●症状……365
  - ●合併症……365
  - ●治療法および予後……365
- 8 肋骨骨折，肋軟骨部骨折……366
  - ●原因……366
  - ●好発部位……366
  - ●症状……366
  - ●合併症……366
  - ●治療法……367
- ●予後……367
- 9 胸椎骨折・腰椎骨折……367
  - ●上部胸椎棘突起骨折……367
  - ●椎体圧迫骨折……367
  - ●チャンス骨折（椎体屈曲伸延損傷）……368
  - ●腰椎横突起（肋骨突起）骨折……369

2 上肢　　【樽本修和】370

- 1 鎖骨骨折……370
  - ●原因……370
  - ●分類……370
  - ●骨片転位……371
  - ●症状……371
  - ●鑑別……371
  - ●治療……372
  - ●予後（合併症・後遺症）……373
- 2 肩甲骨骨折……374
- 3 上腕骨近位端部骨折……376
  - ●分類……376
  - ●上腕骨骨頭骨折・解剖頚骨折……377
  - ●上腕骨外科頚骨折……377
  - ●大結節単独・小結節単独骨折……379
  - ●骨端線離開……379
- 4 上腕骨骨幹部骨折……380
  - ●原因……380
  - ●分類……380
  - ●症状……381
  - ●合併症……382
  - ●治療……382
  - ●予後……383
- 5 上腕骨遠位端骨折……383
  - ●上腕骨顆上骨折……384
  - ●上腕骨外顆骨折……388
  - ●上腕骨内側上顆骨折……390
  - ●上腕骨通顆骨折……392
  - ●上腕骨遠位端部複合骨折（T・Y型骨折）……392
  - ●上腕骨内顆骨折……392
  - ●上腕骨外側上顆骨折……392
  - ●上腕骨滑車骨折・小頭骨折……392
- 6 前腕骨近位端骨折……392
  - ●橈骨近位端骨折……392

- 肘頭骨折……394
- 尺骨鉤状突起骨折……395

7 前腕骨骨幹部骨折……396
- 概要……397
- 橈・尺両骨骨幹部骨折……397
- 橈骨単独骨折……398
- 尺骨単独骨折……399
- モンテジア骨折……399

8 前腕骨遠位端部骨折……400
- コーレス骨折……401
- スミス骨折……404
- 辺縁部骨折（バートン骨折）……405
- 橈骨遠位骨端線離開……406

9 手根骨骨折……406
- 舟状骨骨折……406
- 月状骨骨折……407
- 有鉤鉤骨折……408

10 中手骨骨折……408
- 中手骨骨頭部骨折……409
- 中手骨頸部骨折……409
- 中手骨骨幹部骨折……410
- 母指CM関節脱臼骨折（ベネット骨折）……411

11 指骨骨折……412
- 基節骨骨折……412
- 中節骨骨折……413
- 末節骨骨折……413

■ 3 下肢……【鈴木義博】416

1 骨盤骨折……416
- 骨盤単独骨折……417
- 腸骨翼単独骨折（デュベルネ骨折）……417
- 恥骨単独骨折……418
- 坐骨単独骨折……418
- 仙骨単独骨折……418
- 尾骨単独骨折……419
- 骨盤骨筋付着部裂離骨折……419
- 骨盤輪骨折……420
- 寛骨臼骨折……420

2 大腿骨近位部骨折……421
- 大腿骨近位部骨折……421
- 骨頭部骨折……422
- 頚部骨折（内側骨折）……422
- 頚部骨折（外側骨折）……424
- 大転子単独骨折……425
- 小転子単独骨折……425

3 大腿骨骨幹部骨折……426
- 大腿骨骨幹部骨折……426
- 大腿骨近位1/3部骨折……426
- 大腿骨中央1/3部骨折……428
- 大腿骨遠位1/3部骨折……429

4 大腿骨遠位部骨折……430
- 大腿骨遠位部骨折……431
- 大腿骨顆上部骨折……431
- 大腿骨顆部骨折……432
- 内側側副靱帯付着部裂離骨折……433
- 大腿骨遠位骨端線離開……433

5 膝蓋骨骨折……434
- 膝蓋骨骨折……435

6 下腿骨近位部骨折（脛骨近位端部骨折）……437
- 脛骨近位端部骨折……437
- 脛骨顆部骨折（脛骨高原骨折）……438
- 脛骨顆間隆起骨折……439
- 脛骨粗面裂離骨折……440
- 腓骨頭単独骨折……441

7 下腿骨骨幹部骨折（脛骨骨幹部骨折）……442
- 下腿骨骨幹部骨折……442
- 腓骨骨幹部骨折……444
- 脛骨・腓骨疲労骨折……445
- 脛骨疲労骨折……445
- 腓骨疲労骨折……445

8 下腿骨遠位部骨折……446
- 下腿骨遠位部骨折……447
- 下腿骨果上骨折……447
- 脛骨天蓋骨折……448
- 足関節果部骨折……448

9 足根骨骨折……452
- 距骨骨折……453
- 頚部骨折……454
- 体部骨折……454
- 後突起骨折……454
- 踵骨骨折……455

- 舟状骨骨折 456
- 立方骨骨折 457
- 楔状骨骨折 458
- 10 中足骨骨折 458
- 11 趾骨骨折 460

IX 柔道整復理論（各論：脱臼）464

1 頭部・体幹　【高橋憲司】464
1 顎関節脱臼 464
- 開口による顎関節の動き 464
- 顎関節脱臼の特徴 465
- 顎関節脱臼の発生機序 465
- 前方脱臼の整復法 466
- 後方脱臼 467
- 側方脱臼 467
- 固定法，後療法，指導管理 467

2 胸鎖関節脱臼 468
- 胸鎖関節前方脱臼 469
- 予後 469

2 上肢　【櫻井庄二】470
1 肩鎖関節脱臼 470
- 原因・発生機序 470
- 分類 471
- 症状 471
- 鑑別診断 472
- 合併症 472
- 治療 472
- 予後 474

2 肩関節脱臼 475
- 原因・発生機序 475
- 分類 476
- 症状 477
- 鑑別診断 478
- 合併症 478
- 治療 479
- 予後 483

3 肘関節脱臼 484
- 原因・発生機序 484
- 分類 485
- 症状 486
- 鑑別診断 486
- 合併症 487
- 治療 487
- 予後 489

4 肘内障 490
- 原因・発生機序 490
- 症状 490
- 鑑別診断 491
- 治療 491

5 手関節脱臼 493
- 原因・発生機序 493
- 分類 493
- 症状 494
- 鑑別診断 495
- 治療 495

6 手根骨脱臼 496
- 原因・発生機序 496
- 分類 496
- 症状 498
- 鑑別診断 498

7 手根中手関節脱臼 498
- 原因・発生機序 498
- 症状 499
- 治療 499

8 中手指節（MP）関節脱臼 500
- 原因・発生機序 500
- 分類 501
- 症状 502
- 治療 502

9 指節間関節脱臼 503
- 原因・発生機序 503
- 分類 504
- 症状 504
- 治療 506

3 下肢　【高橋憲司】509
1 股関節脱臼 509
- 股関節脱臼の発生機序 509
- 股関節後方脱臼における大転子高位 509

- ●股関節中心性脱臼の治療……………511
- 2 **膝蓋骨脱臼**………………………512
  - ●膝蓋骨脱臼における脱臼形態の違い……512
  - ●膝蓋骨の特徴……………………512
  - ●膝蓋骨脱臼の特徴………………512
- 3 **膝関節脱臼**………………………514
  - ●膝関節脱臼の分類と特徴……………514
  - ●膝関節前方完全脱臼の症状…………515
  - ●固定…………………………………515
- 4 **ショパール関節(足根中央関節もしくは横足根関節)脱臼**………………………516
  - ●ショパール関節脱臼の特徴……………516
- 5 **足根中足(リスフラン)関節脱臼**………517
  - ●脱臼の分類，症状(突出部)，整復法……517
- 6 **足趾指節間関節の脱臼**………………518
  - ●症状…………………………………518
  - ●治療法………………………………518

X 柔道整復理論(各論：軟部組織損傷) ……520

- ■1 **頭部・体幹**………………【荒木誠一】520
  - 1 **頭部組織損傷**………………………520
    - ●顎関節症……………………………520
  - 2 **体幹部軟部組織損傷**………………522
    - ●胸肋骨関節付近の損傷………………522
    - ●頚部の軟部組織損傷…………………523
- ■2 **上肢**………【堀江俊裕，岡田昌也，原口力也，佐藤裕二，二神弘子，樽本修和，加藤明雄】529
  - 1 **肩部・上腕部の軟部組織損傷**…………529
    - ●腱板断裂(rotator cuff損傷)……………530
    - ●上腕二頭筋長頭腱損傷………………532
    - ●ベネット損傷(Bennett lesion)…………533
    - ●SLAP損傷(superior labrum anterior and posterior)……………………………533
    - ●肩峰下インピンジメント症候群…………534
    - ●リトルリーガーズ肩 (little leaguer's shoulder)……………535

- ●動揺性肩関節(loose shoulder)…………536
- ●変形性肩関節症………………………536
- ●変形性肩鎖関節症……………………537
- ●五十肩(凍結肩：frozen shoulder)……537
- ●石灰沈着性腱板炎……………………538
- ●腋窩神経麻痺…………………………538
- ●肩甲上神経麻痺………………………539
- 2 **肘部・前腕部の障害**………………540
  - ●テニス肘(外側障害：上腕骨外側上顆炎)……………………………540
  - ●野球肘(内側障害：上腕骨内側上顆炎)…541
  - ●野球肘(外側障害：離断性骨軟骨炎)……541
  - ●野球肘(後方障害：肘頭部障害)………542
  - ●内側側副靱帯損傷……………………542
  - ●外側側副靱帯複合体損傷……………543
  - ●変形性肘関節症………………………543
  - ●前腕屈筋群コンパートメント症候群……544
- 3 **手関節・手指部の軟部組織損傷**………544
  - ●絞扼神経障害：正中神経障害…………544
  - ●絞扼神経障害：橈骨神経障害…………546
  - ●絞扼神経障害：尺骨神経障害…………547
  - ●三角線維軟骨複合体(TFCC)損傷……548
  - ●キーンベック病(月状骨軟化症)………548
  - ●ド・ケルバン病………………………549
  - ●ばね指(弾発指)………………………549
  - ●母指MP関節尺側側副靱帯損傷………550
  - ●ロッキングフィンガー…………………550
- 4 **手関節部・手指部の変形**……………551
  - ●マーデルング変形……………………551
  - ●デュピュイトラン拘縮…………………552
  - ●手指の変形(スワンネック変形，ボタン穴変形，ブシャール結節，ヘバーデン結節)……552
- ■3 **下肢**………【堀江俊裕，岡田昌也，田宮慎二，加藤明雄，佐藤裕二，伊藤　譲，樽本修和】553
  - 1 **股関節の軟部組織損傷**………………553
    - ●鼡径部痛症候群(Groin pain syndrome)……………………………553
    - ●弾発股(ばね股)………………………553
    - ●梨状筋症候群…………………………553

- ●ペルテス病 553
- ●大腿骨頭すべり症 554
- ●単純性股関節炎 554
- ●変形性股関節症 554
- ●大腿骨頭壊死症 554
- ●股関節拘縮 554

2 **大腿部の軟部組織損傷** 556
- ●大腿部打撲 556
- ●大腿四頭筋肉ばなれ 556
- ●ハムストリングスの肉ばなれ 557

3 **膝関節部の軟部組織損傷** 559
- ●小児の膝変形 560
- ●離断性骨軟骨炎 561
- ●オズグッド・シュラッター病 561
- ●ジャンパー膝(jumper's knee) 561
- ●半月板損傷 561
- ●膝関節の靱帯損傷 562
- ●腸脛靱帯炎 566
- ●膝蓋大腿関節障害 566
- ●変形性膝関節症 567

4 **下腿部の軟部組織損傷** 568
- ●コンパートメント症候群 569
- ●アキレス腱炎・周囲炎 569
- ●アキレス腱断裂 570
- ●腓骨筋腱脱臼 571
- ●下腿部のスポーツ障害(過労性脛部痛) 571

5 **足部の軟部組織損傷** 572
- ●外側側副靱帯損傷 573
- ●内側側副靱帯損傷 574
- ●遠位脛腓靱帯損傷 574
- ●二分靱帯損傷 574
- ●ショパール関節損傷 574
- ●リスフラン関節損傷 574
- ●セーバー病 575
- ●有痛性三角骨障害 575
- ●足底腱膜炎 576
- ●足根管症候群 576
- ●外反母趾 577
- ●種子骨障害 577
- ●フライバーグ病(第2ケーラー病) 578
- ●モートン病 578

索引 580

略語一覧

A

ACL損傷	anterior cruciate ligament	前十字靱帯損傷	562
ACTH	adrenocorticotropic hormone	副腎皮質刺激ホルモン	111
ADH	antidiuretic hormone	抗利尿ホルモン	111
ADL	activities of daily living	日常生活動作	276, 411
AED	automated external defibrillator	自動体外式除細動器	165
AFP	α-fetoprotein	アルファフェトプロテイン	47
Ai	autopsy imaging	死亡時画像診断	2
AIDS	acquired immune deficiency syndrome	後天性免疫不全症候群エイズ	131
ALP	alkaline phosphatase	アルカリホスファターゼ	202
ALS	amyotrophic lateral sclerosis	筋萎縮性側索硬化症	15
AMA	American medical association	米国医師会	313
APC	antigen presenting cell	抗原提示細胞	41
APDL	activities parallel to daily living	日常関連動作	276
ASO	arterio-selerosis obliterans	閉塞性動脈硬化症	20

B

BA	Baumann angle	バウマン角	387
BMI	body mass index	肥満指数	65

C

CA	carrying angle	運搬角	387
CD	cluster of differentiation	分化抗原群	41
CEA	carcino-embryonic antigen	癌胎児性抗原	47
CP	cerebral palsy	脳性麻痺	210
CPM	continuous passive motion	持続的他動運動装置	279

D

DIC	disseminated intravascular coagulation	播種性血管内凝固症候群	25
DIP関節	dstal inter phalangeal joint	遠位指節間関節	412, 503
DNA	deoxyribo-nucleic acid	デオキシリボ核酸	10

E

EBウイルス	Epstein-Barr virus	エプスタイン・バール・ウイルス	53

F

FDP	fibrin degradation products	フィブリン分解産物	25

FIM	functional independence measure	機能的自立度評価法	276
FTA	femorotibial angle	大腿脛骨角	257

G

GH	growth hormone	成長ホルモン	111
GVH病	graft versus host reaction	移植片対宿主病	35

H

HBD	heel buttocks distance	踵部殿部間距離	557
HBV	Hepatitis B virus	B型肝炎ウイルス	11
hCG	human chorionic gonadotropin	ヒト絨毛性性腺刺激ホルモン	47
HIV	human immunodeficiency virus	ヒト免疫不全ウイルス	131
HLA	human leukocyte antigen	ヒト白血球抗原	35
HPV	human papilloma virus	ヒトパピローマウイルス	11
HVG	host-versus-graft reaction	宿主対移植片反応	35

I

ICF	international classification of functioning	国際生活機能分類	268
ICIDH	international classification of impairments disabilities and handicaps	国際障害分類	268
Ig	immunoglobulin	免疫グロブリン	37
IL	independent living	自立生活	264
ISH法	in situ hybridization	原位置ハイブリッド形成法	3

J

JCS	Japan Coma Scale	ジャパン・コーマ・スケール	65

M

MALTリンパ腫	mucosa-associated lymphoid tissue	粘膜関連リンパ組織リンパ腫	53
MDRP	multi-drug resistant Pseudomonas aeruginosa	多剤耐性緑膿菌	13
MHC	major histocompatibility complex	主要組織適合遺伝子複合体	35
MMT	manual muscle test	徒手筋力検査	274
MP関節	metacarpo phalangeal joint	中手指節関節	18
MRSA	Methicillin-resistant Staphylococcus aureus	メチシリン耐性黄色ブドウ球菌	13
MTP関節	metatarsopharangeal joint	中足指節間関節	322

N

NK細胞	natural killer cell	ナチュラルキラー細胞	41
NSAIDs	non-steroidal anti-inflammatory drugs	非ステロイド性抗炎症薬	184

O

OPLL	ossification of posterior longitudinal ligament	後縦靱帯骨化症	236

P

PA	pronation-abduction	回内・外転	448
PD	pronation-dorsiflexion	回内・背屈	448
PER	pronation-external rotation	回内・外旋	448
PIP関節	proximal inter phalangeal joint	近位指節間関節	412, 503
PNF	proprioceptive neuromuscular facilitation	固有受容性神経筋促通法	279
PSA	prostatic-specific antigen	前立腺特異抗原	47
PTB	patella tendon bearing	膝蓋腱支持	444
PTH	parathyroid hormone	副甲状腺ホルモン	111

Q

QOL	quality of life	生活の質	208, 411

R

RA	rheumatoid arthritis	関節リウマチ	216
RNA	ribonucleic acid	リボ核酸	10
ROM	range of motion	関節可動域	269

S

SA	supination-adduction	回外・内転	448
SER	supination-external rotation	回外・外旋	448
SIRS	systemic inflammatory response syndrome	全身性炎症反応症候群	140
SLAP損傷	superior labrum anterior and posterior	肩関節上方関節唇損傷	529
SLE	systemic lupus erythematosus	全身性エリトマトーデス	16
SLRテスト	straight leg raising test	下肢伸展挙上テスト	236
SMON	subacute myelo opticoneuropathy	亜急性脊髄・視神経・末梢神経障害	10
SOL	sancity of life	生命の尊厳	411

T

TA	tilting angle	傾斜角	387
TENS	transcutaneous electrical nerve stimulation	経皮的通電神経刺激	280
TFCC	triangular fibrocartilage complex	三角線維軟骨複合体	493
Th1細胞	T helper 1 cell	ヘルパー1細胞	41
Th2細胞	T helper 2 cell	ヘルパー2細胞	41
TIA	transient ischemic attack	一過性脳虚血発作	288

V

VER	vancomycin-resistant Enterococcus	バンコマイシン耐性腸球菌	13

用語アラカルト・補足　一覧

あ

アーレンマイヤー・フラスコ変形············205
アキレス腱断裂時の底屈······195
悪液質················64
悪性貧血··············107
握雪音(捻髪音)··········307
足の形···············262
アテトーゼ型············210
アミロイド··············16
アルカリフォスファターゼ(ALP)
　　　　　　　　　　　　······206
アルサス反応············43
アンドロゲン············112
異常感覚(錯感覚)··········88
インフルエンザ············99
ウィルヒョウリンパ節転移·····95
烏口鎖骨靱帯········373, 471
烏口突起··············374
腋窩神経損傷········379, 478
エストロゲン············112
エリジオン··············3
円回内筋症候群··········545
エンドポイント(end point)·440
鴨嘴状骨折·············455
オッペンハイム反射·········91
オプソニン(opsonin)········42

か

外固定················303
開閉口運動時のクレピタスと
　クリックの違い··········521
解剖学的整復············347
開放性骨折·············442
海綿質················300
外肋間筋，内肋間筋········523
過換気症候群············87
架橋仮骨(橋状仮骨)········308
各区画の筋，神経，血管·····569
角状変形··············396
拡張期血圧·············350
過誤支配··············332

下肢長················420
過剰骨················572
下垂指(drop finger)·······546
下垂手················382
下垂体性巨人症···········63
カスケード反応(cascade reaction)
　　　　　　　　　　　　·······42
下腿コンパートメント(区画)····261
肩関節良肢位············376
滑膜ひだ··············567
化膿性骨髄炎············297
粥状動脈硬化の特徴········19
カルチノイド··············3
過労性脛部痛············568
陥凹骨折··············358
間欠性跛行·············237
観血療法··············305
眼瞼下垂···············70
寛骨臼窩··············317
患肢·················303
関節運動の決定因子········269
関節血腫内の脂肪滴の意義···436
関節腔················318
関節唇················320
関節内骨折·············304
関節内遊離体············393
関節ねずみ·············561
間接ビリルビンと直接ビリルビン
　　　　　　　　　　　　·······68
関節包················316
関節遊離体(関節ねずみ)·····220
関節リウマチ············317
環椎外側塊·············363
嵌入·················322
鑑別診断···············62
陥没骨折··············358
キーンベック病···········407
既往歴················308
気胸·················366
ギプス固定法の工夫········446
ギプスのリモデリング·······399
ギャロップリズム···········83
急性化膿性股関節炎········317
急性期のACL損傷の症状·····562

急性塑性変性············298
胸郭·················302
行軍骨折··············458
強剛母指··············550
胸骨柄と体の境界部········365
鏡手·················250
橋状仮骨··············396
狭心症のタイプ···········102
棘上筋テスト·············246
虚血性心疾患············103
距骨骨折··············453
巨赤芽球性貧血··········107
虚脱·················303
筋萎縮············308, 338
筋挫傷···············195
筋性防御··············177
クオンティフェロン　TB-2G
　　　　　　　　　　　　······100
区画············407, 568
駆血帯················569
クリティカルゾーン·········529
くる病················297
経口剤················184
脛骨高原··············438
脛骨後方落ち込み徴候······259
頸体角················424
痙直型················210
敬礼位固定·············376
頸肋·················244
外科頸骨折の後療·········379
血圧測定の準備···········85
血管造影法·············182
血胸·················366
腱弓·················328
肩甲上腕リズム···········473
肩鎖関節··········373, 471
見当識················170
腱板筋················374
健板筋の働き············375
肩峰·················374
後外側支持機構損傷·······565
交感神経··············309
後骨間神経麻痺·····190, 396
交叉性腱鞘炎············549

恒常性（ホメオスタシス）	303
後方引き出しテスト	259
ゴードン反射	91
股関節結核	317
股関節中心性脱臼	316
呼吸数	87
鼓腸	77
骨巨細胞腫	297
骨形成不全症	297
骨質	302
骨腫瘍	297
骨折の数による分類	420
骨粗鬆症	297
骨端症	542, 572
骨端線	296
骨端軟骨板	304
骨髄	302
コッドマン体操	483
コットン骨折	450
骨軟骨	296
骨肉腫	297
骨嚢腫	297
骨の細胞と骨形成	208
骨膜	301
骨膜性仮骨	304
骨梁	306
固有感覚受容器	574
コロトコフ音	85
コンパートメント症候群	348

さ

サルミエントの整復固定法	446
三角線維軟骨複合体（TFCC）損傷	493
参考可動域角度	269
ジェファーソン骨折	240
自家矯正	304
弛緩性麻痺	316
軸索反射	526
自己免疫疾患	118
視床下部の機能	8
死戦期呼吸	165
膝蓋大腿関節不適症候群	566
膝前部痛	566
失調型	210
自発性喪失	170
趾部の皮下出血斑	461
四辺形間隙	245

灼熱痛	569
尺骨神経損傷	398
尺骨突き上げ症候群	401, 548
尺骨頭ストレステスト	548
収縮期血圧	350
手根管	544
手根管症候群と円回内筋症候群との鑑別	249
種子骨	322
上肢の絞扼性神経障害	252
掌側板	322, 552
上大静脈症候群	101
上皮細胞と非上皮細胞	54
上皮小体（副甲状腺）機能亢進症	297
ジョーンズ骨折	458
褥瘡	305
シリンダーギプス	436
心因性素因	319
新型出生前診断	58
神経症状	527
心臓振盪	523
シンチグラフィ	183
深部静脈血栓症	308
髄液漏	359
髄様癌と硬癌	46
スゴン骨折	259, 441, 563
ズデック骨萎縮	401
スパイロメーター	92
スピードトラック牽引療法	427
スワンネック変形	412
声音聴診	83
脆弱性骨折	208
青色強膜	204
成長障害	434
整復路	348
脊椎すべり症の原因による分類	238
ゼロポジション	379
前下関節上腕靱帯	321
前鋸筋麻痺	375
前骨間神経	545
前骨間神経麻痺	190
センチネルリンパ節	51
前捻角	424
前方脱臼，後方脱臼の別称	317
前方引き出しテスト	259, 440
せん妄	65

前腕のコンパートメント	544
創外固定法	409
爪下血腫	460
早期RAの診断基準（日本リウマチ学会，1994年）	216
創部	318
足根中足関節（Lisfranc関節）	318
足底板	351
側副循環	23
側方動揺テスト	550
阻血症状の5P	250

た

ターナー症候群，翼状頸	63
タール便とメレナ	25
第1ケーラー病	457
大結節骨折の予後	379
体性神経	88
大腿脛骨角	257
大腿二頭筋	557
大転子高位	423
体内異物処理	35
大理石病	297
ダッシュボード損傷	422, 563
タナ障害	567
短骨	300
単純X線像	298
遅発性尺骨神経麻痺	389
緻密質	306
チャドック反射	91
チャンス骨折	240
中央索	552
中間広筋	556
中心性脊髄損傷	193
中足趾節関節（MTP関節）	322
肘内障	316
肘部管	547
超音波療法	341
長骨	302
聴診器	78
聴診法	78
治療に応用される物理的刺激	280
チロー骨折	450
沈下性肺炎	308
ツベルクリン反応（ツ反応）	43
低髄液圧症候群	241

提肘·····················354
ティルティング・アングル···387
手の感覚神経支配···········253
手の指の変形···············253
デュローム法···············279
糖化ヘモグロビン(HbA1c)··116
橈骨神経損傷···············399
橈骨神経麻痺···············380
等尺性収縮·················354
糖尿病に見られる血管障害···117
動揺性肩関節···············316
凸変形·····················408
ドレーマン徴候········256, 554
トレンデレンブルグ徴候
　　　　　　　　·····424, 554
ドロップアームテスト·······246

な

内視鏡治療··················95
内反股, 外反股············423
内分泌疾患の治療法········115
ナックルパート·············408
軟骨無形成症···············206
軟部組織···················302
肉ばなれが好発する筋の特徴
　　　　　　　　···········557
二次性高血圧症の原因疾患···105
日常関連動作···············276
日常生活動作···············276
ニボー······················95
尿毒症····················124
尿路感染症·················305
認知症····················305
粘液水腫···················115
脳萎縮の肉眼的特徴·········16

は

バートン骨折···············493
ハイアーチ(凹足)···········577
肺尖······················373
背側手根区間···············549
背側凸変形の残すリスク·····410
パウエルズの分類···········423
発達性股関節形成不全·······254
バビンスキー反射············91
ハムストリングス筋·········420
半陰陽·····················58

ハンギングキャスト·········382
ハングマン骨折············240
半月板の区分···············562
半月板の形態···············562
パンコースト腫瘍···········101
反張下腿···················444
反跳痛·····················177
バンパー骨折···············438
ビタミン····················8
ヒト白血球抗原(HLA)········35
皮膚線条····················72
ヒューター線···············486
ヒューター三角·············486
日和見感染症···············131
貧血が起きる機序···········107
ファロー四徴症··············58
フィンケルスタインテスト···251
複雑骨折···················301
腹水·······················77
浮腫······················354
不随意運動·················66
ブラウン架台···············354
フランスヒール骨折·········457
プリオン····················12
プロトロンビン時間·········97
分散脱臼···················317
ベーラー角·················456
ベネット損傷···············198
ヘマトキシリン··············3
扁平骨····················300
片麻痺····················316
保存療法···················305
ホルネル症候群············101
ホルモンバランスの乱れ·····549
本態性高血圧症の成因·······105

ま

マレットフィンガー·········412
脈拍数·····················86
むち打ち損傷···············241
メズサの頭·················23
免疫グロブリン(Ig)··········39
モーレンハイム窩·····320, 477

や

有痛性外脛骨の治療法·······575

ら

ラ音·······················83
ラックスマンテスト·········440
ルースショルダー···········477
ルドルフ徴候···············421
ローザーネラトン線·········423
ロンベルグ徴候·············278

わ

腕神経叢···················370
腕橈骨筋···················403

A・B・C

- ACL損傷に合併する骨折……563
- ACL損傷の徒手検査…………563
- ACL断裂に対する靱帯再建‥563
- ACLの解剖………………………562
- ADL, SOL, QOL……………411
- Adsonテスト……………………243
- Alis徴候………………………254
- AOプレート……………………427
- Barlowテスト…………………254
- Barré-Liéou症候群……………241
- baumann角………………………387
- Boot top fracture……………444
- Bouchard結節…………………251
- Brown-Séquard症候群………193
- carrying angle（運搬角）……247
- CT…………………………………298
- cuff test（ターニケットテスト, 止血帯テスト）………………577

D・E・F・G

- DIP関節（Distal Inter Phalangeal joint）………………………412
- dorsiflexion-eversion test （外転, 背屈テスト）…………577
- Edenテスト……………………243
- flick sign………………………545
- Frohseアーケード（腱弓）……546
- Froment徴候……………………190
- Froment徴候……………………248
- Gardenの分類…………………425
- GFAP………………………………47
- Gowers徴候（登攀性起立）…211

H・L・M

- heel palm test（Leadbetter） …………………………………425
- Helicobacter pylori……………93
- HIV抗体検査……………………132
- HIVとAIDSの違い……………132
- HIV無症候性キャリア…………131
- Horner徴候……………………189
- lift-offテスト…………………246
- Love法……………………………236
- Maisonneuve骨折……………451
- MCLの解剖……………………564
- MMT………………………………274
- Morleyテスト…………………243
- MP関節（Metacarpo Phalangeal joint）………………………409
- MRI………………………………298

N・O・P

- no man's land…………………186
- Nテスト…………………………259
- Ortolaniテスト…………………254
- Osgood-Schlatter病…………441
- over use…………………………571
- Paget病…………………………297
- PCLの解剖……………………563
- Pellergini-Stieda病…………564
- perfect O sign………………190
- Phalenテスト…………………248
- PIP関節（Proximal Inter Phalangeal joint）…………412
- Pott麻痺………………………215
- PTB………………………………444

Q・R・S

- quadrilateral space…………198
- Quincke浮腫……………………69
- Raynaud現象……………………118
- RICE処置……………243, 352
- Roosテスト……………………243
- Salter-Harrisの分類…………433
- Sever病の治療法………………575
- Sindins Larsen-Johansson病 ……………………………436, 561
- SIRS………………………………140
- SLAP損傷………………………198
- SLAP損傷疼痛誘発テスト（active compression test）………533
- sleeve骨折……………………435
- slipping現象…………………197
- SLRテスト……………………236
- Snuff box（スナッフボックス） …………………………………407
- Stieda陰影……………………433
- Stieda骨折……………………433
- stretch sign…………………569

T・W

- telescoping徴候………………254
- Thompsonテスト………………196
- three-colum theory （Denis;1971,1983）……239
- Tietze症候群…………………522
- Tinel徴候…………………189, 573
- Trendelenburg徴候‥181, 260
- T細胞の分類……………………41
- Waller変性……………………333
- Wrightテスト…………………243

その他

- Ⅱ型線維…………………………557
- 5P's………………………………336

本書の特徴と活用法

平成22年版国家試験出題基準の内容を踏まえ、学びやすい順序で記載しています。

冒頭のPOINTに要点をまとめてあります。

おさえるべき重要な内容や国試出題頻度の高い内容を中心に、ポイントを絞った箇条書きにしています。

図表を多用し、視覚的にポイントを理解できるようにしています。

余白は書き込みにご利用ください。

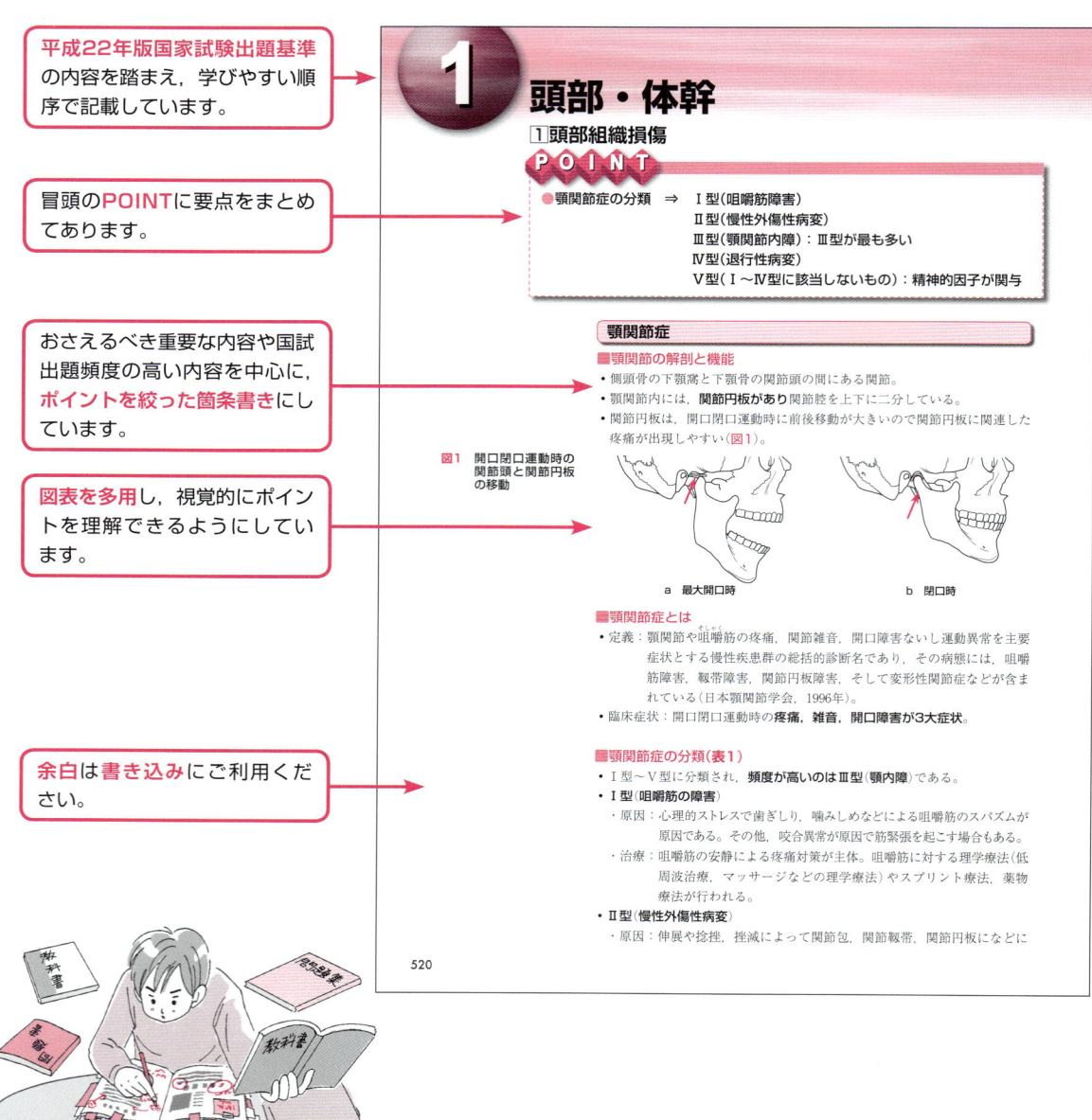

- 本書（『イエロー・ノート 臨床編』）は柔道整復師国家試験の試験科目のうち、**病理学概論**、**一般臨床医学**、**外科学概論**、**整形外科学（総論）**、**整形外科学（各論）**、**リハビリテーション医学**、**柔道整復理論（総論）**、**柔道整復理論（各論：骨折）**、**柔道整復理論（各論：脱臼）**、**柔道整復理論（各論：軟部組織損傷）** を掲載しています。
- 「解剖学」、「生理学」などを掲載した姉妹本『ブルー・ノート 基礎編』と併せれば、国試出題範囲のすべてをカバーすることができます。

補足解説を掲載しています。

補足
外科頸骨折の後療
●外科頸骨折の固定初期は整復位固定が原則だが肩関節拘縮を防ぐ目的で2～3週間後には肩関節良肢位に固定し直す。また受傷翌日から肩関節の運動制限をかけながら手指の自動運動をし、腫脹が軽減してきたら振り子運動など、早期運動療法を実施する。

用語アラカルト
＊12 腋窩神経損傷
腋窩神経の損傷により三角筋の麻痺が生じ、上腕近位部（三角筋領域）の感覚障害と肩関節の外転運動が障害される。

＊13 ゼロポジション
肩甲骨の肩甲棘と上腕骨軸が一致し一直線となるポジション。

補足
大結節骨折の予後
●転位が高度な場合や腱板付着部の変形は肩峰下インピンジメントの誘因となる。

必修問題対策！
上腕骨外科頸骨折の特徴、症状、肩関節前方脱臼との鑑別診断は国家試験必修問題に数多く出題されているため、すべて網羅しておく。

■合併症
・腋窩神経損傷（三角筋麻痺）＊12
・腋窩動脈損傷
・肩関節拘縮（外転・外旋制限）

■治療
・整復法　⇒　ゼロポジション＊13 牽引療法など
・固定法　⇒　ミッテルドルフ三角副子，hanging-cast
・固定肢位　外転型骨折：肩関節内転位固定
　　　　　　内転型骨折：肩関節外転位固定

■予後
・青壮年期の骨折では予後良好である。

One point Advice
●外科頸骨折の症状として、外転型骨折と内転型骨折の骨片転位や骨片部の変形を図で理解しておくと固定法は近位骨片軸に遠位骨片軸を合わせた固定となるため覚えやすい。

大結節単独・小結節単独骨折
■原因
・直達外力、または付着筋による裂離骨折で発生する。
・肩関節脱臼に合併して生じることも多い。

表8　結節骨折の分類・症状・固定・合併症

分類		大結節単独骨折	小結節単独骨折
症状		肩関節外旋抵抗運動痛	肩関節内旋抵抗運動痛
固定	転位なし	三角巾で提肘する	
	転位あり	肩関節外転外旋位固定	肩関節下垂内旋位固定
合併症		肩関節前方脱臼	肩関節後方脱臼 上腕二頭筋長頭腱脱臼

One point Advice
●肩関節前方脱臼に合併して大結節骨折が起こることと、小結節単独骨折で上腕二頭筋長頭腱脱臼を合併するということが国家試験のポイントである。

骨端線離開
・新生児・乳児・幼少年期に限り発生する。
・骨折線はソルターハリスの分類Ⅱ型のものが多い。
・新生児の場合は敬礼位固定で行う。
・予後・経過ともに良好であるが成長障害の発生に注意が必要である。

柔道整復理論（各論：骨折）

国試合格に必要な学習ポイントや理解を深めるのに役立つ知識、臨床の場で役立つ「+α」の知識をOne point Adviceとしてまとめています。

必修問題対策！では、国試で重要な必修問題に関する解説や勉強法について記載しています。

専門用語は**用語アラカルト**にて解説しました。

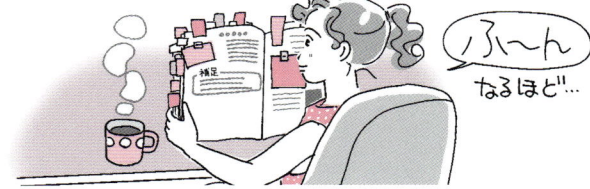

●本書に記載されているのは、あくまで必要最小限の内容です。
●講義で学んだ内容、国試の過去問を解いてみてわからなかった事項、他の書籍で調べた知識などを余白にどんどん書き込んで、**自分だけのオリジナルノートを完成させてください！**
●学内試験対策、そして国家試験突破の最高の武器となることでしょう！

I 病理学概論

1 病理学の意義

> **POINT**
> - 病理学とは（定義） ⇒ 疾病（病気・疾患）の原因・発生過程・進行推移を明らかにし，疾病の本態を形態学的に研究する学問
> - 病理学の研究方法 ⇒ ①病理学研究材料による分類：材料別（人体や疾患モデル動物）の細胞・組織・臓器の形態学的病理学的研究
>   ②病理学における観察方法：肉眼観察・病理組織学的標本による観察（光学顕微鏡観察・電子顕微鏡観察など）

病理学研究の材料

- 人体病理学
  ①病理解剖：剖検，病気で亡くなられた遺体を遺族の承諾後解剖して該当疾患の本態を究明する。
  ②外科病理
  ・細胞診（剥離細胞診）：子宮頸部の分泌物・喀痰・穿刺吸引材料・胸水・腹水などの細胞検査で，主として悪性腫瘍の有無（スクリーニング）の判定や疾患の性状を細胞学的に検査する。
  ・生検（生体から組織の一部を採取して病理組織標本から病気を診断）
  ・手術材料（摘出手術臓器の病理学的組織検査）
- 実験病理学：疾患モデル動物を用いた形態学的研究・培養細胞・遺伝子解析

One point Advice

- 解剖の種類（死体解剖保存法や食品衛生法に基づく）
  ①病理解剖：疾病の本態究明のための解剖
  ②系統解剖：献体を用いて医療の教育に必用な人体の構造・機能を理解するための解剖
  ③司法解剖：犯罪にかかわる死因の究明のための解剖
  ④行政解剖：伝染病・中毒・災害・死因不明死にかかわる死因究明のための解剖
  【注】③④は法医学解剖に属する。病理解剖に替わるものとしてAi（エーアイ，Autopsy imaging：オートプシー・イメージング＝死亡時画像診断）がある。

病理組織標本作製の流れ
組織の固定（10％ホルマリン液）→切り出し→脱水→パラフィン包埋→ミクロトームで薄切（4μ（ミクロン）：1μ＝1/1,000 mm）→染色→封入して病理組織標本（永久標本）

病理学的観察法

- 肉眼的観察（マクロ所見）：病変部位・大きさ・形状・色調・硬度・周囲との境界状況を肉眼的に観察する。
- 光学顕微鏡的観察（ミクロ所見）：病理組織標本を光学顕微鏡下で形態の構造の異常の有無を観察する（1,000倍前後までの拡大で観察）。
- **一般染色観察（HE染色観察）**：すべての病理組織標本を観察する際の基本となる染色法

用語アラカルト

＊1　エオジンとヘマトキシリン
・エオジン＝好酸性色素
・エオジンによく染まる物質＝好酸性→好酸球（細胞質にエオジンに染まる顆粒を有する）
・ヘマトキシリン＝好塩基性色素
・ヘマトキシリンによく染まる物質＝好塩基性→好塩基球（細胞質にヘマトキシリンに染まる顆粒を有する）
・抗酸性＝染色されたものが酸性溶液で褪色しない性質のこと・菌＝抗酸菌→結核菌・ライ菌

＊2　カルチノイド
胃や腸管粘膜，肺気管支粘膜などの神経内分泌顆粒を有する細胞の腫瘍。
セロトニン・カリクレイン・ヒスタミンを産生分泌し，カルチノイド腫瘍（carcinoid tumor）ともいい，カルチノイド症候群（顔面紅潮，下痢，腹痛など）を示すことがある。

- 特殊染色観察：病原微生物や組織構成要素の特定の成分を特別に染め分け，より明確に観察する（表1，図1，2，3，4）。
- 免疫染色＝免疫組織化学染色＝酵素抗体法：細胞や組織の蛋白（抗原）の特異抗体を蛍光色素や酵素で標識して，免疫組織化学的に反応させて抗原の局在を確認する。腫瘍細胞の発生由来細胞，ホルモンなどの特定蛋白の産生細胞の同定に用いる。
  ①PAP法（ペルオキシダーゼ抗ペルオキシダーゼ複合体法）
  ②ABC法（アビジン・ビオチンペルオキシダーゼ複合体法）
- 電子顕微鏡的観察（電顕所見）：電子線を通して細胞内や組織の超微細構造を観察する。数十万倍まで観察可能。
- 分子生物学的観察
  ISH法（*in situ* hybridization，原位置ハイブリッド形成法）：
  病理組織標本上で遺伝子の存在を確認する方法。DNAの遺伝子の構成要素の物質を相補的な塩基配列を有するプローブ（探索子）と結合させ特定遺伝子を組織学的に発現させる。

表1　主な病理組織標本染色法

	染色法	染色対象物	染色結果
	ヘマトキシリン＊1・エオジン染色＊1（HE染色）	一般染色（細胞・組織全体像）	細胞核→青藍色（青紫色） 細胞質・細胞外線維成分→濃淡さまざまな赤色
病原体	グラム染色	一般細菌	グラム陽性菌→濃青色
	チール・ネールゼン染色	結核菌・ライ菌＝抗酸菌	赤色
	グロコット染色	真菌	黒色
結合組織	ワンギーソン染色	膠原線維／筋組織	赤色／黄色
	マロリー・アザン染色	膠原線維／筋組織	青色／赤色
	パス（PAS）染色（反応）	粘液・糖原・真菌	赤色（真菌カンジダ・原虫赤痢アメーバの検出によく用いられる）
	ムチカルミン染色	粘液	赤色
	コンゴー赤染色	アミロイド蛋白	赤橙色
	ズダンⅢ／オイルレッドO染色	脂肪	赤色
	ベルリン青染色	鉄成分（ヘモジデリン）	青色
	コッサ法	石灰化巣，骨組織	黒褐色
	グリメリウス染色	神経内分泌顆粒（カルチノイド＊2）	黒褐色

One point Advice

● 病理組織標本の染色法の代表的な染色名とどのように染まるのかを知っておくこと。
　HE染色，病原体別の染色法，結合組織染色法，アミロイド染色法は整理しておくこと。

必修問題対策!

全般的なこと
①1〜10項目の定義を述べることができるように，定義の意味をよく理解しておくこと。
②各項目に関する基本的な事項を整理しておくことが肝要となる。

図1 チール・ネールゼン染色

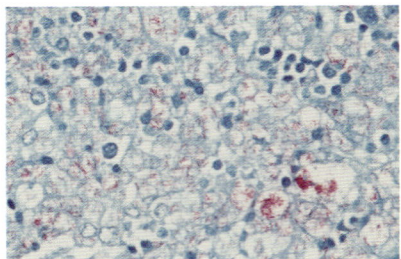

結核菌(赤色に染まる桿菌として検出できる)

図2 グロコット染色

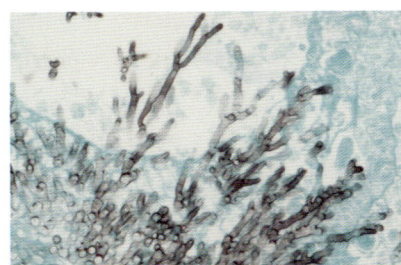

アスペルギルスの菌体
(黒色に染まる菌糸に隔壁(節)が存在)

図3 鉄の沈着(HE染色)

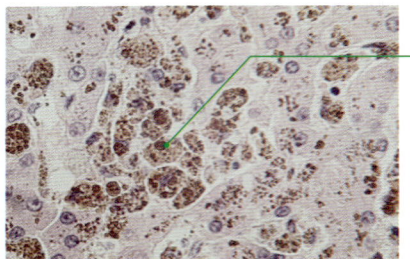

褐色色素のヘモジデリン(血鉄素)の沈着が認められる。鉄のサビ色に類似の色調を示す。
【注】褐色色素はヘモジデリン・メラニン色素・リポフスチンなどがある。

図4 鉄の沈着(ベルリン青染色)

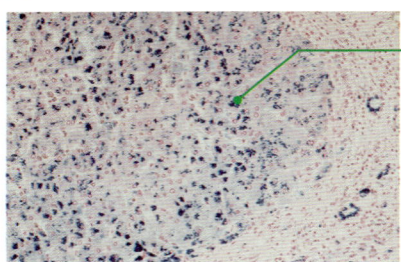

ベルリン青染色:
ヘモジデリン沈着はベルリン青染色で青色に染色される。

2 疾病の一般

> **POINT**
> - 疾病とは（定義） ⇒ 健康である生理的な恒常性（ホメオスタシス）が損なわれ，異常な生活現象が出現した状態を疾病（疾患，病気）という
> - 疾病の分類 ⇒ ①先天性疾患（出産時生まれつき備わった疾患）
>   ②後天性疾患（生後種々の原因によって発生する疾患）
> - 疾病の経過・予後・転帰
>   ⇒ 疾病の時間的経過・治療効果の予測・治療後結末
> - 疾患の症候の意義・分類
>   ⇒ 病変と症状（症候），自覚症状と他覚症状（所見），症候群（シンドローム），病名

先天性疾患

- **遺伝性疾患**：遺伝子異常によるメンデルの法則に従う疾患で，常染色体優性遺伝病・常染色体劣性遺伝病・伴性劣性遺伝病（X染色体関連劣性遺伝病）がある。
- **非遺伝性疾患**
  ①染色体の異常による疾患：染色体の数の異常，染色体の配列異常など。
  ②胎児に影響を及ぼす環境異常による疾患（薬剤，ウイルス感染，放射線）。

後天性疾患

- **感染症**：病原微生物が体内に侵入し，定着・増殖して徴候（症状）が出現した状態。
- **特発性疾患**と**本態性疾患**：どちらも疾患の発生原因が不明の場合の疾患の名称で，特発性血小板減少性紫斑病，本態性高血圧症などがある。
- **限局性疾患と全身疾患**：個体の限局した部位の病変と個体の全身に影響を及ぼす病変。
- **器質性疾患**と**機能性疾患**：形態学的異常がある病気と形態学的に異常がない病気。
- **原発性疾患と続発性疾患（主疾患と合併症）**：最初に発生する疾患か原因不明の疾患（主疾患）と原発性疾患に関連して発生する疾患（合併症）。

疾患の経過

- **潜伏期**：感染から発病までの期間で自覚症状が出現しない。
- 発病（発症，自覚症状が出現）：発病初期・最盛期・回復期・治癒期

- 急性期(通常15日以内で経過)
- 慢性期(数カ月～数年以上にかけて経過)
- 亜急性期(急性と慢性の中間で経過)

病変と症状

- 病変：障害機序による退行性病変・代謝障害・循環障害・進行性病変・炎症・免疫異常・腫瘍・先天性異常(奇形)による形態学的な病的変化。
- 症状
  ① **自覚症状**(自分で感じる症状：疲労感(倦怠感)・疼痛・熱感(発熱)・めまい・悪心・嘔吐)
  ② **他覚症状**(治療する人が診察過程で確認できる症状(他覚的所見)：心音異常・肝腫・脾腫・白血球増多・赤血球沈降速度(赤沈)亢進など)

症候群

- 独立疾患ではないが，種々の症状を示し原因が多岐にわたる疾患単位を意味する。
- Cushing(クッシング)症候群・免疫不全症候群・シェーグレン症候群・パーキンソン症候群・播種性血管内凝固症候群(DIC)・メタボリック症候群・ネフローゼ症候群など。

病名

- 病理形態学的に特有の病変のある独立疾患名で，各臓器・病因・経過・予後・疾病発見者名などで命名される。
  ・肺炎(ウイルス性肺炎・日和見肺炎・気管支肺炎・慢性気管支肺炎・特発性間質性肺炎)
  ・甲状腺機能亢進のBasedow(バセドウ)病またはGraves(グレーブス)病
  ・慢性甲状腺炎＝橋本病など

3 病因

> **POINT**
> - 病因一般 ⇒ 病因とは疾病の発生原因で，主因（疾病発生の主たる原因）と誘因（副因，主因の基になる原因）がある。
> - 内因 ⇒ 一般的素因，個人的素因，遺伝，内分泌障害，免疫
> - 外因 ⇒ 飢餓，栄養素の供給障害，物理的外因，化学的外因，生物学的外因，医原病

内因

- 生体内に存在する疾病原因となる諸因子で，疾患に罹りやすい状態を素因ともいう。
- 一般的素因
  ①年齢素因：周産期・新生児期・乳児期・学童期・成長期（思春期）・成人期・高齢期により発生する疾患の違いがある。
  ②性素因：男女差による疾患の罹患率の違い
    男性＝動脈硬化症・高血圧・脳血管障害・心筋梗塞・肝硬変・痛風・食道癌・胃癌・膀胱癌などは罹患率が高い。
    女性＝鉄欠乏性貧血・骨粗鬆症・胆石症・胆嚢癌・甲状腺癌・自己免疫疾患（全身性エリトマトーデス（SLE）・Basedow病（バセドウ）（Graves病）（グレーブス病）・橋本病・関節リウマチ。多発性筋炎/皮膚筋炎）などは罹患率が高い。
- 人種素因：民族（人種）の違いによる疾患の違い（地理病理学）
- 臓器素因：病因により臓器特異性の病変が発生する。
- 個人的素因：個人がもっている素因を体質という。
  ①異常体質として胸腺リンパ体質
  ②アレルギー体質
  ③虚弱体質
  など
- 遺伝（「先天性異常」(p.56)参照）
  ①**遺伝病**：染色体異常・遺伝子異常による両親から子へ伝播する疾患
  ②**遺伝子突然変異病**：両親とはまったく異なる形質遺伝子異常が突然発生し，疾病が出現し遺伝する。
- **内分泌障害**：下垂体・甲状腺・副腎皮質・副腎髄質・膵島（膵臓ランゲルハンス島）による血中へ放出されるホルモン機能亢進と機能低下（表1）

One point Advice

形質とは遺伝的に親から遺伝子によって伝えられた子の形態的・生理的な性質をいう。
①染色体は核分裂時に父親と母親からの2本の対の棒状構造物として23対46本出現する（常染色体22対44本，性染色体1対2本→男46,XY・女46,XX）。
②父親と母親からの2本の対の染色体を相同染色体という。
③相同染色体に存在する同じ位置にある遺伝子を対立遺伝子という。
④対立遺伝子が同質の場合はホモ接合，異質の場合はヘテロ接合という。

表1 内分泌臓器のホルモン異常状態

下垂体前葉	成長ホルモン(GH)機能亢進		巨人症(骨端線閉鎖前の成長期), 末端(先端)肥大症(骨端線閉鎖後の成人)
	成長ホルモン機能低下		低身長症(全身の均整は良好)
	副腎皮質刺激ホルモン(ACTH)機能亢進		クッシング病(下垂体前葉腺腫, ACTH産生腫瘍, 満月様顔貌, 中心性肥満, 赤色皮膚線条, 高血圧, 高血糖)
下垂体後葉	抗利尿ホルモン(ADH)機能低下		尿崩症(多尿, 3l/日以上の低比重尿)
甲状腺	サイロキシン機能亢進		バセドウ病=グレーブス病(甲状腺肥大, 眼球突出, 頻脈)
	サイロキシン機能低下		粘液水腫(成人, 精神神経活動低下), クレチン病(症)(小児, 先天性甲状腺発生異常, 粘液水腫+発育障害)
副甲状腺	パラソルモン機能亢進		高カルシウム血症(尿路結石, 骨折)
	パラソルモン機能低下		低カルシウム血症(テタニー, クボステーク徴候, トルソー徴候)
副腎皮質	球状帯アルデステロン機能亢進		原発性アルドステロン症(高血圧, 低カリウム血症, 筋力低下)
	束状帯コルチゾール機能亢進		クッシング症候群(副腎皮質腫瘍・過形成, ステロイドホルモン剤長期投与)
	副腎皮質機能低下		アジソン病(皮膚の色素沈着, 体重減少, 低血糖, 脱力)
副腎髄質	副腎髄質機能亢進(カテコールアミン過剰)		褐色細胞腫(カテコールアミン産生腫瘍, 高血圧症, 頭痛, 高血糖, 発汗亢進)

(注)膵臓は外分泌臓器として各種消化酵素を分泌する。
内分泌臓器として膵島(ランゲルハンス島)からグルカゴン(A細胞, 血糖上昇作用)・インスリン(B細胞, 血糖低下作用)・ソマトスタチン(D細胞, 膵ホルモンの調節作用)を分泌する。インスリンに関する糖尿病は「退行性病変」の「代謝障害」(p.17)参照。

補足

視床下部の機能
①内分泌系の中枢
②自律神経系の中枢
③体温・体液・浸透圧の調節
④飲食・性行動・情動など本能の調節

視床下部の神経細胞は, ホルモンを産生し(神経内分泌), 脳下垂体前葉に対して各種前葉ホルモン放出ホルモンおよびプロラクチン抑制ホルモン, 成長ホルモン抑制ホルモン(ソマトスタチン)を分泌する。下垂体門脈を介して下垂体前葉を調節する。
一方, バゾプレシン〔抗利尿ホルモン(ADH)〕およびオキシトシンを分泌し, 神経線維を介して下垂体後葉と連結し, 下垂体後葉ホルモンとして蓄えられる。

- **免疫**:先天性・後天性免疫不全による易感染症, 特に**日和見感染**, **アレルギー反応**(免疫反応過剰), 自己抗体を有する**自己免疫疾患**

外因

- 生体外から生体内に障害性に作用する諸因子。
- **飢餓**:食物摂取不足による生存のためのエネルギーが得られない状態
- **栄養素の供給障害**:生存のための三大栄養素(蛋白質, 炭水化物(糖質), 脂質)の不足・過剰
- **その他**:ビタミン*¹類, 無機質類(カルシウム(Ca), ナトリウム(Na), カリウム(K), 鉄(Fe), 銅(Cu)), 水(脱水・水中毒)(「退行性病変」の「代謝障害」(p.17)参照)
- **ビタミンと欠乏症**:水溶性ビタミン欠乏症・脂溶性ビタミン欠乏症(表2)

用語アラカルト

***1 ビタミン(Vitamin)**
物質の代謝に不可欠の微量な有機物質で, ホルモンが特定酵素を活性化すると酵素の化学反応を進める触媒作用の補酵素として作用する。体内で合成されないため, 大部分は食物から摂取するか腸内細菌が合成したものを吸収する必要がある。

表2 ビタミンと欠乏症

	ビタミン	欠乏症	ビタミンの役割
脂溶性ビタミン	VA	夜盲症(鳥目)	視細胞のロドプシン構成成分
	VD	くる病(小児)，骨軟化症(成人)	カルシウム，リンの吸収増加(小腸)
	VE	発生少ない	抗酸化作用
	VK	出血傾向(脳出血，新生児メレナ)	血液凝固因子の合成
水溶性ビタミン	VB1(チアミン)	脚気(末梢神経障害+心不全)	糖質代謝の末梢酵素，神経細胞膜の一成分
	VB2(リボフラビン)	口内炎，口角炎，皮膚炎	脂質，蛋白質，糖質などの補酵素
	VB6(ピリドキシン)		
	ニコチン酸・アミド(ナイアシン)	ペラグラ(皮膚炎，下痢，認知症)	酸化・還元反応の補酵素
	VB12	悪性貧血(巨赤芽球性貧血)	造血作用，核酸合成
	VC(アスコルビン酸)	壊血病(出血傾向)(小児ではメラー・バーロウ病(Moller Barlow)，小児壊血症+骨形成障害)	血管壁コラーゲンの合成，抗酸化作用

■物理的外因

①機械的原因：外傷(皮膚・軟部組織・骨格(骨・軟骨・関節)・内臓・頭部)，**外傷性ショック＝挫滅症候群**：広範な骨格筋の損傷→多量のミオグロビン血中遊出→急性尿細管壊死→腎不全

②温度
- 熱中症(体内熱の放散障害，日射病)
- **火傷**(火傷の組織障害の深達度 による分類)：
  Ⅰ度(紅斑(発赤)，疼痛)
  Ⅱ度(水泡やびらん，潰瘍形成)
  Ⅲ度(壊死)
- **凍傷**(Ⅰ～Ⅳ度)

③放射線
- 電磁線(X線，γ線)と粒子線(α線，β線，電子線，中性子線，陽子線)
- **放射線に障害を受けやすい(感受性が高い)細胞や組織**は増殖や再生能が高く，幼若な細胞(ベルゴニー・トリボンドーの法則)→骨髄造血細胞(白血球減少，血小板減少，白血病)，生殖細胞(不妊)，消化管特に小腸粘膜(放射線腸炎)，免疫担当細胞など
- 放射線被曝→外部被曝・内部被曝(原発事故の放射性ヨードの甲状腺被曝による小児甲状腺癌発生)

④光線：紫外線(色素性乾皮症の紫外線による皮膚癌発生)

⑤電気：感電による電気熱傷(落雷)

⑥気圧
- 低気圧による高山病

・高気圧下からの急激な常気圧への変化(高気圧下の空気の液化)→急激な常気圧への変化で空気の気化→泡発生による血管閉塞(空気塞栓・ガス塞栓,特に窒素ガスによる血管閉塞が問題となる)→**潜函病(ケーソン病,減圧病,潜水夫病)**(「循環障害」(p.22)参照)

■化学的外因
①腐食毒(腐食剤):強酸(塩酸,硫酸など)・強アルカリ物質(水酸化ナトリウム)
②中毒物質(毒物)
- 動物毒(**フグ毒(テトロドトキシン)**,**蜂毒(スズメバチによるアナフィラキシーショック)**,蛇毒)
- 植物毒(クラーレ(毒矢),トリカブト,毒キノコ)
- 化学物質(農薬パラチオン,一酸化炭素,ヒ素,サリンなど)

③環境(大気汚染と水質汚染)
▶**大気公害病**
- 四日市喘息(三重県,スモッグ,硫化物,窒素酸化物が原因)
- **塵肺症・珪肺症**(職業病,炭鉱・鉱山,石工場,ガラス工場,粉塵が原因の肺線維症)
- **肺悪性中皮腫**(肺の胸膜悪性腫瘍,**アスベスト(石綿(鉱物))**が原因)

▶**水質公害病**
- **水俣病**(熊本県,**有機水銀(メチル水銀)**が原因,大脳・小脳障害)
- **イタイイタイ病**(富山県,**カドミウム**が原因,骨軟化症,腎障害)

▶**内分泌撹乱化学物質**
- **環境ホルモン**:産業廃棄物などに含まれるホルモン類似の作用を有する化学物質で,生殖細胞や性の発育に障害を与える。
- **ダイオキシン・PCB(ポリ塩化ビフェニール,カネミ油症)**・DDT(ジクロロ・ジフェニル・トリクロロエタン,殺虫剤)など

■医原病
- 医療行為によって発生する疾患
    ・**SMON**(スモン)(subacute myelo-opticoneuropathy:亜急性脊髄・視神経・末梢神経障害):**キノホルム(整腸剤)**服用が原因
    ・**アザラシ肢症(無肢症)**:**サリドマイド(鎮静睡眠薬)**を妊娠初期に服用が原因
    ・血液製剤:フィブリノゲン止血剤使用による薬害肝炎・血友病治療による薬害エイズ
    ・抗癌剤:ブレオマイシン使用による肺線維症

■生物的外因 = 病原微生物
▶**ウイルス**
- DNAかRNAの粒子を有する最小の病原微生物で,感染宿主の細胞内で増殖。
- DNAウイルス:単純ヘルペス(単純疱疹),水痘,**帯状疱疹,サイトメガ**

ロウイルス(巨細胞封入体病)，アデノウイルス，EBウイルス(Epstein-Barr，Burkittリンパ腫)，ヒトパピローマウイルス(HPV，子宮頸癌)，B型肝炎ウイルス(HBV，肝癌)，痘瘡(天然痘)
- RNAウイルス：インフルエンザ，ムンプス(流行性耳下腺炎，おたふく風邪)，麻疹(はしか)，**風疹**(妊娠初期の妊婦の感染による経胎盤感染による新生児の**先天性風疹症候群**＝白内障・心奇形・難聴)，ポリオ(急性灰白髄炎，脊髄前角神経細胞傷害)，狂犬病，ノロウイルス・ロタウイルス(食中毒)，C型肝炎ウイルス(HCV，肝癌)，コクサッキーウイルス
- **レトロウイルス**：逆転写酵素を有し自分のRNAからDNAを合成して宿主のDNAに組み込み増生し，細胞分裂を通して次世代に伝えていく。
  - 成人T細胞白血病ウイルス＝ヒトTリンパ球向性ウイルス(HTLV-1)
  - 後天性免疫不全ウイルス(HIV)

▶ **細菌**

- 細胞内寄生細菌(最小の細菌で宿主の細胞内に寄生して増殖する)と一般細菌
- **細胞内寄生細菌**
  - **クラミジア**：眼のトラコーマ，**オウム病(ペット病)**，**性感染症**(卵管炎による不妊，第四性病としての鼠径リンパ肉芽腫)
  - **リケッチア**：ツツガ虫病(ダニ刺傷によるダニ体内のツツガムシ幼虫による感染)・発疹チフス(シラミで媒介される皮膚，脳，心筋の感染，わが国では現在発病者はいない)
- 一般細菌：グラム陽性菌かグラム陰性菌か，好気性化か嫌気性か，桿菌・球菌・らせん菌か。
- グラム陽性菌：**ブドウ球菌**(特に黄色ブドウ球菌は化膿性炎症の原因菌)，レンサ球菌(A群溶血性レンサ球菌による猩紅熱)，肺炎球菌，**ボツリヌス菌**(ボツリヌス中毒)，ジフテリア菌，髄膜炎菌，破傷風菌(嫌気性，けいれん)
- グラム陰性菌：赤痢菌，コレラ菌，淋菌(性病)，**サルモネラ菌(食中毒)**，**病原性大腸菌O-157(食中毒)**，*Helicobacter pylori*(ピロリ菌，萎縮性胃炎，腸上皮化生，胃癌・MALTリンパ腫)
- 抗酸菌：結核菌・ライ菌(ハンセン病)・非結核性抗酸菌(非定型性抗酸菌肺炎)
- らせん菌：スピロヘータのトレパネーマ属の感染による**梅毒(性感染症)**

▶ **真菌(カビ)**

- **カンジダ**(口腔や食道などの炎症)
- **アスペルギルス**(肺炎)
- **クリプトコッカス**(髄膜炎)
- **ニューモシスチス・イロベチー**(免疫不全症候群の日和見感染としてのニューモシスチス肺炎)

> **One point Advice**
>
> **食中毒菌**
> ● サルモネラ菌，カンピロバクター，ウェルシュ菌，腸炎ビブリオ，黄色ブドウ球菌，ボツリヌス菌，病原性大腸菌O-157，ノロウイルス，ロタウイルスなど

- ムコール（免疫不全症候群の日和見感染としての副鼻腔炎・肺炎）
- 白癬菌（水虫）

▶ **原虫（原生動物＝単細胞生物）**
- **赤痢アメーバ**（食物・飲料水からの経口感染，大腸アメーバ赤痢）（図1）
- **マラリア**〔ハマダラ蚊刺傷感染，3日・4日熱マラリア，熱帯熱マラリア（悪性マラリア）〕
- **トキソプラズマ**（ネコの糞便などからの経口感染，経胎盤感染による先天性トキソプラズマ症，日和見感染）
- 腟トリコモナス（性感染症）

▶ **寄生虫**
- 線虫〔回虫，蟯虫，**アニサキス**（サバ，サケ，イカなどの刺身や寿司からの経口感染）〕
- 吸虫〔日本住血吸虫（経皮感染，門脈寄生），肺吸虫，肝吸虫〕
- 条虫〔広節裂頭条虫＝サナダ虫，エキノコックス（キツネ，キタキツネ，イヌなどの糞の経口感染，肝囊胞病変）〕

▶ **プリオン**[*2]
- プリオン病
  - **Kreutzfeldt-Jacob病**（クロイツフェルト・ヤコブ）（急激な脳萎縮，海綿状脳症，ミオクロヌスてんかん，認知症）（図2）
  - 動物の牛海綿状脳症（BSE）＝狂牛病
  - 動物の羊スクレイピー

用語アラカルト

*2 プリオン（prion）
核酸をもたない蛋白質で正常な神経細胞内に存在する。病原微生物ではないが，異常型プリオン蛋白（病的プリオン＝感染性プリオン）が体内に侵入すると正常プリオン蛋白を病的プリオンに置換するかプリオン蛋白遺伝子の変異による異常プリオン蛋白の産生によってプリオン病が発生する。共通して中枢神経の海綿状脳症を発生させる（脳皮質の神経細胞が消失し，皮質がスポンジ状の穴だらけになる）。病的プリオンの由来は羊スクレイピーだといわれている。

図1 赤痢アメーバ

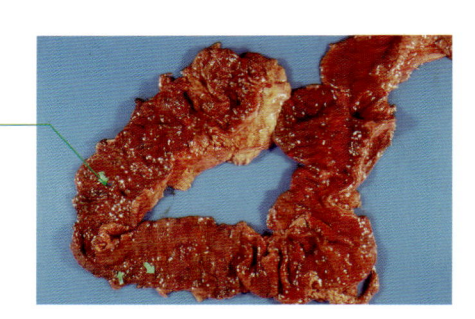

赤痢アメーバは腹痛・粘血便の下痢を繰り返すのが特徴。
大腸に出血性びらんや潰瘍を形成する。

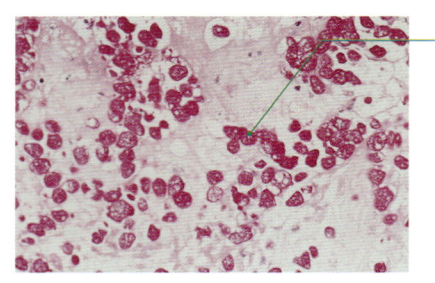

原虫栄養型アメーバ赤痢はPAS染色で赤色に染まる。
しばしば赤血球を貪食している。

パス（PAS）染色

図2 クロイツフェルト・ヤコブ病

発病後数カ月以後急速な脳萎縮を示す。
①脳回の幅が狭くなる
②脳溝が深くなり，脳溝の幅は拡大
③脳室拡大
④クモ膜下腔拡大
【注】
ヒトのプリオン病は孤発型のクロイツフェルト・ヤコブ病以外に遺伝性のもの，医原病としての角膜移植・成長ホルモン投与・脳外科手術の硬膜によるもの，狂牛病の肉食後に発生した変異型クロイツフェルト・ヤコブ病がある。
人食習慣によるクールー病も存在した。

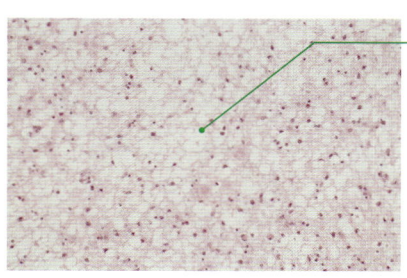

大脳皮質の神経細胞はすべて消失し，白い小孔が多数認められる。
スポンジ状を呈する脳になる（海綿状脳症）。

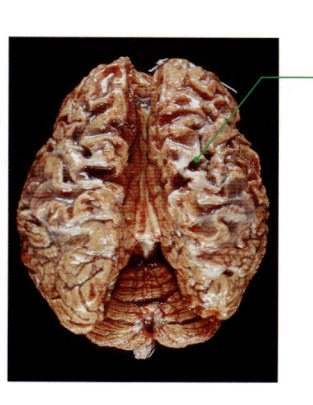

HE染色

■感染・感染症全般

①**感染**：病原体が宿主の体内に侵入，定着，増殖すること。
②**感染症**：感染により徴候（自覚的・他覚的徴候）が発現し発病した状態。
③**潜伏期・不顕性感染・保菌者**：感染から発病までの期間・感染しても発病しない場合・不顕性感染者でヒトに感染させる病原体保有者（キャリアー）
④**再燃・再感染・混合感染・二次感染**：回復期の途上で症状が再び悪化する場合・感染症が治癒し，再び同一種類の病原体に感染する場合・同一臓器や組織に同時に2種類以上の病原体に感染した場合・感染症に新たに別の病原体の感染が加わった場合
⑤**局所感染・全身感染**：病源体の侵入局所を中心に限局した部位の感染・病原体が全身に及ぶ感染〔循環血液内へ病原体が侵入している状態（菌血症・ウイルス血漿）→病原体が血液内で増殖し全身症状が発現（**敗血症，敗血症性ショック**）〕
⑥**院内（病院内）感染**：医療機関（病院・療養所など）の入院患者や医療従事者が新たな感染症に罹患すること。特に**耐性菌**〔メチシリン耐性黄色ブドウ球菌（MRSA），バンコマイシン耐性腸球菌（VER），多剤耐性緑膿菌（MDRP）〕による集団感染者発生が社会問題となる。

- ⑦**日和見感染**：免疫正常な健常者が罹患しない弱毒性病原体に容易に罹患すること→免疫不全状態のヒト〔悪性腫瘍の治療者(抗癌剤・放射線照射)・免疫抑制剤使用者〕，先天性および後天性免疫不全者(エイズ)→真菌(特にニューモシスチス肺炎)，サイトメガロウイルス，ヘルペス，トキソプラズマ，緑膿菌，セラチア菌などに容易に感染する。
- **菌交代現象(菌交代症)**：抗菌剤(抗生物質)長期投与→腸内常在細菌叢(フローラ)の分布のバランスの異常→薬剤抵抗性菌(クロストリジウム菌など)増加→偽膜性大腸炎の発生

■感染経路(病原体の伝播)

①**水平感染**(ヒトや動物からほかのヒトへ直接伝播)
- 空気・飛沫感染：経気道感染〔麻疹・百日咳・インフルエンザ・流行性耳下腺炎(おたふく風邪)・肺結核・ジフテリアなど〕
- 接触感染(性感染症・梅毒・淋病・クラミジア感染など)
- 経口感染(腸チフス・赤痢・コレラ・食中毒菌など)
- 経皮感染〔媒介動物の刺傷・咬症(蚊：日本脳炎・マラリア・フィラリア，ノミ：ペスト，**ダニ：ツツガムシ病**・野兎病，イヌ：狂犬病，水中から日本住血吸虫〕
- 尿路感染(膀胱炎，腎盂腎炎など)
- 血液感染(輸血・血液製剤)
- 母乳感染(成人T細胞白血病ウイルス(HTLV-1)感染)

②**垂直感染**：母子感染〔経胎盤感染＝胎内感染(先天性梅毒・風疹・トキソプラズマ・サイトメガロ感染)，産道感染(胎児分娩中の感染)〕

必修問題対策！
内因と外因の種類とそれに起因する疾患名および疾患の概要は整理してまとめておくことが肝要。

One point Advice

● ①病原体の種類とそれに起因する代表的疾患をまとめておくこと。
②病原体の感染経路をまとめておくこと。
③ホルモン異常とビタミン欠乏症は解剖学・生理学とも関連するので十分理解しておくこと。

4 退行性病変

POINT

- **萎縮とは(定義)** ⇒ 一度正常な大きさに発育した臓器，組織，細胞が種々の原因により，
  - ①その構成細胞の大きさの減少(単純萎縮)か
  - ②構成細胞の数の減少(数的萎縮)を示し，小さくなった状態を意味する
  - 場合により①と②が混在する
  - ・低形成(形成不全) ⇒ 最初から正常の大きさに達しないこと
  - ・無形成 ⇒ 最初から臓器，組織，細胞が発育しないこと
- **変性とは(定義)** ⇒ 細胞に刺激が加わった場合，細胞や組織内に特定物質が増加するか異常に沈着し，細胞が正常と異なる形態を示す変化を変性という
- **壊死とは(定義)** ⇒ 細胞に病的な循環障害・感染・物理的化学的要因などの刺激が加わったときに細胞に不可逆的細胞傷害が生じ，細胞・組織の死をきたした状態を壊死という。傷害細胞のリソソームの酵素による自己融解も発生
- **死の定義・判定** ⇒ 個体の生命活動の永遠の停止状態 ⇒ 自然死(心臓死，尊厳死) ⇒ 死の三徴
  - ①心停止
  - ②呼吸停止
  - ③瞳孔散大(対光反射消失)をもって死とみなす

萎縮の種類

①生理的萎縮
- 老人性萎縮：加齢に伴う諸臓器の萎縮(脳，心，肝など)
- 胸腺萎縮：思春期以降萎縮(アポトーシスが関与)→胸腺の退縮ともいう。

②貧血性萎縮：動脈硬化症による虚血性萎縮→動脈硬化性萎縮腎

③**圧迫性萎縮**：周囲からの圧迫に起因→**水腎症**，水頭症，着物の帯やコルセットで腹部を締めつけによる肝臓の変形萎縮(図1)

④廃用性萎縮：無為萎縮→骨折後ギプス固定後の筋肉，寝たきり状態の筋肉

⑤**神経性萎縮**：下位運動ニューロン障害による**神経原性筋萎縮**→筋萎縮性側索硬化症(ALS)，多発性神経炎，ポリオ(図2)

⑥内分泌性(ホルモン性)萎縮
- 女性の閉経後の乳房・子宮・卵巣
- 高齢男性の精巣
- 治療によるステロイド剤多量長期使用による副腎皮質の萎縮

図1　水腎症（圧迫萎縮）

尿管閉塞により尿が貯留し，腎盂・腎杯が著明に拡張して腎の実質を圧迫し萎縮している。
脳に脳脊髄液が貯留する水頭症も圧迫萎縮に属する。

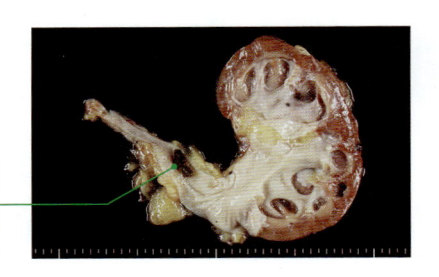

図2　神経原性筋萎縮

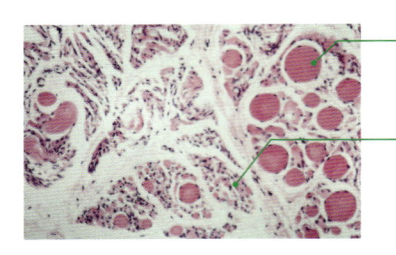

正常筋線維の太さ

著明に萎縮した筋線維が束になって筋束を形成している。
萎縮した筋線維の横紋は保たれている。

補足：脳萎縮の肉眼的特徴
- 脳回の幅狭く，脳溝深く，脳室拡大，クモ膜下腔拡大（CT・MRIの画像でも確認できる）。

One point Advice
- 筋萎縮に2種類あり
  ①神経原性筋萎縮は下位運動ニューロン障害で発生⇒遠位筋の筋萎縮から始まる⇒萎縮している筋の線維束性攣縮（萎縮筋が自然にピクピク動く）⇒細くなった筋線維が束となって萎縮している（小径筋群性萎縮）
  ②筋原性筋萎縮は進行性筋ジストロフィーと多発性筋炎／皮膚筋炎で発生⇒近位筋の筋萎縮から始まる⇒筋線維は大小不同で筋線維の減少を伴う（孤発性筋萎縮，血中のCK（クレアチンキナーゼ）高値）

変性の分類

①蛋白質変性
- 顆粒変性：混濁腫脹，硝子滴変性（ネフローゼ症候群の近位尿細管上皮）
- 空胞変性／水腫変性：細胞小器官の水分貯留
- 硝子変性：瘢痕組織内の膠原線維の好酸性物質の沈着・小動脈硬化の血管壁
- アミロイド変性（表1）：1）全身性沈着（血管壁，肝，脾，心，舌など）
　　　　　　　　　　　　2）局所性沈着（脳，靱帯，関節）
- フィブリノイド（類線維素）変性：血管壁→悪性高血圧症，結節性多発動脈炎，全身性エリトマトーデス（SLE）（図3）

②脂肪変性：肝細胞の脂肪沈着（脂肪肝）→肥満，アルコール，四塩化炭素中毒，動脈硬化症の粥腫（アテローマ）など

③糖原（グリコーゲン）変性：酵素欠損による腎・肝のグリコーゲン沈着→von Gierke（フォン・ギールケ）病

④石灰化
- 高カルシウム血症（副甲状腺機能亢進など）による肺胞，腎尿細管，消化管粘膜の基底膜の石灰沈着
- 壊死組織内，瘢痕組織内，粥状動脈硬化症の粥腫内の石灰化
- 結石症：胆石症（胆嚢結石，総胆管結石，肝内胆管結石），尿路結石症（腎結石，尿管結石，膀胱結石，尿道結石），唾石症（顎下腺に好発）

補足：アミロイド
- 別名類デンプン質ともいわれるが，不溶性線維性蛋白質でコンゴー赤染色によって赤橙色に染まる。アミロイドは細胞内に沈着することはない。細胞外の間質，基底膜，血管壁などに沈着した状態をアミロイドーシス（アミロイド症）と称する。

表1 主なアミロイドーシス

前駆蛋白	分類	原因疾患と沈着部位
AL	原発性アミロイドーシス	原因不明か多発性骨髄腫に伴うもの，全身沈着
AA	続発性アミロイドーシス	関節リウマチ，慢性消耗性疾患，結核，全身沈着
Aβ2M	透析アミロイドーシス	腎不全長期透析，関節滑膜・腱鞘沈着，手根管症候群
Aβ	アルツハイマー病	脳内に発生する多数の老人斑（認知症）

（AL：免疫グロブリンL鎖（軽鎖）由来アミロイド，AA：A蛋白由来アミロイド，Aβ2M：β2ミクログロブリン由来アミロイド，Aβ：β蛋白由来アミロイド）

図3 フィブリノイド変性（壊死）

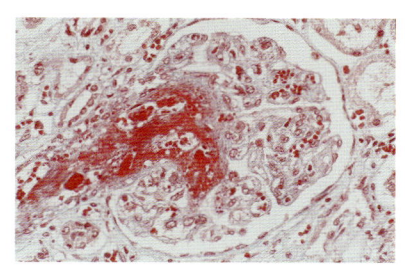

悪性高血圧症の糸球体輸入細動脈壁が赤色に変性している

図4 アミロイドーシスによる巨舌

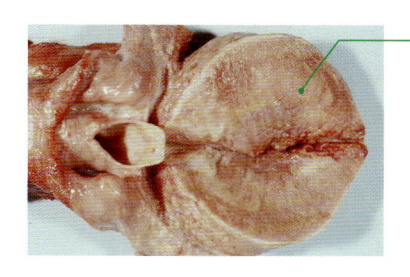

全身性アミロイドーシスは全身の血管や臓器に沈着を示し，アミロイドによる臓器肥大をきたす。外部から観察される臨床的特徴が巨舌である。
【注】
脾臓のリンパ濾胞の白脾髄に主に沈着するとサゴ脾と称し，脾洞にも沈着するとハム脾と称する。

図5 コンゴー赤染色

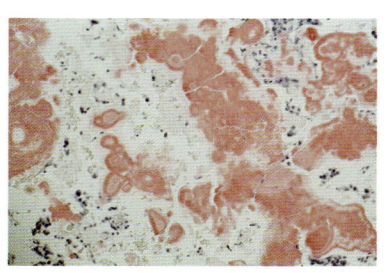

アミロイドは赤橙色に染まる

代謝障害

- 体内に入った種々の物質の異化（分解）や同化（合成）の化学反応による代謝過程が，何らかの原因で障害されると，必要な物質が合成されなかったり，必要以上に特定の物質が合成されて，代謝異常による物質が臓器の機能障害・病変を引き起こす（「先天異常」(p.57)参照）。

■糖尿病（糖代謝障害）

- 空腹時血糖126mg/d*l*以上・75g経口糖負荷試験2時間値200mg/d*l*および随時血糖値200mg/d*l*以上・HbA1c（糖化ヘモグロビン）6.5％以上

- インスリン不足による血糖値上昇，尿糖出現，多飲，口渇などの臨床症状
- **慢性糖尿病性合併症**：糖尿病性神経症・糖尿病性網脈症・糖尿病性腎症・動脈硬化症促進作用
    - 1型糖尿病 ＝ **インスリン依存性糖尿病** ＝ 若年性糖尿病（自己抗体によるランゲルハンス島破壊）→B細胞消失→絶対的インスリン不足（毎食後の自己インスリン注射が欠かせない）→15歳以下の若年者発症・糖尿病の数％を占める。
    - 2型糖尿病 ＝ **インスリン非依存性糖尿病**〔インスリン分泌低下か抵抗性（インスリンの働きが弱い）〕→中・高齢者発症・糖尿病の95％以上を占める。

■脂質異常症（高脂血症）

- 血中LDL[*1]コレステロール高値140mg/dl以上（低比重リポ蛋白コレステロール，悪玉コレステロール）
- 血中HDL[*1]コレステロール低値40mg/dl以下（高比重リポ蛋白コレステロール，善玉コレステロール）
- 血中トリグリセリド（中性脂肪）高値150mg/dl以上
- 粥状動脈硬化症促進

■痛風（核酸代謝障害・プリン体代謝障害）

- 痛風は昔から"帝王病"，"贅沢病"，"美食家病"などといわれてきた。家族性に発現することもあり，遺伝的要因に加えて，肥満，食事，飲酒など生活環境要因も加わって発症する。男性ホルモンは尿酸値を上げ，女性ホルモンは尿酸値抑制機能がある。したがって30〜60歳代の男性が圧倒的に罹患し，95％を占める。
- 高尿酸血症（血清尿酸値7.0mg/dl以上）を基盤にして発現
- **痛風発作**
    - 好発部位：足の親指の付け根（**第一中足趾節関節＝MP関節**）で，温度が低い部位→発作は寛解し無症状の間欠期となり，発作・間欠期が繰り返す→慢性期となり，針状結晶の尿酸塩（ナトリウム塩）が関節に沈着し**痛風結節**形成。
- 痛風の合併症→痛風腎発生→最終的に腎不全。

■ヘモジデローシス（鉄代謝障害）

- 鉄は赤血球のヘモグロビン由来で，網内系の細胞にフェリチンとその集合体のヘモジデリン（血鉄素）となって貯蔵され（貯蔵鉄），必要に応じて骨髄で赤血球産生に利用される。組織に鉄が沈着した状態をヘモジデローシスという。
- **遺伝性ヘモクロマトーシス**→常染色体劣性遺伝→腸管での鉄吸収が異常に亢進→吸収過剰になった鉄が肝臓・膵臓沈着→肝硬変と糖尿病を合併→表皮のメラニン色素は増多し，青銅色となり，**青銅糖尿病**とよばれる。

■黄疸（ビリルビン（胆汁色素）代謝障害）

- ビリルビンは大部分がヘモグロビン由来で，アルブミンと結合して血中に

用語アラカルト

*1　LDL・HDL
LDLは低比重リポ蛋白で，ここに含まれるコレステロールは肝臓で合成されたコレステロールを組織，特に動脈内膜に運ぶ作用があり，悪玉コレステロールとよばれている。
一方，HDLは高比重リポ蛋白で，ここに含まれるコレステロールは血管内膜のコレステロールを肝臓に運ぶ作用があり，善玉コレステロールとよばれている。

存在する(間接ビリルビン，非抱合型ビリルビン，非水溶性)。
- 肝細胞内でグルクロン酸(2分子)に抱合され(直接ビリルビン，抱合型ビリルビン，水溶性)，胆汁色素として胆汁酸とともに胆汁となって胆管内へ放出される。
- 十二指腸に入った胆汁は胆汁酸が脂肪を乳化やミセル(脂溶性物質を親水性にすること)にした後，95%の胆汁酸とビリルビンの一部は腸より吸収され，門脈を通って肝に戻り，再利用される(**腸肝循環**)。
- 大部分のビリルビンはウロビリノーゲンに変化して糞便・尿中に排泄される。
- 血中ビリルビンが増加した状態を高ビリルビン血症といい，黄疸(肉眼的に皮膚，粘膜，眼球結膜が黄染すること，血清ビリルビン値3mg/dl以上)の原因となる。
- 黄疸の種類(表2)

表2　黄疸の種類

種類	ビリルビン	原因
溶血性黄疸(肝前性)	間接型増加	溶血性貧血，Rh因子不適合
肝細胞性黄疸(肝性)	直接型>間接型増加	種々の肝炎
閉塞性黄疸(肝後性)	直接型増加	胆石，膵頭部癌・胆道系癌

- **核黄疸**：乳児肝炎，先天性胆道閉鎖症，母子血液型不適合による溶血(Rh不適合)など新生児期に血中ビリルビン20mg/dlを超えた場合に発生する。
  - **大脳基底核**を中心に左右対称性の黄染が生じ，黄染部の神経細胞に変性・壊死が生じる。
  - 治療後後遺症として重篤な**脳性麻痺**と難聴を伴う。
- 体質性黄疸(先天性ビリルビン代謝異常)
  - 抱合型黄疸：Dubin-Johnson(デュビン・ジョンソン)症候群など

図6　高度粥状大動脈硬化症と腎臓の萎縮

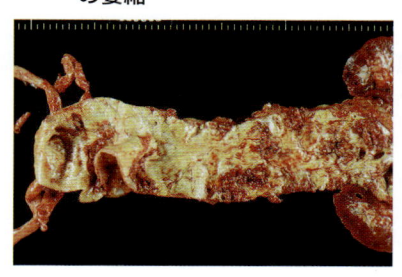

図7　動脈硬化性萎縮腎

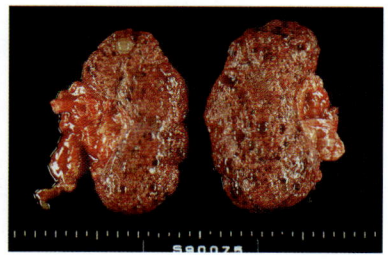

腎動脈硬化症により腎臓は萎縮し表面の凹凸が目立つ

補足

粥状動脈硬化の特徴 (図6，7)

- アテローマ〔atheroma：粥腫あるいはプラーク(plaque)〕形成：LDLが血管内膜に沈着⇒酸化LDL発生⇒コレステロールを貪食した多数のマクロファージとマクロファージが変性死滅し，コレステロール結晶が析出し血管内腔に突出したもの。
- アテローマ(粥腫)の線維化・石灰化による血管壁の硬化および内腔狭窄。
- 血栓形成(アテローマが破れて潰瘍となり血栓が形成され，血管性臓器障害発生)
- 動脈硬化は分岐部に発生しやすい。
- 動脈硬化好発部位：腹部大動脈(腎動脈分岐部より末梢)，冠動脈，頚動脈，椎骨動脈を含む脳主幹動脈，総腸骨～大腿動脈。動脈硬化が大動脈瘤，解離性大動脈瘤，脳梗塞，心筋梗塞，下肢壊疽〔閉塞性動脈硬化症(ASO)〕などの病因となる。

図8 閉塞性動脈硬化症（arteriosclerosis obliterans：ASO）

動脈硬化症のアテローマ（粥腫）に付着した血栓形成により下肢動脈内腔は閉塞している。ASOは糖尿病に合併しやすく，間欠性跛行の原因となる。
【注】
間欠性跛行はその他バージャー病や腰部脊柱管狭窄症でも発生する。

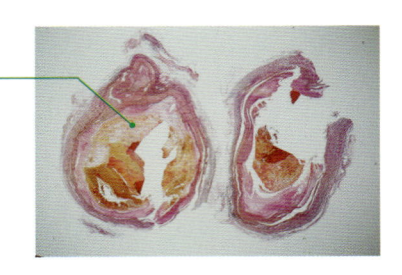

図9 足の壊疽

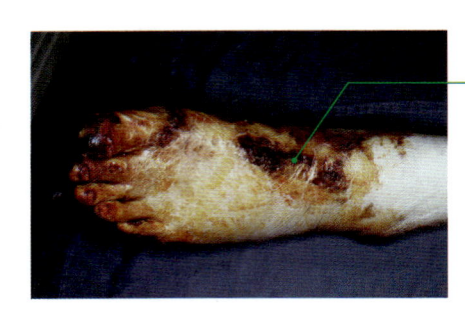

閉塞性動脈硬化症（ASO）による乾性壊疽に陥った足。
長年糖尿病に罹患し右足は膝下15cmから切断している既往をもつ。

老化

- 老化とは，加齢（年齢を重ねていく）に伴う諸臓器の機能低下と萎縮をきたす現象で，生理的萎縮状態→脳，心臓，肝臓，筋肉，皮膚などに老人性萎縮を示す。

①老化に伴う細胞組織の変化

老化に伴う全身性萎縮→心筋細胞，肝細胞および神経細胞の核周囲に黄褐色の**リポフスチン色素（消耗性色素）**が出現→加齢とともに増加→肉眼的に心臓および肝臓は褐色調を呈し萎縮する→**褐色萎縮**

②各臓器の老化現象

- 血管→粥状動脈硬化症の進行→支配臓器の虚血→動脈硬化性萎縮腎（腎硬化症）
- 心・肝の褐色萎縮，脳萎縮

壊死の分類

- 凝固壊死，融解壊死，乾酪壊死，壊疽（乾性・湿性壊疽）

表3 壊死の種類とその特徴

壊死の種類	壊死の機序	病理学的変化
凝固壊死	動脈閉塞による血流途絶。血管バイパス（側副血行）の乏しい終動脈領域に発生	蛋白質の変性により組織構築を保持したまま好酸性に染まる。心，腎，脾，脳に発生
融解（液化）壊死	動脈閉塞による血流途絶。細菌感染病巣。病巣の酵素消化	壊死組織が軟化し，液化する。病巣の大きい脳病変（脳軟化症）
乾酪壊死	結核性肉芽腫病巣の中心部	組織構築の消失。液化なし。チーズ状で好酸性に染まる。肺，リンパ節など
壊疽	下肢動脈や腸管動脈の閉塞 細菌感染（嫌気性腐敗菌）	乾性壊疽（ミイラ化），湿性壊疽（ガス壊疽）

アポトーシス

- 遺伝子によって**プログラムされた細胞死**(生存のための細胞自殺)。
- 子宮内膜細胞の生理学的除去機序としての月経,生存中の各臓器の細胞の計画的な細胞死と再生に関与,胸腺の退縮にも関与。

表4 壊死とアポトーシスとの形態学的変化の違い

	壊死	アポトーシス
核の変化	濃染	断片化(アポトーシス小体形成)
ミトコンドリアの変化	腫大し崩壊	なし
細胞質の変化	好酸性(赤染)	なし
炎症反応	あり	なし

壊死巣の転帰

- 病巣周囲から肉芽組織の侵入→壊死組織の吸収と修復(器質化)→線維化→瘢痕形成,病巣大きいと囊胞形成

死後変化

- 死冷(死とともに体温低下し外気温と同じ温度となる)
- 死後硬直(死後4〜12時間以内に筋肉の収縮が起こり,筋肉や関節の硬直が発生):1〜2日で弛緩が発生する。
- **死斑**(死後6〜12時間に発生,血管内の血液凝固が死体の背部に沈降して貯留):皮膚などに斑紋状の紫赤色着色斑出現→放置すれば自己融解(自己消化)→腐敗

脳死

- 脳死とは脳幹を含む全脳の不可逆的停止状態(全脳死)であると定義される。
- 医療で重篤な脳障害が発生した場合,脳波の消失・対光反射消失していて心臓は拍動しているが,呼吸が停止している状態が発生する。
- 人工呼吸器を装着するとしばらくの間,心臓と肺の機能が維持される。
- この間に厳密な脳死判定基準に従って脳死と判定された場合は個体死とみなし,臓器移植が可能となる。したがって人工呼吸器がないと脳死は発生しないことになる。

One point Advice

●植物状態とは
精神活動は失われているが,生命維持に必要な脳幹機能は保たれ,心拍動と自発呼吸が維持されている。睡眠・覚醒リズムや対光反射も保たれている。栄養が与えられれば,身体は生き続ける状態。
●萎縮の種類と老化に伴う臓器移植は整理してまとめておくこと。

5 循環障害

POINT

- ●充血（定義） ⇒ ある組織や臓器に流入する動脈血液量が増加した状態 ⇒ その部位は鮮紅色（発赤） ⇒ 機能亢進状態，主に炎症性充血として発現
- ●うっ血（定義） ⇒ ある組織や臓器の流出静脈血が貯留する場合 ⇒ その組織や臓器の流出先の静脈の狭窄や閉塞（静脈環流障害） ⇒ チアノーゼ（暗赤色の口唇・指先）
- ●虚血（定義） ⇒ ある組織や臓器の流入動脈の狭窄や閉塞 ⇒ その動脈支配部位は蒼白になり低酸素・低栄養状態 ⇒ 機能低下か壊死発生
- ●出血（定義） ⇒ 心臓・血管外に赤血球を含む血液成分が流出した状態 ⇒ 赤血球の血管外流出が必須条件
- ●血栓・血栓症（定義） ⇒ 生体の血管内に発生した血液凝固物が血栓 ⇒ この血栓が血管壁に付着し血管の狭窄〜閉塞が発生し，機能障害が発生 ⇒ 血栓症
- ●塞栓・塞栓症（定義） ⇒ ある物質が血流とともに流れてきて血管内腔にはまり込み，血管腔を閉塞する物質を塞栓（栓子） ⇒ 塞栓によって血管内腔が閉塞され，機能障害が発生 ⇒ 塞栓症
- ●梗塞（定義） ⇒ 動脈閉塞（血栓・塞栓）によるその支配領域の動脈血（血管吻合のない終動脈）の供給途絶 ⇒ 組織あるいは臓器の一部の虚血性壊死 ⇒ 梗塞
- ●浮腫・腔水症（定義） ⇒ 血管内の水分が組織内あるいは体腔内へ異常に移動 ⇒ 間質の細胞外液（組織液）が蓄積し，腫脹した状態

充血の原因

- 物理学的刺激：温熱・寒冷，紫外線，外傷（擦過傷・打撲など機械的刺激）
- 化学的刺激：化学物質（酸・アルカリ溶剤，アルコールなど）
- 生物学的刺激：病原微生物（炎症性充血）

充血の結果

- 動脈怒張（拡張）→発赤・腫脹・温度上昇→浮腫・出血→原因消滅とともに消失。

うっ血の原因（図1，2）

①肺うっ血と左心室不全：左心室不全（僧帽弁・大動脈弁膜症，高血圧など）→肺静脈圧上昇→肺うっ血性水腫→肺胞内に漏出液と出血→肺胞マ

用語アラカルト

＊1　側副循環
血管が何らかの原因で狭窄・閉塞した場合，血液循環不足を補うため，不足部分に周囲から血管がバイパス（吻合）を作り多くの血液を流し障害を解消しようとする。
この新たに生じたバイパス吻合枝が主流となる場合を側副循環（側副血行）という。この側副循環は静脈系でよく発達し，典型例として門脈圧亢進症（門脈高血圧症）の場合に生じる。
門脈は静脈弁がなく血流が逆流しやすい。

＊2　メズサの頭
メズサはギリシャ神話に出てくる女神で，頭髪がくねった蛇からできていて，見る人を石にしてしまう力があったといわれている。その頭髪のように門脈圧亢進症では腹部傍臍静脈が怒張するのでこの名前が付けられた。

クロファージが赤血球を分解し，細胞質内にヘモジデリン（血鉄素）析出→**心不全細胞**→肺線維化→**褐色硬結**（硬化）。

②**全身うっ血と右心室不全**：右心室不全（肺線維症・肺動脈弁狭窄症，左心不全の右心不全への波及など）→肺動脈圧上昇（肺動脈高血圧症）→右心室拡張→**全身うっ血**（肝うっ血＝肉ずく肝），脾うっ血（脾腫），下肢うっ血，胸水・腹水貯留。

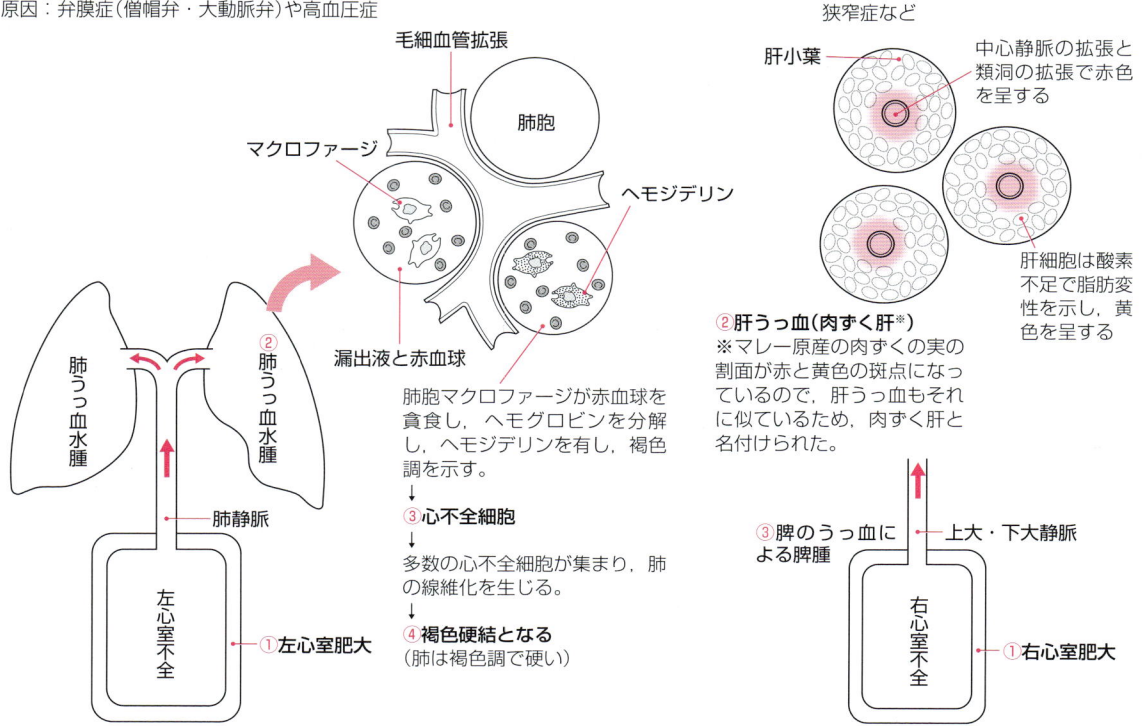

③**門脈圧亢進症と側副循環**：肝硬変など肝内血流障害→門脈圧亢進（200mmH$_2$O以上＝14.7mmHg以上）→側副循環＊1発達

- **門脈系の側副循環路（側副血行）の発達**
  - **食道胃静脈瘤形成** → 下部食道静脈瘤破裂（図3）→ 大量吐血（致死的）
  - **痔核の形成**あるいは痔の悪化
  - **Medusaeの頭**＊2（メズサ）（腹部臍を中心にした腹壁静脈の蛇行性怒張）
  - 脾腫（慢性うっ血脾）
  - 腹水（肝硬変による門脈圧亢進と肝細胞機能不全によるアルブミン産生低下に起因）

図1　心不全と肺うっ血・全身うっ血

a　左心室不全と肺うっ血
原因：弁膜症（僧帽弁・大動脈弁）や高血圧症

- 毛細血管拡張
- 肺胞
- マクロファージ
- ヘモジデリン
- 漏出液と赤血球
- 肺うっ血水腫
- 肺静脈
- ①左心室肥大
- 左心室不全

肺胞マクロファージが赤血球を貪食し，ヘモグロビンを分解し，ヘモジデリンを有し，褐色調を示す。
↓
③**心不全細胞**
↓
多数の心不全細胞が集まり，肺の線維化を生じる。
↓
④**褐色硬結となる**
（肺は褐色調で硬い）

b　右心室不全と全身うっ血
原因：間質性肺炎／肺線維症，肺動脈弁狭窄症など

- 肝小葉
- 中心静脈の拡張と類洞の拡張で赤色を呈する
- 肝細胞は酸素不足で脂肪変性を示し，黄色を呈する

②**肝うっ血（肉ずく肝＊）**
＊マレー原産の肉ずくの実の割面が赤と黄色の斑点になっているので，肝うっ血もそれに似ているため，肉ずく肝と名付けられた。

- ③脾のうっ血による脾腫
- 上大・下大静脈
- 右心室不全
- ①右心室肥大

図2 門脈圧亢進症と側副血行路

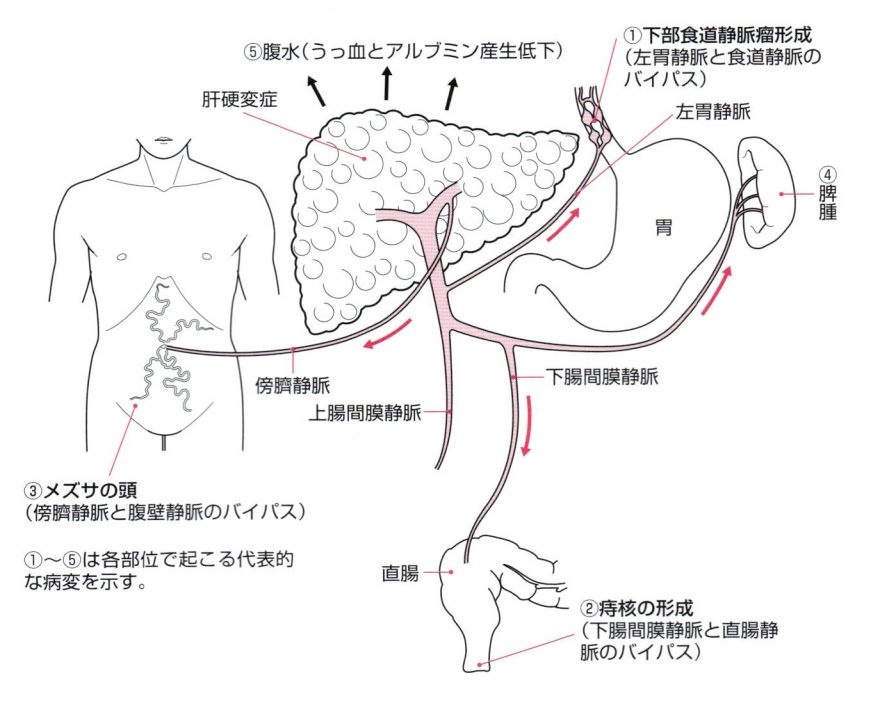

⑤腹水（うっ血とアルブミン産生低下）
肝硬変症
①下部食道静脈瘤形成（左胃静脈と食道静脈のバイパス）
左胃静脈
④脾腫
胃
傍臍静脈
上腸間膜静脈
下腸間膜静脈
③メズサの頭（傍臍静脈と腹壁静脈のバイパス）
①～⑤は各部位で起こる代表的な病変を示す。
直腸
②痔核の形成（下腸間膜静脈と直腸静脈のバイパス）

図3 下部食道静脈瘤破綻（破裂）

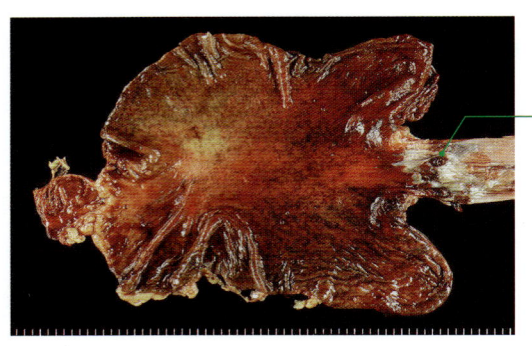

> 肝硬変症による門脈圧亢進症のため側副循環としての食道粘膜下の静脈とバイパス発生が下部食道静脈瘤を形成する。この静脈瘤は粘膜下にあるため破綻（破裂）しやすい。破綻して大量の吐血をし，出血性ショックに陥った。

虚血の原因

- 動脈狭窄・閉塞：動脈硬化症による血栓や塞栓，腫瘍などの外部からの圧迫に起因。

虚血の結果

- 動脈支配の臓器や組織の酸素不足：血管内腔閉塞による虚血性壊死（梗塞）

出血の分類

- **破綻性出血**（動脈性出血，静脈性出血，毛細血管性出血）：血管や心臓が破れて出血→外傷，動脈瘤破綻（大動脈瘤，脳動脈瘤＝クモ膜下出血），血管炎，潰瘍，高血圧（脳出血），静脈瘤，手術侵襲など
- **漏出性出血**：明らかな血管壁の損傷がない出血→うっ血，出血性素因，感染や中毒

用語アラカルト

＊3　タール便とメレナ
タール便：多量の上部消化管出血のうち空腸に入った血液の水分が吸収され，硬い黒色便になったもの。
メレナ：生後2～3日後の新生児のビタミンK欠乏など出血傾向による消化管出血のため黒赤色のタール便をいう。新生児メレナともいう。

出血の形状・部位分類

- 形状：小出血～大出血（点状出血＜斑状出血＜紫斑＜溢血斑＜血腫（凝血塊））
- 出血部位：脳内出血，クモ膜下出血，鼻出血，喀血（肺からの出血・鮮紅色・小さな泡あり），吐血（上部消化管出血（食道・胃・十二指腸）・暗赤色），下血〔鮮血便，粘血便，タール便（メレナ）＊3〕，血尿（尿路出血），子宮出血，体腔内出血（血胸，血心嚢（心タンポナーデ），血性腹水），外出血・内出血など

出血性素因（出血傾向）

- 全身性で多発性の毛細血管や細血管からの出血→止血困難
  ①血液凝固の異常（血液凝固因子の欠損）
  - **血友病**：伴性劣性遺伝・血友病A（Ⅷ因子欠乏）と血友病B（Ⅸ因子欠乏）の2種・大部分は血友病Aで5対1の割合→関節内出血（膝・肘・足関節）
  - **播種性血管内凝固症候群（DIC：disseminated intravascular coagulation）**：重症感染症，悪性腫瘍，妊娠中毒など婦人科疾患，外傷，熱傷により組織トロンボプラスチンの放出→凝固因子の活性化による広範な毛細血管～細動脈内の**フィブリン血栓形成**（腎臓（糸球体），肺の毛細血管に始まり，心，脳，脾臓，副腎，肝臓→血液凝固因子や血小板が大量に消費→線溶系の活性化→出血傾向（最終的に血液凝固因子が使用されてしまうため）と**フィブリン分解産物（FDP）**の増加
  - 低プロトロンビン血症（ビタミンK欠乏，プロトロンビン形成はVKが必要）

  ②血小板異常：特発性血小板減少症，血栓性血小板減少性紫斑病，骨髄傷害など

  ③血管壁の異常：アレルギー性血管性紫斑病，シェーンライン・ヘノッホ紫斑病・ビタミンC欠乏→血管壁結合織形成阻害→壊血病，乳児壊血病（メラー・バーロウ病）

One point Advice

正常な止血機序
出血→血管の攣縮→血小板血栓→フィブリン形成（凝固系）→止血→フィブリン溶解（線溶系）→フィブリン分解産物（FDP）→血管内皮細胞再生→治癒
- 血液凝固因子は第Ⅰ～ⅩⅢ因子存在（Ⅵ因子は欠番）→フィブリン形成（凝固系）→フィブリン分解（線溶系）

図4　血液凝固系と線維素溶解系（血液凝固線溶系）

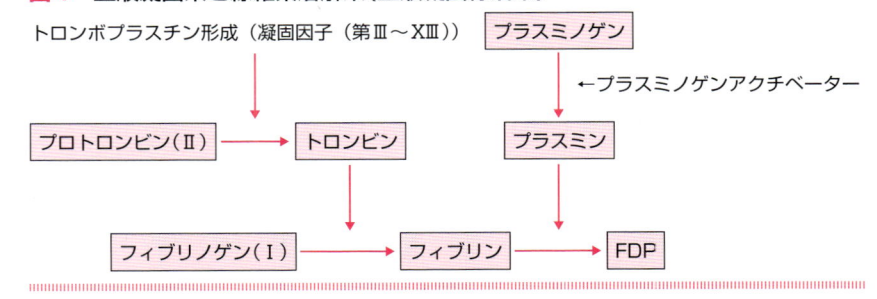

トロンボプラスチン形成（凝固因子（第Ⅲ～ⅩⅢ））　　　プラスミノゲン
　　　　　　　　　　　　　　　　　　　　　　　　　　　↓←プラスミノゲンアクチベーター
プロトロンビン（Ⅱ）→トロンビン　　　　プラスミン
　　　　　　　　　　　　↓
フィブリノゲン（Ⅰ）→フィブリン→FDP

血栓形成の原因

- 血管壁の障害(血管内皮細胞損傷):動脈硬化症,血管炎,外傷など。
- 血流の変化(血流異常):血管分岐部,内膜肥厚,心房拡張などの軸流の乱れ,渦流,乱流発生→動脈硬化症,動脈瘤,静脈瘤,心弁膜症,心房細動(不整脈)など。
- 血液成分の変化:血液凝固能の亢進,血液粘度上昇(高脂血症,多血症=赤血球増多症),脱水など

血栓の種類と性状

- **白色血栓**:動脈血栓→血小板+フィブリン+白血球→血流の速い動脈内膜損傷部位に発生
- **赤色血栓**:静脈血栓→赤血球+フィブリン→血流が緩やかな静脈に発生
- **混合血栓**:動脈血栓→白色血栓+赤色血栓→動脈の白色血栓が内腔を閉塞時の下流にできる赤色血栓からなる
- **フィブリン血栓**:毛細血管〜細動脈血栓→播種性血管内凝固症候群(DIC)

血栓の転帰(運命)

- **血栓溶解**:線溶系(繊維素溶解系)の作用→血栓消失
- **剥離血栓**(血栓が血管壁から剥離):剥離血栓が塞栓(栓子)→他の部位の血管閉塞
- **血栓の器質化**:血管内膜から肉芽組織の置換→新血管形成→再疎通(血流が流れても途中までで血液量は元に戻らない)

塞栓の種類

- **血栓塞栓**:最も頻度が高い剥離血栓塞栓症
  - 左心房壁在血栓,僧帽弁や大動脈弁の血栓,大動脈硬化症や大動脈瘤の壁在血栓→脳,腎,脾などの塞栓症。
  - 深部静脈血栓の剥離は肺塞栓症(エコノミークラス症候群)(図5,6)。
- **空気塞栓・ガス塞栓**(空気:約78%が窒素,約21%が酸素,残り二酸化炭素など)
  - 空気塞栓:手術,外傷,注射により空気が血管内に入る→100〜150mlの空気流入が致死的状態になる。
  - **窒素ガス塞栓=潜函病(ケーソン病,減圧性疾患,潜水夫病)**:高圧下の潜函工法の作業員や潜水夫→身体の空気は液化し血中に溶解→急激に減圧した場合,血液中や組織液に溶解していた空気中の窒素ガスが多数の気泡となって血管を閉塞→窒素ガスは特に脂肪と親和性が高く,脳脊髄,骨髄,脂肪組織に小気泡が集中し特に中枢神経系の虚血性壊死をきたす。
  - 脂肪塞栓:大腿骨などの長管骨の骨折や手術,脂肪組織の挫滅,広範な火傷→脂肪が静脈内に入り込む
  - 骨髄塞栓:脂肪塞栓と合併
  - 腫瘍塞栓:悪性腫瘍細胞の静脈〜毛細管内侵襲(血管内浸潤)→転移巣形成

塞栓の転帰（運命）

- 単なる吸収（酸素・二酸化炭素などのガスや脂肪）
- 虚血性壊死：梗塞（脳梗塞，心筋梗塞，腎梗塞，肺梗塞など）
- 悪性腫瘍細胞：血行性転移
- 塞栓の器質化・瘢痕

図5　総腸骨静脈の血栓形成

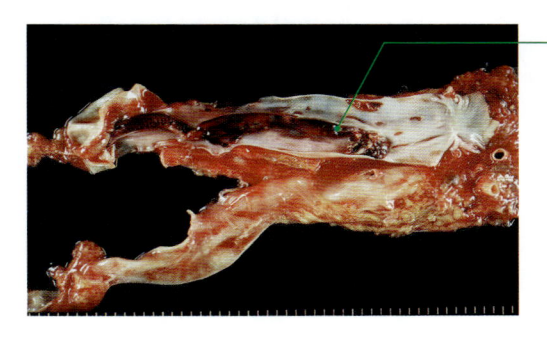

総腸骨静脈に静脈血栓（赤色血栓）が形成され，一部が剥離し剥離性血栓塞栓となった

図6　肺血栓性塞栓症

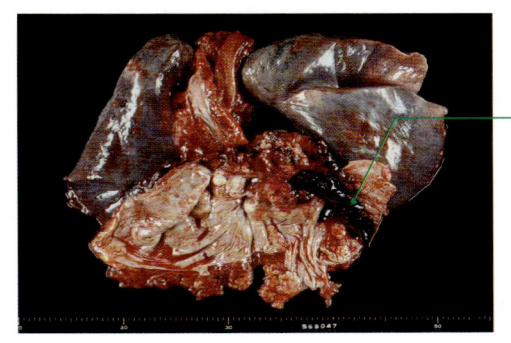

総腸骨静脈の剥離血栓が塞栓となって肺動脈を閉塞する肺血栓性塞栓症が発生。急性肺性心性ショックを起こした。

図7　心左冠状動脈硬化症（マクロ所見）

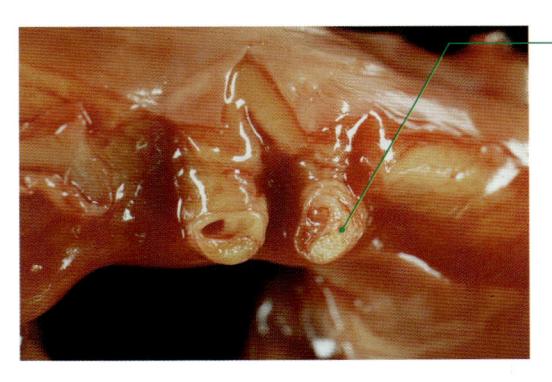

アテローマはコレステロール沈着のため脂肪と同様黄色にみえる。血栓が付着し内腔が閉塞している。

図8　心冠状動脈閉塞（ミクロ所見）

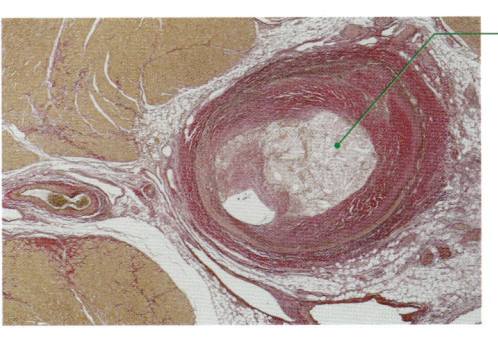

多数のコレステロール結晶が析出しているアテローマ。その横に血栓が付着し内膜は線維性に肥厚して内腔を閉塞している。
【注】
ワンギーソン染色なので心筋は黄色に，膠原線維（コラーゲン線維）は赤色に染まっている。

図9　心筋梗塞

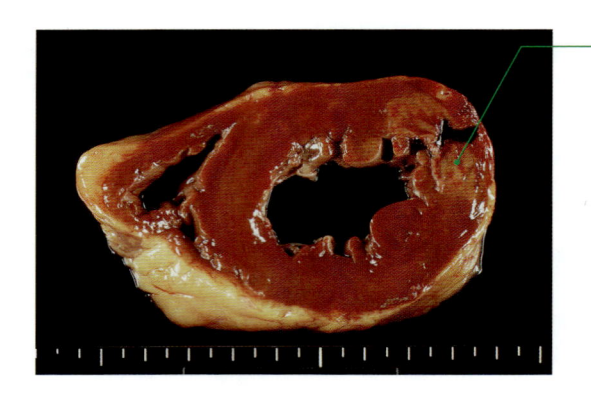

> 左心室後側壁の凝固壊死が認められ，心筋壁は破れる寸前の状態。
> 破れると心膜腔（心嚢）内出血が発生し，血液が心臓を圧迫して心拡張不全を起こす心タンポナーデが発生する。

梗塞の種類

- **虚血性梗塞（貧血性梗塞，白色梗塞）**：吻合不足の終末動脈の閉塞→脳梗塞，心筋梗塞，腎梗塞，脾梗塞など→病巣は肉眼的に閉塞部位を頂点にした楔形（扇形）＝立体的に円錐形の病巣を形成。
- **出血性梗塞（赤色梗塞）**：梗塞巣内の出血→血管吻合の豊富な臓器（消化管（特に小腸），脳皮質）や血管二重支配の臓器〔肺（気管支動脈＋肺動脈）と肝（門脈と肝動脈）〕の血管閉塞で発生。

梗塞の転帰（運命）

- 虚血性梗塞：以下の経過をとる。
- 凝固壊死期（肉眼的に壊死部は膨隆し灰白色）
- 肉芽組織期（肉芽組織による器質化，2～3週間）
- 瘢痕期（器質化による線維化から瘢痕化，5～8週）：大きな壊死巣は中心部が軟化壊死（融解壊死），脳梗塞の脳軟化症

浮腫の成因

①**血管壁の透過性亢進（炎症性浮腫，滲出液）**：各種炎症，アレルギー性疾患
②**毛細血管内圧上昇**：うっ血性心不全（心性うっ血水腫），静脈閉塞（血栓性静脈炎）
③**血漿膠質浸透圧低下（低アルブミン血症）**：ネフローゼ症候群などの腎障害によるアルブミンの尿中排出増加，肝硬変によるアルブミン産生低下。
④**リンパ管の狭窄・閉塞**：癌リンパ節郭清手術後（リンパ浮腫），フィラリア症（象皮病＝寄生虫による鼠径部のリンパ管閉塞による下肢の浮腫）

One point Advice

●腔水症（貯留液）としての胸水・腹水の種類（漏出液か滲出液）。

	漏出液＝濾出液	滲出液
病態	非炎症性浮腫②か③	炎症性浮腫①
外観	淡黄色・透明	混濁，ときに血性
比重・蛋白量	軽い・少ない・フィブリン（－）	重く・多い・フィブリン（＋）
原因疾患	肝硬変，うっ血性心不全，ネフローゼ症候群	化膿性胸膜・腹膜炎，膵炎，癌性胸・腹膜炎

浮腫の転帰（運命）

- 原因消滅により消失：長期化により線維化と肥厚による線維症・硬結を示す硬化症発生。

脱水症

- 全身の水分不足状態で、人体の75%の水分が10%以上消失により生命の危機的状態。
- 水分喪失性脱水：水分摂取不足、発汗、多尿→高ナトリウム血症→血漿浸透圧上昇→口渇→水分補給
- ナトリウム喪失性脱水：嘔吐・下痢→血漿浸透圧低下→口渇なし→電解質（ミネラル）補給

高血圧症

- 高血圧：収縮期血圧140mmHg以上／拡張期血圧90mmHg以上

■高血圧の種類

- **本態性高血圧症**（原因不明、遺伝的な因子・環境因子・生活習慣の相互作用で発症する、**高血圧症の90〜95%**を占める）。
- **二次性(続発性)高血圧症**（高血圧の明らかな原因疾患があるもの）
  ・腎性高血圧（腎血管性・腎実質性）
  ・内分泌性高血圧（原発性アルドステロン症・クッシング症候群・褐色細胞腫など）
  ・血管性高血圧（大動脈縮窄症・大動脈炎症候群(高安病)）など
- 悪性高血圧症（腎糸球体輸入細動脈壁のフィブリノイド壊死（悪性腎硬化症）、拡張期血圧130mmHg以上、30〜40歳代の男性に好発、腎不全による尿毒症発生）

■高血圧症の合併症

- **左心室肥大**：左心室不全→高血圧性心不全→肺うっ血→肺胞内心不全細胞
- **動脈硬化症促進**：動脈硬化性〜細動脈硬化性萎縮腎（良性腎硬化症）
- 脳出血を中心にした**脳血管障害**（脳梗塞・高血圧性脳症など）

図10 高血圧性脳出血

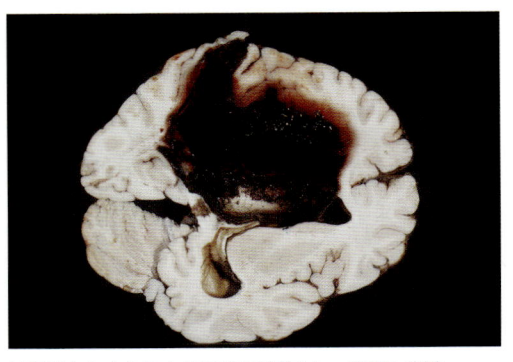

被殻出血を中心に大きな出血が発生し、脳室へ穿破

- 高血圧性網膜症

■低血圧症
- 低血圧は通常90/60mmHg以下の血圧。
- **急性低血圧症（ショック）**＝急性症候性低血圧症が問題になる。
- ショックは心拍出量の急激な減少により末梢循環不全が生じ，管腔の容積に比して血液の瞬間量が絶対的あるいは相対的に過少になった状態。したがって，各臓器・組織の必要酸素量と酸素供給のバランスが崩れて，全身の細胞の低酸素状態と重要臓器の障害をもたらし，**多臓器不全**あるいは多臓器機能障害をもたらす。**ショック腎・ショック肺**など。
- 急に虚脱（ぐったり），脈拍微弱・消失，顔面蒼白，冷汗，心拍数100/分以上，爪床圧迫解除2秒以上，意識障害，乏尿・無尿，呼吸障害など出現。

表1 代表的なショックの種類

種類	発症機序	原因
循環血液量減少性ショック	循環血液量減少によるショック	大量出血，脱水，熱傷など
心原性ショック	心疾患に伴う心拍出量低下によるショック	急性心筋梗塞。心タンポナーデ，心筋炎，心弁膜症，不整脈
敗血症性ショック	敗血症に伴い細菌毒素（内毒素）による血管拡張由来のショック	敗血症（高熱）
アナフィラキシーショック	I型アレルギーに伴う血管拡張，血管透過性亢進によるショック	薬剤（ペニシリンショックなど），ハチ毒（スズメバチ），食物アレルギー，ヘビ毒
神経原性ショック	自律神経反射の異常を伴い，血管拡張由来のショック	激痛，脊髄損傷，麻酔，脳死など

6 進行性病変

POINT

- 肥大（定義） ⇒ 個々の細胞の大きさの増大により，臓器または組織の容積の増加した状態のこと
- 過形成（増殖） ⇒ 細胞数の増加（細胞増殖）による臓器または組織の容積の増加した状態 ⇒ 肥大と過形成は同時に発生することもある（妊娠中の子宮の増大，前立腺肥大，ホルモン過剰分泌の内分泌臓器）
- 再生 ⇒ 生体内の失われた細胞が元の細胞・組織の増殖によって，元通りに復元した状態（臓器の幹細胞が関与）
- 化生 ⇒ ある分化した細胞・組織が，形態・機能ともほかの系統の分化した細胞・組織に変化すること（化生は可逆的変化で，原因がなくなれば元の細胞・組織に戻る）
- 創傷治癒 ⇒ 組織修復 ⇒ 肉芽組織形成（器質化） ⇒ 線維化 ⇒ 瘢痕化
- 異物の処理 ⇒ 異物排除機序 ⇒ 肉芽組織形成による器質化 ⇒ 被包化し異物肉芽腫形成
- 移植（定義） ⇒ 機能停止や死滅した臓器や組織を自己や他人の正常な臓器や組織で置換すること ⇒ 自己移植・同種移植（同系・異系移植）・異種移植

肥大の分類（図1）

- 作業肥大：心肥大〔スポーツ（骨格筋肥大も伴う），**高血圧**，心弁膜症〕など（図2，3）
- 代償性肥大：対の臓器の片方の機能不全か手術的摘出によるもの→腎臓，肺，副腎，卵巣，精巣
- 仮性肥大（偽性肥大）：進行性筋ジストロフィー（Duchenne^{デュシェンヌ}型）の腓腹筋 ⇒ 萎縮した筋肉内に脂肪組織が入り込み増生し，一見すると肥大しているように見える状態（図4，5）
- 生理的肥大（生物学的，ホルモン性）：思春期の第二次性徴，妊娠による乳房や子宮など

図1 萎縮・肥大・仮性（偽性）肥大・過形成

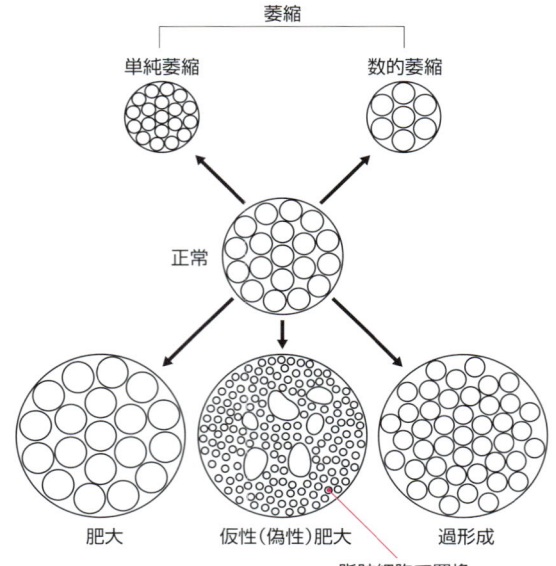

萎縮
- 単純萎縮
- 数的萎縮

正常

- 肥大
- 仮性（偽性）肥大 — 脂肪細胞で置換
- 過形成

図2 高血圧性心肥大

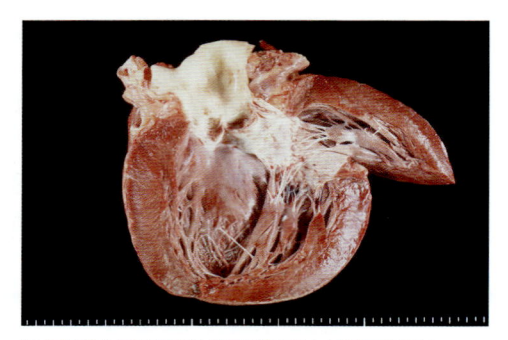

左心室肥大で心室壁と乳頭筋の肥大が目立ち厚い

図3 左心室肥大ミクロ所見

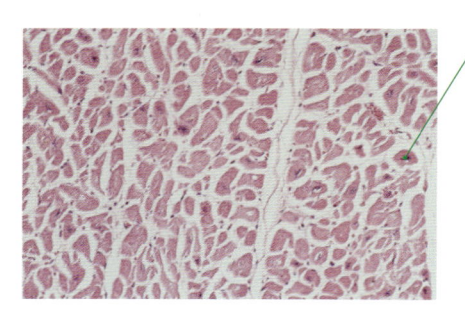

高血圧症の左心室肥大のHE染色。心筋細胞は大小不同の変形核を有し，個々の心筋細胞の直径は太く肥大しているのが特徴。

図4 進行性筋ジストロフィー（デュシェンヌ型）

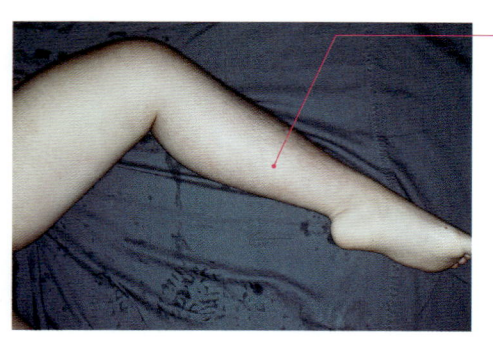

仮性（偽性）肥大
腓腹筋はかなり変性壊死に陥り減少しているが，萎縮しているとは見えずむしろ肥大しているように見える。

図5 仮性肥大の筋肉（ミクロ所見）

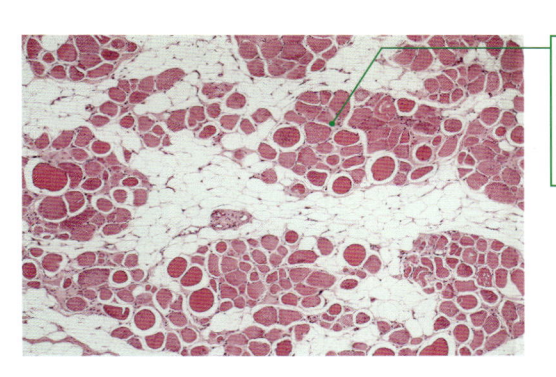

> 大小不同の変性している筋肉が目立つ。
> 白く抜けて見えるのは変性壊死により消失した筋肉に替わって脂肪細胞が筋内に入り込み増生して筋肉を置換している。

再生の分類

- 生理的再生（完全再生）：傷害され欠損した細胞・組織が元通りのままに再生すること
- 病的再生（不完全再生）：損傷部位が増殖細胞によって元通りにならない⇒間葉系細胞の血管結合組織の増殖による置換（肉芽組織）⇒線維化を経て最後に瘢痕形成（損傷治癒）となる
- 再生の転帰（再生能力別体細胞）
  ① **不安定細胞**：分裂細胞（一生分裂・増殖する細胞，再生能力高い）⇒表皮細胞および毛髪，消化管粘膜上皮細胞，外分泌腺の導管腺細胞，骨髄の造血細胞など。
  ② **安定細胞**：正常状態では分裂中止状態（炎症などが加わると急速に増殖が始まる）⇒肝，膵，腎などの実質細胞，間葉系細胞の線維芽細胞，平滑筋細胞，血管内皮細胞（血管新生），骨・軟骨細胞など。
  ③ **永久細胞**：非分裂細胞（胎生期には分裂増殖するが，生後細胞分裂が生じない細胞）⇒**神経細胞，心筋細胞，横紋筋細胞**⇒完全再生不能。

化生の分類

- 化生は再生することが契機となって発現する。慢性炎症や外傷後に多い
- 化生が異形成を引き起こし，癌発生の母地となることもある

表1 化生発生組織

化生が生じる部位	本来の細胞	化生細胞
肺気管支上皮	多列線毛円柱上皮	扁平上皮化生
子宮頚管上皮	粘液産生円柱上皮	扁平上皮化生
尿路上皮（尿管，膀胱など）	移行上皮（尿路上皮）	扁平上皮化生
胃粘膜	胃腺窩上皮	腸上皮化生
骨格筋・筋膜・腱・関節包	横紋筋・結合組織	骨・軟骨化生

創傷治癒と骨折治癒（図6）

- **創傷治癒**：再生細胞と**肉芽組織の形成**による修復（マクロファージを含む**炎症細胞浸潤**による清掃＋**新生血管（毛細血管の増生）**＋**線維芽細胞増生**による膠原線維（コラーゲン線維）産生）
  ⇒再生と線維化により

①瘢痕を残さない**一次性創傷治癒**(傷が小さい場合)
②瘢痕を残す**二次性創傷治癒**(傷が大きい場合)
- **骨折治癒**:骨折では治癒のために両骨折端を密に接合させる整復固定が重要となる。
  ①骨折部の出血・壊死巣の吸収から両骨折端間に肉芽組織が形成される。
  ②骨膜や骨髄の**骨芽細胞**が肉芽組織内で増生し,**類骨形成**される。
  ③リン酸カルシウムとコラーゲン線維とともに**破骨細胞も加わり仮骨形成**。
  ④成熟層状骨組織の新生となり治癒する。
  【注】骨折治癒不全は偽関節が形成される。

図6 創傷治癒

①創傷部修復初期
上皮成分
出血+壊死物+滲出液
マクロファージや好中球の炎症細胞による傷害部の貪食と清掃

②肉芽組織形成
痂皮(かさぶた)とともにその下の上皮の再生
線維芽細胞
炎症細胞が消退しながら肉芽組織形成
(新生血管(毛細血管増生)
＋
線維芽細胞増生)
毛細血管増生
線維芽細胞がコラーゲン線維を形成して傷口を塞ぐ

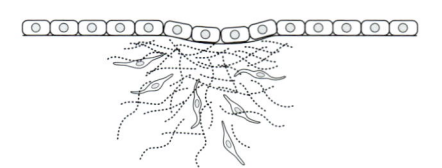

③線維化
毛細血管は消退しながらコラーゲン線維でしっかり傷口を癒合させる

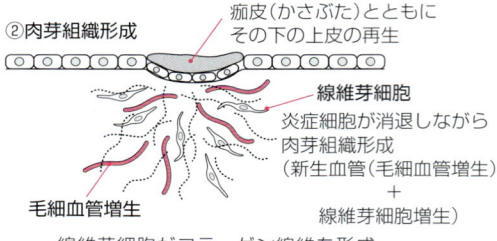

④瘢痕治癒
表面陥凹
血管消失し,太いコラーゲン線維で傷口は置換され瘢痕組織となる。
(傷口が小さいと表面陥凹なく瘢痕となる)

移植の分類

- 脳死移植と生体移植がある。
- 移植時の移植片(グラフト)を供与する提供者(ドナー)と受容者(レシピエントまたは宿主)は各個人特有な組織抗原ヒト白血球抗原(HLA)を有し,なるべくHLAを一致させることが重要
  ⇒細胞移植(骨髄),組織移植(角膜,皮膚),臓器移植(腎,心,肝,肺など)
  ①**自己(自家)移植**:ドナーとレシピエントが同一個体,拒絶反応なし,100%生着
  ②**同種移植**
    ・**同系移植**:ドナーもレシピエントも同一遺伝子の場合すなわち一卵生双生児の場合で,拒絶反応(-),100%生着。
    ・**異系移植**:同種であるが遺伝学的に異なる人の移植,**拒絶反応出現**
  ③**異種移植**:異なる動物間の移植,拒絶反応高度,通常は生着しない

拒絶反応

- 同種異系移植の場合ドナーと宿主（レシピエント）のHLAが異なる
  ⇒宿主は移植片を非自己の細胞と認識（T細胞関与）⇒生着を阻止・拒否する生体反応が発生⇒発熱，皮疹，溶血，ショックなどが現れて移植片を排除しようとする
  ⇒宿主対移植片反応（HVG）＝拒絶反応

補足

ヒト白血球抗原（HLA）
- 細胞表面に自己と非自己とを識別する主要組織適合遺伝子複合体（MHC：major histocompatibility complex）があり，クラスⅠとクラスⅡとが存在する。
- クラスⅠは全身のほとんどの有核細胞がもっている（各個人特有な組織抗原で同一となるのは一卵性双生児だけである）。クラスⅡは抗原提示細胞だけがもっている。
- ヒト白血球抗原（HLA：human leukocyte antigen）はMHC遺伝子産物であり，
  ①MHCクラスⅠ：HLA-A，-B，-C，
  ②MHCクラスⅡ：HLA-DP，-DQ，-DRのタイプに分類され，移植の場合はHLAをなるべく一致させることが重要となる。

必修問題対策！

創傷治癒についてまとめておくこと
①創傷部位の出血や壊死物に対する炎症反応（炎症細胞浸潤）による修復・吸収
②肉芽組織形成（新生血管（毛細血管の増生）＋線維芽細胞増生）
③線維芽細胞によるコラーゲン線維産生による線維化
④瘢痕形成による治癒過程を整理し，骨折の治癒も肉芽組織とともに骨芽細胞・破骨細胞の増生から類骨形成 ⇒ 仮骨形成 ⇒ 層状骨新生の骨折治癒過程を整理する。

One point Advice

移植片対宿主病（GVH病）
- 拒絶反応と反対で，ドナーのリンパ球が拒絶されずに宿主に生着⇒このドナー由来の生着T細胞は反対に宿主の細胞や組織を非自己と認識し，宿主の細胞と組織とを破壊⇒発熱，発疹，溶血性貧血，下痢，肝機能障害などの重篤な症状⇒致死的になる場合もある。骨髄移植に発生しやすい。
①肥大・過形成・萎縮の違いを整理しておくこと。
②再生と化生の違いを整理しておくこと。
③それぞれどのような病態に関連してくるかを整理しておくこと。

補足

体内異物処理（体外からのトゲ・魚の骨・金属・手術時の縫合糸などや体内の血栓・壊死物など）
①異物排除⇒マクロファージによる貪食除去作用
②器質化⇒異物を取り囲む肉芽組織の形成による除去作用と肉芽組織の置換作用
③被包化⇒異物残存しているとマクロファージの増生・異物型多核巨細胞出現による異物肉芽腫（異物を含む肉芽組織の塊）を形成し，正常組織と線維成分によって分画＝被包する。

7 炎症

POINT

- ●炎症の一般（定義） ⇒ 炎症とは，生体に加わる障害因子に対する局所的防御・修復反応として出現する生体反応
  感染は病原微生物の体内侵入・定着・増殖 ⇒ 症状（局所反応，発熱，白血球増多（好中球増多），赤沈亢進，CRP高値など）が出現すると感染症
- ●炎症の五大徴候
  ① 発赤
  ② 発熱
  ③ 腫脹
  ④ 疼痛
  ⑤ 機能障害
  【注】①～④は特に表在性急性炎症反応の特徴を表す
- ●炎症の原因 ⇒ 病原微生物の感染，物理的・化学的刺激，アレルギー
- ●炎症細胞 ⇒ 組織の障害（変性・壊死）部位への炎症細胞浸潤，循環障害と滲出液の発生，組織増生による修復
- ●炎症の経過 ⇒ 急性・亜急性・慢性
- ●炎症の分類
  ① 変質性炎（実質性炎）
  ② 滲出性炎 ⇒ 血管の透過性亢進による滲出液が出現する炎症
    ・漿液性炎 ⇒ フィブリノゲン（－） ⇒ 体腔の炎症
    ・カタル性炎 ⇒ 多量の粘液が分泌 ⇒ 鼻・眼・口腔・消化管粘膜・気管支粘膜
    ・線維素性炎 ⇒ フィブリンの析出 ⇒ 線維素性心外膜炎（絨毛心），偽膜性大腸炎，ジフテリア性偽膜性喉頭炎
    ・化膿性炎 ⇒ 多数の好中球による膿汁形成 ⇒ 蜂窩織炎（蜂巣織炎），蓄膿（膿胸，慢性副鼻腔炎の蓄膿症），膿瘍
    ・出血性炎 ⇒ 出血が目立つ ⇒ 出血性大腸炎，インフルエンザ肺炎
    ・壊疽性炎 ⇒ 腐敗菌感染 ⇒ 肺壊疽，ガス壊疽，壊疽性虫垂炎
  ③ 増殖性炎 ⇒ 細胞増生 ⇒ 結合組織増加による慢性炎症性肉芽組織形成
  ④ 特異性炎 ＝ 肉芽腫性炎 ＝ 特殊性炎
    ⇒ 肉芽腫の形成を特徴とする（腫瘍状・増殖性の結節）
    ・結核 ⇒ 結核菌（抗酸菌）感染，チール・ネールゼン染色，乾酪壊死
    ・サルコイドーシス ⇒ 両肺門リンパ節腫脹，壊死巣（－）の肉芽腫形成
    ・梅毒 ⇒ スピロヘータ（ラセン菌）のトレポネーマ感染，ゴム腫形成
    ・ハンセン病 ⇒ ライ菌（抗酸菌）感染，皮膚・神経のライ腫形成

病原微生物

- ウイルス(感染と**腫瘍形成ウイルス**(HTLV-1, HBV, HCV, HIV, EBV, HPV))(「腫瘍」(p.45)参照)
- クラミジア・リケッチア(細胞内寄生菌)
- 細菌:一般細菌(内毒素・外毒素), スピロヘータ(梅毒), 抗酸菌(結核・ハンセン病)
- 真菌(カビ):カンジダ, アスペルギルス, クリプトコッカス, ニューモシスチス・イロベチー, ムコール, 白癬菌
- 原虫:赤痢アメーバ, マラリア, トキソプラズマ, トリコモナス
- 寄生虫:線虫(回虫, アニサキス)・糸状虫(フィラリア), 吸虫・条虫

循環障害と滲出

- **炎症性充血**(発赤)
- **炎症性浮腫**(血管透過性亢進による血漿成分の血管外滲出(滲出液)
- **炎症細胞浸潤**(血管透過性亢進による白血球の血管外遊出
  - **好中球(小食細胞)**:急性炎症巣へまず浸潤し, 特に細菌などの貪食・消化を行う⇒細菌感染の膿を形成し, 急性化膿性炎症に関与, その他Ⅲ型アレルギーなどで出現。
  - **単球・マクロファージ(大食細胞)**:血中に存在する単球が組織内に入り貪食能と遊走能を獲得した細胞=マクロファージ(組織内単核細胞)=好中球が処理できないものでも貪食⇒サイトカイン(生理活性物質)を分泌し, 抗原提示細胞として働く。
  - **好塩基球と肥満細胞(マスト細胞)**:血中では好塩基球として, 組織内では肥満細胞として存在⇒免疫グロブリンIgEに対する受容体をもつ⇒Ⅰ型アレルギーに関与しヒスタミンなどを細胞外へ放出する。
  - **好酸球**:好酸球の増多症⇒Ⅰ型アレルギーと寄生虫感染の場合に発生
  - **リンパ球**:B細胞は成熟型の形質細胞となり, 抗体である免疫グロブリン(immunoglobulin, Ig)を血中に分泌し, 液性免疫を担当する。T細胞は細胞性免疫を担当する。
  - **ナチュラルキラー細胞(NK細胞)**:B細胞やT細胞とは異なる大型顆粒リンパ球で, 免疫反応と無関係に真菌・ウイルス感染細胞, 腫瘍細胞を殺滅する。

炎症性ケミカルメディエーター(化学伝達物質)

- 炎症反応, 免疫反応, アレルギー反応に関与
- ヒスタミン, セロトニン, ヘパリン, ロイコトリエン, ブラジキニン, プロスタグランジンなどの化学物質が放出される。

急性炎症と慢性炎症の特徴

- 炎症経過に従って,
  ①急性炎症:通常急激に発生し数日〜半月以内に経過していく
  ②慢性炎症:数カ月以上〜数年にわたって経過していく
  ③亜急性炎症:①と②の中間の期間で経過していく

- 急性炎症は滲出液と好中球を主にした炎症細胞浸潤がみられる：**ウイルス感染症は急性であっても免疫反応を伴うため感染初期からリンパ球，マクロファージ，形質細胞の浸潤**がみられる。
- リンパ球は慢性炎症，急性炎症の慢性化，ウイルス感染，Ⅳ型アレルギーで浸潤する。

結核症

- 飛沫感染による初感染：**初期変化群形成**（胸膜下結核病巣＋肺門リンパ節結核病巣の2カ所の病変）⇒抗結核免疫成立⇒**ツベルクリン反応陽性**⇒休止状態・一時的治癒
- 初期変化群：再発・再燃⇒結核症となる
- 結核の進展形式
  ①リンパ行性進展：結核菌がリンパ管に入る⇒結核性リンパ節炎
  ②血行性進展：結核菌が血管内に入る
  　・**全身性結核症**（**粟粒結核**：肺・肝・脾・腎・副腎・精巣上体・消化管などに数mmの白色結節が散布される）
  　・**臓器結核**：**結核性脊椎炎**（**脊椎カリエス**：流注膿瘍・冷膿瘍→腸腰筋膿瘍），腎結核，結核性髄膜炎
  ③管内性進展：気管支・腸管などの管腔を介する同一臓器の多発性病巣（肺内進展など）
- 結核病巣の増殖様式（**図1**）
  ①**増殖性結核病巣**（結核結節の増加・結核結節の癒合による結節）
  ②**滲出性結核病巣**（乾酪壊死内に滲出性炎症⇒軟化（乾酪性肺炎）⇒**空洞形成**
- 結核結節の組織所見（**図2**）
  ①中心部はチーズ状の**乾酪壊死**
  ②乾酪壊死周囲に**類上皮細胞**が増生し，**Langhans型巨多核細胞**が散在
  ③最外層はTリンパ球と形質細胞の浸潤

図1 空洞を伴う両側肺結核症

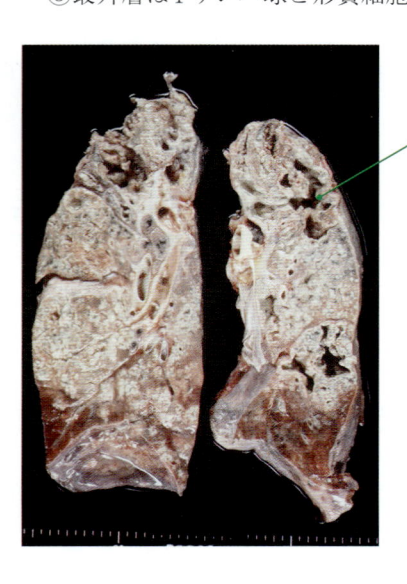

結核結節が癒合し大きな結節を形成し，乾酪壊死の滲出炎が生じ空洞形成とともに気管支と交通する。
肺実質の大小不同の灰白色結節は乾酪壊死を伴う結核結節。
両肺下葉の一部は正常部分を示している。

図2 結核結節
（ミクロ所見）

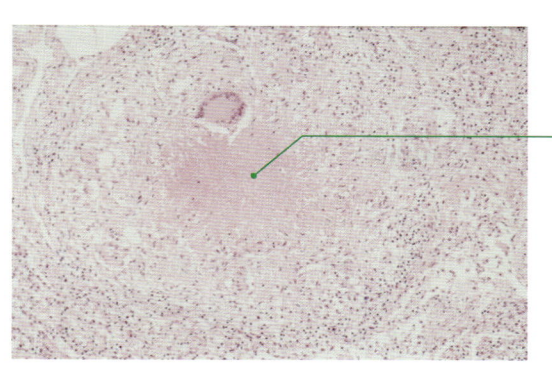

結核結節
① 中心部のピンク色の無構造物は乾酪壊死
② それを取り囲む明るい細胞が類上皮細胞の増生，1個の多核巨細胞（ラングハンス巨細胞）が出現
③ 最外層の点状にみえる濃い核はTリンパ球と形質細胞

図3 サルコイドーシス

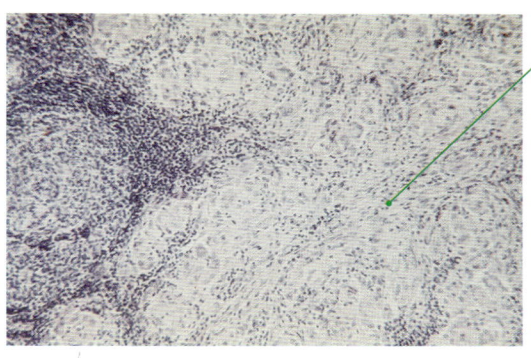

リンパ節
① サルコイドーシスは乾酪壊死が認められない
② 類上皮細胞と多核巨細胞（ラングハンス巨細胞）から成る結節形成
③ 左は正常リンパ二次小節の一部

必修問題対策！

炎症の意義と種類を整理し，特異性炎とは何が特異なのか。
別名肉芽腫性炎あるいは特殊性炎ともいわれている。肉芽組織と肉芽腫の違いは何か。
特異性炎の具体的疾患を整理し，なかでも結核症は代表的な疾患なので十分理解しておくこと。

補足

免疫グロブリン（Ig）
● 免疫グロブリンはIgM（5分子からなる5量体）・IgA（2分子からなる2量体）・1分子の1量体IgG・IgD・IgEの5種類がある。

8 免疫異常・アレルギー

POINT

- ●免疫の仕組み　⇒　免疫とは
  - ①自己と非自己を識別　⇒　抗原提示細胞　⇒　抗原抗体反応
  - ②液性免疫・細胞性免疫　⇒　免疫関連臓器　⇒　免疫担当細胞　⇒　B細胞：液性免疫担当（成熟型の形質細胞が免疫グロブリン(Ig)を産生）・T細胞：細胞性免疫担当（ヘルパーT細胞，キラー(細胞傷害性)T細胞が関与）
  - ③補体　⇒　免疫反応の強化，オプソニン化
  - ④サイトカイン(cytokine)　⇒　免疫担当細胞や炎症細胞から産生・分泌　⇒　免疫反応を調節する生理活性物質
    - ・インターロイキン(IL1～IL12など多数，主として白血球の相互作用に働く)
    - ・インターフェロン〔IFN，IFNα，β，γ（αβ：ウイルス増殖抑制，γ：免疫細胞の活性化）〕
    - ・腫瘍壊死因子〔TNF，TNFα，β（α：腫瘍細胞傷害・アポトーシス，β：免疫担当細胞抑制）〕
    - ・顆粒球・マクロファージコロニー刺激因子(GM-CSF)
- ●免疫不全　⇒　①先天性(原発性)免疫不全：B細胞機能不全・T細胞機能不全・BおよびT細胞機能不全
  - ②後天性免疫不全：エイズ〔ヒト免疫不全ウイルス(HIV)〕感染など
- ●自己免疫疾患(定義)　⇒　種々の原因により自己の細胞・組織そのものが抗原となり，それに対する特異的自己抗体を産生し，自己の抗原抗体反応により疾患が発生
- ●自己免疫疾患の種類
  - ①全身性エリテマトーデス（抗核抗体，抗dsDNA抗体，LE細胞現象，ループス腎炎，蝶形紅斑，Raynaud(レイノー)現象）
  - ②関節リウマチ〔リウマトイド因子(RF)，皮下結節(リウマトイド結節)〕
  - ③強皮症（抗Scl-70抗体，レイノー現象，肺線維症，嚥下障害）
  - ④多発性筋炎・皮膚筋炎（抗Jo-1抗体，筋力低下・筋萎縮，上眼瞼ヘリオトロープ疹，悪性腫瘍合併）
  - ⑤結節性多発動脈炎（血管壁のフィブリノイド壊死，抗好中球細胞質抗体ANCA）
  - ⑥橋本病（慢性甲状腺炎，抗ミクロソーム抗体，抗サイログロブリン抗体）
  - ⑦シェーグレン症候群（抗SS-A・B抗体，涙腺・唾液腺の破壊，眼・口腔乾燥，関節リウマチや全身性エリテマトーデスと合併）
- ●アレルギー(定義)　⇒　個体にとって免疫反応が遺伝素因などが加わり，生体の局所あるいは全身に障害を与えること。したがって，アレルギーは生体の防御過剰反応で，必要のない免疫防御反応。
  アレルギー反応は通常Ⅰ型～Ⅴ型に分類されている

免疫とは

- 種々の生体の傷害因子に対して、生体は生存していくうえで必須の炎症による生体防御（**自然免疫**）とともに有害な傷害物を非自己と自己とを完全に識別して対処し、抗原抗体反応によって有害物を取り除くことが免疫である（**獲得免疫**）。
- 抗原（antigen）は非自己として認識する物質のこと。
- 抗体（antibody）は生体がその抗原に対する特異性の高い抗体物質を産生し、抗原・抗体反応を起こして傷害物を排除する。
- 結局、この認識は長期にわたる"記憶"として残り（メモリーB細胞・T細胞）、さらに一度目と同一の有害物の生体内侵入に際して、素早くより強力に抗原・抗体反応を起こして"**二度目の疫**"から免れる現象（**二度なし現象**）を起こすことが免疫である。

免疫担当細胞について

- 抗原提示細胞（APC、体内に入った抗原を免疫関連細胞にインターロイキンを介して知らせる）
  - マクロファージ（大食細胞）
  - Langerhans細胞（ランゲルハンス）（皮膚の表皮（扁平上皮層の基底部）に存在）
  - 樹状細胞（リンパ装置に存在：リンパ節・口蓋扁桃・脾臓など）
- T細胞（抗原提示により細胞性免疫を担当、一部はメモリー（記憶）T細胞となる）
  - ヘルパーT細胞（Th1・Th2）
  - キラー（細胞傷害性）T細胞および**サプレッサー（抑制・制御・調節）T細胞**
- B細胞（抗原提示により免疫グロブリンIgを産生し、液性免疫を担当、IgGは胎盤通過性、アレルギーに関与、一部は記憶B細胞となる）
- ナチュラルキラー（NK）細胞（抗原提示と無関係に抗原のある感染細胞や癌細胞を殺滅する）
- 免疫担当細胞とサイトカインの関係
  - マクロファージ：IL-1を分泌し、ヘルパーT細胞へ情報伝達と発熱物質産生。
  - Th1細胞：IL-2、TNF、IFNγ、GM-CSFを分泌し、**キラーT細胞**および**マクロファージを活性化**して細胞性免疫を高める。
  - Th2細胞：IL-4、IL-5、IL-6などを分泌し、**B細胞**を**活性化**し形質細胞から免疫グロブリンを産生させ液性免疫を高める。

補足

T細胞の分類
- 細胞は細胞膜に表面マーカーとして多くの分化抗原群（CD：cluster of differentiation）を有し、各CDの特異抗体によって細胞の特徴を分類している。

- CD4(＋), CD8(－)＝T4 細胞＝ヘルパーT細胞(helper T cell＝Th cell)
  - CD4(＋)でCD30(－)＝Th1 細胞(マクロファージ・キラーT細胞を活性化する)
  - CD4(＋)でCD30(＋)＝Th2 細胞(B細胞を活性化し，抗体産生を誘導する)

- CD4(－), CD8(＋)＝T8 細胞＝キラーT細胞およびサプレッサーT細胞(制御性)

- **免疫関連臓器**：リンパ節，骨髄，胸腺，脾臓，口蓋扁桃，粘膜関連リンパ組織(MALT)

補体(complement)

- 免疫反応の強化作用として働く。
- 補体はC1～C9の成分がある。抗原が抗体に結合し，その抗体にC1がくっついて活性化する血中に存在する蛋白質。
- C1から始まるカスケード反応[*1]C5b6789までの古典的経路をたどり，細菌の細胞膜に穴を開け，免疫溶菌を引き起こす経路(抗体依存)と一部の細菌は抗体を介さず直接C3と結合していきなりC3活性化し，C3a，C3b経路を通って補体を活性化させる副経路(第2経路)もある。
- 活性化した各段階の補体には，**オプソニン**[*2]**化，ケモカイン，免疫溶菌現象**などさまざまな働きがある。
- 細菌防御は"好中球の貪食"および"補体の免疫溶菌"の二本立てで行う。

表1 代表的な補体とその主な働き

補体	補体の働き
C3a/C5a	肥満細胞(マスト細胞)を刺激してアナフィラキシー反応を発生させる
C3b	異物に結合して好中球やマクロファージの貪食能を亢進(オプソニン化)
C5a	好中球を炎症部位により寄せるケモカイン作用(遊走因子として作用する)
C5b6789	細菌の細胞膜に穴を開け，免疫溶菌反応を引き起こす

免疫不全症候群

- 日和見感染の原因となる。
  ① **先天性免疫不全症候群**
    ・Bruton型無ガンマグロブリン血症：B細胞機能不全
    ・Di George症候群(胸腺低形成症)：T細胞機能不全
    ・重症複合型免疫不全症：B細胞およびT細胞ともに機能不全
    ・Chediak-Higashi症候群(チェディアック・東)：好中球機能不全
  ② **後天性免疫不全症候群**(図1, 2)
    ・エイズ：ヒト免疫不全ウイルス(HIV)のヘルパーT細胞(T4 cell)への感染⇒ヘルパーT細胞著減⇒免疫力低下の**日和見感染**で死亡か**悪性腫瘍発生**〔カポジ肉腫・節外性悪性リンパ腫(肝・脳)〕。
    ・治療に起因する免疫不全(抗癌剤投与・放射線照射・免疫抑制剤投与

用語アラカルト

[*1] **カスケード反応(cascade reaction)**
最初の補体C1が活性化すると次々と順次連鎖的に他の補体(C2～C9)を瞬時に活性化していくドミノ倒しの化学反応で，補体系は1つの成分が活性化するとa，b2つの断片に分解され，その断片が酵素として次の成分を次々と分解活性化していく。

[*2] **オプソニン(opsonin)**
細菌に結合し，好中球などの貪食細胞の貪食機能を促進する物質。
その作用をオプソニン化(opsonization)といい，細胞に味付けをして貪食を促進させること。

などによる日和見感染）
・悪性腫瘍特に悪性リンパ腫のHodgkin(ホジキン)病は免疫低下をきたしやすい。

表2　アレルギーの分類

	同義語	主な原因	発生機序	代表的疾患
Ⅰ型	即時型アレルギーまたはアナフィラキシー型	IgEの産生（アトピー）、好酸球の活性化、補体（－）	肥満細胞とIgEの結合、肥満細胞の脱顆粒、ヒスタミン・ロイコトリエンなどの化学物質放出	アナフィラキシーショック（全身性）、アレルギー性鼻炎（花粉症）、気管支喘息、アトピー性皮膚炎、蕁麻疹、食物・薬物アレルギー
Ⅱ型	細胞傷害型（組織傷害型）	自己抗体産生（不必要な抗体）、補体（＋）	補体の活性化	自己免疫性溶血性貧血、特発性血小板減少性紫斑病、慢性甲状腺炎（橋本病）、ABO不適合輸血、Rh不適合妊娠（母Rh（－））
Ⅲ型	免疫複合体型（アルサス型）	免疫複合体（抗原抗体複合体）産生、補体（＋）	アルサス反応*3（抗原＋抗体＋補体）	A群β溶連菌感染後糸球体腎炎、SLE、関節リウマチ、結節性多発動脈炎（PN）、血清病、IgA腎症
Ⅳ型	遅延型（細胞免疫型、ツベルクリン型）	キラーT細胞活性、補体（－）	過剰な細胞性免疫、ツベルクリン反応*4	接触性皮膚炎、移植片対宿主病、金属アレルギー、薬疹、過敏性肺炎
Ⅴ型	刺激型（抗レセプター型）	抗TSH受容体抗体、補体（－）	TSH受容体活性化し、持続的に甲状腺を刺激	バセドウ病（グレーブス病）

用語アラカルト

*3　アルサス反応
抗原投与で十分抗体を産生させた（抗原で感作された）動物の皮膚にその抗原を皮内注射する。
3～6時間後に注射部の皮膚が腫脹・紅斑を示す。
同部に免疫複合体の沈着・好中球の多数の浸潤による炎症反応が確認できること。

*4　ツベルクリン反応（ツ反応）
結核菌感染の有無を調べる検査。
結核菌の一部のタンパク質を皮内注射し、48時間後に注射部位の炎症反応による発赤・腫脹・硬結の大きさを調べる。10mm以上を陽性とする。陰性反応の場合はBCG接種を行った。
現在ではツ反応を行わず、BCGワクチンを生後6カ月未満に接種している。

One point Advice

● 後天性免疫不全症候群の病因と種類・自己免疫疾患の種類を整理すること。
● 各々の自己免疫疾患の具体的な概要をまとめておくこと。

図1　エイズの日和見感染

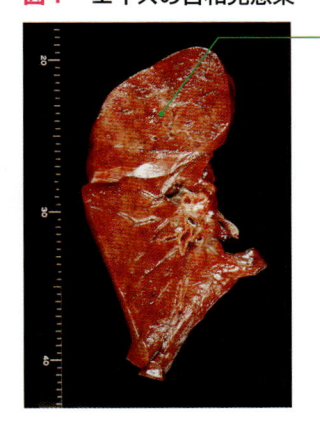

エイズの一般的にみられるニューモシスチス肺炎。
真菌ニューモシスチス・イロベチーの日和見感染で、肉眼的に肺は腫大し、肺胞腔は消失し肺実質が充実性になり、光沢性がありややねばねばしている。
呼吸面積の著明な減少を示す肺である。
臨床的には急性の発熱・乾性咳嗽（痰の少ない咳、空咳）・呼吸困難を示し画像でスリガラス陰影を示す。

必修問題対策！

アレルギーの意味と内容を整理し、アレルギーⅠ型～Ⅴ型の違いの特徴を整理すること。
アレルギー反応の作用機序と代表的疾患名をまとめておくこと。

図2 ニューモシスチス肺炎(ミクロ所見)

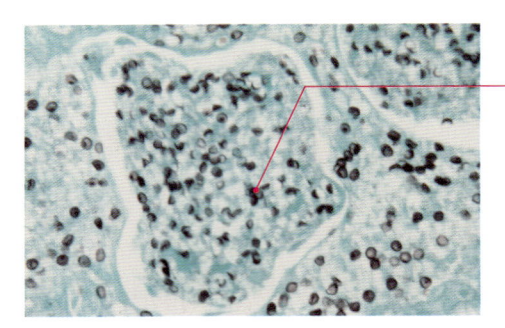

グロコット染色

真菌ニューモシスチス・イロベチーの病原体が主として肺胞内に滲出液とともに多数認められ，黒色の円形～卵円形に染色されている。呼吸困難の原因となっている。

9 腫瘍

POINT

- 定義　⇒　腫瘍とは
- 腫瘍の形態と構造
    - ⇒　①膨張性(拡張性)増殖と浸潤性増殖
    - ⇒　②良性腫瘍と悪性腫瘍の違い
    - ⇒　③腫瘍の色調
    - ⇒　④腫瘍の硬さ

腫瘍とは

- 各臓器や組織の細胞はほぼ一定の数を保ちながら維持されているが，腫瘍はこの恒常性が損なわれ，細胞が何の制約も受けずに勝手にどんどん自律性に増殖し（**自律的増殖**），目的のない無秩序で終わりなき増殖（**無限の非合理的増殖**）を続けて腫瘤を形成することをいう。

膨張性増殖/浸潤性増殖

- **膨張性増殖**：腫瘍細胞が周囲組織を圧迫しながら境界明瞭に増殖すること。
- **浸潤性増殖**：腫瘍細胞が周囲組織を破壊しながら境界不明瞭に増殖すること。

良性腫瘍と悪性腫瘍の性状の違い

表1　良性腫瘍と悪性腫瘍の違い

		良性腫瘍	悪性腫瘍
腫瘍増殖	増殖の速度	遅い	速い
	増殖の形式	膨張性	浸潤性
	周囲との境界	明瞭	不明瞭
	被膜	あり	なし
	出血・壊死傾向	乏しい	著明
生体への影響	転移	なし	あり
	再発	少ない	多い
	悪液質	なし	あり
	予後	良好	悪い
腫瘍細胞	細胞密度	低い	高い
	分化度	高い	低い
	異型性	弱い	強い
	核分裂	少ない	多い

腫瘍の色調と硬さ

- 一般的に腫瘍は灰白色～白色調を示し，硬さは正常部位に比べ硬度が増加している。
- 黒色腫(母斑，ほくろ)・悪性黒色腫：黒色(メラニン色素含有)
- 脂肪腫：黄色(中性脂肪)
- 腎癌：黄色(糖原＋脂質)
- 副腎髄質の褐色細胞腫(クロム親和細胞の腫瘍)：褐色
- 腫瘍組織構成：腫瘍実質と間質の比率により硬さが決まる(髄様癌[*1]と硬癌[*1])。
  ① 腫瘍実質：腫瘍病巣では腫瘍細胞が集団をなして増生している部分。癌病巣では癌胞巣(癌細胞の一定の構造の集塊)を形成している。
  ② 腫瘍間質：腫瘍増生部分を取り囲む血管結合組織のことで，間質が多くなるほど腫瘍は硬い。

用語アラカルト

[*1] 髄様癌と硬癌
髄様癌：腫瘍細胞が密に造成し，間質の少ない癌。
硬癌＝スキルス(scirrhus)：間質が多く，非常に硬くなり，浸潤性の高い境界不明瞭な板状腫瘤形成をする癌。胃癌に多い。

腫瘍細胞の特色

① **異型性と分化度**：腫瘍細胞が正常細胞や正常組織構造との違いの程度
② **腫瘍細胞骨格**：細胞の形態維持を担っている細胞質線維状蛋白質
③ **腫瘍マーカー**：腫瘍細胞が産生する特有な蛋白質や正常個体の発生過程で産生される蛋白質
④ **腫瘍発生の機構**：癌の多段階発生(イニシエーション・プロモーション・プログレッション)，癌遺伝子・癌抑制遺伝子
⑤ **TNM分類**：癌の病期(ステージ)を決める分類
⑥ 早期癌・進行癌・末期癌：癌の進行度
⑦ **転移：血行性転移・リンパ行性転移・播種性転移(播種)**
⑧ 生体への影響(局所・全身)：癌保有宿主の体内腫瘍による局所反応と全身反応

腫瘍の異型性(異型度)について

異型性は腫瘍細胞が正常細胞と正常組織構造との形態学的違いの程度を表す。

- **細胞異型**
  ① 核クロマチン(核染色質)の増量(核が濃く染まる)
  ② **N/C比増大**(核(nucleus)と細胞質(cytoplasm)の比が大で，核の腫大が目立つ)
  ③ 核小体肥大・増多
  ④ 腫瘍細胞および核の大小不同・多形性
  ⑤ **核分裂の増多と異常核分裂出現**(3極・4極分裂)
- 構造異型：正常な組織構造の細胞の配列や組織構造の乱れで，極性の乱れ・極性の消失と表現。
- 異型度・分化度・悪性度の相互関係はすべて腫瘍の悪性性格の度合を表現する言葉。
  ・**異型度**：正常の基本的細胞形態からどれだけ隔たっているかを示す細胞

異型と構造異型を軽度・中等度・高度に分類している。
- **分化度**：発生母組織を基準にし、機能・形態の発達の度合をいう。腫瘍細胞が母組織に近づけば近づくほど高分化、離れれば離れるほど低分化、中間のものを中分化、いずれの方向にも分化を示さないものを未分化という。
- **悪性度**：本来は予後の良し悪しを表す言葉で、再発・転移傾向があり、死亡率が高いほど悪性度が高いと解釈される。異型度が高度で分化度が低ければ悪性度は高いことになる。

細胞骨格

- 細胞質の構造維持に大切な線維状蛋白質、微小小管・マイクロフィラメント・中間径フィラメントが存在。
- 中間径フィラメントは細胞膜に付着し、細胞の種類によって蛋白質が異なる。この蛋白の特異抗体を用いて免疫染色を行い、腫瘍がどの細胞由来かを病理診断する。
  - サイトケラチン————————上皮細胞腫瘍
  - ビメンチン—————————非上皮細胞腫瘍
  - デスミン——————————横紋筋・平滑筋細胞腫瘍
  - GFAP[*2]——————————神経膠細胞腫瘍

腫瘍マーカー

- 別名癌関連物質といい、癌細胞が産生する特有な蛋白質や正常個体の発生過程で産生される蛋白質が多量に生産されるため、血液や尿で測定する。
- 早期癌の発見には利用できないが、腫瘍の診断のみならず腫瘍の進展度の診断、経過観察、治療後の再発の指標として利用される。

表2　主な腫瘍マーカー

マーカーの略称	関連する癌
CEA	癌全般に出現（消化器、肺）
AFP	肝癌、胚細胞腫（精巣など）
CA 19-9	膵臓癌・胆嚢・胆管癌など
hCG	絨毛癌
PSA	前立腺癌

CEA：癌胎児性抗原（carcinoembryonic antigen）
AFP：アルファフェトプロテイン（alpha（α）-fetoprotein）
hCG：ヒト絨毛性性腺刺激ホルモン（human chorionic gonadotropin）
PSA：前立腺特異抗原（prostatic-specific antigen）

腫瘍発生の機序

- **多段階発癌過程**を経て腫瘍が発生
- **化学発癌の段階**：**イニシエーション⇒プロモーション⇒プログレッション**の多段階発癌
- 最初に与えた発癌物質をイニシエーター（発癌因子）、発癌を促進させる物質をプロモーター（促進因子）という。イニシエーションは細胞を変異細胞

用語アラカルト

＊2　GFAP
グリア線維性酸性蛋白のことで、脳腫瘍のうち神経膠細胞（星状膠細胞、乏突起膠細胞、上衣細胞由来の神経膠腫（グリオーマ）に発現し、他の脳腫瘍では発現しないため、脳腫瘍の鑑別診断に用いられる。神経傷害の修復の場合の病巣（グリア線維増生＝グリオーシス）にも発現する。

へ変化させ，プロモーターは不可逆的なDNA異常を起こし癌細胞となる
⇒やがて分裂を盛んにし腫瘍が形成される（プログレッション）。
- 遺伝子異常の蓄積による多段階発癌機序
⇒癌化に関係する遺伝子
    - **癌（原）遺伝子**：細胞の分裂増殖を促進する（自動車のアクセル）。
    - **癌抑制遺伝子**：細胞の増殖を抑制する（自動車のブレーキ役）。
- 癌は癌遺伝子の活性化（アクセルを踏み込んだ状態）か，あるいは癌抑制遺伝子の不活性化（ブレーキが壊れてブレーキが利かない事態）が積み重なって発生。

TNM分類と病期（stage，癌の進展度）

- T，N，Mの表す意味を以下に示す。
  T：<u>T</u>umor（原発腫瘍）の大きさと浸潤（広がりと深さ）状態。T0～T4。
  N：Lymph <u>N</u>ode（リンパ節）の転移の範囲の程度。N0～N3。
  M：<u>M</u>etastasis（転移）の有無。M0（転移なし），M1（転移あり）。
- TNM分類は各臓器によって規約があり，異なっている。
- **TNM**の各段階の組み合わせにより**病期（stage）**を決める。
  stageⅠ：原発部位に限局したもの。転移（−）＝早期癌
  stageⅡ：原発臓器内あるいは周辺部まで浸潤しているが，転移（−）＝軽症癌（ⅡaとⅡb）
  stageⅢ：所属リンパ節転移（＋），遠隔転移（−）＝中期癌（ⅢaとⅢb）
  stageⅣ：遠隔転移（＋）＝進行癌

図1 胃癌

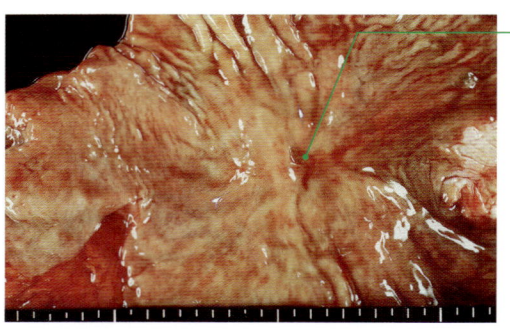

胃癌の肉眼的分類
胃癌取扱い規約は癌の深達度が粘膜下層までのものは表在型として0-Ⅰ型（隆起型）
0-Ⅱa型（表面隆起型）
0-Ⅱb型（表面平坦型）
0-Ⅱc型（表面陥凹型）
0-Ⅲ型（陥凹型）に分類。
本例はⅡc型を示す。

a 早期癌

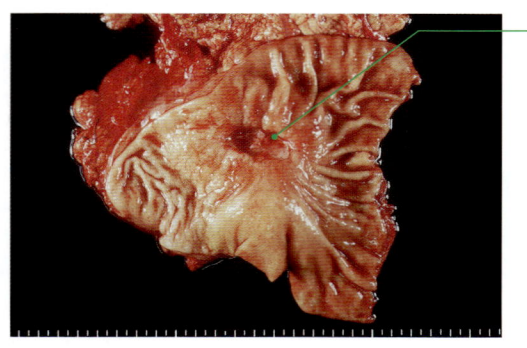

癌の固有筋層より深部に波及するものを進行型とし
1型（腫瘤型）
2型（潰瘍限局型）
3型（潰瘍浸潤型）
4型（びまん浸潤型）
5型（分類不能）
に分類。
本例は3型潰瘍浸潤型を示す（以前はBorrmann分類が用いられていた）。

b 進行癌

早期癌（stageⅠ）

- 上皮内癌，粘膜内癌，非浸潤癌。
- 根治手術により完治する可能性が高い癌をいい，深達度が低く転移が極めて少ない，比較的小型の癌で，予後が良好なもの。
- 例えば早期胃癌は粘膜下層にとどまり，リンパ節への転移の有無は問わないと定義されている。
- 治療後5年生存率90%以上。

▶上皮内癌

- 上皮の基底膜を破らず，間質へ浸潤がない癌をいう。
- 腺上皮では腺内に限局して癌細胞が増殖し，扁平上皮では基底膜より上方で増殖。

▶粘膜内癌

- 上皮の粘膜筋板を貫いていないもの。
- 腺の基底膜を越えているが粘膜固有層内に限局して増殖しているもの。
- 上皮内癌は粘膜内癌に含まれる。
- 消化管でよく用いられる。
- 治療後5年生存率は100%に近い。

▶非浸潤癌

- 間質への浸潤がないもの。
- 上皮内癌と意味は同じであるが，浸潤癌に対応する言葉。

▶不顕性癌

- 潜在癌（オカルト癌）・潜伏癌（ラテント癌）・偶発癌とは，

  - **潜在癌（オカルト癌）：**
    転移巣による臨床症状が先行する。例えば脳転移による神経症状，骨転移による腰痛などが最初に出現したために，原発巣の検索を行っても原発巣を確定できなかったが，その後原発巣が発見されたもの。代表的なものとしては腎癌，前立腺癌。

  - **潜伏癌（ラテント癌）：**
    生前，臨床的に癌の徴候が認められず，手術材料や死後・剖検により初めて癌が発見された微少な癌をいう。前立腺癌や甲状腺癌が多い。

  - **偶発癌：**
    非腫瘍性疾患の診断で切除された組織内に偶然発見された癌をいう。例えば前立腺肥大で手術された前立腺組織内に発見された前立腺癌，バセドウ病で切除された甲状腺組織内の甲状腺癌など。

補足

多重癌・多発癌・重複癌
- 同時期に，あるいは異なる時期に，同じ人間に2個以上の癌が発生した場合を多重癌。
- 多重癌には，同一臓器に2個以上の癌が発生する場合を多発癌，2個以上の異なる臓器に2個以上のそれぞれ癌が発生する場合を重複癌という。

図2 胃癌の血行性転移

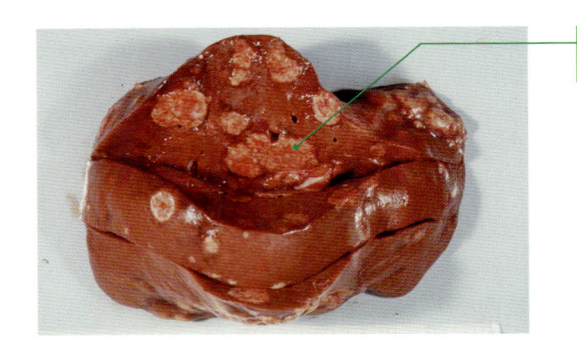

> 胃癌の門脈型の血行性転移巣。多発性転位巣が特徴。

腫瘍の転移経路

- **血行性転移**(腫瘍細胞が静脈〜毛細管に浸潤する，血流に沿い転移巣形成。一般に一臓器に多発性の転移巣を形成する，肉腫のほうが癌より血行性転移が起こりやすい)
  - 肺型：肺癌→肺静脈→ 大循環 →全身遠隔転移
  - 肝型：肝癌・腎癌→肝静脈・腎静脈→ 肺転移 →大循環→全身遠隔転移
  - 門脈型：消化器癌(胃，大腸，膵癌など)→門脈→ 肝転移 →肺転移→全身遠隔転移

One point Advice

腫瘍の血行性転移の好発臓器

● 骨に転移しやすい5大悪性腫瘍
①前立腺癌
②肺癌
③乳癌
④腎癌
⑤甲状腺癌

● 脳に転移しやすい5大悪性腫瘍
①肺癌(最も多く60％前後)
②乳癌
③消化器癌(胃，大腸)
④悪性黒色腫
⑤腎癌

- **リンパ行性転移**(腫瘍細胞がリンパ管に浸潤し，リンパ節に転移巣形成)
リンパ管→所属リンパ節(原発巣に近いリンパ節)→次のリンパ節→胸管→**左鎖骨上窩リンパ節(Virchow転移)**→左鎖骨下静脈角(ここから血行性転移)→上大静脈→心→肺→全身転移

図3 胃癌のリンパ行性転移

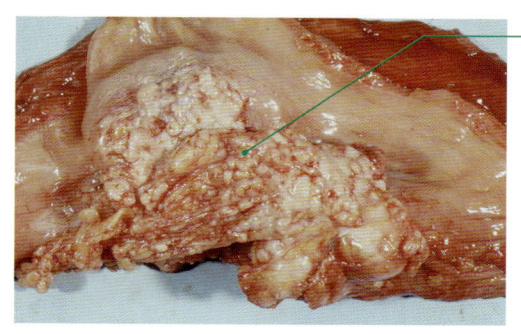

胃癌の粘膜から漿膜までの浸潤像で胃の漿膜面からみた肉眼所見。所属リンパ節転移と小網を巻き込んで浸潤している。

粘膜から漿膜までの浸潤像および所属リンパ節転移

図4 リンパ管行性転移のリンパ管内癌細胞

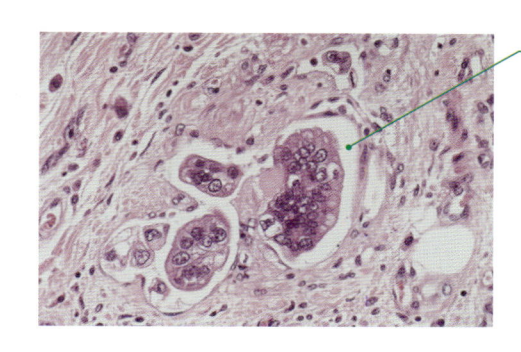

リンパ管内に癌細胞が侵襲し、所属リンパ節内へ転移していく。血行性転移の場合は管腔内に赤血球を含む静脈の侵襲が多い。

補足

センチネルリンパ節

- センチネル(sentinel)とは見張りという意味で、腫瘍が発生した部位から最初にリンパ行性の転移が発生するリンパ節。癌手術時にこのセンチネルリンパ節の転移の有無を調べて、転移のない場合はそれ以上のリンパ節郭清術を行わない。
- 患者にとって苦痛の少ない手術術式を選ぶ方法としてセンチネルリンパ節の転移の有無が重要になっている。

- **播種性転移＝播種**（腫瘍が胸膜や腹膜まで浸潤し、そこから種をまくように体内に癌細胞が散布される）（図5）

図5 胃癌の播種性転移（播種）

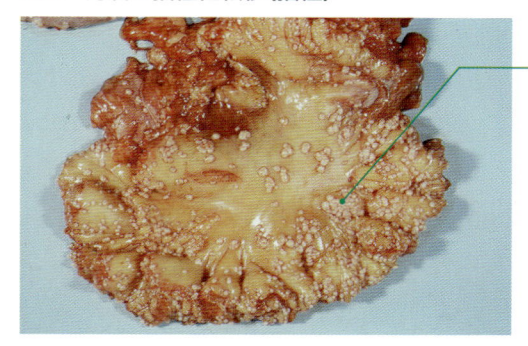

胃癌の腹膜播種の状態で、腸管膜へ種をまいたように多数の癌の転移巣が認められる。
癌性腹膜炎を引き起こす。

播種性転移（播種）

・癌性腹膜炎＝癌性腹膜症
・癌性胸膜炎＝癌性胸膜症
・**Schnitzler転移**（シュニッツラー）：腹膜の**ダグラス窩**に播種性転移したもの
　→男性：直腸膀胱窩・女性：直腸子宮窩に播種性転移を起こした場合
- **Krukenberg腫瘍**（クルーケンベルグ）
　・消化器癌、特に胃癌の**両側卵巣転移巣**。胃癌のなかでも印環細胞癌の場合が多い。
　・転移経路に関しては諸説があり確定されていない。

腫瘍の生体への局所性影響と全身性影響

■局所性影響

①腫瘍の増大による正常組織への圧迫（圧排）⇒血行障害，栄養障害⇒正常組織の変性・壊死・萎縮が生じる。
　管腔に生じた場合⇒内腔閉塞による通過障害が発生（食道の嚥下障害・腸管閉塞（イレウス）・肺の無気肺・胆道の閉塞性黄疸）。
②腫瘍細胞の神経組織への浸潤⇒疼痛。特に膵癌・胆嚢癌・胆管癌は神経侵襲が目立つ。
③腫瘍細胞の血管損傷による出血。
④腫瘍細胞の浸潤，組織の破壊による感染の発生。

■全身性影響

①**悪液質**（全身の消耗状態）に陥る⇒増殖性の強い悪性腫瘍は大量の栄養を必要とし，進行癌～末期癌では宿主が必要とする栄養源までも奪い取る。その結果，宿主は極度の不可逆性の低栄養状態となる。体重減少，やせ，全身衰弱，貧血，低蛋白血症，浮腫または脱水，皮膚の乾燥と着色を示す。
②**内分泌異常**
　機能性腫瘍＝ホルモン産生腫瘍による腫瘍としての症状に加え，産生するホルモンに基づく症状が出現し，さらに血中ホルモン濃度も上昇する。
- **正所性ホルモン産生腫瘍**：本来ホルモンを産生する臓器由来の腫瘍。
- **異所性ホルモン産生腫瘍**：本来はホルモンを産生しない臓器由来の腫瘍。

表3　正所性ホルモン産生腫瘍

下垂体腺腫	プロラクチン，GH，ACTHなど
副甲状腺腺腫	パラソルモン
甲状腺髄様癌	カルシトニン
膵ラ氏島腫瘍	インスリン，グルカゴンなど

表4　異所性ホルモン産生腫瘍

肺癌（小細胞癌）	ACTH，ADHなど
カルチノイド腫瘍（消化管/肺など）	セロトニン，ヒスタミンなど

図6　脳下垂体腺腫

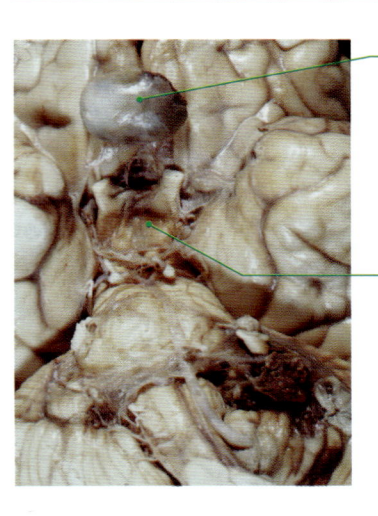

下垂体腺腫は良性腫瘍なので被膜を有し，浸潤性増殖ではなく膨張性増殖を示す。視交叉を下から圧迫している腺腫部分は容易に剥離することができる。

下垂体腺腫が視交叉中心部を主に圧迫している。臨床的には症状として初めに両耳側半盲やホルモン産生腫瘍ならホルモン過剰症状を示す。

腫瘍発生の原因

- 癌の外因と内因（ときには外因・内因相互作用により癌発生）

■外因による発癌因子

①放射線
- 電磁波（X線，γ線）と粒子線（α・β線，中性子線，電子線，陽子線）による発癌
- 白血病，甲状腺癌，皮膚癌，多発性骨髄腫など
  ⇒広島・長崎の原爆被爆者（1945年），チェルノブイリ原発事故の被曝者（1986年），診断に使用した薬剤（造影剤トロトラストのα線による肝癌）や治療のための放射線被曝者

②化学物質（発癌物質）
- わが国の山極・市川らがウサギの耳にコールタールを毎日塗って皮膚癌を発生させて以来，各種の発癌物質がみつけられた。
- 芳香族アミン，アゾ化合物，N-ニトロソアミンなど多数ある。
- 鉱物である**アスベスト（石綿）**と**悪性中皮腫**や肺癌との関連性が社会問題となった。

③生物学的因子
- 発癌ウイルス
- **発癌性細菌**：胃の**ヘリコバクター・ピロリ菌**による胃癌・粘膜関連リンパ組織リンパ腫＝MALT（mucosa-associated lymphoid tissue）リンパ腫

表5　癌発生に関係するウイルス（発癌ウイルス）

ウイルス名	癌の種類	癌になる細胞
C型肝炎ウイルス（HCV）	肝臓癌	肝細胞
B型肝炎ウイルス（HBV）	肝臓癌	肝細胞
ヒトパピローマウイルス（HPV，特に16・18型）	子宮頸癌，陰茎癌	扁平上皮細胞
EBウイルス（Epstein-Barr）	バーキットリンパ腫，鼻咽頭癌	Bリンパ球 扁平上皮細胞
HTLV-1（1型成人T細胞白血病ウイルス）	成人T細胞白血病（ATL）	ヘルパーTリンパ球

【注】HIV感染によるエイズと腫瘍発生（カポジ肉腫，肝・脳の節外悪性リンパ腫）
その他物理的因子として火傷と皮膚癌や紫外線と皮膚癌（特に色素性乾皮症）

■内因による発癌因子

①遺伝的要因
- 家族性発癌（癌家系），癌遺伝子（ras遺伝子）と癌抑制遺伝子（p53・APC・RB1・BRCA1，2遺伝子）の異常
  - **家族性大腸腺腫症（ポリポーシス）：APC癌抑制遺伝子**⇒腺腫から癌発生
  - **神経線維腫症＝レックリングハウゼン病**：NF1遺伝子⇒**カフェオレ斑，皮膚の多発性神経線維腫発生**
  - 遺伝性網膜芽細胞腫（網膜芽腫）：RB1癌抑制遺伝子⇒白色瞳孔（猫眼），両側性の網膜腫瘍の発生

- 家族性（遺伝性）乳癌・卵巣癌：BRCA1，2癌抑制遺伝子⇒両側性の乳癌・卵巣癌の発生
- 遺伝性ウィルムス腫瘍（腎芽腫）：WT1遺伝子⇒腹部膨瘤，胎生期の腎腫瘍

②性差によるもの
- 男性：肺癌，食道癌，女性：甲状腺癌，胆嚢癌が多い

③ホルモンによるもの：ホルモン依存性腫瘍⇒男性：アンドロゲンと前立腺癌・女性：エストロゲンと乳癌，子宮内膜癌，卵巣癌

④免疫：免疫低下と発癌⇒HIV感染によるエイズとカポジ肉腫などの腫瘍発生

⑤栄養：実験的に高栄養下の動物は低栄養下の動物に比し発癌率が高度

腫瘍の分類（表6）

- 組織学的分類：上皮性腫瘍か非上皮性腫瘍か，癌と肉腫の違い
- **良性上皮性腫瘍**の命名：乳頭腫，腺腫など
- **良性非上皮性腫瘍**の命名：**腫瘍の発生組織に「○○腫」を付ける**
- **悪性上皮性腫瘍**の命名：腫瘍の**発生臓器名か発生組織名に「○○癌」を付ける**
- **悪性非上皮性腫瘍**の命名：**発生組織名に「○○肉腫」を付ける**

▶ **上皮性腫瘍**
- 上皮細胞*3由来の良性腫瘍と悪性腫瘍＝癌

▶ **非上皮性腫瘍**
- 非上皮細胞*3由来の良性腫瘍と悪性腫瘍＝肉腫

用語アラカルト

*3 上皮細胞と非上皮細胞
- 上皮細胞は体の外表や臓器内でも空隙の内面を覆い，外界と連なっている細胞で，外胚葉または内胚葉由来の細胞である。細胞同士が癒着している構造を示す。
- 非上皮細胞は間質を構成している中胚葉由来の細胞で，体の内部にあって，外界に接していない細胞。
- 神経系に発生する腫瘍および造血系（血液）に発生する腫瘍は別個に分類する。

表6　腫瘍の組織学的分類

発生組織	良性腫瘍	悪性腫瘍
上皮性腫瘍		
腺上皮	腺腫・嚢腫	腺癌・嚢胞腺癌
扁平上皮（基底細胞・メラニン発生細胞）	扁平上皮乳頭腫・基底細胞腫・黒色腫（ほくろ，色素性母斑）	扁平上皮癌（分化型は癌真珠形成）・基底細胞癌・悪性黒色腫
移行上皮（尿路上皮）	移行上皮乳頭腫	移行上皮癌
肝細胞	肝細胞腺腫	肝細胞癌
腎上皮細胞	管状腺腫	腎細胞癌（グラウィッツ腫瘍）
内分泌細胞	腺腫（下垂体など）	乳頭癌，髄様癌
非上皮性腫瘍		
線維組織	線維腫	線維肉腫
脂肪組織	脂肪腫	脂肪肉腫
平滑筋組織	平滑筋腫	平滑筋肉腫
横紋筋組織	横紋筋腫	横紋筋肉腫
骨組織	骨腫	骨肉腫
軟骨組織	軟骨腫	軟骨肉腫
血管	血管腫	血管肉腫
リンパ管	リンパ管腫	リンパ管肉腫
中皮組織（体腔壁）	良性中皮腫	悪性中皮腫
末梢神経（シュワン細胞）	神経鞘腫・神経線維腫	悪性末梢神経鞘腫
血液		白血病
リンパ組織		悪性リンパ腫（バーキットリンパ腫・MALTリンパ腫など）

【注】唾液腺：多形腺腫（混合腫瘍，種々の上皮性成分と非上皮性様成分が混在している良性腫瘍）

One point Advice

● 必修問題対策以外に腫瘍の性状，発癌ウイルス，悪性腫瘍の転移経路，腫瘍マーカーは十分まとめておくこと。

図7 食道扁平上皮癌（分化型）の角化巣

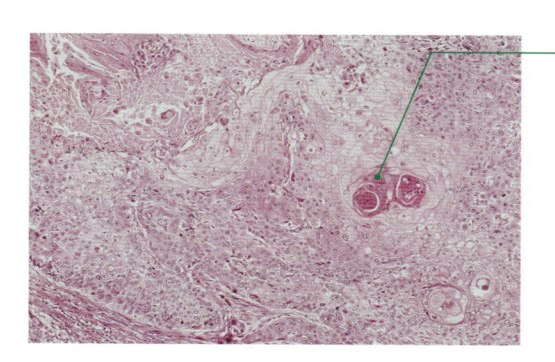

癌胞巣の中心部は角化による層状の円形角質塊を形成し癌真珠（角化真珠）とよばれる（エオジンで強赤色に染まっている）。

病理学概論

治療と再発

- 癌の治療の基本は**早期発見・早期治療**にある。
  ①手術療法：外科療法（病巣摘出，早期癌の場合は内視鏡切除を行う）
  ②化学療法（抗がん剤）
  ③放射線療法
  ④ホルモン療法（ホルモン依存性腫瘍）
  ⑤免疫療法（癌ペプチドワクチン療法）など。
  　①～⑤を組み合わせる集学的療法が一般的に行われている。
- 再発
  ①**局所再発**：治療後同じ腫瘍が発生部位か発生部位近くに再び発生した場合
  ②**転移性再発**：治療後腫瘍が発生部位より遠隔の転移巣で再び発生した場合

必修問題対策！

- 良性腫瘍と悪性腫瘍の違いを増殖・細胞・身体への影響に従って整理しておくこと。
- 腫瘍名の命名法や決まりを理解しておくこと。
- 上皮細胞と非上皮細胞との違いなど基本的なことは整理しておくこと。

10 先天性異常

POINT

- 遺伝子・染色体
  ① 単因子遺伝（メンデルの遺伝法則に従う遺伝形式）
    - 伴性劣性遺伝 ⇒ 血友病，緑赤色盲，進行性筋ジストロフィー（Duchenne型）
    - 常染色体優性遺伝 ⇒ Marfan症候群，von Recklighausen病 家族性大腸ポリポーシス（腺腫症），結節性硬化症など
    - 常染色体劣性遺伝 ⇒ 先天性代謝異常症（脂質蓄積症（リピドーシス），糖原病，アミノ酸蓄積症，Wilson病），重症複合型免疫不全症など
  ② 多因子遺伝 ⇒ 2型糖尿病，高血圧，動脈硬化症，統合失調症，寿命，知能
- 奇形の原因
  ① 常染色体の数異常 ⇒ Down症候群 ⇒ 21トリソミー（第21番染色体が3本存在）
  ② 常染色体の構造異常 ⇒ 猫鳴き症候群 ⇒ 第5番染色体短腕の1本の欠失
  ③ 性染色体の数異常
    - Turner症候群（45XO，女性性染色体のX染色体1本欠落）
    - Klinefelter症候群（47XXY，男性性染色体のX染色体1本多い）
  ④ 病原微生物の母子感染 ＝ 先天性感染症（妊娠初期感染の妊婦の新生児）
    - ウイルス感染：風疹〔先天性風疹症候群（白内障・心奇形・難聴）〕，サイトメガロ感染症（先天性巨細胞封入体病 ＝ 先天性水頭症，難聴）
    - 原虫トキソプラズマ感染症（先天性水頭症）
    - 細菌スピロヘータ梅毒感染症（先天性梅毒）
  ⑤ 薬物妊娠初期服用（サリドマイド（鎮静睡眠薬） ⇒ 無肢症（アザラシ肢症）
  ⑥ 放射線 ⇒ 小頭症
- 奇形成立の時期 ⇒ 胎児の器官形成期に外因の催奇形因子の影響を最も受けやすい時期 ⇒ 器官形成期の胎生3～10週までに奇形発生の誘因期となる
- 奇形の種類 ⇒ 外表奇形・内臓奇形（表1）
  ① 単体奇形 ⇒ 1個体の臓器・組織単位の発育異常奇形（単独・合併奇形）
  ② 二重体奇形（一卵性双胎に発生） ⇒ 受精卵の分割異常 ⇒ 双生児の身体の一部で互いに癒着：
    - 対称性二重体（完全な2つの個体で頭部，胸部，腹部などで癒着）
    - 非対称性二重体（2個体のうちの一方が発育不全となった場合は寄生体となりミイラ化し，紙様児を示す。）

メンデルの法則に従う遺伝形式（単一遺伝子病）

- 優性遺伝：ホモ・ヘテロ接合どちらでも対立遺伝子の一方の遺伝子異常で形質が発現する。
- 劣性遺伝：ホモ接合のみで形質が発現する。
- 伴性遺伝：X染色体関連遺伝子による遺伝，大部分が伴性劣性遺伝で男児が罹患する。

遺伝性疾患

①**常染色体優性遺伝**：父正常dd×母発症Dd→dD，dd，dD，dd（子供の1/2が発症）。

- **マルファン症候群**（高身長・四肢伸長，クモ状指，漏斗胸，大動脈解離など）
- **神経線維腫症**（**フォン・レックリングハウゼン病**，皮膚の褐色斑＝カフェオレ斑，多発性の大小不同の皮膚の神経線維腫形成）
- **家族性大腸ポリポーシス**（腺腫症，APC遺伝子，大腸内の無数の腺腫のうち癌化発生）
- その他ハンチントン舞踏病，骨形成不全症，結節性硬化症，ウィルムス腫瘍（腎芽腫）

②**常染色体劣性遺伝**：父と母がどちらもキャリアー（保因者）Rr×Rrの場合，血族結婚に発生しやすい。

- **先天性代謝異常症**→リソソーム蓄積症（特定酵素の欠損）
  - **糖原病**（肝と腎臓にグリコーゲン蓄積→**von Gierke病**（フォン・ギールケ））
  - 脂質蓄積症→リピドーシス（神経細胞などの細胞質内に脂質が蓄積，Tay-Sachs病（テイ・サックス）・Gaucher病（ゴーシェ）・Niemann-Pick病（ニーマン・ピック））
  - アミノ酸蓄積症→フェニルケトン尿症
- **Wilson病**（ウィルソン）：**銅の代謝障害**，肝・脳レンズ核などに銅の沈着→**肝レンズ核変性症**，カイザー・フライシャー角膜輪（角膜辺縁部の銅沈着による黄緑色〜緑色輪），銅結合性蛋白セルロプラスミン欠乏
- 重症複合型免疫不全症など。

③**伴性劣性遺伝**：X染色体関連劣性遺伝

- 父正常で，母がキャリアー（XY×XX"）
- 父発症者で，母正常（X"Y×XX）
  〔**患者はすべて男性**，欠陥遺伝子X"は娘を介し次の世代に伝えられる（女性が保因者）〕
  - **血友病**（A・B，出血傾向，血液凝固因子Ⅷ欠損A・Ⅸの欠損B，関節内出血）
  - **進行性筋ジストロフィー（デュシェンヌ型）**，筋細胞膜のジストロフィン蛋白欠損，筋の破壊による筋原性筋萎縮，**腓腹筋の仮性（偽性）肥大**，登攀性起立（Gowers徴候（ガワーズ））
  - 緑赤色盲など

補足

新型出生前診断
- 妊娠初期（妊娠10週前後）の妊婦の血液内の胎児の微量なDNAの分析を行い，3種類のトリソミーを高精度で出生前に診断できるようになった。
  ① 21トリソミー（ダウン症候群，21番目の常染色体3本存在）
  ② 18トリソミー（18番目の常染色体3本存在）
  ③ 13トリソミー（13番目の常染色体3本存在）
  →②③はダウン症候群に比べ予後は悪く，重症な心障害をもたらす。
- さらに精密度の高い羊水検査で確定診断が行われている。
- 出生前に判定陽性と判定された場合どう対処すべきか，妊婦を含めた家族問題・社会問題として重い課題を投げかけている。

用語アラカルト

＊1 ファロー四徴症
生後1週間後からチアノーゼを示す。
① 肺動脈狭窄（肺動脈弁狭窄症）
② 心室中隔欠損
③ 大動脈騎乗（左右心室をまたぐ大動脈）
④ 右心室肥大

＊2 半陰陽
同一個体に精巣と卵巣が存在する状態を真性半陰陽という。
内性器（性腺）と外性器（外陰部）が異なっている状態を仮性（偽性）半陰陽という。精巣を有していても外観が女性の体型と外陰部を示す場合は男性仮性半陰陽といい，卵巣が存在していても外観が男性の外陰部を示す場合は女性仮性半陰陽という。

染色体数異常による疾患

- **常染色体数異常**
  - **ダウン症候群**：21トリソミー（47XY，＋2または47XX，＋21，**高齢初産婦**に好発，扁平な鼻・両眼解離・手掌の猿線，短指，先天性心奇形，筋緊張低下，精神発達遅延）
- **性染色体数異常**
  - **クラインフェルター症候群**：47XXY，女性化乳房，学習障害，精巣萎縮，無精子症
  - **ターナー症候**：45，XO，低身長，乳房萎縮（二次性徴未熟），翼状頸，卵巣低形成

  どちらも不妊症の原因となる

常染色体の構造異常（形態異常）

- **構造異常**
  - **欠失**（染色体の一部の切断状態）
  - **転座**（染色体の断片が他の染色体へ付着）
  - **逆位**（染色体の2カ所の切断に断片が逆転して結合した状態）

  その他挿入，環状，増幅など
- **猫鳴き症候群**：第5番染色体短腕の欠失，猫が鳴くような泣き声，喉頭上部の発育不全，喉頭蓋軟化，両眼解離，頭蓋狭小

One point Advice

フィラデルフィア染色体（Ph染色体）
第9番染色体と第22番染色体が相互転座した構造異常の染色体。
慢性骨髄性白血病の原因遺伝子で，95％の患者に検出される。
慢性骨髄性白血病は未熟白血球～成熟白血球の各成熟段階の白血球の異常増殖を示す悪性腫瘍。
肝腫・脾腫のため腹部膨満感を示す。

- 遺伝性疾患の単一遺伝子異常によるメンデルの法則に従う先天性疾患を整理すること（常染色体優性遺伝病・常染色体劣性遺伝病・伴性劣性遺伝病）。
- 染色体数異常と染色体構造異常による先天性疾患の種類と特徴をまとめておくこと。
- 先天性代謝異常による先天性疾患をまとめておくこと。

表1　代表的単体奇形

発生部位	単体奇形の種類
脳	無脳症（図1）・水頭症・小頭症・脳脊髄髄膜瘤
顔面	口蓋裂・口唇裂・単眼症・耳介低位
気管・肺	気管閉鎖・肺分葉異常・肺低形成症
心臓	心房中隔欠損症・心室中隔欠損症（図2）・大血管転位・Fallot四徴症[＊1]
消化器	食道閉鎖・臍帯ヘルニア・横隔膜ヘルニア・先天性胆道閉鎖症・メッケル憩室・巨大結腸症（ヒルシュスプルング病）・鎖肛
泌尿・生殖器	馬蹄腎・先天性嚢胞腎・停留精巣・真性半陰陽[＊2]・仮性（偽性）半陰陽
骨格	無肢症（アザラシ肢症）・二分脊椎・先天性股関節脱臼

図1 無脳症

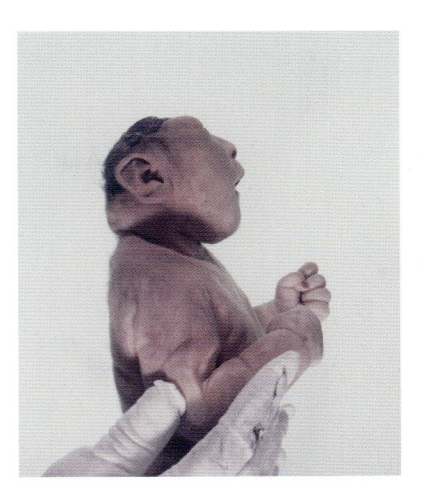

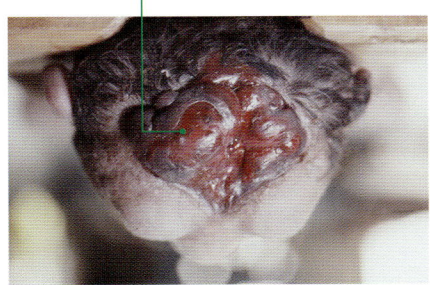

無脳症の内部は頭蓋骨の欠損・大脳小脳欠損・血管結合組織の膜状構造物で被覆され，その下に脳幹部の一部が存在する

図2 心室中隔欠損症

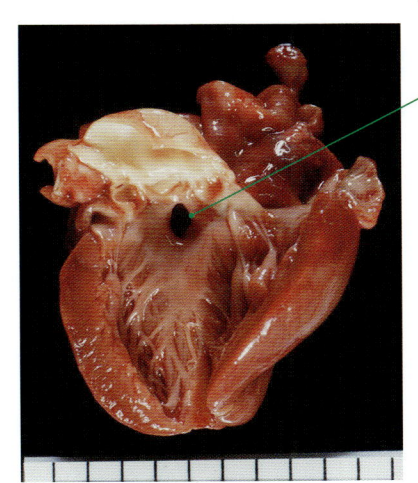

高位心室中隔欠損

図3 先天性嚢胞腎

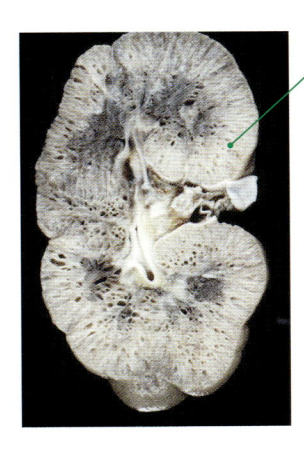

先天性嚢胞腎の割面肉眼像。
常染色体劣性遺伝病で，大小不同の小さな嚢胞が腎全体に存在し，海綿状にみえるので乳幼児海綿腎ともいわれる。
肝内胆管拡張や肺低形成を伴う。

病理学概論

II 一般臨床医学

1 診察概論

POINT
- 患者に関する情報収集や観察により病態・病因を把握する行為を「診察」という
- 診察には，医療面接，身体診察の2つが含まれる
- 診察で得た情報は，診療録(カルテ)に正しく記載する

用語アラカルト

＊1 鑑別診断
多くの場合，主訴を引き起こす疾患の可能性は複数ある。可能性のある疾患名を複数挙げ，そのなかで最も適当と考えられる疾患名を絞り込んでいく過程を「鑑別診断」という。主訴に付随するほかの症状や，諸検査の結果をヒントに可能性を絞りこむ。思い込みで疾患名を決めつけるのでなく，可能性を列挙してから絞り込む「鑑別診断」は，誤診を防ぐのに重要である。

One point Advice

身体診察の順序
①生命徴候の確認(意識の有無・脈拍・血圧・呼吸数・体温など)
②主訴に関係する部位の診察
　例)「足が痛い」という患者さんでは，まず足を拝見する。
③部位別診察
　頭頸部(頭と首)→胸部→腹部→四肢(左右手足)の順など
④系統的診察
　全身の皮膚所見
　神経学的所見(感覚障害の有無，麻痺・筋力低下の有無，腱反射など)
　全身のリンパ節の腫れの有無など
①で緊急性の有無をまず判断，③と④で，見落としのないように診察する。

診察の意義

- 肉体的ないしは精神的な異常(主たる訴えを「主訴」という)を感じて受診する患者に対し，医療従事者はその異常を的確に把握し，適切な診断(病態・病因の把握，疾患名の確定)の下，最適な治療法を選択する。
- このように患者に関する情報収集や，客観的・主体的観察により病態・病因を把握しようとする医療行為を「**診察**」という。

図1　診断への過程

・医療面接
　(患者や関係者から情報収集)
・生命徴候の確認
・他覚的所見の診察
→
・主訴や異常所見に関する臨床検査
↓
・鑑別診断＊1
・確定診断
↓
・治療
・経過観察

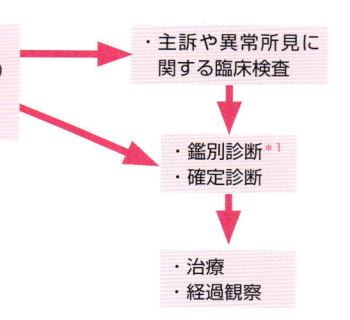

診察の進め方

■診察の種類

- 診察には，①**医療面接**(問診：患者や関係者から情報収集)，②**身体診察**(生命徴候の把握，視診，触診，打診，聴診，感覚検査，反射検査)の2つが含まれる。
- 緊急性が高い場合を除いて，まずは医療面接(問診)で患者の**自覚症状，病歴**等を良く聴取し(精神的・肉体的弱者にある患者に対し，真摯な態度で接することが重要)，次いで身体診察に移る。

■診察の記録

- 診察で得た情報は，専門的見地から客観的に評価したうえで，**診療録(カルテ)**に正確に記載する。
- 患者の個人情報であり，保管には十分注意する。

2 診察各論/視診

POINT
- 視診は特別な道具も不要で簡便だが，多くの情報が得られる重要な診察行為である
- 特徴的な体位・姿勢の名前と，対応する疾患名を組み合わせで覚えよう
- 肥満・やせは単純性と症候性に大別される
- 症候性の原因疾患を覚える

必修問題対策！
視診は特別な道具も不要なため，柔道整復師にとっても大切な評価方法である。国家試験での出題数も多い分野なので，本書該当部分を熟読し，しっかり学習しておくこと。
患者の体格，表情，身だしなみや歩行，精神状態などを観察することも視診の重要事項のひとつである。

用語アラカルト

＊1 下垂体性巨人症
成長ホルモンは脳の直下にある「下垂体」から分泌される。ここに成長ホルモンを過剰に分泌する良性腫瘍が小児期に発症すると高身長になり，下垂体性巨人症となる（骨端線閉鎖後，骨成熟後の成人で発症すると，高身長にならず手足が肥大する：先端巨大症）。

＊2 ターナー症候群，翼状頚
性染色体であるX染色体短腕の欠失による。生女児1,000～2,500人に1人の頻度とされる。本症の約3割にみられる翼状頚とは，首の周りに皮膚のたるみがあることを指し，翼のようにみえることから名付けられた。

意義と方法
- 患者の外形や外観を目で観察して所見をとる診察法を「**視診**」という。
- 基本的かつ容易で，特別な道具も要らない一方，丁寧な視診では多くの情報が得られる。
- 体格・表情・身だしなみ・歩行などの動作も重要な視診対象である。
- 主訴に該当する箇所，全身を系統立てて視診する。

体格と体型
- 身長は，縦方向への発達を意味する。
- 体型は骨格，筋肉の発達状況，肥満の有無によって決まる「体つき」のことである。
- 体格とは身長と体型の両者を含めた総合的な外見のことを指す。
- 身長には個人差が大きいが，表1のような「病気」による高身長・低身長もまれながら存在する。

表1　特有な体格・体型と代表的な疾患

巨人症
(1) 下垂体性巨人症＊1 骨端線閉鎖前（小児期：骨成長終了前）に成長ホルモン過剰があると高身長。 (2) Marfan症候群 遺伝性の結合組織異常。四肢が長く高身長で，心臓の病気も合併（先天性）。

低身長症
(1) 成長ホルモン分泌不全性低身長症 小児期（成長期）の成長ホルモン不足に起因。 (2) 小児期（成長期）の甲状腺機能低下症 (3) 骨軟骨異形成症 骨や軟骨の成長異常により，短肢性低身長症に至る。遺伝性疾患。 (4) Morquio症候群（先天性代謝異常症であるムコ多糖症の1つ） 骨変形のため短胴性低身長，環軸椎（第1，2番目の頚椎）亜脱臼などをきたす。 (5) Turner症候群＊2 女性にみられる疾患。無月経，低身長，翼状頚＊2や外反肘などを呈する。

必修問題対策！
身長の異常をきたす病気は，ほかにも疾患に特徴的な身体所見を呈することが多く，表1を参考に併せて学習しておくべきである。

One point Advice

●身長異常の多くは，生まれつきの病気や，成長期に起きた病気に由来する（例外：老年期での脊椎圧迫骨折による身長の縮み）。身長に関係する病気の診断には，現在の身長だけでなく，過去の成長過程での身長の経時的変化を調べることも重要（成長障害がいつからどのように生じたか）。

体位と姿勢

- 疾病により，体位・姿勢の制約・異常をきたすことがあり，それらを視診で捉えることは診断の一助となる。
- これらの体位・姿勢には，①**疼痛・苦痛を和らげるためのもの**，②**筋・骨格・神経疾患により規定されたもの**，に分類できる。

表2　特有な体位・姿勢と代表的な疾患

緩和姿勢
健側に体幹を曲げる：坐骨神経痛症候群など 股関節＆膝関節屈曲：腰椎椎間板ヘルニア由来の腰痛
エビ姿勢
身体をエビのように折り曲げる：胆石症・尿管結石症
起坐位
床上に座る・胸の前に布団を当ててもたれる ：重症心疾患・肺疾患（うっ血性心不全，気管支喘息）
マン・ウェルニッケ姿勢
麻痺側肘関節屈曲，麻痺側下肢は尖足位：脳血管障害
前かがみ姿勢
前傾で肘関節を曲げ，前腕は回内位で固定：Parkinson（パーキンソン）病
後弓反張
背筋が強直し弓状に背屈した姿勢：髄膜炎・破傷風
脊柱の弯曲
側弯姿勢：特発性脊柱側弯・姿勢性側弯・坐骨神経痛など 後弯姿勢：脊椎カリエス，くる病，強直性脊椎炎など 前弯姿勢：麻痺性，炎症性，代償性など

必修問題対策！
疾患とその特徴的な姿勢の組み合わせは，出題されやすい分野である。疾患名と姿勢の名称をペアで理解しよう。

栄養状態

■肥満
- 肥満とは身体の脂肪組織が過剰に蓄積された状態のことをいう。
- **単純性肥満**（**本態性肥満**）と**症候性肥満**に大別される（図1）。
- 肥満者の多くは単純性肥満である。

■やせ
- 肥満同様に**単純性**と**症候性**に大別される（図2）。
- 極端にやせが進行した状態を**悪液質**[*3]という。

用語アラカルト
＊3　悪液質
全身衰弱を起こした状態で，脱水により皮膚は乾燥し，眼窩・頬のくぼみなどを認める。癌や肺結核などの末期に生じる。

図1　肥満の種類

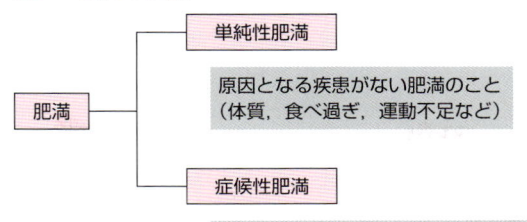

肥満
- 単純性肥満
  - 原因となる疾患がない肥満のこと（体質，食べ過ぎ，運動不足など）
- 症候性肥満
  - 何らかの基礎疾患によって二次的に肥満を呈すること（Cushing（クッシング）症候群，フレーリッヒ症候群，インスリノーマ，副腎皮質ホルモンの服用など）

図2　やせの種類

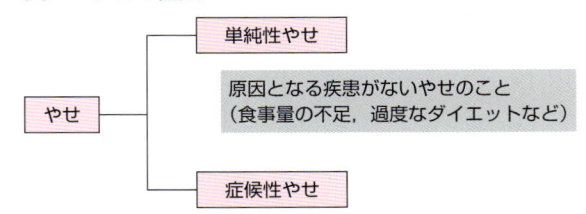

やせ
- 単純性やせ
  - 原因となる疾患がないやせのこと（食事量の不足，過度なダイエットなど）
- 症候性やせ
  - 何らかの基礎疾患によって二次的にやせを呈すること（Basedow（バセドウ）病，Addison（アジソン）病，シモンズ病，神経性食思不振症，消化器疾患，糖尿病（重度）など）

補足

● 肥満またはやせの判定にBMI（body mass index）が用いられる。

① BMI
BMIは体重（kg）／身長（m）^{2}で求められ，22を標準とし，25以上を肥満，18.5未満を低体重とする。

② 標準体重
標準体重＝身長（m）^{2}×22

③ 肥満度
肥満度＝（実測体重－標準体重）÷標準体重×100（％）

精神状態

■意識レベル

- 正常から昏睡まで5段階に分類される。
  - 正常な状態を**意識清明**という。
  - 呼びかけに応答し，名前・年齢などに返答するが，すぐに眠り込んでしまう状態を**傾眠**という。認知症の患者にしばしばみられる。
  - 大声，体を揺り動かすなど強い刺激に対して開眼するが，言葉では答えない状態を昏迷という。
  - 昏迷と昏睡の中間の状態を半昏睡という。
  - 強い痛み刺激にも全く反応がみられない状態を**昏睡**という。
- 救急の分野では，**JCS**（Japan Coma Scale：ジャパン・コーマ・スケール）もよく使われる。
- このほか，国家試験頻出用語として重要なのが，**せん妄**[*4]（意識障害＋興奮）である。せん妄は，幻覚を伴っているため意思疎通が困難であるが，会話は可能である。

用語アラカルト

＊4　せん妄
意識障害に強い興奮が加わった状態を，せん妄という。せん妄は，幻覚を伴っていることも多く，意思疎通が困難であるが，簡単な会話ができる。特に，認知症患者にみられる「夜間せん妄」は，昼夜逆転のため日中は傾眠の患者が夜になると目つきがかわり，大声・暴力がみられる。

■知能
- 意識障害がないという前提で評価する。
- 見当識（時間・場所・人物），記憶，計算力などをみる。
- **長谷川式簡易知能評価スケール**のように標準化されたものを用いると経過観察などに利用しやすい。

■感情
- 脳卒中など器質的な脳疾患があると，感情が大きく変化したり，本人の意志とは無関係に感情失禁が現れる。また，認知症の初期症状としてうつ状態があると，感情が乏しく表情も固くなりやすい。

異常運動

■不随意運動

①けいれん
- 脳に原因があり，けいれんなどの発作を起こす病態をてんかんという。
- 高齢者の場合，脳卒中後遺症としてのてんかん発作が最も多い。そのほか，がんの脳転移がけいれんから発見されることもある。

②振戦
- 安静時振戦：パーキンソン病の初期には，4～6Hzのゆっくりとしたふるえが一側性にみられる。
- 動作時振戦：書字，上肢挙上などにともなって出現する振戦。バセドウ病では細かい手指のふるえが観察される。
- 羽ばたき振戦：肝性脳症。上肢を挙上して手関節を伸展させた状態が保てず，瞬間的に脱力のため手がパタッと落ちる。

③舞踏様運動
- 四肢の動きが速く，踊っているようにみえる。左右非対称の動きを示したり顔の表情筋の動きを伴うこともある。

④アテトーゼ
- 四肢の遠位にみられるゆっくりとした動きで，時間的に長く続く。

⑤チック
- 多くは小学生以下の子どもに心因性反応としてみられる。手で胸を叩くなど一見，意味のあるような動作を繰り返す（常同性）。

⑥ミオクローヌス
- 瞬間的に一部の筋群が収縮するため，しゃっくりのような動きにみえる。
- 脳のさまざまな疾患にみられるが，特にクロイツフェルト・ヤコブ病が有名で，脳波と同期して四肢に出現する。

■麻痺

①中枢性麻痺
- 上位ニューロン障害。筋緊張は亢進し，痙直を示す。
- 腱反射は通常亢進し，錐体路徴候（Babinski徴候（バビンスキー）など）も陽性となる。

②末梢性麻痺
- 下位ニューロン障害。筋緊張は低下し，腱反射も低下ないし消失する。
- 罹患部位の筋萎縮が早期から認められ，遠位筋優位のパターンを示す。

補足

不随意運動
- パーキンソン病の振戦，舞踏様運動のように，大脳基底核の障害で出現する場合がある。このような場合，錐体外路症状とよばれる。

■運動失調
- 運動麻痺がないのに，スムーズな運動が障害された状態。

①脊髄性運動失調
・ロンベルグ徴候陽性：開眼起立の状態で目を閉じると倒れそうになる。

②小脳性運動失調
・測定異常：コップの水を飲むときに，手が目標からずれる。
・通常，筋緊張低下を伴う。

③前庭性運動失調
・急性期には回転性めまいがみられる。

歩行

■特有な異常歩行と代表的な疾患

①片麻痺歩行
- 脳出血，大きな脳梗塞のように一側錐体路障害の場合，患側は棒のように突っ張り，股関節外旋，膝関節伸展，足関節底屈を示す。そして患側の足は半円弧を描くように外側から前へもってきて，つま先が引っかからないように歩く。

②はさみ足歩行
- 脳性小児まひ(痙直型)にみられ，起立すると両下肢が交差する。

③鶏状歩行(麻痺性歩行)
- 前脛骨筋の筋力低下のため，つま先が上がらない。
  例：多発神経炎，ALS

④Trendelenburg歩行(トレンデレンブルグ)
- 患側で片足立ちをすると，健側の骨盤が下がるため，歩くと骨盤がシーソーのように揺れる。
  例：先天性股関節脱臼

⑤間欠性跛行
- 下肢の血流障害のため，ときどき休みながら歩く。
  例：バージャー病

⑥突進歩行
- 前かがみで，なかなか一歩目が出にくいが(すくみ足)，いったん歩き出すと徐々に歩幅が小さくなり小走りになる。
  例：パーキンソン病，パーキンソン症候群

⑦動揺性歩行(あひる歩行)
- 体幹を左右に揺らしながら歩き，ヘソを突き出したような恰好になる。近位筋特に中臀筋の筋力低下による。
  例：筋ジストロフィー，ミオパチー

⑧随意性跛行
- 股関節の回旋制限のため跛行するが，注意すると跛行しないように歩くこともできる。
  例：Perthes病(ペルテス)

⑨失調性歩行
- スタンスを広くとり，上肢を広げてバランスをとりながら歩く。

- 脊髄障害(深部感覚障害)がある場合は,さらに膝を高く上げて歩く。
  例)小脳疾患,脊髄癆

⑩小刻み歩行
- 歩幅が小さく,すり足のように引きずって歩く。すくみ足,突進歩行はみられない。
  例)多発性脳梗塞,慢性硬膜下血腫

皮膚の状態

- 皮膚の変化は皮膚の疾患によるもの,全身性疾患の部分症によるもの,また内臓疾患の反映などさまざまな異常の徴候となる。
- 皮膚の色調の変化として代表的なものを以下に挙げる。

①チアノーゼ
- 皮膚や粘膜が紫〜青紫色を呈するものをいい,還元ヘモグロビンが増加した状態である。
  例)先天性心疾患(Fallot四徴症),心不全,肺機能障害など

②蒼白
- 爪床,眼瞼結膜,口腔粘膜などに蒼白を認める。
  例)貧血症,ショックなど

補足

ショック時に認める代表的な症状(ショックの5P徴候)
- 顔面蒼白(**P**allor)
- 虚脱(**P**rostration)
- 冷汗(**P**erspiration)
- 脈拍消失(**P**ulselessness)
- 呼吸不全(**P**ulmonary deficiency)

③紅潮
- 顔面部に赤味が生じること。
  例)有熱時,精神的に緊張しているときなど

④黄疸
- 皮膚,眼瞼結膜,口腔粘膜に黄色の色調を認めるもの。血清中のビリルビンが増加すると生じる。
  例)肝・胆道疾患,溶血性貧血など

⑤色素沈着
- 皮膚に特有の色素を認める。
  例)アジソン病,von Recklinghausen病など

⑥Raynaud現象
- 寒冷が起因となって四肢末梢の血管に攣縮を引き起こし,蒼白やチアノーゼをきたす。攣縮が回復すると充血を起こす。
  例)強皮症,全身性エリテマトーデス,振動病など

補足

間接ビリルビンと直接ビリルビン
- ヘモグロビンの分解で生じるビリルビンは間接ビリルビン(脂溶性,尿中に排泄されない)で,肝細胞にてグルクロン酸抱合を受けることにより直接ビリルビン(水溶性,尿中に排泄される)となる。

<間接ビリルビン(非抱合型ビリルビン)が上昇する代表的な疾患>
・溶血性貧血
・新生児黄疸(核黄疸)
・ジルベール症候群

<直接ビリルビン(抱合型ビリルビン)が上昇する代表的な疾患>
・膵頭部癌など閉塞性黄疸をきたす疾患
・肝炎
・デュビンジョンソン症候群

- 皮膚の性状の変化として代表的なものを以下に挙げる。

①発疹
- 発疹の種類は多種多様であり，皮膚の色調の変化と同様に，局所の変化のみならず全身性疾患の部分症であることも留意する(表3)。

表3 発疹の種類

	発疹	特徴	代表例
原発疹	水疱	表皮内に空隙が生じ，漿液が貯留した状態	帯状疱疹，単純性疱疹など
	紫斑	皮下組織内の出血のこと	特発性血小板減少性紫斑病，白血病，再生不良性貧血，血友病，壊血病など
	紅斑	皮膚の限局性の発赤のこと	全身性エリテマトーデス，慢性関節リウマチ，皮膚筋炎，肝硬変，痛風など
	膿疱	水疱の内容が膿に変化したもの	膿疱症など
	丘疹	皮膚が隆起した状態。淡紅〜紫紅色を呈し，直径が0.5 cm以下のものを指す	全身性エリテマトーデス，皮膚筋炎など
	結節	丘疹より大きい限局的な隆起のこと	細菌性心内膜炎，Behçet病，結核，Heberden結節，関節リウマチなど
	蕁麻疹	境界明瞭な紅色で皮膚が隆起した状態。一過性である	アレルギー性疾患など
続発疹	痂皮	分泌物が乾燥し，俗にいう「かさぶた」の状態	水疱，びらん，潰瘍などが由来となる
	瘢痕	線維芽細胞が増殖し，線維化，硝子化を経て瘢痕組織となる	創傷後，潰瘍後，肉ばなれなどの修復時にみられる
	鱗屑	表皮の角質上層が皮膚上に貯留した状態	猩紅熱，紅皮症など
	びらん	表皮に限局した浅い欠損のこと	水疱や膿疱に続発して生じる
	潰瘍	びらんよりさらに深い欠損であり，皮下組織まで達する。修復後，瘢痕が形成される	Behçet病，白血病，悪性腫瘍など

用語アラカルト

*5 クインケ浮腫
一過性かつ発作性に生じる限局性の浮腫のこと。顔面部，上気道，四肢の皮膚，外陰部などに出現する。

One point Advice

Raynaud病とRaynaud症候群
- Raynaud病：原因不明でRaynaud現象を生じるもの。
- Raynaud症候群：何らかの疾患が原因となって二次的にRaynaud現象を引き起こすもの。

②浮腫
- 浮腫とは間質液が増加した状態をいい，俗にいう「むくみ」のこと。浮腫も局所性，全身性と大別される。
  局所性浮腫の例：静脈瘤，熱傷，打撲，Quincke浮腫*5 など
  全身性浮腫の例：うっ血性心不全，ネフローゼ症候群，腎不全，肝硬変，粘液水腫など

③毛細管の拡張
- 皮膚表層の毛細管が拡張した状態。
  例：肝硬変によるクモ状血管腫など

④爪の変化
- 疾患による爪の変化(性状，形，色調)に留意する。
  例：鉄欠乏性貧血によるスプーン様爪，肺気腫による太鼓ばち指など

頭部・顔面

- 頭部の視診の際，頭の大きさ形を留意する。
    - ①**大頭症**
        - 例：水頭症，先端巨大症，骨Paget（パジェット）病など
    - ②**小頭症**
        - 例：脳の発育障害が起因となる
- 頭部・顔面部の異常運動として以下のものが挙げられる。
    - ①**頭部振戦**：パーキンソン病，脳動脈硬化症などに認める。前者は四肢末端部に主として認めるが，唇，下顎などにも出現する。
    - ②**チック**：脳疾患や精神異常などに認める。単一または多数の筋に認める不随の反復運動であり，顔をしかめたり，まばたきを繰り返すなどの動作を起こす。
- 疾患に基づき特徴的な顔貌が出現する（表4）。

用語アラカルト

＊6　**眼瞼下垂**
上眼瞼は動眼神経支配の上眼瞼挙筋と頸部交感神経支配の上瞼板筋によって挙上する。

表4　顔貌異常の代表例

異常	特徴	原因
満月様顔貌	顔面部が満月のように丸みを呈する	クッシング症候群，長期にわたるステロイド剤の服用など
先端巨大症顔貌	眉部・顎部が突出し，耳・鼻・唇が大きく，顔が長い	先端巨大症
仮面様顔貌	顔面筋の硬直のため運動減少を起こし，表情が乏しくなる	パーキンソン病，強皮症など
苦悶状顔貌	肉体的，または精神的に苦痛を有する場合にみられるしかめ顔	有痛時（肉体的，精神的）
無欲状顔貌	眼光が鈍くなり，表情に生気がなく，周囲に対しても無関心となる	敗血症，腸チフス，髄膜炎，粟粒結核など
ヒポクラテス顔貌	顔面部が痩せて蒼白となり，眼光は鈍く，眼窩・頬は窪み，鼻部は尖ってくる	癌の末期など

- 代表的な眼の異常を**表5**に示す。

表5　眼の異常

異常	特徴および原因
蒼白	眼瞼結膜に認める。貧血時に生じる
黄疸	眼球結膜に認める。黄疸をきたす疾患（「皮膚の状態」(p.68)参照）
麦粒腫	眼瞼縁に生じる限局性の炎症でブドウ球菌が原因となることが多い
青色強膜	骨形成不全症
眼瞼下垂＊6	動眼神経麻痺，重症筋無力症，頸部交感神経麻痺
眼球突出	甲状腺機能亢進症
眼球陥凹	頸部交感神経麻痺
ベル現象	眼を閉じると患側眼球が上・外方に偏位すること。顔面神経麻痺の際に生じる
共同偏視	左右の眼球が同方向に向けて偏位する。動眼神経運動核の核上性障害によって生じる
眼振	眼球が同方向に反復かつ迅速に動く不随的律動運動をいう。小脳疾患，脳幹疾患，アルコール中毒などでみられる
縮瞳	瞳孔が縮小した状態。脊髄空洞症，頸部交感神経麻痺の際にみられる
散瞳	瞳孔が散大した状態。動眼神経麻痺の際にみられる

- 鼻部もほかの部位同様に大きさ，皮膚，鼻の形などに留意する。
  - ①**大きさ**
    - ・鼻が全般的に大きい：先端肥大症など
  - ②**皮膚**
    - ・鼻尖部が赤い（赤鼻）：肝硬変，アルコール常飲者など
  - ③**形**
    - ・鼻部の変形：先天性梅毒など
- 口唇，口腔，舌の異常を表6に示す。

表6 口唇・口腔・舌の異常

	異常	特徴	原因
口唇	口唇ヘルペス	初期に小水疱（有痛性）を認め，次第に痂皮となる。三叉神経痛，顔面神経痛を伴う場合がある	単純ヘルペスウイルス
	びらん	口唇，または口角に生じる	ビタミンB_2欠乏
	色調異常	チアノーゼ，蒼白など	チアノーゼ：「皮膚の状態」（p.68）参照 蒼白：貧血
口腔	アフタ	口腔粘膜に炎症，発赤を伴う有痛性のびらん	水痘，単純疱疹など
	コプリック斑	頬粘膜にみられる発赤を伴う青白色の斑点	麻疹
	耳下腺部の異常	耳下腺部に腫脹，圧痛，発熱，発赤を認める	流行性耳下腺炎（ムンプスウイルス）
舌	イチゴ舌	鮮紅色の発赤に乳頭部の腫大を認める	猩紅熱
	ハンター舌炎	舌乳頭の萎縮によって表面が平滑となる	悪性貧血

One point Advice

Horner徴候（ホルネル）
- 頚部交感神経麻痺で生じる一連の諸症状。
- 頚部腫瘍や腕神経叢引抜き損傷の際に，頚部交感神経麻痺を合併することがある。
- 代表的な症状として眼瞼下垂，縮瞳，眼球陥凹があり，これらをHorner徴候という。

必修問題対策！

甲状腺は頚部の比較的浅い場所にある内分泌臓器である。このため視診や触診が病気の診断に有用な臓器である。有名な甲状腺疾患と視診・触診所見の組み合わせも押さえておこう。バセドウ病や橋本病は甲状腺全体が腫れるが，甲状腺腫瘍ではその部位だけが「しこり」として触れる。

頚部

- 頚部における特有な形態と代表的な疾患としては，①**斜頚**（先天性筋性斜頚，炎症性斜頚等），②**甲状腺腫大**（バセドウ病，橋本病，甲状腺腫瘍等），③**翼状頚**（ターナー症候群）がある。
- 甲状腺については，視診のみならず，触診での性状も重要な情報となる。

胸部・腹部

- 胸部の視診では皮膚，形状（前後径，左右径），左右対称性，呼吸運動などを重視する。
- 胸部にみられる代表的な変形を表7に示す。

表7 胸部の代表的な変形

胸部の変形	特徴	代表的な疾患
漏斗胸	胸骨下部，剣状突起が高度に陥凹した状態	マルファン症候群
鳩胸	胸骨角が異常に突出した状態	くる病
樽状胸	胸部の横径に対し，前後径が拡大した状態	肺気腫
扁平胸	胸郭が細長くなり，前後面が扁平となる	やせ（無力型）の人にみられる

一般臨床医学

- 腹部を視診する際，区分を分けて診察する(「診察各論／触診」(p.83，図5)参照。
- 腹部の陥凹または膨隆に留意する。
  ①**腹部陥凹**をきたす代表的な疾患
  ・高度なやせ(悪液質)，神経性食欲不振症，胃・食道癌，髄膜炎，急性汎発性腹膜炎などが挙げられる。
  ②**腹部膨隆**をきたす代表的な疾患
  ・肥満，腹水，鼓腸，宿便，胎児(妊娠)，腹部腫瘍，卵巣嚢腫などが挙げられる。
- 腹壁の皮膚の変化を留意する。
  ①**皮膚線条**[*7]
  ・赤色皮膚線条：クッシング症候群
  ・白色皮膚線条：妊娠，腹水，肥満など
  ②**腹壁静脈の怒張**
  ・メズサの頭：門脈圧亢進
  ③**発疹**
  ・帯状疱疹など

用語アラカルト

＊7 皮膚線条
何らかの原因で皮膚が伸展し，真皮の裂傷を引き起こして線状瘢痕化したものをいう。

背部・腰部

- 脊柱は側方向からみるとS字カーブを描き，体軸方向の負荷に対する緩衝として機能する(図3)。
  ・頸椎：前弯
  ・胸椎：後弯
  ・腰椎：前弯
  ・仙椎：後弯

図3 脊柱

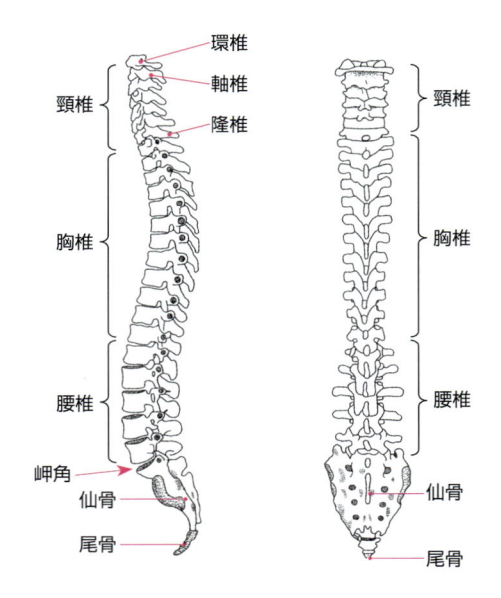

(芝 紀代子 編：臨床検査技師 ブルー・ノート 基礎編 2nd edition, p.7, メジカルビュー社, 2013.より引用)

- 脊柱に認める変形を表8に示す。

表8 脊柱の変形

脊柱の変形		特徴	代表的な疾患
円背	思春期	胸椎の後弯が増大した状態	ショイエルマン病
	青年期		骨折後の変形治癒
	老年期		椎間板変性，骨粗鬆症，筋力低下
亀背		脊椎が角状に突出し，胸椎の後弯が増大した状態。突背ともいう	脊椎カリエス
側弯	疼痛性側弯	疼痛を緩和しようとするため，側弯姿勢になる	腰椎椎間板ヘルニア，坐骨神経痛
	代償性側弯	機能的な問題により，代償的に腰椎が側弯するもの	下肢長差のアンバランス，アライメント不良など
	特発性側弯	側弯症のなかで最も多い	乳幼児期・学童期・思春期側弯症と大別されるが，原因は不明である
	症候性側弯	何らかの疾患に付随して生じる側弯症	脳性麻痺，脊髄空洞症，フォン・レックリングハウゼン病など

四肢の視診

- 四肢の視診では健側との比較が必須となる。
- 特徴的な変形とその原因となる疾患をおさえる（表9，10，図4）。

表9 手の変形

	変形	代表的な疾患	特徴
神経性疾患	鷲手	尺骨神経麻痺（肘部管症候群・ギヨン管症候群）	尺骨神経の麻痺によって骨間筋・虫様筋が萎縮する。MP関節は背屈，DIP関節は屈曲位を呈する
	猿手	・筋萎縮性側索硬化症 ・正中神経麻痺（円回内筋症候群・手根管症候群）	正中神経の麻痺によって母指球部が萎縮し扁平となる
	下垂手	橈骨神経麻痺	手関節の背屈，指の伸展，母指の外転が不能となる
	下垂指	後骨間神経麻痺	母指の伸展・外転，他指のMP関節の伸展が不能となるが，手関節の背屈は可能となる
骨・関節疾患	ヘバーデン結節	変形性関節症	DIP関節に生じる変形性関節症で女性に多い
	ブシャール結節	変形性関節症	PIP関節に生じる変形性関節症である
リウマチ性疾患	ボタン穴変形	関節リウマチ	PIP関節屈曲位，DIP関節過伸展位を呈する手指の変形のこと
	スワンネック変形		MP関節屈曲位，PIP関節過伸展位，DIP関節屈曲位を呈する手指の変形のこと
	クルッケンベルグ変形		示〜小指が尺側に偏位する変形
遺伝性結合組織疾患	クモ状指	マルファン症候群	指がクモの脚のように細長くなった状態のこと
呼吸器疾患	太鼓ばち指	肺気腫	手指末端部が腫大する

表10 下肢の変形

変形	代表的な原因	特徴
内反膝	変形性膝関節症 くる病 軟骨無形成病	基本肢位にて両膝を並べた際に前額面状で外方凸の変形を呈する。両側の場合をO脚という
外反膝	くる病 モルキオ症候群	基本肢位にて両膝を並べた際に前額面状で内方凸の変形を呈する。両側の場合をX脚という
反張膝	先天性 Ehlers-Danlos症候群	膝関節の伸展可動域が20°を超えるものをいう
内反足	先天性	踵部が内反位を呈するもの
外反足	先天性 Down症候群	踵部が外反位を呈するもの
尖足	腓骨神経麻痺	足関節の背屈が不能となるため、底屈位を呈する
踵足	脛骨神経麻痺	足関節の底屈が不能となるため、背屈位を呈する
扁平足	先天性 外傷後（踵骨骨折など）の変形	足底部の縦軸アーチ（土踏まず）が減少した状態のこと
凹足	先天性 ポリオ	足底部の縦軸アーチ（土踏まず）が増加した状態のこと
外反母趾	関節リウマチ	母趾が体軸に対し、MP関節より外反に変形し、第1中足骨は内反を呈する変形。本症は健常者にも多くみられる
内反小趾	関節リウマチ	小趾が体軸に対し、内反に変形したもの

図4 四肢変形

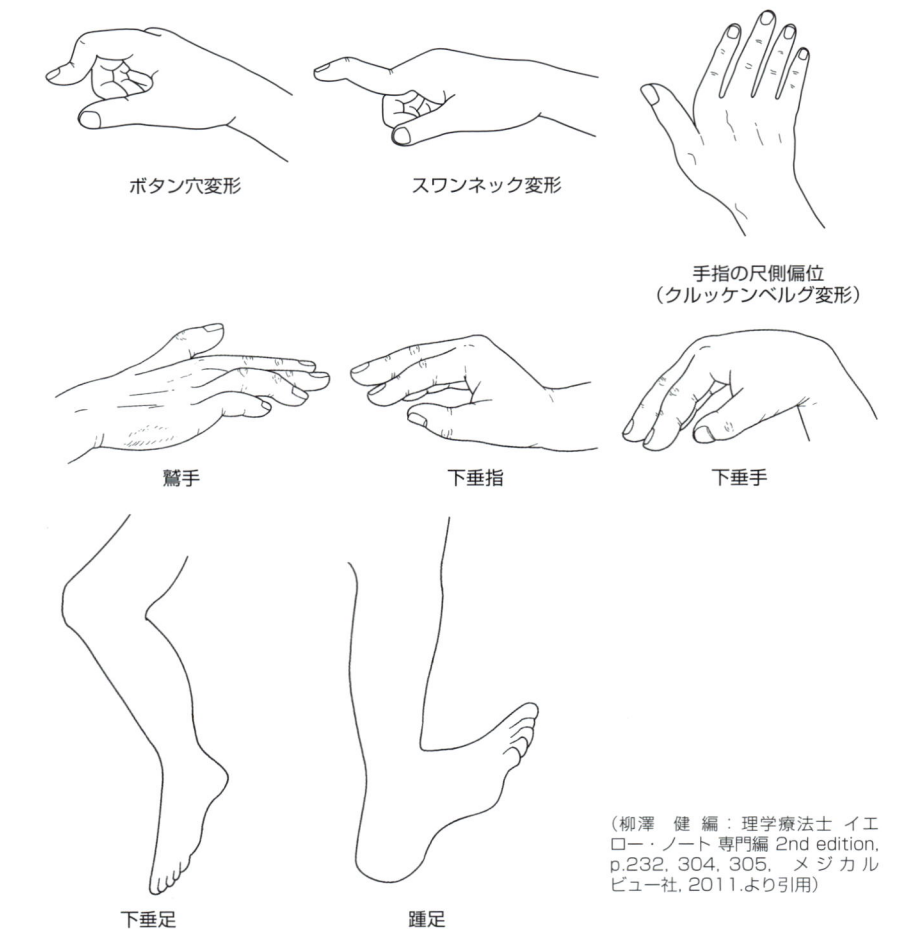

ボタン穴変形　　スワンネック変形

手指の尺側偏位
（クルッケンベルグ変形）

鷲手　　下垂指　　下垂手

下垂足　　踵足

（柳澤　健 編：理学療法士　イエロー・ノート 専門編 2nd edition, p.232, 304, 305, メジカルビュー社, 2011.より引用）

補足

- 橈骨神経は肘関節周辺部にて運動枝である後骨間神経と，知覚枝である浅橈骨神経に分岐する。

＜橈骨神経（高位）が支配する筋＞
- 上腕三頭筋
- 長橈側手根伸筋
- 肘筋
- 腕橈骨筋

＜橈骨神経（低位）（後骨間神経支配）が支配する筋＞
- 短橈側手根伸筋
- 回外筋
- 尺側手根伸筋
- 総指伸筋
- 長母指外転筋
- 示指伸筋
- 小指伸筋
- 長・短母指伸筋

- 低位麻痺の際，長橈側手根伸筋の機能が残存するため手関節の背屈は可能となるが，尺側手根伸筋は麻痺しているため，手関節は橈屈気味に背屈する。

3 診察各論／打診

> **POINT**
> - 打診とは，指などで叩いた際の音を聞く診察法である
> - 打診音には清音，濁音，鼓音があり，打診部位の空気の含有具合により変化する
> - 胸部打診：肺肝境界は，通常右鎖骨中線上の第6肋骨下縁か第6肋間である。心濁音界を確認すれば，心臓の大きさ，位置がわかる
> - 腹部打診：右鎖骨中線上での肝濁音界の縦径は概ね12cm以下である。腹部膨満時，鼓腸では鼓音が増強するが，腹水の場合は濁音となる

意義と方法

- 身体のある部位を指などで叩いた際の音を聞き，内部の性状を判断することを**打診**という。
- 空気を含む臓器と，空気を含まない臓器が混在する胸腹部の診察に適する。
- 通常，左手中指中節を密着させ，右手中指の指頭で垂直に叩く「**指指打診法**」で行う。

打診音の種類

- 表1を参照のこと。空気の含み方次第で，**打診音**は変化する。

表1　打診音の種類

	性状	健常で聞かれる部位
清音 （共鳴音）	音量が大きく，澄んだ音で，長く低調	正常肺野など （空気含量が多い部位）
濁音	音量が小さく，短く高調な音	肝臓や心臓など （空気を含まない部位）
鼓音 （過共鳴音）	中程度～大きい音で太鼓様の音。高調で持続は長くない	胃や腸管など （閉鎖された嚢状構造で空気が含まれる部位）

胸部

■肺野の打診

- 正常では**清音**である。
- 肺炎，肺化膿症，肺腫瘍，無気肺，胸膜炎，胸水貯留など，滲出物や腫瘍などで空気含量が少なくなると**濁音**となる。
- 肺気腫や気胸などで閉鎖空間内の空気含量が増えると**鼓音**となる。

■肺肝境界

- 右鎖骨中線上で肺野を上から下へ打診すると，清音から濁音へ変化する。

- 空気を含まない肝臓の打診音（**肝濁音**）に変化したことを意味し，その部位を**肺肝境界**という（**右肺下界**）。
- 通常，**第6肋骨下縁**あるいは**第6肋間**である。

■心濁音界

- 心臓は打診で濁音となるので，その範囲（**心濁音界**）の確認により，心臓の大きさ，位置がわかる。
- 心臓肥大，心膜炎での心囊液貯留などでは心濁音界が拡大する。

表2 心濁音界の範囲

	打診方法	健常時，清音→濁音へ変化する部位
心臓右界	右第4肋間を外から内へ打診	胸骨右縁
心臓上界	胸骨左縁の左から下へ打診	第3肋間
心臓左界	左第5肋間を外から内へ打診	左鎖骨中線のやや内側

腹部

■肝の打診

- 右鎖骨中線上で上から下へと打診すると，**肝濁音界**が確認できる。
- 正常な肝縦径は概ね**12 cm以下**。それより大きい場合，肝腫大を考える。

■鼓腸*1と腹水*2

- 腹部は通常，胃や腸管内の空気のため鼓音となるが，腸閉塞などで胃や腸管内に空気が一層増加した状態（**鼓腸**）では，鼓音が増強する。
- 腹水が貯留すると濁音となる。

用語アラカルト

＊1 鼓腸
腹部にガスが溜まり膨隆した状態をいう。腸管麻痺・腸閉塞・便秘などで腸管内容が停滞し発酵分解で多量のガスが発生し，管腔内にガスが充満した場合を腸性鼓腸とよぶ。これに対し腸管外の腹膜腔内にガスが充満した場合を気腹あるいは腹膜性鼓腸とよぶ。

＊2 腹水
腹腔内（腸管の外）に，異常に多量の液体が貯留した状態，あるいはその液体のことを指す。

One point Advice

打診での肺下界確認
- 肺肝境界の確認のほかに，背部で確認する方法もある。通常，肩甲線で第10肋間，脊柱右側で第10胸椎棘突起の高さが肺下界になるが，肺気腫で肺の過膨張があると，肺下界はさらに降下する。

腹水の際の打診所見
- 臥位や側臥位で腹水が移動すると，濁音範囲も変わる。このことも腹水の存在を示唆するヒントとなる。

必修問題対策！

打診では対象臓器の空気含有具合を知ることができる。よって，打診所見と疾患名の組み合わせを学習する際には，空気含量が増える病態か減る病態かをよく理解しておくとよい。

4 診察各論／聴診

POINT
- 聴診とは，身体活動に伴って聴こえる音の変化を聴取し，状態を判断する診察法である
- 肺の聴診：異常呼吸音の発生機序と，対応する疾患名を理解すること
- 心臓の聴診：正常心音であるⅠ音とⅡ音，異常心音であるⅢ音とⅣ音について，その由来を理解すること
- 腹部の聴診：ぐる音と血管雑音について理解すること。ぐる音の消失は腹部の重篤な疾患のサイン

意義と方法

- 身体では，①呼吸運動による空気の出入り，②心臓の拍動，③腸管の蠕動などにより，絶えず音が発生している。
- 病気でその音に変化が生じる場合があり，**聴診**で多くの情報が得られる。
- 現在では**双耳型聴診器**を使った**間接聴診法**が主流である。

補足

聴診法
- 直接(聴診)法：患者の体表に調節耳を当てて聴診する。
- 間接(聴診)法：聴診器を使って行う。

聴診器
- 診察者が片方の耳で聴診する単耳型聴診器と，両方の耳で聴診する双耳型聴診器があるが，現在はほとんどが双耳型である。採音部，挿耳部，連結のゴム管から構成される。採音部は主に低周波(低調)用のベル型と高周波(高調)用の膜型とがある。

■肺

- 呼吸による空気の出入りで発生する音を**呼吸音**という。
- 健常で聴かれる**正常呼吸音**と，病気により聴取される**異常呼吸音**がある。

表1　正常呼吸音の種類

	発生機序・性状	聴かれる時間・部位
肺胞呼吸音	空気の細気管支と肺胞の出入で生じる音。軟らかく低調	吸気時に正常肺野の大部分で聴かれる
気管呼吸音	空気の気管・気管支通過で生じる音。高調	吸気時よりも呼気時で持続時間が長い。喉頭，気管，肩甲骨間部で聴かれる
気管支肺胞呼吸音	肺胞呼吸音と気管呼吸音が混合したもの	右肺尖，鎖骨下，肩甲骨間部で聴かれる

表2 異常呼吸音の種類

種類		発生機序	対応する疾患名
呼吸音の減弱・消失		肺局所の気流速度や換気量の低下による	気胸，胸水，肺気腫，気道内腫瘍・異物，無気肺など
呼吸音の増強		肺局所の気流速度の増加や換気量の増大，肺胞胸壁への伝播亢進による	間質性肺炎による呼吸困難，気管支炎など
副雑音	細かい断続性副雑音	末梢肺胞レベルの構造的異常に起因。「バリバリ」という細かい破裂音，捻髪音	間質性肺炎など
	粗い断続性副雑音	気道内に水分が増加した際に聴かれる，気泡が破裂したような水泡音	肺水腫，肺炎など
	連続性副雑音	気道が狭くなっていることに由来	気管支喘息，誤嚥や腫瘍の張り出しによる気道狭窄など
胸膜摩擦音		胸壁表面で胸膜表面同士がこすれ合うことで起こる	胸膜炎，癌胸膜転移など

心臓

- 心臓の聴診は，**仰臥位**もしくは**坐位**で行う。
- 心雑音によっては，前屈姿勢や左側臥位が聴きやすいことがある。

表3 正常心音を構成するⅠ音とⅡ音

種類	性状	発生機序
Ⅰ音	低く，鋭く，長い音	房室弁（僧帽弁・三尖弁）の閉じる際の音と，心筋の収縮する際の音に由来
Ⅱ音	高く，持続が短い	心室の収縮期の終わりに，半月弁（大動脈弁，肺動脈弁）の閉鎖によって発生

表4 異常心音の種類

種類	特徴	発生機序	聴取される病態
Ⅲ音	Ⅱ音の後に聴かれる	拡張早期に血液が心室に充満する音	房室血流が増加する病態など。健常な若年者でも聴かれる場合がある
Ⅳ音	Ⅰ音の前に聴かれる	拡張後期に心房が強収縮することによって心室壁が振動する音	心室筋の肥大など。健常者では聴かれない

図1 Ⅰ音・Ⅱ音とⅢ音・Ⅳ音の発生タイミングの関係

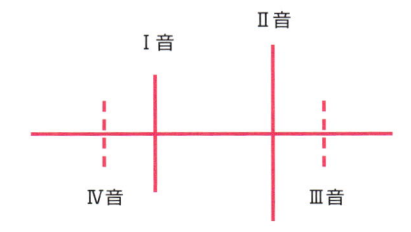

- 上記のほか，心疾患（心臓弁膜症や先天性心疾患など）で生じる乱流や渦流により，**心雑音**が聴かれることがある。
- 心室収縮期に聴かれるものは**収縮期雑音**，拡張期に聴かれるものは**拡張期雑音**という。

図2　Ⅰ音・Ⅱ音と心雑音の発生タイミングの関係

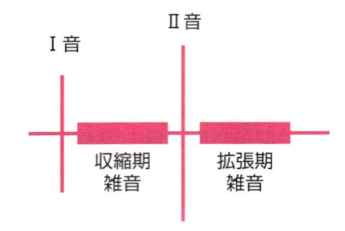

```
        Ⅰ音      Ⅱ音
         │        │
         │  収縮期  │  拡張期
         │  雑音   │  雑音
```

補足

ラ音
- 肺胞呼吸音由来の副雑音のこと。ドイツ語でRassel-geräuschと表記することに由来し、その略から「ラ音」となった。

声音聴診
- 低い声で「ひとーつ、ひとーつ」など、患者に発声をさせて聴診する方法のこと。胸水、気胸、胸膜肥厚などでは声音伝搬が障害され、減弱して聴こえる。

ギャロップリズム
- 異常心音において、Ⅲ音・Ⅳ音共に聴かれる場合をギャロップリズムという。心不全、虚血性心疾患、拡張型心筋症などの病的な状態で聴かれる。

- 急性心膜炎では、壁側と臓側の心膜が互いにこすれ、高調の**心膜摩擦音**が聴かれる。

腹部

- 腹部では、腸管の「**ぐる音**」と、「**血管雑音**」に注意して聴診する。

ぐる音
- 腸管の蠕動で、空気と消化物が移動する際に聴かれる「グルグル・・・」という音。
- 腸管が狭窄・閉塞し、その口腔側の腸管蠕動が亢進すると増強する。急性腸炎などで腸管運動が活発化しても増強する。
- **急性腹膜炎**や**麻痺性イレウス**などで腸管蠕動が停止すると、ぐる音は消失する（重症の徴候）。

血管雑音
- 動脈に狭窄や部分的な拡張があると、乱流や渦流で雑音が発生する。
- 動脈硬化症、腹部大動脈瘤、大動脈炎症候群、血栓症等で**腹部血管雑音**が聴取される。

One point Advice

呼吸音聴診の方法
- 「胸の音を聴きます。口を軽く開けて、深呼吸を続けて下さい」と指示 → 聴診器を温めてから当てる → 「吸って〜、はいて〜」と口で深呼吸させて聴診。呼気と吸気両方を聴き、肺の左右を交互に比較しつつ、胸部全体を聴診する。

心音の聴診部位
- 大動脈弁領域は第2肋間胸骨右縁、肺動脈弁領域は第2肋間胸骨左縁、三尖弁領域は第4肋間胸骨左縁、僧帽弁領域は心尖部で聴診する。

心雑音
- 心臓疾患がなくても、貧血や甲状腺ホルモン過剰、健常人でもときに収縮期雑音が聴かれることがある。この場合の雑音を機能性雑音（無害性雑音）という。

必修問題対策！

特に重要な疾患での聴診所見は頭に入れておこう。気管支喘息では気管支が狭くなり、異常呼吸音（連続性副雑音）を呈する。心臓弁膜症や先天性心疾患では、それぞれ特徴的な心雑音が聴取される。急性腹膜炎や麻痺性イレウスなどで腸管蠕動が停止すると、ぐる音は消失し、重症のサインとなる。

5 診察各論／触診

> **POINT**
> ●代表的な疾患とその圧痛部位を理解する。

皮膚，皮下組織の触診

- 特定の皮膚，または皮下組織が疾患により知覚過敏になることがあり，その部位を圧迫することによって生じる疼痛部位を**圧痛点**という。代表的な圧痛点は以下のとおりである。

①三叉神経痛（図1）
- 上眼窩点
- 下眼窩点
- オトガイ点

②胃潰瘍
- ボアス点

③虫垂炎（図2）
- McBurney点(マックバーネ)*1
- Lanz点(ランツ)
- ムンロー点

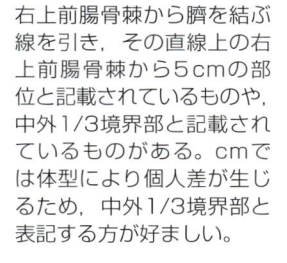

> **用語アラカルト**
>
> *1 **マックバーネ点**
> 右上前腸骨棘から臍を結ぶ線を引き，その直線上の右上前腸骨棘から5cmの部位と記載されているものや，中外1/3境界部と記載されているものがある。cmでは体型により個人差が生じるため，中外1/3境界部と表記する方が好ましい。

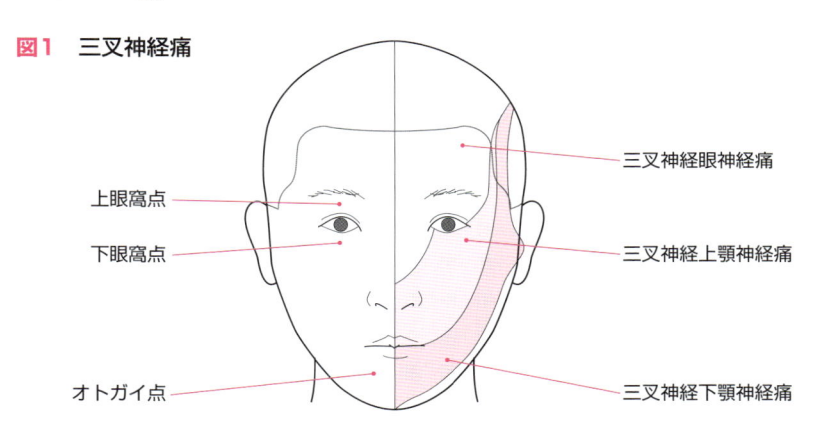

図1 三叉神経痛

ラベル：上眼窩点、下眼窩点、オトガイ点、三叉神経眼神経痛、三叉神経上顎神経痛、三叉神経下顎神経痛

図2 虫垂炎における圧痛点

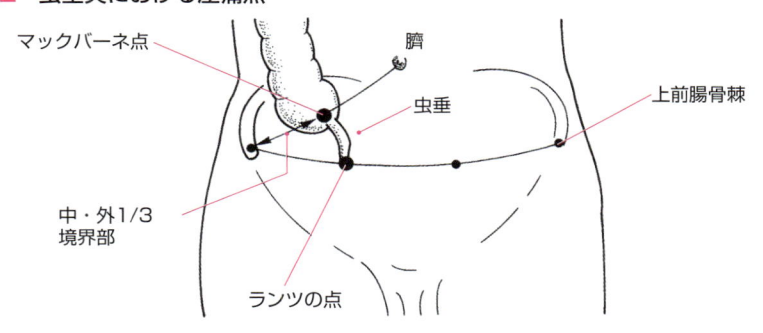

ラベル：マックバーネ点、臍、虫垂、上前腸骨棘、中・外1/3境界部、ランツの点

（福士政広 編：診療放射線技師 ブルー・ノート 基礎編 3rd edition, p.92, メジカルビュー社, 2012. より引用）

筋肉の触診

- 筋肉の触診は健側との比較，**周径**(四肢)*2 が重要とされる。
- 筋肉の異常は萎縮，肥大，緊張の亢進および低下に大別される。代表的な例を図4に示す。

用語アラカルト

＊2 四肢の周径(図3)
- 上腕：上腕二頭筋の最大膨隆部にて計測
- 前腕：最大膨隆部にて計測
- 大腿：膝蓋骨より約10cm近位部にて計測
- 下腿：最大膨隆部にて計測

図3 四肢周径

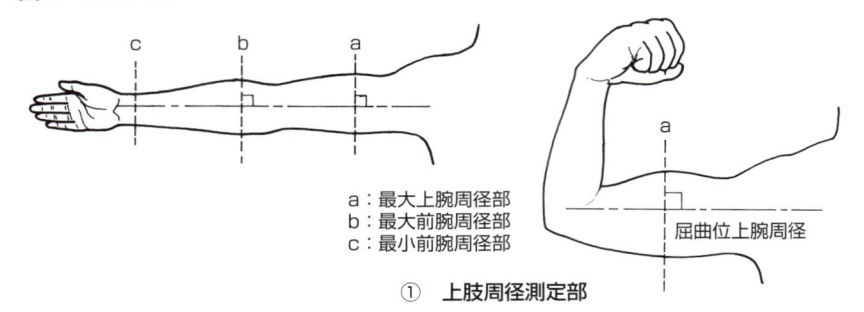

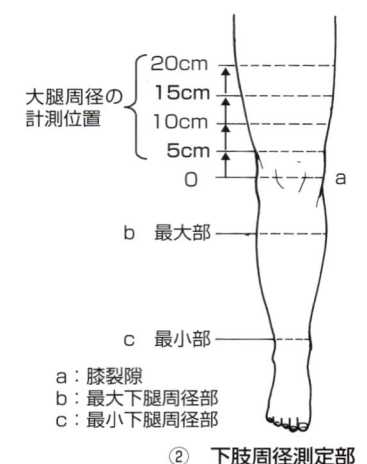

a：最大上腕周径部
b：最大前腕周径部
c：最小前腕周径部

屈曲位上腕周径

① 上肢周径測定部

大腿周径の計測位置：20cm, 15cm, 10cm, 5cm, 0

a：膝裂隙
b：最大下腿周径部
c：最小下腿周径部

② 下肢周径測定部

（柳澤 健 編：理学療法士 イエロー・ノート 専門編 2nd edition, p.152, メジカルビュー社, 2012. より引用）

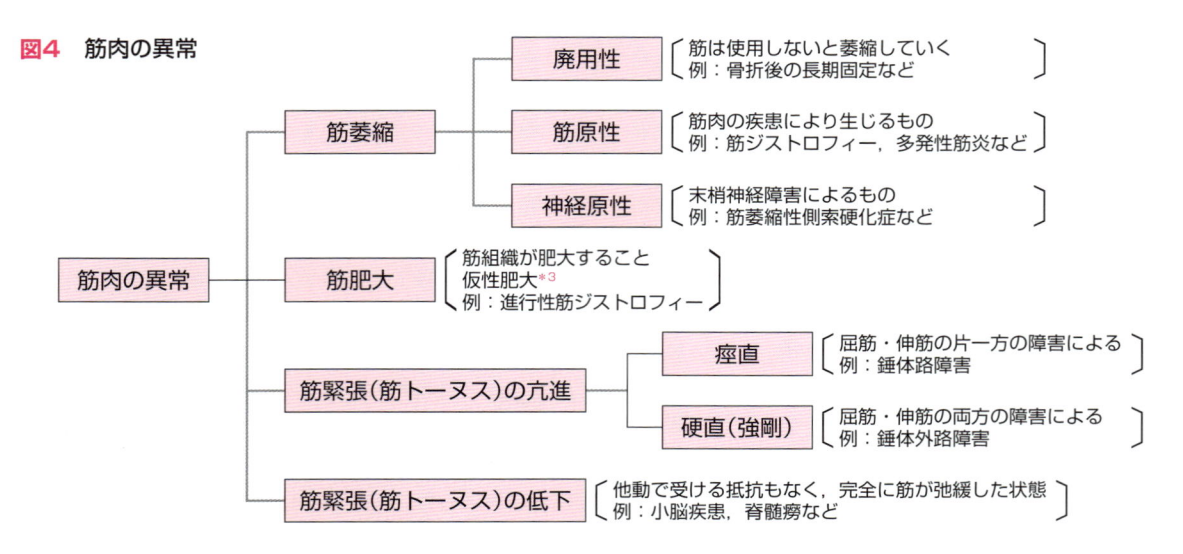

用語アラカルト

＊3 仮性肥大
筋が肥大しているようにみえるが，脂肪組織であり筋力は低下する。

図4 筋肉の異常

- 筋萎縮
  - 廃用性：筋は使用しないと萎縮していく / 例：骨折後の長期固定など
  - 筋原性：筋肉の疾患により生じるもの / 例：筋ジストロフィー，多発性筋炎など
  - 神経原性：末梢神経障害によるもの / 例：筋萎縮性側索硬化症など
- 筋肥大：筋組織が肥大すること 仮性肥大＊3 / 例：進行性筋ジストロフィー
- 筋緊張(筋トーヌス)の亢進
  - 痙直：屈筋・伸筋の片一方の障害による / 例：錐体路障害
  - 硬直(強剛)：屈筋・伸筋の両方の障害による / 例：錐体外路障害
- 筋緊張(筋トーヌス)の低下：他動で受ける抵抗もなく，完全に筋が弛緩した状態 / 例：小脳疾患，脊髄癆など

胸部の触診

■心臓
- 心尖拍動
  - 正常では坐位にて左第5肋間，左鎖骨中線のやや内側にて触知できる（増強：心臓肥大，やせた人など）。

■乳房
▶女性
- 乳房に腫瘤を触知することがある（乳癌，乳腺症など）。

▶男性
- 女性化乳房：男性の乳房が女性のように腫脹し，乳腺組織を触知することがある（肝硬変）。

腹部の触診

- 腹部の触診では主要臓器の位置，および各病変による触診所見の理解が重要となる[*4]。主要臓器の位置，代表的な疾患を（図5，表1）に示す。

> **用語アラカルト**
>
> **＊4 臓器の触診**
> 腹部の触診では圧痛や腫瘤，腫大がないかを確かめる。圧痛や腫瘤を認めた際には，図5に示す臓器の位置を参考に病変部を推定することができる。

図5 主要臓器の位置

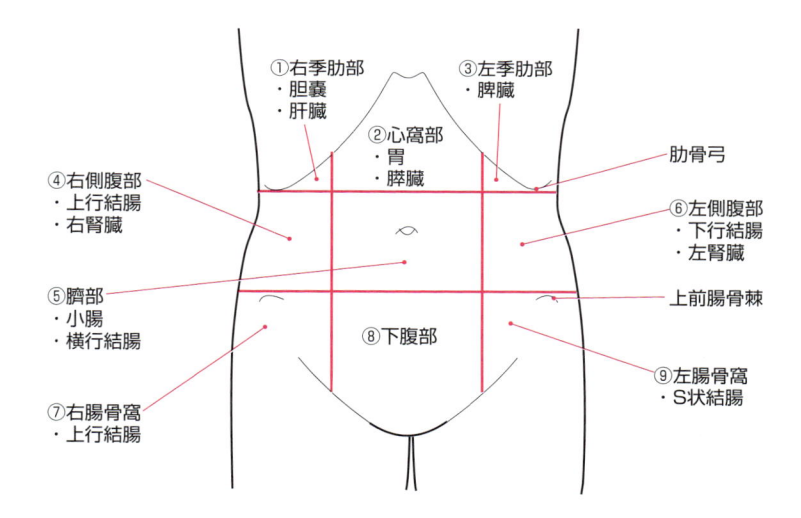

- ①右季肋部：胆嚢，肝臓
- ②心窩部：胃，膵臓
- ③左季肋部：脾臓
- ④右側腹部：上行結腸，右腎臓
- ⑤臍部：小腸，横行結腸
- ⑥左側腹部：下行結腸，左腎臓
- ⑦右腸骨窩：上行結腸
- ⑧下腹部
- ⑨左腸骨窩：S状結腸
- 肋骨弓
- 上前腸骨棘

表1 腹部触診で異常を示す代表的な疾患

主要臓器		触診部位	圧痛	腫瘤・腫大
肝臓		①右季肋部		肝癌，脂肪肝
胃		②心窩部	胃炎，胃潰瘍	胃癌
小腸		⑤臍部	腸炎	
大腸	上行結腸	⑦右腸骨窩，④右側腹部	急性虫垂炎（回盲部に著明）	回盲部癌，限局性腸炎
	S状結腸	⑨左腸骨窩		S状結腸癌（糞便との鑑別を要する）
胆嚢		①右季肋部	胆石，胆嚢炎	胆嚢癌
膵臓		②心窩部	急性膵炎	
脾臓		③左季肋部		肝硬変，白血病
腎臓		④，⑥左または右側腹部		腎臓癌，水腎症

一般臨床医学

6 診察各論／生命徴候

> **POINT**
> - 生命徴候とは，人間の生命活動を観察するもので，バイタルサインともいう。体温，血圧，脈拍（数・性質），呼吸（数・性質）などの観察を指す
> - 体温：測定部位による違いと，典型的な熱型と対応疾患を理解すること
> - 血圧：測定法，診察室での血圧と家庭血圧での高血圧診断基準の違い，高血圧の原因（本態性と二次性）について理解すること
> - 脈拍：検脈部位で一般的なのは橈骨動脈で，指3本で触診する。脈状の種類と対応疾患について理解すること
> - 呼吸：異常呼吸の性状と対応疾患について理解すること

体温

■測定部位
- 体温計で**腋窩**，**口腔内**，**直腸内**などで検温する。
- 外界温度の影響を受けない方がよいが，簡便さから**腋窩**で測ることが多い。

■正常体温と生理的変動
- 腋窩測定の正常体温は，**36.0～37.0℃**だが，個人差や日内変動もある（午前2～4時ごろ低め，午後2～6時ごろ高め）。
- 女性では月経周期で基礎体温が変動する（月経初日からしばらくは低温期，その後高温期）。

■典型的な熱型と代表的な疾患
- 表1を参照。

表1 熱型の特徴と対応する疾患

熱型名	熱型の特徴	疾患
稽留熱	日内変動が1℃以内で持続する高熱	肺炎，腸チフス，髄膜炎など
弛張熱	日内変動が1℃以上の高熱で，低いときでも37℃以上あるもの	敗血症，肝膿瘍，悪性腫瘍，膠原病，ウイルス感染症など
間欠熱	日内変動が1℃以上の高熱で，低いときには37℃以下になるもの	マラリア，弛緩熱と同様の疾患など
波状熱	有熱期と平熱期（無熱期）が不規則に繰り返されるもの	Hodgkin病のPel-Ebstein型（3～10日間発熱後，無熱期間の繰り返し）など
周期熱	規則的な周期をもって発熱が繰り返されるもの	マラリアなど

■微熱の持続
- 37℃台の**微熱**が続きやすい疾患として，Basedow病（バセドウ），結核などがある。

低体温

- **36.0°C未満**を指すが，個人差もある。
- 甲状腺機能低下症，慢性消耗性疾患では持続的に低体温になりやすい。
- 外傷，大量出血，重症感染症などで急速に体温下降する場合は危険な徴候である。

血圧

- 血液が血管壁に与える血管内圧を指し，通常は動脈血圧を意味する。
- 血圧は心臓（心室）収縮時に最高（**収縮期血圧**），拡張時に最低（**拡張期血圧**）となる。
- 両者の差は**脈圧**という。

測定方法

- 血圧を水銀柱の重さと釣り合わせる**水銀血圧計**が使用されるが，最近では**電子血圧計**も増え，家庭にも普及している。

①触診法

- 上腕に巻いた血圧計の圧迫帯で圧迫を始める。高い圧から徐々に下げていき，橈骨動脈で脈が触れ始める値を収縮期血圧と判定（聴診法よりも低く出やすい。また，拡張期血圧は測定できない）。

②聴診法

- 聴診器を肘窩の上腕動脈の上に置く。上腕の圧迫を始め，高い圧から徐々に下げていき，拍動に一致してKorotkoff音[*1]（コロトコフ）が聞こえ始めた値を収縮期血圧とする。さらに圧を下げコロトコフ音が聞こえなくなった値を拡張期血圧とする。

血圧基準

表2　成人の高血圧の分類

分類	収縮期血圧		拡張期血圧(mmHg)
至適血圧	<120	かつ	<80
正常血圧	<130	かつ	<85
正常高値血圧	130〜139	または	85〜89
Ⅰ度高血圧	140〜159	または	90〜99
Ⅱ度高血圧	160〜179	または	100〜109
Ⅲ度高血圧	≧180	または	≧110
（孤立性）収縮期高血圧	≧140	かつ	<90

表3　家庭血圧，24時間自由行動下血圧の高血圧の基準

家庭血圧	≧135/85 mmHg
24時間自由行動下血圧	≧130/80 mmHg

補足

血圧測定の準備
- 枕や支持台を利用して上腕の位置が「心臓の高さ」となるように調節 → 被検者の上腕を露出し，肘が曲がらないようにする → 上腕動脈を触診して位置を同定 → 血圧計の圧迫帯（マンシェット）を巻く（マンシェットゴム嚢中央を上腕動脈の真上に位置させ，マンシェットの下端と肘窩との間隔は約2 cm空け，指が1〜2本入る程度のきつさで巻く）。

用語アラカルト

[*1]　コロトコフ音
動脈を圧迫帯で締め付けたときに発生する音。圧力をかけられた部分の動脈内で血流の乱流が生じ，これが聴診器で聴こえる音を生じる。

- 診察時でなく，家庭血圧，24時間自由行動下血圧としては，**125/80 mmHg未満**を正常血圧とする（日本高血圧学会の高血圧治療ガイドライン2009.より）。

■高血圧の分類と低血圧

①本態性高血圧
- 原因を1つに特定できない高血圧。遺伝的体質や生活習慣（塩分の摂りすぎ，肥満など）が影響して発症する。高血圧の大多数がこれに属する。

②二次性高血圧
- どこかの臓器の異常に起因する高血圧。
  - ・腎性高血圧（腎炎，糖尿病性腎症，膠原病での腎障害など）
  - ・内分泌性高血圧（原発性アルドステロン症，Cushing（クッシング）症候群，先端巨大症，褐色細胞腫など）

③低血圧
- 収縮期血圧が男性で100 mmHg未満，女性で90 mmHg未満を低血圧という。持続的に低血圧がある場合と，立ちくらみのような一過性の低血圧（起立性低血圧）がある。

脈拍

- 動脈が体表から触れやすい場所で検脈を行う（側頭動脈，頚動脈，上腕動脈，橈骨動脈，大腿動脈，膝窩動脈，後脛骨動脈，足背動脈が適する）。
- 通常は**橈骨動脈**を指3本（第2～4指）で触診する。

補足　脈拍数
- 健常成人では，安静時の脈拍数はほぼ65～85回/分でリズムも整である。小児や若年者では脈拍は多めで，高齢者では少なめの傾向にある。スポーツで体を鍛えている人は脈拍数が少なくなる。

表4　脈状の種類と代表的な疾患

脈状	定義	代表する疾患
頻脈	成人の場合，脈拍数が100回/分以上	精神的緊張や興奮，運動直後，発熱時，貧血，甲状腺機能亢進症，頻脈性不整脈など
徐脈	成人の場合，脈拍数が60回/分以下	甲状腺機能低下症，脳圧亢進，迷走神経反射，スポーツ心臓，心臓房室ブロックなどの徐脈性不整脈（Adams-Stokes（アダムス-ストークス）症候群）など
速脈	脈拍が急に大きくなり，小さくなるもの	大動脈弁閉鎖不全症，甲状腺機能亢進症，貧血，発熱時など
遅脈	脈拍がゆっくり大きくなり，小さくなるもの	大動脈弁狭窄症など
大脈	動脈の拍動の振幅が大きいもの	大動脈弁閉鎖不全症，甲状腺機能亢進症，発熱時など
小脈	動脈の拍動の振幅が小さいもの	大動脈弁狭窄症など
交互脈	脈拍の大きさが交互に変化するもの	心筋梗塞，心筋炎など（心筋障害）
不整脈	脈拍のリズムが乱れているもの	さまざまな種類の不整脈がある。心臓弁膜症や心筋炎，心筋梗塞などで生じやすい。健常人でも，運動時や精神的緊張・不安で出現することもある

呼吸

- 健常者の安静時では**約16〜20回/分**の呼吸をしている。

表5　異常呼吸の種類と代表的疾患

異常呼吸	性状	代表的病態・疾患
Cheyne-Stokes呼吸	呼吸期と無呼吸期が交互に繰り返される呼吸様式（交代性無呼吸）	重症の心疾患，腎疾患，脳疾患，薬物中毒など。予後不良の徴候
Kussmaul呼吸	異常に深くて大きく，呼吸数も増えた状態	尿毒症，糖尿病性ケトアシドーシスなど
Biot呼吸	短い呼吸を素早く4〜5回行った後休止期に入り，また呼吸を再開するもの	脳圧亢進など
過換気呼吸	呼吸が深く，速くなる状態。CO_2の過剰排出で血液がアルカリ性に傾く	過換気症候群[*2]など

補足
呼吸数
- 運動時や精神的緊張時には呼吸数が早くなり，リズムが乱れることもある。呼吸数と脈拍数は，ほぼ1：3〜4の比率といわれる。

用語アラカルト
＊2　過換気症候群
主に精神的な不安によって過呼吸になり，手足や唇の痺れや動悸，めまいなどの症状が引き起こされる心身症の1つである。若年者や女性で精神的ストレスを受けやすい人でみられる。

One point Advice

検温部位での誤差
- 腋窩で検温することが多いが，外界温度の影響を受けやすく，口腔内，直腸内で測定するより各々0.2〜0.5℃，0.6〜1.0℃ほど低く出る。
- 上腕での血圧測定の際は，上腕が心臓と同じ高さにくるように枕や支持台を調節する必要がある。

脈状
- 頻脈・徐脈は脈拍数，大脈・小脈は脈拍の大きさ（脈圧），速脈や遅脈は脈拍の変化速度のことを指す。よって同じ脈拍数で大脈になっても，同じ脈圧で頻脈になっても，「速脈になる」ことを意味する。

必修問題対策！
生命徴候の分野は，総論（診察概論・診察各論）のなかで視診に次いで出題の多い分野である。有名な熱型と疾患の組み合わせ，血圧の測定法と高血圧の判定・分類基準，特徴的な脈拍所見と疾患の組み合わせ，異常呼吸とその病的意義については，特によく学習しておこう。

7 診察各論／感覚検査

POINT
- 感覚検査は神経疾患の病態把握と共に，病変部位の局在診断にも役立つ
- 表在感覚の検査には，触覚，痛覚，温度覚の検査がある
- 深部感覚の検査には，位置覚，振動覚，深部痛覚の検査がある。脊髄後索障害では深部感覚の異常をきたす

用語アラカルト

*1 体性神経
意識下にあり，大脳皮質と直結した神経系で，感覚器からの知覚情報を脳に伝えたり（感覚神経），脳からの運動指令を筋肉に伝達する神経（運動神経）のこと。一方，無意識のうちに自然に体の諸機能（心拍，呼吸，消化など）を調整する神経のことを自律神経という。

*2 異常感覚（錯感覚）
触覚検査で，しびれやピリピリとした感覚など，通常とは違う異常な感覚を訴えること。

意義
- 体性神経系*1には**感覚神経**と**運動神経**がある。
- 神経疾患を診察するうえで，運動機能の評価と共に，感覚検査で感覚神経の機能を評価することは大変重要で，病変の部位判定にも役立つ。

表在感覚
- **表在感覚**とは，皮膚または粘膜で感じる感覚であり，触覚，痛覚，温度覚などがある。

表1 表在感覚の種類と検査法

表在感覚の種類	検査法	異常時の判定の種類
触覚	脱脂綿や軟らかい毛筆の先，紙片などで皮膚を軽く触れたり，なでたりして，触れられている感じ方を調べる	触覚鈍麻 触覚脱失 触覚過敏 異常感覚（錯感覚）*2
痛覚	安全ピンや針の先で軽く皮膚をつつき，痛みの感じ方を調べる	痛覚鈍麻 痛覚脱失 遅延痛覚
温度覚	2本の試験管，あるいはフラスコに温湯と冷水を入れ，順に皮膚に当て（約3秒），感じ方を調べる	温度覚鈍麻 温度覚脱失 温度覚過敏

深部感覚
- **深部感覚**とは，筋・腱・関節・骨膜など，深部にある感覚器から中枢に伝えられる感覚のことである。
- 該当する神経の多くは脊髄の後索を通るため，後索の障害で深部感覚の異常が出現する。

表2　深部感覚の種類・検査法と異常時の病的意義

深部感覚の種類	検査法	異常時の病的意義
位置覚	足趾や手指の末節をつかみ，他動的に屈曲させたり伸展させたりし，患者にその様子を目で見ずにどちらに動かされたかを答えてもらう	脊髄後索の障害を示唆
振動覚	音叉を振動させ（128回/分の振動），その柄を鎖骨や胸骨，脊椎棘突起，腸骨棘，外側顆などの骨突出部に垂直に当て，振動が減衰するなか，どれだけ振動を感じていられるかを計測する	感覚性の末梢神経障害や，脊髄後索の障害を示唆
深部痛覚	ふくらはぎ（腓腹筋）などの筋肉，アキレス腱などの腱，睾丸などの深部を強く圧迫すると痛みを感じる。正常と比較してどのくらいの圧迫で痛みが起こるかを調べる	減弱は脊髄癆（後索障害）でみられる。過敏は神経炎でみられる

その他

- ほかに複合感覚，嗅覚，味覚，聴覚，平衡覚などの検査がある。

One point Advice

温度覚検査
- 高齢者や末梢循環不全のある患者において，神経の障害がなくとも手足の温度感覚が落ちていることがあるので注意が必要である。

必修問題対策！

表在感覚と深部感覚，各々のなかにどのような種類の感覚が該当するのか，よく理解しておこう。

8 診察各論／反射検査

POINT
- 反射弓を念頭に検査する
- 刺激（筋紡錘の伸展を起こす）→求心路（Ⅰa線維）→反射の中枢（脳または脊髄）→遠心路（α運動ニューロン）→効果器

意義
- 反射を構成するループのどこかに障害があると，反射は低下，または消失する。
- 深部腱反射は，上位運動ニューロン障害があると亢進する。

反射の種類

■腱反射
- 感覚ニューロンと運動ニューロンで反射弓が構成される単シナプス反射である。
- 反射中枢が存在する脊髄の髄節レベルを知っておくことが重要である。

表1　腱反射と中枢

反射の名前	支配神経	中枢（髄節）
下顎反射	三叉神経	橋
上腕二頭筋反射	筋皮神経	$C_{5,6}$
上腕三頭筋反射	橈骨神経	$C_{6,7,8}$
腕橈骨筋反射	橈骨神経	$C_{5,6}$
橈骨回内筋反射	正中神経	$C_{6,7,8}$, Th_1
大腿四頭筋反射	大腿神経	$L_{2,3,4}$
アキレス腱反射	脛骨神経	L_5, $S_{1,2}$

▶所見の記載法
- 上位運動ニューロン障害（脳梗塞など）で亢進し，下位運動ニューロン障害（末梢神経障害）と筋自体の障害（ミオパチーなど）で低下または消失する。
- 著しく亢進している場合は，関節の屈伸運動を繰り返すクローヌス（間代）が出現する。軽く膝を曲げた状態で，足趾を強く背屈させると下腿三頭筋がガクガクと収縮を繰り返す状態を足間代という。

■表在反射
- 皮膚または粘膜刺激により筋収縮を起こす反射である。多シナプス反射である点が，腱反射と異なる。

表2　表在反射と中枢

反射の名前	支配神経	中枢
角膜反射	三叉神経，顔面神経	橋
咽頭反射	舌咽神経，迷走神経	延髄
腹壁反射	脊髄神経	脊髄
足底反射	脛骨神経	仙髄

用語アラカルト

＊1　バビンスキー反射
足底反射と同じ手技である。踵から母趾に向かって鍵のようなものでこすったときに，母趾が背屈した場合を陽性とする。

補足

Chaddock反射（チャドック）
●外果の後ろをアルファベットのCのようにこする。

Oppenheim反射（オッペンハイム）
●下腿前面を上から下へ強くこする。

Gordon反射（ゴードン）
●下腿三頭筋の下部を強くつかむ。

いずれの場合も，母趾背屈を陽性とする。

■病的反射

- 正常ではみられない反射を，**病的反射**という。錐体路障害のときに出現するBabinski反射＊1が代表例で，「**バビンスキー徴候陽性**」ともいう。
- 上肢にも以下のような病的反射がみられることがある。
  ・Wartenberg反射（ワルテンベルグ）
  ・ホフマン反射
  ・Trömner反射（トレムナー）

■自律神経反射

▶意義

- 随意運動と感覚を受けもつ体性神経系に対し，意志でコントロールすることはできないが，体内の環境を守るうえで重要なのが自律神経系である。視床下部を含む大脳に高位中枢があり，下位中枢は脳幹の脳神経核から仙髄に及ぶ。交感神経と副交感神経が標的器官とのループを構成する。

▶瞳孔反射

- 網膜に光が当たると，瞳孔が小さくなる反射を，**対光反射**という。
- 一側の刺激で，両側に縮瞳が起こる。対光反射の求心路は，網膜の視細胞から外側膝状体を通って，中脳動眼神経核のすぐ背側にあるEdinger-Westphal核（エディンガー・ウェストファル）に至る。遠心路はここから動眼神経の中を通り，瞳孔括約筋を支配する。

▶Aschner反射（アシュネル）

- 一側の眼球を指で圧迫すると，徐脈が生じる。三叉神経から延髄にある循環中枢を経由し，迷走神経を興奮させ，正常では20拍（／分）程度の減少がみられる。
- 脳幹の循環中枢が障害されると，眼球圧迫による徐脈が起こりにくくなる。逆に副交感神経が過敏になりやすい人では血圧低下を招き，失神の危険がある。

▶頸動脈洞反射

- 一側の頸動脈を指で圧迫すると，徐脈と血圧低下をきたす。求心路は舌咽神経，遠心路は迷走神経。頸動脈分岐部付近の動脈硬化などの原因により，頸動脈洞が過敏になっている（頸動脈洞症候群という）かどうかを調べる検査。過敏になっていると心停止を起こし，回復までに3秒以上を要する。

一般臨床医学

9 検査法

POINT
- 生体機能検査には，心電図，脳波検査，筋電図，呼吸機能検査などがある
- 筋電図は，神経原性疾患と筋原性疾患の鑑別などで有用である
- 呼吸機能検査では，肺活量や気管支の空気の流れやすさなどが調べられる

概要

- 各種検査法の概要を表1に示す。

表1 生体機能検査

検査の種類	検査の概要	意義
心電図	心臓の拍動時に発生する電位変化を，体表から記録する	虚血性心疾患や不整脈など，多くの循環器疾患の診断に有用
脳波	脳から生じる微弱な電位を，増幅しつつ頭皮上で記録する	睡眠・覚醒の評価，意識障害やてんかん，脳腫瘍，脳外傷の評価に使用
筋電図	筋肉の収縮で生じる電位変化を筋肉内に刺入した電極で誘導・増幅し記録する	神経・筋疾患の診断に有用（神経原性と筋原性の鑑別など）。重症筋無力症，筋ジストロフィー，筋緊張性ジストロフィー，末梢神経障害などが本検査の適応
呼吸機能	肺の容積や，換気機能を調べる検査で，スパイロメーター*1という機械を使う	肺活量や，努力呼出時の気管支の空気の流れやすさがわかり，肺気腫・気管支喘息・間質性肺炎など，各種肺疾患の病態把握・診断ができる

※心電図，脳波検査の詳細は『柔道整復師 ブルー・ノート 基礎編』の「生理学」(p.184)を参照。
※運動機能検査については，本書「リハビリテーション医学」(p.269)を参照。

用語アラカルト

***1 スパイロメーター**
機械本体と，マウスピース，チューブから構成されている。息を深く吸い込んだ後，できる限り強く息をチューブに吐き出す。吸気や呼気の容積，呼吸に要した時間などが計算される。

One point Advice

神経原性疾患と筋原性疾患
- 脳からの筋肉への命令は，脊髄前角細胞→末梢神経→筋と伝えられる。脊髄前角細胞や末梢神経の異常が原因で筋肉が萎縮し，力が弱くなる場合は神経原性疾患とよばれ，筋肉そのものに異常があって筋肉が萎縮し，力が弱くなる場合は筋原性疾患とよばれる。

10 主要な疾患／消化器疾患

POINT

●食道癌	⇒	飲酒・喫煙・熱い食物に注意
●胃炎	⇒	急性胃炎では吐血することがある。慢性胃炎は粘膜の萎縮をきたす。*Helicobacter pylori*[*1]と関係あり
●胃・十二指腸潰瘍	⇒	*Helicobacter pylori*と関係あり。十二指腸潰瘍の特徴：好発年齢が胃潰瘍より若い，空腹時痛
●胃癌	⇒	早期癌は予後良好，最近は内視鏡治療が可能な早期癌が増加
●急性虫垂炎	⇒	若年に好発，心窩部痛→右下腹部痛，圧痛点（McBurney点〈マックバーネ〉，Lanz点〈ランツ〉，Kummel点〈キュンメル〉）
●腸閉塞	⇒	通過障害により嘔吐，腹痛，排便の停止をきたす
●大腸癌	⇒	早期では症状は少ない。進行すると出血，閉塞（腸閉塞の原因）
●潰瘍性大腸炎	⇒	原因不明の慢性大腸炎。若年に多く粘血便・下痢を生じる
●肝炎	⇒	急性，劇症，慢性に分類。原因はウイルス（A型，B型，C型），アルコール，薬剤など
●肝硬変	⇒	炎症により肝臓が硬くなり機能低下をきたした状態。種々の症状を呈し，肝癌や食道静脈瘤を合併
●肝癌	⇒	多くは肝硬変に合併，C型肝炎ウイルスによるものが多い
●胆石症	⇒	部位により胆嚢，胆管結石に大別。閉塞すると炎症を生じる
●胆嚢炎	⇒	発熱，右季肋部痛・圧痛
●膵炎	⇒	原因はアルコール，胆石など。重症ではときに致死的
●膵癌	⇒	早期発見は困難，予後不良

一般臨床医学

用語アラカルト

[*1] ***Helicobacter pylori***
酸性の胃内で生息できる菌。胃炎，胃・十二指腸潰瘍の原因となる。内服薬で除菌可能。

食道癌

- 定義：食道から発生した癌。
- 疫学：男性に多く，**食道中部**に発生することが多い。組織型は扁平上皮癌が多い。
- 病因：高濃度・過度の**飲酒**，長期・多量の**喫煙**，**熱い食物**を好んで摂取。
- 症状：**嚥下困難**，つかえ感，胸やけ，胸痛，体重減少など。
- 治療：内視鏡的治療，手術，放射線治療，化学療法。
- 予後：早期癌は根治可能であるが**早期には症状が乏しく発見が難しい**。進行すると周囲臓器への浸潤や転移を生じやすく予後不良。放射線治療や化学療法が比較的効果を発揮する。

胃炎(急性・慢性胃炎)

- 定義
  - 急性胃炎：急速に生じた粘膜の炎症(発赤，びらん，出血)。
  - 慢性胃炎：長期にわたって生じた粘膜の炎症(粘膜の萎縮)。
- 病因
  - 急性胃炎：抗炎症薬，喫煙，飲酒，ストレスなど。
  - 慢性胃炎：主に*Helicobacter pylori*感染。
- 症状：食欲不振，上腹部痛(心窩部痛)，悪心，嘔吐。
  ※急性胃炎では粘膜から出血し，**吐血**をきたすことがある。

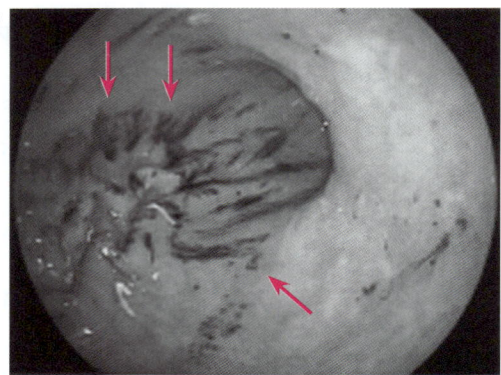

図1　急性胃炎(内視鏡写真)　　出血によるヘマチン(茶色)の付着がみられる。

消化性潰瘍(胃・十二指腸潰瘍)

- 定義：胃・十二指腸で局所的に粘膜下層より深く組織欠損したもの。
- 好発年齢
  - 胃潰瘍：40〜60歳
  - 十二指腸潰瘍：20〜40歳
- 病因
  - 攻撃因子増加：**胃酸**(塩酸)，ペプシン(ペプシノゲン)，**ガストリン**。
  - その他の因子：*Helicobacter pylori*感染，抗炎症薬，喫煙，飲酒，ストレスなど。
- 症状：**上腹部痛**(心窩部痛)，悪心，嘔吐，**吐血**，下血(**タール便**)。
  ※**十二指腸潰瘍**は**空腹時に痛む**ことが多い。
- 合併症：**出血**→吐血，**穿孔**→ショック，**狭窄**→通過障害

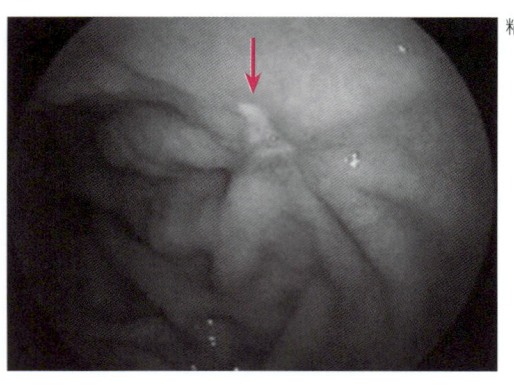

図2　胃潰瘍(内視鏡写真)　　粘膜集中と白苔を伴う潰瘍を認める。

胃癌

- 定義：胃の癌で浸潤が粘膜下層までのものが早期癌，それより深く浸潤したものが進行癌。
- 症状：**上腹部痛**(心窩部痛)，悪心，嘔吐，**吐血**，下血，貧血，体重減少
  その他遠隔転移がある場合はその部位の症状(骨転移では骨痛・Virchowリンパ節転移*2など)がみられる。
  ※早期癌の症状はあまりない。
- 治療：内視鏡的治療*3，手術(腹腔鏡・開腹)，化学療法。
- 予後：5年生存率は早期癌では90％以上と良好，進行癌では特に遠隔転移がある場合10％以下と不良。

図3　進行胃癌(内視鏡写真)

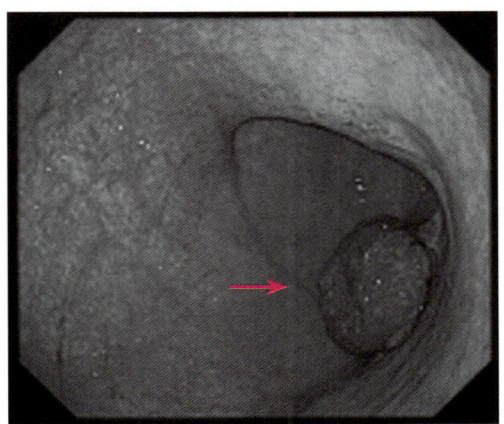

胃角後壁に隆起した進行癌がみられる。

用語アラカルト

*2　ウィルヒョウリンパ節転移
胃癌の転移として左鎖骨上リンパ節に転移したもの。

*3　内視鏡治療
食道癌，胃癌，大腸癌などに内視鏡を用いた癌の切除が可能。EMR(内視鏡的粘膜切除術)，ESD(内視鏡的粘膜下層剝離術)などがある。

急性虫垂炎

- 定義：虫垂の内腔が閉塞し，感染により炎症を生じた病態。全年齢に発症するが，10～20歳代に好発。
- 症状：腹痛(**心窩部痛から右下腹部に移行**。穿孔し汎発性腹膜炎を合併すると，痛みは腹部全体に広がる)，発熱，圧痛(**McBurney点**，**Lanz点**，**Kummel点**)，**Blumberg徴候**など。腹膜炎では**筋性防御**がみられる。
- 検査：**白血球増加**。
- 治療：抗菌薬投与，手術。

腸閉塞(イレウス)

- 定義：腸管が閉塞し通過障害をきたした状態。原因により機械的と機能的に分類。
- 症状：悪心，**嘔吐**，**腹痛**，**排便の停止**，腹膜炎の合併。
- 腸音亢進は機械的，腸音低下は機能的。
- 腹部立位単純X線像にてニボー*4がみられる。
- 治療：手術，腸管内減圧(イレウスチューブなど)。

用語アラカルト

*4　ニボー
異常な腸管内ガスと液体成分で鏡面像となる。

図4 イレウスの分類と主な原因

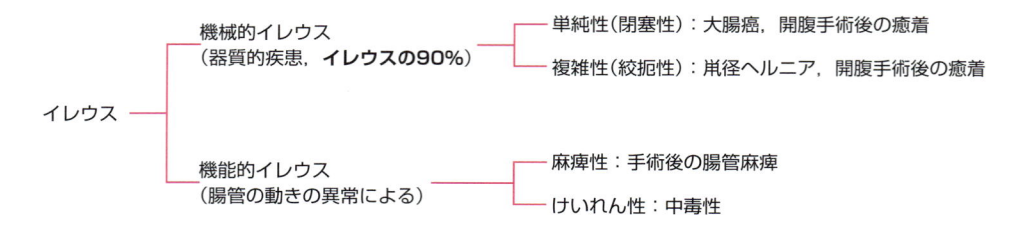

- イレウス
  - 機械的イレウス（器質的疾患，**イレウスの90％**）
    - 単純性（閉塞性）：大腸癌，開腹手術後の癒着
    - 複雑性（絞扼性）：鼠径ヘルニア，開腹手術後の癒着
  - 機能的イレウス（腸管の動きの異常による）
    - 麻痺性：手術後の腸管麻痺
    - けいれん性：中毒性

大腸癌（結腸癌，直腸癌）

- 定義：大腸（結腸・直腸）から生じた悪性腫瘍。組織型は腺癌。
- 症状：**早期は多くが無症状**で，ときに出血する。進行し腸の内腔が狭窄すると**腸閉塞**をきたす。また転移による症状（肝転移による黄疸，肺転移による呼吸症状など）を生じる。
- 予後：早期では外科切除により根治可能（内視鏡的切除が可能な場合もあり）。進行すると，外科治療，化学療法など集学的治療を行う。最近の治療の進歩により予後は改善傾向。

潰瘍性大腸炎

- 病態：大腸粘膜に炎症をきたし，びらんや潰瘍を形成する原因不明の慢性炎症性腸疾患。発症**好発年齢は10～20歳代**だが全年齢に発症する。
- 症状：血性下痢，**粘血便**，**腹痛**，発熱，貧血，体重減少。10年以上の経過で**大腸癌の合併**がみられることが多い。
- 鑑別診断：同じく原因不明の炎症性腸疾患であるクローン病との相違は，**直腸からの連続性病変**であること，大腸に限局していること，などである。

肝炎（急性ウイルス性肝炎，劇症肝炎，慢性肝炎）

- 定義：肝臓に炎症が生じた状態。経過により急性，慢性に分けられる。また急性肝炎のなかで短期間（8週以内）に広範な壊死が生じ，肝性脳症や蛋白合成能低下などの肝不全状態をきたした状態を劇症肝炎という。**劇症肝炎はB型肝炎ウイルス，慢性肝炎はC型肝炎ウイルスによるものが多い。**
- 病因：肝炎ウイルス（A型，B型，C型など），自己免疫性，アルコール，薬剤（健康食品を含む）など。近年では脂肪の沈着による肝炎（脂肪肝炎）が増加している。

表1 肝炎ウイルス

	感染経路	経過など	ワクチン
A型肝炎	経口	急性肝炎が多い，集団感染あり	あり
B型肝炎	血液・母子感染	急性肝炎が多く，劇症肝炎になる場合あり 慢性肝炎もある	あり
C型肝炎	血液	慢性肝炎が多い	なし

- 症状：黄疸，全身倦怠感，発熱，腹痛。肝不全を合併すると，浮腫，腹水を伴う。慢性肝炎では食道静脈瘤を合併することも多く，通常は無症状であるが，静脈瘤が破裂すると吐血を生じる。また肝硬変より頻度は低いが，肝癌を発症することもある。
- 予後：原因により異なる。急性肝炎の多くが自然に軽快するが，**劇症肝炎になると死亡率が高い**。慢性肝炎は，炎症を抑えることができれば長期生存が期待できる。合併症（肝硬変，肝癌，食道静脈瘤）により予後が決定されることが多い。

肝硬変

- 定義：肝臓が慢性炎症による細胞壊死と再生を繰り返した結果，硬く変形し慢性的に肝機能が低下した状態。
- 病因：**C型肝炎**（約70％），B型肝炎（約20％），アルコール（約10％），自己免疫性肝炎，脂肪肝炎など。
- 症状：**黄疸**，浮腫，**クモ状血管腫**，**女性化乳房**，手掌紅斑，肝性脳症（**羽ばたき振戦**），出血傾向などの肝不全症状や腹水，腹壁静脈怒張（**メズサの頭**），**食道静脈瘤**，**脾腫**などの**門脈圧亢進症状**をきたす。
- 検査：AST・ALT上昇，ビリルビン上昇，**血清アルブミン低下**，**血清コレステロール低下**，**血小板減少**，プロトロンビン時間[*5]延長。
- 合併症：肝癌。

> **用語アラカルト**
>
> [*5] **プロトロンビン時間**
> 肝臓で作られる凝固因子が低下すると延長する。

肝癌

- 定義：肝臓から発生した悪性腫瘍のことを指し，ほとんどが肝細胞癌（約95％）。そのほか胆管細胞癌など。
- 病因：肝炎ウイルス，アルコール，脂肪肝炎などが原因で生じた肝硬変に合併することが多い。
  ※肝炎ウイルスではC型が多い。
- 症状：早期は無症状，進行すると黄疸，腹痛や転移による症状をきたす。
- 検査：腫瘍マーカー（AFP：α-フェトプロテインなど）上昇。

胆石症

- 定義：胆道（胆囊，胆管）に生じた結石。女性に多い。
- 分類：結石の成分別に**コレステロール結石**が多く，ほかにビリルビン結石，黒色石などがある。また存在部位により，胆囊結石，肝内結石，胆管結石に大別され，治療法も異なる。
- 症状：通常は無症状だが，胆囊頸部や総胆管下部など胆汁の流出路に陥頓し閉塞を生じると，**突然の強い右季肋部痛**（エビ姿勢になる），発熱，黄疸を伴う。

図5 胆石症（超音波写真）

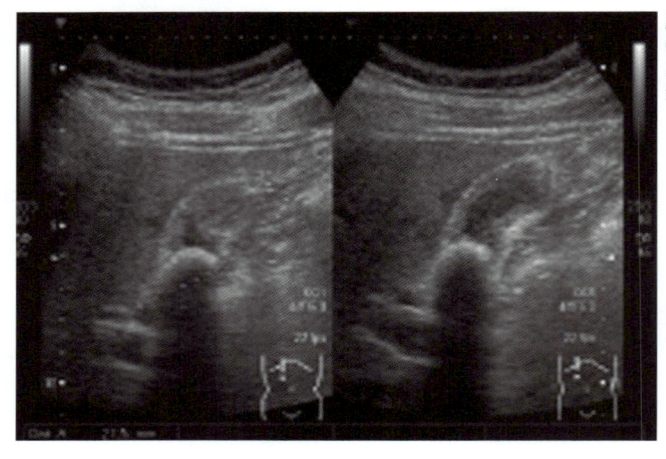

胆嚢内に長径約2 cmの胆石が半球状に描出され下方に音響陰影を伴う。

胆嚢炎

- 定義：胆嚢に炎症が生じた状態。
- 病因：ほとんどの場合胆石の陥頓が原因であるが、まれに胆嚢壁への血流が障害され生じる（無石胆嚢炎）。
- 症状：発熱、**右季肋部痛**・圧痛、Murphy徴候（触診時、息を吸った際に痛みが生じ呼吸を止めてしまうこと）。

膵炎

- 定義：膵酵素が活性化され、膵臓に炎症を生じた状態。
- 病因：急性膵炎は**アルコール**、**胆石**によるものが多いが、原因不明のこともある。慢性膵炎の原因としては、アルコールの多量摂取が最も多い。
- 症状：腹痛（強い場合はエビ姿勢になる）、背部痛、発熱。重症化するときに死に至る。また慢性に機能低下をきたすと、糖尿病や消化不良（下痢、体重減少など）を合併する。
- 検査：血中・尿中**アミラーゼ上昇**

膵癌

- 定義：膵臓から発生した悪性腫瘍で、80％以上が膵管上皮由来の浸潤性膵管癌。
- 症状：**早期は無症状**（**早期発見は困難**）。進行すると周囲の臓器に浸潤し、腹痛、黄疸、腰背部痛、体重減少などを生じる。糖尿病の悪化を契機に発見されることも多い。
- 予後：外科手術、化学療法などが行われるが、悪性腫瘍のなかでも進行が速く早期発見が困難なため、予後は悪い（全体の5年生存率は約7％）。

One point Advice

- 疾患数は多いが、キーワードをしっかり覚えておく。
- *Helicobacter pylori*は胃炎・潰瘍に関連がある。
- 肝炎ウイルスA型、B型、C型の特徴をつかんでおく。
- 肝硬変に関する問題は頻出である。

11 主要な疾患／呼吸器疾患

POINT

- かぜ症候群 ⇒ 上気道の急性炎症。原因はウイルス感染が多い
- 急性気管支炎 ⇒ 気管の急性炎症。かぜ症候群に続発
- 慢性気管支炎 ⇒ 喫煙などによる気管の慢性炎症。咳，痰が長期間続く
- 肺炎 ⇒ 細菌，ウイルスなどによる感染。高齢者では症状が軽いことがあり，免疫低下例では日和見感染を生じる
- 肺結核 ⇒ ヒト型結核菌感染
- 気管支喘息 ⇒ 可逆的な気道狭窄・閉塞，呼気の延長
- 肺気腫 ⇒ 肺胞壁の破壊。樽状胸郭，口すぼめ呼吸，打診で肺肝境界下降，鼓音。聴診で呼吸音減弱，呼気延長
- 肺癌 ⇒ 中枢側に発生する扁平上皮癌，小細胞癌と末梢側の腺癌，大細胞癌。腺癌，扁平上皮癌が多い。扁平上皮癌，小細胞癌は喫煙と関連

補足
- インフルエンザウイルスによるインフルエンザはかぜ症候群より症状が強く，高熱，筋肉痛，関節痛などを伴う。抗インフルエンザ薬が有効。

かぜ症候群

- 定義：上気道（鼻腔，咽頭，喉頭）に生じる急性炎症の総称。
- 病因：多くは**ウイルス感染**。
- 症状：鼻汁・鼻閉（鼻炎），咽頭痛，咳嗽・嗄声，発熱，下痢など。
- 治療は対症療法。

急性気管支炎

- 定義：気管・気管支（下気道）の急性炎症。かぜ症候群に続発する。
- 病因：ウイルス，細菌感染。
- 症状：かぜ症候群の症状に加えて，激しい咳嗽，喀痰（膿性，白色）。聴診上ラ音を認めることがある。胸部単純X線像では異常なし。

慢性気管支炎

- 定義：気管・気管支（下気道）の慢性炎症。症状が2年以上続いて3カ月ほぼ毎日認めるもの。
- 病因：**喫煙**，**大気汚染**，感染，加齢など。
- 症状：咳，痰，喘鳴，労作時呼吸困難。
- 治療：禁煙，呼吸指導（腹式呼吸），薬物治療。

肺炎

- 定義：肺実質(肺胞)に生じた炎症。
- 病因：細菌(肺炎球菌，インフルエンザ菌など)，マイコプラズマによるものが多く，そのほかの細菌，クラミジア，真菌，ウイルスなども原因となる。免疫が低下した状態では，本来病原性が弱い病原体(真菌，ニューモシスチスなど)による**日和見感染**を生じる。
- 症状：咳，痰，呼吸困難，発熱，全身倦怠感，食欲不振。高齢者では症状が強くないこともあり要注意。
- 検査：細菌性では血液中の**白血球増加**，**CRP増加**。胸部単純X線像異常陰影。**動脈血酸素飽和度低下**。
- 治療：抗菌薬投与など。

肺結核

- 定義：ヒト型結核菌の肺への感染。
- 病因：結核感染者から排菌されたヒト型結核菌の吸入による(飛沫感染)。**初感染では発症しないことが多く**，後年免疫が低下したときに二次結核を起こすことがある。
- 疫学：戦後急速に患者数は減少しているが，最近は横ばい傾向となっており，**先進国のなかでの発生率は依然高い**。
- 症状：咳，痰，**血痰**，微熱，体重減少，易疲労感。
- 検査：ツベルクリン反応，クォンティフェロン[*1]。胸部単純X線像で空洞形成。喀痰中の結核菌の確認・培養・DNA検査で診断。
- 肺外結核の合併症：腸結核，腎結核，脊椎カリエス。
- 二次結核の例：HIV感染による免疫能低下時に発症。
- 予防：乳児期のワクチン(BCG)接種
- 治療：抗結核薬の多剤併用・長期投与(通常6カ月以上)。

気管支喘息

- 定義：**可逆性**の気道狭窄により発作性に症状をきたす。
- 病因：アレルギー，気道感染，大気汚染，ストレス，薬剤(**アスピリン**)。
- 症状：**呼気性呼吸困難**，発作性の咳・痰・喘鳴。聴診では喘鳴を伴うラ音を聴取し呼気が延長する。発作は**明け方・季節の変わり目**に多い。重積発作では**起坐呼吸**，チアノーゼがみられ，喘鳴・**呼吸音は減弱**する。長期例では**樽状胸郭**がみられる。
- 検査：**喀痰中に好酸球**を認め，血液中好酸球も増加。アトピー型ではアレルゲンに対する特異的IgEが上昇する。呼吸機能検査では発作時に**閉塞性換気障害(1秒率低下)**を呈する。動脈血酸素飽和度低下。
- 治療：吸入ステロイド，気管支拡張薬(吸入，内服)，発作時酸素吸入など。

肺気腫

- 定義：肺胞壁の破壊が生じた状態。慢性閉塞性肺疾患に含まれる。
- 病因：**喫煙**，加齢，大気汚染，α_1アンチトリプシン欠損など。**男性に多い**。
- 症状：**労作時呼吸困難**，咳，痰，喘鳴。肺は過膨張し，**樽状胸郭**，ばち指，

用語アラカルト

[*1] **クォンティフェロン**
結核の診断で用いる血液検査。BCGの影響を受けずに結核感染を判断できる。

口すぼめ呼吸を認める。**打診では肺肝境界が下降し鼓音**を呈する。聴診上，呼吸音が減弱し**呼気が延長**する。
- 検査：呼吸機能検査では**閉塞性換気障害（1秒率低下）**を認める。胸部単純X線では**肺の過膨張**，肺の透過性亢進など。動脈血酸素飽和度低下。
- 治療：**禁煙**，体位ドレナージ，薬物治療，在宅酸素療法。

図1 肺気腫

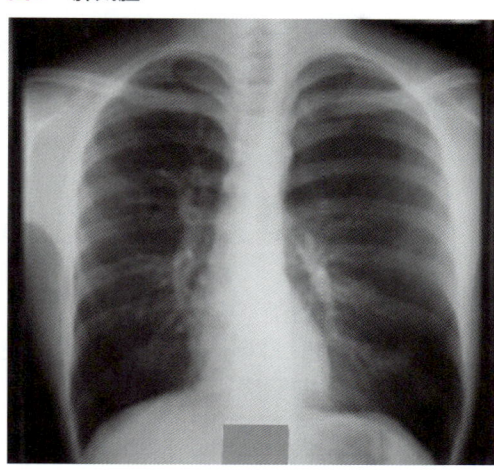

肺の過膨張（横隔膜低下），肺の透過性亢進（正常より黒い）がみられる。

肺癌

- 定義：気管粘膜上皮より発生する悪性腫瘍。**気道中枢側に発生する扁平上皮癌・小細胞癌**，肺野末梢側に発生する腺癌・大細胞癌がある。
- 疫学：悪性腫瘍死因の第1位。腺癌と扁平上皮癌が多い。**扁平上皮癌，小細胞癌は喫煙と関連**している。
- 症状：咳，痰，**血痰**，**胸痛**，呼吸困難，嗄声，体重減少，全身倦怠感。
- 合併症：上大静脈症候群*2，パンコースト腫瘍*3は（Horner症候群*4）をきたすことがある。
- 診断：胸部単純X線像，胸部CT，喀痰細胞診など。
- 治療：手術，化学療法
  ※**小細胞癌は化学療法によく反応**する。

用語アラカルト

*2 **上大静脈症候群**
上大静脈への圧迫による頭頸部・上肢の浮腫，静脈怒張。

*3 **パンコースト腫瘍**
肺尖部の癌。

*4 **ホルネル症候群**
パンコースト腫瘍により頸部交感神経障害によるホルネル症候群（縮瞳，眼瞼裂狭小，同側顔面発汗低下など）をきたす。

表1 肺癌の分類と特徴

組織型	性差	喫煙と関係	部位	その他特徴
扁平上皮癌	男性に多い	あり	中枢側	肺癌中2番目に多い
腺癌	女性に多い		末梢側	肺癌中最も多い
大細胞癌			末梢側	
小細胞癌		あり	中枢側	化学療法が効く

One point Advice

- キーワード（POINT）を覚えておく。
- 総論の打診，聴診と合わせて理解する。
- 気管支喘息，肺気腫に関する問題が頻出している。

12 主要な疾患／循環器疾患

POINT

- 狭心症 ⇒ 心筋の一過性虚血により発症
  胸痛の持続時間は短く，ニトログリセリンが有効
- 心筋梗塞 ⇒ 心筋が壊死を起こし，心筋由来血中酵素（CK，LDH）が増加
  胸痛の持続時間は長く，ニトログリセリンは無効
- 心不全 ⇒ 左心不全：肺うっ血症状（息切れ，起坐呼吸，咳など），易疲労性
  右心不全：静脈系のうっ血症状（頸静脈怒張，下腿浮腫，肝腫大，腹水，嘔気など）
- 本態性高血圧症 ⇒ 高血圧症の90～95%を占め，原因は不明
  発症には遺伝性素因と環境要因が関与
- Buerger病（バージャー）（閉塞性血栓性血管炎）
  ⇒ 下肢に好発
  冷感，しびれ，疼痛，間欠性跛行などの症状
  青壮年男子，喫煙者に多く発生

狭心症

■病因・病態
- 動脈硬化性変化などによる**冠動脈**の狭窄や攣縮（血管平滑筋のけいれん）に起因する。
- 一過性心筋虚血で起こる胸痛（**狭心痛**）を主徴候とする症候群。
- 典型的な病型は労作性狭心症である。

■症状
- 持続の短い狭心痛が主症状。無痛性の例もある。
- 狭心痛の部位：前胸部，胸骨背面など。左肩や左上肢に放散痛。
- 狭心痛の性状：圧迫感，絞扼感（絞めつける感じ），灼熱感，鈍痛，漠然とした胸部不快感など。

▶労作性狭心症
- 誘因：階段昇降・坂道歩行・早足歩行など運動量の増加，精神的緊張，排尿・排便など。
- 病態：冠動脈内腔の狭小化 → 労作時の心筋の酸素需要増加に対応できない → 心筋虚血 → 胸痛出現
- 労作を中止して安静にすると酸素需要が低下し，心筋虚血が改善。
- 治療としてニトログリセリンなどの硝酸薬を使用すると，冠動脈が拡張して，冠血流が増大し，心筋虚血が改善。

補足

- 狭心症のタイプとしては，最も多い労作性狭心症のほかに安静時狭心症や異型狭心症とよばれるものがある。**安静時狭心症**の発作は夜間や早朝など安静時に起き，冠動脈の攣縮が原因と考えられる。冠攣縮による狭心症は，Holter心電図（ホルター）（24時間連続記録心電計）で安静時や夜間のST上昇を示す。

心筋梗塞

■病因・病態
- 冠動脈が急に閉塞して支配下の心筋が壊死に陥る。
- 原因の大部分は冠動脈硬化で，冠動脈内膜に存在する脂質に富む不安定プラーク（粥腫）の破綻で発症する。
- 炎症や塞栓によって起こることもある。

■症状
- 強い胸痛発作とともに，顔面蒼白・冷汗・悪心・嘔吐・意識障害・生命に対する不安感などを伴う。
- 痛みの部位などは狭心症に似ているが，症状が重く，発作の持続が長く（通常30分以上），安静を維持しても症状は軽快しない。ニトログリセリンは無効。

■合併症
- 不整脈が高頻度に出現し，**心室細動**は死亡原因となる。
- 心不全や心原性ショックも起きる。

One point Advice
- 狭心症と心筋梗塞はともに心筋虚血による疾患であるが，両者の差異，鑑別点を整理しておく必要がある。特徴を下表にまとめた。

表1　狭心症と心筋梗塞の鑑別点

	狭心症（労作性）	心筋梗塞
原因	冠動脈枝の内腔狭窄による一過性の心筋虚血	冠動脈枝の完全閉塞による心筋壊死
胸痛の程度や随伴症状	痛みの性状は，重苦しさや圧迫感など	激しい痛みが特徴で，吐き気，冷汗を伴う
胸痛の持続時間	1～5分程度の発作が多い　長くても15分以内	30分以上
心電図変化	発作中はST低下。非発作時は特徴的変化なし	ST上昇，異常Q波，冠性T波を認める
血液検査値の異常	なし	心筋由来酵素（CK，AST，LDH）上昇，白血球数増加
ニトログリセリン	有効	無効

心臓弁膜症

- 心臓には4つの弁がある。これらの弁が障害され，血流障害をきたした状態が心臓弁膜症である。
- 炎症（リウマチ性など），外傷，変性，先天性の原因によって生じる。
- 弁膜症には狭窄症と閉鎖不全症とがある。狭窄症では弁が開くときに血流が妨げられ，閉鎖不全症では弁閉鎖時に血液が逆流する。
- 初期には無症状の例が多い。進行すると心肥大や心不全を生じる。

補足

虚血性心疾患
- 心筋に血液を供給する冠動脈の内腔狭窄または閉塞により，心筋への酸素供給が酸素需要を下回って心筋虚血を呈する疾患の総称である。心筋虚血のため心筋が壊死するのが心筋梗塞，心筋壊死に至らないのが狭心症である。リスク因子は，脂質異常症，高血圧，糖尿病，肥満，喫煙など。

必修問題対策！

狭心症と心筋梗塞の鑑別点（冠動脈の狭窄か閉塞か，心筋壊死の有無，胸痛の持続時間，ニトログリセリンの効果，心電図変化など）を理解しておくこと（One point adviceの表1参照）。

> **One point Advice**
> ●心臓弁膜症や先天性心疾患については，個々の疾患の詳細を暗記する必要はない。臨床医学領域の疾患項目であるが，心臓の構造（解剖学）と血液の流れの基本を理解することが，国家試験問題対策になる。

- 左心系の弁膜症（下記①～④）のほか，三尖弁や肺動脈弁（右心系）の弁膜症もある。

①僧帽弁狭窄症
- 心拡張期に左心房から左心室へ送られる血流が障害される。
- 左房拡大，心房細動，左心房血栓などを生じ，脳塞栓の発生につながる。
- 進行すると肺うっ血を生じる。
- 心尖部で拡張期雑音を聴取する。

②僧帽弁閉鎖不全症
- 心収縮期に血液の一部が左心室から左心房へ逆流する。
- 左房拡大，心房細動，左心房血栓などを生じ，脳塞栓の発生につながる。
- 心尖部で収縮期雑音を聴取する。

③大動脈弁狭窄症
- 心収縮期に大動脈から送り出される血流が障害され，拍出量が減少する。
- 大動脈から最初に分岐する冠動脈の血流減少のため，心筋虚血になりやすい。
- 大動脈領域で収縮期雑音を聴取する。

④大動脈弁閉鎖不全症
- 心拡張期に，大動脈へ拍出された血液の一部が再び左心室へ逆流する。
- 脈圧が大きくなり，速脈や大脈を呈する。
- 拡張期雑音を聴取する。

先天性心疾患

- 生まれつき心臓・大血管系の形態異常を示す疾患。
- 生後すぐ症状が現れるとは限らず，診断名が同じでも，障害の程度に応じて症状は異なる。

▶心房中隔欠損症
- 右心房と左心房の間に孔があり，左心房から右心房へ血液が流入する。
- 肺から左心房へ戻ってきた動脈血の一部が，再び右心房・右心室を経て肺動脈に流れるため，右心系に負荷がかかる。
- 欠損孔が小さければ無症状である。
- 肺動脈の血流が増加するため肺動脈領域で収縮期雑音を聴取する。

▶心室中隔欠損症
- 右心室と左心室の間に孔があり，左心室から右心室へ血液が流入する。
- 欠損孔が小さければ無症状である。
- 欠損孔が大きければ，小児期に死亡する例もある。
- 胸骨左縁領域で収縮期雑音を聴取する。

▶ファロー四徴症
- 肺動脈狭窄，心室中隔欠損，大動脈騎乗を認める。
- 上記異常の結果，右心室が肥大する。

- 右心室の静脈血が左心室の動脈血に混じって大動脈から全身に拍出されるため，**チアノーゼ**が出現する。
- 太鼓ばち指，呼吸困難がみられる。
- 胸部単純X線像で，心臓は木靴心といわれる形を呈する。

うっ血性心不全（慢性心不全）

■病因・病態
- 病因としては，心筋梗塞，心筋症，心筋炎，弁膜疾患，肺疾患，高血圧症などがある。重症貧血も心不全の原因となる。
- 病態は，心臓のポンプ機能が低下して全身の臓器に十分な血液を送れなくなった状態。

■症状・検査所見
- 全身組織の血流不足による症状と，うっ血による症状が出る。
- **左心不全**では，肺うっ血による症状（呼吸困難，起坐呼吸，咳，心臓喘息，チアノーゼなど）がみられる。
- **右心不全**では，静脈系のうっ血症状（頸静脈怒張，下腿浮腫，肝腫大，胸水，嘔気など）がみられる。
- 重症度分類として，New York Heart Association（NYHA）の分類（Ⅰ〜Ⅳ）が用いられている。
- 胸部単純X線像で心拡大，肺うっ血，胸水などがみられる。
- 心エコーで心機能の評価と基礎疾患の診断が可能。

本態性高血圧症

■高血圧の定義
- 動脈血圧は年齢，体位，食事，運動，情緒，外気温などさまざまな因子に影響され，変動する。これらの要因を考慮して，血圧が持続的に高い状態を高血圧症と定義する。
- 基準値は最高血圧（収縮期血圧）140mmHg以上，または最低血圧（拡張期血圧）90mmHg以上である。

■高血圧に伴う症状
- 自覚症状として，頭痛，肩こり，のぼせ感などをきたすことがあるが，自覚症状と血圧の間に直接的関連性はないことが多い。
- 高血圧性合併症（動脈硬化，心疾患，脳血管障害，腎障害など）を発症すれば，種々の症状を呈する。

■本態性高血圧症
- 本態性とは原因が明らかでないという意味で，二次性高血圧を除いた高血圧症を**本態性高血圧症**という。
- 高血圧症全体の90〜95％を占める。
- 発症には遺伝性素因と環境要因が関与し，**生活習慣病**の1つである。
- 発症予防のためには，発症因子となる食塩摂取過剰，肥満，運動不足，ストレス，アルコール多飲を避ける。

補足

二次性高血圧症の原因疾患
- 腎性（腎炎など），腎血管性（大動脈炎，線維筋性異形成など），内分泌性（原発性アルドステロン症，褐色細胞腫，クッシング症候群など），薬物性（ステロイド，甘草を含む漢方薬など）が原因となる。

補足

本態性高血圧症の成因
- 本態性高血圧症の原因・成因は明確になっていない。しかし，食塩の過剰摂取，遺伝性因子，レニン-アンジオテンシン-アルドステロン系の調節不全，交感神経系緊張などが，単独あるいは相互に関連して発症に関与していると考えられている。

大動脈瘤

- 大動脈が局所的に拡張した状態で、原因としては動脈硬化が多い。
- 60歳以上の男性に多く発生する。

▶胸部大動脈瘤
- 発生部位としては上行、弓部、下行大動脈のいずれでも起こり得る。
- ほとんどは無症状で経過する。
- 大動脈瘤が急速に大きくなっている場合に出現する症状は、胸背部痛、息苦しさ、嗄声、食物が飲み込みにくいなど。

▶腹部大動脈瘤
- 部位として、胸部大動脈瘤よりも多くみられる。
- 臍周辺で拍動性の腫瘤を自覚したり、触知することがある。

急性大動脈解離（解離性大動脈瘤）

- 内膜、中膜、外膜の3層で構成されている大動脈の中膜が裂けて解離した状態を大動脈解離という。
- 血管壁が薄くなり破裂しやすい状態で、破裂すると急死する。
- 激烈な痛みが胸部、背部、腹部、腰部などに発生し疼痛部位が移動する。

バージャー病（閉塞性血栓性血管炎）

- 四肢小動脈の狭窄や閉塞によって発生する疾患で、下肢に好発する。
- 原因は不明であるが、青壮年男子、喫煙者に多く発生する。
- 症状としては、指趾の冷感やしびれ、蒼白、疼痛、間欠性跛行を呈する。
- 進行すると、潰瘍・壊死を生じる。
- 類似の症状を示す下肢の閉塞性動脈硬化症は中高年男性に好発する。

必修問題対策！

高血圧の基準値は最高血圧（収縮期血圧）140mmHg以上、または最低血圧（拡張期血圧）90mmHg以上である。高血圧は動脈硬化の促進因子で、心疾患、腎障害、脳出血の危険因子となる。高血圧患者の90〜95％を占める本態性高血圧症は生活習慣病の代表的疾患で、患者数も多い。

13 主要な疾患／血液疾患

POINT

- 貧血症状　⇒　易疲労感，全身倦怠感，動悸，息切れなど，全身組織の酸素不足による症状
- 鉄欠乏性貧血　⇒　貧血の原因として最多
  スプーン状爪，舌炎
  小球性貧血
- 悪性貧血[*1]　⇒　自己免疫疾患（萎縮性胃炎を伴う）
  ビタミンB_{12}欠乏による巨赤芽球性貧血[*2]の1つ
  神経障害，Hunter（ハンター）舌炎，白髪など
  大球性貧血
- 再生不良性貧血　⇒　骨髄幹細胞障害による汎血球減少
  貧血症状，白血球減少による易感染性，血小板減少による出血傾向
  正球性貧血

一般臨床医学

鉄欠乏性貧血

■原因

- 鉄の供給不足：偏食やダイエットによる摂取量不足，胃切除，吸収不良症候群などによる吸収障害。
- 鉄の需要増大：成長・発育期や妊娠期に鉄の需要が増大。
- 鉄の喪失過剰：胃・十二指腸潰瘍や癌，痔疾などによる消化管出血，子宮筋腫などの性器出血。

用語アラカルト

*1　悪性貧血
内因子欠乏に起因するビタミンB_{12}欠乏性貧血。ビタミンB_{12}が発見されるまでは治療法がなく，致死的な経過をとったため，「悪性貧血」とよばれた。胃癌などで胃を全摘した後にもビタミンB_{12}欠乏性貧血が起きるが，これは悪性貧血といわない。

*2　巨赤芽球性貧血
ビタミンB_{12}または葉酸の欠乏により骨髄細胞のDNA合成に障害が起こり，骨髄に巨赤芽球が出現する貧血の総称で，大球性貧血になる。B_{12}欠乏の原因は，①摂取不足（偏食など），②吸収障害（胃切除後や悪性貧血）。葉酸欠乏の原因は，①摂取不足（アルコール依存症や経静脈栄養など），②需要亢進（妊娠中など）。

補足

貧血が起きる機序

- 貧血が生じる原因は，①赤血球産生障害，②赤血球の破壊亢進，③出血による喪失の3つである。
- ①赤血球産生障害（図1）：ヘモグロビンの材料である鉄や，DNA合成に必要なビタミンB_{12}，葉酸などの不足で，いわゆる「栄養（欠乏）性貧血」を生じる。鉄不足による鉄欠乏性貧血，ビタミンB_{12}や葉酸不足によって起こる巨赤芽球性貧血がこの例である。
  造血の材料が十分でも，骨髄に障害があれば，再生不良性貧血を生じる。腎不全では**エリスロポエチン**産生低下による腎性貧血が生じる。
- ②赤血球の破壊亢進：赤血球が破壊されることを**溶血**といい，溶血亢進（赤血球寿命の短縮）によって生じる貧血を溶血性貧血とよぶ。
- ③出血による喪失（失血性貧血）：外傷などによる急性出血と，消化管出血や性器出血による慢性出血に大別できる。慢性出血による貧血は鉄欠乏性貧血のパターンをとる。

図1　赤血球の産生過程と貧血の発生メカニズム

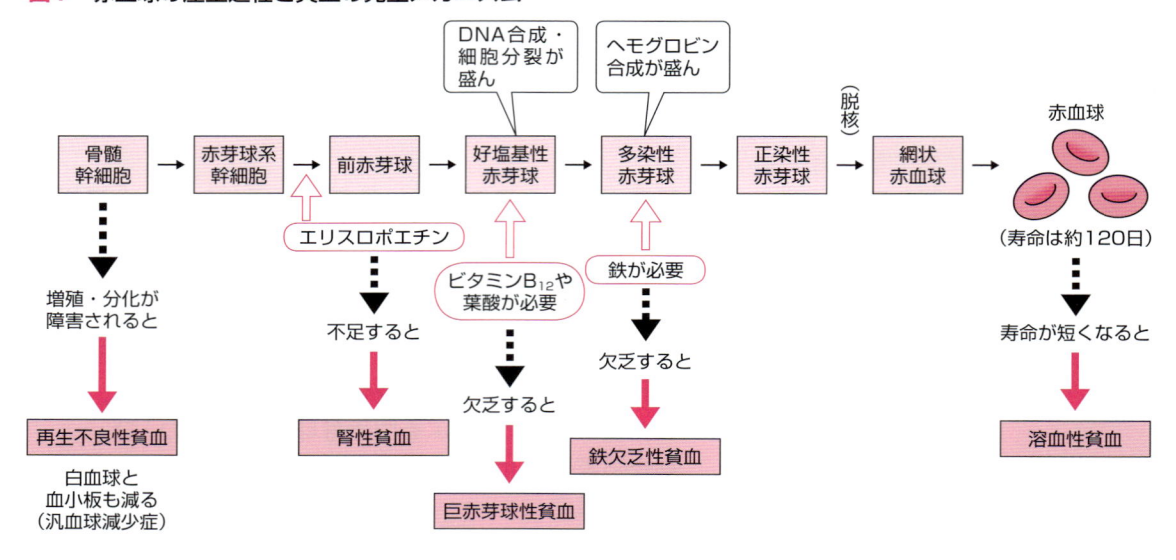

骨髄幹細胞 → 赤芽球系幹細胞 → 前赤芽球 → 好塩基性赤芽球 → 多染性赤芽球 → 正染性赤芽球 → （脱核）網状赤血球 → 赤血球（寿命は約120日）

- 好塩基性赤芽球：DNA合成・細胞分裂が盛ん
- 多染性赤芽球：ヘモグロビン合成が盛ん
- 前赤芽球にエリスロポエチンが作用
- 好塩基性赤芽球にビタミンB₁₂や葉酸が必要
- 多染性赤芽球に鉄が必要

- 増殖・分化が障害されると → 再生不良性貧血（白血球と血小板も減る（汎血球減少症））
- エリスロポエチンが不足すると → 腎性貧血
- ビタミンB₁₂や葉酸が欠乏すると → 巨赤芽球性貧血
- 鉄が欠乏すると → 鉄欠乏性貧血
- 寿命が短くなると → 溶血性貧血

■症状・所見

- 貧血全般に共通の症状：易疲労感，全身倦怠感，動悸，息切れなど。
- 鉄欠乏性貧血に特有の症状・所見
  - 貧血の原因として最も多く，患者の大部分は女性である。
  - スプーン状爪や舌炎。
  - 検査所見は，小球性低色素性貧血で，赤血球数に比べてヘモグロビンの低下が著しい。血清鉄低下，血清フェリチン低下がみられる。

悪性貧血

■原因

- ビタミンB₁₂の吸収に必要な内因子を産生する胃壁細胞が，**自己免疫機序**で破壊されて起こる。
- **ビタミンB₁₂欠乏**による貧血の約2/3を占める。

■症状・所見

- 貧血全般に共通の症状：易疲労感，全身倦怠感，動悸，息切れなど。
- 悪性貧血に特有の症状・所見
  - ビタミンB₁₂が欠乏すると，大きい赤芽球が特徴的な貧血（巨赤芽球性貧血）になる。
  - 検査所見では，大球性正色素性貧血を呈する。
  - 白血球，血小板の減少もみられる（汎血球減少）。
  - 神経障害，舌炎（ハンター舌炎），白髪などがみられる。
  - 胃粘膜の萎縮（萎縮性胃炎）を伴う。

One point Advice

- 貧血の原因の鑑別に用いられる検査所見のなかに，小球性貧血，正球性貧血，大球性貧血という分類がある。これは赤血球の大きさ（平均赤血球容積）を示す指標である。小球性貧血はヘモグロビンの合成障害（例：鉄欠乏性貧血）で生じ，大球性貧血はDNAの合成障害（例：ビタミンB₁₂や葉酸欠乏による貧血）で生じる。赤血球産生に必要な材料の不足が原因でない貧血（例：再生不良性貧血や溶血性貧血）では，正球性貧血がみられる。

再生不良性貧血

■原因
- 骨髄幹細胞に障害が生じ，赤血球産生が減少または停止して貧血が生じる。
- 原因不明(特発性)と，薬物や放射線，ウイルス感染などが原因で発症する例(続発性)がある。

■症状・所見
- 貧血全般に共通の症状：易疲労感，全身倦怠感，動悸，息切れなど。
- 再生不良性貧血に特有の症状・所見：
  - 白血球や血小板の産生も低下する(高度の**汎血球減少症**)。
  - 白血球数減少による易感染性や，血小板数減少による出血傾向を呈する。

特発性血小板減少性紫斑病

■原因
- **自己免疫機序**により血小板が破壊され，血小板数が減少する。
- 急性型と慢性型に分類される。急性型は感染症に続いて小児に発症することが多く，自然治癒しやすい。慢性型の大半は成人女性にみられる。

■症状・所見
- 出血傾向は重症度により個人差がある。
- 症状は，紫斑，鼻出血，歯茎からの出血，血尿，消化管出血など。
- 成人女性の場合は月経時の出血過多により，鉄欠乏性貧血になりやすい。

血友病

■原因
- 先天的な血液凝固因子の欠乏によって発症する。
- 血友病Aでは第Ⅷ因子，血友病Bでは第Ⅸ因子が欠乏している。
- 遺伝形式は伴性劣性遺伝で，患者のほとんどは男性である。

■症状・所見
- 内出血は関節内や筋肉内に多くみられる。

急性白血病

■病態
- 造血細胞が悪性化して生じる。
- 急性リンパ性白血病と急性骨髄性白血病に大別される。
- 急性リンパ性白血病は小児に多く発症する。
- 急性骨髄性白血病は成人に多く発症する。
- 白血病細胞が増殖して骨髄を占拠するため，正常な造血が行われず，貧血，血小板減少，顆粒球減少をきたす。

■症状・所見
- 造血障害に起因する症状（貧血，感染症，易出血性）。
- 非特異的症状として，発熱，倦怠感，体重減少，頻脈など。
- 白血病細胞の骨髄外浸潤によるリンパ節腫脹，脾腫，肝腫，皮膚病変など。
- 末梢血所見として白血病裂孔を認める。
- 急性前骨髄性白血病は，播種性血管内凝固症候群（DIC）を合併しやすい。

慢性骨髄性白血病

■病態
- 多能性造血前駆細胞が悪性化して，幼若顆粒球が過剰に産生される。
- 顆粒球産生が優勢であるが，赤血球系や巨核球，単球系などの増殖もある。
- 造血幹細胞の分化成熟能力は保たれている。

■症状・所見
- 無症状状態が数カ月から数年続き，潜行性に進行する。
- 中等度〜高度の**脾腫**がみられる。
- **フィラデルフィア染色体**（第9番と第22番染色体の相互転座）が高率に認められる。
- 末期に急性転化が起こり，急性白血病に類似した病態や症状を呈する。

悪性リンパ腫

■分類
- リンパ系組織（リンパ節，胸腺，脾臓など）由来の悪性腫瘍で，Hodgkin（ホジキン）リンパ腫と非Hodgkinリンパ腫の2つに分類される。
- 非Hodgkinリンパ腫は，腫瘍細胞の特徴に応じて，B細胞性，T細胞性，NK細胞性などとさらに分類される。

■症状・所見
- リンパ系組織は全身に分布しているため，病変は全身に及ぶ。
- 首，腋下などリンパ節が多い部位に，無痛性のしこりを触れる。
- 全身症状として，発熱，体重減少，盗汗（寝汗）がみられる。

14 主要な疾患／内分泌・代謝疾患

POINT

- ●内分泌疾患 ⇒ ホルモン分泌過剰症とホルモン分泌低下症の代表例（表1）
- ●糖尿病 ⇒ 1型糖尿病と2型糖尿病の区別
  - ・1型糖尿病：幼児期から青年期の間に，短期間で急激に発症
    免疫的な機序により膵β細胞が広範囲に破壊される
    インスリン生産量の絶対的不足
  - ・2型糖尿病：中年以後に徐々に発病する生活習慣病
    遺伝的素因と環境要因（過食，運動不足，肥満など）が関与
    インスリン抵抗性が存在
- ●高尿酸血症と痛風 ⇒ 血清尿酸値7.0mg/dL以上が診断基準で，男性に多い
  尿酸の蓄積には，遺伝素因，アルコール，食事などが影響する
  関節に尿酸塩結晶が沈着し急性関節炎を生じた状態が痛風発作
  急性関節炎の好発部位は第1中足趾節関節
  尿酸塩の結晶が皮下に析出すると痛風結節となる

表1 主な内分泌疾患

内分泌器官・組織	ホルモン名（略語）	ホルモン分泌過剰症	ホルモン分泌低下症
下垂体後葉	抗利尿ホルモン／バゾプレシン（ADH）		尿崩症
下垂体前葉	成長ホルモン（GH）	下垂体性巨人症・末端肥大症	下垂体性低身長症
	副腎皮質刺激ホルモン（ACTH）	Cushing病	
	プロラクチン	無月経・乳汁漏出症候群	
	すべてのホルモン		汎下垂体機能低下症（シモンズ病，シーハン症候群）
甲状腺	甲状腺ホルモン（T_4, T_3）	Basedow病（甲状腺機能亢進症）	粘液水腫・クレチン病（甲状腺機能低下症）
副甲状腺	副甲状腺ホルモン（PTH）	副甲状腺機能亢進症	副甲状腺機能低下症
副腎皮質	アルドステロン	原発性アルドステロン症	
	コルチゾール	Cushing症候群	
	すべてのホルモン		Addison病（慢性副腎皮質機能低下症）
副腎髄質	カテコールアミン／アドレナリンやノルアドレナリン	褐色細胞腫	
膵臓	インスリン	インスリノーマ	1型糖尿病

補足

●ホルモンの名称は，英語のカタカナ読み，英語の略語，日本語訳などが混在しており，理解を難しくしている。特にわかりにくい例を以下に示す。

エストロゲン
●「女性ホルモン」全体を表す用語。「卵胞ホルモン」ともよばれる。生理的な「女性ホルモン」の代表はエストラジオールであるが，エストロンとエストリオールを合わせて3種類が知られている。

アンドロゲン
●「男性ホルモン」全体を表す用語。男性では主に精巣のライディッヒ細胞から分泌されるが，男女とも副腎皮質からも分泌される（副腎性アンドロゲン）。テストステロン，ジヒドロテストステロン，デヒドロエピアンドロステロンなどのホルモンが含まれる。

末端肥大症と下垂体性巨人症

■原因と病態
- 成長ホルモン分泌過剰による疾患。
- 原因の大部分は下垂体腺腫。
- 発症時期が骨端線閉鎖後の場合は末端肥大症，骨端線閉鎖前（成長期）の場合は下垂体性巨人症になる。
- 骨，内臓，結合組織の異常発育と代謝亢進がみられる。

■症状・所見
- 末端肥大症では，手足や顔面部など末端の骨，軟部組織に変化が生じ，特徴的顔貌（眉弓の膨隆，下顎の突出，鼻，口唇，舌の肥大，歯間の開大など）や手指の肥大がみられる。
- 下垂体性巨人症では，長管骨の長軸方向の成長が著明で，高身長になる。
- 代謝変化としては，血圧上昇（**二次性高血圧**），血糖値上昇などがみられる。
- 下垂体腺腫が大きくなると，両耳側半盲が出現する。

下垂体性低身長症

■原因と病態
- 発育期における成長ホルモンの分泌低下による疾患。
- 原因不明の特発性と，下垂体近辺の腫瘍に起因する続発性がある。
- 成長ホルモン以外の下垂体前葉ホルモン分泌不全を伴う例もある。

■症状・所見
- 特発性例は乳幼児期から成長障害を示す。
- 骨年齢が遅延し，均整のとれた低身長を示す。
- 知能低下はみられない。

尿崩症（正確には下垂体性尿崩症）

■原因と病態
- 下垂体後葉からの抗利尿ホルモン（バソプレシン）の分泌低下による疾患。
- 原因不明の特発性と，視床下部・下垂体近辺の器質的病変に起因する続発性がある。

■症状・所見
- 症状は突然出現する。
- 口渇，多飲，多尿（尿は低張尿）を呈する。

原発性アルドステロン症

■原因と病態
- 副腎皮質からのアルドステロン分泌過剰による疾患。
- 原因の大部分は片側の副腎皮質腺腫。

■症状・所見
- 高血圧を呈する（**二次性高血圧**）。
- 電解質異常として，**低カリウム血症**がみられる。
- 低カリウム血症により筋力低下，周期性四肢麻痺，テタニーを呈する。

クッシング症候群

■原因と病態
- コルチゾールの慢性的過剰分泌による疾患。
- 原因となる病変は複数ある（補足参照）。
- 副腎性クッシング症候群の大部分は片側の副腎皮質腺腫が原因。

■症状・所見
- 中心性肥満，満月様顔貌，赤色皮膚線条，背中の水牛様脂肪沈着などを認める（図1）。
- 骨脆弱化（続発性骨粗鬆症），無月経，易感染性，創傷治癒遅延もみられる。
- 血圧が上昇する（**二次性高血圧**）。
- 血糖値が上昇する。
- 血液生化学検査所見として，低カリウム血症や好中球増加，好酸球減少がみられる。

図1 クッシング症候群の身体所見

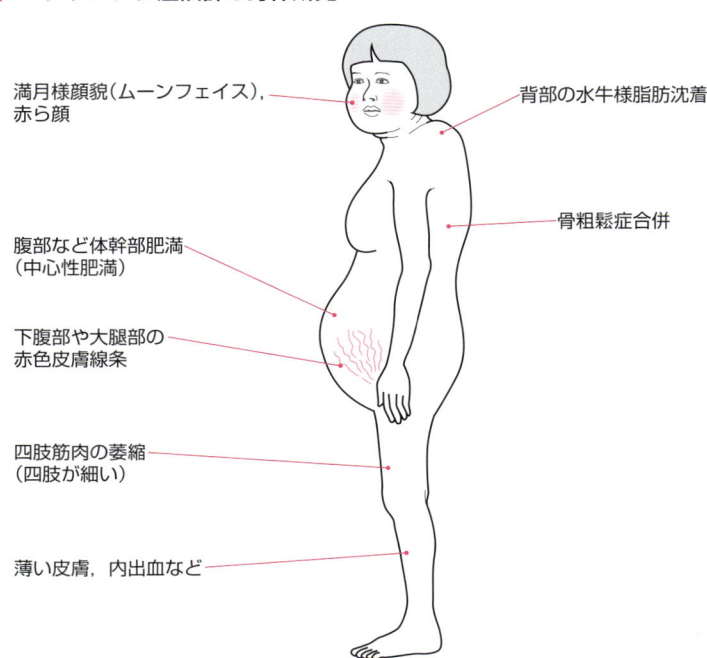

- 満月様顔貌（ムーンフェイス），赤ら顔
- 背部の水牛様脂肪沈着
- 骨粗鬆症合併
- 腹部など体幹部肥満（中心性肥満）
- 下腹部や大腿部の赤色皮膚線条
- 四肢筋肉の萎縮（四肢が細い）
- 薄い皮膚，内出血など

補足

クッシング症候群，クッシング病，異所性ACTH症候群

- 糖質コルチコイド過剰により特徴的身体所見（図1）をきたす疾患をクッシング症候群という。内因性クッシング症候群は体内で産生されるコルチゾール過剰に起因し，外因性クッシング症候群は薬物として投与された過剰の副腎皮質ホルモンが原因となる。
- 内因性クッシング症候群のうち，下垂体前葉腺腫からのACTH分泌過剰によるものをクッシング病という。クッシング病では血中コルチゾールとACTHの両方が増加している。副腎皮質病変によるクッシング症候群では血中コルチゾール増加と，フィードバック調節によるACTH低下がみられ，鑑別点になる。
- 異所性ACTH症候群は，下垂体前葉以外の場所からACTHが過剰に分泌されてクッシング症候群を呈する特殊な病態である。原因疾患として肺小細胞癌，カルチノイドなどがある。

アジソン病（慢性副腎皮質機能低下症）

■原因と病態
- 慢性的な副腎皮質機能低下によるコルチゾール，アルドステロン，性ホルモン（副腎性アンドロゲン）の分泌低下による疾患。
- 原因不明の特発性と，副腎結核などの器質的病変に起因する続発性がある。

■症状・所見
- 色素沈着，体毛脱落，体重減少などがみられる。
- 血圧低下，血糖値低下傾向を示す。
- 電解質異常として，血清ナトリウム低下，血清カリウム上昇を認める。
- コルチゾール低下のため，フィードバック調節により血中ACTHは高値となる。

褐色細胞腫

■原因と病態
- カテコールアミン分泌過剰による疾患。
- 原因は副腎髄質や他部位の交感神経節細胞（クロム親和性細胞）の腫瘍。

■症状・所見
- 血圧上昇（典型例は**発作性高血圧**），それに伴う頭痛，動悸や胸部圧迫感，発汗過多など。
- 代謝が亢進し，血糖値は上昇する。

Basedow病（またはグレーブス病）

■原因と病態
- 自己免疫機序によって発生する。
- 甲状腺刺激ホルモン（TSH）受容体に対する**自己抗体**が甲状腺細胞を刺激して，甲状腺ホルモンが過剰に分泌される（甲状腺機能亢進症）。
- 甲状腺ホルモンは代謝亢進作用があるので，全身の代謝が亢進する。

■症状・所見
- 中年女性に多く発症する。
- びまん性の甲状腺腫大（甲状腺腫という），頻脈，眼球突出をメルゼブルクの三徴という。
- 循環器症状として頻脈のほか，不整脈（心房細動など）を起こすこともあり，心不全の原因になりうる。
- 食欲亢進，体重減少，発汗過多，手指の震顫などがみられる。
- 筋力低下，周期性四肢麻痺など。
- 血中甲状腺ホルモン高値，TSH低値，TSH受容体抗体陽性。

補足

甲状腺中毒症（a），甲状腺機能亢進症（b），バセドウ病（c）

- この3つは区別されずに使われていることもあるが，それぞれ意味する内容は異なる。甲状腺中毒症とは，甲状腺ホルモンの代謝亢進作用が過剰に発現している状態を表す。甲状腺機能亢進症とは，甲状腺からホルモンが過剰に分泌されている状態を表す。バセドウ病は，甲状腺機能亢進症を起こす原因の1つで，その大半を占める疾患である。すなわち，(c)は(b)に含まれ，(b)は(a)に含まれる。(a)，(b)，(c)のいずれも血中甲状腺ホルモンが高値で，甲状腺ホルモンの作用過剰による症状も共通している。

甲状腺機能低下症

■原因と病態
- 甲状腺ホルモン分泌低下の原因としては，先天性のものと後天性のものがある．
- 新生児期に発症する先天性甲状腺機能低下症はクレチン症（病）といわれる．
- 先天性の甲状腺機能低下症は，新生児スクリーニング検査で検出されるので，未治療で放置される例はまれである．
- 後天性甲状腺機能低下症の原因として最も多いのは慢性甲状腺炎である．
- 甲状腺ホルモンは代謝促進作用があるので，甲状腺機能低下症では全身の代謝が低下する．

■症状・所見
- クレチン症（病）では，不均整な（頭部が相対的に大きい）低身長，知能低下，骨年齢遅延がみられる．
- 甲状腺機能低下症全般にみられる症状は，徐脈，食欲低下，体重増加，皮膚乾燥（発汗低下），耐寒性低下（寒がり），意欲・気力の低下などである．
- 血中甲状腺ホルモン低値，TSH高値．

橋本病

■原因と病態
- 橋本病は「**慢性甲状腺炎**」ともいい，自己免疫機序によって発生する．
- **自己抗体**がTSH作用を阻害して甲状腺ホルモン産生を低下させ，種々の程度の甲状腺機能低下症をきたす．
- 過半数の患者において甲状腺機能は正常範囲であり，甲状腺機能低下症の場合も軽症例が多い．

■症状・所見
- バセドウ病と同様に，中年女性に多く発症する．
- 甲状腺は萎縮している例もあるが，多くはびまん性甲状腺腫大を示す．
- 甲状腺腫はバセドウ病の甲状腺腫と似ているが，橋本病の方が触診上硬い例が多い．
- 甲状腺機能低下症を合併している場合の症状は前項の記述と同じである．
- ときに一過性の甲状腺機能亢進症状（甲状腺中毒症）を呈することもある．
- 甲状腺自己抗体陽性．

糖尿病

■定義・原因
- **インスリン作用不足**による慢性の高血糖を主徴とし，特徴的な代謝異常をきたす症候群である．
- インスリン作用不足の原因は，**インスリン分泌量減少**，**インスリン抵抗性**の増大，またはその両者である．

補足

粘液水腫
- 粘液水腫は，成人の甲状腺機能低下症と同義語のように用いられている場合もあるが，本来は重症の甲状腺機能低下症にみられる皮膚や組織の異常を示す用語である．甲状腺機能が低下すると，全身の皮下に粘液物質ムチンが蓄積し，浮腫状になるためこの病名がつけられた．粘液水腫の浮腫では，心不全や腎疾患でみられる浮腫と異なり圧痕を残さない．

補足

- 内分泌疾患の治療法は共通している．
  ①ホルモン分泌低下症（機能低下症）に対しては，不足しているホルモンを薬で補う（ホルモン補充療法）．
  ②ホルモン分泌過剰症（機能亢進症）に対しては，ホルモンを過剰に産生している組織（大部分は良性腫瘍）を外科的に切除する．

■分類

▶1型糖尿病
- 若年糖尿病，やせ型糖尿病，インスリン依存型糖尿病などといわれたこともある。典型例は幼児期から青年期の間に数日から数週で急激に発病する。
- 免疫的な機序が発病に関連する。
- 膵島β細胞が広範囲に破壊され体内のインスリン生産量が絶対的に不足すると，体外よりインスリンを補給する必要がある（インスリン依存状態）。

▶2型糖尿病
- 成人型糖尿病，肥満型糖尿病，インスリン非依存型糖尿病などといわれたこともある。多くは中年以後に徐々に発病するが，小児期発病例もある。
- 遺伝的素因と環境要因（過食，運動不足，肥満など）が発症に関係する。
- 種々の程度のインスリン抵抗性が存在する。

▶そのほかの糖尿病
- 内分泌性糖尿病：血糖値上昇作用を有するホルモンの過剰が原因（甲状腺機能亢進症，クッシング症候群，褐色細胞腫，巨人症や末端肥大症など）。
- 肝性糖尿病：肝硬変でみられる。
- 膵性糖尿病：慢性膵炎により膵外分泌組織とともに膵島が破壊され起こる。
- 妊娠糖尿病

■病態・症状・所見
- 高血糖，尿糖増加による多尿，口渇，多飲，脱水傾向。
- インスリン作用不足により異化が亢進すると，体重減少や筋萎縮。
- 重症例では意識障害（ケトアシドーシス性または糖尿病性昏睡）。
- 糖尿病性昏睡の特徴的所見はクスマウル（大）呼吸やアセトン臭呼気。
- 糖化ヘモグロビン（HbA_{1c}）*1値の上昇
- 慢性合併症として腎症，網膜症，神経障害（**三大合併症**という）がある。

■糖尿病の合併症

▶糖尿病性網膜症(retinopathy)
- 網膜症は単純性と増殖性に分けられる。成人失明の主要原因の1つ。
- 進行を防止する治療法として，レーザー光線による光凝固法が有効。

▶糖尿病性腎症(nephropathy)
- 糖尿病性腎症の初期はミクロアルブミン尿のみ陽性。
- 顕性腎症期には持続性タンパク尿陽性。ネフローゼ症候群の原因にもなる。
- 腎機能が低下した腎不全期には高血圧症を伴うことが多い。
- 末期には血液透析が必要になる。血液透析導入原因疾患の1位。

▶糖尿病性神経障害／ニューロパシー(neuropathy)
- 下肢末端にソックス型の知覚低下や異常知覚，振動覚低下，アキレス腱反射の消失などが現れる。
- 神経障害と循環障害の結果，足部の壊疽や骨髄炎を起こすことがあり，糖尿病患者の足の健康管理（フットケア）は重要。
- 自律神経障害の症状として，起立性低血圧や動悸のほか，発汗，排尿障害（神経因性膀胱），便通や性機能の異常がみられる。

用語アラカルト

*1 **糖化ヘモグロビン（HbA_{1c}）**
赤血球のヘモグロビン(Hb)は，HbAの1分子に1分子のブドウ糖が結合したHbA_{1c}をその成分として含んでいる。この結合は物理的な反応で，血液中ブドウ糖の濃度が高いほど赤血球のなかでHbA_{1c}の産生が増加していく。赤血球の寿命は約120日間なので，HbA_{1c}は過去1～2カ月間の糖尿病のコントロールの良否を判定するのに非常に有用な指標である。HbA_{1c}の値が高いほど糖尿病のコントロールが悪く，低いほど糖尿病のコントロールが良いといえる。

必修問題対策!

糖尿病性の知覚神経障害は，末梢神経の走行距離が最も長い神経の先端から始まる。一般に手の指先よりも足の指(趾)先の症状発現が早い。症状は片側性でなく両側性の場合が多い。

▶ **そのほかの合併症**（糖尿病のない人も罹るが，糖尿病患者で頻度が高い）
- 動脈硬化症による心筋梗塞や脳梗塞，下肢の動脈閉塞。
- 感染症：多いのは，尿路感染症(尿道炎，膀胱炎，腎盂炎など)，呼吸器感染症(肺結核，肺炎など)，皮膚の化膿症，胆嚢炎，歯槽膿漏など。

補足
- 糖尿病にみられる血管障害は，糖尿病に特徴的な細小血管障害(ミクロアンギオパシー)と，糖尿病に限らず加齢に伴ってみられる大血管障害(マクロアンギオパシー)＝動脈硬化症に分けることができる。網膜症と腎症はミクロアンギオパシーによる病変である。

痛風・高尿酸血症

■定義
- **高尿酸血症**の定義は，血清尿酸値7.0 mg/dl以上である。
- 尿酸塩結晶が関節に沈着し，急性関節炎をきたした状態が痛風発作である。

■症状・所見
- 患者は男性に多い。
- 原発性高尿酸血症の原因としては，尿酸産生過剰型，尿酸排泄低下型，混合型がある。
- 続発性高尿酸血症の原因は，遺伝性疾患，血液系疾患，腎不全，降圧利尿薬など。
- 高尿酸血症の発現には，アルコールや食事も影響する。
- **急性関節炎**(痛風)は，第1中足趾節関節に好発。
- **痛風結節**：耳たぶ，肘関節の後側など，皮下や関節周辺にみられる。

One point Advice
- 主要な内分泌疾患は，ホルモン分泌過剰症または分泌低下症である(表1)。各ホルモンの分泌組織とホルモン作用(生理学系講義の学習内容)を理解していれば，各疾患の病変部位がわかり，臨床症状も理解しやすい。また内分泌疾患のなかには特徴的な身体所見を示す例があるので，視診や問診が診断に重要である。
- 糖尿病や脂質異常症などの代謝性疾患は，肥満や高血圧も含めた生活習慣病全体として，また動脈硬化症との関連で学習するとよい。

脂質異常症(高脂血症)

■定義
- 高脂血症の文字通りの意味は，血中に存在する脂質の量が多いことである。現在の診断基準は，空腹時血清LDLコレステロール値が140 mg/dl以上，中性脂肪値が150 mg/dl以上のいずれか，または両方ある場合を高脂血症という。
- 高脂血症は動脈硬化症の危険因子の1つであるが，低HDLコレステロール血症も危険因子となる。そこで，上記の基準に低HDLコレステロール血症(40 mg/dl未満)を含めて，脂質異常症という病名が広く使われている。

■症状・所見
- 高脂血症や低HDLコレステロール血症自体の症状はない。
- 中性脂肪値が高いと血清が濁る。
- LDLコレステロールの増加やHDLコレステロールの低下は動脈硬化の促進因子になり，動脈硬化症が進行すれば種々の症状を呈する。
- 家族性高コレステロール血症では，眼瞼やアキレス腱に黄色腫がみられる。

一般臨床医学

15 主要な疾患／膠原病

POINT

- 関節リウマチ ⇒ 30〜50歳の女性に多い
  関節炎は対称性多発性で，好発部位は中手指節関節や頚椎環軸関節
  関節の腫脹，疼痛，肥大・変形，関節破壊，関節強直
  リウマチ因子などの自己抗体陽性
- 全身性エリテマトーデス(SLE)
  ⇒ 10代後半から30代までの若い女性に多い
  顔面部蝶形紅斑，日光過敏，Raynaud現象[*1]，口腔内潰瘍など
  関節炎により関節が損傷されることはほとんどない
  ループス腎炎，中枢神経ループス，胸膜炎，心膜炎など多彩な全身症状
  抗核抗体，抗二本鎖DNA抗体陽性
- 皮膚筋炎 ⇒ 四肢近位筋や頚部筋の対称性筋力低下
  筋肉内酵素(CPKやLDH)高値
  悪性腫瘍の合併

膠原病の概念

- 膠原病とは，病理学的概念による病名で，結合組織病ともよばれる。
- 細胞間結合組織の膠原（コラーゲン）線維に特徴的な病理変化がみられる病気を総称して，膠原病とよぶようになった。
- 古典的な膠原病としては，リウマチ熱，関節リウマチ，全身性エリテマトーデス，多発性筋炎（皮膚筋炎），強皮症，結節性動脈周囲炎（結節性多発動脈炎）の6疾患が含まれていた。
- 最近は，リウマチ熱を膠原病の概念・分類から除外する傾向にある。
- 一方，膠原病に分類される新たな疾患も加わっている。
- 膠原病の多くに自己抗体が認められるので，発症に自己免疫反応が関与していると考えられており，**自己免疫疾患**[*2]としても位置づけられる。

用語アラカルト

[*1] Raynaud現象
Raynaud現象とは，冷たい水に触れたりすると指先の血管が急激に収縮して，皮膚色の変化が現れることを指す。末梢循環障害による皮膚症状は三段階に変化する。まず手指の色が蒼白になり，紫色に変化した後，赤色になり正常な状態へと回復する。Raynaud現象の基礎疾患が不明な場合を「Raynaud病」という。特定の病気の症状としてRaynaud現象がみられるものが「Raynaud症候群」で，原因疾患診断の重要な手がかりになる。膠原病が原因疾患であることが多い。

[*2] 自己免疫疾患
疾患の発症原因に基づく分類名で，免疫系が自分自身の正常な細胞や組織を攻撃する結果生じる疾患の総称である。障害が全身の臓器組織に及ぶ全身性自己免疫疾患と，特定の臓器組織だけが障害される臓器特異的自己免疫疾患の2つに分けられる。臓器特異的自己免疫疾患としては，内分泌系，血液系，神経系の諸疾患が知られている（表1）。膠原病の代表的疾患である関節リウマチや全身性エリテマトーデスは，全身性自己免疫疾患でもある。

表1 代表的な臓器特異的自己免疫疾患

病名	障害される細胞・組織	病態
Basedow病（グレーブス病）	甲状腺濾胞細胞	甲状腺濾胞細胞が自己抗体で刺激され，甲状腺ホルモン産生が増加する（甲状腺機能亢進症）
橋本病（慢性甲状腺炎）	甲状腺濾胞細胞	甲状腺濾胞細胞が自己抗体で損傷される。甲状腺ホルモンの産生は低下する例（甲状腺機能低下症）と，しない例がある
1型糖尿病	膵ランゲルハンス島のβ細胞	β細胞が破壊されてインスリン分泌量が低下し，糖尿病を発症する
自己免疫性溶血性貧血	赤血球	赤血球膜に対する自己抗体が赤血球を破壊し，溶血性貧血を発症する
悪性貧血（慢性萎縮性胃炎合併）	胃粘膜壁細胞	ビタミンB_{12}の吸収に必須の内因子を産生する胃粘膜の壁細胞が障害される結果，ビタミンB_{12}欠乏による貧血や神経障害を発症する
重症筋無力症	神経筋結合部アセチルコリン受容体	神経筋接合部神経伝達物質であるアセチルコリンの作用が阻害され，筋肉（特に眼の筋肉など）が疲労しやすくなる

一般臨床医学

リウマチ熱

■病因
- A群β溶血性レンサ球菌の上気道感染後，免疫反応によって発症する。

■症状
- 好発年齢は小児期。
- 多発性関節炎，心筋炎，心臓弁膜障害をきたす（**心臓弁膜症**の主原因）。
- 特異的な肉芽腫（アショップ結節）を形成。
- 四肢・体幹に輪状紅斑を認める。

関節リウマチ

■定義
- 全身の関節に起こる炎症性関節炎で，関節腫脹と疼痛を伴い，しばしば関節破壊をきたす。

■疫学
- 30～50歳の女性に多い。

■関節症状・全身症状
- 指，手，足，手首，足首などの小関節から侵される。
- 関節炎は対称性で，多発性である。
- 好発部位は，中手指節（MP）関節，頸椎環軸関節など。
- 初期症状は罹患関節の痛みとこわばり感で，朝起きたときや，その関節をしばらく動かさないでいた後にみられる。
- 炎症を起こした関節は肥大し，変形する。
  例：スワンネック変形やボタン穴変形
- 進行すると，関節強直を引き起こす。
- 全身症状としては，疲れやすさ，脱力感，微熱など。

> **必修問題対策！**
> 関節リウマチで頻度の高い罹患関節は，中手指節（MP）関節や，第1・第2頚椎間（環椎と軸椎の間）である。

■合併症
- **手根管症候群**を合併することがある（腫脹した手関節部で神経が圧迫される）。
- 胸膜炎や心膜炎，肺病変を起こす。
- 皮下結節（**リウマチ結節**）：外部からの圧迫が加わりやすい部位にできる（前腕の裏側の肘関節付近など）。
- シェーグレン症候群（眼や口の乾燥が主症状）を合併することがある。

■検査所見
- 血液中で**リウマチ因子**など特有の自己抗体を検出。
- 赤血球沈降速度（ESR）の上昇。

全身性エリテマトーデス（SLE）

■定義
- 関節，腎臓，粘膜，血管壁に起こる慢性の炎症性結合組織疾患。
- 全身性自己免疫疾患であり，多臓器障害を起こす。

■疫学
- 患者の大部分は10代後半から30代までの若い女性。

■症状，検査所見
- 皮膚症状：顔面部**蝶形紅斑**，日光過敏，**レイノー現象**など
- 粘膜症状：口腔内潰瘍（アフタ性潰瘍と異なり通常無痛性の病変）を認める。
- 関節症状：関節痛程度から急性多発性関節炎まで程度はさまざまである。関節の炎症は一般に間欠性で，関節が損傷を受けることはほとんどない。
- 腎症状（**ループス腎炎**）：糸球体腎炎による腎障害を示す。蛋白尿や血尿が認められ，進行すると腎不全になる。
- 中枢神経系症状（中枢神経ループス）：頭痛，軽度の思考障害，人格変化，脳卒中，てんかん発作，精神障害など。
- 心，肺の障害：胸膜炎や胸水，心膜炎，冠動脈炎による狭心症，心筋炎，心不全など。
- 全身症状：発熱，リンパ節腫脹。
- **抗核抗体**，抗二本鎖DNA抗体，抗Sm抗体陽性。
- 汎血球減少を認めることがある。

多発性筋炎（皮膚筋炎）

■定義
- 皮膚と筋肉が主な炎症の場となる疾患。

■症状，検査所見
- 皮膚病変：関節伸側の鱗屑状紅斑が認められる（ゴトロン徴候）。
- 上眼瞼部の赤紫色の腫れ（ヘリオトロープ疹）を認める。
- 筋病変：横紋筋が広範に障害される。初期症状は筋痛，筋の握痛。四肢近位筋や頚部筋の対称性筋力低下を認める。炎症で壊れた筋肉内酵素が血液中に流出する（CPKやLDH高値）。

■合併症
- 悪性腫瘍を合併しやすい。
- 間質性肺炎。

全身性進行性硬化症（強皮症）

■定義
- 全身の皮膚が硬くなるほか，内臓にも病変を発症する慢性疾患。

■疫学
- 30〜60代の女性に多い。

■症状
- 初発症状として多いのは**レイノー現象**。
- 皮膚病変は顔面，手指などの浮腫性変化から始まることが多く，皮膚が徐々に硬くなり，最終的に萎縮する。
- 主な内臓病変は，食道（嚥下困難や逆流性食道炎症状）や肺（肺線維症）にみられる。

結節性多発動脈炎

■定義
- 中小動脈に特異的な血管炎を起こす慢性疾患。

■疫学
- 中年期に発症し，やや男性に多いまれな疾患。

■症状
- 血管炎は全身の中小動脈に起きるので，症状は病変部位に応じて多彩。
- 腎病変：高血圧を起こしやすく，腎不全の原因になる。
- 皮膚病変：皮膚潰瘍，紫斑，結節性紅斑など。
- 消化管：腸間膜動脈血管炎による血便や消化管潰瘍。
- 心臓：冠動脈血管炎による心筋梗塞。
- 神経系：神経を栄養する血管の血管炎で末梢神経障害。中枢神経の血管炎は脳梗塞や脳出血の原因になる。

Behçet病（ベーチェット）

■定義
- 目，口，皮膚，外陰部のほか，神経系や関節を侵す全身性疾患で，再発・寛解を繰り返す。

■疫学
- 30歳代に発症のピークがあり，男性に多く発生する。

■症状
- 再発を繰り返す口腔内の多発性アフタ性潰瘍（アフタ性口内炎）。
- 外陰部潰瘍。
- 皮膚毛嚢炎様皮疹。
- 眼のぶどう膜炎。
- 関節炎症状，血管炎症状もみられる。

One point Advice

● 膠原病では結合組織が障害される。結合組織は全身に分布しているため，障害は関節のほか，腎臓，心臓，肺，心膜や胸膜，消化器，脳など全身臓器に及ぶ可能性がある。膠原病は特有の身体所見や臨床検査結果に基づいて診断されるが，類似症状が複数の疾患に共通してみられることがしばしばある。症状や病変については，発生頻度を考慮して覚えるとよい。

16 主要な疾患／腎・尿路疾患

POINT

- ●急性糸球体腎炎 ⇒ A群β溶血性レンサ球菌の先行感染に続いて発症
  幼小児期に好発し，男児に多い
  血尿は全例，蛋白尿もほぼ全例にみられる
  血尿，高血圧，浮腫が3主徴
  大半は治癒（予後良好）
- ●ネフローゼ症候群 ⇒ 診断基準（成人）は，①3.5g/日以上の蛋白尿の持続，②低蛋白血症（血清総蛋白6g/dl以下または血清アルブミン3g/dl以下）
  浮腫，高コレステロール血症をしばしば伴う
- ●慢性腎不全 ⇒ 尿検査所見：蛋白尿や血尿，尿比重・尿浸透圧低下
  血液検査所見：BUN，Cr，尿酸，K，Pの上昇
  低Ca血症，代謝性アシドーシス，腎性貧血
  続発性副甲状腺機能亢進症と腎性骨症（腎性骨異栄養症）
  末期には透析が必要になる

糸球体腎炎（急性・慢性）

■急性糸球体腎炎

▶定義
- 急性に発症する血尿，蛋白尿，浮腫，高血圧，糸球体濾過量（GFR）の低下を特徴とする症候群。

▶病因
- **A群β溶血性レンサ球菌**などの先行上気道感染に続いて発症する。
- 抗原抗体反応による免疫複合体が，腎糸球体毛細血管壁に沈着して組織を障害する。

▶症状・検査所見
- 幼小児期に好発し，男女比は男児に多い。
- 先行感染後1〜2週間の潜伏期を経て，急激に乏尿，顔面浮腫が出現する。
- 血尿（肉眼的血尿または顕微鏡的血尿）は必発で，蛋白尿もほぼ全例にみられる。
- 血尿，高血圧，浮腫の3主徴をすべて満たす症例は半数以下。
- 検査で血清尿素窒素（BUN）とクレアチニン（Cr）値軽度上昇。
- 溶血性レンサ球菌感染を示す抗ストレプトリジンO抗体（ASO）や抗ストレプトキナーゼ抗体（ASK）の上昇。
- 小児では大部分が治癒するが，成人では約半数が慢性化する。

■慢性糸球体腎炎

▶定義
- 急性糸球体腎炎発症後1年以上にわたって尿所見の異常や高血圧が持続，または，明らかな腎炎の既往なく1年以上尿所見異常が続く状態。
- 臨床的には1つの疾患概念であるが，病理組織学的にはさまざまな病理像がみられる。

▶病因
- 基礎疾患がなく腎臓が障害される原発性と，別の病気（糖尿病性腎症，痛風腎，膠原病など）が原因で腎臓が障害される続発性の糸球体腎炎に大別される。
- 原発性慢性糸球体腎炎には，IgA腎症，膜性腎症，膜性増殖性糸球体腎炎などさまざまな腎炎が含まれ，免疫機序の関与が考えられている。

▶症状・検査所見
- 無症状のまま数年〜十数年経過し，尿検査で偶然発見される例が多い。
- 特徴的所見は，蛋白尿，顕微鏡的血尿，高血圧，浮腫である。
- 腎機能障害が徐々に進行し，最終的には腎不全に陥る。

ネフローゼ症候群

▶定義
- 原発性および続発性糸球体疾患が原因となり，高度の蛋白尿を呈する症候群である。

▶病因
- 糸球体基底膜の透過性亢進による蛋白尿が原因で症状が出る。

▶症状
- 診断基準（成人）は，3.5g/日以上の蛋白尿の持続と低蛋白血症（血清総蛋白6g/dl以下，または血清アルブミン3g/dl以下）の2項目である。
- 診断基準以外に，浮腫と高コレステロール血症（通常250mg/dl以上）を伴う。

> **必修問題対策！**
> ネフローゼ症候群に特徴的な血液検査所見は，血清総蛋白およびアルブミンの低下である。コレステロール値は通常増加する。腎機能低下を合併していれば，クレアチニンや尿素窒素が高値を示すが，ネフローゼ症候群の程度と腎機能とは関連しない。

急性・慢性腎不全

■急性腎不全

▶定義
- 急激に腎機能が低下して，高窒素血症をきたした状態。通常，可逆的である。

▶病因
- 原因により，腎前性，腎（実質）性，腎後性に分類される。
- 腎前性腎不全の原因はショック，心不全などによる循環障害。
- 腎性腎不全の原因は広範な腎実質病変，急性尿細管壊死など。
- 腎後性腎不全の原因は尿管以降の尿路閉塞性疾患（前立腺肥大，両側尿管結石など）。

▶症状
- 尿量は通常減少するが，乏尿性（1日尿量400ml以下）と非乏尿性がある。
- 突然の無尿（1日尿量100ml以下）は腎後性急性腎不全で生じやすい。
- 消化器症状（食欲不振，悪心・嘔吐など）や循環器症状が出現する。

▶**検査所見**
- 高窒素血症：BUNや血清Cr値の上昇。
- 酸塩基平衡異常：代謝性アシドーシス。
- 電解質異常：希釈性低ナトリウム(Na)血症(Naより水の排泄障害の方が著明なため)。
  高カリウム(K)血症, 高リン(P)血症。
  利尿期には脱水や低K血症をみることがある。

▶**合併症**
- 水分貯留が過剰になると心不全や肺水腫をきたす。

■慢性腎不全
▶**定義**
- 慢性に経過し, 不可逆的に進行する腎機能障害。

▶**病因**
- 慢性腎不全の原因となる疾患・病態は多いが, 透析導入患者の大部分を占めているのは糖尿病性腎症と慢性糸球体腎炎である。

▶**症状**
- 腎機能低下初期：無症状。
- 代償性腎不全期：夜間尿, 軽度貧血, 軽度高血圧。
- 非代償性腎不全期：全身倦怠感, 貧血, 高血圧, 浮腫。末期には尿毒症[*1]。

▶**検査所見**
- 尿検査：蛋白尿や血尿の持続, 尿比重・尿浸透圧の低下。
- 高窒素血症：BUNや血清Cr値の上昇。高尿酸血症。
- 電解質異常：高K血症, 高P血症, 低カルシウム(Ca)血症(ビタミンD活性化障害)。
- 酸塩基平衡異常：代謝性アシドーシス。
- 末梢血液検査：正球性正色素性貧血(エリスロポエチン産生低下による腎性貧血)。
- 腎機能検査：糸球体濾過量(GFR)の低下。

▶**合併症**
- 続発性副甲状腺機能亢進症と腎性骨症(腎性骨異栄養症)。

膀胱炎
- 細菌感染によるものが多い。
- 頻尿, 排尿痛, 残尿感・下腹部痛を呈する。
- 尿混濁がみられ, 尿検査で膿尿, 細菌尿が検出される。

腎盂腎炎
▶**定義**
- 細菌感染(グラム陰性桿菌が多い)による腎盂の炎症。広義には腎実質を含む炎症。
- 急性腎盂腎炎の概念は臨床的なもので, 発熱, 腰背部痛, 膿尿を呈する症候群である。

用語アラカルト

*1　尿毒症
末期腎不全において多彩な全身症状を示す状態。老廃物や有毒物質が血液中に蓄積され, 消化器症状(食欲不振, 悪心・嘔吐など), 循環器症状(高血圧, 不整脈, 心外膜炎など), 呼吸器症状(肺水腫), 中枢神経症状(不安, せん妄, 幻覚, 傾眠, 昏睡, 痙攣), 末梢神経障害, 出血傾向(鼻出血, 歯肉出血, 消化器出血など), その他の症状(皮膚色素沈着, 浮腫, 脱力感, 全身倦怠感, クスマウル呼吸など)を呈する。

必修問題対策!
腎不全でみられる症状は高血圧や下腿浮腫。検査データの異常は, 血清クレアチニンや尿素窒素, 尿酸, K, Pの増加とCaの低下などである。

- 慢性腎盂腎炎は，閉塞性と非閉塞性に大別される。閉塞性の原因として尿路系腫瘍や結石などがある。

▶症状・検査所見
- 女性に圧倒的に多く，20歳前後で発症が増加する。
- 急性腎盂腎炎では，悪寒戦慄を伴う38℃以上の高熱と腰痛(鈍痛)が認められる。尿は混濁し，膿尿が出現する。
- 尿検査で，白血球増加(膿尿)，尿培養で病原菌検出。
- 血液検査で白血球数増加，CRP上昇などの一般的な炎症所見。

尿路結石症

▶定義
- 尿中の成分が析出して結石を形成し，尿路の通過障害をきたす状態。
- 結石が存在する部位によって，腎結石，尿管結石，膀胱結石，尿道結石がある。

▶症状・所見
- 腎結石：多くは無症状，顕微鏡的血尿。
- 尿管結石：側腹部疝痛，下腹部放散痛，血尿。
- 膀胱結石：排尿痛，血尿，頻尿。尿閉の原因になることもある。
- 尿道結石：排尿障害，排尿痛，血尿。
- 結石の自然排出がある。

前立腺肥大症

▶定義
- 加齢とともに前立腺の細胞数が増加(過形成)して前立腺が肥大する疾患。

▶症状・所見
- 排尿障害の症状(排尿開始遅延，尿線細小，残尿感，頻尿)が徐々に進行する。
- 尿閉の原因になる。

17 主要な疾患／神経系疾患

POINT

- ●脳出血
  - 大部分が高血圧性脳出血
  - 好発部位は4カ所　：被殻（大脳），視床（大脳），小脳，橋（脳幹）
  - 眼（＝眼位と瞳孔）から，出血部位がわかる
- ●脳梗塞
  - 脳の血流障害が，脳細胞の虚血を引き起こす
  - 脳血栓と脳塞栓を区別する：症状の経過，治療が異なる
  - 脳血栓：動脈硬化により，血流が悪くなることが原因
  - 脳塞栓：心臓など脳以外から血栓が流れてきて脳に虚血が起こる
- ●くも膜下出血
  - 原因は「高血圧」ではなく，脳動脈瘤破裂と脳動静脈奇形
  - 突然意識障害となり倒れる
  - CT検査が決め手
- ●パーキンソン病
  - 50～60歳代に発病し，徐々に症状が進行する
  - 脳のドパミン細胞が徐々に減少する神経変性疾患
  - 似た病気が多い：症状が似たものをまとめてパーキンソン症候群という
- ●重症筋無力症
  - 初発症状：眼瞼下垂。そのため，眼科を受診する人が多い自己免疫疾患。症状の日内変動が特徴
- ●進行性筋ジストロフィー
  - 単一の疾患ではない。遺伝様式，原因もさまざま
  - 男子にのみ発病するデュシェンヌ型筋ジストロフィーが有名
- ●筋萎縮性側索硬化症（ALS）
  - 50～60歳代に発病し，3年以内に寝たきりとなる運動ニューロン疾患である。大部分は孤発例で，男性に多い
- ●髄膜炎
  - 髄膜の炎症という意味であるが，脳実質の炎症を伴う。そのため髄膜脳炎という病名も用いられる
  - 髄膜炎，脳炎いずれの場合でも髄液検査は必須であり，その前提として脳CTまたはMRIも必要である

脳出血

- 血管が破たんし，脳内に血腫が形成されるため，発症直後からCTスキャンで血腫が明瞭に描出される。

▶出血部位とその症状

① **被殻出血**：対側の片麻痺と，病側に向かう共同偏視。血腫が大きいとさらに失語，意識障害が加わる（図1）。血腫を吸引するためバーホール手術を行うことがある。外側型出血ともいう。

②**視床出血**：対側の感覚障害と共同偏視（図2）。内側型出血ともいう。手術適応はない。
③**小脳出血**：めまい，嘔吐が激しく，眼振がみられる。
④**橋出血**：昏睡と四肢麻痺。「ピンポイント瞳孔」となる。

- 血圧が正常でも脳出血は起こる。
  - 高齢者は脳血管にアミロイドの沈着がみられ，皮質下出血を起こすことがある。大脳半球白質に複数の小さな血腫がみられる例が多い。
  - 動静脈奇形は，先天性の病気だが，出血してはじめて病気に気付くことがある。
  - 白血病，DICなど全身的に出血傾向がみられる疾患は脳出血も起こり得る。
  - 覚醒剤注射後の脳出血は，近年増加傾向にある。

図1　左被殻出血の例

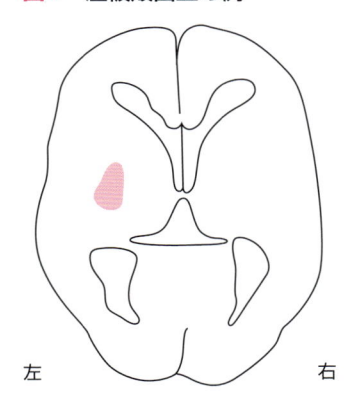

血腫の大きさが3cmくらいの場合は，血腫のまわりの浮腫が目立たない。血腫が5cm以上になると周囲の浮腫（低吸収＝黒）のため正中線が病変と反対側へシフトする（脳ヘルニアの徴候）。

図2　視床出血の眼

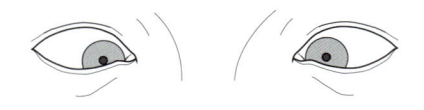

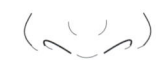

自分の鼻を見るような眼位，つまり内下方へ偏移し，縮瞳を伴う。

脳梗塞

脳血栓

- 血管内皮が障害されてLDL-コレステロールが沈着し，壁が厚くなった状態を**アテローム硬化**という。
- 内頸動脈のような太い血管（主幹動脈という）に動脈硬化が生じると，大脳皮質を含む広い範囲に虚血が起こる。

脳塞栓

- 心房細動は，左心房に血流の渦ができやすいため，左房内血栓が生じる。この血栓が一部ちぎれて血流に乗り，脳血管を閉塞する。そのため，脳塞栓は突然発症することが特徴である。

表1　脳血栓と脳塞栓

	脳血栓	脳塞栓
どのように起こるか	数時間から数日かけて徐々に積み重なる	突然すべての症状が出そろう
原因は	アテロームなどの動脈硬化（脳血管の異常）	心房細動から生じる左房内血栓
治療は	アスピリン	ワルファリンカリウム

一般臨床医学

くも膜下出血

- 出血部位：くも膜下腔に出血し，まず脳表面に広がる。
  →脳室に穿破し，脳内にも血腫をつくる。
- 時間が経つと，脳ヘルニアを起こす。
- 症状：「経験したことのない激しい頭痛」，「金属バットで殴られたような痛み」のため，うめき声とともに倒れる。

Parkinson病

■症状

- 運動症状は，4大症状のうち2つが必須。
- ①振戦：手がふるえることで気付かれることが多い。
  ゆっくりとティッシュを丸めるような指の動きが特徴的。
  左右差がみられることが多い。
- ②固縮（筋固縮）：上肢(肘)または下肢(膝)を受動的に屈伸すると，歯車のような抵抗が感じられる。
- ③動作緩慢：動作が極端に遅くなり，表情が乏しくなる。
  「急に年をとった」と感じられる。
- ④姿勢反射障害：立ち直り反射が障害されるため，転びやすい。
- 非運動症状は，自律神経障害と精神症状。
  ・自律神経障害：病初期の便秘，排尿障害，起立性低血圧，発汗異常（顔は脂漏性，体幹は低下）
  ・精神症状：うつ，仮面様顔貌

■検査

- 初期には脳CT/MRIで異常はみつからない。
- MIBG心筋シンチグラフィにより，画像で異常を示す（心臓交感神経が脱落しているため）。
- 起立性低血圧の有無を確認することは，日常生活の上で重要。

■治療

- 神経伝達物質の1つであるドパミンを薬として投与すると，症状が改善する（ドパミン補充療法）。
- しかし，長期の間には副作用が出現しやすい（オンオフ現象，ジスキネジアなど）。
- そのため，ドパミンアゴニスト（ドパミン受容体に作用しドパミンの作用を補強する薬）を併用しながら，リハビリテーションなどを行う。
- パーキンソン症候群にドパミン補充療法は無効。

重症筋無力症

- 自己免疫疾患：自己抗体によって，骨格筋への情報伝達が障害される病気
- 障害部位：運動神経末端と骨格筋の接点（神経筋接合部という）
- 神経筋接合部の伝達物質はアセチルコリンであるが，自己抗体はその受容体に結合してアセチルコリンの作用を弱める。
- 症状：運動を繰り返すと筋力がすぐに低下する。これを**易疲労性**という。

進行性筋ジストロフィー

- X染色体にコードされるジストロフィンが欠損し，筋細胞が壊れやすい。
- いったん歩行可能となるが，徐々に体幹・近位筋を中心に筋萎縮が進行する。
- 小学生で寝たきり，20歳までに人工呼吸器を装着するが，肺炎のため多くは30歳までに死亡する。
- 成人では，**筋強直性ジストロフィー**（常染色体優性遺伝）が最も多い。
  - 30歳ごろから徐々に四肢遠位筋の萎縮が進行するが，歩行障害は目立たず，呼吸筋麻痺には至らない。
  - 糖尿病，不整脈，白内障など，全身に合併症状がみられる。

筋萎縮性側索硬化症（ALS）

- はじめは一側の脱力で気付くことが多いが，徐々に四肢麻痺となり，呼吸筋も障害される。
- 上位運動ニューロン障害が先行する場合は，痙性麻痺，構音障害（仮性球麻痺）が著明で，腱反射は亢進し，バビンスキー反射も陽性となる。
- 全身の筋萎縮の進行と共に腱反射は低下・消失する。
- 膀胱直腸障害，眼球運動障害はみられず，褥瘡もできにくいとされる。
- しびれ感，つっぱり感のような自覚症状を伴うことはあるが，感覚障害はみられない。

髄膜炎

- あらゆる病原体が髄膜炎の原因となり得る。また，癌細胞が髄膜へ転移して起こす癌性髄膜炎，自己免疫疾患に伴う炎症もある。
- 重症化すると，意識障害，けいれんがみられる。初期症状としての発熱，頭痛，眼痛，羞明（光を異常にまぶしく感じる）など自覚症状が重要であるが，かぜ症状との鑑別が難しい。
- 髄膜刺激症状としてのケルニッヒ徴候は，膝関節の伸展に伴い後頸部へ痛みが広がる場合を陽性とする。

Guillain-Barré症候群

- まず上気道炎または下痢などのかぜ症状があり，その後4週間以内に両側性弛緩性麻痺，脳神経麻痺が出現する。
- 先行感染によって何らかの自己免疫機序が引き起こされ，末梢神経を標的とする自己抗体が血液中に出現する。すでに明らかになっている感染症としては，キャンピロバクター（C. jejuni）によるものが最も多いが，狂犬病ワクチン接種なども発症との関連が疑われている。
- 通常，軽い運動麻痺から始まり，左右対称性である。両手に力が入りにくい，階段を上りにくいなどの症状を自覚する。しびれなど異常感覚を伴うことも多い。腱反射は低下ないし消失する。まれに呼吸筋麻痺に至る重症例もあるが，大部分は発症から2週間以内に軽快する。
- 髄液の蛋白細胞解離は有名であるが，感度は高くない。髄液検査は，むしろ細胞増多を伴う炎症性疾患（脊髄炎など）を除外する意味がある。
- 血液中の抗ガングリオシド抗体は，ほかの疾患では陽性とならない（特異度が高い）ため診断的価値がある。

- 神経伝導速度を調べる電気生理学的検査は，障害部位を特定するうえで有用な検査である。また治療効果など経過を追跡するうえでも役立つ。

認知症

- 以下の4項目すべてを満たした状態を，「**認知症**」という。

①脳の病気が原因であること。
②記憶力のみならず，判断力，思考力などを含めてさまざまな情報処理が低下していること。
③そのために，遂行機能（＝実行機能）が低下し，日常生活に支障が生じていること。
④そして，これらの状態が6カ月以上続いていること。

- 単一の疾患ではない。脳のさまざまな慢性疾患と，内科疾患も原因となる。

表2 認知症の原因

感染症	神経梅毒，エイズ，ヤコブ病，単純ヘルペス脳炎
腫瘍，髄液循環障害	脳腫瘍，悪性リンパ腫，正常圧水頭症
自己免疫	Behçet病，SLE，血管炎
血管障害（虚血・出血）	脳梗塞，脳出血，くも膜下出血，慢性硬膜下血腫
変性疾患	Alzheimer病，レビー小体型認知症，前頭側頭葉変性症，パーキンソン病，進行性核上性麻痺，Huntington舞踏病
ホルモン異常，栄養代謝障害	甲状腺機能低下症，Addison病，Cushing症候群，肝性脳症，ビタミンB1欠乏，アルコール

アルツハイマー病

- 病理学的に，大脳に**老人斑**と**神経原線維変化**が蓄積する病気である。
- 65歳を過ぎると有病率が高くなり，血管性認知症とともに認知症患者の大部分を占める。女性にやや多いといわれているが，高齢者の男女比率以上に差があるかどうか明確な根拠はない。
- 老人斑の成分はアミロイドβ蛋白，神経原線維変化の成分はタウ蛋白という，どちらも溶けにくいために脳に溜まってくるが，正常高齢者と比べてアルツハイマー病患者の方が，量的に多く，しかも脳の広範囲に分布している。
- 65歳以下で発症する例の一部に優性遺伝の家系が知られている。原因遺伝子も同定されているが，大部分のアルツハイマー病は孤発例である。
- 中核症状のなかでも，**記憶障害**は受診のきっかけとなりやすい。特にエピソード記憶が障害され，何度も同じことを尋ねるようになる。
- 遂行機能が障害されると，自立した生活が難しくなるため，家族は「認知症」としての対応をせまられるケースが多くなる。
- 認知症をきたす脳疾患は，1つの検査で病名を確定することはできない。また，年月と共に症状が進行・変化するため，ある時期の症状のみから診断を確定することも難しい。したがって，脳画像を含め，除外診断を念頭に1つずつ検査所見を確認しながら診断を確定することになる。
- 幻覚妄想，暴言暴力などの周辺症状（**BPSD**という）に対しては，主に精神科領域で用いられる薬が症状に応じて投与されている。記憶障害など中核症状に対しては，ドネペジルを含め数種類の内服薬がある。

18 主要な疾患／その他の疾患群

POINT
- ヒト免疫不全ウイルス（HIV）に感染し，数年の無症候期を経て発病した免疫不全症のことを，後天性免疫不全症候群（エイズ：AIDS）という
- HIVは性行為やその他で感染しうる
- 現在はHIVへの抗ウイルス薬治療の進歩により，予後は改善しているが，治療は一生続ける必要がある

一般臨床医学

後天性免疫不全症候群（エイズ：AIDS）

- AIDSは，ヒト免疫不全ウイルス（HIV）が性行為やその他により感染することに由来する。
- HIVはヒト免疫細胞（CD4陽性Tリンパ球）に感染し，徐々に破壊，免疫を低下させる。この免疫不全状態をAIDSとよぶ。

補足

HIV無症候性キャリア
- HIV感染後の無症状期間にある患者を「HIVの無症候性キャリア」という。AIDSを発症していなくても，体内にはHIVが存在するため，適切な予防を講じないと感染の源となる可能性がある。

■疫学
- 2010年末で世界HIV感染者は約3,400万人と推計される。サハラ以南のアフリカなど，開発途上国に多く，社会問題となっている。
- 日本は世界のなかで特に感染者の少ない国だが，年々増加している（2012年末で国内HIV感染者・AIDS患者の報告数合計は2万人強）。

■症状
- HIV感染後1～2カ月で感冒様症状（発熱，リンパ節腫脹，消化器症状など）が出るが，その後無症状となり5～10年程経過する。その間，免疫機能は徐々に低下する。
- AIDSを発症すると（CD4陽性Tリンパ球の数 200個/μl以下が発症判定指標），発熱，全身倦怠感，体重減少をきたし，カンジダ口内炎やニューモシスチス肺炎，サイトメガロウイルス感染症，カポジ肉腫などの**日和見感染症**[*1]を発症する。

用語アラカルト

*1 **日和見感染症**
健常人への感染では通常の免疫力で発病しないような病原性の低い病原体（細菌やウイルス）が，AIDSなど特殊な事情で免疫力の低下した患者では感染・増殖し，発病する病気のことを日和見感染症という。一旦発病すると，治療は難渋することが多い。

■予後
- 現在，HIVの増殖を抑える抗ウイルス薬はさまざまなものが開発され進歩しており，適切な時期に適切な治療を始めれば，通常の寿命を全うすることも十分可能とされる。
- しかし，完治・治癒に至ることは困難で，薬物療法は一生継続する必要がある。

One point Advice

HIVとAIDSの違い
- HIVとはヒト免疫不全ウイルスのことで、HIVが身体に入り、数年経って免疫力が低下しさまざまな病気や症状が出るようになった状態・病気のことをAIDS（エイズ）という。現在はHIVに感染してもAIDSに至るのを遅らせる薬剤が進歩している。よってHIVに感染した人がすべてAIDSを発症するとは限らない。

補足
- HIV感染の有無を調べるために、血液中にHIVに対する抗体があるかを調べる検査（HIV抗体検査）が行われる。しかし、感染して間もなくは（〜2カ月程度）まだ抗体が作られていない時期に相当するため、偽陰性になるなど、正確な検査結果が得られない。

必修問題対策！

HIV感染のターゲットとなるのはCD4陽性リンパ球であること、感染から数年の経過でエイズ発症に至ることは是非理解しておこう。HIV感染経路、エイズの疫学、症状（日和見感染症）についてもよく学習しておこう。

Ⅲ 外科学概論

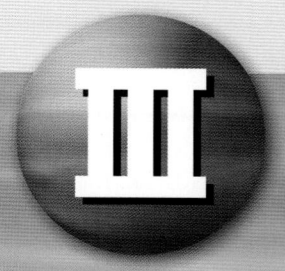

1 損傷

> **POINT**
> - 損傷の分類 ⇒ 発生機序による分類をしっかり覚えよう
> - 創傷治癒の遅延因子 ⇒ 局所的因子と全身的因子を分けて覚えよう
> - 熱傷範囲の診断 ⇒ 「9の法則」と「5の法則」を使い計算してみよう
> - 熱傷の深度による分類 ⇒ Ⅰ・Ⅱ・Ⅲ度熱傷の特徴を覚えよう

損傷の分類

■機械的損傷と非機械的損傷
- 機械的損傷　：機械的外力（創傷），気圧（減圧症）。
- 非機械的損傷：高熱，低温，紫外線，赤外線，レーザー光線，放射線，電気。

■鋭的損傷と鈍的損傷
- 鋭的損傷：刃物や鈍器による。すべて開放性損傷となる。
- 鈍的損傷：交通事故や高所からの墜落による。多くは非開放性損傷となる。

■開放性損傷と非開放性損傷
- 開放性損傷　：皮膚，粘膜の損傷（離開）を伴う損傷。
- 非開放性損傷：皮膚，粘膜の損傷（離開）を伴わない損傷。

■発生機序による創傷の分類
- **切創**：鋭利な器具による切開創。
- **刺創**：鋭利な器具による刺し傷。
- **挫創**：鈍器による皮膚の断裂，挫滅。
- **挫傷**：（打撲による）筋肉・内臓などの損傷（筋挫傷，脳挫傷，肺挫傷）。
- **割創**：鈍器の打撃によるもの。
- **杙創**（よくそう）：棒，鉄筋，木の枝などが刺さるもの。
- **銃創**：銃により撃たれた創。
- **咬創**：動物などに咬まれた創。
- **擦過傷**：擦過による皮膚表層の傷。

注）創：皮膚の連続性が断たれているもの。
　　傷：皮膚の連続性が保たれるもの。

創傷の治癒過程

■治癒過程
- **炎症性反応相**：受傷後2〜3日。小血管攣縮，細動脈拡張，局所止血，血漿蛋白・血球滲出。
- **線維増殖相**：滲出液消失，線維芽細胞出現，肉芽組織形成。受傷後5〜7日で線維芽細胞によるコラーゲンの合成。

- **成熟相**：受傷後7日前後から。線維芽細胞消失，創部収縮し上皮化，創傷治癒の完成。

注）骨，肝臓，皮膚（表皮）では再生により治癒する。

■一次治癒と二次治癒
- **一次治癒**：受傷直後の一次縫合によるもの。
- **二次治癒**：縫合せず癒合するもの。
- **遷延性一次治癒**：受傷後時間の経過した創傷，汚染傷，組織欠損が著しいものに対して，肉芽組織の形成を待ってから二次縫合するもの。

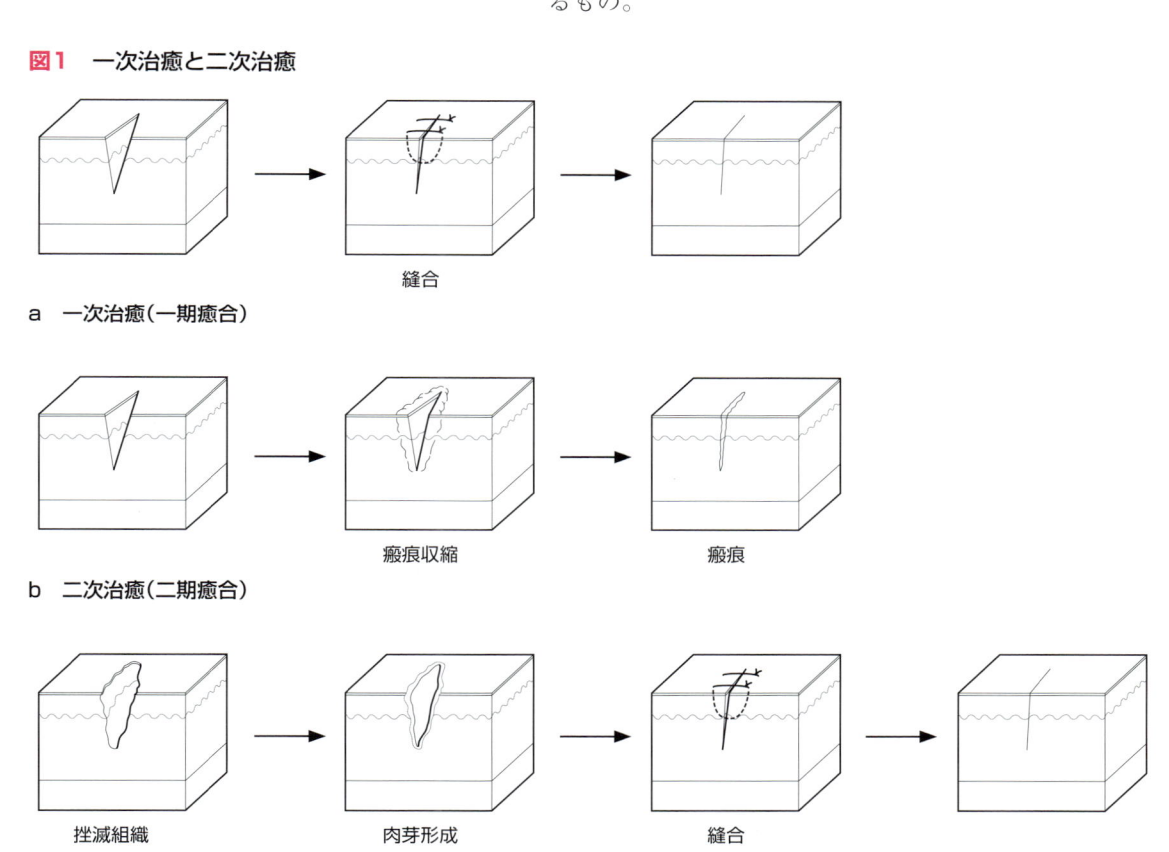

図1 一次治癒と二次治癒

a 一次治癒（一期癒合）
縫合

b 二次治癒（二期癒合）
瘢痕収縮 → 瘢痕

c 遷延性一次治癒（三期癒合）
挫滅組織 → 肉芽形成 → 縫合

■創傷治癒を遅延させる因子
① **局所的因子**：**感染**，**異物**，**壊死組織の存在**，死腔，組織間の開大・離開，**血流障害**など。
② **全身的因子**：**低栄養**，**低蛋白血症**，ビタミン欠乏症，貧血，低酸素血症，**糖尿病**，亜鉛欠乏症，**ステロイド**抗炎症薬，抗癌薬，免疫抑制薬，放射線，黄疸，尿毒症など。

損傷の治療

■創傷の処置
- ドレッシング：感染を伴わない擦過傷などの場合に使用。
- 創の洗浄：開放創の汚染，異物混入などの場合に必要。
- デブリドマン：壊死物質，挫滅組織をすべて除去するために周囲の健康な組織ごと切除し，治癒を促進させること。

■多発外傷における優先順位
①気道確保，呼吸機能回復
②大出血およびショックの対応
③骨折部位の固定など

運動器の損傷

⇒ 「整形外科学（総論）」(p.195)参照

熱傷

■定義
- 熱傷とは熱による皮膚の損傷である。熱の**作用**により皮膚の**蛋白質**が凝固し，**壊死**する。
  - 高温：**高温液体，高温固体，火炎，高温気体**。
  - 低温：湯たんぽ，カイロなど（長時間接触するため**熱傷の深度が深く，治りにくい**）。

■熱傷範囲の診断
- 熱傷は**深さ**と**範囲**で重症度が決まる。範囲は**体表面に対する受傷面積の割合**で表す。
  - 成人の熱傷範囲：**9の法則**
    〔計算例：頭頸部全体(9)＋胸腹部全体(18)＋右上肢約半分(4.5)＝31.5 %〕
  - 乳幼児の熱傷範囲：**5の法則**（頭部が大きい）

図2 9の法則と5の法則

- 身体各部位の全体表面積に対する百分率を示す。
- 小児については体幹後面のとき5%減算する。
- 熱傷が散在しているときは手掌の面積（1%）を基に概算する。

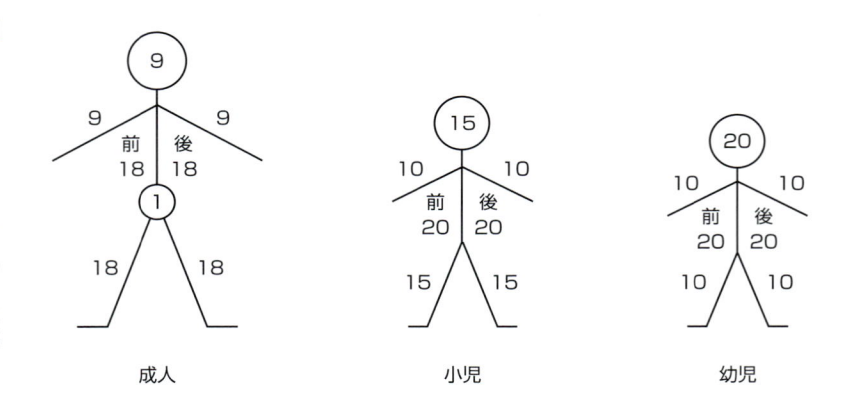

成人／小児／幼児

■熱傷の深度（Ⅰ〜Ⅲ度）

① **Ⅰ度熱傷**：損傷は**表皮層**のみで，**表皮基底細胞**は残存する。**発赤**・**疼痛**などの炎症症状。
② **Ⅱ度熱傷**：損傷は**真皮層**の中間まで。体表からの**体液**・**熱**の喪失。細菌の侵入。強い**疼痛**，**水疱形成**。表皮は再生する。
③ **Ⅲ度熱傷**：皮膚全層の壊死。ときに**皮下脂肪**・**筋**・**骨**までに損傷する。表皮の**知覚消失**。**植皮術**の適応。

図3 熱傷の深度

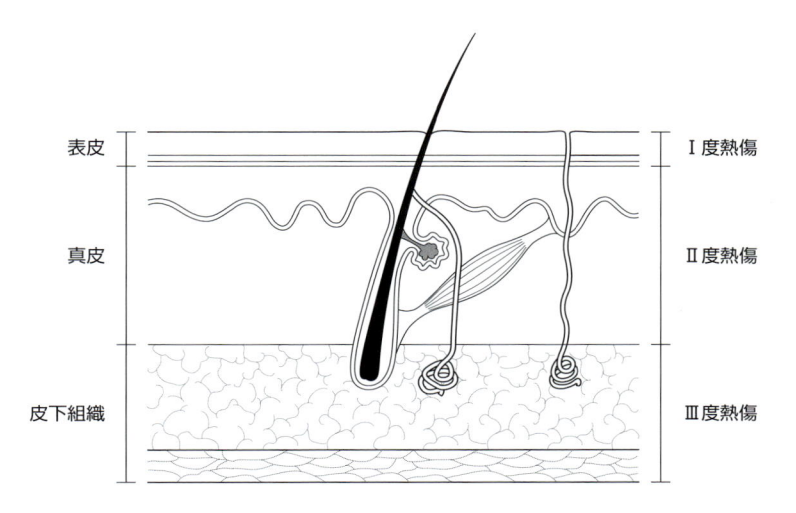

表1 重症度の判定（Artzの基準）

軽傷	中等症	重症
15％以下のⅡ度の熱傷 2％以下のⅢ度の熱傷	15〜30％のⅡ度の熱傷 10％以下のⅢ度の熱傷	Ⅱ度の熱傷が30％以上 Ⅲ度の熱傷が10％以上 気道熱傷の合併

- その他，顔面，会陰部，手足などのⅡ度・Ⅲ度熱傷，特殊な熱傷（気道熱傷，電撃傷）などは重症熱傷とする。

■治療

- 局所治療：**創面の保護**，**滲出液**のドレナージ，**壊死組織**の除去，**感染**の防止など。
- 救急処置：**呼吸**と**循環**の管理，創面の洗浄，消毒など。

■合併症

- 熱傷患者の予後は**深度**，**範囲**，**年齢**，**合併損傷**の有無で決定する。

① **熱傷性ショック**
  ・熱傷の範囲が20％以上（小児・老人は15％以上）でショックの危険性がある。

図4 熱傷性ショックの機序

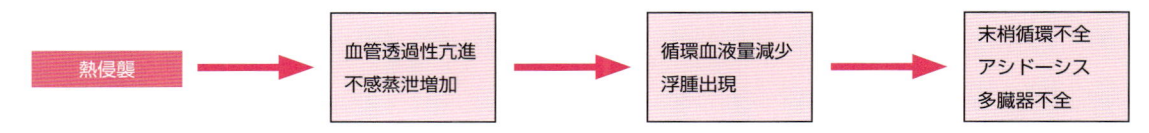

熱侵襲 → 血管透過性亢進／不感蒸泄増加 → 循環血液量減少／浮腫出現 → 末梢循環不全／アシドーシス／多臓器不全

②感染と免疫不全
　・皮膚のバリア機能喪失。
　・白血球の食菌作用低下。
③ストレス潰瘍
　・カーリング潰瘍：広範囲熱傷患者が，受傷後早期に発生する胃潰瘍。
　・熱傷のストレスと胃粘膜の循環障害が原因。
④栄養障害
　・エネルギー代謝の亢進と，血漿の血管外流出による**蛋白質**と**カロリー**の不足。
⑤急性腎不全
　・腎血流量の低下による。

■特殊な部位の熱傷
①気道熱傷
　・上気道型　　　　：熱の直接作用
　・気管・気管支型：水蒸気の熱，煙などによる
　・末梢型　　　　　：有毒ガスの吸引

図5　気道熱傷の分類

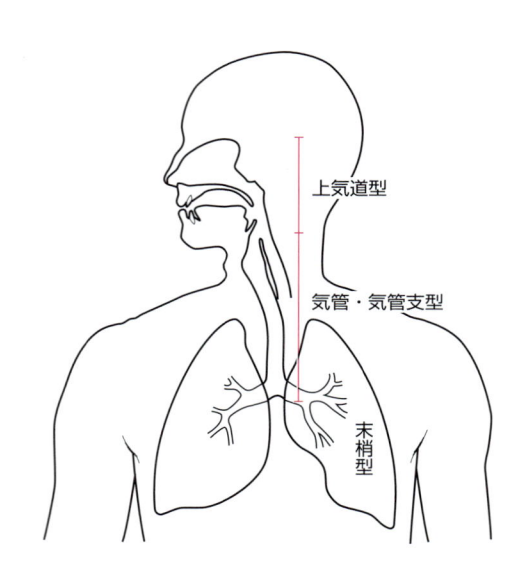

②顔面の熱傷
　・失明，瘢痕，美容上の問題を残す。
③手の熱傷
　・深いⅡ度熱傷やⅢ度熱傷による変形(拘縮)や機能障害。

凍傷

表2　凍傷の分類

Ⅰ度（紅斑性凍傷）	表皮のみの障害。発赤，腫脹，加温後灼熱痛を認める。
Ⅱ度（水疱性凍傷）	真皮までの障害，Ⅰ度に加えて水疱形成を認める。
Ⅲ度（壊死性凍傷）	**皮下組織にまで障害**が及んだ状態。**皮膚の壊死**，潰瘍が認められる。
Ⅳ度（壊死性凍傷）	壊死が**脂肪，筋肉，骨**まで及んだ状態。血清水疱，潰瘍形成，黒色状皮膚を認める。

■治療

- 1～2度凍傷では40～42℃の温湯で15～30分ほど温める。
- 3度凍傷では皮膚移植，4度凍傷では切断術が必要となる。

びらん

- 概念：**表皮までの皮膚の損傷**。水疱後にできることが多く，表面が湿潤した状態。
- 原因：とびひ（伝染性膿痂疹），水疱症，熱傷，アトピー性皮膚炎の掻破など。

潰瘍

- 概念：**真皮以下の組織に達する皮膚の損傷**。びらんよりも深い傷，出血や浸出液がみられる。
- 原因：膠原病や糖尿病，血管炎など，血行障害を起こしやすい病気や悪性腫瘍など。

瘻孔

- 概念：皮膚・粘膜や臓器の組織に炎症などによって生じた管状の穴。胃瘻・腸瘻・痔瘻など。
- 原因：先天性・後天性のほかに栄養補給や排出のため，消化管に人工的につくることもある。

裂傷

- 概念：皮膚・粘膜の表面が裂けてできた傷。頭部裂傷，眼瞼裂傷，会陰裂傷など。
- 原因：外傷によるものが多いが，出産時の会陰裂傷などもある。

壊死

- 概念：生体内の組織や細胞が死ぬこと。不可逆性の変性である。
- 原因：栄養血管の閉塞（冠動脈閉塞による心筋梗塞など），毒素，ウイルス，電離放射線など。

壊疽

- 概念：壊死に陥った組織が，外界の影響や細菌感染により二次的変化を示したもの。
- 原因：乾性壊疽（ミイラ化など），湿性壊疽（腐敗菌による感染など）。

One point Advice

国家試験で問われるポイント

- 交通事故の受傷機転と損傷部位の組合せは頻出。ハンドル外傷，ダッシュボード損傷など。
- 創傷治癒を促進，または遅延させる因子は何か。
- 熱傷の種類と特徴も頻出。特に重症度の分類と特徴をおさえる。

2 外科的感染症

POINT
- 感染の原因 ⇒ 病原微生物の名前と特徴を覚えよう
- 症状と予後 ⇒ 特有症状と予後を覚えよう

感染の概念
⇒「病理学概論」(p.2),『柔道整復師 ブルー・ノート 基礎編』「衛生学・公衆衛生学」(p.375)参照

菌血症
- 概念：血液中から**細菌**や**真菌**が証明されたもの。発症に至らない場合もある。
- 原因：外傷，抜歯，食中毒のほか，マラリアやウイルス性肝炎などさまざまな原因が考えられる。

敗血症
- 概念：菌血症によって発熱，白血球増加などを示すもの。菌血症より重篤。
- 原因：菌血症と同様だが，全身状態が不良な場合に発症しやすい。

補足

SIRS
- systemic inflammatory response syndrome（全身性炎症反応症候群）。菌血症，真菌血症，寄生虫血症，ウイルス血症，外傷，熱傷，膵炎，手術後などの侵襲による全身性炎症反応。複数の臓器の機能不全が起こる。

図1 感染症とSIRS

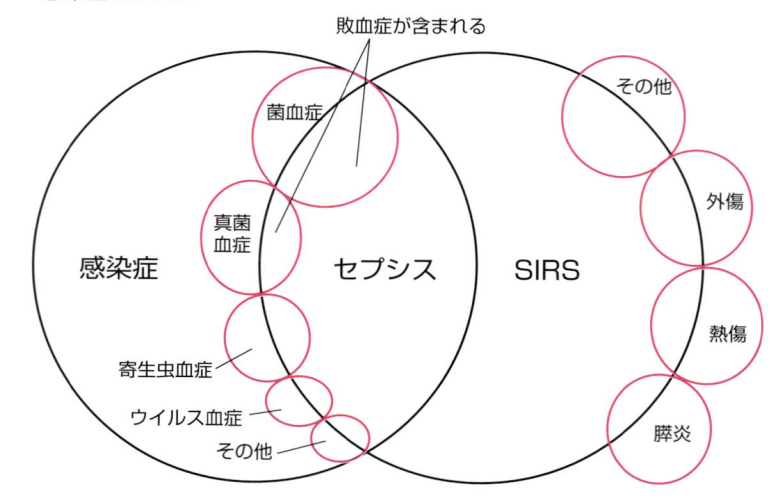

（図：感染症・セプシス・SIRSのベン図。敗血症が含まれる。菌血症，真菌血症，寄生虫血症，ウイルス血症，その他／その他，外傷，熱傷，膵炎）

蜂窩織炎（蜂巣炎）
- 概念：皮下の**疎性結合組織**の中を拡大する**びまん性急性化膿性炎症**。
- 原因：**レンサ球菌**，**ブドウ球菌**など。
- 症状：局所に**広範囲の発赤**，**熱感**，**疼痛**。全身の発熱，だるさを感じる場合もある。

膿瘍

- 概念：膿が限局性に貯留したもの。体腔に膿が貯留したものを**蓄膿**という。原発性のほかに，癤，丹毒，蜂巣炎などに二次的に発症するものがある。敗血症では全身のいたるところ（体表・臓器）に発症をみる。
- 症状：皮膚および皮下膿瘍では，**疼痛**，**熱感**，**腫脹**，**圧痛**，**発赤**がある。深在膿瘍では**局所痛**，**圧痛**および**全身症状**，**発熱**，**食欲不振**，**体重減少**，**疲労**などがみられる。

癰・癤

- 概念：癤は皮膚表面の常在菌が毛嚢や皮脂腺に侵入して起こる皮膚および皮下組織の急性化膿性炎症。**ブドウ球菌**，**レンサ球菌**などが原因菌。癰は多数の癤が相接して1つの大きな炎症性浸潤となったもの。癤より重篤。
- 症状：発赤，腫脹，疼痛など。顔面や口唇に発症した癤を面疔という。

丹毒

- 概念：**溶血性レンサ球菌**などによる皮膚または粘膜表層の急性漿液性炎症。**頭部・顔面**，**下腿**，**会陰部**などに多い。
- 症状
  - 局所症状：境界明瞭な発赤，腫脹，発疹，圧痛，熱感など。
  - 全身症状：悪感，戦慄，高熱など。

リンパ管炎・リンパ節炎

- 概念：細菌が感染巣からリンパ管内に侵入したことにより起こる，リンパ管壁およびその周囲の炎症。
- 症状
  - 急性リンパ管炎：リンパ管の走行に沿った線状の発赤，疼痛をみる。
  - 慢性リンパ管炎：急性リンパ管炎が慢性化したもの。**象皮症**を呈する。

化膿性骨髄炎

- 概念：多くは外傷が誘引となる。**小児の長管骨骨幹部**に好発する。
- 原因：**ブドウ球菌**による**血行性感染**が多い。
- 症状
  - 初期：X線像に明らかな所見なし。
  - 1〜2週：骨膜反応，骨破壊像。
  - さらに進行：反応性の骨形成，骨膜下膿瘍のため高度の腫脹。**骨壁の硬化**（**骨柩**）がみられ，その中に腐骨がみえる。
  - 慢性化：**難治性**となりやすく，成長障害，関節拘縮，病的骨折などがみられる。

結核

- 概念と病理：結核結節，中心の乾酪壊死巣，周辺の類上皮細胞，外周のリンパ球などが特徴。
- 症状
  - 冷膿瘍：炎症の四主徴を欠く膿瘍。
  - 流注膿瘍：筋肉と骨膜の間を流れ，離れた部位に形成される膿瘍。

梅毒

- 概念・原因：**梅毒スピロヘータ**による特異的感染症。
- 分類と症状
  ①第1期：感染後，3週間〜3カ月
  - 硬性下疳：陰茎や陰唇に硬結・潰瘍化。
  - 無痛性横痃：大腿部のリンパ節腫脹。

  ②第2期：3カ月〜3年
  - 梅毒ばら疹：全身に多発する小型の淡い赤み。
  - 梅毒性乾癬：手掌，足の裏にみられる，かさかさした乾癬のような皮疹。
  - 梅毒性アンギーナ：喉の白い浸軟や扁桃腺の腫れ。
  - 扁平コンジローム：陰部のジュクジュクした扁平に隆起したしこり。

  ③第3期：3〜10年
  - ゴム腫：限局的な弾力のあるしこり。

  ④第4期：10年以降
  - 中枢神経梅毒。
  - 血管梅毒。

ガス壊疽

- 原因：嫌気性のガス壊疽菌による。
  - 一次性：**ウェルシュ菌**，ノービー菌，セプチクス菌感染。
  - 二次性：糖尿病や血管病変などに合併。
- 症状：症状の発現は48時間以内が多い。ガスを含む悪臭のある漿液性滲出液をみる。
- 予後：発症した場合の**死亡率は約50%**。

破傷風

- 原因：**破傷風菌（嫌気性）**の感染。
- 症状
  - 潜伏期：24時間〜6日。短いものほど予後不良。
  - 第1期：全身違和感，不安，不眠，開口障害（**牙関緊急**）。
  - 第2期：発語障害，嚥下障害，痙笑，破傷風様顔貌。
  - 第3期：全身の強直（**後弓反張**）は音や光刺激で誘発。意識は清明。
  - 第4期：回復期。
- 処置：デブリドマン。抗毒素血清と破傷風トキソイド投与。創の開放と新鮮化など。
- 予後：発症した場合の死亡率30〜60%。

咬傷（狂犬病含む）

- 原因：哺乳類によって咬まれた創。唾液中の消化酵素により組織の融解壊死や感染がみられる。
- 症状：発赤，腫脹，疼痛，膿性の分泌物がみられる。
  狂犬病の場合，不安感，恐水および恐風症状，興奮性，麻痺，幻覚，精神錯乱。
- 予後：狂犬病を発症した場合，呼吸障害によりほぼ**100％が死亡**。

放線菌症

- 概念と原因：菌は口腔や消化管内の嫌気性常在菌による感染症。

その他の真菌症

- 概念：真菌による感染症。
  ・カンジダ症：カンジダによる感染症。菌交代現象の結果，発症することが多い。
  ・アスペルギルス症：肺感染症を起こす。

One point Advice

国家試験で問われるポイント
- 感染症と原因菌の組み合わせは頻出。
- 嫌気性菌による疾患では破傷風とガス壊疽に注意。

3 腫瘍

> **POINT**
> - 腫瘍の症状　⇒　各腫瘍に特有な症状を覚えよう
> - 腫瘍の診断　⇒　診断方法と特徴を覚えよう
> - 腫瘍の治療法　⇒　治療法の種類を覚えよう

1 定義

⇒ 「病理学概論」(p.2)参照

2 分類

⇒ 「病理学概論」(p.2)参照

良性腫瘍と悪性腫瘍

表1 良性腫瘍と悪性腫瘍

	良性腫瘍	悪性腫瘍
発育形式	膨張性	浸潤性
発育速度	遅い	速い
境界	明瞭	不明瞭
異型性	少ない	多い
転移	なし	あり
再発	ほとんどない	多い
分化度	高い	低い

上皮性腫瘍と非上皮性腫瘍

- 上皮性腫瘍：上皮性細胞由来の腫瘍。
  - 皮膚，消化管，肝臓，膵臓，気管などにできる腫瘍。
- 非上皮性腫瘍：非上皮性細胞由来の腫瘍。
  - 骨，筋肉，神経，脂肪などにできる腫瘍。

3 診断

症状

■腫瘤形式による症状

- 大きくなった腫瘍が周りの血管，神経などを圧迫する。脳腫瘍などによる脳の圧迫など。

- **上大静脈症候群**：上大静脈の圧迫により，顔面に浮腫が出現する。
- **ホルネル症候群**：頸部交感神経の圧迫により縮瞳，眼瞼下垂，眼裂狭小が出現する。

■出血および分泌

- 栄養障害が原因となり**壊死**や**潰瘍**を形成し出血する。特に**易出血性**は癌の特徴である。
    - 消化器癌：**吐血**，**下血**など。
    - 肺癌　　：**喀血**，**血痰**など。
    - 子宮癌　：**性器出血**など。
    - 膀胱癌　：**血尿**など。

■狭窄

- 原発臓器が管腔臓器の場合は内腔の狭窄や閉塞症状を起こす。
    - 食道癌：**嚥下障害**など。
    - 胃癌　：**嘔吐**など。
    - 大腸癌：**腸閉塞**など。
    - 肺癌　：**無気肺**など。
    - 胆道癌・膵癌：**黄疸**など。

■ホルモン産生

- 腫瘍からホルモンなどの活性物質が分泌されることがある。
    ①同所性ホルモン産生腫瘍：内分泌作用のある臓器から分泌されるもの。
    - 副腎の褐色細胞腫，Cushing（クッシング）症候群，膵臓のインスリノーマなど。
    ②異所性ホルモン産生腫瘍：内分泌作用のない臓器からホルモンを産生するようになったもの。
    - 肺の小細胞癌によるACTHやADHの産生など。

表2　ホルモン産生腫瘍

臓器	腫瘍の名称	産生ホルモン	ホルモン過剰による臨床症候
下垂体前葉	下垂体腺腫	GH（成長ホルモン）	先端巨大症
		ACTH（副腎皮質刺激ホルモン）	クッシング症候群
甲状腺	甲状腺腫	T_4（サイロキシン）	甲状腺機能亢進症
副甲状腺	副甲状腺腫	PTH（副甲状腺ホルモン）	副甲状腺機能亢進症
副腎皮質	副腎皮質腺腫	コルチゾール	クッシング症候群
		アルドステロン	アルドステロン症
	褐色細胞腫	エピネフリン	高血圧
消化管	インスリノーマ	インスリン	空腹時の低血糖発作
	ガストリノーマ	ガストリン	消化性潰瘍，下痢

■機能障害

- 脳腫瘍による麻痺や，骨肉腫による病的骨折など。

■**周囲臓器への障害**
- 甲状腺癌による嚥下・呼吸障害や，直腸癌による排尿障害など。

■**悪液質(cachexia)** カヘキシー
- 癌末期にみられる症候。栄養障害，吸収障害，皮膚の乾燥，脂肪の喪失，筋肉の萎縮，貧血，低蛋白血症，浮腫，食欲不振，無気力，無欲状態，ヒポクラテス様顔貌など。

4 検査法

理学的診察
- 大きさ，色，形，硬さ，疼痛，出血などを視診，触診などで判断する。

検査

■**一般臨床検査**
- 血液，尿，喀痰など。

■**腫瘍マーカー**
- 腫瘍により特異的な物質が血中に増加する。これらの物質を腫瘍マーカーという。

表3 代表的な腫瘍マーカー

腫瘍マーカー	上昇する悪性腫瘍
CEA	大腸癌，胃癌，膵癌，乳癌
AFP	肝細胞癌，卵巣癌
SCC	食道癌，肺癌，子宮癌
CA19-9	膵癌，胆道癌，胃癌，大腸癌
PSA	前立腺癌

■**単純X線撮影**
- 胸部X線撮影，骨X線撮影，乳腺撮影(**マンモグラフィー**)など。

■**CT(コンピューター断層撮影)**
- 微細な腫瘍も発見できる。放射線被曝の量が問題となっている。

■**造影剤使用のX線撮影**
- 消化管，血管，胆嚢・胆道，泌尿器などに使用する。

■**超音波検査(エコー検査)**
- 非侵襲的である。甲状腺，乳腺，肝胆膵領域，腎臓，婦人科領域の腫瘍病変など。

■内視鏡
- 観察のみでなく組織の採取(生検)ができる。
- 食道，胃十二指腸，大腸，気管，気管支の検査など。

■細胞診
- **病変より剥離した細胞を採取し，その細胞を観察して良・悪性を診断する検査。**
- 子宮癌の擦過細胞診，肺癌の喀痰細胞診，泌尿器癌の尿細胞診など。
- パパニコローの悪性度判定分類
  ClassⅠ：異型細胞のないもの。
  ClassⅡ：異型細胞は存在するが，悪性でないもの。
  ClassⅢ：悪性細胞と疑わしい細胞が存在するが，悪性と判断できないもの。
  ClassⅣ：悪性細胞の可能性が強いもの。
  ClassⅤ：確実に悪性細胞であるもの。
  陰性→Ⅰ・Ⅱ，偽陽性→Ⅲ，陽性→Ⅳ・Ⅴ

■生検(バイオプシー)
- **外科的手術，内視鏡などで病変部より組織片を採取し，組織学的に診断する方法。**
- 細胞診に比べ診断率が高い。
- **生検組織による診断基準の分類**
  GroupⅠ：異型のないもの。
  GroupⅡ：軽度の異型を伴うもの。
  GroupⅢ：異型がかなり強いもの。
  GroupⅣ：異型が高度で強く癌を疑うもの。
  GroupⅤ：明らかに癌であるもの。

■シンチグラフィー(核医学検査)
- 放射線同位元素(クエン酸ガリウムなど)を投与して腫瘍や炎症への集積を検査する。
- 悪性リンパ腫，甲状腺未分化癌，肺癌，原発性肝癌，悪性黒色腫などは集積度が高い。
- 胃癌，大腸癌，膀胱癌，子宮癌，卵巣癌などは集積度が低く，不適である。

■MRI(磁気共鳴撮像法)
- 磁気共鳴現象を画像化する。**CTに比べX線の被曝がなく**，軟部組織の描写に優れる。

■PET(ポジトロン断層撮影法)
- マーキングしたブドウ糖が癌細胞に集積した様子を画像化する。CTとの併用で効果が高い。

5 治療法

概念

- 良性腫瘍は外科的切除が一般的である。なかには発育が遅く治療を必要としない場合もある。
- 悪性腫瘍は外科的切除放射線療法，化学療法，免疫療法などを組み合わせた**集学的治療**を行う。

手術療法

- 良性腫瘍：腫瘍摘出術。
- 悪性腫瘍：周囲の正常組織を含めた広範囲な腫瘍摘出術。所属リンパ節の切除。
  早期癌（胃癌，大腸癌，乳癌，甲状腺癌など）に対しては予後が良い。

放射線療法（^{60}Coによるγ線療法など）

- 悪性腫瘍は正常細胞より細胞分裂速度が速く，放射線の感受性が高い。これを利用し，悪性腫瘍に適当量の放射線を照射し死滅することができるが，正常細胞に相応の傷害をもたらすため副作用もある。
- 手術前または手術中に照射するなど手術と併用して行う場合もある。
- 頭頸部癌，食道癌，肛門癌などの扁平上皮癌などに有用。

化学療法（抗癌剤）

- アルキル化薬，代謝拮抗薬，抗癌抗菌薬，植物アルカロイド，ホルモン剤など。

内分泌療法

- 拮抗ホルモンを投与するが，当該ホルモン分泌器管を摘出または放射線照射する療法。
- 子宮頸部癌に対する黄体ホルモン，悪性リンパ腫やリンパ性白血病に対する副腎皮質ホルモンなど。

免疫療法

- 低下した免疫能，特に細胞性免疫を増強させて腫瘍の増殖を抑制する療法。しかし免疫療法のみで悪性腫瘍を治療することは難しいため，ほかの療法と併用して行う。

温熱療法

- 腫瘍内部を42～43℃以上に加熱して癌細胞を死滅させる。
- 皮膚悪性腫瘍，頭頸部腫瘍，乳癌など。

One point Advice

国家試験で問われるポイント
- 良性腫瘍と悪性腫瘍の特徴
- 腫瘍の病期と転移
- 腫瘍の診断と検査（腫瘍マーカー）

4 ショック

> **POINT**
> - ショックの症状 ⇒ ショックの5Pを覚えよう
> - ショックの分類 ⇒ それぞれの特徴を覚えよう
> - ショックの治療 ⇒ 治療の順番を覚えよう

定義

- 組織を灌流する**血流が低下**し，正常な細胞活動ができなくなった状態。（重要）ショックでは必ず**血圧が下がる**。

発生機序によるショックの分類

■循環血液量異常によるショック

- ほとんどは**出血**，**脱水**，**熱傷**などによる循環血液量の減少によるもの。
- ショックの症状：5P
  - Pallor　　　　　　　（　　顔面蒼白　　）
  - Prostration　　　　 （　　　虚脱　　　）
  - Perspiration　　　　（　　　冷汗　　　）
  - Pulselessness　　　 （　脈拍触知不可　）
  - Pulmonary deficiency（　　呼吸不全　　）

■心臓機能異常によるショック

- 心臓のポンプ作用が失われたために，諸臓器に**酸素不足**が生じて起こる。
- ポンプ不全型心原性ショック：心筋梗塞，心肥大，弁膜症，心奇形など。
- 閉塞型心原性ショック：心タンポナーデ，緊張性気胸，大動脈解離，肺塞栓など。
- 心臓の機能低下のため**左心不全と同様**の症状をみる。
- このショックの場合は**上体を起こして**呼吸障害の対処をする。

■血流分布異常によるショック

- 末梢血管が拡張したため，相対的に**血液量**が減少し，**末梢毛細血管**まで十分に血液が行きわたらない状態。**神経原性ショック**，**アナフィラキシーショック**，**敗血症性ショック**など。
  ①神経原性ショック
   ・**脊髄損傷**や**高位脊髄麻酔**により血管平滑筋支配の**交感神経**の働きが抑制された状態。全ショックのうちこのショックのみが初めから**徐脈**になる。
  ②アナフィラキシーショック
   ・突然に発症した**Ⅰ型アレルギー反応**によりケミカルメジエーター（ヒスタミン・ロイコトリエンなどの化学物質）が多量分泌され，毛細血

　　　　管の透過性亢進，毛細血管の拡張，気管支平滑筋の収縮などが起きた
　　　　状態。
　③敗血症性ショック
　　・敗血症による**高炎症性サイトカイン血症**の持続による血管透過性の亢進，凝固能促進などの状態。**グラム陰性桿菌**の内毒素によるエンドトキシンショックなど。このショックは体表が温かいことから別名**ウォーム(warm)ショック**とよばれる。

臨床上の分類

■可逆性ショックと不可逆性ショック
- 可逆性ショック　：治療に反応してショック状態から回復できるもの。
- 不可逆性ショック：治療に反応せずショック状態から回復できないもの。

■一次ショックと二次ショック
- 一次性ショック：激しい疼痛や驚愕によって自律神経失調から血圧低下をきたす神経原性ショック。**徐脈が特徴**で，安静のみで回復する。
- 二次性ショック：重症外傷による出血など，いわゆる**外傷に起因するショック**。

症候

- 出血が少量の場合，**心拍数増加，末梢血管抵抗増大，皮膚冷感，不安感，立ちくらみ**。
- 出血が全体の15%以上の場合，**血圧低下，頻脈，脈圧減少，不穏，皮膚蒼白，冷汗，尿量減少。中心静脈圧(CVP)低下**。
- 出血が全体の30%以上の場合，**収縮期血圧70〜60mmHg前後に低下。諸臓器の酸素不足(重篤なショック)**。

治療

- ショック治療は最も緊急を要する医療行為であり，多くの人手と多くの治療を必要とし，それらを迅速に行うことが必要とされる。
　①すべてのショック：**血圧と呼吸**の確認。
　②緊張性気胸：聴診
　③心タンポナーデ：心エコー
　④アナフィラキシーショック：上気道閉塞の有無を確認。その後，気管挿管が必要かを判断する。薬物によるものは薬物投与を中止する。
　⑤脳幹障害，脊髄損傷，肺血栓塞栓症：神経学的所見
　⑥その他：循環血液量，心機能の評価，感染源の検索。
- 治療
　・呼吸管理
　・持続的血圧測定(収縮期血圧90mmHg以上あるいは平均血圧60mmHg以上)。
　・静脈ライン確保。

One point Advice
- ショックの分類と症状。
- ショックの救急処置と治療法。

5 失血と輸血・輸液

POINT
- 血液の基礎知識 ⇒ 血液の組成，役割を覚えよう
- 輸血・輸液の種類 ⇒ それぞれの特徴を覚えよう
- 輸血の副作用 ⇒ 不適合輸血を覚えよう

失血

■血液の基礎知識
①血液の組成と機能
- 液体成分（血漿）：約55％
- 有形成分（血球など）：約45％
- 全血液量は体重の1/12～1/13：約6～9％
- 全血漿量は体重の1/20～1/25：約4～6％

図1　血液の組成

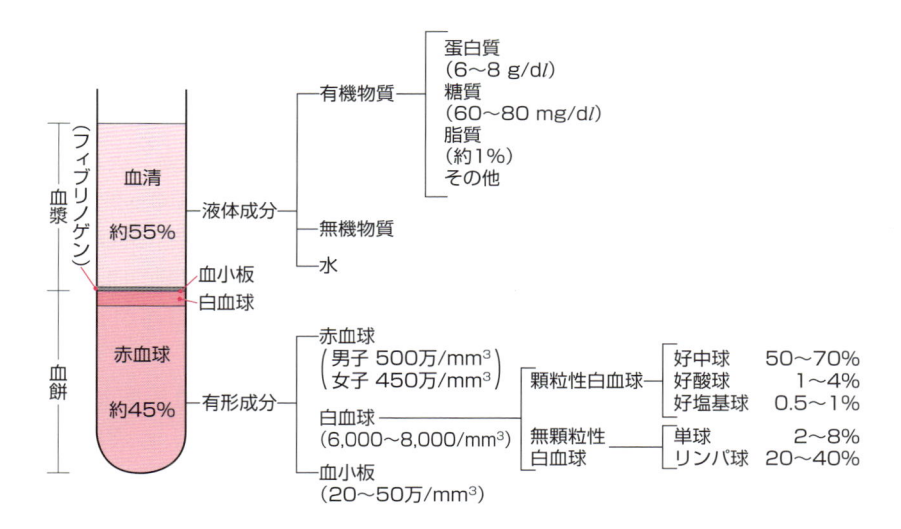

- 血漿（フィブリノゲン）
  - 血清　約55％
- 血餅
  - 赤血球　約45％
  - 血小板
  - 白血球

- 液体成分
  - 有機物質
    - 蛋白質（6～8 g/dl）
    - 糖質（60～80 mg/dl）
    - 脂質（約1％）
    - その他
  - 無機物質
  - 水
- 有形成分
  - 赤血球（男子 500万/mm³、女子 450万/mm³）
  - 白血球（6,000～8,000/mm³）
    - 顆粒性白血球
      - 好中球　50～70％
      - 好酸球　1～4％
      - 好塩基球　0.5～1％
    - 無顆粒性白血球
      - 単球　2～8％
      - リンパ球　20～40％
  - 血小板（20～50万/mm³）

■血液の機能
- 栄養素，ガス（酸素，二酸化炭素），代謝産物，ホルモンなどの運搬機能。
- 酸塩基平衡の調節，膠質浸透圧の調節・維持，血圧・体温の調節。
- 感染防御，異物処理，抗体産生，血液凝固作用など。
- 失血とはこれらの機能を失うことである。

■輸血・輸液の目的
- 輸血の目的：**循環血液量**，**酸素運搬能**，**凝固能**の維持。
- 輸液の目的：水分・電解質バランス，**膠質浸透圧**の是正ならびに維持。**酸塩基平衡**異常の調整，栄養の補給。

輸血・輸液の種類

■輸血の種類
- **全血輸血**と**成分輸血**に大別される。

①全血輸血：血液の**全成分**を含有するものをいう。
　・新鮮血：採血後**72時間以内**
　・保存血：採血後**21日以内**

②赤血球輸血：保存血から**血漿を除去**したもの。**最も一般的な輸血**。
③血小板輸血：血小板減少症などに用いられる。
④顆粒球輸血：白血病における重症感染症治療で抗生物質と併用して投与される。
⑤血漿輸血：出血傾向の是正，血液凝固能の活性を目的に用いられる。
⑥交換輸血：新生児溶血性疾患などに用いられる。
⑦血漿交換：劇症肝炎の治療などに用いられる。

■輸液の種類
- **維持輸液**：水分・電解質の補充
- **補充輸液**：喪失分の補充
- **栄養輸液**：栄養成分の補充

血液型

■ABO式
- 赤血球中の**凝集原**と血清中の**凝集素**との凝固反応により決定される。
- 輸血前に必ず交叉適合試験（**クロスマッチテスト**：主試験・副試験）を行う。
　・主試験：**輸血製剤の血球**と，**患者の血清**で凝固反応がないことを確認。
　・副試験：**患者の血球**と，**輸血製剤の血清**で凝固反応がないことを確認。

■Rh式
- 赤血球中にD抗原（Rh抗原）という抗原をもつものがRh（＋），もたないものがRh（－）になる。Rh（＋）とRh（－）の血液を混ぜると，血液凝固や溶血作用をもつ抗D抗体という抗体ができる。Rh（－）の人にはRh（－）の血液しか輸血できない。

不適合輸血

- 異なった血液型の血液を輸血した場合。
- 症状：輸血直後に**発熱**，**不快感**，**胸背部痛**，**腰痛**，**呼吸困難**，**悪心**，**嘔吐**など。そのほか，**血圧下降**，**ショック**，**出血傾向**。
　　　その後，**血尿**，**乏尿**，**腎不全**，**尿毒症**などがみられる。
- 死亡率は**約20％**。

副作用

- **発熱**
- **アレルギー**：**全身発疹**
- **ウイルス感染**：B型肝炎，C型肝炎，AIDS，ＡＴＬなど。
  そのほかの感染：梅毒，マラリア，トキソプラズマなど
- **輸血後移植片対宿主病**：血液製剤中のリンパ球が増殖し，骨髄，皮膚，肝臓などに対して，移植片対宿主反応を起こす。
- **循環障害**：大量の輸血では循環負荷の過大により心不全を起こす。

One point Advice
- 輸血の目的と副作用（不適合輸血）
- 供血者の条件

6 滅菌法と消毒法

POINT
- 消毒と滅菌 ⇒ 消毒と滅菌の違いを覚えよう

必要性

- 外科領域では主に手術に使用する器具の滅菌や手指の消毒が必要である。
- 消毒：**病原微生物**を生体に感染を発症させないレベルの菌数に減少または死滅させること。主に消毒薬を用いる。
- 滅菌：**細菌，ウイルス，真菌，寄生虫，芽胞**などすべての微生物を死滅させること。主に高圧蒸気滅菌（オートクレーブ）やエチレンオキサイドガスなどを用いる。

種類

⇒ 『柔道整復師 ブルー・ノート 基礎編』「衛生学・公衆衛生学」(p.375)参照

One point Advice

国家試験で問われるポイント
- 消毒法と滅菌法の種類
- 消毒液の特性と適応

7 手術

> **POINT**
> ● 手術の分類　⇒　手術の分類を覚えよう
> ● 手術法について　⇒　さまざまな手術法を覚えよう

患者の病期

①早期手術
- 急性胆嚢炎や消化管穿孔など，可及的速やかな処置が必要な手術。

②晩期手術(待期手術)
- 緊急手術を必要としない一般的な手術。患者の全身管理やインフォームド・コンセントなどを事前に行う。

③救急手術
- 緊急気管切開，開胸式心マッサージ，緊急開腹止血術など，救命を目標とする緊急手術。

手術侵襲度

①大手術
- **全身麻酔で行う開腹術**，**開胸術**，**開頭術**など。複数の医師がチームを組んで手術室で行い，ほとんどの場合，手術後は入院が必要となる。

②小手術
- **主に局所麻酔や区域麻酔で行う。主として四肢などの手術。**手術室のほか救急処置室や診療所の処置室などでも行われる。
- 手術は医師1人で行うことが多い。
- 通常，患者は手術を受けたその日に帰宅できる。

手術の根治性

①根治的手術
- 病気，病変などを完全に取り払うための手術。

②姑息的手術
- 主に症状の寛解や延命のみを目的に行う手術。

術式の概念

①皮膚切開法
- **ランゲル皮膚割線**に沿って行うことにより瘢痕を最小に留めることができる。

②止血法
- **一次的止血法**：外科など緊急事態時の応急止血法。圧迫法，指圧法，緊縛法，タンポン法などがある。
- **永久的止血法**：手術的止血法ともよばれる。結紮(けっさつ)法，血管縫合法，焼灼法，止血薬の使用などがある。

外科学概論

③縫合法
- 縫合針と縫合糸により創を縫うこと。
- 縫合針
  - ・丸針：消化管縫合や血管縫合などに用いられる。
  - ・角針：皮膚縫合や腱縫合などに用いられる。
- 縫合糸
  - ・吸収性材料　：時間の経過により体内に吸収される材料。
  - ・非吸収性材料：時間が経過しても体内に吸収されない材料。

④穿刺術
- 体外から血管・体腔内や内臓に注射針を刺し，検査や治療を行うこと。
- 心嚢穿刺，胸腔穿刺，腹腔穿刺，関節腔穿刺などがある。

⑤切開術
- 外科手術において患部を直接処置するためにメスなどで皮膚，皮下組織などを切開すること。そのほか，排膿や気管切開などの処置にも用いる。

⑥切除術
- 病巣の一部もしくは全体を切断し取り除く手術的治療法。
- 胃切除，乳房切除などがある。

⑦摘出術
- 異物を取り出すこと。または罹患臓器をすべて取り出す手術。
- 銃弾摘出，子宮摘出などがある。

⑧切断術
- 身体の一部を切り取ること。
- 主に四肢の外傷や病変，壊死に対して行われる。

⑨吻合術
- 主に血管や神経を繋ぐ手術。

One point Advice

国家試験で問われるポイント
- 手術法と止血法
- 切開法と縫合法

8 麻酔

> **POINT**
> - 麻酔の種類　⇒　全身麻酔と局所麻酔に分類される
> - 禁忌と合併症　⇒　さまざまな禁忌と合併症を覚えよう

1 歴史

- 19世紀：吸入麻酔の発達（笑気，エーテル，クロロホルムなど）。
- 20世紀：局所麻酔の発達（注射器使用，脊髄麻酔，硬膜外麻酔など）。
- 国内では，1804年に**華岡青洲**によって全身麻酔下の乳房根治手術が行われた。

2 術前患者管理

麻酔の目的

- 患者と術者にとって安全に手術ができる。
- 手術時の**疼痛の除去**。
- 術中の全身状態の管理と**筋弛緩**。
- 術後の合併症と疼痛の防止。
- 疼痛性疾患の治療（**ペインクリニック**）。

麻酔前投薬

- 麻酔時の副作用や合併症を予防し，麻酔が安全かつ円滑に行えるようにする。

■**主な目的**

①**睡眠・鎮静**
- 不安感を取り除く，体力の消耗を減らす，制吐作用，自律神経安定作用など。

②**気道の分泌抑制**
- 唾液や気道内分泌物などによる誤嚥や嚥下性肺炎の原因を減らすため。

③**鎮痛**
- 術前より疼痛を有するものや，麻酔導入時に疼痛が予想されるときに用いられる。
  - ・麻薬
  - ・非麻薬性鎮痛薬

④**その他**
- 胃液分泌量減少，胃液pH上昇などを目的とする。

麻酔と合併症

①術中合併症
- **血圧下降**：交感神経を同時に麻痺させるために起こる。

外科学概論

- 悪心・嘔吐：脳の貧血，酸素不足により嘔吐中枢を刺激する。
- 呼吸障害　：高位の麻酔による呼吸筋麻痺。
- 全脊髄クモ膜下麻酔：大量の麻酔薬がクモ膜下腔に注入され，全脊髄と上位中枢が麻痺した状態。意識・反射の消失，瞳孔散大などが起こる。

②術後後遺症
- **頭痛**：最も多い合併症。脳脊髄液が漏れ，脳圧が下降するために起こる。
- 排尿困難

3 全身麻酔の概念

- 全身麻酔薬が血流に乗り大脳や背髄に作用し，なおかつ延髄の呼吸，循環の調節作用に影響を及ぼさないように調節することにより**意識**の消失，**疼痛**の除去，**運動**や**反射**の抑制を行う。

吸入麻酔

- 現在行われている吸入全身麻酔は，通常循環式麻酔器を用いた循環吸収法により行われている。
- 循環式炭酸ガス吸収法：最もよく用いられる方法。呼吸の一部またはすべてを再呼吸する。呼気が再呼吸されるため，水分と熱が回路内に保たれ気道を乾燥させることが少ない。
- 吸入麻酔薬：大部分がそのまま呼気に速やかに排出されるため，調節性と安全性に優れている。
  ・ガス性吸入麻酔薬（笑気など）
  ・揮発性吸入麻酔薬

静脈麻酔

- 導入は速やかだが，体外に急には排出できないため調節性に劣る。
  ・興奮性麻酔薬（鎮痛作用）
  ・抑制系麻酔薬（鎮静作用）

筋弛緩薬

- 骨格筋の神経筋接合部に作用して筋肉の収縮を抑制する物質。

4 術式の概念

表面麻酔

- 貼付：皮膚の小手術（リドカインテープ）。
- 塗布：口腔・鼻腔の処置など。
- 滴下：眼科（点眼）など。
- 噴霧：内視鏡検査など。

浸潤麻酔

- 組織内に直接局麻薬を注射浸潤させる。外傷，**良性腫瘍**の摘出，各種穿刺術。
- **感染部位**，**皮膚炎**には禁忌。

腰椎麻酔

- クモ膜下腔に局所麻酔薬を注入し，背髄より分枝する神経を麻酔する方法。
①穿刺部位
- L_{3-4}間またはL_{4-5}間
②穿刺体位
- 通常は**側臥位**。頸部を曲げ，膝を抱えて前屈させ，棘突起間隔を広げる。

硬膜外麻酔

- 背椎の硬膜外腔に局所麻酔薬を注入し，脊髄神経を麻酔する方法である。
- 留置カテーテルを使用し，持続硬膜外麻酔として用いられる場合もある。

神経ブロック

- **神経根幹**や**神経叢**に麻酔薬を注入し，末梢の支配領域を遮断する方法。
①手術目的に用いられるブロック
  - 上肢：腕神経叢ブロック，腋窩神経ブロック，手首ブロック，指（趾）ブロック。
  - 下肢：坐骨神経ブロック，大腿神経ブロック。
②ペインクリニックに用いられるブロック
  - 三叉神経ブロック：三叉神経痛
  - 顔面神経ブロック：顔面けいれん
  - 後頭神経ブロック：後頭部痛
  - **星状神経節ブロック**：自律神経の調整（頭頸部の血行改善）。
  - 肩甲上神経ブロック：肩周囲の鎮痛（五十肩など）。
  - 肋間神経ブロック：胸部手術後痛
  - 脊椎傍交感神経節ブロック：胸部内臓痛
  - 腰部交感神経節ブロック：骨盤内悪性腫瘍（下肢の血行性疾患）。
  - 腹腔神経叢ブロック：上腹部悪性腫瘍や膵炎など。

One point Advice

国家試験で問われるポイント
- 全身麻酔と局所麻酔の種類と特徴。
- 麻酔の術中合併症と術後合併症。
- 全身麻酔の前投薬の目的。

9 移植

POINT
- 移植の種類 ⇒ 移植の種類と特徴を覚えよう
- 臓器移植の種類 ⇒ 移植の対象となる臓器を覚えよう
- 移植の問題点 ⇒ 免疫抑制や感染症などの問題点を考えよう

種類

■自家移植
- **同一個体内**で移植する場合。植皮や骨片移植など。拒否反応はなく，術後の管理は簡単で生着率も高い。
- 植皮の種類
  - 遊離植皮術：薄い皮膚を生体から剥離して，ほかの部位に移植する方法。
  - 有茎植皮術：皮膚を灌流（栄養）する動静脈を含ませた茎を付着させて，移植する方法。
  - 遊離皮弁：有茎植皮の栄養血管をいったん切り離して，移植部位の血管と吻合して血行を再開させる方法。

■同種移植
- **同一種に属する個体間**の移植。ヒト対ヒトの移植がこれに当てはまる。拒否反応を防ぐため，少しでも組織適合抗原が近い個体同士の関係が望ましい。

■異種移植
- **種の異なる個体間**の移植。ラットとマウス，ヒトとチンパンジーなど。
- かけ離れた個体間では超急性拒絶反応が起こる。

■同系移植
- **一卵性双生児間**の移植。組織適合抗原がすべて同一の2個体間での移植。術後の拒否反応はない。
- 移植の成功率

  自家移植 ＞ 同系移植 ＞ 同種移植 ＞ 異種移植

皮膚移植
- 屍体から皮膚の提供を受け，冷凍保存した皮膚を植皮することがある（同種移植）。

骨片移植（自家移植）
- 外傷などにより骨が欠損した部位に，患者の腸骨の一部などを移植する方法。

臓器移植

- 心停止後でも移植可能：**腎臓，眼球，皮膚**。
  注）腎臓は心停止後，阻血時間が短ければ可能。
- 脳死後の移植が条件　：**心臓，肺，肝臓，小腸**。
  （注）生体肝移植は除く
- 脳死の条件：脳死とは，**脳幹**を含む全脳髄の不可逆的な機能喪失の状態。
- 提供者と受容者
  ・提供者（**ドナー**）：臓器あるいは器官を提供する個体のこと。
  ・受容者（**レシピエント**）：臓器あるいは器官を受け取る個体のこと。

問題点

①組織適合の不一致
- 免疫応答により，抗体や感作リンパ球が作られる結果，移植臓器が機能障害を起こし移植片が脱落したりする。この原因となる物質を組織適合性抗原という。

②拒絶反応
- 移植された臓器の細胞を異物(非自己物質)と判断して排除しようとする反応。

③感染症
- 免疫抑制剤の使用により，真菌，結核菌，帯状疱疹ウイルスなどによるさまざまな感染症が起こりやすくなる。

One point Advice

国家試験で問われるポイント
- 移植の種類と特徴
- 生着率と拒絶反応

10 止血

> **POINT**
> - 出血の種類 ⇒ 出血の原因や部位を覚えよう
> - 止血の機序 ⇒ 一次止血と二次止血を覚えよう
> - 止血法の分類 ⇒ さまざまな止血法を覚えよう

1 出血の種類

出血とは

- 何らかの原因によって血管が破綻し，血液の全成分（**血球・血漿**）が血管外に流出すること。

外出血と内出血

■外出血

- 血液が体外に流出する出血。
  ①体表の創傷。
  ②**鼻出血**：鼻粘膜（出血部位の大半は**キーゼルバッハ部位**である）。
  ③**喀血**：肺，気管，気管支。
  ④**吐血**：食道，胃，十二指腸。
  ⑤**下血**：小腸，大腸，直腸，肛門。
  ⑥**血尿**：腎臓，尿管，膀胱，尿道。
  ⑦**性器出血**：子宮，腟。

■内出血

- 体腔，臓器内，組織内に起こる出血。
- 皮内，皮下，筋肉内，頭蓋内，胸腔内，腹腔内，消化管内，関節内など。
- 皮下出血（紫斑）の場合
  ①**点状出血**：直径3mm未満。
  ②**斑状出血**：直径2cm未満。
  ③**広汎性皮下出血**：さらに大きなもの。

血管の種類による分類

- **動脈性出血**：動脈血は鮮紅色。噴水のように**拍動性**に噴出。大量出血。
- **静脈性出血**：静脈血は暗赤色。じわじわと**非拍動性**に出血。
- **毛細血管性出血**：動脈血と静脈血の中間色。自然止血する。
- **実質性出血**：肝臓，脾臓，膵臓，腎臓などの実質臓器からの出血。

外傷性出血と症候性出血

■外傷性出血
- 鋭利な刃物による外出血，鈍的外傷による内出血など。

■症候性出血
①**局所性**症候性出血
- 潰瘍，癌，結石，動脈瘤，静脈瘤などが原因。

②**全身性**症候性出血
- 血小板の減少，血液凝固因子異常，血管壁の異常などが原因。
- 血友病，血小板減少症，閉塞性黄疸，肝細胞性障害，多発性骨髄腫，悪性リンパ腫，白血病，悪性貧血，敗血症，血管透過性亢進，壊血病などで出血傾向がみられる。

急性出血と持続性出血

■急性出血
- 短期間の急激な出血。
- **血圧低下**，**頻脈**，**全身蒼白**，**冷汗**などが起こる。
- 全血液の**20〜30%**の出血でショックを起こす。

■持続性出血
- 長期間にわたり，小量の出血が持続するもの。
- **顔面蒼白**，**頻脈**，**呼吸困難**，**浮腫**などが起こる。
- ヘマトクリット値が減少。貧血状態だが通常生活は可能な場合もある。

2 止血

一次止血と二次止血

- 一次止血：**血小板**による止血。
- 二次止血：**凝固因子**による止血。

■正常止血機構
血管損傷
　①損傷部位での血管収縮
　②(一次血栓)血小板粘着・血小板凝集による血小板血栓の形成
　③(二次血栓)凝固因子の活性化によるフィブリン血栓の形成
　④組織修復およびプラスミンによる血栓溶解
　　（線維素溶解現象）

止血法の分類

■機械的止血法
- **緊縛法**：四肢の止血。エスマルヒの駆血帯。
- **指圧法**
- **圧迫タンポナーデ**
- 鉗子圧挫法
- **結紮法**（けっさつ）

■物理的止血法
- **電気凝固法**：電気メスで焼灼止血する方法。
- 凍結止血法
- 冷却
- レーザー凝固法

■化学的止血法
- 薬剤を出血部に直接作用させて血管収縮や血液凝固を促進して止血する方法。
- エピネフリン，トロンビン粉末，ゼラチンフォーム，酸化セルロースなどを使用。

One point Advice
国家試験で問われるポイント
- 出血の部位と種類
- 止血法の分類

11 蘇生法（救急法）

POINT
- 呼吸停止の判断 ⇒ 呼吸がない場合または死戦期呼吸[*1]は「心停止」と判断する
- 心臓マッサージ ⇒ 「胸骨圧迫」に名称を統一
- 胸骨圧迫：人工呼吸 ⇒ 30：2で行う
- AED（自動体外式除細動器） ⇒ 「心室細動」，「無脈性心室頻拍」に対して除細動を行う

用語アラカルト

＊1 死戦期呼吸
心臓発作などによる突然の心停止直後には，途切れ途切れのしゃくりあげるような，あえぐような動作がみられることがある。これは「死戦期呼吸」とよばれ，呼吸停止と同様に対応する必要がある。

補足
- ここでいう「反応」とは肩を叩きながらの呼びかけに対し，目的のある動作（払いのけたりする）がみられる場合を「反応あり」とする。
- 脈拍の触知は極めて難しいため，日常的に蘇生の現場に従事しない者は，呼吸停止をもって心停止と判断する。

呼吸停止に対する処置

①呼吸停止の判断と処置
- **反応の確認**：肩を叩きながら大きな声で呼びかけて反応の有無を確認する。
- **119番通報，AED**：反応がなければ119番通報およびAEDを手配する。
- **呼吸の確認**：傷病者の胸・腹の動き（呼吸をしていれば上がったり下がったりする）を見て判断する。胸・腹の動きがなければ，呼吸が止まっていると判断する。
- **死戦期呼吸**：死戦期呼吸がみられても心停止として対応する。
- **胸骨圧迫**：呼吸停止をもって心停止と判断し，直ちに胸骨圧迫から心肺蘇生を開始する。
- **心肺蘇生のサイクル**：胸骨圧迫30回に引き続いて2回の人工呼吸を行う。この30：2のサイクルを救急車が到着するか，傷病者が動き出すまで繰り返し実施する。

②頭部後屈あご先挙上法による気道確保
- 片手で傷病者の額を押さえ，もう一方に手の指先で傷病者のあご先を持ち上げ，傷病者の首を後屈させる。

③口対口人工呼吸
- 気道確保をしたまま，額側の指で傷病者の鼻をつまみ，口を大きく開いて傷病者の口を覆うようにして密着させ，1秒かけて息を吹き込む（図1）。
- 人工呼吸の吹き込み量は，傷病者の胸が上がるのが見てわかる程度。
- 感染防護具（シート式やマスク式）があれば使用する。
- 呼吸は停止しているが，総頸動脈が拍動している場合，5～6秒に1回のペースで人工呼吸を行う。

図1　口対口人工呼吸

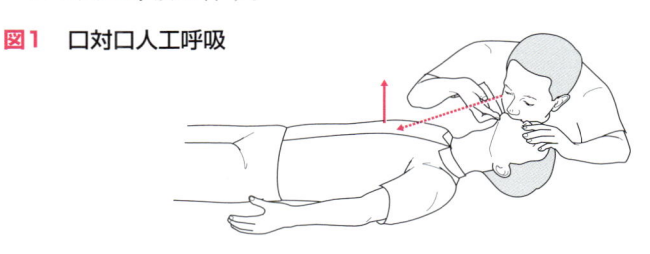

心停止に対する処置

①心停止の判断
- 呼吸停止をもって心停止と判断し，直ちに胸骨圧迫を開始する。
- 可能であれば，総頸動脈の拍動の有無を確認する。

②胸骨圧迫
- 傷病者を固く平らな場所に仰向けに寝かせ，**胸の真ん中(胸骨の下半分)**に片方の手掌の付け根を当て，もう一方の手を重ねて繰り返し圧迫する(図2)。
- 圧迫の深さは**少なくとも5cm**，圧迫のテンポは**少なくとも100回/分**。
- 圧迫と圧迫の間は胸が元の高さに戻るよう，**十分に圧迫を解除**する。
- 人工呼吸等による**胸骨圧迫の中断を最小限**にする。
- 胸骨圧迫30回に引き続いて2回の人工呼吸を行う。この**30：2**のサイクルを救急車が到着するか，傷病者が目的をもった動作をするまで繰り返し実施する。
- 人工呼吸ができない場合は，**胸骨圧迫のみでも有効**である。
- 自動体外式除細動器(AED)があれば直ちに電源を入れ使用する。

図2 胸骨圧迫

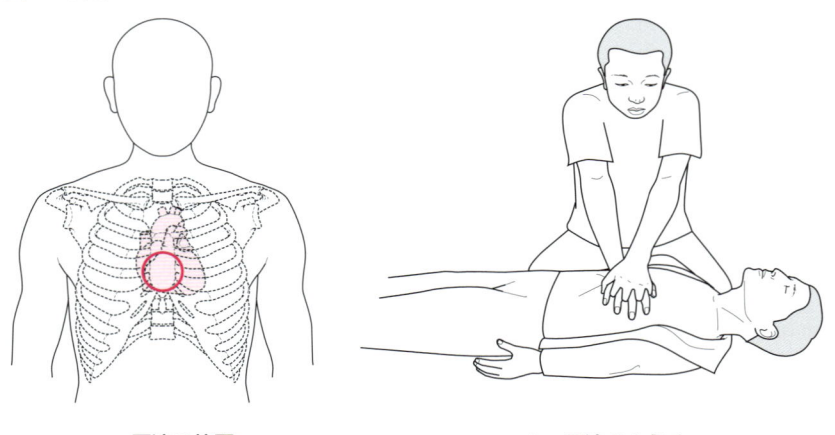

a 圧迫の位置　　　　　　　　　b 圧迫のようす

One point Advice

- 呼吸の確認には10秒以上かけてはならない。その後の心肺蘇生の開始が遅れるためである。よって，10秒で判断に迷う場合は呼吸がないと判断し対応する必要がある。
- 脈拍の触知は極めて難しいため，日常的に蘇生の現場に従事しない者は，呼吸停止をもって心停止と判断する。

12 頭部・顔面外傷（救急法）

POINT

- 頭皮の損傷 ⇒ 血管が多く血流に富み，比較的出血が多い
- 陥没骨折 ⇒ 脳挫傷を伴うことが多い
- 頭蓋底骨折 ⇒ 髄液漏，パンダの眼，バトル徴候
- 硬膜外血腫 ⇒ 凸レンズ状血腫（CT像），意識清明期
- 硬膜下血腫 ⇒ 三日月様血腫（CT像）
- 遅発性外傷性脳内血腫 ⇒ 受傷後時間が経ってから脳内血腫が出現する

頭皮の損傷

- **外出血**：頭皮は血管が多く血流に富むため，出血量は比較的多い。
- **血腫**：外力により血管が損傷すると**皮下，帽状腱膜下，骨膜下**に血腫を形成する。
- **帽状腱膜下出血**：出血原は頭皮の比較的太い動静脈であり，小児では頭蓋骨縫合部を越え巨大化することがある。
- **骨膜下血腫**：頭蓋骨縫合部を越えることはない。

図1 頭皮内血腫の分類

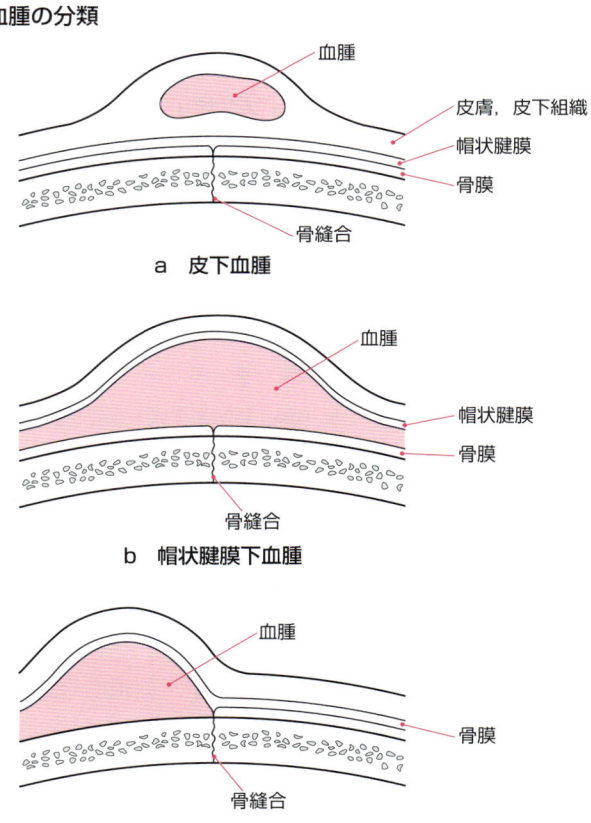

a 皮下血腫

b 帽状腱膜下血腫

c 骨膜下血腫

顔面の損傷

■軟部組織損傷
- 眉毛，眼瞼，涙小管，外鼻，上下口唇，舌，顔面神経，耳下腺，耳介腺などが損傷を受けやすい。

■顔面骨骨折
- **上顎骨，顔面骨骨折による出血**：口腔・鼻腔に流れ込み上気道を閉塞する可能性がある。
- **下顎骨骨折**：舌根沈下から気道閉塞に至る可能性がある。
- **頬骨骨折**：開口障害の原因となる。
- **前頭骨開放骨折**：前頭洞や頭蓋腔が外部と交通する場合があり，気脳症や髄液漏の原因となる。

■頭蓋冠骨折
- **線状骨折**：外力の作用部位から線状にひび割れるように骨折をきたしたもの。
- **陥没骨折**：限局性の外力が作用した場合に骨折片が陥没し，骨が凹んだ状態になる。骨折片が脳実質を圧迫し，脳挫傷をきたす（小児に多い）。

■頭蓋底骨折
- **特徴的な症状**：鼻腔や外耳道からの髄液漏がある。
- **神経症状**：頭蓋底には脳神経が通る骨孔が多数存在するため，骨折によって顔面神経麻痺，嗅神経麻痺などのさまざまな神経症状を呈する。
- **ダブルリングサイン**：髄液が混入した血液をガーゼにしみ込ませると分離し二重の輪ができる。頭蓋底出血を疑わせる有意な所見である。
- **眼鏡様皮下出血（ブラックアイ，パンダの眼徴候）**：前頭蓋底骨折でみられる。
- **乳様突起部溢血斑（バトル徴候）**：耳介後部に皮下出血をきたす。中頭蓋底骨折でみられる。

■脳震盪
- 受傷直後に意識障害や錯乱などの症状をきたすが，受傷から数時間以内に意識が回復するものを脳震盪という。
- 脳実質には器質的変化はない。

■脳挫傷
- 脳実質が外傷により損傷され生じる。
- **反衝外傷**：直接打撃を受けた部位の損傷（直撃損傷）だけでなく，対側にも損傷（反衝損傷）をきたすことがある。
- **出血**：小出血を伴うことが多く，これらが癒合して大血腫（脳内血腫）を伴うことがある。

■ 外傷性頭蓋内血腫

- **急性硬膜外血腫**：頭蓋骨と硬膜の間に生じる。CT画像による断面形状は「凸レンズ型」を呈する。脳挫傷を伴うことは少なく，早期の治療（手術）により予後良好が期待される。
- **急性硬膜下血腫**：硬膜とクモ膜の間に生じる。脳表面に沿って出血が拡大するため，CT画像による断面形状は，「三日月型」を呈する（図2）。脳挫傷を伴うことが多く，硬膜外血腫と比較して予後は不良である。
- **脳内血腫**：外傷性脳内血腫は前頭葉や側頭葉に好発する。多くは脳挫傷や硬膜下血腫などを合併し単独で生じることは少ない。受傷直後は血腫がみられず，時間が経過してから血腫が出現する「遅発性外傷性脳内血腫」がある。
- **外傷性クモ膜下出血**：外傷により大脳表面の小血管が破綻し生じる。多くは前頭葉，側頭葉表面や小脳テントに接するクモ膜下腔に出血が生じる。また，脳室内や脳底槽にみられることもある。

図2　急性硬膜外血腫と急性硬膜下血腫の形状（CT画像シェーマ図）

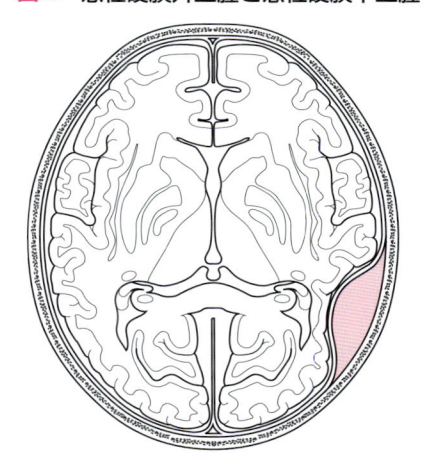

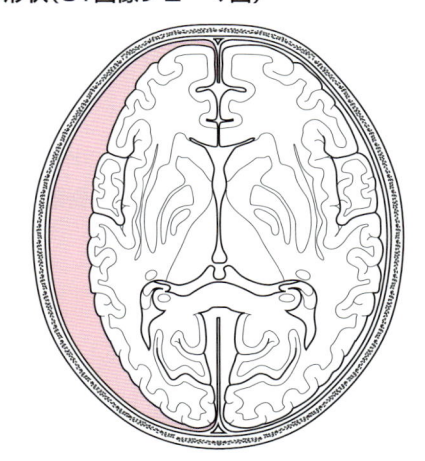

a　急性硬膜外血腫　　　　　b　急性硬膜下血腫

One point Advice

- 髄液漏（ダブルリングサイン陽性）の患者は速やかに救急医療機関に搬送する必要がある。
- 頭部外傷は意識障害を伴うことが多い。嘔吐や舌根沈下による気道閉塞を防ぎながら救急医療機関へ搬送することが重要である。

13 意識障害

POINT
- 3-3-9度方式 ⇒ 「覚醒している」「刺激して覚醒」「刺激しても覚醒しない」の3項目で評価する
- 見当識 ⇒ 年月日，場所，人の認識

ジャパンコーマスケール：JCS(3-3-9度方式)

- 意識障害の程度を評価するのに用いる。3項目各3段階で評価する。
- 意識清明を"0"とする。
- 意識障害があっても開眼しているのが1桁の意識障害である。
- 呼びかけや痛み刺激の刺激によって覚醒するのが2桁の意識障害である。
- 痛み刺激で覚醒しないのは3桁の意識障害である。

分類

- **傾眠**：軽い刺激で覚醒するが，放っておくとすぐに眠り込む(JCS2桁)
- **昏迷**：意識は保たれているが，外界の刺激に対して反応がみられず，あたかも昏睡のようにみえる状態を昏迷とよぶ。
- **半昏睡**：JCS100を半昏睡とよぶ。
- **昏睡**：JCS200以上を昏睡とよぶ(JCS300を深昏睡とよぶこともある)。

表1　ジャパンコーマスケール：JCS(3-3-9度方式)

Ⅰ．刺激しないでも覚醒している状態(1桁で表現)
1．だいたい意識清明だが，今ひとつはっきりしない
2．見当識障害がある
3．自分の名前，生年月日が言えない
Ⅱ．刺激すると覚醒する状態—刺激をやめると眠り込む(2桁で表現)
10．普通の呼びかけで容易に開眼する 　　(合目的な運動(例えば，右手を握れ離せ)をするし言葉も出るが間違いが多い)※
20．大きな声または身体をゆさぶることにより開眼する 　　(簡単な命令に応じる，例えば離握手)※
30．痛み刺激を加えつつ呼びかけを繰り返すとかろうじて開眼する
Ⅲ．刺激をしても覚醒しない状態(3桁で表現)
100．痛み刺激に対し，払いのけるような動作をする
200．痛み刺激で少し手足を動かしたり，顔をしかめる
300．痛み刺激に反応しない
註　R：不穏，I：失禁，A：自発性喪失
例：100-I；20RI

※何らかの理由で開眼できない場合

One point Advice

- 意識障害では，嘔吐や舌根沈下によって気道閉塞をきたすことがある。よって，頭部後屈顎先挙上で気道確保をするとともに回復体位を取らせる必要がある。

補足

- 「見当識」とは，時間，場所，人に関する認識である。今日は何年何月何日か，ここはどこか，などを質問する。認識できていない場合「失見当識」という。
- 「自発性喪失」とは，無動性無言症，失外套症候群のように自発性喪失状態をいう。

14 けいれん

POINT
- 強直性けいれん ⇒ 上下肢が伸展し，弓なりに反る
- 間代性けいれん ⇒ 「ビクビク」と収縮と弛緩を繰り返す

分類

- けいれんとは，全身あるいは一部の筋肉が発作性に収縮して起こる不随意運動である．しばしば扱うのは「てんかん」によるけいれんである．

①**強直性けいれん**
- 持続的な体幹や四肢の筋肉の収縮が起こる発作である．
- 通常，左右対称に症状が発現する．
- 眼球が上転し，上下肢が伸展し，全身が弓なりに反るような姿勢をとる．

②**間代性けいれん**
- 拮抗筋との間で筋の収縮と弛緩を繰り返し，ビクビクと震えるような発作である．

③**強直性間代性けいれん**
- 強直性けいれんのあと，間代性けいれんに移行し，やがて消失する．その後，数十分間の発作後昏睡となる．

One point Advice
- けいれんの最中に患者を押さえつけない．周りの物を避けて，けがをしないようにする．
- けいれん発作中に口にハンカチや割り箸等を噛ませてはいけない．窒息したり，口腔内を傷つけたりする恐れがある．

外科学概論

15 脳卒中

> **POINT**
> - 脳出血の主要原因 ⇒ 高血圧
> - 脳出血の好発部位 ⇒ 被殻，視床，皮質下，小脳，脳幹（橋）
> - くも膜下出血の特徴 ⇒ 突然発症の頭痛（バットで殴られたような痛み）

脳出血

- **脳出血の原因**：多くは高血圧である。ほかには脳腫瘍，脳動静脈奇形，もやもや病，動脈瘤も原因となる。
- **高リスクの患者**：血液疾患や肝不全などの出血傾向を呈する患者，透析患者。
- **発生機序**：高血圧や動脈硬化によって血管壁に異常が生じた部位に圧がかかり，出血が生じる。
- **出血の好発部位**：被殻，視床，皮質下，小脳，脳幹（橋）である。
- **意識障害**：脳幹出血では意識障害を引き起こす。そのほかの出血でも血腫が大きくなると意識障害を引き起こす。
- **呼吸障害**：特に脳幹，小脳出血では血腫が大きくなると呼吸が障害されるため注意が必要である。
- **応急処置**：嘔吐に対応するために麻痺側を下にした回復体位とし，頭部をやや挙上するのが望ましい（頭蓋内圧亢進は症状を悪化させるため）。
- **治療**：血圧管理，気道確保，血腫除去のための開頭手術などが行われる。

図1 脳出血の好発部位（被殻，視床，皮質下出血）

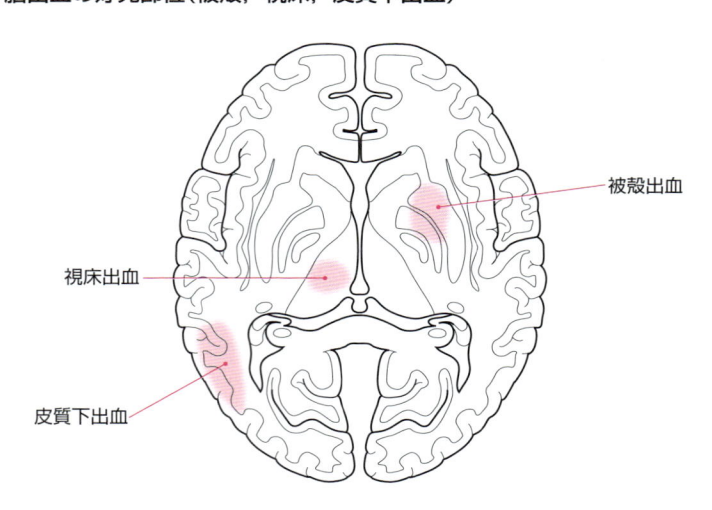

脳梗塞

- 脳梗塞は**脳血栓症**，**ラクナ梗塞**，**脳塞栓症**の3つに分類される。

①**脳血栓症**
- **原因**：動脈硬化に伴うアテローム血栓が血管壁に形成され，血管内腔が狭窄し，閉塞することで発生する。
- **部位**：内頸動脈や椎骨動脈またはその分枝である主幹動脈に起こる。
- **内頸動脈系の症状**：片麻痺や感覚障害，共同偏視，失語，失行，失認，半盲など。
- **椎骨動脈系の症状**：めまい，嘔気，脱力，しびれなど。

②**ラクナ梗塞**
- **原因**：脳血栓症と発症のメカニズムは同様であるが，閉塞血管が異なる。
- **部位**：脳内主幹動脈から分岐した穿通枝とよばれる細い動脈が閉塞し，小さな梗塞を起こす。
- **症状**：閉塞した部位によって症状はさまざまで，無症状，軽い麻痺・しびれ，認知機能の低下など比較的軽い多彩な症状を呈する。

③**脳塞栓症**
- **原因**：心臓内や総頸動脈などで形成された血栓が，動脈血流により運ばれ脳血管に突然詰まることによって起こる。慢性の心房細動によって左心房内で形成された血栓である。
- **症状**：脳血栓症と同様であるが，血栓が突如として詰まるため，発症は突然である。

くも膜下出血

- **原因**：多くは**脳動脈瘤破裂**によるものである。ほかの原因は，脳動脈の解離，脳動静脈奇形からの出血，外傷によるものもある。
- **脳動脈瘤**：Willis(ウイリス)の動脈輪にできやすい。
- **典型的な症状**：突然発症する頭痛(今まで経験したことがない，バットで殴られたような後頭部痛)を訴える。
- **重症例**：意識障害を伴うことも多い。
- **再破裂**：発症直後に仮止血しても，再破裂した場合は予後不良である。
- **応急処置**：再破裂を防ぐため，嘔吐や興奮，疼痛などの刺激を避け，血圧上昇を回避する。体位は脳内出血に準じる。
- **治療**：再破裂を防ぐために，動脈瘤にクリップをかける開頭手術や血管内カテーテル治療が行われる。

One point Advice

- 脳卒中のなかでも脳梗塞は発症から4時間半以内に血栓溶解療法を行うことによって予後改善が期待される。そのために，典型的な症状を迅速に捉え，判断し，119番通報などの緊急対応が必要である。

16 脊柱損傷（救急法）

POINT

- 脊髄損傷　　　　　　　　⇒　完全損傷，不全損傷
- 上位頸髄損傷　　　　　　⇒　肋間筋，横隔膜麻痺による完全呼吸麻痺
- 下位頸髄〜上位胸髄損傷　⇒　肋間筋麻痺による腹式呼吸
- 脊髄損傷によるショック　⇒　神経原性ショック

⇒脊椎骨折については「整形外科学（総論）」（p.191）参照

脊髄損傷

- 脊髄には，運動・知覚をつかさどる重要な神経組織が存在し，脊椎骨折に伴い脊髄を損傷することがあるため，神経症状の観察が重要である。
- **完全損傷**：損傷部位以下の両側の全運動麻痺，全知覚脱失を呈する。
- **不全損傷**：受傷直後は完全麻痺であったが，後に麻痺や知覚の一部に回復がみられるものをいう。よって受傷直後には完全損傷か不全損傷かは判断できない（受傷直後から不全麻痺の場合もある）。
- **中心性脊髄損傷**：高齢者等の脊柱管が変形により狭窄している場合には，過伸展で容易に不全損傷をきたす。上肢に強い運動麻痺と感覚障害をきたす。
- **腰髄損傷**：高所からの墜落で引き起こしやすい。
- **上位頸髄損傷**：肋間筋，横隔膜が麻痺し，完全呼吸麻痺となる。
- **下位頸髄，上位胸髄損傷**：横隔膜は機能するが肋間筋が機能せず，腹式呼吸となる。
- **頸髄損傷**：持続勃起が認められることがある。
- **神経原性ショック**：頸髄，胸髄の損傷により末梢血管が拡張しショックとなる。症状は体温正常であって血圧低下，心拍数低下である。
- **頸椎保護**：救急処置として，頸椎保護が重要である。両手で頭を挟み込むようにして保護する。また，頸椎カラーがあれば慎重に装着する。
- **ログロール**：嘔吐などによる窒息を防ぐため側臥位にする際には，丸太を転がすように，頭・脊柱・腰をまっすぐにしたまま行う必要がある。
- 骨折は回復するが，神経障害は永続的に残存する。よって，二次的な脊髄損傷を最小限にすることが重要である。

One point Advice

- 高所からの墜落や車が大きく損傷するような自動車事故，バイクでの事故などは「高エネルギー外傷」とよばれ，見た目が軽症であっても頸椎損傷があると考えて，頸椎保護が必要である

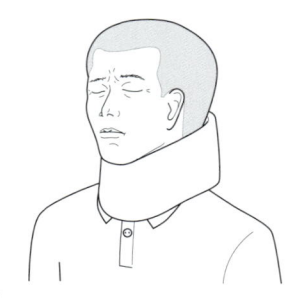

図1　頸椎保護

図2　ログロール

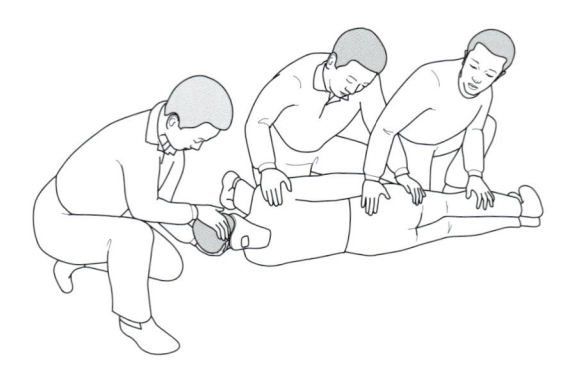

17 胸部外傷（救急法）

POINT

- 皮下気腫　　　⇒　気胸，気管・気管支損傷を示唆
- 泡沫状血痰・喀血　⇒　気管・気管支，肺の損傷を示唆
- 下位肋骨骨折　⇒　肝臓，脾臓，腎臓の損傷を合併することがある
- 胸部圧迫症　　⇒　顔面・頸部・胸部の皮下出血，眼瞼結膜の溢血点
- 心タンポナーデ　⇒　頸静脈怒張

胸壁の損傷

- **胸部の臓器**：心臓，肺，大血管など生命に直結する臓器が存在する。
- **開放性気胸**：胸壁の開放創から呼吸に合わせて泡が出ている場合，創が胸腔と交通している開放性気胸が疑われ緊急度が高い。
- **緊張性気胸**：胸部を押した際に「プツプツ」という感触（握雪感）があれば，緊張性気胸を示唆する有意な所見である。
- **胸部圧迫症（外傷性窒息）**：何かの下敷きになった際に胸部や上腹部が圧迫されると呼吸運動が障害され，呼吸ができなくなる。胸腔内圧が異常に上昇するため，顔面・頸部・胸部の皮下出血，眼瞼結膜に溢血点を生じる。
- **第一肋骨骨折**：第一肋骨は鎖骨に保護されているため，非常に大きな外力が加わったことが示唆され，その直下の鎖骨下動脈の損傷を伴うことがある。
- **下位肋骨骨折**：肝臓や脾臓，腎臓の損傷を合併しやすい。
- **胸骨骨折**：ハンドル外傷などによって起きるが，心肺・大動脈損傷を合併することがある。
- **フレイルチェスト（動揺胸郭）**：連続した複数の肋骨が各々2カ所以上で骨折を起こすことによって，奇異性呼吸を呈する状態。

気管・気管支および肺の損傷

- **気管損傷**：刃物による鋭的外傷が多く，頸部の皮下気腫と気道内出血による呼吸困難を呈する。
- **気管支損傷**：縦隔気腫が起こり，頸部・胸部に皮下気腫をきたす。
- **血痰**：気管・気道損傷では損傷部からの出血（血痰）による気道閉塞に注意が必要である。
- **穿通性肺損傷**：刺創や銃創などで生じる。受傷直後から喀血や泡沫状血痰がみられ，血気胸をきたして呼吸困難を呈する。
- **肺挫傷**：胸部に外力が加わり，肺組織に挫滅や血腫を形成する。
- **肺裂傷**：肋骨骨折の骨折端が内側に偏位し，肺を損傷することにより起こる。

- **肺破裂**：声門を閉じた状態で胸部に強い外力が加わると，気道内圧が異常に上昇し，肺破裂をきたす。上記3つは肺胞内出血により血痰が生じ，広範囲になると多量の喀血で窒息をきたす。
- **気胸・血胸の治療**：多量の気胸や血胸では，胸腔内にチューブを留置し胸腔ドレナージを行う。

縦隔内損傷

- **縦隔内臓器**：心臓，大血管，気管，食道，胸腺，リンパ節，神経節などが存在する。
- 図1の心臓外傷危険区域の鋭的外傷では心損傷を疑う。
- **心筋挫傷**：不整脈や心原性ショックをきたす。
- **心破裂**：多くは受傷直後に心肺停止になる。
- **心タンポナーデ**：心筋挫傷や心破裂によって心囊内に血液がたまることによって引き起こされ，ショックをきたす。症候には頸静脈怒張がある。
- **大血管損傷**：胸部大血管損傷は自動車事故などによる急速減速によって引き起こされる。大動脈損傷の多くは病院到着前に心肺停止となり死亡している。
- **救急処置**：縦隔内損傷は，緊急度・重症度ともに高く，迅速に高度な救命救急医療が必要である。

図1　心臓外傷危険区域

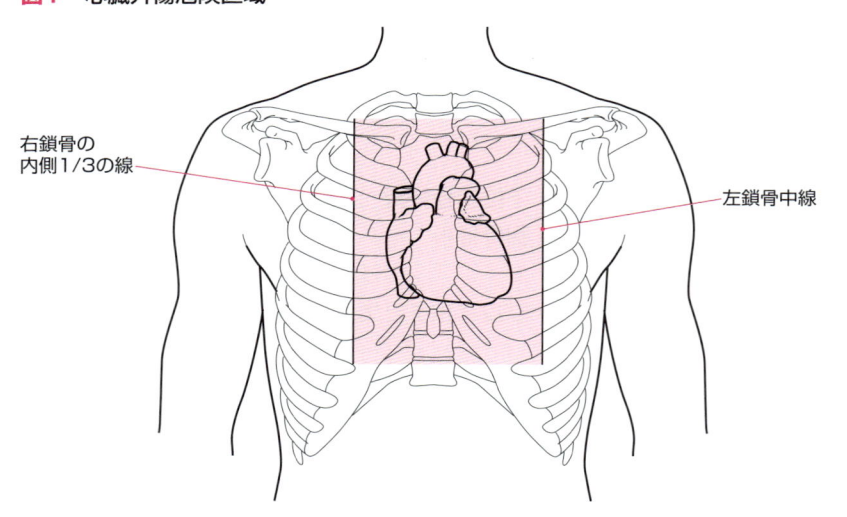

右鎖骨の内側1/3の線　　　左鎖骨中線

One point Advice

- 気管・気管支，肺からの血痰や喀血は鮮紅色で泡まじりのことが多い。一方，胃・十二指腸からの吐血は胃液と反応し，どす黒いので鑑別できる。
- 心タンポナーデでは，心臓の拡張が障害されるため，静脈にうっ滞が発生し，外頸静脈が怒張（拡張）する。これは緊張性気胸によって胸腔内圧が異常に上昇した際にもみられる。

18 腹部外傷（救急法）

POINT
- 実質臓器，腸間膜の損傷 ⇒ 腹腔内出血
- 管腔臓器の穿孔，破裂 ⇒ 腹膜炎
- 腹膜炎の症候 ⇒ 腹膜刺激症状

腹壁の損傷
- **受傷機転**：鈍的外傷による非開放性損傷であり，体表からの観察のみでは損傷の評価は困難である。
- **腸管脱出**：刺創などによって創が腹腔内まで達している場合には，消化管が創から脱出することがある。湿らせた滅菌ガーゼや気密性のある被覆材で保護する。

腹腔内臓器の損傷
- **受傷機転**：交通事故などの鈍的外傷によって生じる。
- **腹腔内出血**：肝臓，脾臓，腎臓，膵臓などの実質臓器や腸間膜血管損傷による腹腔内出血は生命を脅かす重篤な病態である。
- **ショック**：損傷が大きいと多量の血液が腹腔に貯留し，循環血液量減少性ショックをきたす。
- **後腹膜出血**：腎破裂，大動脈損傷，下大静脈損傷，骨盤腔内臓器の損傷では後腹膜出血をきたす。
- **消化管穿孔**：腹部を強打した際に，消化管の一部が破裂・穿孔する。消化液や内容物が腹腔内に漏れ，腹膜炎をきたす。緊急開腹手術の適応となる。
- **腹膜炎**：反跳痛[*1]，筋性防御[*2]などの**腹膜刺激症状**がみられる。時間が経過すると症状が増強し，発熱や腸管の動きが麻痺する。
- **敗血症性ショック**：腹膜炎が重症化すると敗血症を引き起こし，敗血症性ショックとなり生命を脅かす。
- **治療**：腹腔内出血，後腹膜出血，消化管穿孔は緊急開腹手術を要する。

用語アラカルト
＊1 反跳痛
腹部を押して素早く離したときに痛みが増強すること。

＊2 筋性防御
腹壁が硬く緊張し板のように硬くなることで「板状硬」という。

One point Advice
- 腹腔内出血や腹膜刺激症状がみられるような腹部外傷は高度な救急医療機関（救命救急センター）へ搬送する必要がある。

IV 整形外科学(総論)

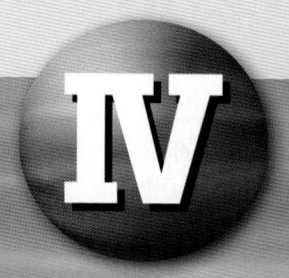

1 診断法と検査法

POINT
- 視診　　⇒　重心位置，異常歩行
- 画像診断　⇒　適応と特徴

1 視診

姿勢

- 側方のバランス　　　：後頭隆起−椎骨棘突起−殿裂−両膝関節内側の中心−両内果間の中心が立位背面で一直線上に配列。
- 前後方向のバランス：耳垂−肩峰−大転子−膝関節前面（膝蓋骨後面）−外果の約5 cm前部が立位側面で一直線上に配列。

図1　起立姿勢のバランス

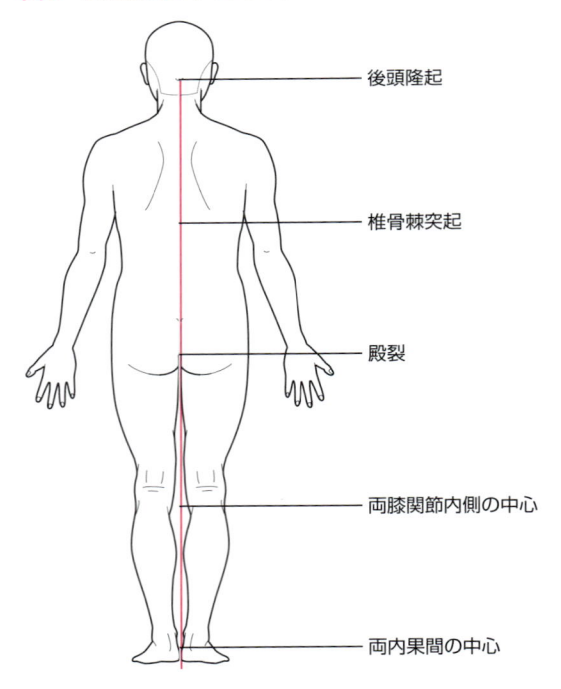

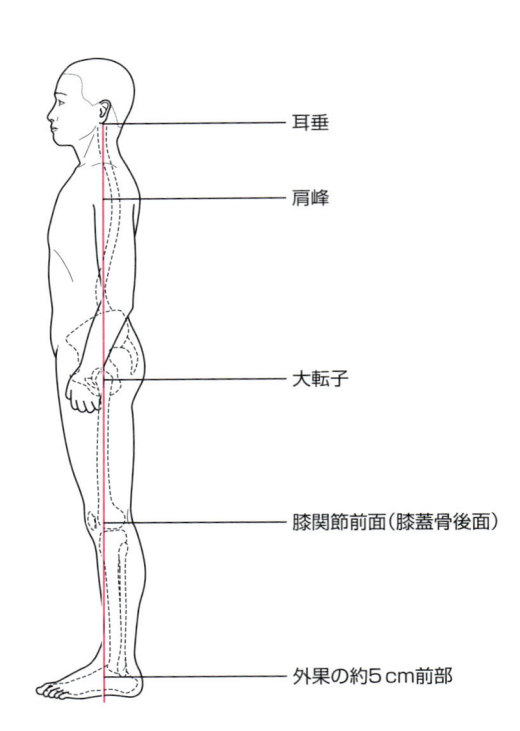

a　側方のバランス

後頭隆起
椎骨棘突起
殿裂
両膝関節内側の中心
両内果間の中心

b　前後方向のバランス

耳垂
肩峰
大転子
膝関節前面（膝蓋骨後面）
外果の約5 cm前部

（中村耕三　監修：整形外科クルズス，改訂第4版，南江堂，2003．より改変引用）

異常歩行

- 下肢長差による異常歩行
  - 下肢長差が3 cm以上：短下肢側が立脚相で**尖足位**となる。
  - 下肢長差が5 cm以上：短下肢側が立脚相で尖足位となるのに加え，長下肢側が遊脚相に**股関節・膝関節過度屈曲**となる。

- 関節拘縮による異常歩行
    - **股関節屈曲拘縮**：健側股関節と腰椎で代償運動を起こす。**骨盤の回転運動**で患側肢を前方に出す。
    - **膝関節屈曲拘縮**：30°以上の屈曲位拘縮では**爪先立ち歩行**。
    - **膝関節伸展拘縮**：**外分回し歩行**。
    - **尖足歩行**(鶏歩)：遊脚期に股・膝関節を屈曲し，膝・足を高く上げる。立脚期では爪先から接地。
    - **踵骨歩行**：立脚期に踵のみが接地する。爪先離地時の踏み切りが弱く，立脚相が短くなる。
- 先天性股関節脱臼と内反股による異常歩行
    - Trendelenburg徴候[*1]がみられる。
- **鎮痛歩行**(逃避歩行)
    - 荷重による疼痛増強を避けるため，患側をゆっくりと接地し，立脚時間も短くなる。
- 麻痺性歩行
    - 末梢神経・筋の疾患による筋力低下により起こる。
    - 中殿筋麻痺：Trendelenburg歩行。
    - 前脛骨筋麻痺：**鶏歩**。
    - 腓腹筋麻痺：**踵骨歩行**。
- 痙性歩行
    - 中枢神経疾患により起こる。
    - 片麻痺では**片麻痺歩行**(**分回し歩行**)，両麻痺では**はさみ脚歩行**などがみられる。

用語アラカルト

[*1] トレンデレンブルグ徴候
中殿筋筋力低下により立脚期に健側の骨盤が下がる徴候。

2 四肢長および周径の測定

- 上肢長の計測　⇒「リハビリテーション医学」(p.275)参照
- 下肢長の計測　⇒「リハビリテーション医学」(p.275)参照
- 周径の計測　　⇒「リハビリテーション医学」(p.276)参照

3 関節可動域(ROM)測定法

⇒「リハビリテーション医学」(p.269)参照

4 神経学的検査法

- 感覚検査　⇒「一般臨床医学」(p.88)参照
- 反射検査　⇒「一般臨床医学」(p.90)参照

5 徒手筋力検査法

詳細は「リハビリテーション医学」(p.274)参照

表1 徒手筋力検査の判断基準

筋力の段階				判定内容
5	normal	N	正常	最大の徒手抵抗を加えても，対象者はそれに抗して最終運動域を保ち続け得る場合
4	good	G	優	最大の徒手抵抗に対して対象者は最終運動域をわずかながら保持しきれない場合
3	fair	F	良	重力の抵抗だけに抗して運動可動範囲を完全に最終域まで動かせる場合
2	poor	P	可	重力の影響を最小限にした肢位でなら，運動可動範囲を完全に最終域まで動かせる場合
1	trace	T	不可	関節運動は伴わないが，運動に関与する筋または筋群に収縮を認める場合
0	zero	Z	ゼロ	筋収縮をまったく認めない場合

(柳澤 健 編:理学療法学ゴールド・マスター・テキスト1 理学療法評価学, p78, メジカルビュー社, 2010. より引用)

6 X線診断法

- X線撮影は整形外科疾患における画像検査の基本となる。

単純撮影

- 利点：安価，簡便，低侵襲，診断学・読影技術が確立されている。
- 原則2方向撮影(正面像・側面像)とする。1方向のみでは病変を立体的に把握できない。

特殊撮影

- 高圧撮影法，軟線撮影法，断層撮影法，電子X線写真法などがある。

X線造影

- 関節造影
  - 肩・手・股・膝関節などで行われる。
  - 造影剤や空気などを関節腔内に注入し関節内部の関節包，関節軟骨，半月板，異物などX線に写らないものの構造や異常を観察する検査法である。
  - 肩腱板損傷，膝半月板損傷の診断に有用。
- 脊髄腔造影
  - クモ膜下腔に造影剤を注入し撮影するが，感染などに注意が必要。
  - 椎間板ヘルニア，脊髄腫瘍，脊柱管狭窄症，腕神経叢引き抜き損傷の診断に有用。
- 椎間板造影
  - 椎間板ヘルニアの診断に有用。髄核の変性や線維輪の損傷などがわかる。
  - 造影剤を注入することにより椎間板内圧が高まり，疼痛誘発を確認できる検査でもある。
- 血管造影法
  - カテーテルを用いて，血管内に造影剤を注入して撮影する方法で，動脈造影・静脈造影がある。
  - 腫瘍，動脈損傷，深部静脈血栓の検索，炎症と腫瘍の鑑別に有用。

補足

血管造影法
- 近年は抗癌剤動脈内投与や止血治療，血管拡張術などを目的に行われる(IVR)。

コンピューター断層撮影(CT)

- 骨組織，軟部組織の断層画像を表す。
- 横断像だけでなく，冠状断や矢状断も立体表示もできる。
- 脊椎や骨盤の疾患や後縦靱帯・黄色靱帯骨化，腫瘍，脳梗塞などの診断に有用。

シンチグラフィ

- 放射性同位元素を体内に投与し画像化することをいう。
- 骨代謝疾患，骨髄炎，骨腫瘍，疲労骨折などの診断に有用。

補足　シンチグラフィ
- 骨疾患にはテクネチウム(^{99m}Tc)，軟部組織異常にはガリウム(^{67}Ga)を投与する。

7 MRI診断法

- 生体内の水素原子核を対象とする核磁気共鳴現象を用いて，画像診断を行う。
- **被曝しない**。
- 軟部組織間のコントラストが高く描写される。椎間板や骨髄内の精細な変化を描写できる。
- X線では直接描出できない骨髄・軟骨・腱・靱帯・脂肪なども描出できる。
- 骨壊死，関節炎，軟骨・靱帯損傷，腱断裂，骨・軟部腫瘍など多様な疾患の診断に有用。

MRIにおける画像の種類

- **T1強調像**：皮下脂肪，**骨髄**は白く描出される(高信号強度)。
  　　　　　　 脂肪を含む病変や比較的**急性期の出血**は白く描出(高信号強度)。
- **T2強調像**：**病変の多くは白く描出される**(高信号強度)。
  　　　　　　 陳旧性の出血は黒く描写(低信号強度)。
- 脂肪抑制法：T1強調像において高信号(白)を示す病変が脂肪であるかどうかを判定する。
  　　　　　　 脂肪組織や骨髄内の細かな病変が検出されやすい。
  　　　　　　 造影MRIと併用すると皮下脂肪層や骨髄内の病変が評価しやすい。

One point Advice
- T1，T2強調像で何が高信号で描写されるのかを確認しよう。

MRIの注意点

- 心臓の**ペースメーカー**，人工関節や骨折の内固定，脳血管クリップなどの**体内金属**。
- **妊婦**に対する注意。
- **閉所恐怖症**。

8 超音波診断法

- 超音波をあて，その反響を利用し画像診断を行う。
- 骨折，軟部腫瘍，腱板損傷，靱帯損傷，腱付着部炎，腱損傷，ガングリオン，先天性股関節脱臼，肉ばなれ，アキレス腱断裂などの診断に有用。

2 治療概論

> **POINT**
> ● 薬物療法　⇒　経口剤，注射・注入薬，外用薬
> ● 牽引整復法　⇒　直達牽引，介達牽引

1 保存的療法

薬物療法

- NSAIDs（非ステロイド性抗炎症薬）が広く用いられている。
- 薬物療法は大きく分けて経口剤と注射・注入薬，外用薬がある。
  ① 経口剤
  　・疼痛性疾患：消炎鎮痛剤，筋弛緩剤，末梢循環促進剤など。
  　・関節リウマチ：消炎鎮痛剤，副腎皮質ステロイド剤，免疫抑制剤，抗リウマチ剤など。
  　・骨粗鬆症，くる病：ビタミンD，副甲状腺ホルモン，骨吸収抑制剤など。
  ② 注射・注入薬
  　・関節リウマチ，変形性関節症：関節内注射。
  　・腱鞘炎，ばね指：腱鞘内注射。
  　・椎間板ヘルニア：硬膜外注射。
  ③ 外用薬
  　・湿布薬，軟膏，ゲル，クリーム，スプレーなど。

補足
経口剤
● 他疾患として
　感染症　…抗菌剤など
　悪性腫瘍…抗癌剤など
　がある。

理学療法

- 「リハビリテーション医学」（p.279）参照

徒手整復法

- 二次性損傷を起こさないように**愛護的**に行う。
- **脱力，筋弛緩**させることが重要。

牽引整復法

- 直達牽引と介達牽引に分けられる。
  ・キルシュナー鋼線牽引（**直達牽引**）：下腿骨骨折。
  ・ハローペルビック牽引（**直達牽引**）：側弯の矯正，脊椎腫瘍による不安定骨折など。
  ・クラッチフィールド牽引（**直達牽引**）：頸椎骨折・脱臼の整復固定，頸椎性脊髄症など。
  ・グリソン係蹄（**介達牽引**）：神経根症，炎症性斜頸。
  ・骨盤牽引（**介達牽引**）：急性腰痛，腰部椎間板ヘルニアなど。
  ・hanging cast（ハンギングキャスト）（**介達牽引**）：上腕骨近位端骨折など。

One point Advice
●牽引法と疾患の組み合わせをしっかりと覚えよう。

・ブライアント牽引（介達牽引）：先天性股関節脱臼，大腿骨骨折など。
・スピードトラック牽引，絆創膏牽引（介達牽引）：大腿骨頸部骨折，小児上腕骨骨折など。

図1　牽引整復法

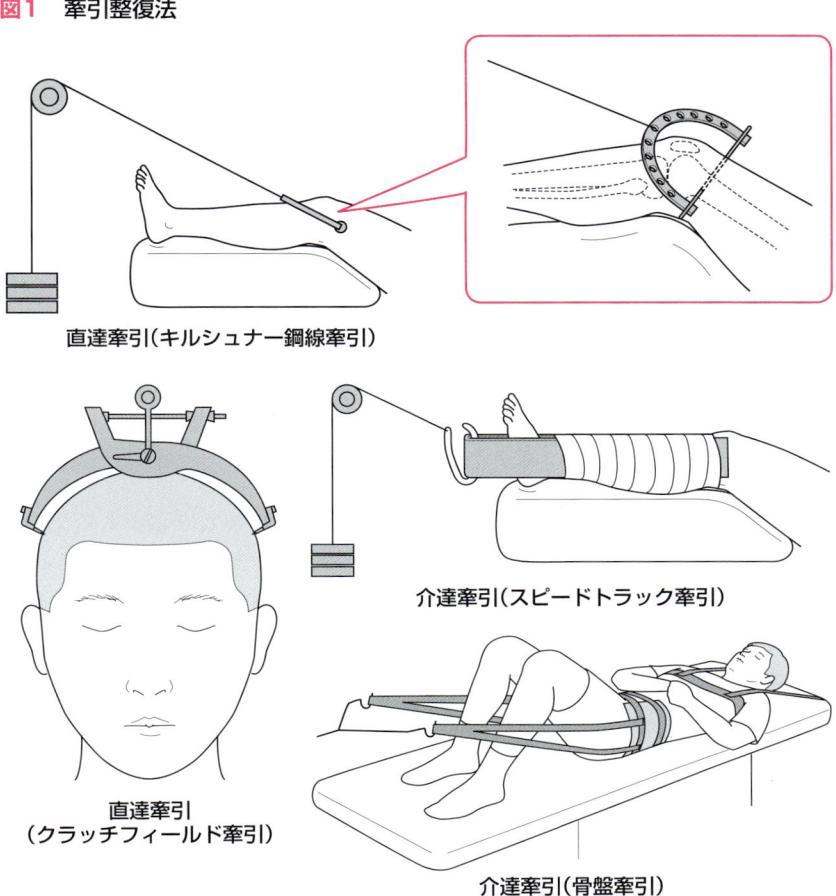

直達牽引（キルシュナー鋼線牽引）

直達牽引（クラッチフィールド牽引）

介達牽引（スピードトラック牽引）

介達牽引（骨盤牽引）

固定法

・「柔道整復理論（総論）」(p.338)参照

2 手術的療法の概念

皮膚の手術

- 皮膚移植：自然治癒が困難な広範囲の皮膚欠損。
- 回転皮弁：創瘢痕による関節拘縮，Dupuytren（デュピュイトラン）拘縮など。
- 血管柄つき複合組織移植：開放性骨折創からの感染によって起こる骨の喪失など。

> **補足**
>
> **no man's land**
> ●屈筋腱においてMP関節部〜中節骨中央までの部位をいい，1つの腱鞘内を浅指屈筋腱と深指屈筋腱が走行するため，癒着しやすい部位である。

筋・腱・靱帯の手術

- 腱縫合術：アキレス腱，手指屈筋腱，手指伸筋腱の断裂。
- 腱延長術：尖足に対するアキレス腱延長や先天性内反足における後脛骨筋腱延長。
- 腱移行術：正中神経麻痺における母指化手術，痙性尖足，長母指伸筋腱断裂など。
- 腱移植術：手指屈筋腱断裂に対する長掌筋腱移植。足底筋腱も移植に使用する。
- 靱帯縫合術：足関節の靱帯（特に内側）断裂など。
- 靱帯再建術：前十字靱帯，後十字靱帯断裂など。腸脛靱帯や半腱様筋腱などを用いる。

骨の手術

- 骨接合術：骨折に対する固定術。鋼線，スクリュー（ねじ），金属板（プレート），髄内釘など。
- 骨切り術：骨の変形を矯正，関節の適合性獲得。臼蓋形成不全，内反膝，変形治癒など。
- 骨移植術：骨髄炎や骨腫瘍などによる骨欠損部の補填，骨形成の促進。多くは自家骨移植。
- 骨延長術：Blount病（ブラント），骨短縮症，Kienböck病（キーンベック）に対する尺骨延長など。

神経の手術

- 神経剥離術：瘢痕組織などの周囲組織による神経絞扼，圧迫原因の除去。
- 神経縫合術：神経断裂に対する断端同士の縫合。
- 神経移所術：肘部管症候群に対する尺骨神経の走行を変更。
- 神経移行術：腕神経叢損傷に対する肋間神経移行。神経縫合や移植が不可能な場合に用いる。
- 神経移植術：神経の欠損部分が大きく，縫合できない場合に用いる。腓腹神経を用いることが多い。

関節の手術

- 関節切開：排膿，遊離体や異物の切除。
- 関節鏡視：ほとんどの関節疾患，外傷の手術。診断にも有用。
- 滑膜切除術：化膿性関節炎，水腫を繰り返す関節炎，関節リウマチ，色素性絨毛結節性滑膜炎。
- 関節固定術：結核性関節炎・化膿性関節炎など。
- 軟骨移植術：離断性骨軟骨炎。
- 人工骨頭置換術：大腿骨頚部骨折，上腕骨近位粉砕骨折，大腿骨頭壊死，大腿骨頭部の腫瘍。
- 人工関節形成術：慢性関節リウマチ，変形性膝関節症，変形性股関節症，股関節脱臼骨折。

3 骨・関節・靱帯の外傷

POINT
- 小児骨折 ⇒ 骨端軟骨を有する，自家矯正力が強い
- 骨端線軟骨損傷 ⇒ Salter-Harris（ソルター・ハリス）の分類

骨折
- 「柔道整復理論（総論）」(p.296)参照

捻挫
- 「柔道整復理論（総論）」(p.315)参照

脱臼
- 「柔道整復理論（総論）」(p.316)参照

打撲
- 「柔道整復理論（総論）」(p.324)参照

小児骨折の特徴
- **不全骨折**（若木骨折，竹節状骨折など）になりやすい。
- **骨端軟骨**（**成長軟骨**）を有するが，この部位は外力に弱く，骨端線損傷を生じやすい。
- 骨端線損傷は**ソルターハリスの分類**が広く用いられている。
- リモデリング能が盛んなため，転位に対する**自家矯正力が強い**（ただし回旋転位や関節内骨折は自家矯正の期待ができない）。
- 小児の靱帯は骨より丈夫なため，成人では捻挫となる外力でも骨折することがある。

One point Advice
- 小児骨折の特徴は高齢者，成人と対比させて覚えよう。

骨端線軟骨損傷

- ソルターハリスの分類
  - 骨端成長軟骨板損傷(骨端線損傷)を5型に分類したもの。
  - Ⅰ, Ⅱ, Ⅲ型：正しく整復されれば成長障害や変形は生じず，予後は比較的良好。
  - Ⅳ, Ⅴ型：成長障害が起きやすく，予後不良となりやすい。

図1　ソルターハリスの分類

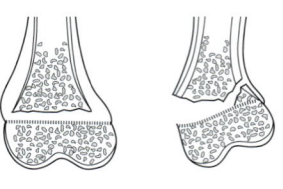

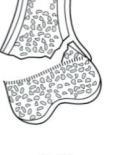

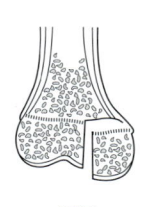

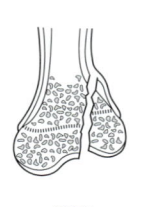

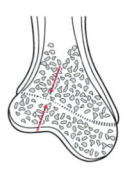

Ⅰ型　　Ⅱ型　　Ⅲ型　　Ⅳ型　　Ⅴ型

4 末梢神経損傷

POINT
- 腕神経叢麻痺 ⇒ 原因，分類，予後
- 橈骨神経麻痺 ⇒ 原因，手の変形，運動・知覚障害領域
- 尺骨神経麻痺 ⇒ 原因，手の変形，運動・知覚障害領域
- 正中神経麻痺 ⇒ 原因，手の変形，運動・知覚障害領域
- 坐骨神経麻痺 ⇒ 原因，運動・知覚障害領域

腕神経叢麻痺

- 原因
  - 交通外傷（特にバイクでの事故）が大部分を占める。
  - 神経の牽引・圧迫，直接の切創・刺創。
  - 分娩時の不自然な肢位での牽引（分娩麻痺）。
- 分類
  ①損傷部位
  - **上位型**：C_5，C_6，（C_7）
  - **下位型**：C_8，T_1，（C_7）
  - **全型**：C_5〜T_1

  ②損傷程度
  - **節前損傷（引き抜き損傷）**：後根神経節より中枢での損傷。
  - **節後損傷**：後根神経節より末梢での損傷。
- 症状
  - 損傷神経の支配領域に限局する弛緩性麻痺と知覚障害。
  - 全型では**上肢全体**，上位型では**肩の挙上や肘の屈曲**，下位型では**手指**が障害される。
- 鑑別診断
  - MRIや脊髄造影検査が有用。
  - 節後損傷（修復可能）か節前損傷（予後絶望的）かの鑑別が重要。
  - 節前損傷では菱形筋麻痺，前鋸筋麻痺，Tinel徴候*1陰性，Horner徴候*2陽性等がみられる。
- 予後
  - **節前損傷は修復不能のため予後絶望**。神経移行術を行う。
  - 回復可能期間は約1年半。再生の徴候がみられなければ手術療法を選択。

橈骨神経麻痺

①高位麻痺
- 原因
  - 上腕骨骨幹部骨折・上腕骨顆上骨折・Monteggia（モンテジア）骨折。
  - 上腕部の圧迫，刃物などによる切断，上腕部への注射。

用語アラカルト

*1　**チネル徴候**
末梢神経損傷で，損傷部位を叩打すると，その支配領域に放散痛が生じる。

*2　**ホルネル徴候**
頸部交感神経麻痺による眼瞼下垂，縮瞳，眼球陥凹の症状がみられるもの。

補足
後骨間神経麻痺
● 後骨間神経は**運動枝のみ**のため，通常，知覚障害はみられない。

- 症状
  - 手関節・MP関節伸展不能，母指伸展・外転不能。
  - **下垂手**。
② **低位麻痺**（**後骨間神経麻痺**：橈骨神経深枝麻痺）
- 原因
  - 橈骨頭脱臼，刃物などによる切断，ガングリオンなど。
- 症状
  - MP関節伸展不能，母指伸展・外転不能（手関節は伸展可能）。
  - **下垂指**。

尺骨神経麻痺

- 原因
  - 上腕骨顆上骨折，上腕骨内側骨折，手関節部の骨折・脱臼，刃物などによる切断。
  - 絞扼神経障害（肘部管症候群，Guyon(ギヨン)管症候群など）。
- 症状
  - 低位麻痺：4・5指の**鷲手変形**，手指の内・外転，巧緻(こうち)運動障害，**Froment**(フロマン)**徴候**＊3**陽性**。
    4指尺側・5指の知覚障害。
  - 高位麻痺：低位麻痺症状＋4・5指のDIP屈曲不能。
    低位麻痺領域＋手掌・手背尺側の知覚障害。

用語アラカルト

＊3 **フロマン徴候**
母指と示指の間に紙を持たせ，左右で引っ張り合いをさせると，抜けないように母指IP関節を屈曲させる現象。

＊4 **perfect O sign**（**涙のしずく**）
母指と示指で丸を作る検査法。前骨間神経が麻痺すると，長母指屈筋と示指深指屈筋が障害されるため，母指IP関節，示指DIP関節の屈曲ができず，涙のしずく様の形を呈する。

正中神経麻痺

- 原因
  - 上腕骨顆上骨折，手関節部の骨折・脱臼，Volkmann(フォルクマン)拘縮，刃物などによる切断。
  - 絞扼神経障害（手根管症候群，円回内筋症候群など）。
- 症状
  - 低位麻痺：母指対立が不能。
    母指球の萎縮，**猿手**。
    母指〜環指橈側の知覚障害。
  - 高位麻痺：前腕回内，母・示指，母指対立が不能。
    正中神経支配のすべての筋が麻痺。
    母指〜環指橈側＋手掌部の知覚障害。
  - 前骨間神経麻痺：母指IP関節，示指・中指DIP屈曲不能，**perfect O sign**＊4**不能**（涙のしずく）。

補足
前骨間神経麻痺
● 前骨間神経は**運動枝のみ**のため知覚障害は起こらない。

坐骨神経麻痺

- 原因
  - 股関節後方脱臼（大腿骨頭による圧迫），椎間板ヘルニア，脊髄損傷，脊髄腫瘍，絞扼神経障害（梨状筋症候群）。
  - 刺創，挫創，医原性損傷（注射など）。
- 症状
  - 足関節以下の運動麻痺，鶏歩，膝屈曲力低下。
  - 下腿後外側，足部，大腿後面の感覚障害。

One point Advice
● 末梢神経麻痺では各神経の知覚領域，支配筋，手足の変形をしっかりと覚えることが重要。
● ほかの疾患の合併症としても重要なのでしっかり覚えよう。

5 脊椎・脊髄損傷

> **POINT**
> ●脊椎骨折・脱臼骨折 ⇒ 原因，脊髄損傷の有無
> ●脊髄損傷 ⇒ 分類，症状，合併症

1 脊椎骨折・脱臼骨折

環椎骨折

- 頭部から長軸方向へ圧迫力が加わり破裂骨折する(Jefferson(ジェファーソン)骨折)。
- 前弓，後弓のそれぞれ外側塊に近い4カ所で骨折する。
- 原則，保存療法。

図1 ジェファーソン骨折

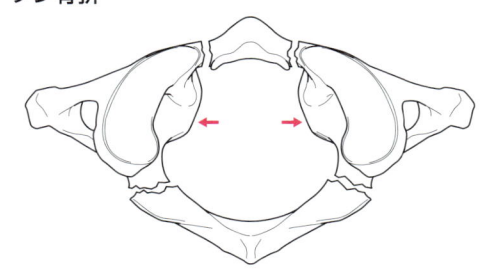

軸椎歯突起骨折

- 頭部を強打し，頸部に強い屈曲力または伸展力が加わり受傷する。
- Anderson(アンダーソン)分類Ⅱ型が多いが，転位しやすく偽関節になりやすい。

図2 軸椎歯突起骨折(アンダーソン分類)

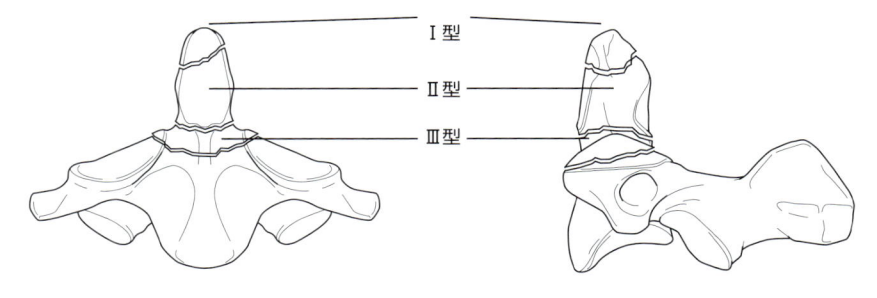

Ⅰ型
Ⅱ型
Ⅲ型

図3 ハングマン骨折

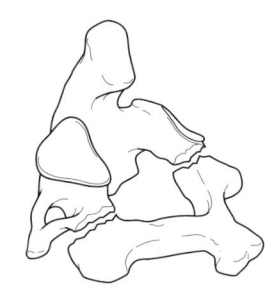

軸椎関節突起間骨折(hangman(ハングマン)骨折)

- 頸椎の過伸展が強制されて受傷。
- 両側の椎弓根が骨折し，椎弓が離断。
- 脊柱管が拡大するため，脊髄損傷を合併することは少ない。

図4 頚椎椎体圧迫骨折

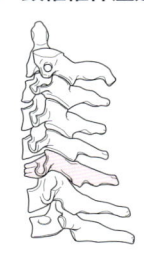

頚椎椎体圧迫骨折

- 強大な屈曲力・圧迫力が加わり圧迫骨折する。前方に圧迫がかかり、椎体は楔状を呈する。
- C_5, C_6に好発。
- 後縦靱帯損傷を合併することは少ないため、脊髄損傷は少ない。

図5 頚椎棘突起骨折

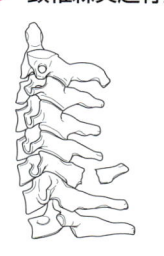

頚椎棘突起骨折

- 自家筋力による疲労骨折、あるいはスポーツ外傷による頚部伸展強制で起こる。
- C_7に好発。
- ゴルフスイング骨折・スコップ作業者骨折。
- 棘突起の圧痛・叩打痛。

図6 胸腰椎圧迫骨折

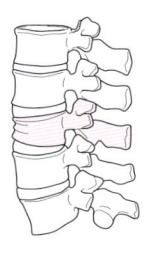

胸腰椎圧迫骨折

- 胸腰椎移行部に多発。
- 垂直軸方向の圧迫力や強い屈曲力で起こる。
- 高所からの転落、尻もちで受傷。骨粗鬆症では軽微な外力でも発生する。
- 胸腰椎移行部ではT_{11}〜L_3、胸椎部ではT_6〜T_8に好発。
- 棘突起の後方突出、圧痛、叩打痛。

Chance骨折（チャンス）

- 脊柱に屈曲力が働き、椎体部分に圧迫力、椎弓部分に牽引力が働き起こる。
- 2点式シートベルト装着時の交通事故でみられる（シートベルト骨折）。

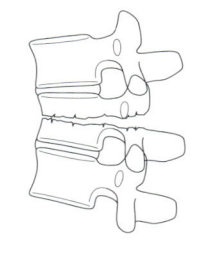

環軸関節脱臼・脱臼骨折

- 交通事故、墜落、スポーツ外傷による頚部過屈曲で起こる。
- 脱臼骨折は歯突起骨折を伴う前方脱臼。
- 脊髄損傷を合併すると多くは死の転帰をとる。

図7 チャンス骨折

図8 環軸関節脱臼・脱臼骨折

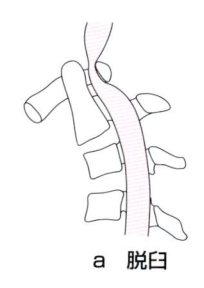

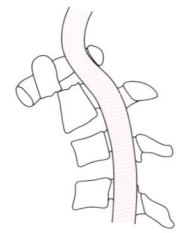

a 脱臼　　b 脱臼骨折

図9 胸腰椎移行部脱臼骨折

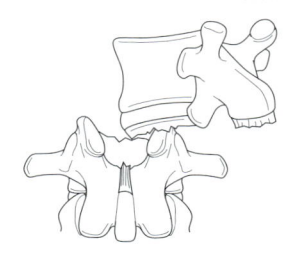

胸腰椎移行部脱臼骨折

- 胸腰椎移行部に屈曲力が働き受傷。
- 回旋脱臼骨折となる。
- 前縦靱帯以外の靱帯が断裂。
- 前外方へ転位する。

②脊髄損傷

概念

- 外傷などにより，脊髄にダメージを受け，麻痺をきたした状態。
- 損傷された脊髄髄節の支配領域以下の運動，知覚麻痺，直腸膀胱障害。
- C_4以上の障害では自発呼吸が不可能となる。

原因

- 衝突・転落・転倒・落下物の下敷きなど。
- わが国では交通事故と高所からの転落が75％を占める。
- 頸髄損傷は交通事故，転倒，スポーツ外傷が多く，胸髄以下は高所からの転落が多い。

分類

①高位分類

- **四肢麻痺**：頸髄損傷による知覚・運動麻痺。四肢＋骨盤内臓器の障害。
- **対麻痺**　：胸髄以下の損傷による下肢＋骨盤内臓器に知覚・運動麻痺，機能障害。

②損傷程度

- **完全麻痺**：損傷レベル以下の知覚・運動機能・深部反射の**完全消失**。
- **不全麻痺**：損傷レベル以下の知覚・運動機能・深部反射の**部分的残存**。
- **不全麻痺**（特殊型）：**中心性脊髄損傷**[*1]，**Brown-Séquard症候群**[*2]。

③Frankel（フランケル）分類

用語アラカルト

＊1 中心性脊髄損傷
脊髄の中心部が障害を受け，下肢と比して，上肢に強い障害を生じる損傷。

＊2 ブラウン・セカール症候群
脊髄の左右どちらかの半側が障害されるもの。患側では随意運動や深部感覚が，反対側では痛覚や温覚が障害される。

表1　フランケル分類

A（運動・知覚の喪失：Complete）	損傷レベルより下位の運動・知覚の完全喪失
B（運動喪失・知覚一部残存：Sensory only）	損傷レベルより下位の運動は完全麻痺，知覚はある程度残存
C（運動残存（実用性なし）：Motor useless）	損傷レベルより下位の運動機能はわずかに残存しているが，実用性なし
D（運動残存：Motor useful）	損傷レベルより下位の実用的な運動機能が残存している
E（回復：Recovery）	運動・知覚麻痺あるいは膀胱直腸障害などの神経学的症状を認めないもの。ただし，深部反射の亢進はあってもよい

（柳澤　健 編：理学療法学 ゴールド・マスター・テキスト1 理学療法評価学，p.292，メジカルビュー社，2010．より改変引用）

One point Advice

- 麻痺の分類をしっかりと覚えよう。
- リハビリテーション医学などと関連づけて脊髄高位も一緒に覚えよう。

症状

- 呼吸機能障害，低血圧発作，消化管潰瘍，循環器障害など。
- 損傷髄節以下（または損傷した髄節より2〜3髄節上位の髄節以下）の**運動・知覚障害**。
- **膀胱直腸障害**：神経因性膀胱（尿閉，反射性膀胱，自律性膀胱）。
- **自律神経障害**：体温上昇，発汗機能低下。正常域では発汗上昇。
- 反射：弛緩性麻痺は腱反射消失，痙性麻痺は腱反射亢進。**病的反射出現**。
- 受傷直後は弛緩性麻痺（**脊髄ショック**）→受傷後24時間〜5, 6週間で痙性麻痺。

鑑別診断

- 単純X線撮影，CT，MRIが高位診断には必要。
- 靱帯骨化症，椎間板ヘルニア，脊髄炎などとの鑑別が必要。

合併症

- 腎不全，褥創，神経病性関節症，知覚脱失性疼痛，異所性骨化，痙性麻痺，関節拘縮。

6 筋・腱損傷

POINT
- 筋断裂（肉ばなれ）　⇒　好発部位，陥凹，RICE処置
- アキレス腱断裂　　　⇒　歩行・底屈可能，つま先立ち不可能
- 手指腱損傷　　　　　⇒　断裂による運動障害

筋断裂（肉ばなれ）

- 概念
  - 主に介達外力による筋の損傷。**遠心性収縮時**に生じやすい。
  - **大腿四頭筋，ハムストリングス，下腿三頭筋**などに好発。
- 原因
  - 筋収縮時に強制伸長が加わり損傷することが多いといわれている。
  - 筋疲労，柔軟性の欠如，ウォーミングアップ不足，筋力のアンバランス，電解質の枯渇などが関係。
- 症状
  - 損傷部の圧痛，腫脹，皮下出血斑，筋硬結，他動的伸展により疼痛が増悪。
  - 受傷時に断裂音を感じることがある。
  - **損傷直後に断裂部に陥凹**がみられることが多い（時間が経つと浮腫等により陥凹が触れにくくなる）。
- 治療
  - 急性期は血腫形成を抑えるためにも，内出血を最小限にする**RICE処置**[*1]が重要。
  - 局所の安静，循環状態回復後，段階的にリハビリテーション（ストレッチングや筋力強化）を行う。
  - ほとんどが保存療法を選択するが，断端に2cm以上の離開がみられる場合は観血的療法を選択。

アキレス腱断裂

- 概念
  - 腱の変性が関係することが多いとされ，中高年でスポーツをする者に好発する。
  - 下腿三頭筋の遠心性収縮時に断裂する。完全断裂が多く，部分断裂は少ない。
- 原因
  - 疾走，跳躍，ジャンプの着地時など瞬時にアキレス腱に大きな張力が加わった際に発生。
  - 受傷時，**断裂音（ポップ音）**を聴取し，「蹴られた」，「ボールが当たった」ような感覚を訴える。

補足

筋挫傷
- 筋挫傷はいわゆる肉ばなれをいい，筋や筋膜の部分断裂をいう。

用語アラカルト

*1　RICE処置
急性外傷に対する処置。
　Rest：安静
　Icing：冷却
　Compression：圧迫
　Elevation：挙上

補足

アキレス腱断裂時の底屈
- アキレス腱が断裂すると下腿三頭筋は作用しないが，アキレス腱を介さない趾屈筋や長母指屈筋，後脛骨筋などの作用により底屈可能。ただし，これらの筋ではつま先立ちができるだけの筋力を有しないため，つま先立ちはできない。

整形外科学（総論）

用語アラカルト

＊2　トンプソンテスト
アキレス腱断裂の鑑別に用いられる検査の1つ。腓腹筋を把握すると正常では底屈するが，アキレス腱が断裂していると底屈しない。

- 症状
  - **断裂部に陥凹**を触知。
  - Thompsonテスト＊2 **陽性**。
  - **歩行可能**。底屈は可能であるが，つま先立ちは不可能。
- 治療
  - 保存療法では足関節底屈位で固定する。
  - スポーツ選手の場合は保存療法と比べ手術療法のほうが復帰までの期間がやや短いため，観血的療法を選択することが多い。スポーツ復帰は一般的に手術から6カ月以降となる。

手指屈筋腱損傷

- 概念
  - 挫創や切創などの開放性損傷と閉鎖性損傷（皮下断裂）があるが，ほとんどが開放性損傷。
- 原因
  - 鋭利な刃物や鈍器による切創・挫創による。
  - 閉鎖性損傷（皮下断裂）の場合は腱の変性が基盤となることもある。
- 症状
  - 浅指屈筋腱断裂：他指伸展位で損傷指の**PIP関節**が自動屈曲できない。
  - 深指屈筋腱断裂：**DIP関節**の自動屈曲ができない。
  - 深・浅指屈筋腱の両断裂：手指は伸展位となり，自動屈曲できない。
- 治療
  - 可及的早期に縫合する。術後の再断裂と周囲組織との癒着が問題となる。
  - 屈筋腱においてMP関節部〜中節骨中央までの部位は特に癒着が起きやすい。

図1　屈筋腱断裂の診断

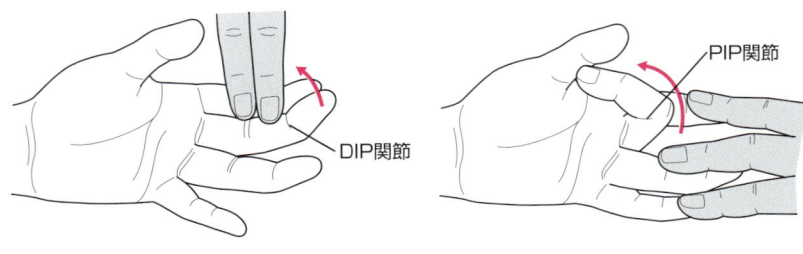

深指屈筋腱断裂の診断　　　浅指屈筋腱断裂の診断

One point Advice
● 深指屈筋腱単独断裂，浅指屈筋腱単独断裂，深・浅指屈筋腱両断裂でそれぞれどの運動が障害されるのかをしっかりと覚えよう。

手指伸筋腱損傷

- 概念
  - DIP関節，PIP関節，手関節の背側での皮下断裂が多くみられる。
- 原因
  - 突き指などの急性外力による。
  - 関節リウマチ，橈骨遠位端骨折，変形性関節症，Kienböck病（キーンベック），overuseなどが原因となる。
- 症状
  - 手指の**自動伸展不能**（断裂部位により，伸展不能となる関節が異なる）。
- 治療
  - 腱縫合術，腱移植術，腱移行術などを行う。

補足
関節リウマチでの手指伸筋腱損傷
● 関節リウマチでは滑膜炎によって腱の変性が起こり，皮下断裂を起こす。

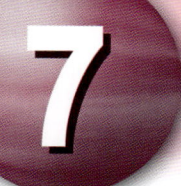

7 スポーツ外傷と障害

POINT
- テニス肘 ⇒ 上腕骨外側上顆炎
- 野球肩 ⇒ 腱板疎部損傷，インピンジメント症候群，腱板断裂，関節唇損傷，上腕骨近位骨端線離開
- 野球肘 ⇒ 上腕骨内側上顆炎，離断性骨軟骨炎，靱帯損傷など
- ジャンパー膝 ⇒ 膝蓋腱炎
- 脊椎すべり症 ⇒ 分離すべり症，無分離すべり症

テニス肘（上腕骨外側上顆炎）

- テニスの**バックハンドストローク時**の衝撃により前腕伸筋群，特に**短橈側手根伸筋**に**伸長性収縮**が繰り返し加わることで，起始部である**外側上顆部**の微小断裂，骨膜の炎症を起こし発生する。
- 初心者や筋力の弱い**40～50歳の女性**に好発する。
- 上腕骨外側上顆部の疼痛，圧痛，前腕伸筋群の緊張する動作時の痛み，握力低下。
- 手関節伸展テスト（Thomsen test トムセン），中指伸展テスト，椅子テスト（chair test）が陽性となる〔「柔道整復理論（各論）：軟部組織損傷」（p.541）参照〕。
- 局所の安静にて疼痛が軽減。

野球肩

- 繰り返しの投球動作で発生する肩関節障害の総称である。

①腱板疎部損傷
- 投球時，肩関節が外旋から内旋へと急激に移行するため，腱板疎部に強い負荷がかかり起こる。
- 症状は外転外旋時・挙上時の疼痛，腱板疎部の圧痛・疼痛，slipping現象*1がみられる。

②インピンジメント症候群
- 一般に肩外転時に肩峰・烏口肩峰靱帯に大結節と腱板が衝突し，腱板や肩峰下滑液包の炎症・肥厚さらには断裂を生じる。
- 投球動作においては外旋から内旋に移行する際，烏口肩峰アーチの下を腱板が移動するが，腱板や肩峰下滑液包の炎症があると引っかかりが起こる。
- 症状は大結節部・肩峰下滑液包上の圧痛・疼痛，引っかかり感，徐々に発生する挙上時の疼痛。
- **インピンジメント徴候**陽性〔「柔道整復理論（各論）：軟部組織損傷」（p.531）参照〕。

③腱板断裂
- 肩関節の前後不安定性がある場合，棘下筋腱に大きなストレスがかかる。
- 投球中は遠心性収縮となるため，強いストレスがかかる。

用語アラカルト

*1　slipping現象
挙上位X線像にてみられる。肩甲棘軸と上腕骨軸が一致せず，骨頭が関節窩より下方に位置するもの。機能的不安定性を示す。

用語アラカルト

＊2　SLAP損傷
上腕二頭筋長頭腱付着部を含む，上方の関節唇の広範囲損傷をいう。

＊3　クアドリラテラルスペース
後方四角腔ともいう。小円筋，大円筋，上腕三頭筋長頭，上腕骨内側縁で囲まれた間隙。腋窩神経，後上腕回旋動脈が通過する。

＊4　ベネット損傷
肩関節窩後下方（上腕三頭筋長頭起始部付近，関節窩後下縁）の骨棘をいう。

- 関節窩と棘上筋腱が衝突して断裂することもある。
- 棘下筋・棘上筋の萎縮がみられる。
- **有痛弧徴候**陽性，**ドロップアームサイン**陽性〔「柔道整復理論（各論）：軟部組織損傷」（p.531）参照〕。

④**関節唇損傷・SLAP損傷**＊2
- テークバック時に外転・外旋を繰り返し強制され，肩関節上方関節唇が剥離・断裂する。

⑤**腋窩神経絞扼障害**
- 投球動作時に肩関節が挙上位になるとquadrilateral space＊3（クアドリラテラル スペース）は狭くなり，腋窩神経を絞扼する。
- ベネット損傷＊4が存在する場合も，その骨棘により腋窩神経を刺激される。
- 肩外側の感覚障害，三角筋の筋力低下・萎縮。

⑥**リトルリーガーズショルダー**
- 骨端線閉鎖前の繰り返す投球動作による**上腕骨近位骨端線離開**。疲労性軟骨骨折。
- **10～15歳の投手**にみられ，フォロースルー期の肩内転・内旋・伸展により骨端成長軟骨板にストレスがかかり生じる。

野球肘

- 野球の投球動作が原因で発症。**上腕骨内側上顆炎，内側上顆裂離骨折，離断性骨軟骨炎，靱帯損傷**など。
- 投球動作による外反力により**外側は圧迫力**が加わり，離断性骨軟骨炎などを生じる。
- 投球動作による外反力により**内側には牽引力**が加わり，上腕骨内側上顆炎，靱帯損傷などを生じる。
- 障害部位の疼痛，腫脹，圧痛，運動痛，可動域制限（主に**伸展制限**）。
- **関節遊離体**（関節ねずみ）を有する場合は**ロッキング**を生じる。

ジャンパー膝（膝蓋腱炎）

- ジャンプを繰り返す選手に多くみられる膝伸展機構のoveruseによる**膝蓋腱**の微細断裂。
- 膝蓋腱部の運動時痛と圧痛。**尻上がりテスト**陽性となる症例が多い。
- 程度により4相に分類される。

表1　Roels分類と，Roels分類にもとづいた治療

	Roels分類	治療
Phase1	スポーツ活動後の疼痛	十分なウォームアップ，スポーツ活動後のアイシング，適切な運動療法，ヒアルロン酸注入療法，ストレッチング
Phase2	スポーツ活動開始時の疼痛，ウォームアップで消失，スポーツ活動後再出現	Phase1に加え，運動量・強度を制限
Phase3	スポーツ活動中，後の疼痛，スポーツ活動に支障がある	スポーツ活動を中止し，運動療法を実施する。6カ月以上の保存療法に抗する場合は，ESWT，手術療法（切除術，Tenotomy, Topaz）
Phase4	腱断裂	手術療法（縫合術）

(Roels J, Martens M, Mulier JC, et al：patellar tendinitis(jumper's Knee). Am J Sports Med, 6：362-368, 1978. より改変引用)

脊椎すべり症

- 椎間板や椎間関節の変性により剪断力が作用し，すべりが生じる。

①**脊椎分離すべり症**
- 椎体が椎弓分離部から前方へ滑っているもの。
- 第5腰椎，次いで第4腰椎に多い。
- 馬尾・神経根症状を伴うことは少ない。

②**脊椎無分離すべり症**
- 椎弓分離がなく滑っているもの。
- 中年以降の女性に多く，第4腰椎に多い。
- 馬尾・神経根症状が高度に発生する。その場合は**腰部脊柱管狭窄症**として扱う。

One point Advice

- スポーツ障害の多くはoveruseが原因。ストレスのかかる動きを減らすことが重要。受傷機転をしっかりと理解しよう。
- 好発年齢，性差をしっかり覚えよう。

【整形外科学（総論）・文献】
- 全国柔道整復学校協会 監：整形外科学 改訂第3版，南江堂，2007．
- 全国柔道整復学校協会 監：柔道整復学 理論編 改訂第5版，南江堂，2009．
- 内田淳正 監：標準整形外科学 第11版，医学書院，2011．
- 石井清一，平澤泰介 監：標準整形外科学 第8版，医学書院，2002．
- 落合慈之：整形外科疾患ビジュアルブック，学研メディカル秀潤社，2012．
- 岡田恭司：Visual NAVI!，整形外科学，メジカルビュー社，2012．
- KM100％編集委員会 著：国試マニュアル100％シリーズ 整形外科 第8版，医学教育出版社，2011．
- 平澤泰介 編：新外来の整形外科学，南山堂，1999．
- 守屋秀繁ほか 編：整形外科診療実践ガイド，文光堂，1999．
- 柳澤 健 編：理学療法士 イエロー・ノート 専門編，メジカルビュー社，2005．
- 執筆小委員会 編：受験ポイントマスター 柔道整復編 2011，医道の日本社，2010．
- 勝見泰和 監：臨床実地問題から学ぶ柔道整復理論，医道の日本社，神奈川，2005．
- 黒澤 尚ほか 編：スポーツ外傷学I スポーツ外傷学総論，医歯薬出版，2001．
- 高岡邦夫 編：整形外科徒手検査法，メジカルビュー社，2003．
- 伊藤 譲 編：柔道整復外傷学ハンドブック 総論，医道の日本社，2010．
- 伊藤 譲 編：柔道整復外傷学ハンドブック上肢の骨折・脱臼，医道の日本社，2010．
- 伊藤 譲 編：柔道整復外傷学ハンドブック下肢の骨折・脱臼，医道の日本社，2011．
- 市川宣恭 編：スポーツ指導者のためのスポーツ外傷・障害，南江堂，1992．
- 日本陸上競技連盟医事委員会 編：アスリートのためのコンディショニング，陸上競技社，2010．

V 整形外科学（各論）

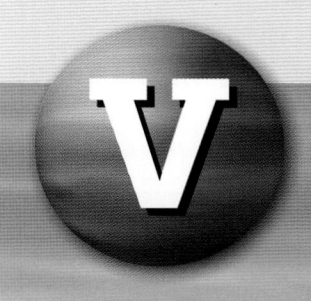

1 先天性骨系統疾患および奇形症候群

POINT

- 軟骨無形成症 ⇒ 四肢短縮型小人症
- Morquio（モルキオ）症候群 ⇒ 体幹短縮型小人症
- 骨形成不全症 ⇒ 骨が細いが長さは異常なし
- 大理石骨病 ⇒ 易骨折性，骨硬化像
- Marfan（マルファン）症候群 ⇒ 高身長，細長い四肢，くも指
- 骨Paget（パジェット）病 ⇒ モザイク構造，血清アルカリフォスファターゼ（ALP）値上昇

軟骨無形成症

- **四肢短縮型小人症**（出生時より）
- **常染色体優性遺伝**（ほとんどが正常の両親より生まれた突然変異）
- 軟骨の形成（軟骨内骨化）異常，骨膜性骨化は正常 → 短く太い骨
- 知能は正常
- 易骨折性なし
- 水頭症，前額・下顎突出，鞍鼻，頚髄圧迫
- 腰椎前弯，胸椎後弯
- 前腕に比べ上腕が短い。肘関節の伸展制限
- 手は太く短く三尖手（図2）を呈する。
- O脚，X脚
- 乳児期を過ぎれば生命予後は良好
- 思春期以降の肥満，中年以降の脊柱管狭窄症

図1 軟骨無形成症の特徴

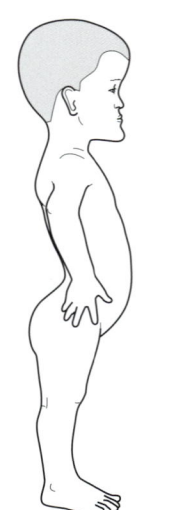

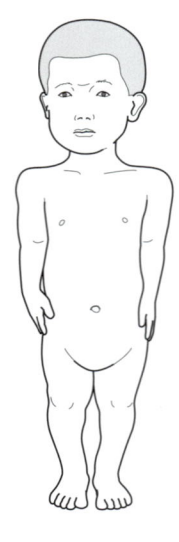

体幹成長は正常　　上肢・下肢短縮 O脚

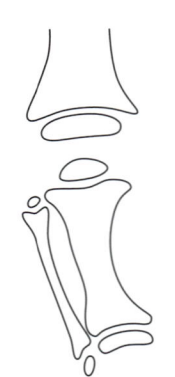

長管骨が太くて短い（長軸成長障害）

（岡田恭司 著：Visual NAVI! 整形外科学, p.109, メジカルビュー社, 2012. より改変引用）

図2 三尖手

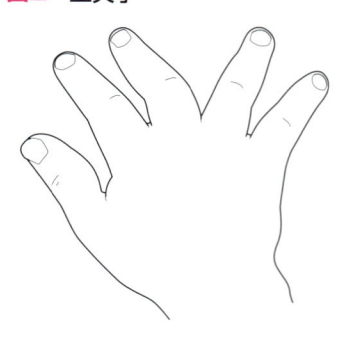

- 単純X線所見
  - 太い骨幹，骨端の拡大
  - 腸骨翼の形成不良，水平な臼蓋，**シャンパングラス状**の骨盤内側の形状
  - 乳児期：大腿骨近位部楕円形透明像
  - 成人：大腿骨頸部短縮，腰椎で椎弓根間距離の尾側での減少

Morquio（モルキオ）症候群

- **体幹短縮型小人症**
  ①短い脊柱，後弯変形，鳩胸
  ②胸部前後径拡大（樽状胸）
  ③骨端や手根，足根骨に強い変化
- **酸性ムコ多糖症Ⅳ型**（酸性ムコ多糖類の先天性代謝異常）
- 常染色体劣性遺伝
- 易骨折性なし
- 2～3歳から低身長，X脚などの症状出現
- 胸骨突出，鳩胸，胸椎後弯，外反膝，扁平足，関節弛緩，難聴
- 知能は正常
- 単純X線所見
  - 頭蓋冠肥厚，J型のトルコ鞍
  - 舌状の椎体（椎体下縁が舌状に突出した扁平椎）
  - 軸椎歯突起形成不全　→　環軸椎脱臼
  - 骨幹部の横径増大，弾丸様の指骨
  - オール状肋骨
  - 張り出した腸骨翼，**ワイングラス状**の骨盤内側の形状（図3b）
  - 外反股

図3 Morquio病の特徴

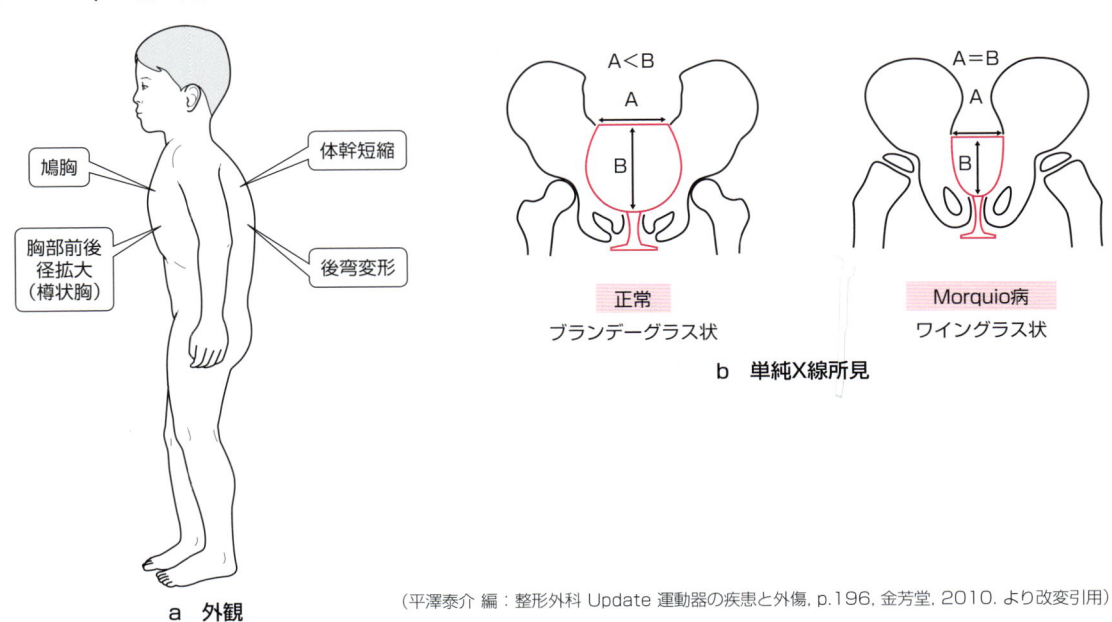

a　外観

b　単純X線所見
正常　ブランデーグラス状
Morquio病　ワイングラス状

（平澤泰介 編：整形外科 Update 運動器の疾患と外傷, p.196, 金芳堂, 2010. より改変引用）

骨形成不全症

- 骨の脆弱性が特徴（低骨密度）
- **常染色体優性遺伝**
- 骨芽細胞の異常 → 骨膜性骨化障害
- 軟骨内骨化は正常（骨端軟骨の異常なし）
- 骨折を繰り返しながら高度に変形，弯曲する（骨折回数は成長とともに減る）。
- 骨形成と骨吸収が異常に早く，骨折がなくても骨や脊椎は弯曲する。
- 新生児期〜乳幼児期：おむつ交換や更衣の際の骨折予防が重要
- 三主徴
  ① **易骨折性**（骨粗鬆症） → 変形を残すが骨癒合は早い
  ② **青色強膜**[*1]
  ③ **難聴**（耳小骨硬化症）
- 単純X線所見
  ・長管骨が細い（主に骨幹の骨形成異常，長管骨の長さは正常）
  ・骨皮質が薄い。骨が細い。骨梁が薄い。
- 骨形成不全症の国際分類を表1に示す。

> **用語アラカルト**
> *1 青色強膜
> 強膜（目の白眼の部分）が全体的に青色にみえる症状。

表1　骨形成不全症の国際分類（2006年）

型	遺伝様式	原因遺伝子	重症度	臨床症状
1	常染色体優性	COL1A1	軽症	易骨折性（−），青色強膜，難聴
2	常染色体優性 まれに劣性	COL1A1	最重症型（致死性）	子宮内または周産期に死亡 易骨折性（＋＋），長管骨弯曲変形
3	常染色体優性	COL1A1		子宮内骨折，易骨折性（＋＋），青色強膜 長管骨弯曲変形（＋＋），脊柱側弯（＋＋）
4	常染色体優性	COL1A1		乳幼児期青色強膜（成長すれば目立たない），易骨折性
5	常染色体優性	Ⅰ型コラーゲンに異常なし		骨折後の過剰な骨形成 青色強膜（−），歯芽形成不全（−）
6	不明	Ⅰ型コラーゲンに異常なし		歯芽形成不全（−），ALP高値
7	常染色体劣性	CPTAP		4型あるいは2型に似る

大理石骨病

- **骨硬化性疾患**（高骨密度）
- 乳児型：常染色体劣性遺伝
- 遅発型，中間型：常染色体優性遺伝
- 骨幹端の破骨細胞の機能低下→石灰化軟骨の吸収不全→びまん性の骨硬化（正常構造の骨が作られない）→骨のリモデリング（骨内部の代謝）障害→チョーク様の骨→易骨折性
- 乳児型では出生直後より貧血，易骨折性，肝脾腫，易感染性で，多くは肺炎などの感染症で死亡する。
- 症状
  ・**病的骨折**
  ・**骨髄炎**（易感染性があり，う歯により上・下顎の骨髄炎になる）

- 単純X線所見
  - 骨が大理石のようにみえる。
  - 椎体は終板の骨硬化のためサンドイッチ様を呈する。
  - アーレンマイヤー・フラスコ変形[*2]がみられる。

用語アラカルト

*2 アーレンマイヤー・フラスコ変形
アーレンマイヤー・フラスコは，図のような形をした首の短い三角フラスコ。大理石骨病では管状骨骨幹端のリモデリング不全で生じる。

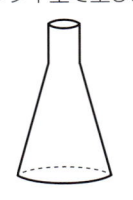

マルファン症候群

- 常染色体優性遺伝（25％は突然変異で生じる）
- **コラーゲン形成異常**による結合組織疾患（先天性中胚葉形成不全）
- 三大主徴
  ①筋骨格系の特徴：**高身長**，**細長い四肢**，くも指，関節弛緩
  ②目の異常：**水晶体亜脱臼**，近視，網膜剥離
  ③心血管系異常：**大動脈弁閉鎖不全**，僧帽弁逸脱，上行大動脈の拡張あるいは下行大動脈の解離
- **thumb sign**および**wrist sign**陽性
- 脊柱側弯症あるいは脊椎すべり症，鳩胸または漏斗胸
- 扁平足による内果の内側偏位
- 死亡原因の90％は心血管系異常の合併症
- 易骨折性なし
- 単純X線所見
  - 長管骨が細長い。そのほかに特異的な異常はみられない。

図4 thumb signとwrist sign

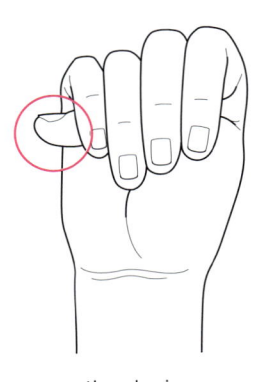

thumb sign
母指を握って握り拳を作ったときに尺側に母指の爪が全て見えていれば陽性

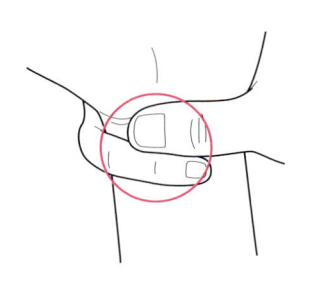

wrist sign
母指と小指で他側の手首を握った際に母指の指尖が小指のDIP関節より近位にあれば陽性

骨パジェット病

- 白人に多くアジア系ではまれ
- 中年～高齢者に多い(40歳未満の発症はまれ)
- 亢進した骨吸収と骨形成が混じり**モザイク状**の組織を呈する。
- 骨の肥大や肥厚，変形を起こす。
- 多くは脊椎，骨盤，頭蓋骨，大腿骨，鎖骨，上腕骨に発症する。
- 血清アルカリフォスファターゼ(ALP)値の著明な上昇(最も上昇する疾患)
- **易骨折性**
- 初期は無症状で，進行すると疼痛，骨の肥厚や変形，難聴，神経圧迫症状をきたす。
- 単純X線所見
    - ・骨透亮像と骨硬化像の混在
    - ・骨皮質の肥厚
- 癌の骨転移などとの鑑別を要する。
- 心不全の発生に注意を要する。

One point Advice

- 骨成長異常ではどの部位が「細・太」，「短・長」なのか組合せを覚えること
- 易骨折性であるかないかを確実に覚えること

補足

軟骨無形成症
- 未治療の成人身長は男性の場合130cm，女性の場合が120cmほど。

アルカリフォスファターゼ(ALP)
- 細胞膜に存在する糖蛋白質で，アルカリ性の条件下でリン酸エステルを分解する酵素。なかでも骨型アルカリフォスファターゼ(BAP)は骨芽細胞で合成・分解される酵素で骨形成活性が亢進していると値は上昇する。骨代謝が亢進している骨粗鬆症でも上昇する。

2 汎発性骨疾患

POINT
- くる病，骨軟化症 ⇒ ビタミンD欠乏
- 骨粗鬆症 ⇒ 低回転型と高回転型

くる病と骨軟化症

- 骨石灰化障害
- **くる病**：小児（骨端線閉鎖前）に発症
- **骨軟化症**：成人（骨端線閉鎖後）に発症
- 原因と病態
  - ①ビタミンD欠乏または活性化障害によるカルシウムとリンの吸収障害
  - ②腎でのリン再吸収障害
  - ③紫外線曝露不足

  ｝軟骨・骨基質への石灰化障害

- 近年は，ビタミンD抵抗性くる病が増加している。
- 小児の症状
  - ①成長障害，骨格変形
  - ②腎性くる病では低カルシウム血症 → 筋緊張低下 → 歩行開始遅延，歩行障害
  - ③歩行開始後に下肢の変形（O脚，X脚）が高度になる。O脚が多い。
- **易骨折性**
- 血清アルカリフォスファターゼ（ALP）高値，血清カルシウム値は正常あるいは低値
- 単純X線所見
  - ①骨幹端部の横径拡大
  - ②骨端軟骨との境界不鮮明化（**ほつれ像**）
  - ③杯状変形
  - ④四肢長管骨の弯曲，病的骨折

骨粗鬆症

- 骨折リスクを増すような骨強度上の問題をすでにもっている人に起こる骨格の疾患
- 骨強度の低下により骨が脆弱化し，骨折をきたしやすくなった状態
- 骨粗鬆症で生じやすい骨折
  - ・脊椎椎体圧迫骨折，大腿骨頸部骨折，橈骨遠位端部骨折，上腕骨頸部骨折
- 形成される骨の質は正常（カルシウム塩の沈着障害はない）
- 分類：原発性骨粗鬆症と続発性骨粗鬆症に分けられる。

補足

骨の細胞と骨形成
- 骨には3種の細胞がある。
  ①骨芽細胞：骨形成を担う。
  ②破骨細胞：骨吸収を担う。
  ③骨細胞：骨の維持を担う。

脆弱性骨折
- 低骨量（骨密度がYAMの80％未満，あるいは脊椎単純X線像で骨粗鬆症化がある場合）が原因で，軽微な外力によって発生した非外傷性骨折

- 原発性骨粗鬆症
  ① **閉経後骨粗鬆症**
  ② **退行性骨粗鬆症**：老人性骨粗鬆症（閉経後の女性に多い）など
  ③ **特発性骨粗鬆症**：原因不明で若年者に生じる。妊娠後骨粗鬆症など
- 続発性骨粗鬆症の原因
  ・甲状腺機能亢進症，性腺機能不全，Cushing症候群，関節リウマチ，糖尿病，ステロイド投与，骨折後の固定による免荷など
- 代謝回転による分類
  ・低回転型：骨吸収↓，骨形成↓↓ → 老人性骨粗鬆症
  ・高回転型：骨吸収↑↑，骨形成↑ → 甲状腺機能亢進症，上皮小体機能亢進症，エストロゲン欠乏，クッシング症候群
- 骨粗鬆症の検査法
  ①X線検査：骨折の有無，骨萎縮度，骨粗鬆症化を診断する。
  ② **骨密度検査**：二重X線吸収法（DXA），定量的超音波測定法（QUS），定量的CT測定法（QCT）など
  ③ **骨代謝マーカー**：骨吸収マーカーと骨形成マーカーがある。骨吸収マーカー高値は骨折リスクが高いことを示す。
  ④血液・尿検査：骨粗鬆症に特異的な所見はないが，鑑別に有用である。
  ⑤QOL評価：骨粗鬆症ではQOLが低下する。
  ⑥総合的，包括的評価：高齢者であるため，内科疾患など基礎疾患の有無，認知機能，筋力や運動機能，栄養状態などを含めて評価する。

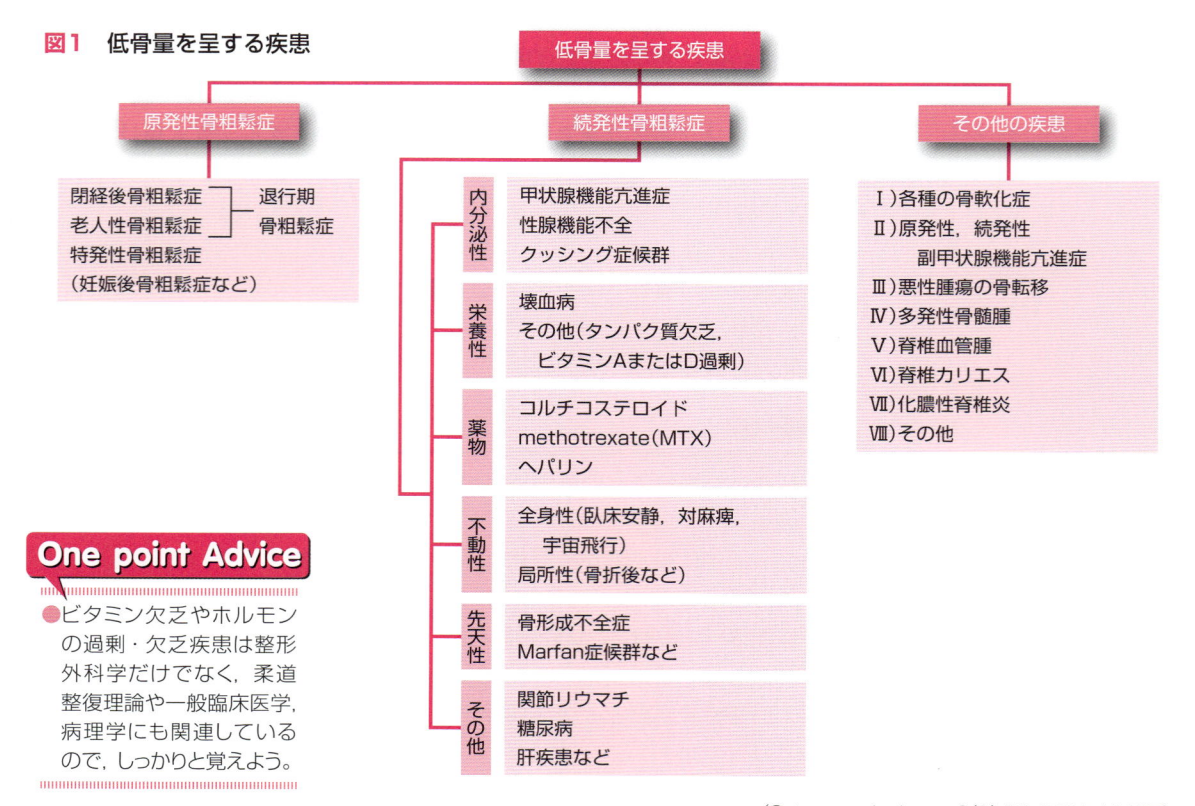

図1　低骨量を呈する疾患

低骨量を呈する疾患
- 原発性骨粗鬆症
  - 閉経後骨粗鬆症
  - 老人性骨粗鬆症 ｝退行期骨粗鬆症
  - 特発性骨粗鬆症（妊娠後骨粗鬆症など）
- 続発性骨粗鬆症
  - 内分泌性：甲状腺機能亢進症，性腺機能不全，クッシング症候群
  - 栄養性：壊血病，その他（タンパク質欠乏，ビタミンAまたはD過剰）
  - 薬物：コルチコステロイド，methotrexate（MTX），ヘパリン
  - 不動性：全身性（臥床安静，対麻痺，宇宙飛行），局所性（骨折後など）
  - 先天性：骨形成不全症，Marfan症候群など
  - その他：関節リウマチ，糖尿病，肝疾患など
- その他の疾患
  Ⅰ）各種の骨軟化症
  Ⅱ）原発性，続発性副甲状腺機能亢進症
  Ⅲ）悪性腫瘍の骨転移
  Ⅳ）多発性骨髄腫
  Ⅴ）脊椎血管腫
  Ⅵ）脊椎カリエス
  Ⅶ）化膿性脊椎炎
  Ⅷ）その他

(Osteoporosis Japan, 9(1):12, 2001.より引用)

One point Advice
- ビタミン欠乏やホルモンの過剰・欠乏疾患は整形外科学だけでなく，柔道整復理論や一般臨床医学，病理学にも関連しているので，しっかりと覚えよう。

表1　骨の代謝障害

障害	疾患	特徴
破骨細胞の異常による骨吸収障害	大理石骨病	骨幹端の破骨細胞の機能低下→石灰化軟骨の吸収不全→骨硬化→骨のリモデリング障害→チョーク様の骨→易骨折性 骨髄腔低形成→貧血 骨髄炎（易感染性）
骨芽細胞の異常によるコラーゲンの形成異常	骨形成不全症	コラーゲン形成不全→骨膜性骨化障害→易骨折性 眼のコラーゲン形成障害→青色強膜 難聴
石灰化障害（カルシウム塩の沈着障害）	くる病 骨軟化症	成長障害，骨格変形．下肢の変形はO脚が多い．腎性くる病では低カルシウム血症→筋緊張低下→歩行開始遅延，歩行障害

表2　その他の汎発性骨疾患

疾患		病因	診断		
			臨床症状	単純X線所見	その他の検査所見
成長ホルモン過剰症	巨人症	骨端線閉鎖以前に下垂体成長ホルモンが過剰生産されたときに生じる	骨格はすべて巨大で身長は異常に高く，特に手足や下顎が巨大となる．筋力低下を示す	全骨格が長さと厚さが大である	成長ホルモンの過剰産生，糖代謝異常，下垂体腫瘍（CT，MRI値）
	末端肥大症	成長完了後の成長ホルモン過剰症．骨膜下の骨芽細胞が刺激され，骨膜性骨化による骨肥厚が生じる	手指末端，下顎，手足，耳，鼻などが肥大延長する．舌および内臓肥大なども起こる	頭蓋骨の内層が肥厚し，トルコ鞍は拡大する．下顎や指末節の肥大もみる．関節部軟骨下の骨肥厚および硬化，変形性関節症の像を呈する．ときに骨粗鬆症	
クッシング症候群		副腎からの過剰なコルチゾール分泌によって生じる	多毛症，moon face，体幹肥大，筋力低下，骨粗鬆症，糖尿病など	著明な骨萎縮（脊椎，肋骨など），しばしば病的骨折を起こす	尿中17-KS増加 コルチコイド増加 血清アルカリホスファターゼ(ALP)高値

3 神経および筋の疾患

POINT

- 脳性麻痺 ⇒ 非進行性永続麻痺
- 脊髄性小児麻痺 ⇒ ポリオウイルスによる弛緩性麻痺
- 脊髄癆 ⇒ 梅毒による脊髄後根および後索の変性病変
- 脊髄空洞症 ⇒ 解離性知覚麻痺が特徴的
- 進行性筋ジストロフィー ⇒ 染色体劣性遺伝による
- 筋萎縮性側索硬化症 ⇒ 運動ニューロンの障害,感覚障害はない

脳性麻痺(CP)

- **周産期**(出産前,出産時,出産後早期)に生じた脳の非進行性障害によるもの。**永続麻痺**を残す。
- 症状は2歳ごろまでに発現し,年齢,発達により変化する。
- 原因
  出生時仮死,重症黄疸,早産,低出生体重児の低酸素性虚血脳病変による脳室周囲白質軟化症
- 病型
  ①**痙直型**[*1](65%):大脳運動野の錐体路障害,てんかんの合併
    　　　　　　　筋緊張亢進,腱反射亢進,クローヌス出現,ジャックナイフ様抵抗,はさみ足歩行
  ②**アテトーゼ型**[*2](20%):高ビリルビン血症により大脳基底核,視床,脳が障害されて不随意運動が生じ,姿勢保持と上下肢の運動障害がみられる。知能障害は軽度。
  ③**失調型**[*3](5%):小脳障害による運動失調
- 障害部位による分類
  片麻痺,両片麻痺,四肢麻痺,両麻痺,対麻痺,単麻痺,三肢麻痺
- 症状
  ・**異常姿勢**:後弓反張,下肢交叉
  ・**原始反射の残存**:モロー反射,手の把握反射,交叉性伸展反射
  ・立ち直り反応出現の遅延
  ・運動発達の遅延
  ・筋トーヌスの異常
- 生後数カ月経っても追視が少ない,首がすわらない,手を握ったまま開かない,哺乳力が弱いなどを訴えて来院する。
- 早期発見,早期治療が重要

用語アラカルト

＊1 痙直型
大脳運動野の錐体路系障害が主体。感覚障害を伴うこともある。てんかんの合併もみられる。感覚障害の程度は運動障害に比例する。

＊2 アテトーゼ型
大脳基底核障害による。知能低下はない。顔面,頸部,四肢の不随意無制御運動が特徴。

＊3 失調型
小脳障害により筋の共動動作が障害され,運動失調を生じる。

脊髄性小児麻痺(ポリオ)

- 蚊が媒介する**ポリオウイルス**の感染により発症する。
- 感染 → 発熱，風邪症状 → 脊髄前柱細胞が侵される → 筋の弛緩性麻痺(筋萎縮，腱反射消失)
- 感覚異常はない。
- ポリオワクチン導入により発生は激減

脊髄癆

- **梅毒**による脊髄後根および後索の変性病変
- 通常，感染後10〜15年して発生する。
- 知覚の脊髄後根および後索が侵され，深部知覚と位置覚が障害される。
- 症状：電撃性の神経痛様疼痛，腱反射消失，瞳孔反射消失，感覚障害(痛覚脱出)，ロンベルグ徴候陽性
- 神経病性関節症(Charcot関節，特に下肢)を併発することがある。

脊髄空洞症

- **脊髄中心管**の拡大。
- 下位頚髄から上位胸髄が膨大する。
- 脊髄灰白質が強く侵されるので，解離性知覚麻痺が特徴的。温痛覚の脱出，深部覚と二点識別覚が残る。
- 20〜30歳代の発症が多い。
- 痛覚の脱出により神経病性関節症(シャルコー関節，特に上肢)がみられることがある。
- 脊柱側弯症を合併することがある。

進行性筋ジストロフィー

- 遺伝性に筋の進行性変性をきたす疾患。
- 分類
  ①伴性劣性遺伝型(仮性肥大型)筋ジストロフィー症
  　・重症型(**Duchenne型**)
  　・良性型(**Becker型**)
  ②常染色体劣性筋ジストロフィー症
  　・肢帯型
  　・小児筋ジストロフィー症(Duchenne型除く)
  　・先天性筋ジストロフィー症
  　・顔面・肩甲・上肢型ジストロフィー症
- 症状
  ①重症型(Duchenne型)：男性のみに発症
  　・Gowers徴候*4(登攀性起立，骨盤の筋力低下による)
  　・腹部突出姿勢
  　・腓腹筋・ヒラメ筋の仮性肥大(筋萎縮とともに脂肪が蓄積して肥大)
  　・あひる歩行
  　・進行性の脊椎変形(10歳ごろから)

用語アラカルト

*4 **ガワーズ徴候**
　（登攀性起立）
下肢近位筋筋力低下により，起立時に大腿に手をあてながら起立する。

- 血清クレアチンホスホキナーゼ(CPK)値が著しく増加
- 2～5歳ごろ発症，10歳ごろに歩行不能，20歳ごろまでに死亡(呼吸量減少などによる)

②肢帯型
- 下肢の筋が侵され，尖足位拘縮をきたすことが多い。

③先天性筋ジストロフィー症
- 知能発育が不良。首のすわり以降の運動発育がほとんど停止

④顔面・肩甲・上肢型ジストロフィー症
- 翼状肩甲，ミオパシー顔貌。予後は良好

- 治療：筋力低下防止，起立歩行の維持等を目的とした運動療法，物理療法など

筋萎縮性側索硬化症(ALS)

- **錐体路，脊髄前角細胞，脳幹運動細胞**の変性
- 20歳以上の発症が多い。進行性。発病後2～3年で死亡
- 四肢筋萎縮，運動麻痺，球麻痺
- 腱反射は初期に亢進，筋萎縮が進めば低下
- 4大陰性所見(下記①～④の所見はみられない)
  ①膀胱直腸障害
  ②感覚障害
  ③外眼筋麻痺
  ④褥瘡

One point Advice
- 解剖学，生理学と障害部位を照らし合わせて覚えることが重要。
- 一般臨床医学と併せて学習すること。

表1 神経および筋の疾患のまとめ

疾患	性・年齢など	遺伝性	診断 筋萎縮	感覚障害	腱反射	線維束攣縮	筋電図その他の検査	備考
脊髄性小児麻痺(急性灰白髄炎)	1～2歳 男女差なし	−	麻痺筋に強度に発生する	±	減弱または消失 弛緩性麻痺	+	髄液の細胞数・蛋白増加，液圧上昇	ポリオワクチン普及により現在はほとんど発生をみない
脊髄癆	壮年以後 男性に多い	−	±	+ 電撃様疼痛を伴う	消失 Westphal徴候	−	血清・髄液ワ氏反応陽性，髄液の蛋白・細胞数増加，グロブリン反応陽性	Romberg徴候 Argyll-Robertson徴候陽性，神経病性関節症
脊髄空洞症	男女差なし	±	小指筋に始まる	解離性感覚障害(温痛覚低下，触覚・位置覚・正常)	罹患部の深部反射減弱・消失	+	MRI所見が重要	中心管周囲の脊髄の変性。頚髄，胸髄などにみられる
進行性筋ジストロフィー	男性に多い 小児型，中間型，青年型	+	四肢近位筋，肢帯筋より始まる。動揺性歩行(あひる歩行) 下腿屈側仮性肥大	−	腱反射消失 病的反射(−)	−	筋原性パターン，神経伝導速度正常 電気変性反応(−)	登攀性起立，弛緩肩，翼状肩甲 X染色体劣性遺伝
筋萎縮性側索硬化症(ALS)	男性に多い 20～60歳	±	小指筋(両側性)に始まる。脊髄前角細胞の脱落と錐体路変性による	−	亢進 病的反射(+)	+	fasciculation synchronization	膀胱直腸障害，褥瘡はない

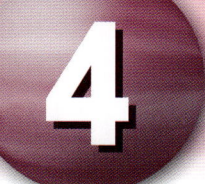

4 感染性軟部組織・関節疾患

POINT
- 急性化膿性骨髄炎 ⇒ 血行性感染。男児，長管骨の骨幹端に好発
- 慢性骨髄炎 ⇒ 急性化膿性骨髄炎が慢性化したものが多い
- Brodie膿瘍(ブローディ) ⇒ 嚢腫様透過像と周囲に骨硬化像
- 骨関節の結核 ⇒ 脊椎カリエスが多い。ツベルクリン反応陽性

急性化膿性骨髄炎

- 起炎菌：**黄色ブドウ球菌**(最多)，大腸菌，緑膿菌
- **小児の骨幹端**に好発。大腿骨，脛骨，上腕骨に多い。
- 上気道の感染症，感染した創や皮膚，泌尿器などの感染巣から血行性に感染する。
- 外傷(開放骨折)，手術創などから直接感染する。
- 骨幹端では，動静脈移行部で血管が太くなるため急激に血流が緩徐となり細菌が滞留しやすい。
- 骨幹端部に発生した膿瘍は骨髄腔で広がり，骨膜下膿瘍を形成される。
- 大腿骨近位端や上腕骨近位端で骨幹端部が関節包内の場合，骨膜がないため膿瘍が関節腔内に進入し化膿性関節炎を起こすことがある。
- 全身症状：発熱，悪寒，全身倦怠感。
- 局所症状
  - 持続性の強い疼痛(安静時痛もある)，熱感，発赤，腫脹
  - 小児は患肢を動かさない。
  - 初発時所見なし。発症後1～2週で骨膜反応，不規則な骨破壊像
  - 化膿性脊椎炎では腰背部痛が激しい。
- 治療が遅れると骨壊死に陥る。壊死した骨を腐骨といい，腐骨を囲む骨形成を骨柩とよぶ。

慢性骨髄炎

- 急性化膿性骨髄炎が慢性化したもの(腐骨が残った場合)が**慢性骨髄炎**となる。
- **腐骨**は非感染性の骨壊死と異なり，**汚溝**に囲まれているため血行は再開されず，破骨細胞に吸収されない。
- 成人では，小児期の骨髄炎の再発が多い。
- 頻回に再発を繰り返し難治である。
- 腐骨，骨柩の形成，感染性肉芽，瘻孔形成
- 長年の瘻孔の存在は瘻孔癌(扁平上皮癌)の可能性がある。
- 症状：局所の鈍痛，熱感，軽い発赤，全身倦怠感，微熱，骨強度の低下
- 腐骨があれば完治しないため，この場合，治療は外科的に腐骨の摘出と病巣掻爬を行う。
- 骨欠損により異常可動性が生じ，慢性化して感染性偽関節に陥るものもある。

Brodie膿瘍（中心性膿瘍）

- 急性期症状を欠き，長期に無症状で進行し慢性化する。
- 小児期や青年期に好発する。
- 起因菌：**黄色ブドウ球菌**
- 好発部位：長管骨（大腿骨や脛骨）の骨幹端部
- 病的骨折はまれである。
- 単純X線所見
  - 限局性（円形または楕円形）の骨透亮像を認め，慢性化し，周囲は反応性に硬化する。

化膿性関節炎

- 滑膜関節に細菌が侵入して発症し，症状は急速に進行する。
- 病原性微生物の関節内への進入経路
  - 血行性
  - 周囲の感染巣からの波及：小児では股関節の急性化膿性骨髄炎の波及が多い。
  - 開放創や手術，関節内注射による直接感染
- 起因菌：**黄色ブドウ球菌**が最も多い。
- 乳児，小児では血行感染が多い。
- 症状：関節の疼痛，安静時痛，腫脹，熱感，関節内の膿貯留
- 乳児化膿性股関節炎の症状
  - 発熱
  - 患肢を動かさないため，麻痺しているようにみえる（**偽性麻痺**）。
  - **おむつ交換で号泣**する。
- 合併症
  - 早期：敗血症による死亡，関節破壊，大腿骨頭壊死など
  - 晩期：変形性関節症，関節強直など

化膿性筋炎

- 感染巣が筋層内に浸潤，波及した状態
- 糖尿病，免疫不全，栄養失調などの感染しやすい素因があるときに発症する。
- 四肢では創の直接感染が多い。
- 起因菌：**ブドウ球菌**，**溶連菌大腸菌**が多い。
- 好発部位：大腿四頭筋，大腿二頭筋，腸腰筋など。
- 症状：局所の疼痛，圧痛，浮腫を認める。
  触診により，膿瘍部に波動，硬結を触れる。

骨関節の結核

- 近年，**再興感染症**として注目されている。
- 他の部位の結核性病変より二次性・血行性に感染し発症することが多い。
- 脊椎カリエス，股関節，膝関節 の順に多い（この3つで90％以上）。

- 症状
  - 原発巣の症状がない場合がある(**不顕性感染**)。
  - 微熱，疼痛は軽度
  - 炎症所見(発赤，腫脹，熱感)が伴わないまま，結核に特有な白いさらさらした感じの膿瘍がやがて排膿し，瘻孔形成を生じることがある(冷膿瘍)。
- 初期X線所見

  骨萎縮　→　次第に骨皮質の輪郭が薄れる　→　骨破壊像が進む
- 検査所見：赤沈亢進，CRP陽性，ツベルクリン反応陽性
- 小児の股関節結核性関節炎

  ①随意跛行

  ②ペルテス病と異なり，股関節の可動性はすべての方向が制限される。

  ③Thomas徴候陽性

  ④単純X線所見：初期は関節裂隙が拡大し，進行すると狭小化がみられる。

■結核性脊椎炎(脊椎カリエス)

- 腰椎，椎体前方部と軟骨板下層部に好発する。
- 症状
  - 背部痛：運動で増強し，安静により軽快する。
  - 脊椎運動制限
- **Pott'sの三徴候**

  ①**亀背**：骨破壊の進行で脊椎が変形する。

  ②**冷膿瘍**(炎症反応があまりみられない)

  ③**脊髄麻痺**(**Pott麻痺**)：炎症産物が脊髄を圧迫する。
- 検査所見：赤沈亢進，CRP陽性，ツベルクリン反応陽性
- 単純X線所見
  - 初期症状：骨萎縮，椎間板の狭小化
  - 進行期：多椎体の破壊，吸収，膿瘍形成
  - 治癒期：椎体の癒合，亀背形成

One point Advice

● 感染性の疾患では，まずは原因と好発部位をしっかりと覚えよう。

補足

Pott麻痺

● 亀背や肉芽で脊髄麻痺を起こすこと。胸椎部に多い。

図1　脊椎カリエス

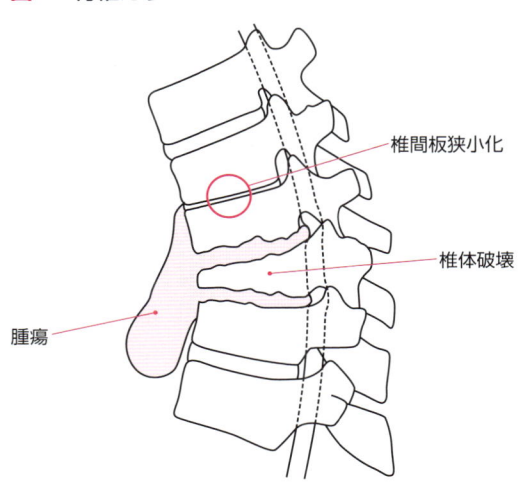

(椎間板狭小化／椎体破壊／腫瘍)

5 非感染性軟部組織・関節疾患

POINT

- 関節リウマチ ⇒ 自己免疫疾患, 20～50歳の女性に好発
- 痛風 ⇒ 中年以降の男性, 母趾MP関節に好発。尿酸の蓄積による
- 血友病性関節症 ⇒ 関節内出血の繰り返しによる進行性の関節破壊。膝・足・肘関節に好発
- 神経病性関節症（Charcot関節） ⇒ 高度の関節破壊。膝関節に好発
- 離断性骨軟骨炎 ⇒ 軟骨下海綿骨の壊死。肘関節, 膝関節に好発
- 腱鞘炎 ⇒ 化膿性腱鞘炎と狭窄性腱鞘炎がある

関節リウマチ（RA）

- **多発性関節炎**が主症状の**進行性炎症性疾患**
- 原因不明（免疫異常が関与）
- 20～50歳の女性に初発することが多い。
- 女性：男性＝3～4：1（60歳以上の高齢発症者では男女差はほとんどない）
- 初発症状：左右対称性の手関節, MP関節, PIP関節の腫脹, 疼痛, 朝のこわばり
- 関節炎の寛解と増悪を繰り返しながら徐々に進行し, 膝, 肘, 股, 肩など大関節にも及ぶ。脊椎では, 環軸関節（滑膜関節）の罹患が多い。
- 関節リウマチにみられる変形, 関節変化
  → **手指の尺側偏位**, **スワンネック変形**, **ボタン穴変形**, 外反母趾, 足趾の鷲爪変形, 環軸関節亜脱臼, 大腿骨頭の股臼底突出など
- 皮膚症状
  - **リウマトイド結節**：肘頭（前腕伸側）部, 坐骨結節部, 後頭部などの骨突出部の皮下結節
  - 皮膚血管炎, 紫斑
  - 毛細血管脆弱化による斑状出血
- 呼吸器症状
  ①輪状披裂関節炎
  ②間質性肺炎（下肺野に好発）
- 全身状態：症状が進行すると, るい痩, 貧血, リウマチ因子陽性, 赤沈亢進, CRP増加, 血小板数増加
- 鑑別疾患を**表1**に示す。
- 関節リウマチの診断基準を**表2**に示す。

補足

早期RAの診断基準（日本リウマチ学会, 1994年）

1. 3関節以上の圧痛または他動運動痛
2. 2関節以上の腫脹
3. 朝のこわばり
4. リウマトイド結節
5. 赤沈20 mm以上の高値またはCRP陽性
6. リウマトイド因子陽性

- 以上6項目中, 3項目以上を満たすものを早期RAとする。

表1 関節リウマチとの鑑別

	関節リウマチ	ヘバーデン結節	変形性膝関節症
好発	20〜50歳代の女性	50歳以上の女性	50歳以上，特に肥満女性
初発症状	手関節，M・PIP関節の腫脹，疼痛，朝のこわばり	DIP関節 ※RAはDIP関節はまれ	歩き始めや立ち上がりの際の動作開始時痛
関節症状	滑膜炎が骨変化に先行	DIP関節の屈曲変形	軟骨，骨の変性
赤沈	亢進	正常	正常
関節液	混濁，さらさら	貯留を認める	透明，粘稠
リウマトイド因子	陽性のことが多い	陰性	陰性

表2 関節リウマチの診断基準（アメリカリウマチ協会，1987年）

1. 朝のこわばり（1時間以上）	6週間以上持続していること
2. 3つ以上の関節の腫脹	
3. 手関節，MP関節またはPIP関節の腫脹	
4. 対称性関節腫脹	
5. 皮下結節（リウマトイド結節）	
6. リウマチ因子陽性	
7. 手あるいは手関節のX線像変化	

1〜4は6週間以上持続していること
上記7項目中4項目以上を満たすものを関節リウマチと診断する。

- 関節リウマチの変形を図1に示す。

図1 関節リウマチの変形

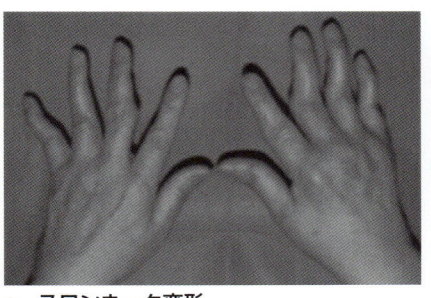

a スワンネック変形

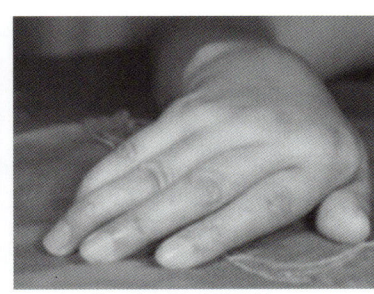

b 手関節の変形（尺側偏位）

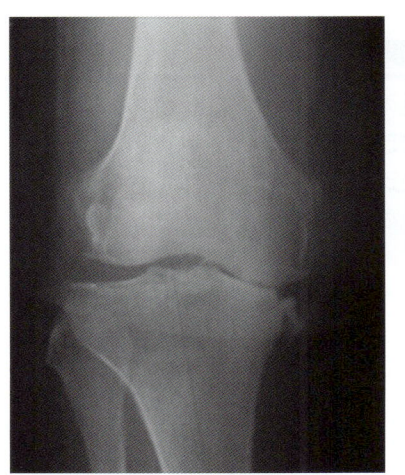

c 膝関節の変性像（内側関節裂隙の狭小化）

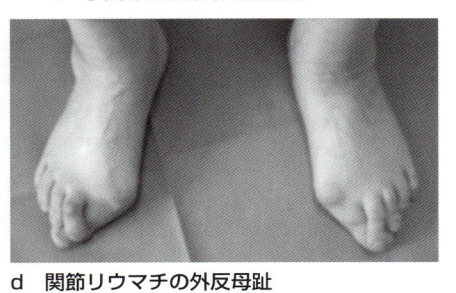

d 関節リウマチの外反母趾

整形外科学（各論）

痛風

- **尿酸**（プリン体の代謝最終産物）の過生成または腎からの排泄低下
    → 高尿酸血症 → 尿酸塩が結晶を形成して組織沈着
    → 急性関節炎，痛風結節，尿路結石，腎障害など種々の症状を発症
- 30〜50歳代の男性に好発（男：女＝9：1），30歳代が最多。更年期以降の女性に発生することはまれ。
- 発症年齢が低いほど肥満度が高い（メタボリックシンドロームが主体）。
- 好発部位：**母趾MTP関節**（突然起こる激痛で発症する）
- 症状
    - 急性痛風性関節炎：初発は母趾のMTP関節が多い。罹患部は発赤，腫脹を認め圧痛が著明。
    - **痛風発作**：ムズムズする前兆の後，夜間突然疼痛が生じ歩行困難となる。
    - **痛風結節**：尿酸塩結晶の蓄積によるもの。耳介，手指，足趾の関節周囲，アキレス腱周囲
    - 腎障害，心・血管障害
    - 骨関節破壊：関節滑膜，関節包，軟骨，腱に尿酸塩が沈着する。
- 検査所見：血清尿酸値上昇。関節液から尿酸結晶が証明される。赤沈亢進，CRP陽性，白血球値増加
- 単純X線所見：初期には変化を認めず，進行すると骨のびらんや小円形の打ち抜き像を認める。
- 関節リウマチとの鑑別を表3に示す。

表3 関節リウマチとの鑑別

	痛風	関節リウマチ
好発	中年以降の男性	20〜50歳代の女性
単純X線像所見	骨びらん，打ち抜き像 骨萎縮はみられない	骨びらん 関節軟骨の消失（関節裂隙狭小化）
初発症状	母趾MTP関節などに突然起こる激痛	手関節，M・PIP関節の腫脹，疼痛，朝のこわばり

血友病性関節症

- 患者は**男性**のみ（伴性劣性遺伝）
- **第Ⅷ因子欠乏：血友病A**
  第Ⅸ因子欠乏：血友病B
- 関節内出血の反復→滑膜の増殖顕著→慢性炎症→軟骨が破壊→変形性関節症→可動域制限，関節拘縮
- 関節内出血の好発部位：膝関節，足関節，肘関節，股関節，肩関節
- 初発部位は足関節が多い。
- 関節液に凝血塊はない。
- 単純X線所見：典型的な変形性関節症の所見がみられる。骨端部は広範に肥大している。

神経病性関節症（シャルコー関節）

- 痛覚や深部感覚が障害され，進行性の関節破壊が生じる疾患。
- 原因
    - **先天性無痛覚症**：小児期に発生
    - 脊髄空洞症：上肢
    - 脊髄癆：下肢
    - 糖尿病：足部に多い
    - 膝関節に多い
- 関節の腫脹や動揺性を認め，関節液が貯留するが，疼痛は軽く，ほとんどない場合もある（関節破壊の程度と症状は一致しない）。
- 症状：関節の破壊による腫脹，関節液の貯留（高度の関節水症），遊離体の存在，関節動揺性
- 単純X線所見：高度の関節破壊を呈する。関節面の不規則な硬化像と骨形成像が同時にみられる。関節内遊離体や亜脱臼を認めることがある。

図2 神経病性関節症の単純X線像（膝関節）

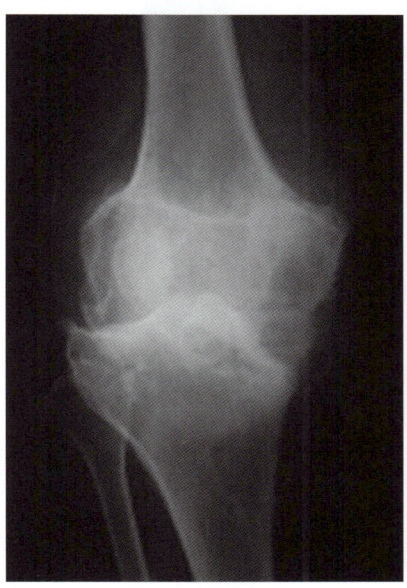

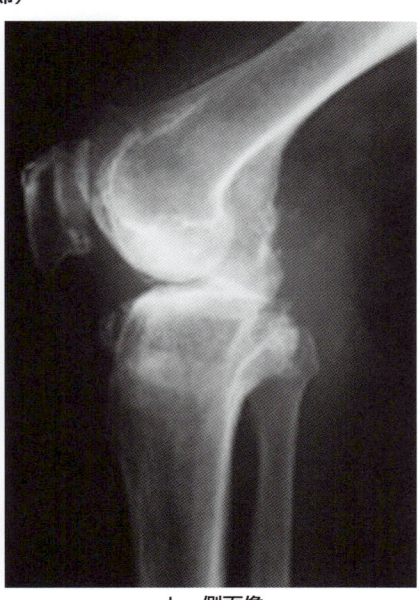

a 正面像　　　　b 側面像

離断性骨軟骨炎

- 関節軟骨と関節直下の骨組織の一部が壊死し，進行すると遊離体（**関節ねずみ**）になる。
- 微少外傷の繰り返しによって生じる。
- 形態と不安定性により，**非分離型**，**分離型**，**遊離型**に分けられる。
- 好発部位：**膝関節**と**肘関節**に多い。
    - ・膝関節（大腿骨内顆）：15〜20歳に多い。
    - ・肘関節（上腕骨小頭）：10〜16歳に多い。野球肘の病態の1つである（図3）。
    - ・足関節（距骨内側前方）
    ※手関節に生じることはまれ
- 初発症状は運動時痛。
- 骨軟骨片が分離し始めると，引っかかり感やクリックを生じる。
- 骨軟骨片が遊離すると，**嵌頓症状**（**ロッキング**）や関節水腫，激痛が生じる。

図3　上腕骨小頭の離断性骨軟骨炎

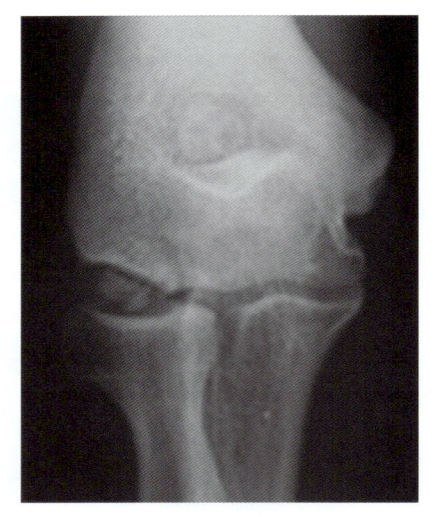

補足

関節遊離体（関節ねずみ）
- 遊離体を生じる疾患
    ①滑膜性骨軟骨腫症：多数の軟骨腫が形成され，骨化して関節腔内に遊離する。遊離体は多数
    ②離断性骨軟骨炎：関節軟骨と関節直下の骨組織の一部が壊死し，進行して遊離体になる。遊離体は単数
    ③骨軟骨骨折：膝蓋骨脱臼に合併し，膝蓋大腿関節の膝蓋骨または大腿骨関節面に生じるものなど。遊離体は単数〜複数
    ④関節リウマチ
    ⑤骨壊死
    ⑥変形性関節症
    ⑦神経病性関節症

腱鞘炎

▶ **化膿性腱鞘炎**
  ・**化膿性腱鞘炎**：手指感染創からのブドウ球菌やレンサ球菌の連続感染による屈筋腱鞘炎
  ・**結核性腱鞘炎**：慢性，結核菌による。

▶ **狭窄性腱鞘炎**
  ①成人の腱鞘炎
    ・女性の右手に多い。
    ・頻度：母指＞中指＞環指＞示指＞小指
    ・症状：MP関節の疼痛，手指のこわばり，弾発現象。MP関節の掌側に小結節を触れ圧痛があり，症状が進行すると弾発現象がみられる（ばね指）。
  ②小児のばね指
    ・母指IP関節の伸展制限または弾発現象
    ・1〜2歳までに，母指に発症することが多い。
    ・腱の滑動性が強く制限されたものは強剛母指という。
    ・握り母指症との鑑別：握り母指症はMP関節屈曲位をとるが他動的に伸展可能
  ③de Quervain（ドゥ ケルヴァン）病：長母指外転筋腱および短母指伸筋腱の腱鞘炎。Eichhoff（アイヒホッフ）テスト，Finkelstein（フィンケルシュタイン）テスト陽性となる。

One point Advice

● 性差・好発年齢は重要！ 障害部位と併せてしっかり覚える。
● 関節リウマチ，痛風の鑑別は試験でも臨床でも大切

6 骨端症

POINT

- **Kienböck病** ⇒ 月状骨の阻血性壊死。青壮年男性に好発
- **Perthes病** ⇒ 大腿骨頭の阻血性壊死。4〜10歳の男児に好発
- **Osgood-Schlatter病** ⇒ 脛骨粗面が膨隆。思春期の男子に好発
- **Blount病** ⇒ 脛骨近位骨端部内側の骨化障害。脛骨が内弯する
- **Sever病（踵骨骨端症）** ⇒ 思春期の男子に多い、踵骨後方の疼痛
- **Köhler病** ⇒ 舟状骨核の一過性の阻血性壊死、4〜8歳男児に好発
- **Freiberg病** ⇒ 中足骨骨頭の阻血性壊死、2趾に好発、13歳前後の女子に多い

図1 骨端症

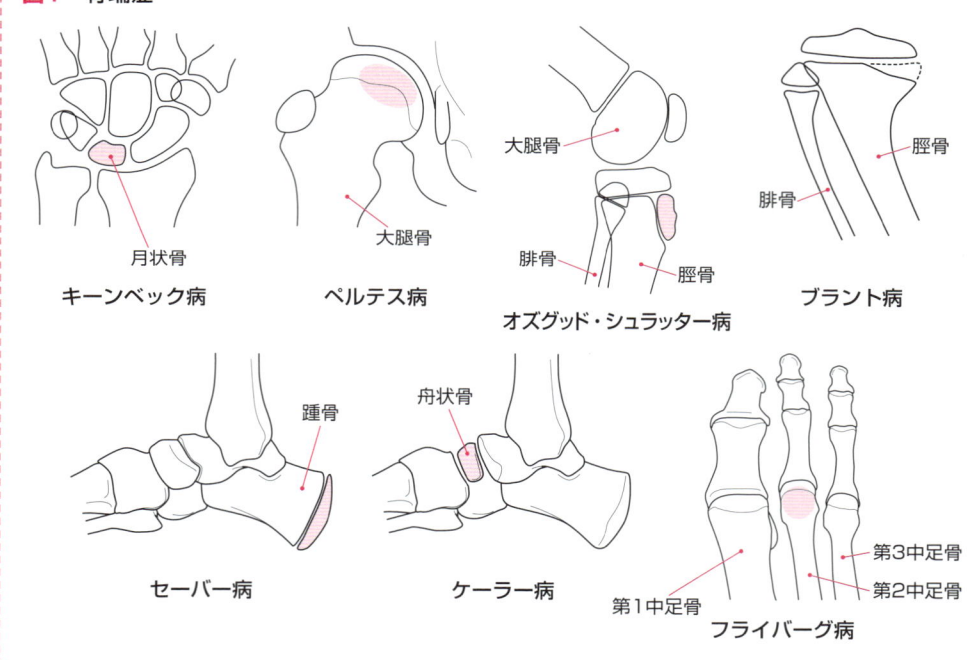

キーンベック病 / ペルテス病 / オズグッド・シュラッター病 / ブラント病 / セーバー病 / ケーラー病 / フライバーグ病

骨端症

- 主に成長期の**骨端部の阻血性骨壊死**に由来する疾患。
- 骨端症の好発年齢を**表1**に示す。

表1 骨端症の好発年齢

疾患名	好発年齢	疾患名	好発年齢
ペルテス病（男＞女）	3〜12歳	オズグッド・シュラッター病（男＞女）	13歳ころ
セーバー病（男＞女）	8〜12歳	フライバーグ病（女＞男）	13歳ころ
ケーラー病（男＞女）	5〜9歳	キーンベック病（男＞女）	10〜50歳

キーンベック病（月状骨軟化症）

- **月状骨**の阻血性骨壊死
- 好発年齢は10〜50歳代で，成人男子（20歳代）に多い（手を多用する青壮年男性，大工など）。
- 症状：手関節の自発痛，運動痛，運動制限（特に屈曲・伸展制限），握力低下，月状骨部の腫脹と圧痛
- 難治性で運動制限や運動痛を遺残することが多い。
- 単純X線所見：月状骨が硬化し圧潰する（図2）。

図2 キーンベック病の単純X線像

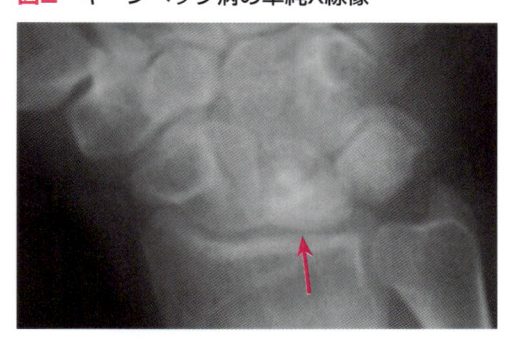

ペルテス病

- **大腿骨頭**の阻血性壊死
- 3〜12歳，特に，6，7歳の男児に多い（男：女＝5：1）。
- 多くは**片側性**。両側性は15％以下。
- 男児が外傷などの誘因なく，股関節，大腿〜膝部痛を訴えて来院した場合は本症を疑う。
- 5〜6歳未満は予後良好，9歳以上では予後不良。女児は男児よりも予後不良。
- 初発症状：跛行 →気をつけて歩くように指示すると跛行しない。
- 主症状は跛行と疼痛（疼痛は軽度）。運動痛は股関節や大腿から膝にかけて出現
- 運動制限：股関節の開排（屈曲，外転）と内旋が著しく制限される（他の方向は正常）。
- 単純X線所見
  - 初期：関節裂隙の開大，骨端核の扁平化
  - 硬化期（壊死期）：骨端核陰影の増強，骨頭の亜脱臼，**線状透過陰影（cresent sign）**
  - 分節期（再生期）：骨端核の分節化
  - 治癒期：透亮部が正常陰影となる。変形（骨頭の扁平化，頚部短縮）を残して修復終了
- 治療
  - 外転位免荷装具：骨頭を臼蓋に収め，骨頭の圧潰や亜脱臼を防止する（図3）。
  - 大腿骨内反骨切術：主に6歳以上を対象とする。

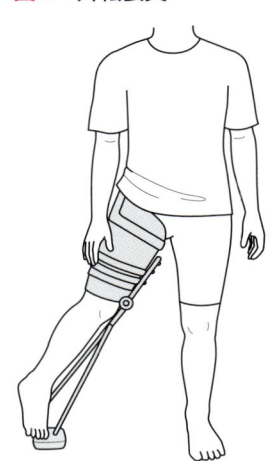

図3 外転装具

オズグッド・シュラッター病

- 成長痛の一種で，成長期の膝伸展機構の使いすぎが原因である。
- 大腿四頭筋の繰り返しの牽引力により，脛骨粗面部に裂離損傷が生じる。
- 13歳前後の男子に多い。
- 脛骨粗面が膨隆し，疼痛を訴える。
- 症状：脛骨粗面の圧痛，運動時痛
- 単純X線所見：脛骨粗面骨化核の不整，分離，遊離など（図4）
- 治療：症状に応じて運動制限や休止を指示する。運動後は必ず患部のアイシングを行う。大腿四頭筋のストレッチングを励行する。疼痛の軽減を目的としてOsgood-Schlatterバンド（図5）を用いる。

図4　オズグッド・シュラッター病の単純X線像　**図5　オズグッド・シュラッターバンド**

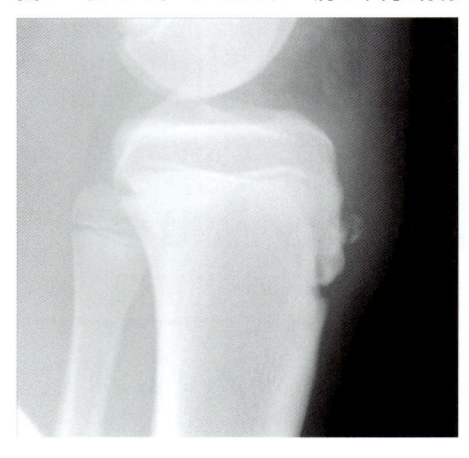

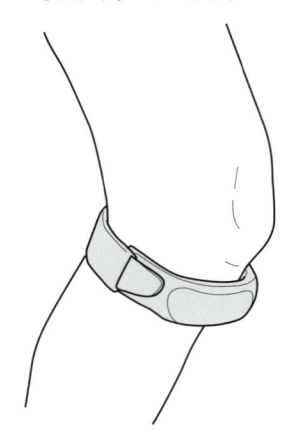

■Sinding-Larsen-Johansson病
（シンディング　ラーセン　ヨハンソン）

- 発生機転はオズグッド・シュラッター病と同様
- 膝蓋腱の膝蓋骨起始部が繰り返しの機械的刺激を受けて骨化異常をきたす。
- 膝蓋骨尖部に腫脹，運動痛，圧痛を認める。
- 10～12歳の男児に好発する。
- 運動制限のみで症状は緩解する。

ブラント病

- 成長期の脛骨近位骨端，骨幹端の後内側部の骨化障害で原因不明
- 幼児型（発症は3歳以下）：両側性が多い。
- 遅発型（発症は4歳以降）：片側性が多い。
- 出生時は変形がみられない。
- 脛骨が内弯（内反・内旋）変形する（高度なO脚）。
- 症状：歩容の異常（うちわ歩行），転倒しやすい。
- 単純X線所見：脛骨近位骨端，骨幹端の後内側部の嘴状突出と骨化異常を認める。

セーバー病（踵骨骨端症）

- アキレス腱や足底筋膜の牽引による**踵骨骨端核**に生じる阻血性骨壊死・骨端炎。
- 8〜12歳の活発にスポーツ活動をしている男児や肥満の男児に多い。
- 過度のジャンプの繰り返し，ランニングなどで生じる。
- 症状：踵骨骨端部の疼痛，圧痛。疼痛回避跛行（つま先歩き）
- 単純X線所見：骨端核の硬化，分節化を認める（図6）。
- 治療：アキレス腱のストレッチング（アキレス腱張力の軽減が目的）

図2 セーバー病の単純X線像所見

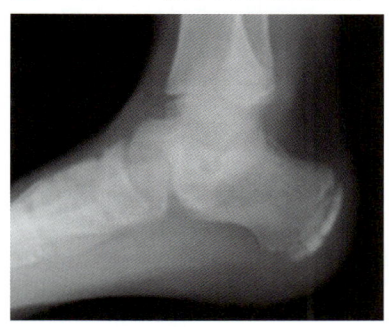

骨端核の分節化を認める。

第1ケーラー病

- **足舟状骨**の阻血性壊死
- 5〜6歳の男児に好発
- 初期は舟状骨に一致した運動痛，圧痛を認める。軽度の腫脹や疼痛回避跛行（足の外側で接地する）を呈する場合がある。
- 単純X線所見：舟状骨の骨核の輪郭が不整となる。骨核は2〜3個に分裂し，扁平化と硬化，軟化が混在する。
- 予後良好。1〜4年で自然治癒し，変形は残らない。

フライバーグ病（第2Köhler病）

- 中足骨骨頭の阻血性壊死
- 捻挫や打撲，長時間の歩行，MTP関節の過伸展などが誘因となる。
- 13歳前後の女子に好発
- **第2中足骨骨頭**に好発し，**両側性**が多い。
- 症状：MTP関節を中心とした発赤，腫脹，圧痛，MTP関節の可動域制限，歩行時痛（特にMTP関節背屈時）
- 単純X線所見：中足骨骨頭の扁平化や分節化を認める。ときに骨棘や関節遊離体もみられる。
- 軽症例は自然治癒するが，変形性関節症に陥る例もある。

One point Advice

- 骨端症の性差はFreiberg病のみ女性＞男性である。ほかは男性＞女性。
- 年齢，性差からある程度疾患を予測することができるが，障害部位もしっかり覚えよう。
- 鑑別すべき疾患と比較しながら理解することが大切。

7 骨・軟部腫瘍

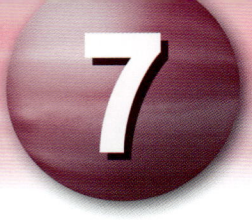

1 骨腫瘍

POINT

- 骨巨細胞腫 ⇒ 長管骨骨端部。20～30歳代に好発
- 軟骨腫，内軟骨腫 ⇒ 短管骨の骨幹端部から骨幹部，指骨，中手骨，趾骨に好発
- 骨軟骨腫 ⇒ 長管骨の骨幹端部。幼児～少年期に発見
- 骨肉腫 ⇒ 悪性の原発性腫瘍で最多。10～25歳に好発。類骨形成
- Ewing肉腫 ⇒ 10歳前後に好発。予後不良
- 骨髄腫 ⇒ 40歳以上，頭蓋骨に好発。病的骨折を惹起。多発性骨透亮像が特徴的
- 骨転移癌 ⇒ 体幹骨に好発。肺癌，乳癌，腎癌，前立腺癌，胃癌，で転位率が高い

図1 骨巨細胞腫
骨皮質の膨隆と菲薄化
soap bubble appearance

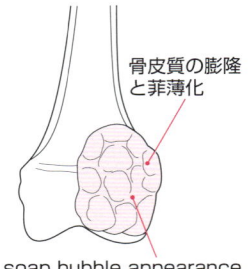

骨巨細胞腫

- 良性
- 再発率が高く（20～50％），転位することがある。
- 20～30歳代に好発し，男性に多い。
- 病的骨折を起こす。
- 好発部位：長管骨の骨端部（大腿骨遠位部，脛骨近位部）。
- 単純X線所見：病的な嚢胞状の透亮像（soap bubble appearance），骨皮質の皮殻化，膨隆と菲薄化を認める。

図2 内軟骨腫
骨皮質の膨隆と菲薄化
石灰化像

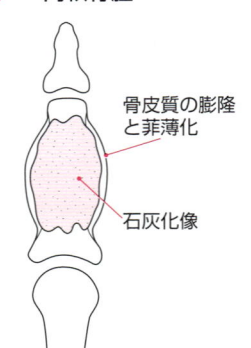

軟骨腫，内軟骨腫

- 良性
- 約半数が10～20歳代で，性差はない。
- 好発部位：手の中節骨，基節骨，中手骨，足の趾骨（短管骨の骨幹端部から骨幹部）。
- 単発性と多発性がある。
- 多発性内軟骨腫症が悪性化 → 二次性軟骨肉腫
- 単純X線所見：骨皮質の菲薄化膨隆を認め，骨透亮巣の内部に点状の石灰化巣がみられる。

図3 骨軟骨腫
軟骨帽（単純X線像ではみえない）

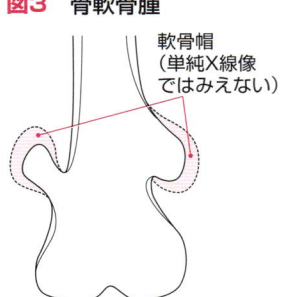

骨軟骨腫（軟骨性外骨腫）

- 良性
- 骨腫瘍では癌の骨転移に次いで第2位である。
- 単発性と多発性がある。
- 幼児～少年期（特に10歳代）に発見される。性差はない。
- 好発部位：長管骨の骨幹端部（大腿骨遠位部，脛骨近位部）
- 頭蓋骨などの膜性骨には発生しない。
- 単純X線所見：骨幹端の骨皮質表面から茸状，台地状に発育し，腫瘍の骨髄腔と罹患骨の骨髄腔が連続している。

- 軟骨帽がみられる。
- 多発性のものは悪性化の傾向が強い。

骨肉腫

- 原発性悪性腫瘍で最も多い。
- 10〜25歳前後に好発する。
- 好発部位：大腿骨遠位と脛骨近位の骨幹端部が多い（75％）。次いで上腕骨近位端部に多い。
- 肺転移することが多い。症状を自覚したとき（初診時）には微少肺転移が存在しているものとして対応する。
- 単純X線所見
  - 周辺の骨硬化像を伴わない広範な骨の破壊
  - 骨皮質の消失
  - 外骨膜反応：Codman（コッドマン）三角，spicula（スピクラ）形成，sun ray appearance
  - 腫瘍性骨新生

図4 骨肉腫

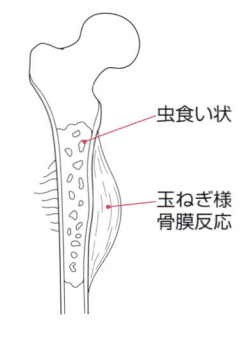

Ewing（ユーイング）肉腫

- 悪性
- 10歳前後に好発。骨肉腫よりも発生年齢は若い。男：女＝2：1
- 好発部位：骨盤，大腿骨，上腕骨，脛骨（長管骨では骨幹部に発生する）
- 単純X線所見
  - 長管骨の骨幹から骨幹端に虫食い状，浸潤性の骨破壊像を認める。
  - 軟部組織内への浸潤
  - 玉ねぎ様骨膜反応：骨外に増殖して骨膜が持ち上げられて生じる。
- 予後：骨肉腫と同様，最も悪い（近年では治療成績が向上してきている）。

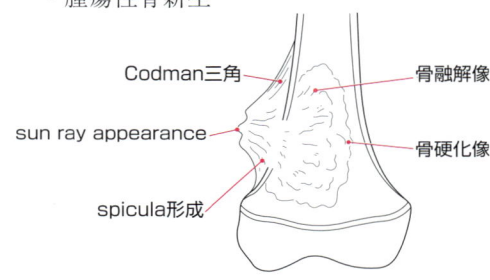

図5 ユーイング肉腫

骨髄腫

- 悪性
- 未分化形質細胞の腫瘍性増殖が骨内に多発性に起こる。
- 40歳以上の高齢者に多い。男：女＝2：1
- 発生部位：頭蓋骨，肋骨，脊椎，骨盤など赤色髄を有する扁平骨に多発。長管骨では大腿骨，上腕骨に多い。
- 骨萎縮がみられ病的骨折を起こす。
- 脊椎の圧潰が起こり腰背部痛を訴える。
- 単純X線所見：頭蓋骨，骨盤に多発性の骨透亮像（打ち抜き像：punched-out appearance）が特徴的。
- 予後不良

図6 多発性骨髄腫

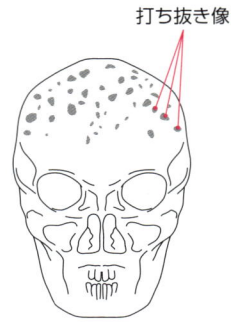

骨転移癌

- 骨は癌転移の好発部位で，全骨腫瘍のなかで発生頻度は最も高い。
- 原発病巣は肺癌が最も多く，次いで乳癌，腎癌，前立腺癌，胃癌，肝癌，子宮癌の順である。
- 脊椎転位が最も多く，骨盤，大腿骨，上腕骨，肋骨などに好発（原発性骨腫瘍が四肢骨に好発するのと対照的）。
- 病的骨折が多い。
- 単純X線所見
  - 造骨型と溶骨型があり，溶骨型が80%を占める。
  - 骨肉腫と異なり，骨形成像や骨膜反応は少ない。

2 軟部腫瘍

POINT

- グロムス腫瘍 ⇒ 末梢真皮の動静脈吻合部由来の腫瘍。指尖，爪床下に好発
- 脂肪肉腫 ⇒ 40〜60歳代。下肢や後腹膜の皮下，筋肉内に好発
- 横紋筋肉腫 ⇒ 小児。リンパ節転移が多い。頭頸部，四肢などの筋に好発

血管腫

- 良性
- 毛細管型：毛細管が増殖する。
  海綿状血管腫：著しく毛細管腔が拡張する。
- 一種の過誤腫。大部分は，生下時または生後数カ月で発見される。
- 好発部位：皮膚が最も多い。筋肉，骨，関節内にも発生する。

脂肪腫

- 良性。頻度が最も高い。
- 成熟した脂肪組織からなり，腫瘤を形成する。
- 成人女性に多い。
- 好発部位：頸部，背部，肩甲部，大腿部などの皮下
- 治療：大きいものは摘出
- 筋肉内脂肪腫は再発率が高い。

神経鞘腫

- 末梢神経や馬尾に発生する。
- 多くは数cm以下で神経痛，圧痛を訴える。
- 治療：摘出

グロムス腫瘍

- 正常の皮膚に存在する皮毬から発生する。
- 血管運動調節を行うglomus cutaneumとよばれる末梢皮膚の真皮の動静脈吻合部に由来する腫瘍
- 指尖，爪床下に発生することが多い。
- 大きさは通常数mm以下
- 非常に強い圧痛，放散痛が特徴的
- 腫瘍が小さいため，通常の診察では外から確認できないことが多い。
- 治療：摘出

表皮嚢腫（粉瘤）

- 表皮の一部が皮下に迷入して生じるものや，毛包などの貯留嚢腫などが原因となる。
- 内部には臭い豆腐かす様の物質を含む。
- 顔面，頭部，体幹に多い。
- 発赤，疼痛を生じ，自潰する。

脂肪肉腫

- 好発年齢：40〜60歳代。小児にはまれ
- 好発部位：下肢や後腹膜の皮下，筋肉内
- 治療：手術，放射線療法，化学療法
- 予後：高分化したものはよい。高分化型でも後腹膜の発生例は，四肢発生型に比べ不良
  高悪性であれば肺転移のみならず，腹腔，リンパ節など肺外転移することもある。

横紋筋肉腫

- 横紋筋から発生する悪性腫瘍
- 小児に多い（小児に発生する悪性軟部腫瘍の50％）。
- リンパ節転移が多い。
- 好発部位：頭頸部，四肢，後腹膜，泌尿生殖管などの筋肉
- 治療：手術，放射線療法，化学療法

滑膜肉腫

- 好発年齢：10〜40歳代の比較的若年者
- 全軟部悪性腫瘍の5〜10％を占める。
- 好発部位：四肢特に膝関節周辺や上肢
- 組織像
  - 二相型：上皮様成分と線維肉腫様の紡錘形細胞性分が混在
  - 短相型：いずれか一方が優位
- 予後：5年生存率30〜50％，10年生存率20〜40％。

整形外科学（各論）

悪性線維性組織球腫(MFH)

- 繊芽細胞様細胞と組織球様細胞からなる悪性腫瘍
- 老人の軟部悪性腫瘍では最も多いものに属する(高齢者に多い)。
- 軟部MFHは，最も頻度が高い軟部肉腫
- 骨MFHの発生頻度は，原発性悪性腫瘍の5〜8%ほど
- 軟部MFHは，無痛性の腫瘤で画像上の特徴はない。
- 骨MFHの典型例では，境界不明瞭な骨融解像を呈し，骨膜反応はない。

③ 腫瘍類似疾患

POINT

- ガングリオン ⇒ 腱鞘や関節包が変性したゼリー状粘液を有する嚢胞。手関節に好発

線維性骨異形成症

- 真の腫瘍ではなく，形成異常と考えられている。
- 好発部位：長管骨。
- 多発性(主に片側性)。
- 色素斑(café au lait spot)，性的早熟を合併するものをAlbright(オールブライト)症候群という。
- 単純X線所見
  ・病変部は正常の骨梁が消失し，すりガラス状。
  ・症例では，弯曲，変形が著明。

単発性(孤立性)骨嚢腫

- 骨内に発生した嚢腫
- 水分を含有している。
- 真の腫瘍ではない。
- 幼時期に発生する。
- 好発部位：上腕骨と大腿骨の近位骨幹端部
- 病的骨折を起こして嚢腫が発見されることが多い。

ガングリオン

- 腱鞘(靱帯性腱鞘)や関節包の一部が変性し，嚢胞状となったもの。ゼリー状の粘液を含有する。
- 手関節や手に好発
- 球状の腫瘤で大きさは数mm〜1cm以内のものが多い。
- 治療
  ・無症状のものは放置してもよい。
  ・肥大したもの，疼痛が強い場合，神経圧迫による神経症状が生じたものは注射器で内容物を吸引する。
  ・再発を繰り返す場合はガングリオンを摘出する。

One point Advice

- 腫瘍も年齢よりある程度鑑別できる。
- 転移による腫瘍も多いので，運動器以外の腫瘍〔「一般臨床医学」(p.93)参照〕もしっかり確認しておこう。

表1　腫瘍のまとめ

軟部良性腫瘍			
疾患名	好発年齢	好発部位	特徴など
脂肪腫	40～60歳	頚部，背部，肩甲部，大腿部	軟部良性腫瘍でも頻度が高い。組織学的には正常な脂肪組織。疼痛や機能障害はない
末梢神経鞘腫（神経鞘腫，神経線維腫，神経周膜腫，神経線維腫症）	30～60歳代	神経上膜内	通常は無痛性の小さな腫瘤。腫瘤の叩打で罹患神経に沿った関連痛がみられる。神経線維腫症では皮膚のカフェオレ斑が特徴的で側弯症を伴うことがある
血管腫	小児に多い	頭頚部，四肢の皮膚	小児では最も多い良性軟部腫瘍。多くは皮膚に発生し，皮下や筋肉内に発生するものもある。治療対象になるものはまれ
グロムス腫瘍	成人以降	指尖部，爪床下	手指末梢の真皮の動静脈吻合部の腫瘍。指尖部に限局した疼痛で，寒冷時に憎悪して激痛となる

軟部悪性腫瘍（軟部肉腫）			
疾患名	好発年齢	好発部位	特徴など
悪性線維性組織球腫	60歳代	大腿，殿部などの筋肉内あるいは皮下	周囲組織への浸潤が強く，炎症症状を伴うことがある。5年生存率は50～60%
脂肪肉腫	40～60歳代	大腿深部，後腹膜	発育は緩徐。無痛性。正常の脂肪細胞や良性の脂肪腫との鑑別が困難な場合がある。5年生存率は60%
滑膜肉腫	10～40歳（高齢者はまれ）	四肢（特に膝関節周囲）	組織起源は不明。深在性で疼痛を主訴とする
横紋筋肉腫	胎児型：5歳以下	頭・頚部	小児において軟部悪性腫瘍で最も頻度が高い。全体では四肢の発生が多い
	胞巣型：10～20歳代	四肢，傍脊椎	
	多形型：50歳代男性	四肢（特に下肢の筋肉内）	
平滑筋肉腫	40歳以降	後腹膜＞四肢深部組織＞皮膚	中・小の静脈壁に由来する。通常は無痛性で，CT，MRIで特徴的所見がない。腫瘤が小さい場合，良性と誤診されることがある

良性骨腫瘍				
疾患名	好発年齢	好発部位	画像所見	特徴など
骨軟骨腫	10歳代性差なし	大腿骨遠位，脛骨近位，上腕骨近位骨幹端※膜性骨に発生しない	腫瘤の骨髄腔が連続して骨皮質が途切れている。骨性腫瘤の頭部に軟骨帽が存在	癌の骨転移に次ぐ第2位の頻度。原発性骨腫瘍では最も頻度が高い。単発性と多発性があり，多発性は悪性化する傾向が強い
軟骨腫，内軟骨腫	10～20歳代性差なし	手の指節骨，中手骨足の趾骨	骨幹端から骨幹の骨皮質の非薄化と膨隆を伴った境界明瞭な骨透亮巣	単発性と多発性がある
骨巨細胞腫	20～30歳代	大腿骨遠位，脛骨近位	長管骨骨端に偏在性に嚢胞状の骨透明巣がみられ，骨皮質は非薄化，膨隆する	発生頻度は原発性骨腫瘍で第4位。組織起源は不明。再発率が高い。発育は緩徐。疼痛，腫脹，運動制限がある。病的骨折を起こす
類骨骨腫	10～20歳代	長管骨の骨皮質内や骨髄内（大腿骨，脛骨，腓骨の骨幹）	反応性骨硬化像に囲まれた骨透明巣	夜間痛がある。アスピリンなど抗炎症薬による鎮痛効果が特徴的

（次ページに続く）

(前ページの続き)

骨腫瘍類似疾患

疾患名	好発年齢	好発部位	画像所見	特徴など
線維性骨異形成症	10歳未満〜10歳代 やや男性に多い	大腿骨，脛骨	単房あるいは多房性の半透明巣（すりガラス様陰影）	単発性と多発性がある。多発性は全身の骨に発生するが一側性が多い。カフェオレ斑がみられることもある。長管骨では軽微な外力で骨折することがある。大腿骨近位骨幹部に発生すると内反股を呈する（羊飼いの杖変形）
単発性骨嚢腫	10歳未満〜20歳代 やや男性に多い	上腕骨近位，大腿骨近位，踵骨	骨端線に接する中心性の単房性骨透明巣で，境界は明瞭。遊離骨片落ち込み像（腫瘍内に小骨片が浮遊する）が特徴的	軽度の疼痛を認める。病的骨折を起こす
ガングリオン	20〜40歳代，女性	手関節背側＞手関節掌側		主訴は軽度の疼痛や圧痛。ほとんどが単発性である（多発性もある）。腫瘍類似疾患で真の腫瘍とはいえない

原発性悪性骨腫瘍

疾患名	好発年齢	好発部位	画像所見	特徴など
骨肉腫	15歳前後	大腿骨遠位，脛骨近位，上腕骨近位の骨幹端 ※脊椎，手指・足趾骨，扁平骨の発生は少ない	周囲の骨硬化像を伴わない広範な骨破壊と種々の程度の腫瘍性骨新生，Codman三角，スピクラ形成	原発性悪性腫瘍で最も頻度が高い。欧米では骨パジェット病に続発する例も多い。腫脹と疼痛を認める。腫瘍が増大すると発赤，熱感静脈怒張がみられる
多発性骨髄腫	40〜60歳代 男：女＝2：1	頭蓋骨，肋骨，脊椎，骨盤 ※赤色骨髄を有する扁平骨に多い。長管骨では大腿骨，上腕骨に多い	境界明瞭で周囲の骨硬化像を伴わない骨透明巣が多発する"打ち抜き像"が特徴的である	種々の程度の疼痛（神経痛様，リウマチ様，電撃痛様など）があり，進行すると，貧血，腎障害や神経症状がみられる。病的骨折もみられる。5年生存率は7.5〜15%
軟骨肉腫	40歳以降 男：女＝2：1	大腿骨近位，骨盤，肋骨，上腕骨近位	腫瘍内に輪状，ポップコーン状，斑紋状の石灰化像が認められる	骨肉腫，多発性骨髄腫に次いで発生頻度が高い。疼痛，腫脹，関節運動制限がみられる
Ewing肉腫	10歳前後 男：女＝2：1	骨盤＞大腿骨＞上腕骨＞脛骨 ※長管骨では骨幹に発生する	虫食い状，浸潤性の骨破壊像，玉ねぎ様骨膜反応（腫瘍が骨外に増殖する際に外骨膜を持ち上げる）	初発症状は疼痛と腫脹，発熱など全身症状を伴う。骨髄炎との鑑別を要する

続発性悪性骨腫瘍

疾患名	好発年齢	好発部位	画像所見	特徴など
癌の骨転移	40歳代以降	脊椎，骨盤，大腿骨，上腕骨，肋骨など	・溶骨型（約80%を占める）：長管骨では周囲の骨硬化像がない虫食い状あるいは浸潤性の骨破壊を認める ・造骨型：骨髄内に反応性骨硬化像を認める	多発性が多く，他の臓器に転移している可能性も高い。病的骨折を起こす。脊椎では圧迫骨折を起こすことが多い

8 一般外傷・障害／脊椎・脊髄

POINT

- 脊柱側弯症 ⇒ 思春期型は女性に多く右胸椎側弯が多い。肋骨の後方隆起が出現
- 頸椎椎間板ヘルニア ⇒ 30歳代以降に多く，$C_{5/6}$，$C_{6/7}$，$C_{4/5}$の順に多い
- 腰椎椎間板ヘルニア ⇒ 20歳代の男性に特に多い。$L_{4/5}$，次いでL_5/S_1間に多い
- 脊椎分離症 ⇒ 第5腰椎に好発。椎弓関節突起間が分離
- 脊椎分離すべり症 ⇒ 椎体が椎弓分離部から前方へすべる。第5腰椎に好発
- 脊椎変性すべり症 ⇒ 中年以降の女性に多く，第4腰椎に好発
- 強直性脊椎炎 ⇒ 男性に多い。架橋形成，bamboo spine
- 脊髄腫瘍 ⇒ 癌転移と骨髄腫が最も多く，進行すると脊髄麻痺をきたす

脊柱側弯症

- 脊柱が側方へ弯曲した状態

■構築性側弯

①先天性側弯症
- 脊椎，肋骨の奇形によるもの

②特発性側弯症（脊柱側弯症のなかで最も多い）
- 乳幼児型，乳児型，思春期型に分類される。
- 思春期型：10歳以上〜成長終了までの女性に多い。成長終了に伴い弯曲は止まる。
- 胸椎側弯症では，胸椎回旋に伴う肋骨の後方隆起が出現する（rib hump）。

③筋神経性側弯症
- 神経性：ポリオ，脳性麻痺などによる（脊柱成長完了後も弯曲変形が進行）。
- 筋性：進行性筋ジストロフィーなどによる。

④神経線維腫症による側弯症

図1　特発性側弯症

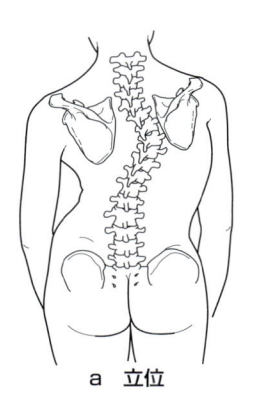

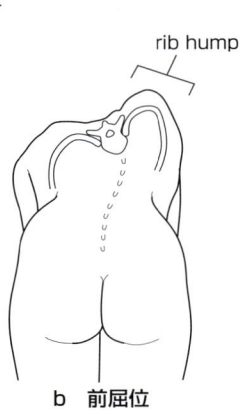

a　立位　　b　前屈位

■機能性側弯症

- 側弯のみで椎体のねじれや楔状変化を認めないもの。
- 原因：不良姿勢，脚長差のための代償性側弯，椎間板ヘルニアによる神経根性側弯
- 進行する脊柱変形の原因：Scheuermann(ショイエルマン)病，進行性筋ジストロフィー，ビタミンD抵抗性くる病

▶脊柱側弯症における側弯度の計測法と治療

- 側弯度の計測法：Cobb法で計測（50度以上が手術適応）
- 治療：ミルウォーキーブレイス

図2　ミルウォーキーブレイス

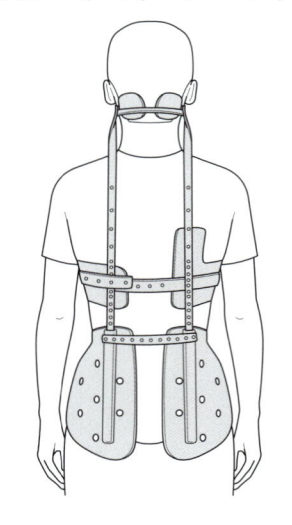

図3　弯曲の名称と弯曲角の計測法

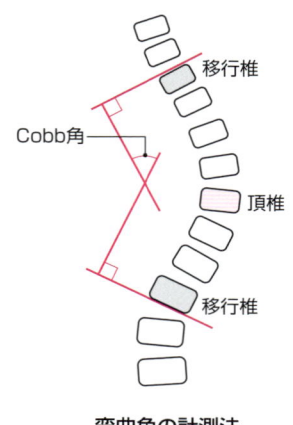

弯曲角の計測法

椎間板ヘルニア

■頚椎椎間板ヘルニア

- 30歳代以降に多い。
- $C_{5/6}$，$C_{6/7}$，$C_{4/5}$の順に多い。
- 椎間板の脱出方向により神経症状が異なる。
- 側方は神経根圧迫症状，後側方は神経根および脊髄圧迫症状，後方は脊髄圧迫症状
- 項部〜上肢への放散痛
- 頚椎の運動制限
- 感覚障害，筋力低下，腱反射低下（障害される神経レベルによって部位が異なる）

表1　頚椎椎間板ヘルニアの障害高位とその症状

椎間板高位	障害神経根	腱反射低下	筋力低下	感覚障害部位
$C_{4/5}$	C_5	上腕二頭筋腱	三角筋，上腕二頭筋	上腕外側
$C_{5/6}$	C_6	腕橈骨筋腱	手関節伸筋，上腕二頭筋	前腕橈側〜母指
$C_{6/7}$	C_7	上腕三頭筋腱	手関節屈筋，指伸筋，上腕三頭筋	中指
$C_7 \sim T_1$	C_8	−	指屈筋，手内在筋	前腕尺側，小指
$T_{1/2}$	T_1	−	手内在筋	上腕内側

図4 頚神経レベルと障害される運動・反射

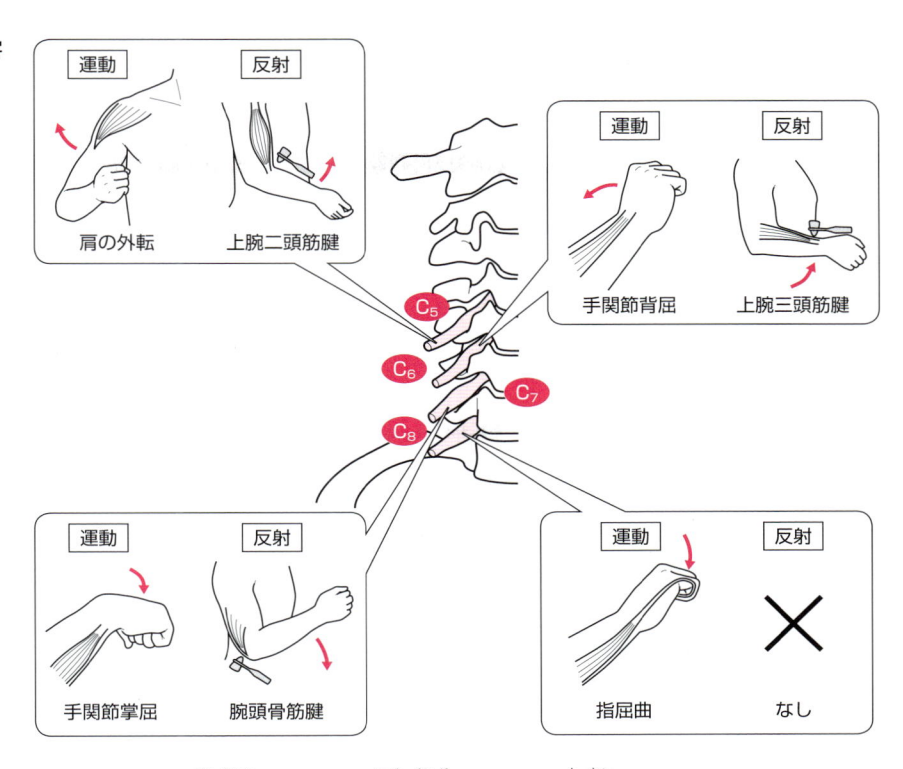

運動：肩の外転　反射：上腕二頭筋腱
運動：手関節背屈　反射：上腕三頭筋腱
運動：手関節掌屈　反射：腕頭骨筋腱
運動：指屈曲　反射：なし

- 徒手検査：Jackson（ジャクソン）テスト，Spurling（スパーリング）テスト，Eaton（イートン）テストが陽性

図5 頚椎椎間板ヘルニアに対する徒手検査

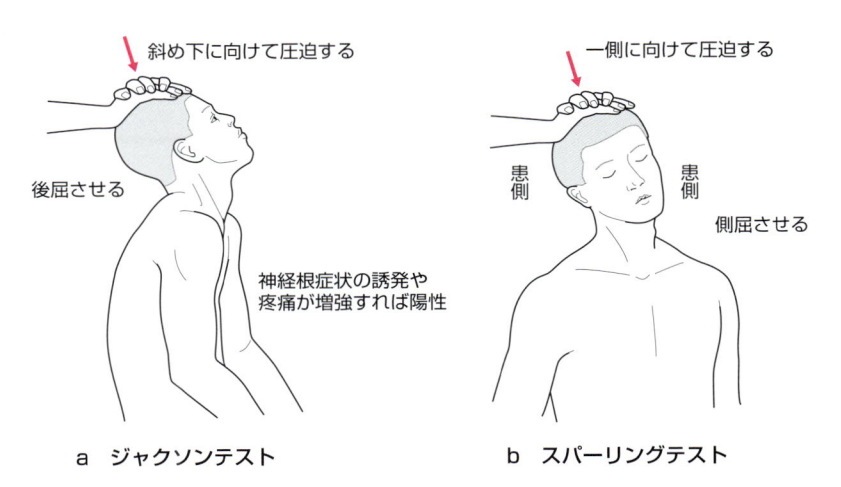

斜め下に向けて圧迫する
後屈させる
神経根症状の誘発や疼痛が増強すれば陽性

一側に向けて圧迫する
患側　側屈させる

a　ジャクソンテスト　　b　スパーリングテスト

図6 腰椎椎間板ヘルニアの高位と障害神経根

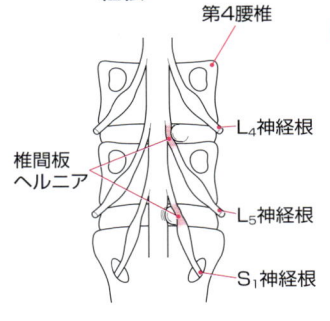

第4腰椎
椎間板ヘルニア
L_4神経根
L_5神経根
S_1神経根

■腰椎椎間板ヘルニア

- 活動性の高い20代男性に好発。
- $L_{4/5}$に最も多く，次にL_5〜S_1に多い。
- 椎間板脱出レベルより1つ下のレベルから出る神経根が圧迫されやすい。
- 診断にはMRI，CT，ミエログラム（脊髄腔造影）が有用

表2　椎間板ヘルニアの高位診断

ヘルニアの存在する椎間板	主として圧迫される神経根	感覚障害	筋力低下腱反射低下	その他
$L_3 \sim L_4$	L_4	大腿前面および下腿内側面	膝蓋腱反射減弱，大腿四頭筋，前脛骨筋萎縮および筋力低下	大腿神経伸展試験陽性
$L_4 \sim L_5$	L_5	下腿前外側および足背	長母趾伸筋力低下および大殿筋萎縮	
$L_5 \sim S_1$	S_1	下腿外側および足背，足底の外縁	アキレス腱反射低下または消失，腓腹筋力低下（爪先立不能）腓骨筋力低下	Lasègue（ラセーグ）徴候陽性

用語アラカルト

＊1　SLRテスト
神経伸展テスト。背臥位で膝を伸展させたまま股関節を屈曲させる。健常者は70～90°まで疼痛を訴えずに屈曲可能であるが，70°以下で坐骨神経に沿った疼痛を訴える。

＊2　Love法
椎弓の一部を切除し，圧迫されている神経根を排除して，髄核や線維輪を取り除く方法。

- 誘発テスト
  ① SLRテスト＊1
  ② FNSテスト：腹臥位で膝を屈曲させ股関節を過伸展させる。大腿前面に疼痛を訴える（$L_{2\sim4}$）。
  ③ ラセーグテスト：坐骨神経の伸展テストで，膝伸展位で下肢の挙上が十分にできず，大腿後面に疼痛を生じる（$L_4 \sim S_1$）。
- 単純X線所見：罹患部の椎間板狭小化がみられることが多い。
- ミエログラム（脊髄腔造影像）：脊柱管の圧迫像，神経根像の消失
- 治療法
  ① 保存療法（保存療法が90％）
  ② 手術療法：Love法＊2

変形性脊椎症

- 老化に伴う骨変性
- 椎間板の軽度狭小化，椎間板辺縁の骨硬化，骨棘形成など
- 変形の大きさと症状は一致するとは限らない。

頚部脊椎症（頚椎骨軟骨症）

- $C_{4/5}$，$C_{5/6}$，$C_{6/7}$ 間に多く発生（可動性が高いため）。
- 40歳以上の男性に好発

腰部変形性脊椎症

- 40歳以上に好発
- 単純X線像で変形がみられても無症状の場合が多い。

後縦靱帯骨化症（OPLL）

- 頚椎に多くみられる。
- 頚椎骨軟骨症を合併しやすい。
- 3：1で男性に多い。
- 後縦靱帯が骨化・肥厚し，脊柱管が狭窄される。
- 40～60歳に好発

- 初期症状：項部痛，手指の感覚異常・しびれ感など
- 徐々に神経圧迫症状，脊髄圧迫症状がでる。
- 外傷を受傷した際に急激に悪化することがある。
- X線側面断層撮影，CTが有用

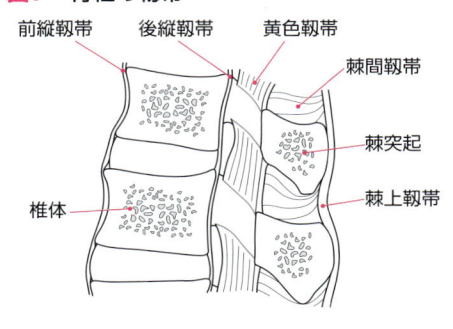

図7　脊柱の靱帯
前縦靱帯　後縦靱帯　黄色靱帯　棘間靱帯　棘突起　棘上靱帯　椎体

図8　OPLLの水平断面
椎体　骨化

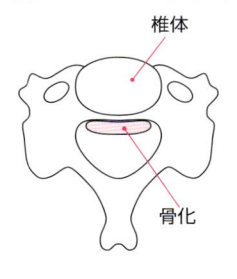

脊柱管狭窄症

- 後縦靱帯骨化症，椎間関節肥厚，黄色靱帯肥厚などで脊柱管が狭窄される。それにより脊髄や神経根が圧迫される。
- 先天性と後天性に分類される。
    ・先天性：特発性と軟骨形成不全症など
    ・後天性：変形性脊椎症，椎間板ヘルニア，後縦靱帯骨化症，黄色靱帯肥厚，すべり症，手術後の瘢痕などによる。

図9　脊柱管狭窄症の分類と模式図
正常　先天性脊柱管狭窄　変性脊柱管狭窄

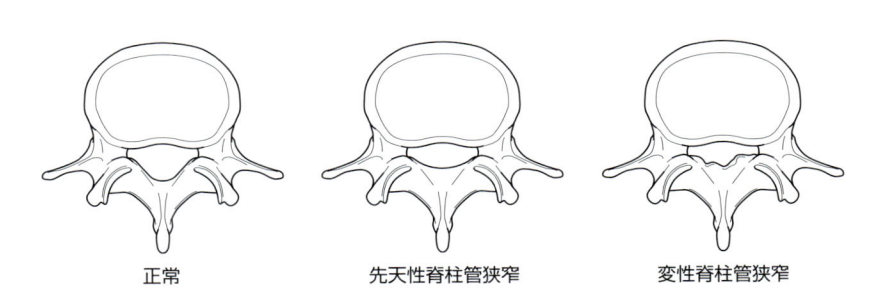

用語アラカルト

＊3　間欠性跛行
下肢の疼痛，しびれ，筋力低下などが立位や歩行により発生，悪化する。症状の悪化により歩行不能となるが，休息を取ると再び歩行可能になる。

▶ **腰部脊柱管狭窄症**
- 間欠性跛行＊3：腰部前屈位で休憩すると再び歩行可能（馬尾神経圧迫症状）
自転車では間欠性跛行は出ない場合が多い。
- 下肢しびれ感，疼痛，冷感，腰部後屈制限
- ラセーグ徴候陽性
- 解離性知覚障害（−），足クローヌス（−）
- 脊髄造影やCTが有用

脊椎分離症

- 椎弓の関節突起間部で分離があるもの。
- 第5腰椎に最も多く，次に第4腰椎に多い。
- 成長期のoveruseにより分離するといわれている。

- 成長期のoveruseでは腰椎の伸展や屈曲の過度の繰り返しによる負荷が関節突起間部に加わって生じる疲労（ストレス）骨折と考えられている。
- 尾側の椎間板が変性すると椎体は前方へすべり脊椎分離すべり症に陥る。

脊椎すべり症

- 尾側の椎骨に対し頭側の椎骨が前方へすべっている状態

図10　脊椎すべり症

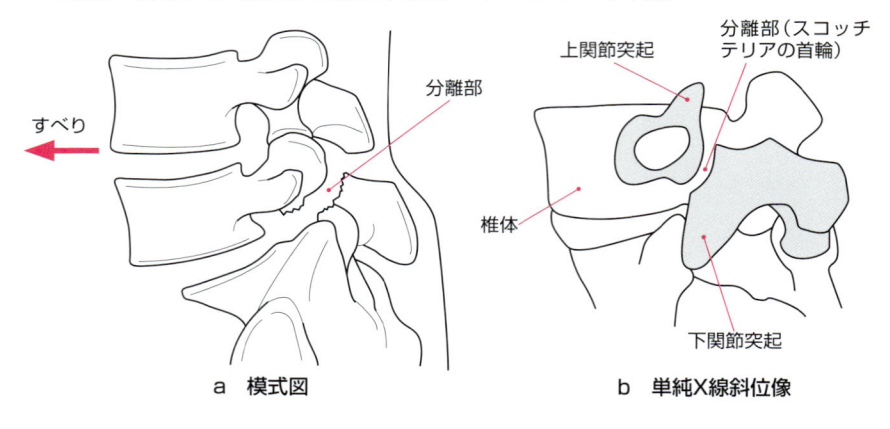

a　模式図　　　b　単純X線斜位像

補足：脊椎すべり症の原因による分類
- 先天性すべり症：先天的な形成異常による第5腰椎の高度なすべり症
- 分離すべり症：分離症に続発する
- 変性すべり症：椎間板や椎間関節などの可動部分の変性
  ※以前は無分離すべり症とよばれていた。
- 外傷性すべり症
- 病的すべり症：悪性腫瘍や感染など骨破壊による。

■脊椎分離すべり症
- 分離症に続発する。
- 第5腰椎に最も多く，次に第4腰椎に多い。
- 腰椎前弯が増強する。
- 高度にすべると棘突起が階段状変形を呈する。
- 下肢痛（両側あるいは片側）を認め，大腿後面に重圧感を訴えることが多い。
- 分離部棘突起の圧痛
- 腰椎後屈時の疼痛
- Kemp徴候陽性になる場合がある。
- 神経根性間欠跛行を呈することがある。
- 馬尾障害を生じることは少ない。
- 単純X線所見：斜位像でスコッチテリアの首輪を認める。
- 早期診断にはMRIが有用である。
- 保存療法が原則

■変性脊椎すべり症
- 椎弓の分離が無く椎体がすべっているもの。
- 椎間板や椎間関節の変性により支持性を失ったもの。
- 40歳以降の女性に多い。
- 第4腰椎に多い。
- 分離すべり症と比べ，すべりは高度ではない。
- 脊柱管狭窄に陥ると下肢の神経症状を呈する。
  ・多根性のしびれ
  ・間欠性跛行（馬尾性間欠跛行が多い）
  ・両下肢の脱力感
  ・膀胱直腸障害（残尿感，頻尿，便秘など）
  ・会陰部のしびれや熱感，男性では歩行時勃起

図11 強直性脊椎炎

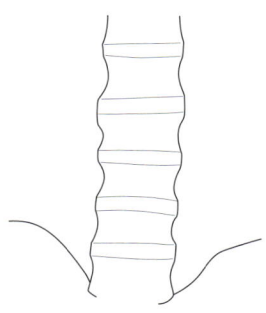

竹様脊柱がみられる

補足

three-colum theory (Denis;1971,1983)
- 脊柱を3つの支柱に分けて損傷型を分類する基礎となる考え方。

前方支柱

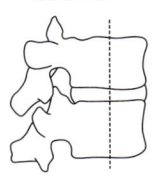

中央支柱

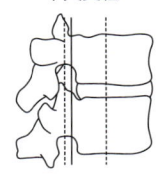

後方支柱

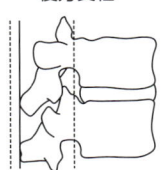

- 前方支柱：脊椎の椎体の前1/2の部分
- 中央支柱：椎体の後方1/2の部分と脊柱管の中央まで
- 後方支柱：脊柱管の中央から椎弓・棘突起まで

強直性脊椎炎

- 男性に多い。
- 10歳代後半～20歳代に好発
- リウマチ因子陰性
- HLA-B27陽性
- 症状
  - 腰・背部痛（椎間関節），殿部痛（仙腸関節，股関節）がみられ徐々に進行する。
  - 深呼吸時の胸部痛（胸郭の拡張性が低下），関節痛
  - 腰椎の運動は屈曲，伸展，側屈の全てが制限される。
- 合併症：ブドウ膜炎
- 単純X線所見
  - 経過
    びらん出現，関節裂隙開大→びらん周囲の骨硬化像，関節裂隙狭小化→強直
  - 脊椎
    初期像：靭帯骨棘形成（前縦靭帯の椎体付着部の骨化），椎体の方形化（側面像）
    進行像：罹患関節が架橋形成（竹様脊柱：bamboo spine）

脊髄腫瘍

- 部位により硬膜外腫瘍，硬膜内髄外腫瘍，髄内腫瘍に分類される（硬膜内髄外腫瘍が最も多い）。
- 癌転移と骨髄腫によるものが多い。
- 病状が進行すると脊髄麻痺症状が現れる。
- 馬尾腫瘍も脊髄腫瘍に含めることが多い。
- 原発性：神経鞘腫，神経線維腫，髄膜腫，上衣腫，星状細胞腫，悪性神経鞘腫，類上皮嚢腫，くも膜嚢腫，脂肪腫など（良性腫瘍が多く，特に神経鞘腫が多い）
- 初期症状：局所の疼痛，神経痛
- 安静時痛，夜間痛を訴えることが多い。
- 進行すると腫瘍が増大し，筋力低下，麻痺症状，膀胱直腸障害がみられる。
- 単純X線，MRI，CT，脊髄造影が有用（MRIは最重要）

表3 脊髄腫瘍の種類と鑑別疾患

硬膜外腫瘍	硬膜内髄外腫瘍（最多）	髄内腫瘍	鑑別疾患
転移性の腫瘍（多い）：乳癌，肺癌，悪性リンパ腫など 原発性：神経鞘腫，脂肪腫など	髄膜腫 神経鞘腫	星細胞腫 上衣腫 血管芽腫 脂肪腫	多発性硬化症 サルコイド脊髄症

脊椎骨折

■頸椎骨折

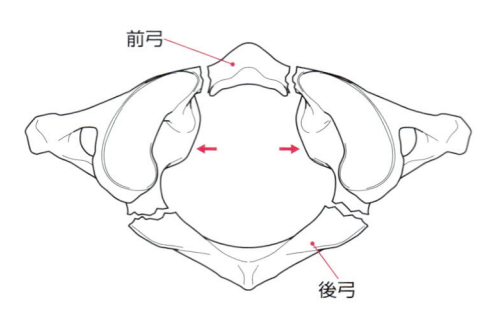

図12 頸椎骨折

a 環椎弓骨折（Jefferson骨折）　前弓／後弓
b 軸椎歯突起骨折　歯突起
c 軸椎椎弓骨折

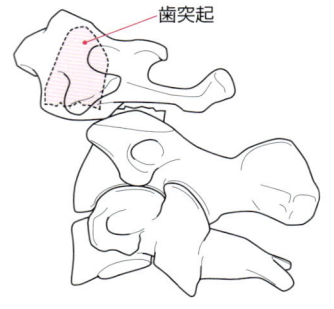

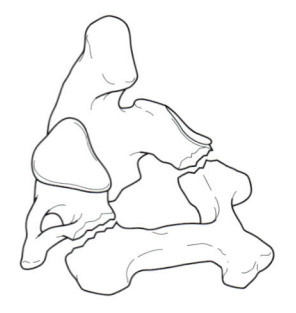

- 第4～6頸椎に好発
- 頸髄損傷を合併しやすい。
- Jefferson骨折*4：頭部からの圧迫力（伸展・軸圧）により環椎側塊が後頭顆と環椎外側関節間で挟まれ力学的に脆弱な前弓と後弓が骨折し外側に転位する。
- hangman骨折*5：絞首刑者の頸椎にみられることからハングマン骨折とよばれる。自動車の追突事故でフロントガラスに前額部を強打した際やアメリカンフットボールなどのコンタクトスポーツなどで頸椎が過伸展されて生じる。

▶胸椎以下の骨折

- 椎弓骨折や脱臼を合併する場合，脊髄損傷の可能性が高くなる。
- 椎体圧迫骨折は胸腰椎移行部に多くみられる。
- 破傷風のけいれんや電気ショック時などの場合は胸椎中央部の圧迫骨折となりやすい。
- 椎体圧迫骨折は骨粗鬆症を罹患していると発生しやすい。
- Chance骨折*6：椎弓と椎弓根の水平骨折。2点式シートベルトの自動車での追突事故や転落・墜落などで，脊椎の後方支柱に伸展力が作用して生じる。

図13 チャンス骨折

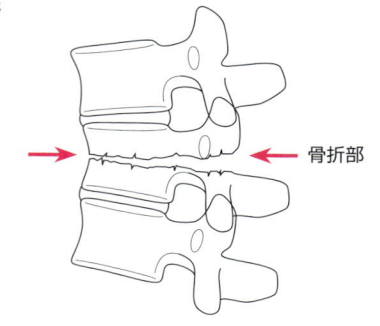

骨折部

用語アラカルト

*4 ジェファーソン骨折
長軸方向への圧迫力による環椎の破裂骨折。保存療法が原則。

*5 ハングマン骨折
軸椎関節突起間骨折をいう。左右椎弓根が骨折し椎体から離開する。骨折線は軸椎関節突起を上下に走る。

*6 チャンス骨折
椎弓と椎弓根の水平骨折をいう。比較的頻度は少ないが2点式シートベルトを装着した交通事故などで受傷する。脊髄損傷を合併することは少ない。

One point Advice
- 柔道整復理論でも出題されることが多い。
- MRIなどの画像が出題されることも多いので，画像読影もできるようにしよう。

9 一般外傷・障害／頭頸部

POINT

- 先天性斜頸（筋性斜頸） ⇒ 頭部は患側へ屈曲，顔面は健側へ回旋。殿位分娩に多い
- むち打ち損傷 ⇒ 頸椎が過伸展，過屈曲で発生。自律神経症状を伴うこともある

先天性斜頸

■筋性斜頸

- 出産時，一側の胸鎖乳突筋に血腫が生じその腫瘤の遺残が原因となる。
- 頭部は患側へ屈曲，顔面は健側へ回旋
- 健側の後頭部は扁平化
- 殿位分娩に多い。
- 生後1〜2週間で胸鎖乳突筋内に腫瘤が発生
- 生後約1カ月までは増大し，その後，縮小する。
- 90％が約半年間で自然治癒する。早期マッサージは禁忌
- 1歳以上になっても拘縮が残存すれば手術療法を適応する。
- 放置すると顔面の非対称性を生じることがある。

むち打ち損傷（頸椎捻挫，外傷性頸部症候群）

- 頸部は可動域が大きく，その支持組織が相対的に弱い。
- 追突事故などで頸椎が過伸展，過屈曲で発生する頸椎捻挫の総称
- 主症状：頸部痛，頸椎の伸展制限。
- 頭痛，耳痛，聴力低下，嘔気，眼痛，視力低下などの自律神経症状を伴うこともある（Barré-Liéou症候群）。

図1　斜頸

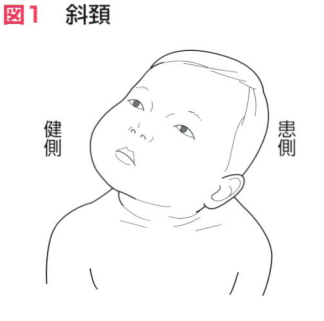

図2　むち打ち損傷

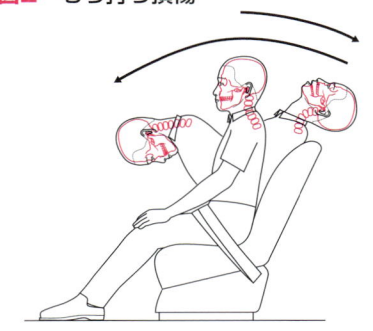

補足

低髄液圧症候群
- 脳脊髄液腔から脳脊髄液が漏出することによって脳脊髄液が減少し，さまざまな症状を呈する疾患。むち打ち損傷の後遺症として起こるという説もあるが，明確にはなっていない。
- 頭痛，頸部痛，めまい，耳鳴り，視機能障害，倦怠・易疲労感が主要な症状。

むち打ち損傷
- むち打ち損傷は①頸椎捻挫型，②根症状型，③頸部交感神経症候群（Barré-Liéou症）型，④混合型，⑤脊髄症状型に分類される。最も多いのは①頸椎捻挫型である。

Barré-Liéou症候群
- 頸椎損傷に際し頸部交感神経が緊張。頸部交感神経節の枝である椎骨動脈神経の緊張に伴う椎骨動脈の攣縮とその分布領域の症状として起こるもの。
- 他覚所見はほとんどなく，項部痛，めまい，耳鳴り，視力障害，感覚異常，夜間上肢のしびれ感などの不定愁訴を主体とする。

One point Advice

- 先天性筋斜頸は患側，健側を間違えないようにしよう。
- むち打ち損傷は臨床でも遭遇することが多いが，自律神経症状などもあり，症状は多様である。

10 一般外傷・障害／体幹

POINT

- 漏斗胸　　　　⇒　前胸部中央が漏斗状に陥凹
- 鳩胸　　　　　⇒　前胸部中央前方に突出
- 胸郭出口症候群⇒　腕神経叢，鎖骨下動静脈が圧迫されて発症。20代女性に好発
- 腰痛症　　　　⇒　脊椎周囲の軟部組織が原因。腰痛のみで他覚的所見がない

図1　漏斗胸

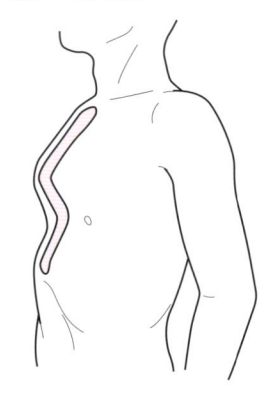

漏斗胸

- 前胸部中央が胸骨を中心に漏斗状に陥凹している胸郭変形。
- 多くは先天性
- マルファン症候群などでみられる。
- 若年者，男性に多くみられる。
- 拘束性換気障害が起こる可能性がある場合は手術することもある。

鳩胸

- 先天性胸郭異常の約10％を占める。
- 前胸部中央が胸骨を中心に前方に突出した状態
- 漏斗胸と同様に無症状の場合が多い。

図2　鳩胸

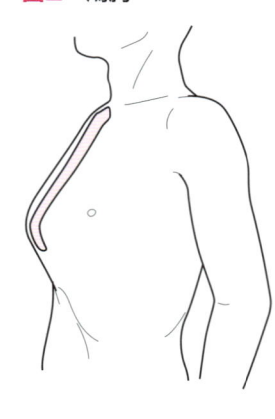

胸郭出口症候群

- 20歳代，女性でなで肩の人に多い。
- 胸郭出口で腕神経叢，鎖骨下動脈(静脈)が圧迫される。
- 神経症状や血行障害による上肢の感覚・運動障害
- 脱力感。上肢を挙上したまま保持できない。
- 絞扼されやすい部位
  ①斜角筋三角(前・中斜角筋，第1肋骨で形成)
  ②肋鎖間隙
  ③小胸筋胸壁間部

図3　胸郭出口症候群
①斜角筋三角
②肋鎖間隙
③小胸筋胸壁間部
中斜角筋
前斜角筋
腕神経叢
小胸筋
神経血管束

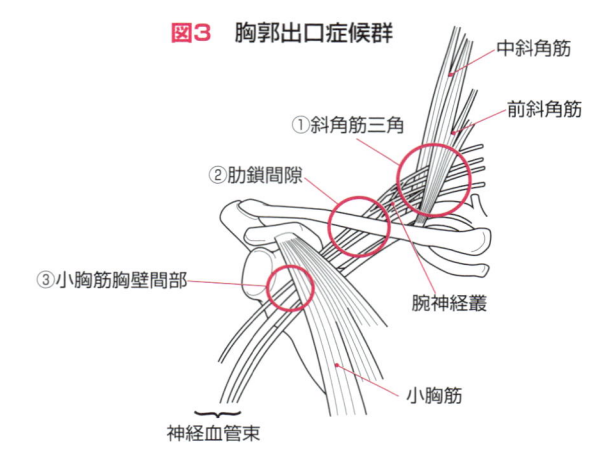

用語アラカルト

＊1 アドソンテスト
頚部を後屈し，患側へ回旋下状態で深吸息させる。橈骨動脈の拍動が消失あるいは減弱で陽性

＊2 エデンテスト
胸を張り，肩を後下方に牽引する。橈骨動脈の拍動が消失あるいは減弱，症状の誘発・増悪で陽性

＊3 ライトテスト
肩関節外転90°外旋90°位にて，橈骨動脈の拍動が消失あるいは減弱で陽性

＊4 モーリーテスト
鎖骨上縁部で前斜角筋を圧迫する。局所の疼痛と放散痛で陽性

＊5 ルーステスト
肩関節外転90°外旋90°位，肘関節屈曲90°位にて手指の屈伸を3分間持続させる。疲労感のため運動が持続できないものを陽性

- 徒手検査法：Adsonテスト[＊1]，Edenテスト[＊2]，Wrightテスト[＊3]，Morleyテスト[＊4]，Roosテスト[＊5]

図4　徒手検査法

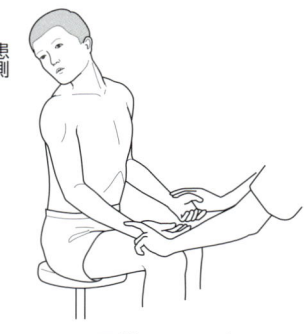

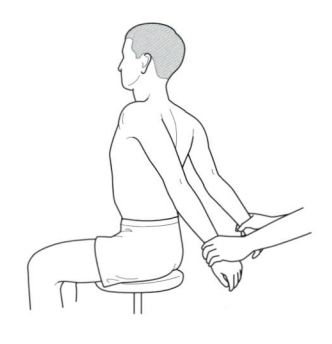

a　アドソンテスト　　　b　エデンテスト

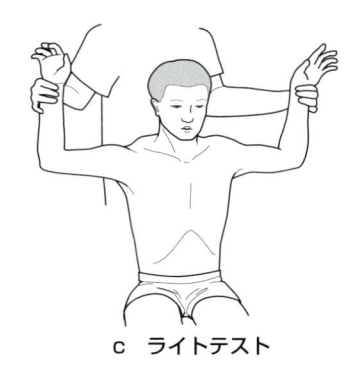

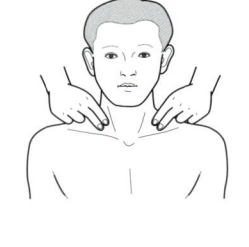

c　ライトテスト　　　d　モーリーテスト

■斜角筋症候群
- 前・中斜角筋の間で圧迫
- 若い女性に多い。
- アドソンテスト陽性
- 頚肋切除術，斜角筋切除術を行う。

■肋鎖症候群
- 肋鎖間隙の狭小化により圧迫
- エデンテスト陽性
- 第1肋骨切除術を行う。

■過外転症候群
- 小胸筋と胸郭前面との間で圧迫
- 烏口突起下において，小胸筋と胸壁間で神経，血管が圧迫されることにより発生
- 上肢の挙上位をとる職業の人に多い。
- ライトテスト陽性
- 小胸筋付着部切除術を行う。

用語アラカルト

＊6 頚肋
第7頚椎横突起が肋骨状になったもの。

■頚肋＊6症候群
- 頚肋による圧迫
- エデンテスト陽性

腰痛症

- 脊椎周囲の軟部組織に原因があり，腰痛をきたすものの総称
- 腰痛のみで他覚的所見がない。神経学的所見はみられない。
- 内臓疾患（尿管結石，膵炎，胆石症など），血管病変，子宮筋腫などの婦人科疾患などとの鑑別を要する。
- 安静，温熱療法，牽引療法，装具療法
- 体幹筋の強化，日常生活動作や姿勢の指導

補足

いわゆる急性腰痛発作
- 急性に発症する腰椎の強い運動制限を伴う腰痛。"ぎっくり腰"とよばれる（海外では"魔女の一撃"とよばれる）。
- 発症機転は，①椅子に腰掛け前屈して靴下をはこうとした，②床に落ちたものを拾おうとした，③前かがみで物を持ち上げようとした，④前かがみ姿勢から体を起こそうとした，などの日常生活動作である。多くは椎間関節の問題（椎間関節内への滑膜の嵌入）と考えられるが，椎間板に原因（椎間板ヘルニア）がある場合もある。一側の下部腰椎部の疼痛を訴える例が多い。側屈をさせることで疼痛の左右差が明確になる。腰椎前屈，後屈ともに運動時痛がみられる例が多い。腰椎の運動は 後屈運動の制限が多い。通常は腰椎を軽度前屈させて臥床すると疼痛が出現しない。

One point Advice
- 胸郭出口症候群は臨床現場でもよく遭遇する疾患の1つである。徒手検査をしっかりと覚え，障害部位をきちんと特定しよう。
- 腰痛症は脊柱管狭窄症，腰椎椎間板ヘルニア，腰椎すべり症，腰椎分離症との鑑別が重要。臨床でも出会う機会の非常に多い疾患である。検査法などしっかりと鑑別できるようにしよう。

11 一般外傷・障害／上肢帯・上肢

POINT

●肩関節周囲炎・五十肩	⇒	50歳前後に生じる有痛性の拘縮。結髪・結帯動作が困難
●腱板損傷	⇒	50〜60代に多く，棘上筋損傷が多い。大結節部，腱板疎部に圧痛
●肘内障	⇒	2〜4歳ぐらいの小児に発生。手を強く引っぱったときに生じる
●肘部管症候群	⇒	尺骨神経障害。手尺側の感覚異常，骨間筋の麻痺
●Guyon(ギヨン)管症候群	⇒	尺骨神経障害。小・環指の感覚異常と骨間筋筋力低下
●手根管症候群	⇒	正中神経障害。母指〜環指橈側のしびれ感覚障害，母指対立障害
●Volkmann(フォルクマン)拘縮	⇒	前腕の阻血性拘縮。阻血症状の5Pがみられる
●Madelung(マーデルング)変形	⇒	橈骨遠位端発育障害。思春期の女性に好発
●槌指	⇒	手DIP関節自動伸展不能。終止腱の断裂による
●ばね指・腱鞘炎	⇒	更年期や周産期の女性に好発。母指，中指によくみられる
●de Quervain(ドゥ ケルヴァン)病	⇒	狭窄性腱鞘炎。長母指外転筋腱と短母指伸筋腱が障害される
●Heberden(ヘバーデン)結節	⇒	DIP関節の変形。更年期以降の女性に好発
●Dupuytren(デュピュイトラン)拘縮	⇒	手掌腱膜の障害。60歳以上の男性で環指・小指に好発
●Raynaud(レイノー)病	⇒	指の血行障害。若い女性に多い

用語アラカルト

＊1 クアドリラテラルスペース（四辺形間隙）
肩甲骨外縁，肩関節下包，上腕三頭筋長頭，大円筋で構成される。腋窩神経と後上腕回旋動脈が通る。

＊2 結髪・結帯動作
結髪動作は肩関節外転外旋動作，結帯動作は肩関節伸展内旋動作である。

肩関節周囲炎・五十肩

- 50歳前後に生じる。
- 有痛性の拘縮を伴う肩関節疾患
- 初期は烏口突起周辺の疼痛
- 慢性化すると結節間溝，烏口上腕靱帯部に疼痛移動
- 最終的にはquadrilateral space（四辺形間隙）*1，大円筋，棘上筋部にも疼痛。
- 運動痛と夜間痛がみられる。
- 肩関節外転・外旋制限
- 結髪・結帯動作*2が困難

整形外科学（各論）

腱板損傷

- 腱板構成筋：①棘上筋，②棘下筋，③小円筋，④肩甲下筋

図1 腱板構成筋

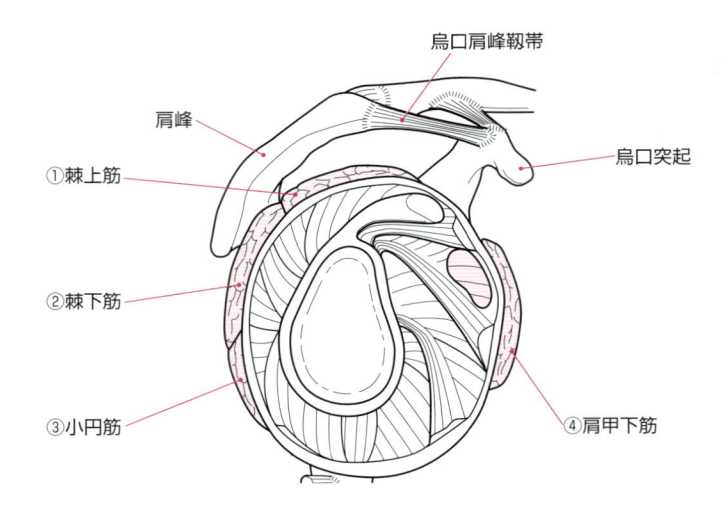

- 変性による断裂と外傷による断裂がある。
- 棘上筋損傷が多い。
- 分類
  - 完全断裂（全層断裂）
  - 不全断裂（部分断裂）：関節面断裂，腱内断裂，滑液包面断裂
- 50〜60歳代に多い。
- 棘上筋腱が大結節に付着する部位（critical portion）は血行が乏しいため損傷しやすい。
- 症状
  - 運動時痛，安静時痛，夜間痛
  - 筋力低下：棘上筋腱断裂→外転筋力低下，棘下筋腱断裂→外旋筋力低下，肩甲下筋腱断裂→内旋筋力低下
  - 大結節，結節間溝，腱板疎部に圧痛
  - 肩峰下滑液包の水腫，関節雑音
- 徒手検査
  - 有痛弧（painful arc）徴候
  - インピンジメント（impingement）徴候
  - ドロップアーム（drop arm）テスト[*3]（陰性例もある）
- 断裂部位診断
  - 棘上筋腱：棘上筋テスト[*4]（外転筋力を評価）
  - 棘下筋腱：外旋筋力テスト（外旋筋力を評価）
  - 肩甲下筋腱：lift-offテスト[*5]，belly pressテスト（内旋筋力を評価）
- 画像所見
  - X線撮影：広範囲の断裂が長期に及ぶと肩峰骨頭間距離が減少する。
  - 関節造影
  - 超音波
  - MRI

用語アラカルト

＊3 ドロップアームテスト
他動的に肩関節外転90°位をとらせ，その肢位を保持するように指示する。保持できず，腕が落下すれば陽性。

＊4 棘上筋テスト
母指を下に向け，肘伸展位にて抵抗を加えながら肩を挙上させる。その際，疼痛を訴え脱力した場合，陽性となる。

＊5 lift-offテスト
肩関節伸展内旋位（腰に手背を当てた状態）で抵抗を加えながら腰から手背を離すようにさせる。肩甲下筋の検査。

- 治療法
  - 保存療法：変性による中高年の腱板断裂例では，温熱療法，ストレッチングや可動域訓練を行う。
  - 手術療法：若年者のスポーツなど外傷による断裂例

肘内障

- 2〜4歳ぐらいの小児(6歳くらいまで)に発生。
- 小児は橈骨輪状靱帯が緩く，橈骨頭と橈骨頸との周径がほぼ同じであるために発生する。
- 肘関節伸展位，前腕回内位で手を強く引っぱったときに生じる。
- 上肢挙上不能，前腕の回外運動制限。
- 前腕回内位で下垂し，動かさない。

内反肘・外反肘

- 正常の肘は成人男性で約6〜11°の外反(肘外偏角)，女性はやや多い角度を呈する。
- 正常のcarrying angle[*6]より大きい場合を外反肘，逆に小さい場合を内反肘という。

用語アラカルト

***6 carrying angle（運搬角）**
正面から見た上腕軸と前腕軸のなす角。平均は男性8.5°，女性12.5°。一般に，外反肘は10°以上外反したもの，内反肘は0°より内反したものである。

図2 内反肘，外反肘

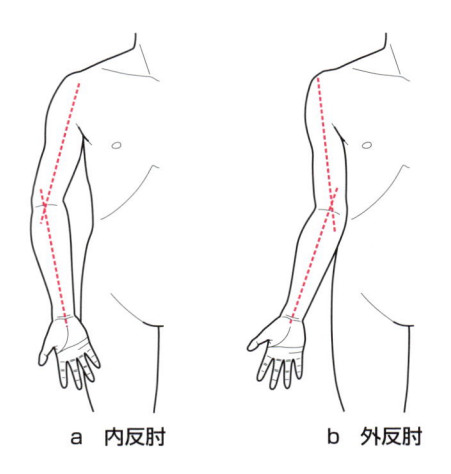

a　内反肘　　b　外反肘

■内反肘

- 上腕骨顆上骨折の変形治癒により生じる。
- 上腕骨顆上骨折後では，肘の過伸展変形と内旋変形ならびに屈曲制限を伴っていることが多い。
- 機能的な愁訴は少なく，外見上の問題となる。

■外反肘

- 上腕骨遠位の成長軟骨板の損傷による外側の成長障害などにより生じる。
- Turner症候群でみられる。
- 変形自体による機能障害はない。
- 尺骨神経麻痺を生じる。
  例) 小児の外顆骨折後の遅発性尺骨神経麻痺

用語アラカルト

＊7 フロマン徴候
母指と示指で紙を挟ませ,引っ張ると母指IP関節が屈曲すると陽性

肘部管症候群

- 肘部管での絞扼神経障害(尺骨神経障害)
- 変形性肘関節症,上腕骨外顆骨折後外反肘により発生
- 肘部管部のTinel様徴候(チネル),Froment徴候(フロマン)＊7陽性
- 手の尺側の感覚異常,骨間筋の麻痺(指の開排や伸展が制限)

図3 肘部管症候群

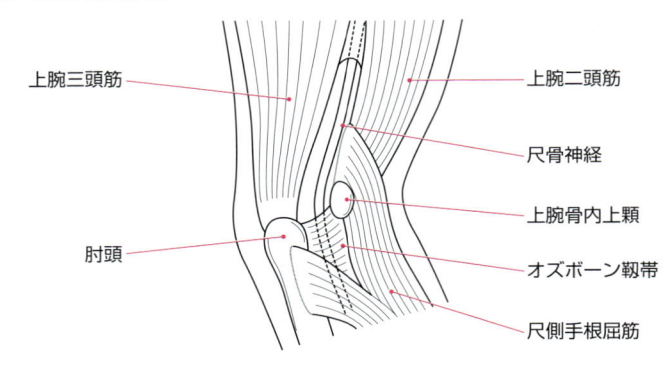

(図: 上腕三頭筋, 肘頭, 上腕二頭筋, 尺骨神経, 上腕骨内上顆, オズボーン靱帯, 尺側手根屈筋)

ギヨン管症候群

- ギヨン管(豆状骨と有鉤骨鉤の間)の絞扼神経障害(尺骨神経障害)
- overuse,外傷,ガングリオンなどによる。
- フロマン徴候陽性
- 小・環指掌側の感覚異常と骨間筋筋力低下
- 尺骨神経深枝のみが障害される場合は,感覚障害はなくチネル様徴候もない。

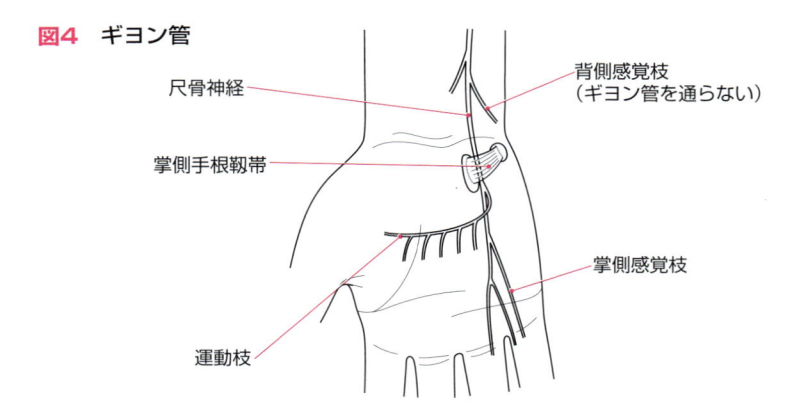

図4 ギヨン管

(図: 尺骨神経, 掌側手根靱帯, 背側感覚枝(ギヨン管を通らない), 掌側感覚枝, 運動枝)

用語アラカルト

＊8 ファーレンテスト
手関節最大掌屈位を1分間維持させる。しびれや症状が誘発されると陽性。両手背を合わせて,手関節最大掌屈位とすることもある。

手根管症候群

- 手根管部での絞扼神経障害(正中神経障害)
- 原因:更年期・周産期の女性に好発,ガングリオンなど
- 透析患者,橈骨遠位端骨折など手関節周辺部の外傷にも合併
- 母指〜環指橈側のしびれや感覚障害,夜間痛,母指球筋萎縮による母指対立障害(ピンチ力の低下)
- 母指球部の感覚障害はない。
- 手根管部のチネル様徴候
- Phalenテスト(ファーレン)＊8陽性

図5 手根管

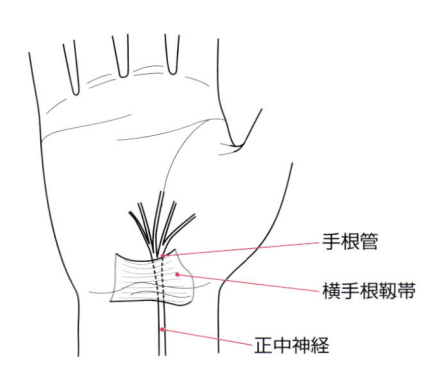

（図：手根管・横手根靱帯・正中神経）

補足

手根管症候群と円回内筋症候群との鑑別

	手根管症候群	円回内筋症候群
症状	初期には，深夜の手のしびれ感や**母指から環指にかけての感覚異常**が特徴的。さらに日中もしびれ感や感覚異常が続くようになり，母指球筋の筋力低下，巧緻運動障害が出現する	前腕近位部の鈍痛。運動麻痺は軽度のことが多い。**橈側3指のしびれ・感覚異常**（手根管症候群ほど症状が強くない）
母指球部のしびれ	なし（手根管より近位で母指球を支配する正中神経掌側枝が分枝するため）	あり
夜間の症状増悪	あり	なし

手根管症候群と前骨間神経麻痺との鑑別

手根管症候群（サイドピンチ）	前骨間神経麻痺（涙のしずく：tear drop sign）
母指球筋（尺骨神経支配の短母指屈筋深頭を除く）が萎縮する。母指MP関節が不安定となり，母指と示指の対立運動を指示すると，サイドピンチになる。示指DIP関節は屈曲可能：前骨間神経（正中神経の筋枝）に支配される深指屈筋は障害されないため	母指と示指で丸印をつくるように指示すると（perfect O test），母指IP関節，示指DIP関節の屈曲が不能となり涙のしずく型を呈する。これは長母指屈筋と示指深指屈筋が麻痺するためである

（勝見泰和 監：臨床実地問題から学ぶ柔道整復理論, p.131, 医道の日本社, 2005. より引用）

用語アラカルト

*9 阻血症状の5P
①疼痛（pain），②蒼白（paleness），③しびれ・感覚障害（paresthesia），④運動麻痺（paralysis），⑤脈拍消失（pulselessness）の5症状。

補足

鏡手
- 母指が欠損し，その部位に他の指の多指症が合併したもの。指は7〜8本。

フォルクマン拘縮

- 前腕部で生じた筋の腫脹により，筋膜内圧が高まることによって筋肉と神経組織に阻血性壊死が生じ，手に拘縮と麻痺が起こる。
- 筋は線維性拘縮となり，重篤な障害を残す。
- 上腕骨顆上骨折，前腕骨折などに合併
- 正中神経麻痺，尺骨神経麻痺を伴う。
- 阻血症状の5P*9（疼痛，蒼白，感覚障害，運動麻痺，脈拍消失）は，フォルクマン拘縮の前兆として重要
- 手指，特に母・示指の他動伸展で疼痛が誘発される。
- ただちにギプスや包帯などの緊縛を外し，肘関節であれば屈曲角度を減らす。
- 改善がみられなければ発症から24時間以内に筋膜切開

多指症

- 手指が過剰に形成された先天異常
- 母指多指症，中央列多指症，小指多指症，鏡手

合指症

- 手指の癒合を呈する先天異常
- 皮膚性合指症，骨性合指症

マーデルング変形

- 橈骨遠位端発育障害
- 原因不明
- 手は掌尺屈し，尺骨頭が背側に脱臼する。
- 思春期の女性に発生するものが多い。
- 前腕回旋制限，手関節背屈制限

図6　マーデルング変形

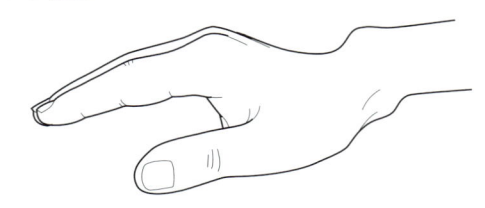

槌指（ハンマー指，マレットフィンガー）

- 手DIP関節屈曲変形。自動伸展不能
- DIP関節背側での終止腱の断裂
- 腱の皮下断裂：腱性槌指
- 終止腱停止部を含む裂離骨折：骨性槌指

図7 母指MP関節のばね指
腱
靭帯性腱鞘

ばね指・腱鞘炎

- MP関節掌側の腱鞘に生じる腱鞘炎
- 手指運動時のばね現象
- 更年期や周産期の女性に好発
- 母指，中指のMP関節に好発
- 罹患部の疼痛，腫脹，熱感。朝方の症状が強い。
- ステロイドの腱鞘内注射，腱鞘切開が有効

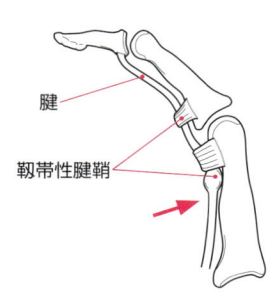

de Quervain(ドケルバン)病

- 第1区画を走行する長母指外転筋腱と短母指伸筋腱に生じる狭窄性腱鞘炎
- 更年期，周産期の女性に好発
- 手関節橈側の運動時痛，母指の運動時痛
- 第1コンパートメント部に腫脹，圧痛
- Eichhoff(アイヒホッフ)テスト陽性
- Finkelstein(フィンケルスタイン)テスト*10陽性

用語アラカルト

*10 フィンケルスタインテスト
患者の第1指を握り，手関節尺屈させる。橈骨茎状突起部に疼痛出現で陽性とする。第1指を中に入れてほかの4指で握らせ，手関節尺屈する方法をEichhoffテストという。

図8 アイヒホッフテスト

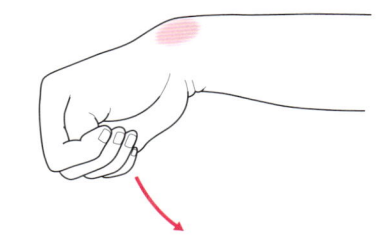

図9 フィンケルスタインテスト

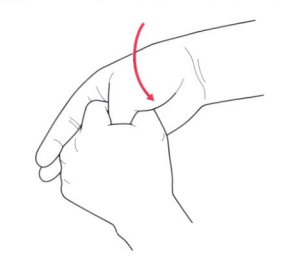

ヘバーデン結節

- DIP関節の変形性関節症
- 関節軟骨変性と骨棘形成
- 更年期以降の女性に好発
- DIP関節は特徴的な腫脹・変形
- DIP関節の自発痛，運動時痛，運動制限

補足

Bouchard(ブシャール)結節
● PIP関節の変形性関節症で，ヘバーデン結節の約20%に合併する。

図10 ヘバーデン結節

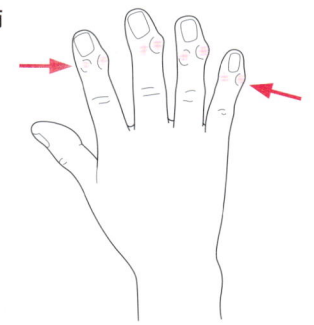

デュピュイトラン拘縮

- 手掌腱膜の結節形成とその収縮による手指の伸展障害
- 60歳以上の男性に好発

- 環指，小指に好発
- MP関節伸展制限，屈曲制限なし，疼痛なし
- DIP関節には拘縮は生じにくい。
- 手術療法は肥厚腱膜削除術

レイノー病

- 血管運動神経異常による血行障害。
- 寒冷曝露にて血管収縮が起き，手指蒼白となる。
- 若い女性に多い。
- 一次性レイノー症候群：原因不明
- 二次性レイノー症候群：膠原病，外傷性，神経疾患に続発

補足

上肢の絞扼性神経障害

病名	障害神経	主な神経の絞扼部位	頻度	症状	検査法と診断のポイント
胸郭出口症候群	腕神経叢（鎖骨下動脈伴走）	頚肋 （前・中）斜角筋 肋鎖間 烏口突起下	高	・血管，神経圧迫症状 ・肩こり，肩甲部痛 ・上肢のしびれ，痛み，だるさ，冷感 ・なで肩の女性に多い	Allenテスト Wrightテスト Roosテスト EMG，NCV 血管造影など
肩甲上神経麻痺	肩甲上神経	肩甲上切痕部 肩甲棘基部	まれ	・鈍痛（肩関節部におよぶ） ・棘下筋（棘上筋）萎縮	EMG スポーツ（バレーボールなど）の選手の筋萎縮に注意
四辺形間隙症候群（quadrilateral space syndrome）	腋窩神経 橈骨神経三頭筋枝	肩関節後部	まれ	・肩外転障害 ・肩後面の鈍痛 ・肩外側感覚異常 ・三角筋（上腕三頭筋）筋萎縮	肩外転障害，肘伸展障害，四辺形間隙の圧痛，EMG，肩外側部感覚障害
後骨間神経麻痺	橈骨神経（後骨間神経）	短橈側手根伸部 arcade of Frohse（回外筋部）	中	・肘部外側の疼痛 ・drop finger deformity ・母指ー小指伸展不能 ・母指外転力低下 ・手関節の背屈は可能	EMG 典型的な臨床症状および肘外側の打撲，圧迫，手の強い屈伸・回旋の既往
肘部管症候群	尺骨神経	肘部管部：骨棘（肘OAによる圧迫），外反肘による遅発性神経麻痺などが原因	高	・小指，環指尺側のしびれ感 ・手の脱力，巧緻運動障害 ・肘部管部圧痛 ・わし手変形 ・母指内転筋，第1骨間筋萎縮	わし手変形，Froment徴候，肘部管圧痛 尺骨神経溝撮影など EMG，NCV
円回内筋症候群	正中神経	円回内筋部や浅指屈筋部のfibrous edge 上腕二頭筋腱膜	低	・前腕掌側屈筋群の疼痛と圧痛 ・放散痛，感覚異常 ・母指ー中指屈曲運動障害と母指対立運動障害	回内筋部の圧痛，叩打による放散痛，手関節と指を強く屈曲して回内運動（ネジ締め動作）をすると疼痛増強，EMG，NCV
前骨間神経麻痺	正中神経（前骨間神経）	円回内筋部 浅指屈筋中枢部	中	・母指・示指の巧緻運動障害	"perfect O"不可能（tear drop signを呈す） EMG，NCV

補足

手の指の変形

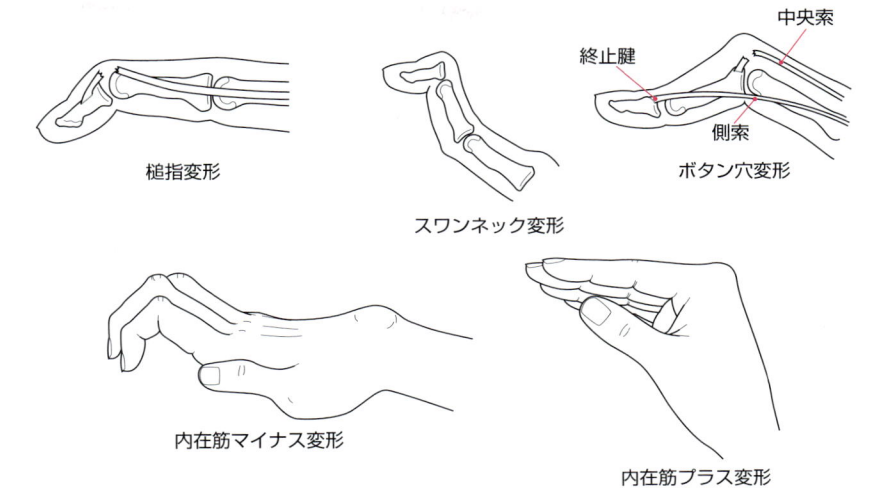

槌指変形

スワンネック変形

ボタン穴変形
- 中央索
- 終止腱
- 側索

内在筋マイナス変形

内在筋プラス変形

手の感覚神経支配

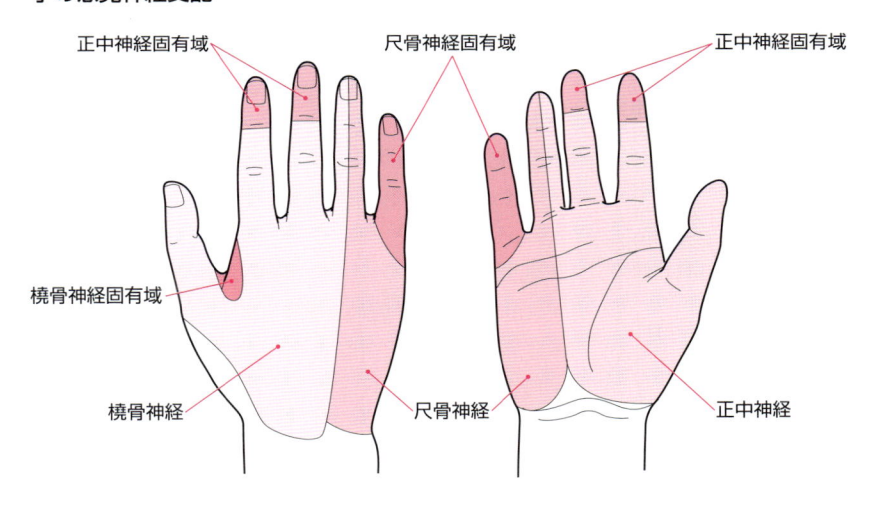

- 正中神経固有域
- 尺骨神経固有域
- 正中神経固有域
- 橈骨神経固有域
- 橈骨神経
- 尺骨神経
- 正中神経

整形外科学（各論）

One point Advice
- 上肢帯・上肢は手の変形や末梢神経障害を中心に出題されやすい。
- 原因と障害部位，徒手検査をしっかりと理解して覚えることが大切
- 柔道整復理論（骨折・脱臼）とあわせて学んでいこう。

12 一般外傷・障害／下肢帯・下肢

POINT

- 発育性股関節形成不全[*1]と臼蓋形成不全
  ⇒ 女児に好発。Alis徴候(アリス)，Trendelenburg徴候(トレンデレンブルグ)
- 大腿骨頭すべり症 ⇒ 思春期の男児に多く，下肢は外旋位を呈する
- 特発性大腿骨頭壊死 ⇒ 中年以降の男性，アルコール，ステロイドが関与
- 腸腰筋炎 ⇒ 股関節屈曲位（腸腰筋肢位）拘縮，腸骨窩に圧痛，硬結，波動
- 変形性膝関節症 ⇒ 50歳代以降の女性に好発。内反変形，O脚
- 膝内障 ⇒ 半月板損傷，側副靱帯損傷，十字靱帯損傷
- ベーカー嚢腫 ⇒ 膝窩に触れる無痛の滑液包炎
- 区画（コンパートメント）症候群 ⇒ 前方区画が多い
- Morton病(モートン) ⇒ 第3～4中足骨頭間で好発。女性に多い

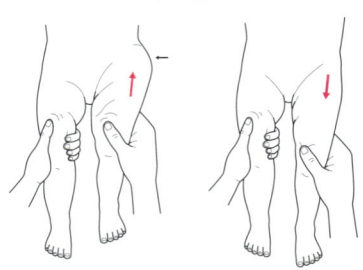

用語アラカルト

*1 発育性股関節形成不全
先天性股関節脱臼は，奇形性脱臼を除き，周産期および出生後の発育過程で脱臼が生じることが明らかになってきたため発育性股関節形成不全とよばれる傾向がある。この疾患概念には，出生前後の脱臼，亜脱臼や臼蓋形成不全，新生児股関節不安定症も含まれる。

*2 オルトラーニテスト
開排位にて大腿を前後方向に動かすとクリック音を触知する。

*3 バーローテスト
両股関節屈曲90°，膝関節完全屈曲位とし，大腿を上方，後方へ動かすとクリック音を触知する

*4 アリス徴候
両膝屈曲させ，膝の高さを比較すると脱臼側が低くなる。

*5 telescoping徴候
関節包弛緩を示す。股関節直角位にて大腿を突き上げ，引き下げすると大腿部が過剰に動く。

発育性股関節形成不全と臼蓋形成不全

- 男女比1：5（女児に多い）

▶ 新生児期
- 股関節開排制限
- Ortolaniテスト(オルトラーニ)[*2]
- Barlowテスト(バーロー)[*3]

▶ 乳児期
- Alis徴候(アリス)[*4]（下肢の短縮）
- 鼠径部の皺（大腿皮膚溝）の非対称
- 股関節開排制限
- 関節腔の空虚：スカルパ三角部に骨頭を触れない。
- telescoping徴候[*5]

図1 Alis徴候(アリス)

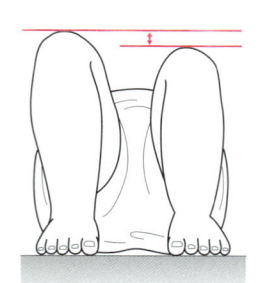

図2 大腿皮膚溝の非対称

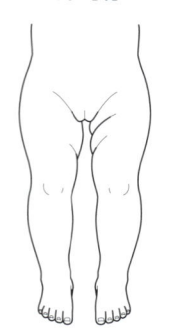

図3 開排制限

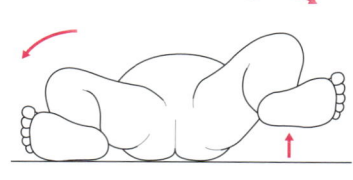

図4 telescoping徴候

▶**幼児期**
- 処女歩行の遅れ
- Trendelenburg徴候
- 腰椎前弯増強
- 完全脱臼の場合，大転子高位，大転子突出
- 患肢は短縮してみえる。
- 股関節開排制限
- 関節拘縮はまれ

図5　トレンデレンブルグ徴候

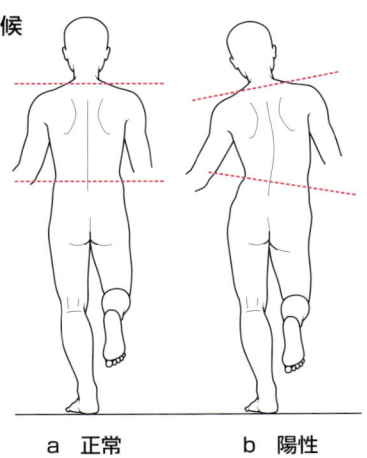

a　正常　　b　陽性

- X線所見

図6　補助線

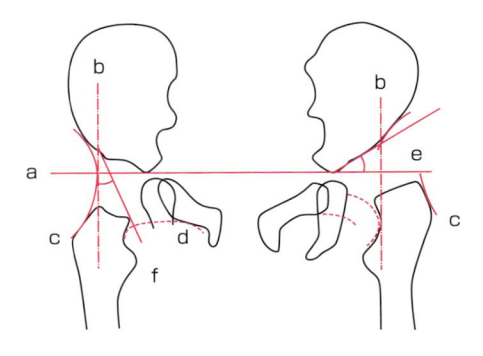

a：Wollenberg線
b：Ombrédanne線
c：Calvé線
d：Shenton線
e：臼蓋角
f：CE角

- 治療：リーメンビューゲル装具（新生児期〜生後半年まで）

図7　リーメンビューゲル装具

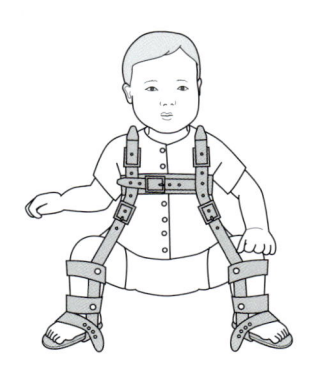

大腿骨頭すべり症

- 大腿骨近位骨端線で骨端が頸部に対し後下方にすべる。
- 10～16歳までの肥満傾向の男児に多い。
- 両側例がみられる。
- 女児の場合，初経後には発生しない。
- 二次性徴の発達が遅れていることが多い。
- 成長ホルモン，性ホルモン，副腎皮質ホルモンなどのホルモン関与と考えられるが原因は不明
- 病型
  - 急性型：外傷を契機として発症する。
  - 慢性型：明らかな外傷の既往がない。
- 症状
  - 急性型：股関節痛を訴える。
    慢性型：股関節の疼痛は少なく，膝部や下肢痛を訴えることもあり，跛行がみられる。
  - 患肢は外旋し，膝蓋骨が外方を向く。
  - 股関節は屈曲，外転，内旋が制限される。
  - ドレーマン徴候（Drehmann sign）*6陽性
- すべりが30°以上の場合は成長障害や骨壊死などの合併症の確率が高くなる。

用語アラカルト

*6 ドレーマン徴候
仰臥位で股関節を屈曲していくと股関節が外旋していく。

特発性大腿骨頭壊死

- 非外傷性に大腿骨頭の無菌性，阻血性の壊死
- 大腿骨頭の圧潰変形が生じ，二次性に股関節症に至る。
- アルコール性とステロイド性がある。
- 中年以降の男性に多い。
- 片側に発症するが，数年で約70％が両側性になる。
- 股関節痛と跛行がみられる。
- 外転・内旋制限が特徴で，特に初期は内旋制限から始まることが多い。
- 保存療法は免荷（初期治療は免荷が不可欠）

変形性股関節症

- 股関節関節裂隙の狭小化
- 軟骨下骨の骨硬化像，骨嚢胞の出現，骨棘形成
- 中年以降の女性に多い。
- 症状は股関節痛，関節拘縮，跛行
- 股関節周囲筋の筋力維持が重要

腸腰筋炎

- 腸腰筋の炎症でほとんどが急性化膿性腸腰筋炎
- 黄色ブドウ球菌が多い。
- 股関節屈曲位拘縮はすぐにみられる（腸腰筋肢位）。
- 腸骨窩に圧痛，硬結，波動を触れる。
- 全身的発熱を伴うこともあり，白血球増多，CRP陽性となる。

補足
変形性膝関節症にみられる動作開始時痛 (starting pain) ● しばらく座っていて坐位から立ち上がるときの膝の疼痛や歩き始めの疼痛。

変形性膝関節症

- 関節軟骨の変性を基盤とする非炎症性疾患
- 多くは50歳代以上で発症し，男女比はほぼ1：3で肥満女性に多い。
- 原因
  - 一次性(原発性)：明らかな原因が不明
  - 二次性(続発性)：外傷，代謝性疾患，先天異常など原因が明確
- ほとんどが内反変形(内側関節面の摩耗によりO脚)を呈する。
- 症状
  - 初期には動作開始時痛を訴える。自発痛や夜間痛もみられる。
  - 階段の昇降，特に降りるときの疼痛
  - 圧痛は内側関節裂隙や膝蓋骨下方にみられることが多い。
  - 大腿四頭筋が萎縮する。
  - 関節屈伸時の軋音は病期の進行とともに増大
  - 関節水腫を認めることが多い(膝蓋跳動がみられる)。
  - 寒冷または湿潤な時期に症状が悪化する。
  - 関節可動域制限：初期は疼痛により正座時など最大屈曲が不能になるが，水腫が出現し始めると完全伸展が制限され屈曲拘縮が生じる。
- 単純X線所見
  - 一側の関節裂隙狭小化
  - 軟骨下の骨硬化
  - 関節面の不整
  - 骨棘形成
  - 大腿脛骨角(FTA：femorotibial angle)の増大
- 鑑別疾患：関節リウマチ，偽痛風，結核性関節炎，阻血性骨壊死など
- 治療
  - 疼痛が強い時期は安静。肥満の場合は減量を図る。
  - 温熱療法や電気療法で疼痛軽減を図り，大腿四頭筋の筋力増強訓練や関節可動域訓練を並行して行う。膝関節の不安定感のある場合は膝関節サポーターを併用する場合もある。
  - 内反膝に対する装具療法として外側楔状足底板を用いる。

補足
大腿脛骨角(FTA：femorotibial angle) ● 単純X線立位正面像で測定する。日本人の平均は男性は178°，女性は176°で，内反型の変形性膝関節症では180°以上になる。

図8　変形性関節症の進行過程

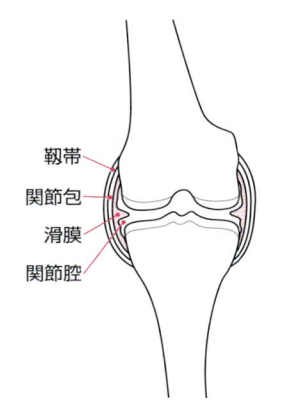

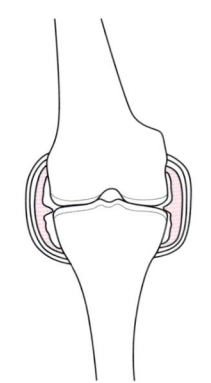

靱帯／関節包／滑膜／関節腔

正常　　　変形性関節症(初期)　　　変形性関節症(進行期)

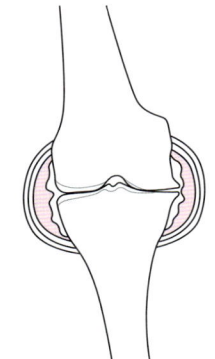

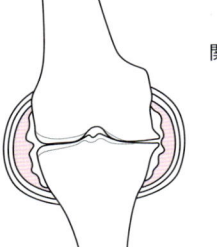

図9　変形性膝関節症の特徴的X線所見

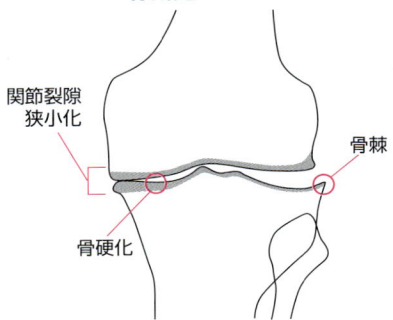

関節裂隙狭小化／骨棘／骨硬化

膝内障

■半月板損傷

- 急性外傷による損傷あるいは繰り返しの外力による損傷
- 運動中に膝を捻って受傷することが多い。
- 好発部位：内側，外側半月ともに中央1/3(中節)から後方1/3(後節)
- 急性期症状
  - 損傷半月に一致した関節裂隙の疼痛
  - 関節血症(半月板単独損傷では前十字靱帯損傷と比較すると軽度)
  - 膝関節のロッキング(膝関節が屈曲したまま伸展不能)
- 急性期以降の症状
  - 特定の肢位や動作での疼痛。荷重時の屈伸痛や回旋痛
  - 膝のひっかかり感，クリック
  - 膝関節の完全伸展や屈曲(正座など)が困難となる。
  - 運動後の関節水症
- McMurray(マクマレー)テスト：半月板の後節部の損傷で陽性となる。
  - 膝関節を90°屈曲位に保持し，下腿を外旋させ内反気味に膝を伸展させる。
    陽性→内側半月板損傷
  - 膝関節を90°屈曲位に保持し，下腿を内旋させ外反気味に膝を伸展させる。
    陽性→外側半月板損傷
- Apley(アプリー)圧迫テスト：腹臥位，膝関節90°屈曲位で，足部を押さえて下腿に軸圧をかけながら回旋させ，患側の関節裂隙に疼痛が誘発すれば陽性とする。

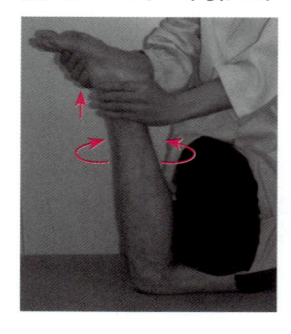

■側副靱帯損傷

- 分類
  - 1度損傷：痛みはあるが側方不安定性はない。
  - 2度損傷：断裂はあるが伸展位で側方不安定性がない。
  - 3度損傷：完全断裂で伸展位でも側方不安定性がある。
- 膝の外反強制により内側側副靱帯損傷，内反強制により外側側副靱帯損傷を受傷。
- 外側側副靱帯はほとんどが複合靱帯損傷となり，単独損傷はまれである。
- ストレステスト〔側方動揺(lateral instability)テスト〕
  - 外反ストレステスト：一方の手で膝関節部を，他方の手で足関節部を把持し，膝関節に外反力を加え，その際の動揺性を健側と比較する。膝関節軽度屈曲位で陽性であれば内側側副靱帯損傷が，伸展位で陽性であれば内側側副靱帯損傷に加えて，十字靱帯損傷の合併が考えられる。
  - 内反ストレステスト：一方の手で膝関節部を，他方の手で足関節部を把持し，膝関節に内反力を加え，その際の動揺性を健側と比較する。膝関節軽度屈曲位で陽性であれば外側側副靱帯損傷が，伸展位で陽性であれば外側側副靱帯損傷に加えて，十字靱帯損傷の合併が考えられる。

図10　マクマレーテスト

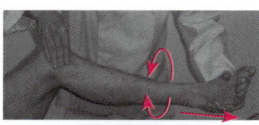

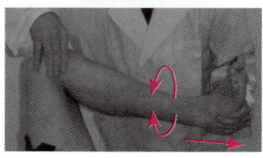

図11　アプリー圧迫テスト

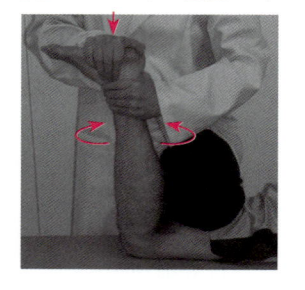

図12　アプリー牽引テスト

- Apley牽引テスト：腹臥位，膝関節90°屈曲位で，大腿後部を押さえ足関節部を把持し下腿を遠位方向に牽引しながら内旋あるいは外旋し疼痛が誘発すれば陽性とする。

■前十字靱帯損傷

- 接触損傷（コンタクトスポーツでの衝突など）と非接触損傷（ストップ，方向転換，着地など）がある。
- 受傷時ポップ音を自覚することがある。
- 症状
  - 急性期：膝関節は受傷後数時間以内に著明な腫脹が出現する，関節血症
  - 陳旧例：膝くずれ（giving way）
- 徒手検査
  - Lachmanテスト：正常では脛骨の前方への移動が停止する感覚を得られる（hard end-point）が，断裂例では得られない（soft end-point）。
  - pivot-shift test（軸移動テスト）：膝関節40°屈曲位で外反させ，下腿を内旋させながら膝関節を伸展する。断裂例では伸展時に脛骨外側が突然前方へ亜脱臼する。
  - 前方引き出しテスト（anterior drawer test）[*7]
  - Nテスト[*8]
- 単純X線所見：通常異常はないがSegond骨折[*9]を認める例では前十字靱帯を損傷していることが多い。
- 放置され膝関節の不安定性があれば変形性膝関節症に陥る。

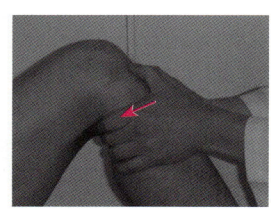

図13　膝部の靱帯

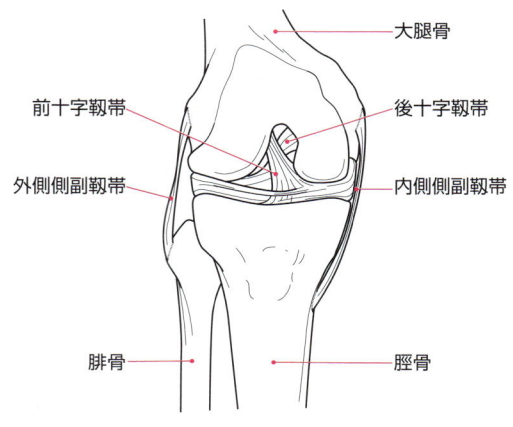

（大腿骨／前十字靱帯／後十字靱帯／外側側副靱帯／内側側副靱帯／腓骨／脛骨）

図14　ラックマンテスト

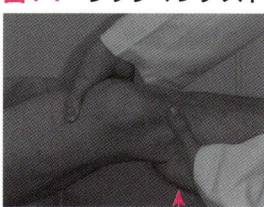

図15　前方引き出しテスト

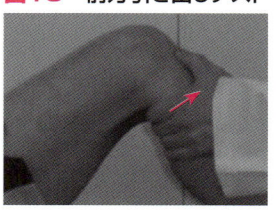

■後十字靱帯損傷

- 膝屈曲位で脛骨粗面部を強打して受傷（ダッシュボード損傷など）。
- 膝関節過屈曲，過伸展でも損傷することがある。
- 徒手検査
  - 後方引き出しテスト（posterior drawer test）[*10]
  - 脛骨後方落ち込み徴候（tibial posterior sagging sign）[*11]

図16　後方引き出しテスト

用語アラカルト

[*7] 前方引き出しテスト
膝関節90°位で患肢足部を固定し，下腿近位部を前方へ引き出す検査

[*8] Nテスト
下腿外反内旋位で腓骨頭を後方より押し出すようにしながら，他動的に膝伸展を行う。不安定感を訴えた場合，陽性となる。

[*9] スゴン骨折
外側関節包靱帯脛骨付着部で起こる裂離骨折。

[*10] 後方引き出しテスト
膝関節90°位で患肢足部を固定し，下腿近位部を後方へ押し出す検査

[*11] 脛骨後方落ち込み徴候
仰臥位で膝関節90°位としたときに，脛骨が後方に落ち込んでいるものをいう。

One point Advice
- 膝内障は検査法の意義をしっかりと理解し，実施できるようにしよう。どこにストレスをかけるのか理解したうえで検査をしなければ，正しい動作とならない。

Baker嚢胞(腫)

- 腓腹筋半膜様筋包が炎症を生じ腫大したもの。
- 滑液包が膝関節腔と交通している場合が多い。
- 中年以後の女性に好発
- 変形性関節症，関節リウマチなどの合併症として生じることが多い。
- 液の貯留が少ない場合は無症状
- 膝窩部のやや内側よりに鶏卵大の波動性を有する腫瘤を認める。
- 圧痛や熱感はなく，膝後面の不快感や正座時の緊張感を訴えることが多い。
- 嚢胞内液は黄色透明の粘稠な滑液である。
- 脂肪腫，血管腫，動脈瘤などとの鑑別が必要

図17　ベイカー嚢胞

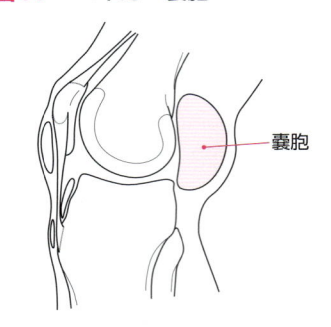

補足　Trendelenburg徴候
- 発育性股関節形成不全以外に先天性内反股でもみられる。そのためTrendelenburg徴候のみで判断してはいけない。

内反膝・外反膝

- 乳児は内反膝(O脚)である。
- 歩行開始後より徐々に外反していき，2〜6歳で外反膝(X脚)となる。
- さらに成長すると外反は徐々に減少し成人では約4°の外反となる。
- 低身長の場合，くる病などの代謝性疾患，内分泌疾患などを疑う。
- 生理的アライメントは左右対称で，疼痛や機能障害はない。

図18　内反膝・外反膝

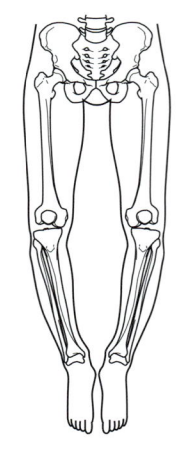

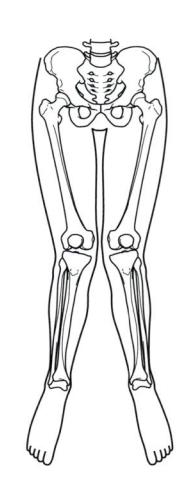

a　内反膝(O脚)　　b　外反膝(X脚)

補足

下腿コンパートメント（区画）
- 前方区画，外側区画，後方浅区画，後方深区画に分類される。前方区画，外側区画でコンパートメント症候群が発生しやすい。

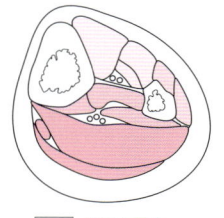

  - 前方区画
  - 外側区画
  - 後方深区画
  - 後方浅区画

区画（コンパートメント）症候群

- 骨や筋膜，骨膜から構成される区画（コンパートメント）内の内圧が種々の原因によって上昇し循環不全となり，その結果，区画内の筋，神経組織の壊死，機能障害をきたす。
- 好発部位：下腿では前方区画に発症しやすい（前脛骨筋症候群）。
- 急性型と慢性型がある。
- 発症原因
  - 急性区画症候群：骨折，打撲，ギプスなどによる圧迫，重量物などに挟まれて持続的に圧迫された場合など
  - 慢性区画症候群：過労による筋の腫脹など
- 症状
  - 四肢阻血症状（5P's）：①疼痛，②蒼白，③感覚異常，④運動麻痺，⑤動脈拍動の消失または減弱
  - 他動的伸展時の疼痛（この症状をあわせて6P'sとよばれることがある）
  - 末梢部の動脈の拍動は減弱あるいは消失せず，正常に触れることもある。
  - 慢性型では運動を開始すると症状が徐々に出現し，中止すると消退する。
  - 前脛骨筋症候群では，前脛骨筋および長母趾伸筋の機能障害，母趾と第2趾の背側の趾間（深腓骨神経の感覚領域）の感覚異常を認める。
- 除圧のための筋膜切開を要する。

アキレス腱周囲炎

- overuseによる。
- パラテノン（腱傍組織）の炎症
- アキレス腱付着部より2〜6cm近位部に発症。腫瘤を形成するものもある。
- 圧痛と腫脹，足関節運動時の違和感や轢音
- 歩行時痛や運動時痛
- 女性に多く，両側性に発生しやすい。
- 安静，抗炎症療法，装具療法（ヒールカップなど）

先天性内反足

- 罹患は1,000人に1人，男女比2：1
- 両側性が多い。
- 後足部内反，前足部内転，凹足
- 尖足は強固で必発である。
- 他動的に背屈できれば先天性内転足を疑う。
- 三角靱帯，底側距舟靱帯（ばね靱帯）の拘縮
- アキレス腱や後脛骨筋腱の拘縮
- 保存療法ではギプスによる矯正，その後Denis Browne（デニス ブラウン）副子装着

図19 デニスブラウン副子

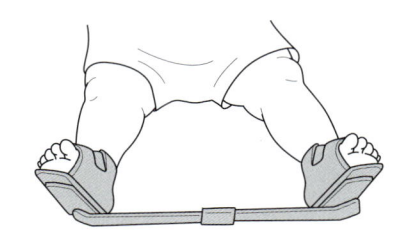

足根管症候群

- 下腿骨内下方により距骨に付着する屈筋支帯と踵骨凹面が作るトンネルを足根管という。
- 脛骨神経，後脛骨筋腱，趾屈筋腱，後脛骨動脈が通る。
- 足根管部での圧迫で生じる神経炎。同部にTinel様徴候(チネル)を認める。
- ガングリオンによる圧迫が多い。
- 足底前半分のしびれ，感覚障害，趾屈曲力の低下

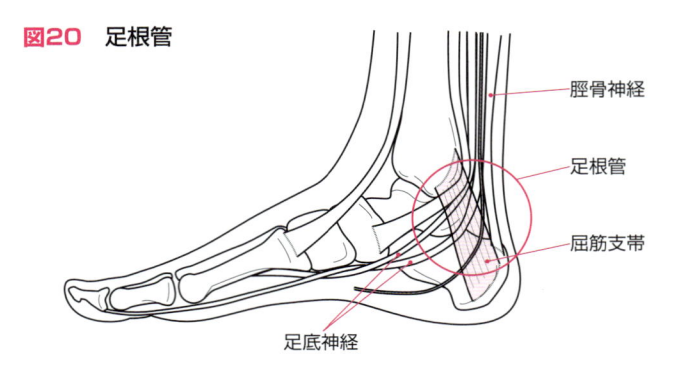

図20　足根管

補足

足の形
- **エジプト型**
  母趾が第2趾より長い
- **ギリシア型**
  第2趾が母趾より長い
  第2趾が槌指になりやすい
- **スクエア型**
  母趾と第2趾がほぼ同じ長さ

モートン病

- 底側趾神経（中足骨頭と深横中足靱帯の間を通る）が深横中足靱帯に繰り返しすられて生じる摩擦性神経炎である。
- 神経の変性肥厚により偽性神経腫が生じる。
- 好発部位：第3～4中足骨頭間が最も多く，次いで第2～3中足骨頭間
- 20～50歳代の女性に多い。ハイヒールが原因の1つである。
- 荷重で罹患部の疼痛と趾への放散痛（鋭い痛み）が生じる。
- 前足部（中足骨頭部）を把握して足の両側から圧迫すると症状（疼痛や放散痛）が誘発される。

外反母趾

- 母趾が外反・回内したもの。
- 女性に多い。
- エジプト型の足（母趾が第2趾より長い）や扁平足に生じやすい。
- 症状
  - 母趾中足趾節（MTP）関節の疼痛。
  - 中足骨頭内側にバニオン（有痛性腱膜瘤）が生じる。
  - 足底の第2～3中足骨頭部に有痛性胼胝（たこ）が生じる。
  - 母趾以外では槌指変形や内反小趾がみられることがある。
- 保存療法では，靴の指導が重要で先端が広い靴の使用，母趾内転筋のストレッチング，足趾の運動（足趾じゃんけんやタオルギャザー運動）などを指導する。
- 装具は疼痛軽減に有効であるが変形強制はほとんど期待できない。

※反対に第5趾が内反したものを内反小趾といい，外側の腱膜瘤はバニオネットとよばれる。

【整形外科学（各論）・文献】
- 平澤泰介 編：整形外科学Update 運動器の疾患と外傷，金芳堂，2010.
- 石井清一，平澤泰介 監：標準整形外科学 第8版，医学書院，2002.
- 内田淳正 監：標準整形外科学 第11版，医学書院，2011.
- 明治東洋医学院編集：国家試験過去問題集2013，医道の日本社，2013.
- 国分正一 ほか編：今日の整形外科治療指針 第6版，医学書院，2010.
- 日本小児整形外科学会教育研修委員会 編：小児整形外科テキスト，メジカルビュー社，2004.
- 勝見泰和 監：臨床実地問題から学ぶ柔道整復理論，医道の日本社，2005.

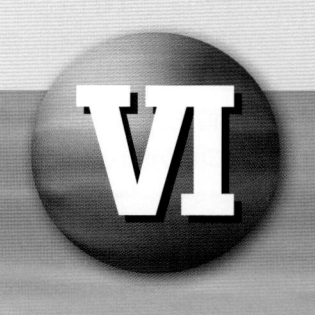

VI リハビリテーション医学

1 リハビリテーション概論

POINT

- リハビリテーションとは ⇒ 名誉回復，復権，復職，社会復帰などの意味をもつ
- 目的 ⇒ 障害者の自立生活，社会への参加。身体的能力回復だけではではない
- 自立生活 ⇒ 援助・介助を受けつつも，主体性をもって生活すること
- 分類 ⇒ 医学的，教育的，職業的，社会的リハビリテーションの4つに分類される

リハビリテーションの語源

- rehabilitationとはre-（再び），-habilis（適した），-ation（すること）という3つのラテン語からなる。
- **名誉回復，復権，復職，社会復帰**などの意味をもつ言葉である。

リハビリテーションの定義

- 「リハビリテーションとは，障害を受けた者を彼のなし得る最大の身体的，精神的，社会的，職業的，経済的な能力を得るまでに回復させる事である」（全米リハビリテーション評議会, 1942）
- 「リハビリテーションとは障害者が一人の人間として，その障害にもかかわらず人間らしく生きることができるようにするための技術及び社会的，政策的対応の総合的体系であり，単に運動障害の機能回復訓練の部分だけをいうのではない」（厚生白書, 1981）

リハビリテーションの目的

- 障害を受けた人が**自立生活**，**社会への参加**などができるようにすること。
- 身体的能力の回復だけが目的ではない。

自立生活（independent living：IL）

- 他者へ依存するのではなく，他者から**援助・介助を受けながら，主体性をもって生活**すること（自立とは援助・介助を受けないことを指すものではない）。
  - ・自らの生活をコントロールする
  - ・自己の仕事をやりとげる
  - ・地域社会生活への参加
  - ・一定範囲の社会的役割を果たす
  - ・自己選択・自己決定をする　　など

リハビリテーションの分類

①**医学的リハビリテーション**
- 障害の原疾患の改善とそれによる障害の回復を目的とする。
- **予防的**リハビリテーション，**機能回復的**リハビリテーション，**維持的**リハビリテーションなどが含まれる。
- 時期に応じて**急性期**，**回復期**，**維持期**に分類されることもある。

②**教育的リハビリテーション**
- 障害児に対する教育などに関するリハビリテーション
- 養護教育，障害児教育など

③**職業的リハビリテーション**
- 障害者の復職，就職に関するリハビリテーション
- 職業訓練，職業指導，適職の開拓など

④**社会的リハビリテーション**
- 障害者が家庭，地域社会，職場などへの社会参加に関するリハビリテーション
- 法整備，環境整備，介護サービスなど

- リハビリテーションには**身体的**，**精神的能力**だけでなく，**社会的**，**職業的**，**経済的な能力**の回復も含まれる。
- 医療だけでなく，社会福祉，保健，教育など多くの分野からの介入を要する。

One point Advice
- 身体機能の回復だけではなく，社会へ復帰・参加ができるまでがリハビリテーションの対象となる。
- 障害をもつ者の意思を尊重することが大切。
- ①医学的，②教育的，③職業的，④社会的リハビリテーションの4つの分類についてもしっかり覚えよう。

2 障害

> **POINT**
> - 身体の障害の種類を明確にし，内部障害に該当するものを把握する
> - 「機能障害(impairment)」，「能力低下(disability)」，「社会的不利(handicap)」の3つの障害のレベルを明確にすること

障害の種類

- 身体の障害は図1の通りに分類される。
- **肢体不自由**が最も多い。

図1　身体障害の種類

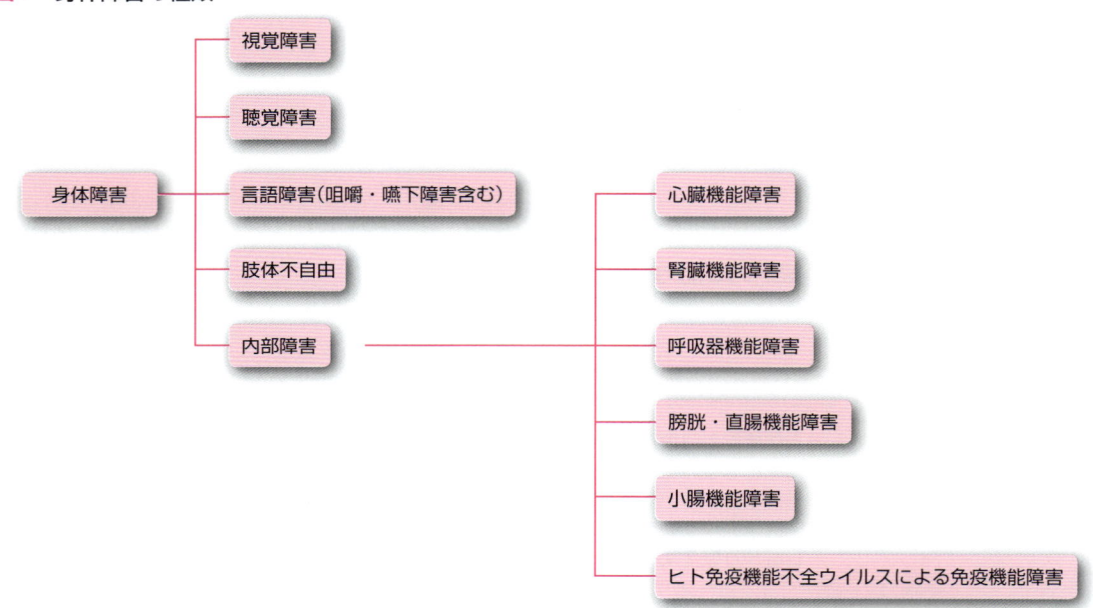

```
身体障害 ─┬─ 視覚障害
         ├─ 聴覚障害
         ├─ 言語障害（咀嚼・嚥下障害含む）
         ├─ 肢体不自由
         └─ 内部障害 ─┬─ 心臓機能障害
                     ├─ 腎臓機能障害
                     ├─ 呼吸器機能障害
                     ├─ 膀胱・直腸機能障害
                     ├─ 小腸機能障害
                     └─ ヒト免疫機能不全ウイルスによる免疫機能障害
```

One point Advice
- 近年，身体障害者の数が増加傾向にあり，特に内部障害者および重複障害が増加している。一方で障害児の数は減少している。

障害レベル

- 障害は世界保健機構(WHO)が発表した**国際障害分類(ICIDH)**を基に「**機能障害(impairment)**」,「**能力低下(disability)**」,「**社会的不利(handicap)**」の3つのレベルに大別される。

■機能障害(impairment)(障害の1次レベル)
- 身体の構造(生理学的・解剖学的)の機能の喪失を指す。
- 精神機能の障害も含まれる。
- 能力低下(disability), 社会的不利(handicap)の原因となりやすい。
- 例:麻痺, 筋力低下, 肺切除, 精神遅滞など。

■能力低下(disability)(障害の2次レベル)
- 機能障害(impairment)の結果, 個体としての活動・動作が制限または欠如された状態を指す。
- 社会的不利(handicap)の原因となることがある。
- 例:歩行, 食事, 排泄, 会話の困難など。

■社会的不利(handicap)(障害の3次レベル)
- 機能障害(impairment)または能力低下(disability)の結果によって生じる個人の社会活動レベルによる障害を指す。
- 例:買い物に行けない, 仕事ができないなど。

表1 障害レベルに対するリハビリテーション医学の対応

分類	レベル	例	リハビリテーション医学の対応
機能障害(impairment)	臓器	疾病により下肢が麻痺	治療的アプローチ	運動機能の改善(麻痺の回復), 合併症の予防および治療
能力低下(disability)	個人	麻痺のため, 歩行困難	代償的・適応的アプローチ	身体の残存機能を最大限に高め, 日常生活活動の向上を図る(義肢・装具・杖・車いす・自助具などの活用, 利き手交換術など)
社会的不利(handicap)	社会	歩行困難のため, 就職できない	改革的アプローチ	家屋や職場などの環境整備を図る(手すりの設置, 段差の除去など)

リハビリテーション医学

図2 ICIDHとICF

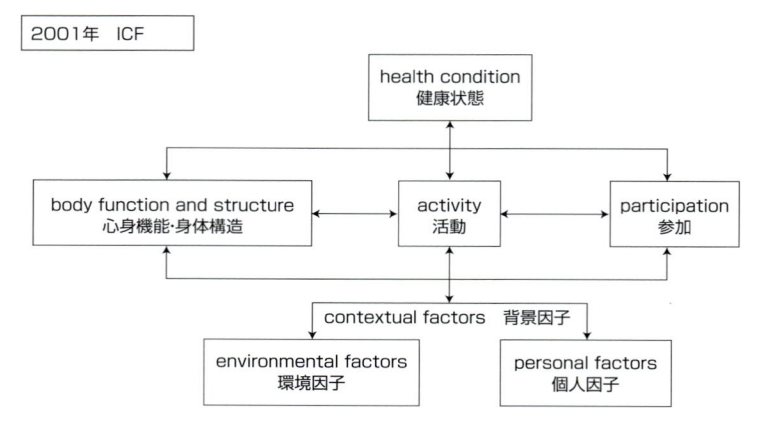

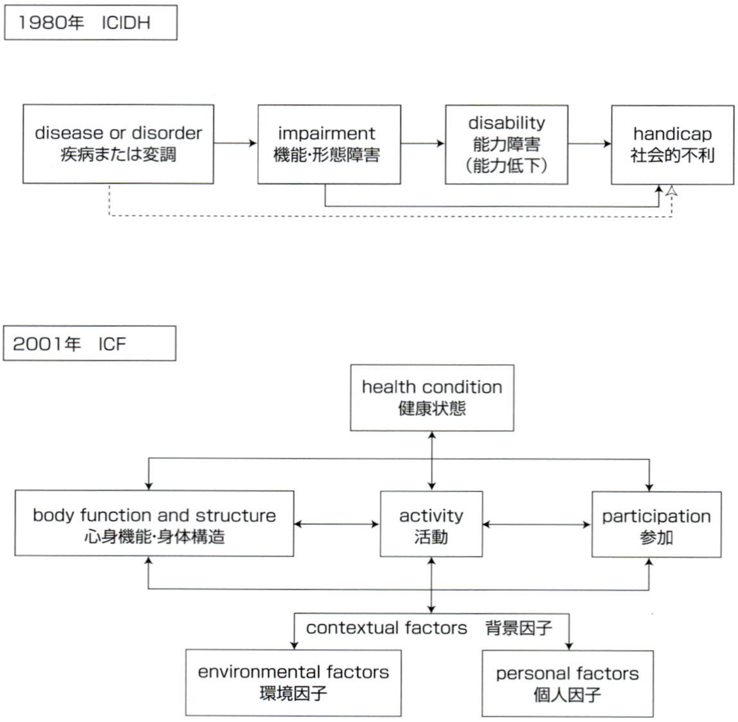

```
1980年 ICIDH
```

disease or disorder 疾病または変調 → impairment 機能・形態障害 → disability 能力障害（能力低下） → handicap 社会的不利

```
2001年 ICF
```

health condition 健康状態

body function and structure 心身機能・身体構造 ↔ activity 活動 ↔ participation 参加

contextual factors 背景因子
- environmental factors 環境因子
- personal factors 個人因子

（柳澤　健　編：理学療法学 イエロー・ノート 専門編 2nd edition, p.24, メジカルビュー社, 2012. より引用）

> **補足**
>
> **「国際障害分類（ICIDH）」と「国際生活機能分類（ICF）」**
>
> ● 2001年にICIDHの改訂版としてICFが発表された。
> ICFは
> ・「機能障害」→「心身機能・構造」
> ・「能力低下」→「活動」
> ・「社会的不利」→「参加」
> と表現し，障害というマイナス面の分類から生活機能というプラス面からみるように観点を転換した分類である。

3 評価

> **POINT**
> - 関節可動域 ⇒ 他動運動・5°単位で測定
> - MMT ⇒ 0(0)〜5(N)の6段階評価
> - 日常生活動作 ⇒ 「できる」バーセル指数，「している」FIM
> - 小児運動発達の評価 ⇒ 運動発達・原始反射・姿勢反射の消失・出現時期の確認
> - 中枢性運動麻痺評価 ⇒ Burunnstrom Stage（ブルンストローム）
> - 協調性テスト ⇒ 閉眼時のふらつきの増悪の有無の確認

関節可動域(ROM：range of motion)評価[*1, 2]（表1）

- 原則，**他動運動**により測定する。
- **基本肢位を0°**として計測する。
- 通常，**5°単位**で測定・記録する。
- 関節可動域（ROM）は障害の程度や治療・施術・訓練効果の評価に用いられる。
- 運動制限の因子を検出するために用いられることもある。

One point Advice
- 移動軸・基本軸・測定肢位をしっかり覚えよう。
- 基本軸・移動軸は，運動学上のものと必ず一致するとは限らないので注意が必要。
- 測定肢位は多関節筋の影響を除いた肢位となることが多く，出題頻度も高いので必ず覚えよう。

用語アラカルト

＊1　関節運動の決定因子
関節運動・可動域には以下の3つの因子が関与する。
①関節の構築学的因子
②作動筋の収縮力
③拮抗筋の伸展性

＊2　参考可動域角度
参考値である。この値とならない場合でも必ずしも異常と判断することはできない。1995年の改訂前は正常可動域角度として表記されていた。

リハビリテーション医学

表1　関節可動域表示ならびに測定法

【上肢測定】

（日本整形外科学会・日本リハビリテーション医学会作成）

部位名	運動方向	参考可動域角度	基本軸	移動軸	測定肢位および注意点	参考図
肩甲帯 shoulder girdle	屈曲 flexion	20	両側の肩峰を結ぶ線	頭頂と肩峰を結ぶ線		
	伸展 extension	20				
	挙上 elevation	20	両側の肩峰を結ぶ線	肩峰と胸骨上縁を結ぶ線	・背面から測定する。	
	引き下げ（下制）depression	10				
肩 shoulder（肩甲帯の動きを含む）	屈曲（前方挙上）forward flexion	180	肩峰を通る床への垂直線（立位または座位）	上腕骨	・前腕は中間位とする。・体幹が動かないように固定する。・脊柱が前後屈しないように注意する。	
	伸展（後方挙上）backward extension	50				
	外転（側方挙上）abduction	180	肩峰を通る床への垂直線（立位または座位）	上腕骨	・体幹の側屈が起こらないように90°以上になったら前腕を回外することを原則とする。→「その他の検査法」（p.274）参照。	
	内転 adduction	0				
肩 shoulder（肩甲帯の動きを含む）	外旋 external rotation	60	肘を通る前額面への垂直線	尺骨	・上腕を体幹に接して，肘関節を前方90°に屈曲した肢位で行う。・前腕は中間位とする。→「その他の検査法」（p.274）参照。	
	内旋 internal rotation	80				
	水平屈曲 horizontal flexion（horizontal adduction）	135	肩峰を通る矢状面への垂直線	上腕骨	・肩関節を90°外転位とする。	
	水平伸展 horizontal extension（horizontal abduction）	30				
肘 elbow	屈曲 flexion	145	上腕骨	橈骨	・前腕は回外位とする。	
	伸展 extension	5				
前腕 forearm	回内 pronation	90	上腕骨	手指を伸展した手掌面	・肩の回旋が入らないように肘を90°に屈曲する。	
	回外 supination	90				

（次頁へ続く）

部位名	運動方向	参考可動域角度	基本軸	移動軸	測定肢位および注意点	参考図
手 wrist	屈曲（掌屈） flexion（palmarflexion）	90	橈骨	第2中手骨	・前腕は中間位とする。	
	伸展（背屈） extension（dorsiflexion）	70				
	橈屈 radial deviation	25	前腕の中央線	第3中手骨	・前腕を回内位で行う。	
	尺屈 ulnar deviation	55				

【手指測定】

部位名	運動方向	参考可動域角度	基本軸	移動軸	測定肢位および注意点	参考図
母指 thumb	橈側外転 radial abduction	60	示指（橈骨の延長上）	母指	・以下の手指の運動は，原則として手指の背側に角度計をあてる。・運動は手掌面とする。	
	尺側内転 ulnar adduction	0				
	掌側外転 palmar abduction	90			・運動は手掌面に直角な面とする。	
	掌側内転 palmar adduction	0				
	屈曲（MCP） flexion	60	第1中手骨	第1基節骨		
	伸展（MCP） extension	10				
	屈曲（IP） flexion	80	第1基節骨	第1末節骨		
	伸展（IP） extension	10				
指 fingers	屈曲（MCP） flexion	90	第2〜5中手骨	第2〜5基節骨		
	伸展（MCP） extension	45			→「その他の検査法」（p.274）参照。	
	屈曲（PIP） flexion	100	第2〜5基節骨	第2〜5中節骨		
	伸展（PIP） extension	0				
	屈曲（DIP） flexion	80	第2〜5中節骨	第2〜5末節骨	・DIPは10°の過伸展をとりうる。	
	伸展（DIP） extension	0				
	外転 abduction		第3中手骨延長線	第2, 4, 5指軸	・中指の運動は橈側外転，尺側外転とする。 →「その他の検査法」（p.274）参照。	
	内転 adduction					

リハビリテーション医学

【下肢測定】

部位名	運動方向	参考可動域角度	基本軸	移動軸	測定肢位および注意点	参考図
股 hip	屈曲 flexion	125	体幹と平行な線	大腿骨（大転子と大腿骨外顆の中心を結ぶ線）	・骨盤と脊柱を十分に固定する。 ・屈曲は背臥位，膝屈曲位で行う。 ・伸展は腹臥位，膝伸展位で行う。	
	伸展 extension	15				
	外転 abduction	45	両側の上前腸骨棘を結ぶ線への垂直線	大腿中央線（上前腸骨棘より膝蓋骨中心を結ぶ線）	・背臥位で骨盤を固定する。 ・下肢は外旋しないようにする。 ・内転の場合は，反対側の下肢を屈曲挙上してその下を通して内転させる。	
	内転 adduction	20				
	外旋 external rotation	45	膝蓋骨より下ろした垂直線	下腿中央線（膝蓋骨中心より足関節内外果中央を結ぶ線）	・背臥位で，股関節と膝関節を90°屈曲位にして行う。 ・骨盤の代償を少なくする。	
	内旋 internal rotation	45				
膝 knee	屈曲 flexion	130	大腿骨	腓骨（腓骨頭と外果を結ぶ線）	・屈曲は股関節を屈曲位で行う。	
	伸展 extension	0				
足 ankle	屈曲（底屈）flexion（plantar flexion）	45	腓骨への垂直線	第5中足骨	・膝関節を屈曲位で行う。	
	伸展（背屈）extension（dorsiflexion）	20				
足部 foot	外がえし eversion	20	下腿軸への垂直線	足底面	・膝関節を屈曲位で行う。	
	内がえし inversion	30				
	外転 abduction	10	第1，第2中足骨の間の中央線	同左	・足底で足の外縁または内縁で行うこともある。	
	内転 adduction	20				
母指（趾）great toe	屈曲（MTP）flexion	35	第1中足骨	第1基節骨		
	伸展（MTP）extension	60				
	屈曲（IP）flexion	60	第1基節骨	第1末節骨		
	伸展（IP）extension	0				

（次頁へ続く）

部位名	運動方向	参考可動域角度	基本軸	移動軸	測定肢位および注意点	参考図
足趾 toes	屈曲(MTP) flexion	35	第2～5中足骨	第2～5基節骨		
	伸展(MTP) extension	40				
	屈曲(PIP) flexion	35	第2～5基節骨	第2～5中節骨		
	伸展(PIP) extension	0				
	屈曲(DIP) flexion	50	第2～5中節骨	第2～5末節骨		
	伸展(DIP) extension	0				

【体幹測定】

部位名	運動方向		参考可動域角度	基本軸	移動軸	測定肢位および注意点	参考図
頚部 cervical spines	屈曲(前屈) flexion		60	肩峰を通る床への垂直線	外耳孔と頭頂を結ぶ線	・頭部体幹の側面で行う。 ・原則として腰掛け座位とする。	
	伸展(後屈) extension		50				
	回旋 rotation	左回旋	60	両側の肩峰を結ぶ線への垂直線	鼻梁と後頭結節を結ぶ線	・腰掛け座位で行う。	
		右回旋	60				
	側屈 lateral bending	左側屈	50	第7頚椎棘突起と第1仙椎の棘突起を結ぶ線	頭頂と第7頚椎棘突起を結ぶ線	・体幹の背面で行う。 ・腰掛け座位とする。	
		右側屈	50				
胸腰部 thoracic and lumbar spines	屈曲(前屈) flexion		45	仙骨後面	第1胸椎棘突起と第5腰椎棘突起を結ぶ線	・体幹側面より行う。 ・立位,腰掛け座位または側臥位で行う。 ・股関節の運動が入らないように行う。 →「その他の検査法」(p.274)参照。	
	伸展(後屈) extension		30				
	回旋 rotation	左回旋	40	両側の後上腸骨棘を結ぶ線	両側の肩峰を結ぶ線	・座位で骨盤を固定して行う。	
		右回旋	40				
	側屈 lateral bending	左側屈	50	Jacoby線の中点に立てた垂直線	第1胸椎棘突起と第5腰椎棘突起を結ぶ線	・体幹の背面で行う。 ・腰掛け座位または立位で行う。	
		右側屈	50				

リハビリテーション医学

【その他の検査法】

部位名	運動方向	参考可動域角度	基本軸	移動軸	測定肢位および注意点	参考図
肩 shoulder（肩甲骨の動きを含む）	外旋 external rotation	90	肘を通る前額面への垂直線	尺骨	・前腕は中間位とする。 ・肩関節は90°外転し、かつ肘関節は90°屈曲した肢位で行う。	
	内旋 internal rotation	70				
	内転 adduction	75	肩峰を通る床への垂直線	上腕骨	・20°または45°肩関節屈曲位で行う。 ・立位で行う。	
母指 thumb	対立 opposition				・母指先端と小指基部（または先端）との距離（cm）で表示する。	
指 fingers	外転 abduction		第3中手骨延長線	第2・4・5指軸	・中指先端と第2・4・5指先端との距離（cm）で表示する。	
	内転 adduction					
	屈曲 flexion				・指尖と近位手掌皮線（proximal palmar crease）または遠位手掌皮線（distal palmar crease）との距離（cm）で表示する。	
胸腰部 thoracic and lumbar spines	屈曲 flexion				・最大屈曲は、指先と床との間の距離（cm）で表示する。	

【顎関節計測】

顎関節 temporomandibular joint	・開口位で上顎の正中線で上歯と下歯の先端との間の距離（cm）で表示する。 ・左右偏位（lateral deviation）は上顎の正中線を軸として下歯列の動きの距離を左右とも cm で表示する。 ・参考値は上下第1切歯列対向縁線間の距離5.0cm、左右偏位は1.0cmである。

用語アラカルト

*3 MMT
Manual Mascle Testの略。徒手筋力検査ともいう。

筋力評価（MMT*3）

- MMTは臨床的に広く用いられる。
- 器具を必要としないため、簡便である。
- 検者の主観によるため、**絶対値評価ができない**（他検者との比較が難しい）。
- 0（O）〜5（N）の6段階で評価する。

表2 徒手筋力検査の判断基準

筋力の段階				判定内容
5	normal	N	正常	最大の徒手抵抗を加えても，対象者はそれに抗して最終運動域を保ち続け得る場合
4	good	G	優	最大の徒手抵抗に対して対象者は最終運動域をわずかながら保持しきれない場合
3	fair	F	良	重力の抵抗だけに抗して運動可動範囲を完全に最終域まで動かせる場合
2	poor	P	可	重力の影響を最小限にした肢位でなら，運動可動範囲を完全に最終域まで動かせる場合
1	trace	T	不可	関節運動は伴わないが，運動に関与する筋または筋群に収縮を認める場合
0	zero	Z	ゼロ	筋収縮をまったく認めない場合

(柳澤 健 編：理学療法学 ゴールド・マスター・テキスト1 p.78, メジカルビュー社, 2010. より引用)

四肢計測（長さ・周径）（図1）

- 上肢長の計測
  - **上肢長**：肩峰(a)外側端（または第7頸椎棘突起）→橈骨茎状突起(c)〔または中指(e)先端〕
  - **上腕長**：肩峰(a)外側端→上腕骨外側上顆(b)
  - **前腕長**：上腕骨外側上顆(b)→橈骨茎状突起(c)
  - **手長**：橈骨・尺骨茎状突起を結ぶ線の中点(d)→中指先端(e)
- 下肢長の計測
  - **棘果長（SMD）**：上前腸骨棘(a)→内果(f)（脛骨）
  - **転子果長（TMD）**：大転子(b)→外果(e)（腓骨）
  - **大腿長**：大転子(b)→外側膝関節裂隙(d)
  - **下腿長**：外側膝関節裂隙(d)→外果(e)（腓骨）
  - **足長**：踵後端(g)→足（母趾または第2趾）先端(h)

図1 上肢長と下肢長の種類と計測点

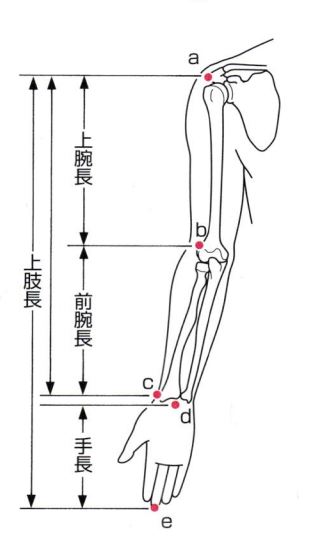

(和才嘉昭ほか：測定と評価 第2版, 医歯薬出版, 1987.より改変引用)

One point Advice
- SMDの内果とTMDの外果は間違えやすいので，注意しよう。

a：肩峰
b：上腕骨外側上顆
c：橈骨茎状突起
d：cと尺骨茎状突起を結ぶ線の中点
e：第3指尖端

① 上肢長の計測

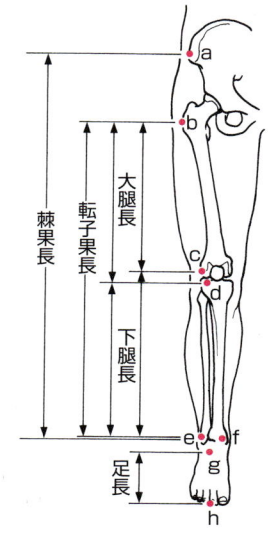

a：上前腸骨棘　　e：外果
b：大転子　　　　f：内果
c：大腿骨外側上顆　g：踵後端
d：膝裂隙　　　　h：第2趾

② 下肢長の計測

- 上肢周径の計測
  - **上腕周径**：上腕二頭筋最大隆起部
  - **前腕最大周径**：前腕最大隆起部
  - **前腕最小周径**：前腕最小部（橈・尺骨の茎状突起の近位）
- 下肢周径の計測
  - **大腿周径**：膝蓋骨上縁より10cm近位部。小児では5cm近位部
  - **下腿最大周径**：下腿最大隆起部
  - **下腿最小周径**：下腿最小部（内果，外果の直上）

日常生活動作（ADL*4）と日常関連動作（APDL*5）

- 日常生活動作（ADL）項目
  - 食事，排泄，更衣，整容，入浴，移乗，移動，起居など
- 日常関連動作（APDL）項目
  - 炊事，洗濯，掃除，電話，服薬，買い物，金銭管理，交通機関の利用など

日常生活動作（ADL）の評価法

- バーセル指数（Barthel Index：BI）
  - 「できる」ADL評価
  - バーセル指数（BI）の評価項目（**10項目**）
    ①食事，②入浴，③トイレ動作，④排便自制，⑤排尿自制，⑥更衣，⑦整容，⑧移乗，⑨移動，⑩階段昇降
- 機能的自立度評価法（Functional Independence Measure：**FIM**）（表3）
  - 「している」ADL評価
  - BI ＋ コミュニケーション・社会的認知

用語アラカルト

*4 日常生活動作（Activities of daily living：ADL）
個人が生活を送るために必要と考えられる最低限の基本的かつ具体的な動作のこと。

*5 日常関連動作（activities parallel to daily living：APDL）
ADL以外の1人で生活していくための応用動作のこと。

One point Advice
- まずバーセル指数の10項目を覚えよう。
- FIMはバーセル指数の10項目をより細分化し，さらにコミュニケーション・社会的認知を追加したもの。

表3　機能的自立度評価法（FIM）の評価項目（6領域18項目）

A. セルフケア	①食事，②整容，③入浴・清拭，④上半身更衣，⑤下半身更衣，⑥トイレ動作
B. 排泄コントロール	⑦排尿，⑧排便
C. 移乗	⑨ベッド・いす・車いす間，⑩トイレ，⑪浴槽・シャワー
D. 移動	⑫歩行・車いす，⑬階段
E. コミュニケーション	⑭理解，⑮表出
F. 社会的認知	⑯社会的交流，⑰問題解決，⑱記憶

小児運動発達の評価（表4, 5）

- 原始反射・姿勢反射の消失・出現時期の確認（⇒『柔道整復師 ブルー・ノート 基礎編』p.368参照）
- 粗大・微細運動の獲得時期の確認

表4 粗大運動の発達

3～4カ月	首がすわる
7カ月	支えなしで坐位維持
9～10カ月	つかまり立ち
11カ月	支えありで歩行
13カ月	支えなしで立位保持
14～15カ月	歩行（数m）
18カ月～3歳	階段昇降，段差乗り越え
3～4歳	片脚立位（数秒間）
4歳	片足跳び

表5 微細運動の発達

3カ月	手掌に棒を入れると握る
5カ月	物をつかむ
6カ月	手を伸ばし，物をつかむ
7～8カ月	持ちかえる（左右）
13カ月	なぐり書き
14カ月	コップを使い飲む
16カ月	積木積み（2個）
20カ月	スプーンを使い食べる
3歳	積木積み（3個）
3歳半	ボタンを留める
4歳	○の模写
5～6歳	□の模写

One point Advice
- 運動学の発育発達・原始反射・姿勢反射と併せて確認しよう。
- 実際には，発育発達には個人差があるので注意。

中枢性運動麻痺の評価

- 脳卒中片麻痺の回復機序：**Burunnstrom Stage**（ブルンストローム）

■概念
- stage 1：**弛緩性**麻痺。随意運動なし
- stage 2：**連合運動**。軽度な痙性。筋収縮の出現
- stage 3：**共同運動**の出現。著明な痙性がみられる
- stage 4：共同運動から逸脱。**分離運動**の出現。痙性の軽減が始まる
- stage 5：分離運動の進展。ある程度複雑な分離運動が可能となる
- stage 6：分離運動が自由に速く行うことができ，正常に近づく。

■上肢
- stageⅠ：弛緩性で随意運動がまったくみられない状態
- stageⅡ：多少の痙性と共同運動パターンがあるいはその一部がわずかにみられるようになった状態
- stageⅢ：共同運動パターンが随意的に可能となった状態である
- stageⅣ：共同運動パターンから分離しはじめた状態
  ①腕の前方挙上が可能（ただし，肘伸展位）
  ②肘を体側につけたまま90°屈曲し回内・外
  ③腕を後ろに回して手を腰に当てる
- stageⅤ：より分離動作ができるようになった状態
  ①180°肩関節の屈曲が可能
  ②肘伸展位のまま90°外転が可能
  ③肘伸展位のまま前腕の回内・外が可能
- stageⅥ：分離した関節の運動は自由にできるようになり，ほぼ正常な上肢動作ができる状態

（柳澤 健 編：理学療法士 イエロー・ノート 専門編 2nd edition, p.259, メジカルビュー社, 2012.より引用）

■手指
- stageⅠ：弛緩状態で,手指がまったく動かない状態である
- stageⅡ：自動的に手指の屈曲がわずかに可能か，全然できないかである

リハビリテーション医学

- stageⅢ：**全指同時握り**，鉤形握りで握ることができるが，離すことができない
  随意的手指伸展不能，反射による伸展は可能
- stageⅣ：**横つまみ**と母指を動かして離すことが可能
  随意的な指の伸展は少範囲で可能である
- stageⅤ：**対向つまみ**，筒握り，球握りがだいたいできる。動きは不器用で，機能的な使用は制限されている
  随意的手指伸展は可能だがその範囲は一定しない
- stageⅥ：すべての種類の握りが可能になり，巧緻性も改善し，全可動域の手指の伸展が可能となる
  個別の手指の運動は，健側に比べて正確さは劣るが可能である

（柳澤 健 編：理学療法士 イエロー・ノート 専門編 2nd edition, p.259, メジカルビュー社, 2012.より引用）

■体幹と下肢

- stageⅠ：弛緩性麻痺
- stageⅡ：下肢のわずかな随意運動
- stageⅢ：坐位，立位での股，膝，足関節の屈曲
- stageⅣ：①坐位で，膝関節を90°以上屈曲して床の上の後方に滑らす
  ②坐位で踵を床から離さずに随意的に足関節の背屈が可能
- stageⅤ：①立位で，股関節伸展位，またはそれにほとんど近い状態で膝屈曲を分離運動として可能
  ②立位で，股伸展位で足を少し前方に踏み出して，足背屈が分離運動として可能
- stageⅥ：①立位で股関節外転運動が骨盤の挙上範囲を超えて可能
  ②椅坐位で内側および外側ハムストリングスの交互運動による下腿の内・外旋が，足の内反と外反を伴って可能

（柳澤 健 編：理学療法士 イエロー・ノート 専門編 2nd edition, p.259, メジカルビュー社, 2012.より引用）

協調性テスト（表6）

表6 協調性テスト

	Romberg徴候*6	開眼時のふらつき	閉眼時のふらつき	特徴・症状
正常	－			
小脳性運動失調	－	＋	＋	・体幹失調 ・筋トーヌス低下 ・測定過大・測定過少 ・反復拮抗運動障害 ・断綴性言語ときに爆発性言語 ・酩酊歩行
深部感覚性運動失調	＋	－	＋	・失調歩行
迷路性（前庭性）運動失調	＋	＋	＋＋	・千鳥足歩行 ・眼振 ・四肢随意運動障害（－） ・深部感覚異常（－）

One point Advice

- Burunnstrom stageはstage 1～6の6段階に分類される。
- まず概念をしっかり覚えよう。
- 上肢，手指も国家試験に出題されているので，確認が必要。

用語アラカルト

*6 ロンベルグ徴候
両足を揃えた直立位にて，開眼時・閉眼時での身体動揺の変化を確認する。閉眼時に動揺が増悪・転倒した場合を陽性とする。

One point Advice

- 開眼・閉眼することにより，視覚からのフィードバックが関与しているかどうかを確認することができる。
- 歩行異常もみられるので，併せて覚えよう。

4 治療

> **POINT**
> - ●理学療法 ⇒ 運動療法, 物理療法, 手技療法, 温熱療法, 寒冷療法などがある
> - ●作業療法 ⇒ ADL訓練, その他の作業療法
> - ●義肢・装具 ⇒ 装具, 義肢, 杖と松葉杖, 自助具
> - ●言語療法 ⇒ 構音障害, 失語症

- 運動療法とは：身体がけがや疾患などで低下した動作能力の改善を図り, 良好な身体活動を維持するために, 身体の運動・動作を科学的に利用して行う治療手段の1つである。

運動療法1：関節可動域訓練（range of motion exercise）

- セラピストによる徒手矯正　→**ストレッチング**（伸張法）
  　　　　　　　　　　　　　→**PNF**（Proprioceptive Neuromuscular Facilitation：固有受容性神経筋促通法）
- 器械や重錘を用いた矯正　→**CPM**（continuous passive motion：持続的他動運動装置）
  　　　　　　　　　　　　膝関節手術後の早期に可動域訓練として用いられる
  　　　　　　　　　　　→**Codman体操**（コッドマン）：重錘を用いた五十肩の関節可動域訓練
- 患者自身による矯正　→**自動伸長法**：患者自身の筋力や体重, 姿勢を利用した関節可動域訓練

運動療法2：筋力増強訓練（strength training）

- 筋力増強訓練
  - **筋収縮力**（force）：高強度・低頻度の運動負荷
  - **筋持久力**（endurance）：低強度・高頻度の運動負荷
  - **筋パワー**（power）：高強度・低頻度or低強度・高頻度の運動負荷（筋疲労するまで素早く繰り返す）

  が増強される

- 筋収縮様式の違いによる訓練方法
  - ①**等張性筋力増強訓練**：DeLorme法（デローム）*1（漸増抵抗運動）, オックスフォード法（漸減抵抗運動）
  - ②**等尺性筋力増強運動**：ヘッチンガーとミュラー法（関節運動を伴わない筋力増強訓練）
  - ③**等運動性筋力増強運動**：等運動性運動機器を用い, あらかじめ定められた収縮速度で行う筋力増強訓練

用語アラカルト

＊1 デューロム法
全可動域を10回反復できる最大の抵抗。10RM（10repetition maximum）を基準として, 10RMの1/2抵抗で10回, 3/4の抵抗で10回, 10RMの抵抗で10回と抵抗を漸増していく。Oxford法は逆に抵抗を漸減していく方法。

- 筋力の強さと訓練方法
  - ①**他動運動**　　：MMT　0(Zero)
  - ②**自動介助運動**：MMT　1〜2(Trace〜Poor)
  - ③**自動運動**　　：MMT　3(Fair)
  - ④**抵抗運動**　　：MMT　4〜5(Good〜Normal)

運動療法3：その他の運動療法

- 中枢神経性疾患に対する各種運動療法
  - ①**Brunnstrom法**（ブルンストローム）：成人の片麻痺患者
  - ②**Bobath法**（ボバース）：成人片麻痺，脳性麻痺
  - ③**Vojita法**（ボイタ）：脳性麻痺
  - ④**Frenkel体操**（フレンケル）：深部知覚障害による失調（協調動作障害），脊髄癆の運動療法
  - ⑤**Kabat&Knott方法**（カバット＆ノット）：PNF（固有受容性神経筋促通法）
- 整形外科疾患の運動療法
  - ①**Williams体操**（ウィリアムズ）：腰痛体操
  - ②**Codman体操**（コッドマン）：五十肩

物理療法

- 物理的刺激を与えることで起こる生体反応によって症状の改善を図る治療法である。
- 利用する物理刺激によって特徴的な効果が期待される。
- 一般的な目的：疼痛の緩和，筋緊張の緩和，循環の改善，変形や拘縮の改善など。
- 一般的な禁忌：循環器系の異常（急性心不全，**血行障害の高度なもの**，出血，出血傾向），瘢痕組織，感覚異常（意識障害，**感覚脱失**），外傷・**急性炎症**（※寒冷療法以外）。
- 一般的な注意：眼球などの感覚器，妊婦・胎児，生殖器や甲状腺などの内分泌腺への使用は避ける。

■電気療法

- 種類：低周波電流療法，経皮的電気神経刺激療法（TENS），干渉電流療法（図1）
- 目的：疼痛の緩和，運動機能の改善，筋緊張の緩和
- 禁忌：頸動脈洞付近，心臓ペースメーカー，血栓症

図1　干渉電流療法の実際

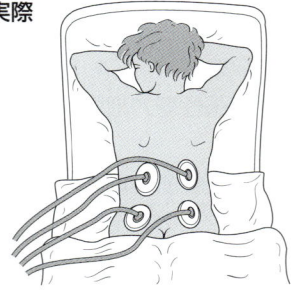

（柳澤　健 編：理学療法士 イエロー・ノート 専門編 2nd edition, p.444, メジカルビュー社, 2012.より引用）

補足：治療に応用される物理的刺激
- 温熱，寒冷，電気，光線，力（牽引力，マッサージの圧迫力など），水，超音波など。

One point Advice：物理療法の禁忌
- 物理療法は物理的な刺激を利用するため，臨床では使用に注意が必要となる。国家試験でも，必修問題，一般問題ともに禁忌についての出題が多くみられる。「一般的な禁忌」は物理療法全般に対するもの，各物理療法の禁忌事項は，その物理療法特有で注意が必要なものである。勉強するときは**禁忌を押さえよう！**

> **必修問題対策！**
> 温熱療法の熱到達度は深い方から順に以下のようになる。
> 深　1. 超音波
> 　　2. 極超短波
> 　　3. パラフィン浴
> 　　　温罨法（ホットパック）
> 浅　4. 赤外線

■温熱療法

- 熱の分類と種類
  - ・輻射熱：赤外線
  - ・伝導熱：パラフィン浴・温罨法（ホットパック）（図2）
  - ・変換熱：極超短波（マイクロ波）（図3）・超音波
- 目的：**疼痛の緩和**，筋痙縮の緩解，局所新陳代謝の向上，循環の改善（血流増加，末梢血管の拡張）
- 禁忌
  - ・パラフィン浴：**開放性の創傷**のあるとき
  - ・極超短波：**眼球**，プレートなど**金属が体内にある**部位，**心臓ペースメーカー**
  - ・超音波：**眼球**

図2　ホットパック療法の実際

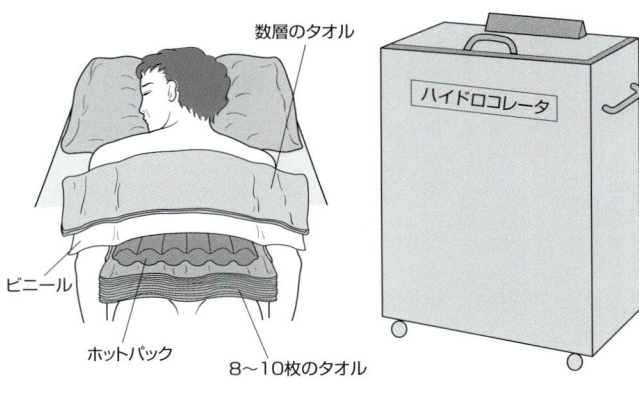

（柳澤　健編：理学療法士 イエロー・ノート 専門編 2nd edition，p.435，メジカルビュー社，2012.より引用）

図3　極超短波療法の実際

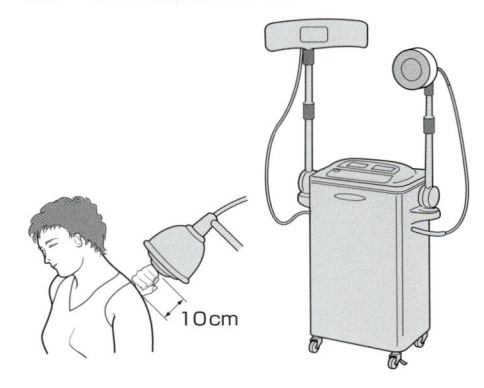

（柳澤　健編：理学療法士 イエロー・ノート 専門編 2nd edition，p.449，メジカルビュー社，2012.より引用）

■寒冷療法

- 種類：冷罨法（コールドパック），冷却ガス，氷を使用したマッサージ（図4）
- 目的：疼痛の緩和，筋痙縮の緩解，局所新陳代謝の低下，浮腫の軽減，消炎
- 禁忌：寒冷過敏症，Raynaud（レイノー）病

図4　アイスマッサージの実際

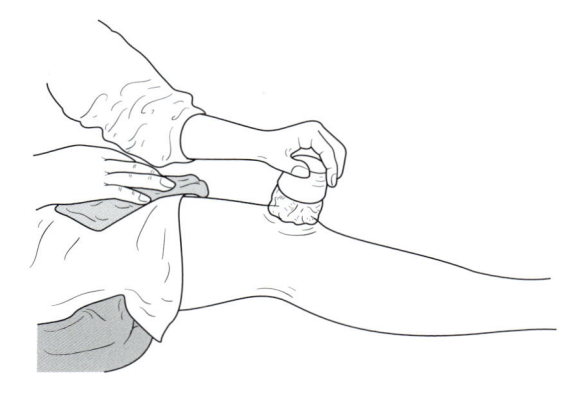

（柳澤　健編：理学療法士 イエロー・ノート 専門編 2nd edition，p.436，メジカルビュー社，2012.より引用）

■水治療法

- 種類：渦流浴（図5），ハバード浴（図6），温水冷水交代浴，プールでの水中運動療法
- 目的：疼痛の緩和，浮腫の抑制，水の物理作用を利用した運動効果
- 禁忌：出血のあるとき，急性期の感染症

図5 渦流浴療法の実際

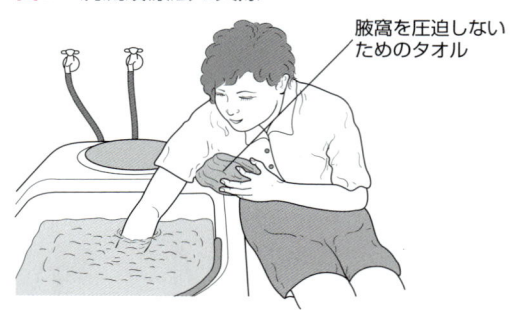

腋窩を圧迫しないためのタオル

（柳澤 健 編：理学療法士 イエロー・ノート 専門編 2nd edition, p.470, メジカルビュー社, 2012.より引用）

図6 ハバード浴療法の実際

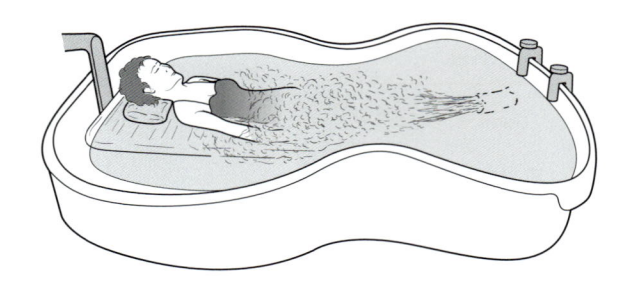

（柳澤 健 編：理学療法士 イエロー・ノート 専門編 2nd edition, p.470, メジカルビュー社, 2012.より引用）

■マッサージ

- 種類：軽擦法，圧迫法，叩打法，揉捏法，振戦法，強擦法など
- 目的：疼痛の緩和，筋緊張の緩和，循環の改善，癒着の改善，リラクゼーション効果
- 禁忌：急性炎症，**深部静脈血栓**，皮膚の障害（開放性創傷，発疹，感染組織），悪性腫瘍

■牽引療法（図7）

- 種類と方法
- 間欠牽引：頚椎は体重の**1/10～1/4**，腰椎は体重の1/4から1/2の牽引力を目安とする。
  10秒前後の牽引と7秒前後の休止を交互に**10～20分**継続する。
- 持続牽引：頚椎は体重の1/20～1/10，腰椎は体重の1/10～1/5の牽引力を目安とする。
  連続して牽引を行うが，持続時間は短時間から始めて徐々に延長する。
- 目的：筋緊張の緩和，**軟部組織の伸長**作用，関節の離開，固定効果，椎間板膨隆の減少効果
- 禁忌：骨や関節の障害（骨粗鬆症，**脊椎の転移がん**・悪性腫瘍），急性炎症，感染症

図7 牽引装置（介達牽引装置）

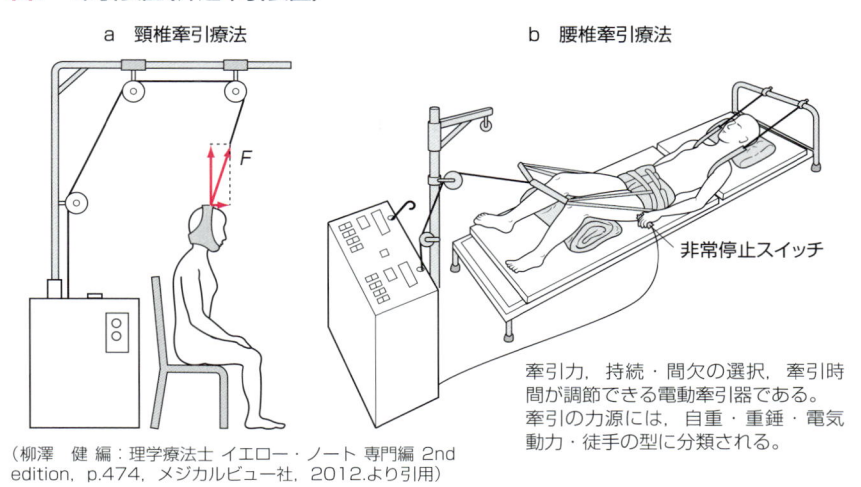

a　頸椎牽引療法　　　　　b　腰椎牽引療法

牽引力，持続・間欠の選択，牽引時間が調節できる電動牽引器である。牽引の力源には，自重・重錘・電気動力・徒手の型に分類される。

（柳澤　健　編：理学療法士 イエロー・ノート 専門編 2nd edition, p.474, メジカルビュー社, 2012.より引用）

■紫外線療法
- 目的：**褥瘡などの殺菌**効果，ビタミンDの代謝活性
- 禁忌：眼球，**光線過敏症**

作業療法

■作業療法の定義
- 「作業療法とは，身体または精神に障害のある者，またはそれが予測される者に対し，その主体的な**生活の獲得**を図るため，諸機能の**回復**，**維持**，及び**開発**を促す作業活動を用いて**治療**，**指導**，**援助**を行うことをいう。」（日本作業療法士協会総会：1985）

■作業療法の対象
- 主にADL（日常生活動作）障害をもつ者を対象とする。ADLの獲得を目標とするため，生活の中で必要とされる関節，筋肉の動きや力，協調性などを中心に具体的な作業能力や作業耐性を高めていく。また，精神障害を対象とする場合もある。

■作業療法の実際
①**ADL（日常生活動作）**の訓練
　　食事　更衣　トイレ　入浴　整容　その他
②自助具・装具の作製
③義手訓練
④職業前評価：就業に必要な基本動作の訓練。職業訓練とは異なる。
⑤精神科作業療法：対人関係の改善や精神安定を目的に，絵画，手芸などを行う。

■補装具
▶装具とは
　①装具の定義
　　「四肢・体幹の機能障害の軽減を目的として使用する補助器具」

②装具の目的
　　・変形の防止と矯正
　　・局所の固定，支持，免荷など
　　・残存機能の使用，補助
③装具の原則：**3点固定**の原則

▶ **体幹の装具**

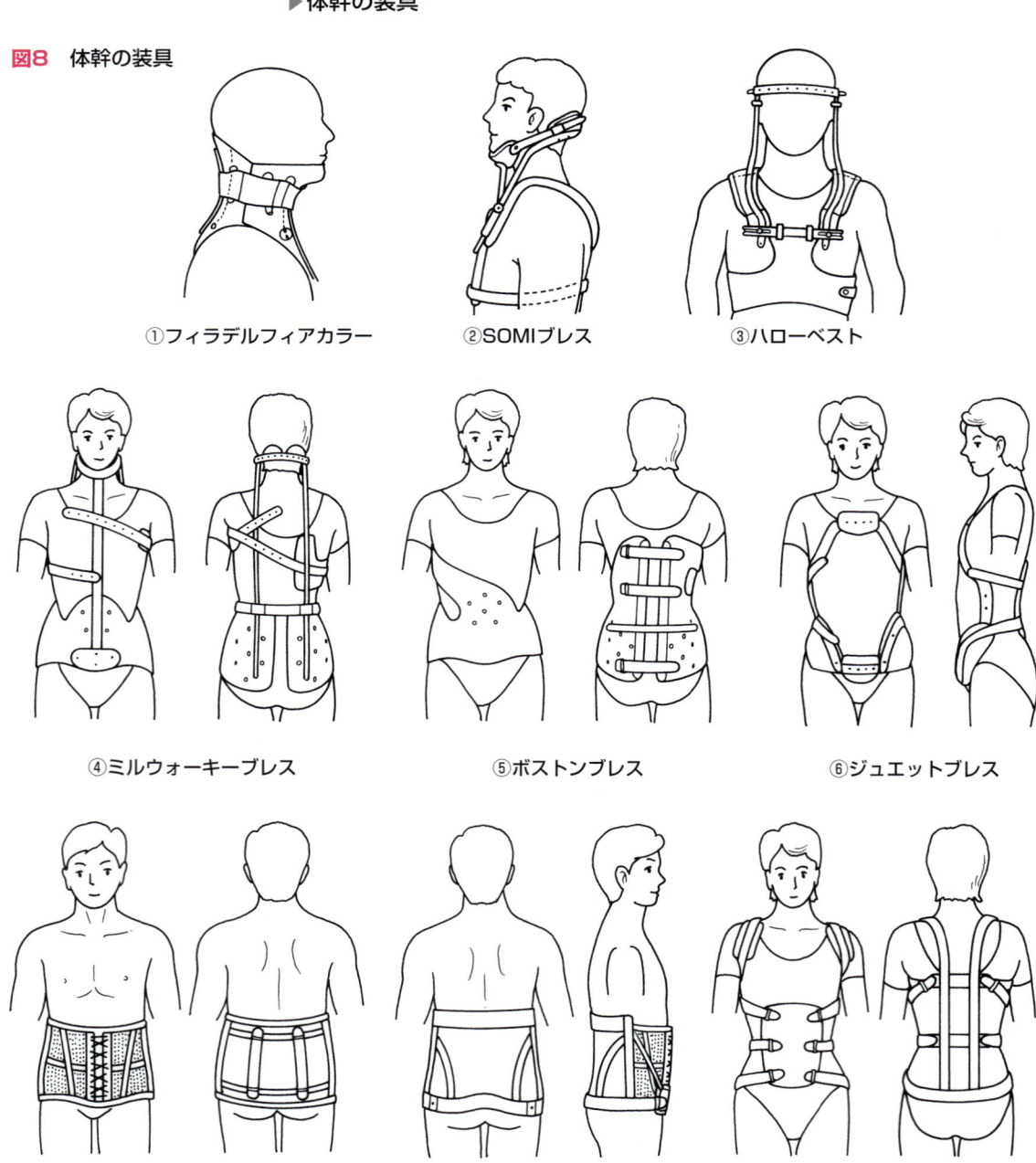

図8　体幹の装具

①フィラデルフィアカラー　　②SOMIブレス　　③ハローベスト

④ミルウォーキーブレス　　⑤ボストンブレス　　⑥ジュエットブレス

⑦ナイトブレス　　⑧ウィリアムズブレス　　⑨テイラーブレス

①②③：頚椎固定用
④⑤　：脊椎側弯症用
⑥⑦⑧⑨：胸腰椎固定用

(柳澤 健 編：理学療法士 イエロー・ノート 専門編 2nd edition, p.498-501, メジカルビュー社, 2012.より引用)

▶上肢の装具

図9 上肢の装具

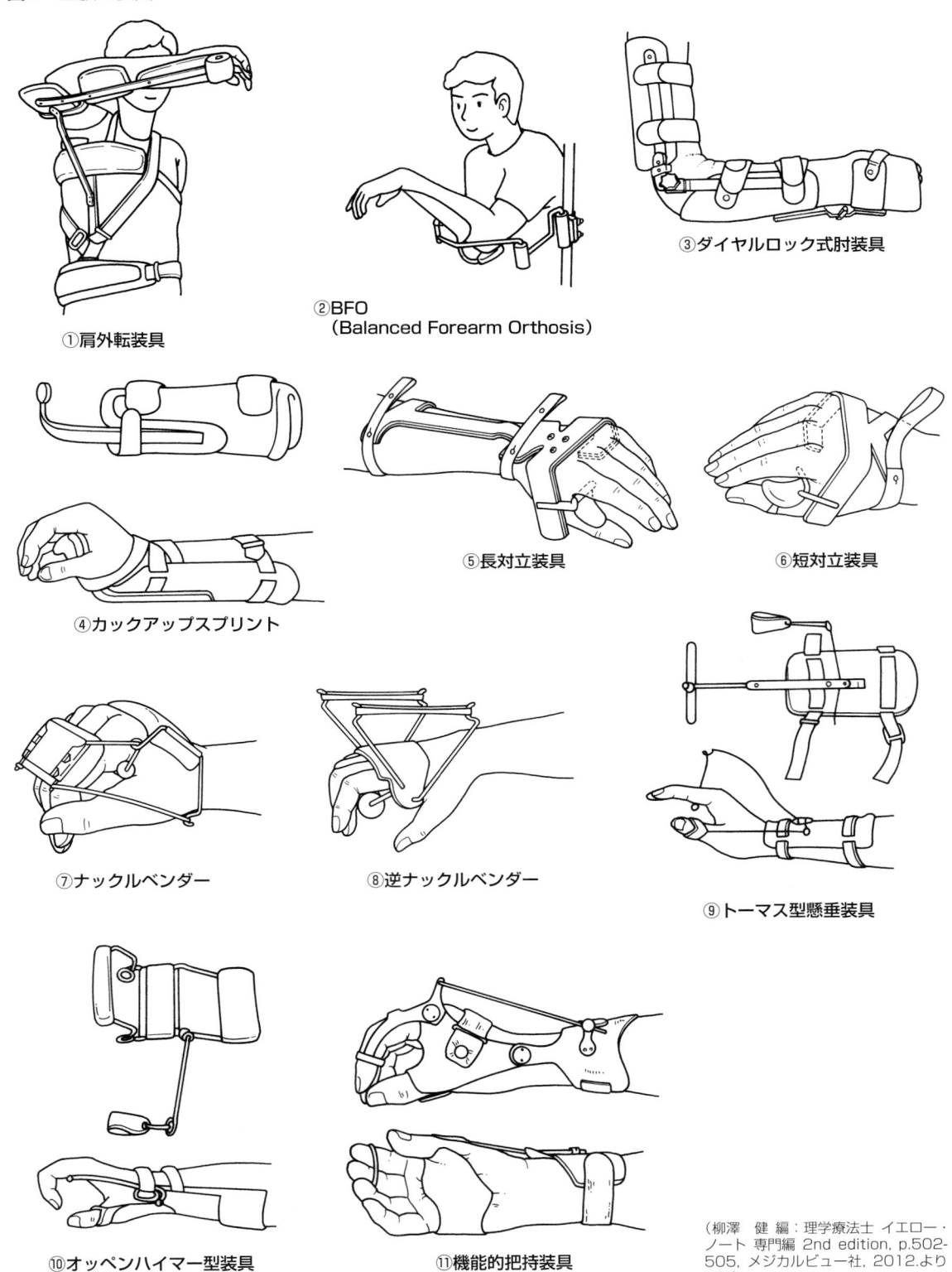

①肩外転装具
②BFO (Balanced Forearm Orthosis)
③ダイヤルロック式肘装具
④カックアップスプリント
⑤長対立装具
⑥短対立装具
⑦ナックルベンダー
⑧逆ナックルベンダー
⑨トーマス型懸垂装具
⑩オッペンハイマー型装具
⑪機能的把持装具

(柳澤 健 編:理学療法士 イエロー・ノート 専門編 2nd edition, p.502-505, メジカルビュー社, 2012.より引用)

▶下肢の装具

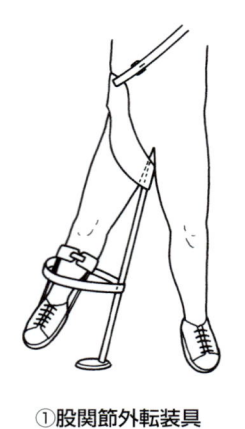

図10 下肢の装具

①股関節外転装具　②膝関節装具　③長下肢装具　④短下肢装具

(柳澤 健編：理学療法士 イエロー・ノート 専門編 2nd edition, p.496-497, メジカルビュー社, 2012.より引用)

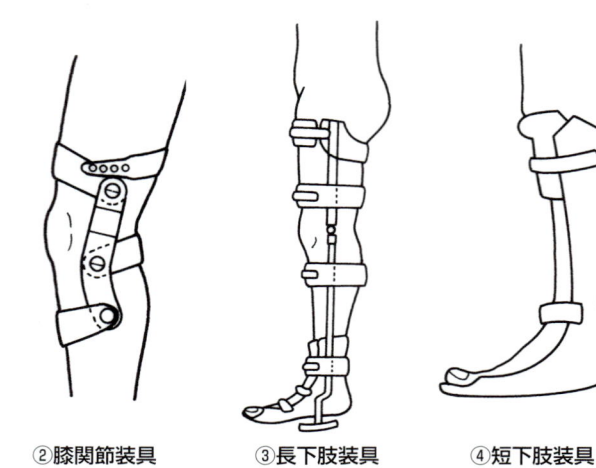

▶義肢
- 義肢の定義：四肢の欠損(先天的または切断後)，手足の形態と機能を復元するために装着して使用する人工の手足。用途によって外観重視，機能重視と使い分ける。

▶歩行補助具
- 杖：体重の1/4から1/2の荷重を把持部で支える。
  患側下肢と反対の手(健側)で持つ。
  接地時に**肘が30°屈曲**となる長さに合わせる(大転子の高さ)。
- 松葉杖：**身長の3/4程度の長さ**。
  その他，ルフストランド杖，カナディアン杖など

図11 歩行補助具

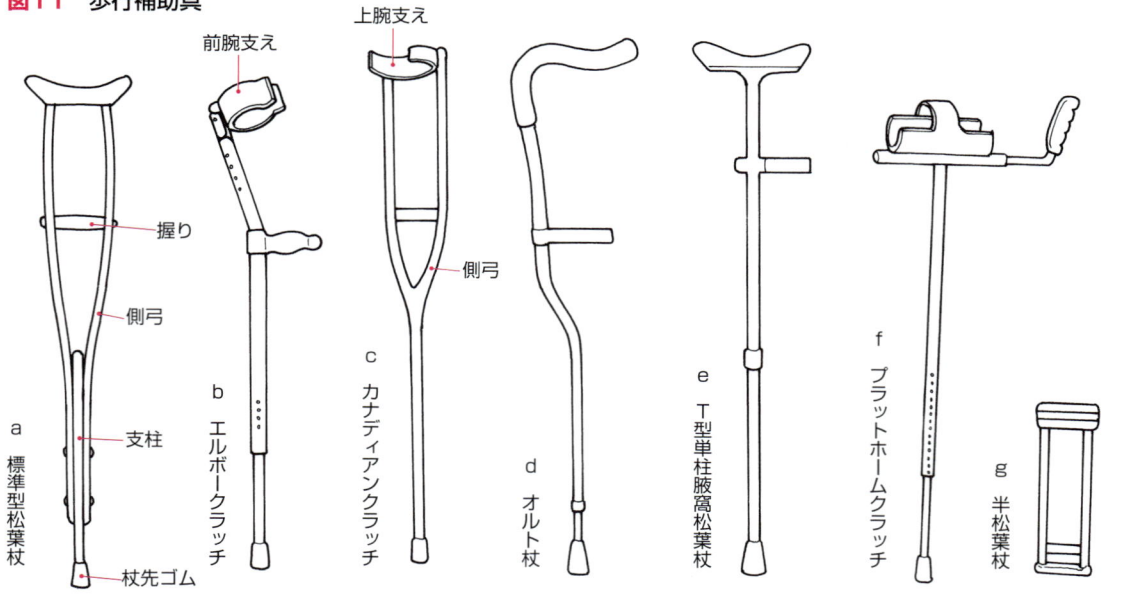

a 標準型松葉杖（握り／側弓／支柱／杖先ゴム）
b エルボークラッチ（前腕支え）
c カナディアンクラッチ（上腕支え／側弓）
d オルト杖
e T型単柱腋窩松葉杖
f プラットホームクラッチ
g 半松葉杖

(柳澤 健編：理学療法士 イエロー・ノート 専門編 2nd edition, p.509, メジカルビュー社, 2012.より引用)

▶車いす

図12 手動車いすの各部の名称（JIS T 9201-1998による）

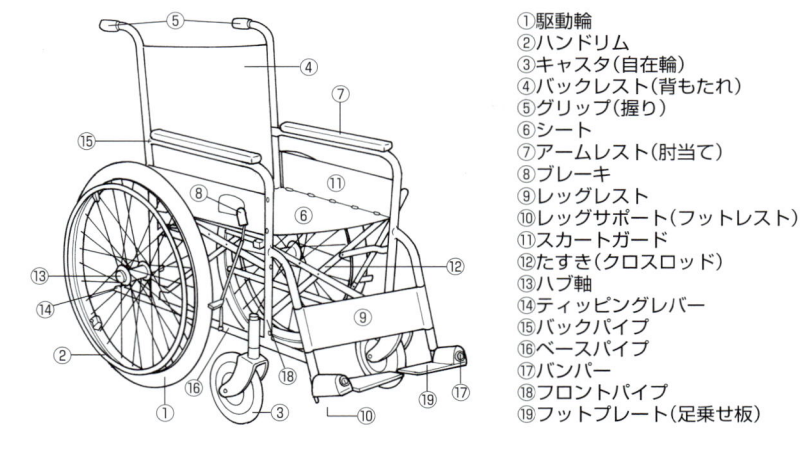

①駆動輪
②ハンドリム
③キャスタ（自在輪）
④バックレスト（背もたれ）
⑤グリップ（握り）
⑥シート
⑦アームレスト（肘当て）
⑧ブレーキ
⑨レッグレスト
⑩レッグサポート（フットレスト）
⑪スカートガード
⑫たすき（クロスロッド）
⑬ハブ軸
⑭ティッピングレバー
⑮バックパイプ
⑯ベースパイプ
⑰バンパー
⑱フロントパイプ
⑲フットプレート（足乗せ板）

（柳澤　健 編：理学療法士 イエロー・ノート 専門編, p.484, メジカルビュー社, 2005.より引用）

▶自助具と介助機器

- 自助具とは障害者が自分で使用するもの。
  - ホルダー式フォーク，スプーン，ホルダー式ブラシ
  - トイレ用自助具（簡易便座，支持用手すりなど）
  - 入浴用自助具（支持用手すり，浴槽内腰掛など）
- 介助機器は介助者の補助となるもの
  - リフター，多機能ベッドなど

言語治療

■構音障害

- 脳卒中による**片麻痺**や**小脳障害**などにより発声器官（神経・筋）が麻痺し言語障害を起こしたもの。

■失語症

- **大脳の損傷**により，過去に獲得された言語記号の操作能力が低下消失したもの。

▶失語症の原因

- 脳血管障害，外傷性脳損傷，脳腫瘍など

▶失語症の分類

①**ブローカ失語症**：運動性失語。前頭葉下部障害。理解力あり。
②**ウェルニッケ失語症**：感覚性失語。側頭回後方障害。意味不明言語が大量に出される（ジャーゴン）。実用レベル回復は困難
③**伝導失語**：復唱が際立って障害されるもの
④**健忘失語**：変換の障害。内容の貧困化
⑤**全失語**：すべての言語機能が重度に障害

リハビリテーション医学

5 治療各論

1 脳卒中

POINT

- 定義 ⇒ 脳血管障害により生じるさまざまな神経障害
- 脳血管障害 ⇒ 死因第4位(平成24年度人口動態統計)
- 脳卒中 ⇒ 脳梗塞・脳出血・くも膜下出血
- 急性期・回復期・慢性期に分かれる
- 急性期(1カ月まで) ⇒ 医学的治療,廃用性症候群の予防
- 回復期(6カ月まで) ⇒ 運動障害・言語障害・高次機能障害の回復
- 慢性期(7カ月以降) ⇒ 廃用性症候群の再発の予防

定義

- 脳を還流する血管の病変による脳の器質的・機能的障害が起こり,さまざまな神経症状の発作を生じる疾患。

疫学

- 死因第4位(平成24年度人口動態統計)。
- 寝たきりとなる疾患第1位。
- 発症率⇒心筋梗塞の3〜10倍。
- 危険因子⇒男性・高血圧・糖尿病・脂質異常・喫煙・大量飲酒。

分類

- 脳梗塞
  ①ラクナ梗塞
  ・直径1.5cm以下の小さな梗塞。片麻痺の発作をきたすことがある。
  ②アテローム血管性梗塞
  ・動脈硬化によって動脈壁に沈着したアテロームで動脈内腔が狭小化,血栓が血管を閉塞することによって生じる。経過のなかで側副血行路が形成され,ある程度代償が可能となり壊死範囲はそれほど大きくならない。
  ・リスクファクターは,喫煙,肥満,糖尿病,脂質異常症,高血圧。
  ③心原性脳塞栓
  ・心房細動,心筋梗塞などで心腔内に血栓を生じ,これが梗塞を起こす。広範囲の梗塞が生じる。運動感覚麻痺,大脳皮質症候(失語,失行,失認),意識障害など重篤症状が生じうる。
- 一過性脳虚血発作(TIA:transient ischemic attack)
  ・脳血管障害の1つ。脳の一部への血流が障害された結果起きる一時的な脳機能障害。局所神経徴候の多くは1時間以内に消失し,24時間以内に完全に消失する。発作は急速に発症し,多くは2〜3分以内に起こる。

One point Advice

- 脳血管障害の死亡率は，平成24年度人口動態統計で肺炎に抜かれて死因第4位となった。
- 血栓-血管の障害で止血のために作られる血塊塞栓-血塊によって血管が塞がれ，血流が遮断される。
- 脳梗塞，出血の画像診断は通常CTで行われる。脳出血・くも膜下出血は即時に診断が可能であるが，梗塞は1～2週後に初めて梗塞範囲が診断が可能となる。MRIならば早期から診断が可能。
- 髄膜刺激症状は髄膜が刺激されているときに出る症候。頭痛や頸部硬直のほかKernig徴候，Brudzinski徴候がある。

- 頭蓋内出血
  ① 脳出血
  ・高血圧時の動脈の破綻。症状は急速に進行（意識障害も生じる）。
  ② くも膜下出血
  ・脳動脈瘤の破綻。激しい頭痛と意識障害（髄膜刺激症状）を起こす。脳ヘルニアにより生命にかかわることもある。

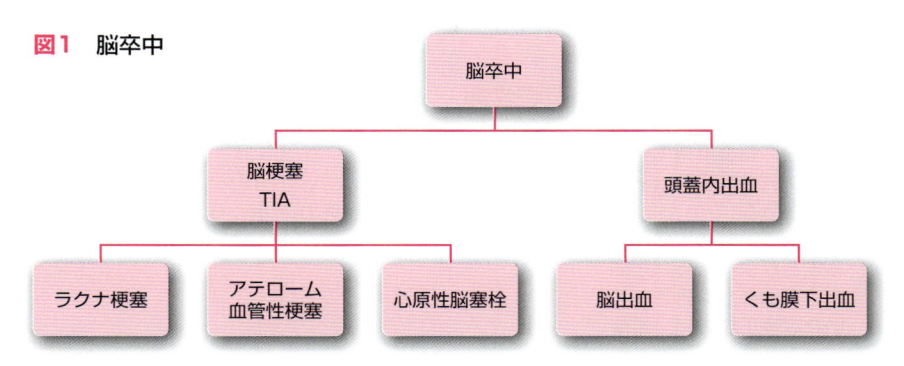

図1　脳卒中

```
                    脳卒中
                   ／      ＼
              脳梗塞          頭蓋内出血
              TIA            ／      ＼
          ／    ｜    ＼    脳出血   くも膜下出血
      ラクナ  アテローム  心原性
      梗塞   血管性梗塞  脳塞栓
```

リハビリテーション

■急性期

- 医学的治療（点滴等）が主。早期開始で二次的合併症（廃用性症候群）を予防。
- 廃用性症候群の予防
  ・他動的ROM訓練：関節拘縮予防　1日数回行う
  ・良肢位の保持（手・足関節）
  ・褥瘡や肺炎を予防する体位交換
- 運動訓練
  ・坐位訓練：全身状態が良ければ早期坐位へ
  　　　　　　ベッドアップ→長坐位→端坐位と段階的に行う
- 嚥下訓練
  ・発症早期や意識障害があれば経口摂取せずに点滴・経管栄養
  ・半固形物（プリン・ゼリーなど）から摂取（誤嚥予防）
- 回復期に移行する前に運動機能，全身機能，既往の疾患の評価を行い問題なければ回復期に移行する。

■回復期

- リハビリテーション専門病棟もしくは病院で行われる運動障害・言語障害・高次機能障害の回復が目的。
- 運動訓練
  ・坐位訓練：車いすが可能となる
  ・立位・歩行訓練：片麻痺の場合，約80％が杖歩行可能
  ・作業療法（日常生活動作訓練）
    →さまざまな作業を組み入れた上肢機能訓練
    →麻痺側上肢の機能訓練：機能回復訓練が第一選択，しかし重度で利き手が麻痺側ならば利き手交換も考慮
    →衣服の改善・自助具の利用

One point Advice

- 急性期は症状が軽ければ2週くらいで症状が安定化し，立位も可能となることもある。
- 促通（ファシリテーション）とは，神経系の回復を促す手法である。繰り返して刺激を与えれば神経系障害が改善されると考えられている。代表的なものは脳性麻痺のボイタ法，失語症のシューエル法がある。
- 歩行訓練で装具を使用することがよくある。足関節・膝関節が障害されていれば長下肢装具，足関節のみならば短下肢装具を利用する。

- 理学療法
  → 他動自動関節可動域訓練・促通（ファシリテーション）・正常筋力の強化
- 言語療法：失語症と構音障害
  - 失語症：話す，聞く，読む，書くの訓練
    早く行うほうがよい（発症後2週間が一番改善する）
  - 構音障害：回復は難しい
- 高次機能障害：認知リハビリテーション—高次機能障害の治療を目的とする。

■慢性期
- 自宅から通院のリハビリテーション。自宅復帰が難しければ別の施設へ入所。
- 環境整備（バリアフリー，階段・トイレ・浴室に手すりをつける）
- 廃用性症候群の再発の防止：家族の協力による自宅での訓練

②脊髄損傷

POINT

- 原因 ⇒ 外傷・腫瘍・炎症
- 病態 ⇒ 腫瘍：ゆっくり発症，外傷：脊髄ショック→痙性麻痺
- 分類 ⇒ 完全麻痺・不全麻痺，四肢麻痺・対麻痺
- 重症度評価 ⇒ Frankel（フランケル）分類
- 合併症 ⇒ 呼吸器障害，循環器障害，消化器障害，褥瘡，排尿障害，運動器障害

概念
- 外傷・腫瘍・炎症などで脊髄が損傷を受け神経症状が生じている病態。
- 罹患率は100万人あたり約40人。
- ほとんどが高所からの転落・交通事故が原因であり，スポーツ外傷によるものは約5％。

病態と分類
- 腫瘍・炎症：運動・知覚麻痺が徐々に生じる。
  外傷：脊髄ショック→痙性麻痺（2～6カ月かかる）。
- 完全麻痺：運動機能および深部反射が完全かつ持続的に消失。
  不全麻痺：運動機能および深部反射が部分的に残っている。
- 四肢麻痺：頸髄，四肢の運動感覚障害。
  対麻痺：胸髄・腰髄・仙髄，両下肢の運動感覚障害。
- 重症度評価：Frankel（フランケル）分類（表1）。

表1 フランケル分類

A	感覚・運動ともに完全麻痺。
B	運動は完全麻痺。感覚はある程度残存。
C	運動機能はあるが，実際は役に立たない。
D	有用な運動機能があり，独歩・補助歩行可能。
E	感覚・運動とも正常。反射異常があってもよい。

損傷部位と症状

- 損傷部位：機能が残存している最下髄節をもって表記。
  C_5脊髄損傷⇒C_5の機能が残っているが，C_6以下が障害されている。
- 表2にレベル別運動麻痺を示す。

表2 脊髄損傷によるレベル別運動麻痺

損傷レベル	主な残存部	残存運動機能
C_4	僧帽筋，横隔膜	肩をすくめる，腹式呼吸
C_5	三角筋，上腕二頭筋	肩挙上外転・肘の屈曲
C_6	長・短橈側手根伸筋＞上腕三頭筋	手首の伸展 肘の伸展
C_7	総指伸筋，小指伸筋＞長母指伸筋	指の伸展（尺側優位） 全指の伸展
C_8	深指屈筋	指の屈曲

（Zancolliの分類を改変）

合併症

■呼吸器障害

- 第四頸髄より高位損傷：呼吸筋麻痺（人工呼吸器）
- 痰づまりや肺炎が起こりやすい。

■循環器障害

- 自律神経障害より生じる起立性低血圧：血管収縮の調整不良
- 下肢の運動障害による深部静脈血栓症

■消化器障害

- ストレス性胃・十二指腸潰瘍
- 麻痺性イレウス（腸閉塞）
- 慢性的便秘：水分補給・繊維成分の摂取・下剤・摘便・肛門マッサージによる排便反射誘発

■褥瘡

- 知覚麻痺により圧迫の疼痛を感じなくなる
- 仰臥位：仙骨・踵部
- 側臥位：大転子・足関節外果

■排尿障害
- 尿閉・尿失禁・随意排尿不能
- 尿感染・尿路結石になりやすい→管理は生命予後と関係
　　　　　　　　　　　　　　　→管理上，残尿を少なくする
- 薬物療法・徒手圧迫・間欠や自己導尿・カテーテル留置・膀胱ろう

■運動器障害
- 痙縮
  - ・腱反射亢進・疼痛刺激による屈曲反射・病的反射・クローヌスが生じる
  - ・治療：筋弛緩剤・ストレッチング・寒冷療法・温熱療法・フェノール神経ブロック・腱切り術・腱延長術
- 拘縮
  - ・筋緊張亢進による拘縮
  - ・股関節：屈曲・外旋・内転，膝関節：屈曲，足関節：底屈

■異所性骨化
- 外傷後は肘関節で好発するが，脊損では股関節と膝関節は多い
- 受傷後2カ月程度経過後に生じる
- 自動運動ができないため，愛護的なROM訓練を行う
- 外科的切除を行っても再発が多い

リハビリテーション

- 脊髄損傷のリハビリテーションを表3に示す。

表3　脊髄損傷のリハビリテーション

他動運動	ROMの維持拡大，異所性骨化の予防を目的としたROM訓練
自動運動	残存筋の強化，循環動態の改善，深部静脈血栓症の予防
坐位訓練	脊椎の安定性を目指す，坐位バランス訓練からギャッジベッドで段階的坐位訓練を行う
車いす訓練	C_5損傷ではハンドリムにゴムを巻いて利用する
寝返り，起き上がり訓練	褥瘡予防，C_7以下では肘の伸展力が使えるので自立可能，C_6損傷では物（紐など）につかまって行う
移乗訓練	プッシュアップ訓練（C_7以下でないと可能にならない）
歩行訓練	長下肢装具と杖を使って歩行訓練，車いすのほうが実用的なこともある
起立訓練	起立性低血圧への順応（起立台の利用），排尿促進，骨萎縮予防
呼吸訓練	肺活量の増大，排痰，肺炎予防

One point Advice
- 脊髄ショックではすべての反射は消失する。その後痙性麻痺に移行する。痙性麻痺初期には肛門反射，Babinski（バビンスキー）反射が生じる。痙性麻痺では反射は亢進する。
- 自律神経（交感神経）の麻痺はT_5以上の脊髄損傷で生じる。
- 股関節に屈曲制限があると，坐位や移乗・移動動作に制限がでる。肘関節は伸展に制限がでても，さほどADLには問題が生じない。

③ 脳性麻痺

POINT

- ●定義 ⇒ 受胎から新生児（生後4週以内）までに生じた脳の非進行性病変に基づく運動および姿勢の異常
- ●危険因子 ⇒ 仮死・未熟児・呼吸困難
- ●症状 ⇒ 四肢麻痺・片麻痺・両麻痺・対麻痺
- ●病型 ⇒ 痙直型・アテトーゼ型・失調型

定義（厚生省脳性麻痺班会議，1968年）

- 受胎から新生児（生後4週以内）までに生じた脳の非進行性病変に基づく永続的なしかし変化しうる運動および姿勢の異常。将来正常化するであろう運動発達遅延は除外する。

危険因子

- 出生時外傷→痙直型片麻痺
- 新生児仮死
- 多胎
- 骨盤位分娩
- 2,000g以下の未熟児→痙直型両麻痺
- 核黄疸→アテトーゼ型
- 呼吸困難

徴候

- 原始反射の欠如
- 哺乳力低下
- 自動運動低下
- 筋緊張低下
- 姿勢異常
- 呼吸困難

症状

- 四肢麻痺：両上肢と両下肢の麻痺。
- 片麻痺：左もしくは右上下肢の麻痺。
- 対麻痺：両下肢の麻痺。

病型

■痙直型

- 70％と最多である。
- 痙縮に固縮を伴った運動障害。
- 知的障害が生じやすい。
- 姿勢異常は腹臥位で屈曲・外転・外旋，背臥位で伸展・内転・内旋となる。

■アテトーゼ型
- 動揺性の筋緊張。
- 知的障害は比較的少ない。
- 四肢麻痺が多い。
- 不随意運動は上肢に強く出現する。

■失調型
- 小脳病変による姿勢コントロール不全・運動失調を伴う。

治療

- 治療と教育を両方並行して行う＝療育。
- 診断後早期に治療開始(生後半年で開始)。
- 利点：若年であればあるほど脳の順応性・学習能力が上がる。
  　　　運動機能発達障害より生じる合併症の予防が可能。
- 医学的治療
  - 保存的治療：異常筋緊張に対して弛緩剤，神経ブロック，装具を用いる。
  - 手術的治療：股関節周囲を中心とした腱延長術，筋解離術，関節形成術，アキレス腱延長術。
- リハビリテーション
  - 理学療法
    → 感覚：運動学習，神経生理学的アプローチ(ボバース法)。
  - 作業療法
    → 装具，日常生活動作やスポーツ・遊戯を通して身体精神機能を高める。
    → 正常児と接して社会性を高める。
- 言語療法：発音，構音，嚥下機能障害に対しての治療。

One point Advice
- 原始反射とは生後すぐに出現し，脳の発達とともに消失する反射のこと。把握反射，足把握反射，緊張性頚反射，モロー反射，バビンスキー反射などがある。
- 未熟児の場合，側脳室周囲で出血が生じやすく痙性両麻痺となりやすい。
- 出生時の無酸素脳症や黄疸はアテトーゼ型になりやすい。
- 水頭症は失調型や痙直型になりやすい。
- ボバース法は乳幼児発達学を基盤とした神経生理学的アプローチである。異常姿勢反射を抑制し正常な運動パターンを促通する。

【リハビリテーション医学・文献】
- 柳澤　健 編：理学療法学 ゴールド・マスター・テキスト6　内部障害系理学療法学, メジカルビュー社, 2010.
- 米本恭三 ほか 編：リハビリテーションにおける評価Ver.2, 医歯薬出版株式会社, 2000.
- 全国柔道整復学校協会：衛生学・公衆衛生学 改訂第5版, 南江堂, 2011.
- 上好昭孝 ほか 編：リハビリテーション概論, 永井書店, 2011.
- 津山直一 監：標準リハビリテーション医学 第2版, 医学書院, 2000.
- 全国柔道整復学校協会 監：リハビリテーション医学 第3版, 南江堂, 2010.
- 全国柔道整復学校協会 監：柔道整復学・理論編 第5版, 南江堂, 2009.
- 明治東洋医学院 編：国家試験過去問題集2013, 医道の日本社, 2013.
- 寺山和雄 ほか：標準整形外科学 第7版, 医学書院, 1999.
- 日本運動器リハビリテーション学会, 日本臨床整形外科学会：運動器リハビリテーションシラバス第2版, 南江堂, 2010.
- 柳澤　健 編：理学療法士 イエロー・ノート 専門編 2nd edition, メジカルビュー社, 2012.

VII 柔道整復理論（総論）

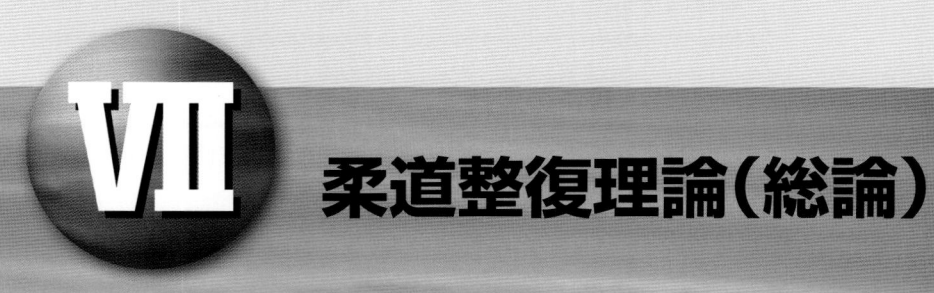

1 骨折

1 骨折の定義

POINT

- ●骨軟骨*1骨折 ⇒ 関節軟骨が骨組織とともに連続性を離断された状態
- ●骨端線*2損傷・骨端離開 ⇒ 成長期での骨端線が損傷された状態
- ●脱臼骨折 ⇒ 骨折に脱臼が合併したもの

骨折の定義

- **骨折**とは，外力により骨組織の連続性が完全あるいは部分的に離断された状態をいう。

用語アラカルト

＊1　骨軟骨
骨とともに骨格を形成する。硝子軟骨，線維軟骨，弾性軟骨の3種よりなる。

＊2　骨端線
小児の長骨の骨端と骨幹端の間に存在する。成長が停止する15〜18歳まで骨の長径成長をつかさどる。

2 骨折の分類

POINT

- ●骨の性状 ⇒ 外傷性骨折，疲労骨折，病的骨折の3つに分類される
- ●疲労骨折 ⇒ 繰り返しの外力が作用し発症する
- ●病的骨折 ⇒ 基礎的疾患により，骨組織が脆弱になり骨折する
- ●不全骨折 ⇒ 6つの骨折と好発部位を理解する
  - ・完全骨折：骨の連続性が完全に離断されたもの
  - ・不全骨折：骨の連続性が一部でも残存しているもの，若年者に多くみられる
- ●斜骨折・螺旋骨折 ⇒ 介達外力により発症する
- ●複合骨折 ⇒ 骨片骨折と粉砕骨折の2つに分類される
- ●骨折の違いを理解する ⇒ 複数骨折（二重骨折），重複骨折，多発骨折
- ●裂離骨折 ⇒ 発生部位と牽引する靱帯・筋を理解する
- ●屈曲骨折 ⇒ 1型，2型，3型を理解する
- ●圧迫骨折 ⇒ 好発部位を理解する
- ●陥没骨折 ⇒ 完全骨折である。陥凹骨折は不全骨折である
- ●複雑骨折 ⇒ 開放性の骨折。複数骨折や複合骨折の違いを理解する

骨の性状による分類

- **外傷性骨折**：正常な骨に1回の強力な外力が加わって生じる骨折。
- **疲労骨折**：正常な骨に1回の作用では骨折が生じないような小さな外力が繰り返し加わり生じる骨折。

表1　疲労骨折の好発部位

好発部位	名称	骨折部位
中足骨	行軍骨折	第2・第3中足骨幹部
	Jones骨折（ジョーンズ）	第5中足骨近位骨幹部
脛骨	疾走型	脛骨上1/3・下1/3
	跳躍型	脛骨中1/3
腓骨	疾走型	腓骨下1/3
	跳躍型	腓骨上1/3
肋骨	ゴルフスイング骨折	利き手と反対の第2〜9肋骨の肋骨角付近

One point Advice

疲労骨折の特徴
①若年者に多く発生し、疼痛を訴えていても初期のX線所見では判断できないことが多い。
②治癒機転が働く2〜3週後に骨膜反応が起こり、骨折と診断されることが多い。

- **病的骨折**：骨の局所的または全身的疾患により脆弱になり、わずかな外力によって生じる骨折。

▶ **病的骨折の原因**
- 局所的誘因：骨腫瘍*3、骨肉腫*4、骨嚢腫*5、化膿性骨髄炎*6、骨巨細胞腫*7など
- 全身的誘因：くる病*8、骨形成不全症*9、大理石病*10、高齢者の骨粗鬆症*11、Paget病*12（ページェット）（変形性骨炎）、上皮小体（副甲状腺）機能亢進症*13など

用語アラカルト

*3　骨腫瘍
骨を構成する組織（骨、軟骨、線維組織、骨髄、血管など）から発生する腫瘍。

*4　骨肉腫
原発性悪性骨腫瘍。青少年（10代）の長骨骨幹端部（大腿骨遠位部、脛骨近位部、上腕骨近位部に）に好発する。

*5　骨嚢腫
現在では腫瘍類似疾患と考えられており、発生頻度は比較的高い。軽度の疼痛を訴え、病的骨折で受診することが多い。

*6　化膿性骨髄炎
成長期における長管骨骨幹端部に起こる血行性感染。男児に多い。大腿骨、脛骨、上腕骨に好発する。

*7　骨巨細胞腫
青壮年（10〜40代）の長管骨骨端部（大腿骨遠位部、脛骨近位部）に好発する良性腫瘍。

*8　くる病
骨石灰化障害。ビタミンD作用不全や低リン血症により、骨石灰化が障害され、未石灰化骨が増加する。

用語アラカルト

*9　骨形成不全症
骨粗鬆症と易骨折を特徴とする。青色強膜、歯牙形成不全症、四肢体幹変形、難聴などを主症状とする。

*10　大理石病
常染色体劣性遺伝を示す先天性疾患。骨が弾力性を失い大理石のように硬くなる。同時に脆弱となり、病的骨折を起こしやすい。

*11　骨粗鬆症
骨形成の低下、骨吸収の亢進により骨の量が減少し、骨が弱くなる疾患。

*12　ページェット病
局所で亢進した骨吸収と骨形成が不規則に交じり合うモザイク状の組織を呈し、肥大・肥厚を伴う。頭蓋骨、脊椎、骨盤に多くみられる。

*13　上皮小体（副甲状腺）機能亢進症
骨吸収と骨形成が共に亢進する。骨形成に比べ吸収の亢進が優位となるため、線維性骨炎や骨の菲薄化が発生する。

柔道整復理論（総論）

表2 不全骨折の分類

必修問題対策！
完全骨折と不全骨折時の異常可動性の有無を理解する。特に陥没骨折（完全骨折）と陥凹骨折（不全骨折）の出題傾向が多くみられる。

用語アラカルト

*14 単純X線像
ほとんどの患者に用いられ，画像診断の中核をなす。

*15 CT
骨病変の立体的変化を捉えることが可能。単純X線像に比べ細部を描出する能力は劣る。

*16 MRI
単純X線やCTとは異なり，放射線を照射しない。軟部組織間のコントラストが高く描出される。

補足

急性塑性変性
- 長骨の生理的弯曲が変化するもの。初期X線像では骨折線を認めないが，経時的に仮骨が出現するもの。橈骨骨折に伴う尺骨や脛骨骨折に伴う腓骨などにみられる。

One point Advice

直達外力と介達外力での骨折線の違い
- 直達外力：横骨折となることが多い。
- 介達外力：斜骨折や螺旋骨折となることが多い。

骨折の程度による分類

①亀裂骨折（氷裂骨折）		頭蓋骨・肩甲骨・腸骨（扁平骨に発生する）
②若木骨折（生木骨折・緑樹骨折）		幼少児の鎖骨・前腕骨
③陥凹骨折		頭蓋骨などの扁平骨に発生 完全骨折になると陥没骨折となる
④竹節状骨折（隆起骨折・花托骨折）		骨折部が輪状に隆起して竹節状になる
⑤骨膜下骨折		骨質は完全に離断しているが骨膜の離断はない 幼少児の脛骨骨幹部に発生
⑥骨挫傷		海綿質の微細な骨折。単純X線像*14やCT*15では骨折線は認められない。MRI*16により検出可能

骨折線の方向による分類

- 横骨折：骨折線が骨長軸に対し直角に走る。
- 縦骨折：骨折線が骨長軸に対し平行に走る。
- 斜骨折：骨折線が骨長軸に対し斜めに走る。
- 螺旋骨折：骨折線が骨長軸に対し螺旋状に走る。
- 骨片骨折：骨折線がT字，Y字，V字状に走る。
- 粉砕骨折：多数の小骨片を有するもの。

表3 骨折線の方向による分類

横骨折	縦骨折	斜骨折	螺旋骨折	骨片骨折	粉砕骨折

骨折の数による分類

- 単数骨折（単発骨折）：1本の骨が1カ所で骨折したもの。
- 複数骨折（二重骨折）：1本の骨が2カ所で骨折したもの。
- 重複骨折：1本の骨が3カ所以上で骨折したもの。
- 多発骨折：2本以上の骨が同時に骨折したもの。

表4 骨折の数による分類

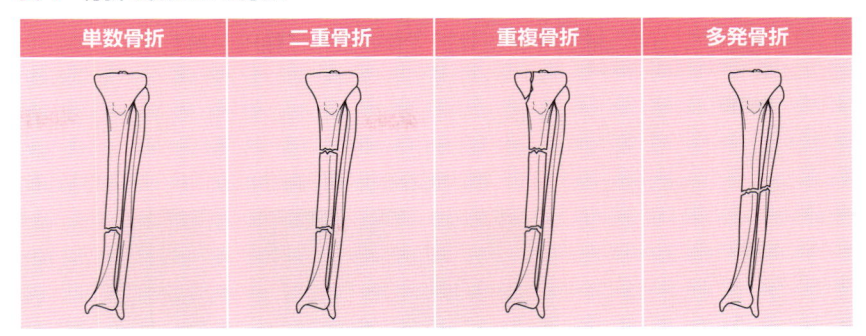

単数骨折	二重骨折	重複骨折	多発骨折

骨折の原因による分類

- **直達骨折**：外力が直接働いた部位での骨折。その際の力を直達外力という。
- **介達骨折**：外力が働いた部位とは異なる部位での骨折。その際の力を介達外力という。

▶外力の働き方

①**裂離骨折**と**剥離骨折**

- **裂離骨折**：筋・腱・靱帯などの牽引力により、それら付着部の骨が引き裂かれて発生。
- **剥離骨折**：骨の衝突、摩擦により発生。

表5 裂離骨折が発生しやすい部位

損傷部位	牽引力が作用する筋・腱・靱帯
上腕骨内側上顆	内側側副靱帯
上前腸骨棘	縫工筋・大腿筋膜張筋
脛骨粗面	膝蓋靱帯
腓骨果部	前距腓靱帯・踵腓靱帯
第5中足骨基底部	短腓骨筋

②**屈曲骨折**：骨に屈曲力が働いて骨折したもの。外力の働きにより3つに分類される。

表6 屈曲骨折の分類

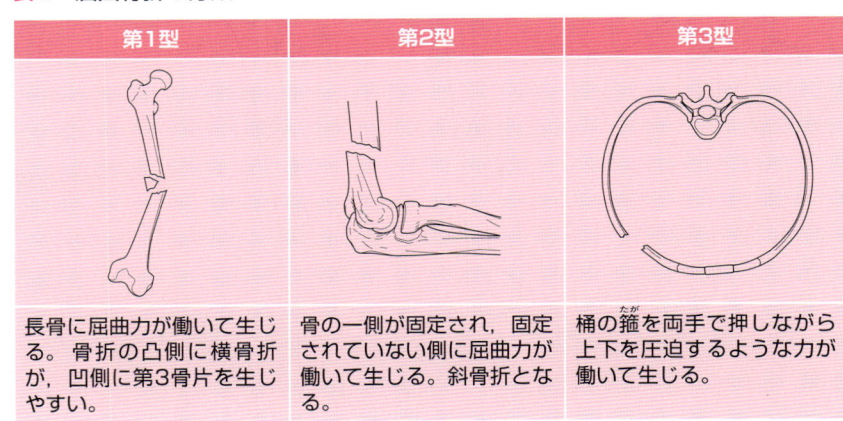

第1型	第2型	第3型
長骨に屈曲力が働いて生じる。骨折の凸側に横骨折が、凹側に第3骨片を生じやすい。	骨の一側が固定され、固定されていない側に屈曲力が働いて生じる。斜骨折となる。	桶の箍を両手で押しながら上下を圧迫するような力が働いて生じる。

必修問題対策！

骨折数による分類は、単数骨折、複数骨折、重複骨折、多重骨折の4つである。各骨折を絵と照らし合わせ、よく出題される複雑骨折との違いをしっかり理解すること。骨折の外力の働いた部位による分類では、直達外力と介達外力での骨折型と各部位の損傷外力の違いをしっかり理解すること。

③**圧迫骨折**：骨が圧迫されたり，押しつぶされて生じる。
- 軸圧骨折：骨の長軸に軸圧が加わり生じる。
- 圧潰骨折：海綿質[*17]に富んだ短骨[*18]が圧平されて生じる（椎体や踵骨など）。
- 噛合骨折・咬合骨折・楔合骨折：骨折端が相互に噛み合ったもの（嵌入骨折）。

用語アラカルト

*17 **海綿質**
海綿状を呈し，その間隙には脂肪組織，骨髄がある。長骨の骨端部，短骨，扁平骨に存在する。

*18 **短骨**
短く不規則な形をしている骨。手根骨や足根骨が含まれる。

図1 椎体圧迫骨折（第9胸椎）

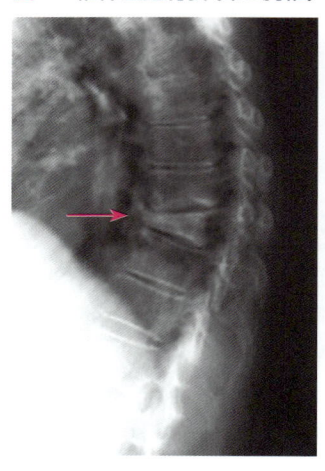

図2 嵌入骨折（右大腿骨頸部骨折）

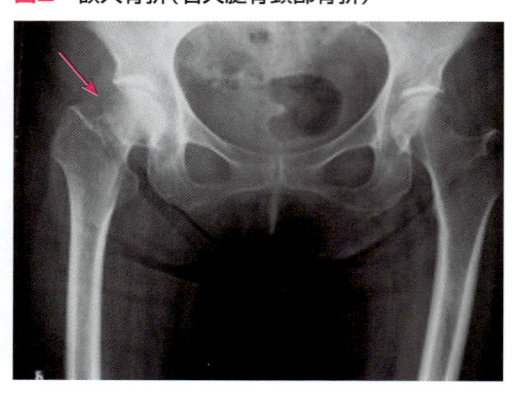

④**剪断骨折**（図3）：長骨の限局した部位に2つの力が平行かつ互いに反対方向に働いて生じる横骨折となる。
⑤**捻転骨折**（図4）：長骨の一方が固定され，反対側に捻転力が働き螺旋骨折となる。
上腕骨骨幹部の投球骨折，腕相撲骨折，スキーでの下腿骨骨折など。
⑥**粉砕骨折**（図5）：強大な外力により，大小多数の骨片が生じる。
⑦**陥没骨折**（図6）：外力を受けた部位に円形状に骨折が生じて陥没したもの。頭蓋骨，腸骨などの扁平骨[*19]にみられる。
⑧**破裂骨折**（図7）：強い圧迫力が働いて破裂粉砕する。頭蓋骨や椎骨にみられる。

用語アラカルト

*19 **扁平骨**
扁平な骨の総称。頭頂骨，肩甲骨，腸骨などが含まれる。

図3 剪断骨折

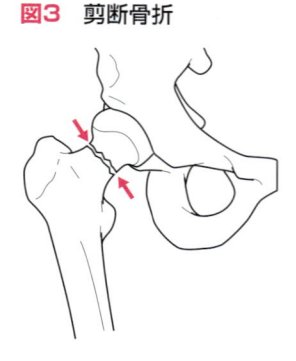

図4 捻転骨折

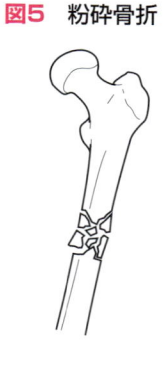

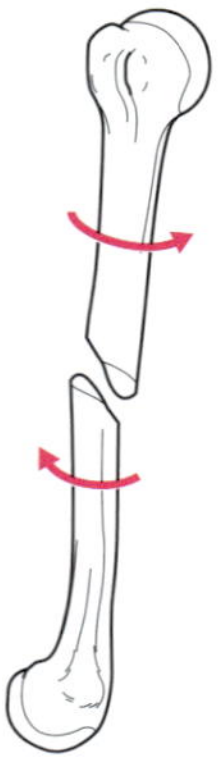

図5 粉砕骨折

図6 陥没骨折

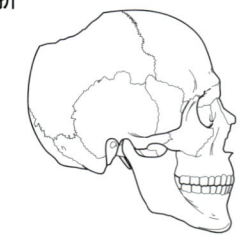

図7 破裂骨折

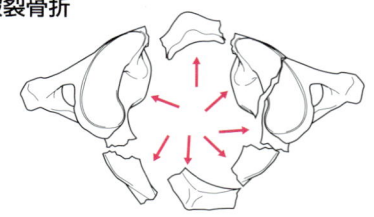

骨折部と外創との交通の有無による分類

- **閉鎖骨折**（単純骨折，皮下骨折）：骨折部が外界と交通していない骨折。
- **開放骨折**（複雑骨折）：骨折部が外界と交通している骨折。

骨折の部位による分類

- 骨折部によって骨端部骨折と骨幹部骨折に分類される。

▶ **近位端部骨折**
- 頭部骨折
- 頚部骨折
- 骨端線部骨折
- 結節部骨折
- 顆部骨折

▶ **骨幹部骨折**（骨の上・中・下の3区画に分類され，筋付着部の上下で分類する）
- 上1/3部骨折
- 中1/3部骨折
- 下1/3部骨折

▶ **遠位部骨折**
- 顆上部骨折
- 顆(果)部骨折
- 骨端線部骨折
- 辺縁部骨折

骨折の経過による分類

- 新鮮骨折：骨折直後からおおむね仮骨形成期までのものをいう。
- 陳旧性骨折：仮骨形成期以降のものをいう。

3 骨折の症状

POINT
- 局所症状 ⇒ 一般外傷症状と固有症状を理解する
- 一般外傷症状 ⇒ この症状だけでは骨折と判断できない
- 固有症状 ⇒ 骨折時に出現する特有な症状

局所症状

■ **一般外傷症状**
- 骨折時だけでなく，ほかの組織の損傷にもみられる症状。この症状だけでは骨折と判断できない。

■ **疼痛**

▶ **自発痛**
- 骨折部を固定し，安静にさせることにより軽減する。主として感覚神経に富む骨膜[20]から発生。

補足

複雑骨折
●複雑骨折とは「複雑に骨折している」と思われがちであるが，実際は，骨折部が外界と交通している骨折，すなわち開放骨折である。軟部組織損傷が激しい場合，骨片が皮膚外に露出することもあり，感染を起こす危険性があり，直ちに専門医に紹介しなければならない。

用語アラカルト

*20 **骨膜**
骨の表面を包む結合組織の膜。関節面では欠如している。血管，神経に富み，骨の発生，成長，再生，感覚に関与する。

▶**直達性局所痛（限局性圧痛・Malgaigne圧痛点）**
- 骨折部に限局した強い圧痛。

▶**介達痛**
- 骨折部から離れた部位に刺激を加えた際に生じる疼痛。
  - 軸圧痛：骨折している骨の長軸方向に圧を加えた際に生じる骨折部の疼痛。
  - 叩打痛：骨折している部位から離れた部位を叩打した際に生じる骨折部の疼痛。
  - 圧迫痛：肋骨骨折が側胸部に生じた場合，胸郭[*21]を前後から圧迫すると骨折部に生じる疼痛。
  - 牽引痛：骨折部を骨の長軸方向に引き離すよう牽引した際に生じる疼痛。
  - 動揺痛：骨折部を動揺した際に生じる疼痛。

■**腫脹**
- 骨折部に熱感を伴い生じる。
- **骨折血腫**：骨髄[*22]，骨質[*23]，骨膜，周囲軟部組織の出血による。
- **関節血腫**：骨折が関節内に及ぶことにより発生。

■**機能障害**
- 骨折部の疼痛，動揺，荷重痛により骨が支持器官としての機能を失う。
- 長骨[*24]の完全骨折で著明に出現する。

■**固有症状**
- 骨折時にみられる特有の症状。

▶**異常可動性**
- 正常では動かない部分が骨折により動きが出現する。
- 長骨の完全骨折で著明に出現する。

One point Advice
異常可動性が証明しにくい骨折
- 不全骨折：亀裂骨折，若木骨折，陥凹骨折，竹節状骨折，骨膜下骨折
- 圧迫骨折
- 嵌合骨折
- 関節付近での骨折：関節運動と異常可動性の判別がしにくい

▶**軋轢音**
- 異常可動性がみられる骨折端部が互いに触れて生じる音。
- 骨折によって明確に触知できるものから，触知しづらいものがある。

One point Advice
軋轢音が証明しにくい骨折
- 異常可動性がみられない骨折
- 骨折端が離開している骨折
- 骨折端間に軟部組織[*25]が介在している場合

用語アラカルト

*21　胸郭
胸椎，胸骨（胸骨柄，胸骨体，剣状突起），肋骨より構成される。

*22　骨髄
骨幹の髄腔と骨端の海綿質の隙間を満たしている。赤色骨髄と黄色骨髄に分けられる。

*23　骨質
海綿質，緻密質に分けられる。

*24　長骨
長くて管状の骨。大腿骨，上腕骨，鎖骨，脛骨，橈骨などがある。

必修問題対策！
骨折の3つの固有症状を理解すること。軋轢音を証明しやすい骨折と，しにくい骨折をしっかりと覚えよう。

用語アラカルト

*25　軟部組織
皮膚，皮下組織，筋肉，腱，靱帯，神経，血管の総称。

▶転位と変形

- 骨折によって骨片の位置が，外力や筋の作用により変化することを**転位**という。
- これにより外観が**変形**する。
- 発生機序による分類
  - 一次性転位：骨折時の外力による骨片の転位。
  - 二次性転位：一次性転位の後に骨片に力が作用して生じる転位。

One point Advice

二次性転位の原因
- 外力：患者搬送時，包帯・外固定*26交換時の骨折部への外力
- 筋の牽引力：骨片に付着する筋が作用する。
- 患肢*27の重量：患肢の重みが骨片に作用する。

用語アラカルト

*26 外固定
骨折部位を体外から固定する方法（ギプス，副木など）。手術で体内に固定材を入れ，骨折部を固定する方法を内固定という。

*27 患肢
骨折などの外傷を患っている側の四肢をいう。

表7　形状による分類

側方転位	屈曲転位	捻転転位	延長転位	短縮転位	嵌合転位（嵌入）

骨折時の全身症状

▶ショック

- 急性循環不全による末梢循環不全により組織が低酸素状態に陥り，組織・細胞が恒常性*28を維持できなくなった状態。

▶発熱

- 骨折数時間後に37〜38℃の発熱が起こる。これらを吸収熱といい，骨折血腫や組織の分解物の吸収のため発生するもので，数日で平熱に戻る。

用語アラカルト

*28 恒常性（ホメオスタシス）
生体の恒常性を維持するため，絶えず一定に維持する機構。

*29 虚脱
体力が極端に失われること。

One point Advice

ショックの5P徴候
1. 蒼白(Pallor)　2. 虚脱*29(Prostration)　3. 冷汗(Perspiration)
4. 脈拍触知不能(Pulselessness)　5. 呼吸不全(Pulmonary Deficiency)

4 小児骨損傷・高齢者骨損傷の特徴

POINT

- 小児好発骨折 ⇒ 上腕骨顆上骨折・上腕骨外顆骨折・上腕骨内側上顆骨折
- 骨癒合期間 ⇒ 若年者ほど短く，小児は成人の2/3程度である
- 小児の骨端軟骨板 ⇒ 損傷程度により成長障害を起こすことがある
- 小児骨折 ⇒ 不全骨折が多い
- 高齢者好発骨折 ⇒ 上腕骨外科頚骨折・橈骨遠位端部骨折・大腿骨頚部骨折・胸腰椎椎体圧迫骨折

用語アラカルト

＊30 骨膜性仮骨
骨折部の両断端間の連続性を得るために骨折部に形成された混合組織。初期に非石灰化性線維組織と軟骨により構成され，最終的には骨となる。骨膜性仮骨は骨膜より生成された骨をいう。

＊31 骨端軟骨板
骨の長径と横径の成長をつかさどる。特に長径の成長を担う。

One point Advice

●Salter-Harris分類の特徴
・Ⅰ型～Ⅴ型に分けられる
・Ⅱ型が最も多くみられる
・Ⅰ型，Ⅱ型の予後は良好
・Ⅲ型，Ⅳ型は完全整復されなければ予後は不良
・Ⅴ型は予後不良

用語アラカルト

＊32 自家矯正（リモデリング）
小児骨折は年齢が低ければ低いほど自家矯正が期待できる。一般的に骨端線閉鎖までに2年以上あれば自家矯正は十分に期待できる。

＊33 関節内骨折
骨折線が関節面に至る骨折。通常，骨折線が関節軟骨を横切る。

小児骨損傷

①骨膜が厚く強靱で血行が豊富。
- 骨膜が連続性を保ち完全骨折になりにくい。
- **骨膜性仮骨**＊30形成が旺盛で骨癒合が成人に比べ良好である。
- 偽関節になりにくい。

②骨は柔軟性に富む。
- 若木骨折や竹節状骨折のような不全骨折になりやすい。
- 粉砕骨折になりにくい。

③**骨端軟骨板**＊31が存在している。
- **Salter-Harris分類**（ソルターハリス）により5型に分類される。

表8 ソルターハリス分類

Ⅰ型	Ⅱ型	Ⅲ型	Ⅳ型	Ⅴ型
骨端線の完全分離	骨端線の完全分離と骨幹端の三角骨片	骨端線の分離と骨端の骨片	骨幹端から関節軟骨にわたり縦断されたもの	骨端軟骨が圧挫されたもの
予後は良好		完全整復されなければ予後は不良		予後不良

④骨の**リモデリング**＊32が旺盛である。
- 小児骨折では転位の自家矯正＊32が起こる。
- 自家矯正能力は若年者ほど高い。
- 側方転位・短縮転位・屈曲転位の自家矯正が期待できる。
- 捻転転位・関節内骨折＊33（骨片の転位を生じたもの）は自家矯正が期待できない。

⑤骨折治癒過程で骨の過成長が起こる。
- 骨端軟骨板が刺激されて長径成長が起こる（大腿骨骨幹部骨折）。

■診断・治療による特徴
- 低年齢児では正確な受傷原因，機序や経過を把握することは困難である。
- 骨折治療は原則として保存療法*34となる。
- 偽関節，変形性関節症が考えられる場合は観血療法*35となる。
- 固定による関節拘縮は短期間で回復する。

用語アラカルト
*34　保存療法
外科的手段を用いない治療法。患者のもつ自然治癒能力を最大限に高める。

*35　観血療法
外科的手段（手術）を用いる治療法。

One point Advice
- 自家矯正が期待できるもの：側方転位・短縮転位・屈曲転位
- 自家矯正が期待できないもの：捻転転位・関節内骨折

必修問題対策！
小児骨折の特徴を全般的に理解し，高齢者骨折の好発骨折をしっかり理解すること。

高齢者骨損傷

■高齢者に好発する骨折
- 上腕骨外科頚骨折
- 橈骨遠位端部骨折
- 大腿骨頚部骨折
- 胸腰椎椎体圧迫骨折

■治療による特徴
- 強固な固定，長期固定により関節拘縮など機能障害を起こしやすい。
- 軟弱な固定，短期固定により変形する。
- 認知症*36・尿路感染症*37・褥瘡*38・肺炎・拘縮などを合併しやすい。

用語アラカルト
*36　認知症
脳の種々の器質的疾患のために生じた，後天性の回復不能な知能の欠陥障害。

*37　尿路感染症
高齢患者は自力で排尿できないため，カテーテルを使用して導尿を行う。このとき，カテーテルを介し雑菌が尿道，膀胱に入ると，尿路の炎症を引き起こす。

*38　褥瘡
身体に持続的な圧力や摩擦が加わり，骨と皮膚表層の間の軟部組織の血流が低下または停止し，皮膚またはその周囲の組織が阻血障害に陥った状態。

補足
褥瘡の発生しやすい部位
- 長時間の仰臥位では，仙骨部，後頭部，脊椎棘突起部，踵部に発生しやすい。側臥位では大転子部，坐位では坐骨結節部に発生しやすい。

One point Advice
骨折の癒合日数
- 多数の因子に影響するため，必ずしも一定はしていない。
- Gurlt（グルト）の骨癒合日数期間を一応の基準とする。

表9　グルト癒合日数

	期間
中手骨	2週間
肋骨	3週間
鎖骨	4週間
前腕骨（橈・尺骨），腓骨	5週間
上腕骨骨幹部	6週間
脛骨	7週間
下腿両骨	8週間
大腿骨骨幹部	8週間
大腿骨頚部	12週間

- 骨折の癒合日数は仮骨硬化期（単に骨が硬化する日数）までの期間である。
- 四肢の関節運動機能が完全に行えるまでには，骨硬化日数の2〜3倍必要である。

5 骨折の治癒経過

> **POINT**
> - 治癒経過 ⇒ ①炎症期，②仮骨形成期，③仮骨硬化期，④リモデリング期の4つの修復過程を経て治癒に至る
> - リモデリング ⇒ 捻転転位は期待できない

炎症期

- 骨折後より出血が起こり血腫を形成する（図8a）。

仮骨形成期

- 骨形成，軟骨形成が起こる（図8b）。

仮骨硬化期

- 仮骨が吸収と添加により，成熟した骨梁[*39]となり，新しい緻密質[*40]を作る（図8c）。

リモデリング期

- 硬化仮骨が骨折部を紡錘状に取り巻き，患部の機能が回復する（図8d）。
- 添加作用が進行し，日常生活に有利な形態に順応する。

用語アラカルト

*39 骨梁
骨の海綿質を構成している。

*40 緻密質
骨の間隙がみえない硬い骨。

図8 骨折の治癒経過

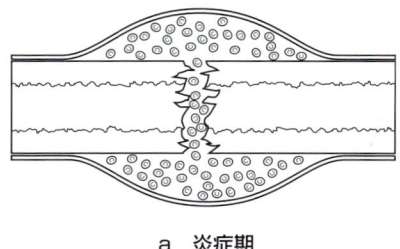

a 炎症期 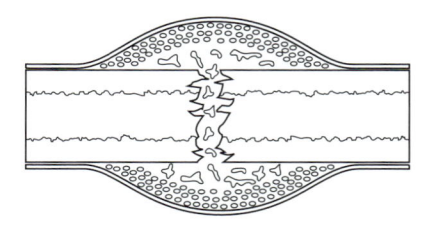 b 仮骨形成期

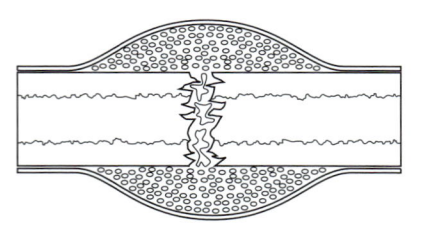

c 仮骨硬化期 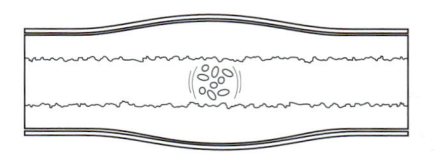 d リモデリング期

6 治癒に影響を与える因子

> **POINT**
> ●骨折治癒に影響する因子　⇒　全身的因子と局所的要因を理解する

必修問題対策！
骨癒合に影響を与える因子の好適条件，不適条件をしっかり理解すること。

表10　骨折治癒に影響する因子の条件比較

	好適な条件	不適な条件
軟部組織損傷	少ない	高度
血行状態	良好	不良
骨折部にかかる力	圧迫力のみ	屈曲力・牽引力・回転力・剪断力
細菌感染	なし	あり（開放性骨折）
骨折部	海綿質	緻密質
年齢	若年者	高齢者
骨折型	嵌合骨折	粉砕骨折
骨折線	長い螺旋状・斜骨折	横骨折
骨疾患・全身疾患	なし	あり
栄養状態	良好	不良

7 骨折の合併症

> **POINT**
> ●併発症　⇒　骨折と同時に発生したもの
> ●続発症　⇒　骨折後に発生したもの
> ●後遺症　⇒　骨折が原因で永続的に残る障害

One point Advice

好発する末梢神経損傷
●上肢の損傷：尺骨神経損傷，正中神経損傷，橈骨神経損傷
●下肢の損傷：腓骨神経損傷

併発症

①関節損傷
②軟部組織（筋・腱）損傷
③内臓損傷
④脳脊髄損傷
⑤血管損傷
⑥末梢神経損傷

続発症

①外傷性皮下気腫
・触診で気腫による特有な握雪音（捻髪音）[*41]を認める。

②脂肪塞栓症候群
・受傷後1～3日間以内に起こる。
・皮膚に点状出血斑がみられる。
・ときに死の転帰をとることがある。

用語アラカルト

[*41] **握雪音（捻髪音）**
指の間で毛髪をこする際に聞かれる音に似た水泡音。

③仮骨の軟化・再骨折
- 全身的疾患（感染症・壊血病）や局所的疾患（蜂窩織炎・丹毒）により，仮骨が特発的に軟化吸収され生じる。

④遷延治癒
- 骨折治癒の予測期間を過ぎても骨癒合がみられないもの。
- 骨癒合阻害因子の改善により，骨癒合を期待できる。

⑤コンパートメント症候群
- 骨，筋，血管損傷などにより区画内の組織内圧が上昇し循環不全が生じる。
- 主症状：疼痛，感覚異常，蒼白，脈拍減弱など。
- 速やかに固定の除去が必要である。

⑥長期臥床に続発するもの
- 年齢，既往歴*42が関係する。
- 沈下性肺炎*43，褥瘡，深部静脈血栓症*44，筋萎縮*45，尿路感染症，認知症など。

用語アラカルト

＊42　既往歴
過去にかかったことのある病気。

＊43　沈下性肺炎
高齢者の長期臥床により多くみられる。血液が重力で鬱滞し，細菌繁殖しやすい条件になるために発症しやすくなる。

＊44　深部静脈血栓症
主として静脈に生じた血栓により，肺が塞栓を生じる。

＊45　筋萎縮
正常な筋組織が何らかの原因で小さくなること。

＊46　架橋仮骨（橋状仮骨）
前腕骨や下腿骨などの2骨間に仮骨が過剰に形成され発生する。

One point Advice

好発部位
- 外傷性皮下気腫：肋骨骨折
- 脂肪塞栓症候群：大腿骨骨折，骨盤骨損傷，多発骨折
- コンパートメント症候群：前腕屈側部，下腿部

後遺症

①過剰化仮骨形成
- 関節付近の骨折に多い。
- 2骨間の架橋仮骨（橋状仮骨）*46は癒着すると回旋運動制限を起こす。

②偽関節
- 骨折部の骨癒合機序が完全に停止した場合。
- 6カ月以上経過しても異常可動性が明らかに認められる場合。
- 観血療法の適応となることが多い。

One point Advice

過剰仮骨発生原因
- 粉砕骨折
- 大血腫の存在
- 骨膜の広範な剥離
- 早期かつ過剰に行われた後療法

One point Advice

表11　偽関節の発生原因

局所的原因	全身的原因	治療的原因
・局所に作用する癒合障害（剪断力・屈曲力・牽引力・回旋力） ・血行不良部位 ・骨の欠損（粉砕骨折） ・血腫の分散・流出 ・軟部組織の介在（骨折端間）	・内分泌の異常 ・栄養障害	・不良な整復状態 ・不良な固定状態 ・短すぎる固定期間 ・不適な後療法 ・過度な牽引療法

③変形治癒
- 不正確な整復や固定，整復位が正しく保持されない場合。

④骨萎縮
- 長期固定が必要な損傷ではほとんどの場合みられるが，後療法経過とともに改善する。

> **One point Advice**
>
> **Sudeck骨萎縮**
> - 交感神経*47障害である。
> - 有痛性骨萎縮で四肢末梢部に起こりやすい。
> - Colles骨折，踵骨骨折後にみられやすい。

⑤阻血性骨壊死（無腐性骨壊死）
- 骨折による血管損傷が起こると，血行が遮断された骨片は壊死する。

> **One point Advice**
>
> **阻血性骨壊死好発骨折**
> - 大腿骨頚部内側骨折（近位骨片）
> - 舟状骨骨折（近位骨片）
> - 距骨骨折（後方骨片）

⑥関節運動障害
- 関節強直：関節構成体である骨や軟骨に原因がある。
- 関節拘縮：関節構成体以外の関節包，靱帯，筋，皮膚などに原因がある。

⑦外傷性骨化性筋炎
- 初期局所症状として腫脹，疼痛，熱感，機能障害がみられる。
- 上腕部，大腿部の各筋に発生する。

⑧Volkmann拘縮（阻血性拘縮）
- 受傷後24時間以内に始まる。
- 外傷による前腕筋の阻血性循環障害。
- 骨片転位の未整復，過度の腫脹，緊縛包帯により前腕屈筋群に血行障害が起こる。
- 前腕に強い阻血症状が現れる。
- 一夜にして現れ，一生治らない。

> **One point Advice**
>
> **フォルクマン拘縮による手の変形**
> 屈曲拘縮は第3指に最も強く現れる。
> - 手関節：軽度屈曲
> - 中手指節関節：過伸展
> - 近位指節間関節：屈曲
> - 遠位指節間関節：屈曲

図9　フォルクマン拘縮

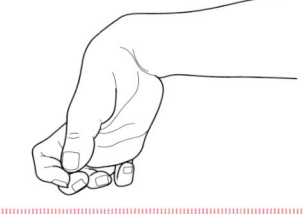

用語アラカルト

*47　交感神経
自動的な働きを行うため「自律神経」とよび，その機能により交感神経と副交感神経に分けられる。

補足

神経麻痺でみられる外観上変形
- 尺骨神経麻痺＝鷲手
- 正中神経麻痺＝猿手
- 橈骨神経麻痺＝下垂手
- 腓骨神経麻痺＝尖足

8 骨折の予後

POINT
- 予後 ⇒ 生命に関する予後，患肢の保存に関する予後，患肢の形態および機能に関する予後，治療経過期間の判定

生命に関する予後
- 生命維持に必要な器官の合併損傷の有無が影響する。

患肢の保存に関する予後
- 患肢を保存するかどうかは，一次的損傷の程度が関与する。
- 開放性粉砕骨折や大血管の損傷がある骨折の予後判定は慎重でなければならない。

患肢の形態および機能に関する予後
- 治療中，あるいは治療操作により発生した二次的損傷は異常経過をたどることのないよう十分注意する。

治療経過期間の判定
- 骨癒合に影響を与える因子や癒合日数などを参照し治療を計画し，慎重に判断する。

必修問題対策！

骨折の合併症がどの時期に発生するかを理解すること。
偽関節発生原因，無腐性骨壊死の好発部位を理解すること。

2 関節の損傷

> **POINT**
> ●関節を構成する組織の損傷　⇒　靱帯，関節包，関節軟骨，関節唇，関節半月・円板

関節
- 可動関節，不動関節

骨の連結
- **滑膜関節**の構成：骨(頭と窩)，関節軟骨(硝子軟骨)，関節包，滑膜，靱帯（関節により，滑液包，関節円板，関節半月，関節唇などがみられる）
- **線維性連結**（縫合：頭蓋骨，釘植：歯，靱帯結合：遠位脛腓関節など）
- **軟骨性連結**（軟骨結合：成長軟骨板・頭蓋底，線維軟骨結合：椎間板・恥骨結合など）

関節包
- 関節包の外側：線維膜(密性結合組織)
- 関節包の内側：滑膜(疎性結合組織)から滑液を分泌する

靱帯
- 関節に対し運動方向を導いたり，制限をする。過度の運動を阻止する。
- 関節を構成する骨同士を連結する。
- 関節(包)外靱帯：関節包から分離した状態で存在する。
- 関節(包)内靱帯：関節包(線維膜)の一部と連続している。

関節円板・関節半月
- 線維軟骨である。
- 関節を構成する骨(関節面)の適合性を高める。
- 関節円板は関節腔を完全に二分し，関節半月は不完全に二分する。

関節唇
- 線維軟骨である。
- 関節窩の面積を補うために存在し，大きな骨頭に対応する。

その他
- 関節周囲には血管や神経(感覚神経・自律神経)が存在しており，それぞれの組織に分布している。

関節の構成に関わる組織の損傷

■損傷の生じ方
- 急性の関節損傷
  - 急激な外力より発生する。生理的な関節可動域を超える力が関節に加わり発生することが多い。
- 亜急性関節損傷
  - 正常な関節に対し，軽微な外力が繰り返し作用し関節を構成する組織に損傷が発生する。労働やスポーツなど反復して行うことにより発生する。症状は急激に現れる場合と，徐々に現れる場合がある。

■関節損傷に加わる外力による分類
- 直達外力：関節またはその他の関節周辺組織に直接外力が作用する。打撲，墜落，転倒により直撃を受ける。
- 介達外力：損傷関節から離れた部位に，外力が作用し発生する。正常な運動方向以外の運動強制や，生理的可動域を超える運動の強制などにより発生する。

■関節に対する外力の作用機序による分類
- 直達外力が作用し損傷する。
- 生理的な運動範囲であるが，繰り返し外力が作用することにより損傷する。
- 生理的な運動範囲を超える運動が強制され損傷する。
- 非生理的な方向へ運動が強制され損傷する。
  例）肘の外転や内転など

■関節損傷の経過による分類
- 新鮮関節損傷：おおよそ数日以内に受傷したもの。
- 陳旧性関節損傷：一般に受傷から数週間以上経過したもの。
  （明確な定義ではない）

■関節損傷部における外界の交通による分類
- **開放性関節損傷**：創部と関節損傷部につながりがある（複雑関節損傷）。
- **閉鎖性関節損傷**：関節損傷部に外界との交通がない（皮下関節損傷，単純関節損傷）。

靱帯の損傷

- 関節に生理的な可動域を超える運動が強制されるか，非生理的な方向へ運動が強制されることにより，関節を支持する靱帯が損傷する。

One point Advice
- 靱帯は関節包と一体化しているものがあるため，靱帯損傷時には関節包も同時に損傷していることがある。

■靱帯の損傷程度による分類

- O'Donoghueの分類やAMA（American medical association）の分類が一般的に用いられている。

表1 程度による分類

分類	第Ⅰ度 靱帯線維の微小損傷	第Ⅱ度 靱帯の部分断裂	第Ⅲ度 靱帯の完全断裂
AMA	疼痛，圧痛は軽度で機能障害も少なく，腫脹はあっても軽度であり，出血も少なく不安定性はみられない	疼痛，圧痛，腫脹，出血は第Ⅰ度より明らかで，機能障害もある。不安定性も軽度あるいは中等度生じる	疼痛，圧痛，腫脹，出血，不安定性が明らかで，機能障害が生じる。不安定性はストレスX線撮影により測定可能である
O'Donoghue	関節包は損傷されている	関節包も損傷されていることが多い	関節包の断裂も伴う

■靱帯損傷の症状

- 損傷靱帯部の疼痛，限局性圧痛，腫脹，関節血腫などがみられる。症状は靱帯の損傷程度により異なる。

■損傷程度による分類

- 第Ⅰ度：軽度の疼痛，圧痛，腫脹，機能障害がみられる。関節の不安定性はない。
- 第Ⅱ度：軽度または中等度の疼痛，圧痛，腫脹，機能障害がみられる。皮下出血斑もみられることがある。
- 第Ⅲ度：疼痛，圧痛，腫脹が著明である。機能障害は高度となる。皮下出血斑が出現する。

■靱帯損傷の経過と予後

- 受傷後の初期からの治療において，靱帯が修復するよう適切な対応が必要である。関節の不安定性を生じさせないことが必要である。
- 保存療法，手術療法があるが，その選択は一様ではない。

関節軟骨の損傷

- 関節軟骨だけの損傷では神経の分布が乏しく，血管分布もないため関節軟骨の損傷を認識されにくい。
- 骨の損傷を合併している軟骨損傷では骨損傷の症状を呈するため，軟骨損傷のみの損傷より認識しやすい。

■関節軟骨の発生機転

- 介達外力：関節を構成する骨相互の衝突により発生する。
  関節周囲の靱帯，腱，筋などの牽引作用により発生する。
- 直達外力：関節の肢位により，関節軟骨に直接外力が作用し発生する。

■ 関節軟骨損傷の分類
- 軟骨損傷に骨損傷を合併していないもの
  - 血管分布がなく，神経分布も乏しいため，損傷を認識しにくい。
- 軟骨損傷に骨損傷を合併しているもの
  - 関節面の陥没骨折や陥凹骨折：関節面の衝突により生じる。
  - 骨軟骨骨折：関節軟骨の一部分が軟骨下骨組織とともに損傷したもの。
  - 関節軟骨の裂離骨折：腱や靱帯付着部の損傷によるもの。

■ 関節軟骨損傷の症状
- 骨損傷の合併がない場合
  - 初期の臨床症状は乏しい。
  - 軟骨片が遊離することで，嵌頓症状（locking），関節可動域制限，疼痛を生じることがある。
  - 遊離体の大きさや損傷部位により関節水腫，異物感，嵌頓症状，疼痛を呈することがある。
- 骨損傷を合併している場合
  - 関節部に著明な疼痛，腫脹がみられる。
  - 軟骨下骨の損傷で骨髄性出血から関節血腫をみる（関節穿刺では脂肪滴がみられる）。

■ 関節軟骨の修復
- 軟骨下骨に損傷が及ばない関節軟骨の損傷（部分的な欠損）
  - 軟骨自体による修復はみられない。
- 軟骨下骨組織に及ぶ損傷（全層的な欠損）
  - 欠損部が未分化間葉細胞で修復され，線維組織や線維軟骨として修復される。
  - 硝子軟骨には修復されない。

関節唇の損傷

- 関節窩の辺縁にあり，窩の大きさを補っている。
- 多くの場合，介達外力により発生する。
- 肩関節前方脱臼に合併することがある（**Bankart損傷**）。
- 投球動作による障害がある（**SLAP損傷**）。

▶ 関節唇損傷の予後
- 関節不安定性に関与することがある。
- 外傷性関節症の原因になることがある。

関節半月，関節円板，椎間板の損傷

- 関節内に存在し，円板状または，半月状の線維性軟骨の構造物（顎関節，胸鎖関節，遠位橈尺関節，膝関節などがある）。
- 膝の半月板や脊椎の椎間板の損傷が多い。

3 捻挫

POINT
- 関節に生理的な可動域を超える動きが強制され発生する損傷であり，関節周囲の支持組織である靱帯や関節包などが損傷される。
- 脱臼とは違い，関節の適合性は保たれた状態である。
- 骨や軟骨の損傷はない。

症状
- 損傷局所の疼痛，腫脹，皮下出血がみられる。
- 受傷機転を再現するように損傷部にストレスを加えると，疼痛が誘発される。
- 靱帯などが断裂している場合は，関節の不安定性がみられることがある。
- 関節の支持組織の損傷程度により，軽度なものから重度なものまである。

分類（重傷度）
- 第1度：靱帯がわずかに断裂，関節包は損傷されない。
- 第2度：靱帯が部分的に断裂し，関節包も部分的に損傷されていることが多い。
- 第3度：靱帯が完全に断裂し，関節包の断裂も伴う。

治療（施術）
- 保存療法：急性期では患部の冷却を行う。損傷関節の安静，固定，装具療法など。
- 手術療法：損傷の程度により手術療法を選択する。

柔道整復理論（総論）

4 脱臼

①脱臼の定義・分類

POINT

- 関節の性状 ⇒ 外傷性脱臼（急性，亜急性），病的脱臼
- 脱臼の程度 ⇒ 完全脱臼，不全脱臼（亜脱臼）
- 関節相互の位置 ⇒ 前方脱臼，後方脱臼，上方脱臼，下方脱臼，側方脱臼，中心性脱臼，分散脱臼
- 脱臼数 ⇒ 単数脱臼（単発脱臼），複数脱臼（二重脱臼），多発脱臼
- 脱臼の原因 ⇒ 脱臼部と外界との交通の有無，外力の働いた部位，脱臼の時期
- 脱臼の経過 ⇒ 新鮮脱臼，陳旧性脱臼
- 脱臼の頻度と機序 ⇒ 反復性脱臼，習慣性脱臼，随意性脱臼，恒久性脱臼

用語アラカルト

＊1　関節包
骨端同士を包み込む二層構造式の袋である。外側の線維膜，内側の滑膜からなり，線維膜は膠原線維，滑膜は神経および血管を含んでいる。滑膜は滑液を作る。

＊2　動揺性肩関節（loose shoulder）
機能や構造上の問題はないが，肩甲上腕関節の支持性が低いため，関節包が弛緩している状態で骨頭がしっかり関節窩に収まらない病態。その結果，脱臼や亜脱臼を引き起こす。

＊3　肘内障
橈骨頭が輪状靱帯から，脱臼または亜脱臼を呈する。幼少時によく発生する。

＊4　股関節中心性脱臼
大腿骨頭が寛骨臼窩を突き破り，骨盤内へはまり込む脱臼骨折。関節包内脱臼である。

＊5　弛緩性麻痺
筋力低下，筋萎縮，腱反射消失などの症状を呈する麻痺。

＊6　片麻痺
脳卒中などの脳血管障害後に起こる，一側性の上下肢麻痺。

脱臼の定義

- 脱臼とは，関節を構成する骨端同士の解剖学的位置関係が完全または不完全に失われた状態をいう。

関節の性状による分類

- 外傷性脱臼
  - 急性で発生：正常な関節に1回の強力な外力が加わり，関節端の一方が関節包[*1]を破り，関節包外に出て生じる。
  - 亜急性で発生：正常な関節に軽度な外力が繰り返し加わり（overuse），関節を支持する筋，腱，靱帯，関節包の弛緩や伸張によって生じる。
    例）投てき競技者の動揺性肩関節（loose shoulder）[*2]

One point Advice

外傷性脱臼の特徴
①青壮年男子に多い⇒スポーツ選手，肉体労働者に多発（男：女＝4～5：1）。
②顎関節脱臼を除き，男子が多い。
③小児，老人では骨折することが多いため，脱臼は少ない（例外：小児の肘内障[*3]）。
④靱帯損傷の少ない関節に多発する（肩関節，肘関節，顎関節，肩鎖関節）。
⑤介達外力によって発生することが多い。
⑥一般に関節包が断裂する（関節包外脱臼）。
　例外として顎関節脱臼，股関節中心性脱臼[*4]は関節包内脱臼である。

- 病的脱臼：関節に基礎疾患があり，わずかな外力，もしくは外力がなく発生する（関節包の断裂はほとんどない）。
  ①麻痺性脱臼：関節を支持する筋の弛緩性麻痺[*5]により，関節周囲の筋，靱帯，関節包が弛緩して生じる。
  　例）片麻痺患者[*6]の肩関節亜脱臼

必修問題対策！
外傷性脱臼の特徴をしっかりと理解すること。

②拡張性脱臼：関節内に炎症性の滲出物が多量に貯留し，関節包が拡張され生じる。
　例）急性化膿性股関節炎*7，股関節結核*8
③破壊性脱臼：関節包などの関節構成体の破壊により生じる。
　例）関節リウマチ*9による中手指節関節の尺側亜脱臼

脱臼の程度による分類

- 完全脱臼：関節同士の連結が完全に消失する。
- 不全脱臼（亜脱臼）：関節同士の連結が一部分残存する。

図1　肩鎖関節の完全脱臼，不全脱臼

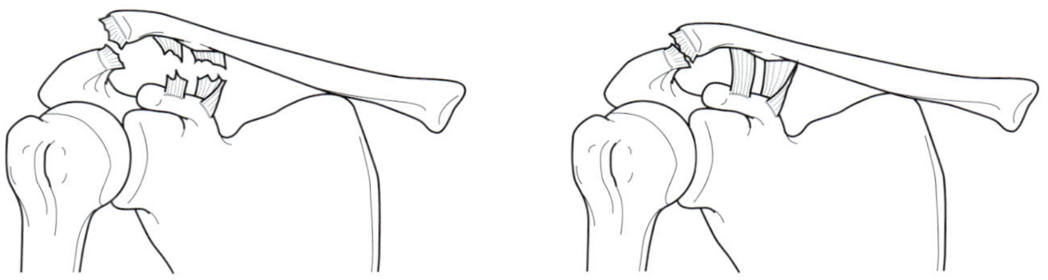

a　完全脱臼　　　　b　不全脱臼

関節面相互の位置による分類

- 前方脱臼：近位に対し遠位が前方へ転位。
- 後方脱臼：近位に対し遠位が後方へ転位。
- 上方脱臼：近位に対し遠位が上方へ転位。
- 下方脱臼：近位に対し遠位が下方へ転位。
- 側方脱臼（内側脱臼，外側脱臼）：近位に対し遠位が内側または外側へ転位。
- 中心性脱臼（内方脱臼）：股関節にみられ，大腿骨骨頭が寛骨臼窩*10を突き破り骨盤内に嵌入＝脱臼骨折。
- 分散脱臼*11：2カ所以上の骨が多方向へ転位する（さまざまな型がある）。

図2　関節面相互の位置による分類

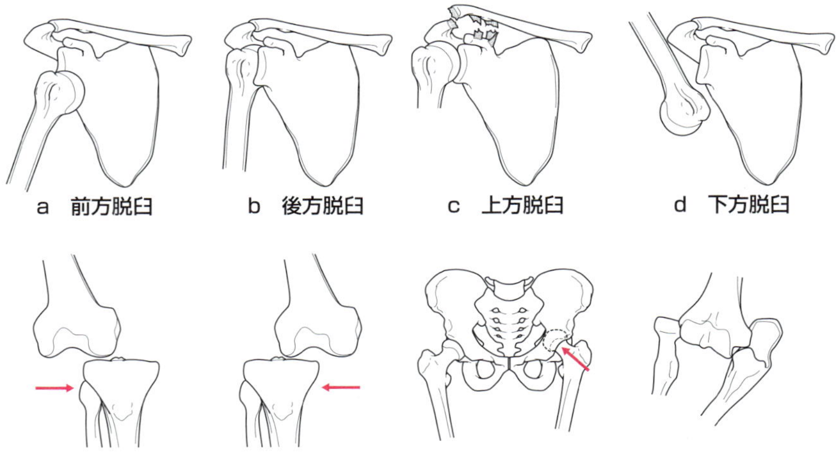

a　前方脱臼　　b　後方脱臼　　c　上方脱臼　　d　下方脱臼

e　内側脱臼　　f　外側脱臼　　g　中心性脱臼　　h　分散脱臼

用語アラカルト

＊7　急性化膿性股関節炎
黄色ブドウ球菌が血行性に感染し，股関節に急性で強い炎症症状，関節軟骨の破壊，発熱などの全身症状が出現する。乳児に発症することが多い。

＊8　股関節結核
結核菌が股関節に罹患。発熱，倦怠感などの全身症状や股関節炎症状が出現する。

＊9　関節リウマチ
多発性の関節炎を主症状とする全身疾患である。特徴的な指の変形を呈することが多く，中手指節関節の尺側亜脱臼のほかに，スワンネック変形（PIP関節の過伸展位にDIP関節の屈曲拘縮を合併），ボタン穴変形（PIP関節の屈曲拘縮とDIP関節の過伸展位拘縮を合併）などがある。

＊10　寛骨臼窩
恥骨，腸骨，坐骨の3つの骨が結合してできるくぼみ。その周りを囲んでいる月状面が大腿骨頭と股関節をつくる。

＊11　分散脱臼
肘関節分散（開排）脱臼と足根中足関節（Lisfranc関節）分散脱臼があり，肘関節分散脱臼は前後型（尺骨は後方，橈骨は前方へ）と側方型（尺骨は内方，橈骨は外方へ）の2型がある。足根中足関節分散脱臼は種々の脱臼型があり，その1つに，第1中足骨が内方，ほかの中足骨が背側に脱臼するものがある。

補足
前方脱臼，後方脱臼の別名称
●手部の場合は背側脱臼，掌側脱臼。足部の場合は背側脱臼，底側脱臼とよぶ。

One point Advice

脱臼の方向を決める際の原則
①四肢の脱臼：近位関節面に対する遠位関節面の位置で決める。
②肩鎖関節の脱臼：肩峰に対する鎖骨外端部の位置で決める。
③脊椎の脱臼：下位脊椎に対する上位脊椎の位置で決める。

脱臼数による分類

- **単数脱臼（単純脱臼）**：1カ所の関節が脱臼したもの。
- **複数脱臼（二重脱臼）**：1本の骨の近位と遠位の2カ所の関節で脱臼したもの。
  例）鎖骨の胸鎖関節と肩鎖関節の同時脱臼。
- **多発脱臼**：2カ所以上の関節が同時に脱臼したもの。

図3 脱臼数による分類

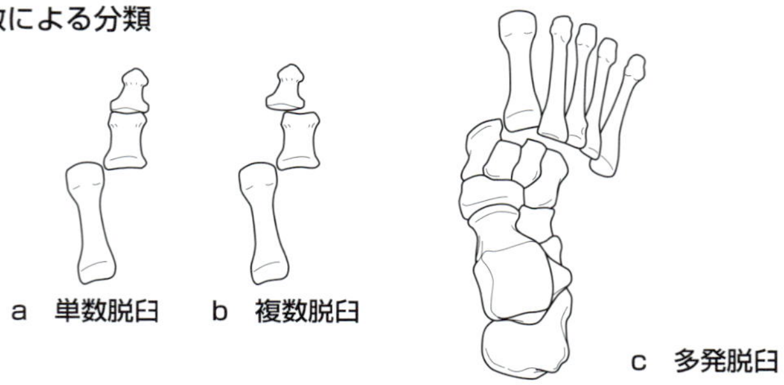

a　単数脱臼　　b　複数脱臼　　c　多発脱臼

用語アラカルト

＊12　関節腔
関節面の間にある隙間。滑液で満たされている。

＊13　創部
傷のある部分のこと。

＊14　足根中足関節（リスフラン関節）
足根骨と中足骨の間にある関節。

脱臼の原因による分類

①脱臼部と外界との交通の有無
- **閉鎖性脱臼（単純脱臼）**：関節腔＊12が創部＊13と交通していないもの，皮下脱臼と同義。
- **開放性脱臼（複雑脱臼）**：関節腔が創部と交通しているもの。

②外力の働いた部位
- **直達性脱臼**：外力が直接関節部に作用し生じる脱臼。
- **介達性脱臼**：外力がほかの部位に誘導されて，離れた関節で生じる脱臼。

One point Advice

直達性脱臼と介達性脱臼の違い
①直達性脱臼：関節突起などの骨折を伴うことが多い。
　　　　　　膝関節，足関節，足根中足関節（リスフラン関節）＊14，手関節などに発生する。
　　　　　　発生頻度は介達性脱臼に比べ少ない。
②介達性脱臼：槓杆作用（テコの原理）が働き，骨端部が関節包外へと逸脱する。
　　　　　　多くの外傷性脱臼は介達外力によって生じる。

③脱臼の時期
- **先天性脱臼**：出生前または出生時に脱臼が生じているもの，股関節に多い。
- **後天性脱臼**：出生後，外傷や疾病などの原因によって生じたもの。

One point Advice

先天性股関節脱臼の現在の認識
●従来は出生以前に発症するものと考えられ，名称も先天性股関節脱臼となっていたが，実際には周産期および出生後に発症することがわかってきたため，現在では発育性股関節脱臼とよばれている。

One point Advice
代表的な陳旧性脱臼の例
①Monteggia(モンテジア)骨折時の橈骨頭脱臼
②月状骨掌側脱臼
③肩関節後方脱臼

用語アラカルト
＊15　心因性素因
ヒステリーなどの心の状態が原因となること。

脱臼の経過による分類

- **新鮮脱臼**：脱臼を起こしてから数日以内のもの。
- **陳旧性脱臼**：脱臼が整復されず放置され，数週間以上が経過したもの。ほとんどが徒手整復不能。

脱臼の頻度と機序による分類

- **反復性脱臼**：外傷性脱臼に続発
  - 発生原因⇒固定期間の不足，脱臼を阻止する骨突起の骨折，筋・靱帯付着部の裂離骨折。
- **習慣性脱臼**：明らかな外傷の既往がなく発生。
  - 病的因子で発生⇒骨・軟骨の発育障害，関節の弛緩，心因性素因[*15]のある患者。
- **随意性脱臼**：本人の意思で脱臼も整復もできる。
- **恒久性脱臼**：関節の動きに関係なく，常に脱臼しているもの。先天性，後天性がある。

One point Advice
反復性脱臼，習慣性脱臼，随意性脱臼，恒久性脱臼の発生する部位
①反復性脱臼：肩関節，顎関節，膝蓋骨
②習慣性脱臼：肩関節，顎関節，膝蓋骨
③随意性脱臼：肩関節，第一指中手指節間関節(MP関節)
④恒久性脱臼：膝蓋骨

② 脱臼の症状

POINT
- 脱臼の症状 ⇒ 一般外傷症状と脱臼固有症状に分けられる
- 一般外傷症状 ⇒ ①疼痛，②腫脹および関節血腫，③機能障害
- 脱臼固有症状 ⇒ ①弾発性固定(ばね様固定)，②関節部の変形

一般外傷症状

①疼痛
- 持続的に続く自発痛：整復されると即座に軽減。
- **運動痛**：患者自身が損傷部位を動かすと発生する痛み。
- **介達痛**：損傷部位より離れた部位からの刺激により発生する痛み。

②腫脹および関節血腫
- 腫脹は脱臼関節周囲の軟部組織の損傷具合に比例する。また，骨折のように早急かつ著明には出現しない。
- 関節血腫は，主に関節を構成する軟部組織からの出血が，空虚になった関節腔に流入することによって生じる。

③機能障害
- 患肢は脱臼特有の一定の肢位に固定される。
- 軽度の運動（動作）であれば疼痛に耐えながら可能である。

脱臼固有症状

①弾発性固定
- 脱臼した部位に対して他動的に力を加え動かすとわずかに動くがバネのような抵抗感があり，力を抜くと元の肢位に戻ってしまう。

②関節部の変形
- 関節軸の変化：骨頭の転位方向に偏位。
- 脱臼関節自体の変形：脱臼パターンにより特有の変形が生じる。
  例）肩鎖関節上方脱臼の階段状変形
- 脱臼肢の長さの変化：脱臼肢の延長または短縮がみられる。
- 関節腔の空虚：骨頭の関節窩からの逸脱により関節腔は空虚になる。また，ほかの骨の一部突出がみられることもある。
  例）上腕骨烏口下脱臼の肩峰の角状突出
- 骨頭の位置異常：脱臼した骨頭は正常と異なる位置触れる。
  例）肩関節前方脱臼のモーレンハイム窩[*16]の消失

図4　右肩関節烏口下脱臼における肩峰の角状突出

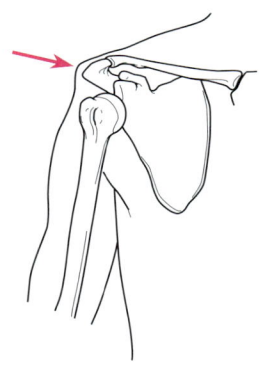

必修問題対策！
脱臼の固有症状と一般外傷症状の違いをしっかり理解する。

用語アラカルト
*16 モーレンハイム窩
鎖骨，三角筋，大胸筋からなるくぼみ（窩）。

One point Advice
脱臼の固有症状
- 脱臼の固有症状が出現していれば脱臼と判断することは可能だが，脱臼していれば脱臼の固有症状がみられるわけではない。

③脱臼の合併症

POINT

- 骨折　　　　　　　⇒　脱臼に骨折が合併したものを脱臼骨折という
- 関節唇[*17]，関節軟骨損傷　⇒　Bankart損傷など
- 神経，血管損傷　　⇒　脱臼した骨頭が血管，神経を圧迫あるいは牽引することにより生じる
- 軟部組織損傷　　　⇒　関節包，靱帯，筋，腱，皮膚などが損傷する
- 内臓器の損傷　　　⇒　脱臼した骨が直接圧迫する

用語アラカルト
*17 関節唇
肩関節，股関節の関節窩の縁にある線維軟骨。関節窩を深くする役割がある。

骨折

- 徒手整復困難な場合が多く，原則として脱臼から先に整復してから骨折を整復する。
- **モンテジア脱臼骨折**では骨折を先に整復する。

関節唇，関節軟骨損傷

- 関節唇の損傷は肩関節前方脱臼の際に発生するバンカート損傷など。
- 関節軟骨の損傷は膝蓋骨外側脱臼の自然整復時，顆間窩との剪断力が膝蓋骨の関節軟骨に加わり損傷するものが有名。

神経，血管損傷

- モンテジア骨折の橈骨頭の脱臼による橈骨神経の損傷，肩関節前方脱臼による腋窩動脈損傷などがある。

軟部組織損傷

- 外傷性脱臼では，一般的に関節包の断裂を伴う。
- 外傷性脱臼でも顎関節脱臼，股関節中心性脱臼，動揺性肩関節（loose shoulder）によって生じる肩関節脱臼，病的脱臼では一般的に関節包の断裂はみられない。
- 脱臼の際に骨頭が皮膚を破ってしまう開放性脱臼では，感染の可能性が極めて高い。

内臓器の損傷

- 股関節中心性脱臼に伴う骨盤内臓器の損傷，胸鎖関節後方脱臼に伴う食道などの損傷があげられる。

図5　バンカート損傷

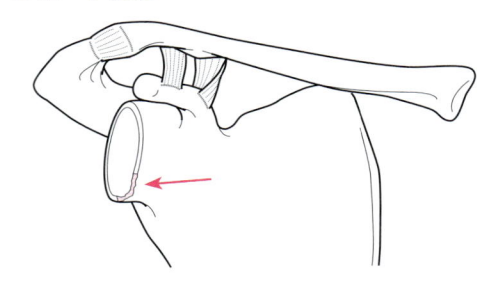

用語アラカルト

＊18　前下関節上腕靱帯
肩甲骨と上腕骨を結ぶ関節上腕靱帯の1つ。上肢下垂時には弛緩しており，上肢を外転していくにつれ緊張する。

One point Advice

バンカート損傷
- 脱臼の際，上腕骨頭と肩甲骨関節窩の前下縁部との衝突，または前下関節上腕靱帯[*18]の牽引によって関節窩前下方から関節包，関節唇複合体が剥離したものをいう。

柔道整復理論（総論）

4 脱臼の整復障害

POINT

- ボタン穴機構
- 種子骨[*19]または掌側板[*20]の関節腔への嵌入[*21]
- 関節包，筋，骨片などによる整復路の閉鎖
- 整復において支点となる骨の骨折による欠損
- 関節包や靱帯，筋肉の緊張
- 陳旧性脱臼

ボタン穴機構

- 脱臼した骨頭が関節包の損傷部位（裂孔）に入り込んでしまった状態のこと。洋服でボタンが穴から外れないのと同様の状態。

種子骨または掌側板の関節腔への嵌入

- 第1中足趾節間関節（MTP関節）[*22]，第1中手指節間関節（MP関節）などにみられる。

One point Advice

脱臼の整復について
- 脱臼した部位の筋緊張が強く出ているときは，すぐに整復動作に移るのではなく，しばらくベッドなどに横にさせておくなどしてリラックスさせ，筋緊張を減少させてから整復を行ったほうが整復しやすく，整復時の疼痛も軽減する。

用語アラカルト

＊19 種子骨
筋肉の中にある骨。槓杆（テコ）の支点となる役割をもつ。代表的な種子骨は膝蓋骨。

＊20 掌側板
指に存在し関節の過伸展を防止する役割をもつ線維軟骨。

＊21 嵌入
はまり込むこと。

＊22 中足指節間関（MTP関節）
中足骨と趾骨の基節骨で構成される関節。

5 予後

POINT
- 予後良好なもの ⇒ 単純性新鮮脱臼かつ，適確な整復・処置が行われたもの
- 予後不良なもの ⇒ 長期間の固定，脱臼骨折，反復性脱臼，陳旧性脱臼

表1　脱臼の予後

予後良好	単純性新鮮脱臼かつ，適確な整復・処置が行われたもの			
予後不良	長期間の固定	・関節包，靱帯の萎縮，関節拘縮の発生	⇒	関節機能障害をきたす
	脱臼骨折	・骨折が治癒しても，関節強直が発生するものがある ・骨膜の損傷が大きいものは過剰仮骨が発生する場合がある		
	反復性脱臼	・固定肢位が不良 ・固定期間が不十分 ・早期使用 ・関節構成組織の損傷 ・初回脱臼時の年齢が若い	⇒ 関節支持性の低下 ⇒	筋作用や軽度の外力が加わるだけで容易に脱臼する
	陳旧性脱臼	数週間脱臼したまま放置 または 不完全な整復のまま時間経過	⇒ ・関節包の損傷部と脱臼した関節端が癒着 ・関節を構成する軟部組織の拘縮の発生 ・筋肉の線維化が生じ，筋機能の低下・消失 ⇒	整復不能

One point Advice
- 陳旧性脱臼で整復不能な場合は無理に整復するのではなく専門医に依頼する。
- 反復性脱臼は患者に対して適切な指導のもと，リハビリをしっかり行うことによって防げる場合が多い。

5 打撲

POINT
- 直達性の鈍的な外力によるもので，皮膚は断裂しない。
- 外力は皮下組織を傷害するが，筋肉，腱，血管，神経，骨にまで及ぶ場合には，筋挫傷や骨挫傷という。
- 外力の程度によっては内臓器を損傷することもある。

症状
- 受傷部の腫脹，疼痛などがみられる。
- その他損傷組織やその損傷程度により，皮下出血や機能障害がみられることがある。
- 重症例では**筋区画症候群**（**コンパートメント症候群**）を招くことがある。

打撲の治療
- 急性期では**RICE療法**を行う。

One point Advice

挫創と挫傷
- 挫創：物理的な外力による開放性の損傷で，皮膚が裂けている状態。
- 挫傷：物理的な外力（鈍的なもの）による圧挫損傷である。皮膚は裂けず非開放性の損傷。

6 軟部組織損傷

① 筋の損傷

POINT

- ●筋の部位　　⇒　筋頭・筋尾・筋腹
- ●筋の補助装置　⇒　筋膜・筋支帯・滑液包・筋滑車・種子骨
- ●筋の神経　　⇒　運動神経，感覚神経，自律神経
- ●筋線維の種類

筋の構造

■筋の部位

- **筋頭**：筋肉の体幹（正中）に近い部位，四肢では近位の部位
　　　　起始（固点）
- **筋尾**：筋肉の体幹（正中）から遠い部位，筋頭とは反対側
　　　　停止（動点）
- **筋腹**：中央の膨らんでいる部位

筋の補助装置

- **筋膜**：筋を包む結合組織の膜で，ほかの筋や筋群を隔てる
　　　　浅筋膜，深筋膜
- **筋支帯**：四肢の遠位部に存在し，その部を走行する腱の浮き上がりを防止する
　　　　　屈筋支帯，伸筋支帯
- **滑液包**：筋や腱が骨などと接触する部位に摩擦防止のためにある小囊
- **筋滑車**：腱が走行の方向を変えるところにある装置
- **種子骨**：腱中に存在する小骨で，腱と関節の摩擦を防止

筋の血管

- 神経と一緒に進入する。
- 血管は発達し，毛細血管網を形成する。

筋の神経

- 血管とともに進入する：筋上膜に入り，筋周膜で分かれ，筋内膜へ進入し，
　　　　　　　　　　それぞれの筋線維に到達する
- **運動神経線維，感覚神経線維，自律神経節後線維**
- 運動神経線維：骨格筋に神経筋接合部で化学物質により情報伝達する
- 感覚神経線維：筋紡錘などの受容器からの情報を中枢へ伝達する
- 自律神経線維：筋緊張や血管の調整などに関わる

筋線維の種類

- **赤筋，中間筋，白筋**：それぞれ性質が異なる

2 筋損傷の概説

POINT

- ●筋損傷　　　　　⇒　筋挫傷，肉ばなれ
- ●筋損傷時の力　　⇒　急性，亜急性
- ●筋損傷の分類　　⇒　外傷性，病的損傷
- ●筋損傷の程度
- ●外力の作用機序　⇒　直達外力，介達外力
- ●外力の働き方
- ●筋損傷部と創による外界との交通　⇒　閉鎖性損傷，開放性損傷
- ●筋損傷の症状
- ●筋損傷の治癒機序
- ●筋損傷の予後

One point Advice

筋損傷の特徴
- ●身体運動の加速期や，減速期に発生しやすい。
- ●強い遠心性収縮で発生しやすい。

筋損傷

- 筋挫傷（打撲など直達外力による）
- 肉ばなれ・筋断裂（介達外力による）

筋損傷時の力

- 急性：一度の外力にて損傷が発生
  例）直達外力，急激な過度の筋緊張や過伸張など。
- 亜急性：筋に繰り返しまたは継続して力が作用し発生する（症状はある時点で突然現れる場合と，徐々に出現する場合がある）。
  例）筋の要因：疲労，筋力低下

筋損傷の分類

■筋の性状による分類

- 外傷性筋損傷
- 病的状態：神経や，筋の疾患などにより生じる。

■筋損傷の程度による分類

表1　筋損傷の程度による分類

第Ⅰ度	筋線維の断裂は認めない。筋の伸張で筋細胞の破壊などがみられる。筋線維，筋周膜には変化はなく，筋間損傷が主である。自動運動または他動運動の際に違和感，不快感，疼痛がある。
第Ⅱ度（肉ばなれ）	筋の部分断裂で，一般的には肉ばなれとよばれる。完全には断裂していない。圧痛，腫脹がある。筋収縮は可能であるものの，自動運動により損傷部に疼痛が著明なことが多く，収縮不能なことも多い。損傷局所に陥凹を触知することがある。
第Ⅲ度（筋断裂）	筋が完全に断裂している。一般的には筋断裂とよばれる。筋腹間に陥凹があり，強い圧痛が出現し，断裂端が縮み腫瘤ができる。筋肉の収縮はみられない。損傷部より末梢へ皮下出血斑が出現することがある。

■筋損傷の部位による分類

- 筋の長軸に対する位置：起始部，筋腹部，筋腱移行部
- 筋の浅深部による分類：筋の浅層または深層，筋膜，他筋への付着部の損傷

- **筋間損傷と筋内損傷**
  - 筋間損傷：筋線維束間の結合組織の損傷である。筋線維には損傷がないが筋線維束の間に出血がある。
  - 筋内損傷：筋の部分断裂損傷であり，筋線維の間に出血を生じ，筋膜内に腫脹を生じる。

■外力の作用機序の違いによる分類
- 直達外力：打撲，物体への接触，転倒，墜落など鈍性の外力による。
- 介達外力：損傷部位に直達外力は作用はない。筋が過度に伸長されるか，過剰に負荷が加わることにより発生する。

■外力の働き方による分類
- 筋線維が過度に伸長されたとき(肉ばなれ)
- 筋へ圧迫力が作用したとき(打撲)
- 筋の急激な収縮に対し大きな負荷作用したとき(重量物の挙上)
- 筋へ反復荷重が作用したとき
- 持続的な筋緊張状態のとき
- 持続的な筋の伸長状態のとき
- 激しい運動のとき

■筋損傷部と創部との交通の有無による分類
- 閉鎖性(皮下)筋損傷：筋損傷部と創部との交通がない
- 開放性筋損傷：筋損傷部と創部に交通がある

■筋損傷による症状
- 損傷部の運動時に不快感や違和感，疼痛
- 損傷局所の圧痛
- 損傷局所の陥凹
- 断裂端の腫瘤
- 腫脹
- 断裂時は筋収縮がみられない
- 皮下出血斑(時間の経過で損傷部より末梢に出現)
- その他(陳旧例)：硬結，伸長度の低下，筋力低下など

■筋損傷の治癒機序
- 炎症期(筋線維の変性・壊死) ⇒ 炎症細胞の浸潤で壊死組織を貪食・血管新生 ⇒ 衛星細胞が活性化 ⇒ 増殖期 ⇒ 衛星細胞が融合し多核の筋管細胞が形成 ⇒ 損傷部が新生筋線維で置換 ⇒ 成熟期(神経再支配が起こる)

■筋損傷の予後
- 瘢痕組織形成による治癒：筋損傷が再発する可能性がある
- 骨化性筋炎(異所性骨化)：筋損傷時の血腫が原因となる

One point Advice

クラッシュシンドローム
- 直達外力が広範囲に及ぶと筋の損傷により生命に危機が及ぶことがある。

③腱損傷

POINT
- 腱の構造 ⇒ 部位，組織，付着，血管
- 腱の補助装置 ⇒ 滑液包，腱鞘，滑車，種子骨，支帯，腱弓[*1]

用語アラカルト

*1 腱弓
回外筋の近縁にみられる。橈骨神経深枝がここを通過し，絞扼を受けることがある。

腱の構造

- 骨格筋は腱に移行し，骨や軟骨に付着する。
- 筋収縮による張力を骨に伝達する。
- **密生結合組織**よりなる。
- 腱線維は縦に走る膠原線維の束からなり，腱内周膜により腱束に分けられる。
- 腱束が集まり腱をつくり，腱の表面は腱外周膜に包まれる。
- 腱の血行：腱間膜，腱内周膜，腱のヒモ，筋肉から腱への血行で分布している。

腱の補助装置

■滑液包
- 関節周辺の腱と皮膚・骨・筋との間に存在し，摩擦を軽減する**滑液**を入れた結合組織性の袋様の構造である。

One point Advice

腱の栄養
- 腱間膜からの血行
- 滑液による

アキレス腱
- アキレス腱には腱鞘はない。
- パラテノンで囲まれている。

■腱鞘（管状滑液包）
- **滑膜性腱鞘** ⇒ 滑液包で腱を包むような状態で鞘の中に腱が入る。
- **線維性腱鞘** ⇒ 筋収縮時に腱の浮き上がりを防止する。滑膜性腱鞘の外側にある。

■筋滑車
- 筋または腱の走行で方向転換を行うための装置の役割を果たす。
- 靱帯（線維性）の輪や骨でできている。

■種子骨
- 腱の中に存在し，腱の骨との摩擦を防いでいる。

■支帯
- 筋腱の浮き上がりを防ぐもの。
- 屈筋支帯，伸筋支帯などがある。

■腱弓
- 骨と骨の間に張る弓状の腱があり，その下を神経や血管などが通過する。

4 腱損傷の分類

POINT

- 腱の性状　　　⇒　外傷性，病的
- 腱損傷の程度　⇒　第Ⅰ度～第Ⅲ度
- 腱損傷の部位　⇒　腱実質部，骨摩擦部，腱の移動部，腱の位置異常
- 外傷部位　　　⇒　直達外力，介達外力
- 外力作用機序　⇒　牽引，圧迫，反復荷重

腱損傷時の腱の性状

■外傷性腱損傷

- 健常な腱に対し，外力が作用して損傷が発生する。
- 腱に加わる力
  - 急性：腱に急激に過度の張力，運動による抵抗，または直達外力が加わり発生する。
  - 亜急性：腱に対する反復または持続する微少な力が加わることで生じる。

One point Advice

- 労働やスポーツでは持続的に，または反復する外力が加わり，腱に微細な損傷が繰り返され症状が現れる。
- 骨や関節の損傷などにより形態が変化することにより，腱の走行が変化するため，異常を生じる。

■その他の腱損傷

- 腱が脆弱なとき：軽微な外力で発生する
- 病的なもの：関節リウマチ，結核性または化膿性腱鞘炎により腱が断裂することがある。

腱損傷の程度による分類

- 腱損傷の程度により，第Ⅰ度から第Ⅲ度に分類する。

表2　損傷の程度による分類

第Ⅰ度	腱線維の断裂なし	腱実質，腱鞘，屈筋・伸筋支帯，滑液包などに軽度の損傷があり，一定の動作や負荷により疼痛，圧痛，腫脹が出現する
第Ⅱ度	腱実質の部分的な損傷がある	損傷部位に陥凹がみられることがある。損傷腱に対する負荷で，疼痛，腫脹，血腫形成などがみられる
第Ⅲ度	腱が完全断裂している	損傷部の陥凹がみられる。圧痛が著明。早期から皮下出血斑と腫脹がみられる。該当する腱による運動が不能となる

柔道整復理論（総論）

腱損傷部位による分類

- 腱実質部での損傷：アキレス腱や上腕二頭筋長頭腱の断裂など。
- 骨に摩擦が頻繁な部位での損傷：橈骨茎状突起部と長母指外転筋・短母指伸筋，上腕骨結節間溝と上腕二頭筋長頭腱，肩峰と棘上筋腱，橈骨背側結節（リスター結節）と長母指伸筋腱など
- 関節の動きで腱の移動が大きい部分の損傷（靱帯性腱鞘との摩擦）：ばね指（弾発指）など。
- 腱付着部での損傷：手指の終止腱付着部（腱性mallet finger），アキレス腱踵骨付着部，膝蓋靱帯の脛骨または膝蓋骨付着部など
- 腱の走行位置に異常を起こす損傷：一般的に腱脱臼とよばれるもの。腓骨筋腱脱臼，上腕骨小結節骨折による上腕二頭筋長頭腱脱臼など。

> **One point Advice**
> ●指MP関節の背側で指伸筋腱の脱臼がみられることがある。MP関節の屈伸により腱の側方への移動が観察される。

外力の働いた部位よる分類

■直達外力

- 打撲などの鈍性の外力が腱に直接作用したもの。腱実質だけでなく，滑液包やその他の腱周囲の結合組織損傷が合併することが多い。

■介達外力

- 腱に生理的な範囲を超えた伸長する力が加わり，腱実質あるいは腱付着部で損傷する。
- 関節運動で繰り返し腱が骨や支帯に機械的摩擦を受け，損傷したもの。

外力の働き方による分類

牽引による損傷：筋の急激な収縮により腱が伸長され発生したもの。
圧迫力による損傷：腱に直達外力（打撲など）が作用し発生したもの。
反復荷重による損傷：同一姿勢や関節運動の繰り返しにより腱に機械的刺激が作用して発生したもの。

5 腱損傷の症状

POINT
●腱の損傷程度による違い ⇒ 疼痛，腫脹，皮下出血斑，機能障害

損傷程度による違い

- 損傷程度により症状は異なる。
  - Ⅰ度：局所の自発痛，圧痛，腫脹など
  - Ⅱ〜Ⅲ度：自発痛，圧痛，腫脹とさらに皮下出血斑が著明となり，損傷部位に陥凹が触知される。該当筋による機能障害がみられる。

> **One point Advice**
> ●腱断裂では，ときに断裂音を本人が自覚することがある。

6 腱損傷の治癒機序

POINT
- 腱の修復能力
- 手術療法・保存療法

腱損傷の施術

- 腱自体の修復能力に任せる(部位や種類により修復過程は異なる)。
- 観血的な縫合
- 保存療法

One point Advice
- アキレス腱ではパラテノンとよばれる腱傍組織があり,そこからの血行などが修復に関与する。

7 末梢神経の損傷

POINT
- 末梢神経の構造 ⇒ 末梢神経,神経線維
- 損傷時に加わる力 ⇒ 急性損傷,慢性損傷
- 神経損傷の分類 ⇒ 性状,病態,外力の作用部位,外力の働き方,開放性・閉鎖性
- 症状 ⇒ 運動神経の障害,感覚神経の障害,自律神経の障害,Tinel徴候
- 治癒機序 ⇒ 障害の程度により予後が違う

末梢神経の構造

- **末梢神経**:脳脊髄神経と自律神経(交感神経・副交感神経)
- 末梢神経の構造:神経細胞,シュワン細胞,外套細胞からなる
- 神経線維の束:神経周膜,神経線維束,神経上膜

神経損傷の概説

- 末梢神経損傷に加わる力
  - 急性損傷:骨折,脱臼,打撲,切創,圧迫,挫滅,牽引などの外力により発生する。
  - 慢性損傷:圧迫,繰り返しの外力,摩擦,絞扼などにより発生する。

One point Advice

分娩麻痺
- 分娩時に不自然な肢位で牽引され,腕神経叢が損傷されることがある。

神経損傷の分類

■神経の性状による分類

- 外傷性神経損傷：外力の作用により発生する。骨折や脱臼などに合併することもある。外力の繰り返しまたは継続により発生することがある。
- その他：神経疾患によるものがある。

■末梢神経損傷の病態による分類

▶Seddon（セドン）の分類

- 一過性神経伝導障害（nerapraxia／ニューラプラキシア）
- 軸索断裂（axonotmesis／アクソノトメーシス）
- 神経断裂（neurotmesis／ニューロトメーシス）

▶Sunderland（サンダーランド）の分類

- Ⅰ度損傷：一過性神経伝導障害（nerapraxia）
  局所的な伝導障害，軸索の連続性は保たれている。
- Ⅱ度損傷：軸索断裂（axonotmesis）
  軸索断裂・髄鞘が損傷，損傷部位より遠位ではWaller変性が生じる。
- Ⅲ度損傷：軸索と神経内膜が断裂
  軸索・神経内膜が損傷，神経周膜は保たれる。
- Ⅳ度損傷：神経周膜まで断裂
  神経周膜まで損傷，神経上膜は保たれている。
- Ⅴ度損傷：神経の連続性が完全に断たれている（neurotmesis）

表3 神経損傷の分類

Sunderland	病態	Tinel（チネル）徴候	その他
Ⅰ度	伝導障害	－	一過性の麻痺
Ⅱ度	軸索断裂	＋（軸索再生とともに遠位に移動）	1～2mm/日で遠位に向かい軸索が再生する
Ⅲ度	軸索・神経内膜の断裂	＋	～2mm/日で遠位に向かい軸索が再生する。過誤支配[*2]を生じることがある
Ⅳ度	軸索・神経内膜・神経周膜の断裂（神経幹は連続している）	＋	自然回復（－）手術適応
Ⅴ度	軸索・神経内膜・神経周膜・神経上膜の断裂	＋	自然回復（－）手術適応

用語アラカルト

*2 過誤支配
神経が回復していく過程で，以前とは違った筋肉や，感覚受容器に到達し支配してしまう。

図1　Seddonの分類

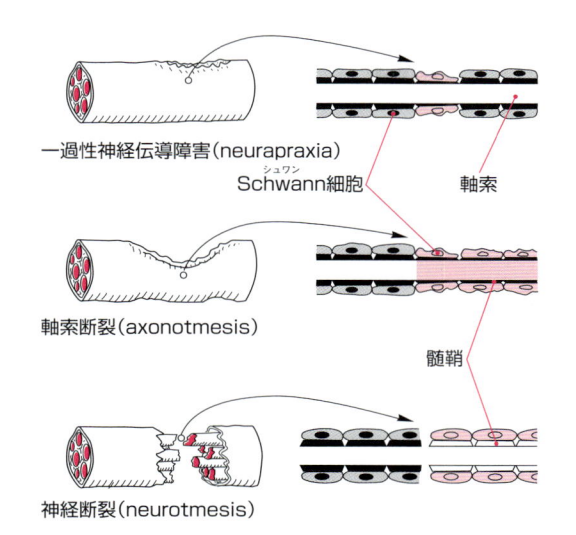

一過性神経伝導障害(neurapraxia)
Schwann細胞　軸索

軸索断裂(axonotmesis)
髄鞘

神経断裂(neurotmesis)

（柳澤　健　編：理学療法士・作業療法士　ポケット・レビュー帳　基礎編，p.312，メジカルビュー社，2008．より引用）

図2　Sunderlandの分類

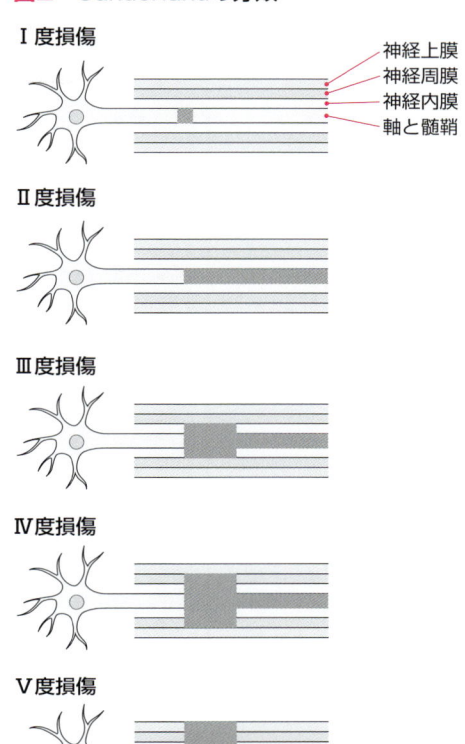

Ⅰ度損傷　　神経上膜／神経周膜／神経内膜／軸と髄鞘
Ⅱ度損傷
Ⅲ度損傷
Ⅳ度損傷
Ⅴ度損傷

補足

Waller変性
- 神経線維が断裂すると，断裂部より末梢は神経細胞とは逆の末梢に向かい，軸索や髄鞘が変性を起こす。

■外力の働いた部位による分類

- 直達外力：切創，打撲，衝撃，墜落などによる直達外力による。
- 介達外力：外力は損傷部から離れた部位に作用する。神経が牽引力で引き延ばされたり，関節の運動により反復して絞扼や圧迫を受けやすい部位で発生する。

■外力の働き方による分類

- 牽引力による損傷：神経が牽引されて損傷される。
- 圧迫力による損傷：打撲などにより圧迫されて損傷する。
- 持続的な外力(牽引・絞扼・圧迫)による損傷：
  ①解剖学的な特徴による絞扼・圧迫(骨，筋，腱弓など)，②骨・関節の形態変化による牽引，③腫瘍などによる圧迫
- 注射(薬物注入)：薬剤の化学的作用，薬剤漏れの物理的作用により生じる。
- 放射線照射による損傷：放射線照射後に遅発性に麻痺を生じる。
- その他電撃や凍傷による損傷

■神経損傷部と創部の交通の有無による分類

- **開放性神経損傷**：神経損傷部と創部の交通があるもの。
- **閉鎖性神経損傷**：神経損傷部と創部の交通がないもの。

神経損傷の症状

■運動神経の障害
- 支配筋の運動麻痺（弛緩性麻痺），支配筋とその筋を支配する運動神経の分枝高位により損傷神経と損傷高位を判断する。

■感覚神経の障害
- 神経の完全断裂では感覚脱失，痛覚脱失。
- 不完全な損傷（絞扼性神経障害など）では感覚鈍麻，痛覚鈍麻がみられる。
- 回復期や軽度の圧迫程度の障害では，健常部との境に感覚過敏，異常感覚がみられる。

■自律神経障害
- 発汗障害：交感神経の障害で汗腺からの発汗が障害される（皮膚が乾燥する）。
- 血管運動障害：急性期では交感神経の遮断により，支配領域の血管が拡張し皮膚温の上昇や紅潮がみられる。慢性期では蒼白で，皮膚温は低下する。
- 栄養障害：皮膚の萎縮があり，薄くなり光沢を帯びる。角質層の増加でカサカサになる。脆弱になり割れやすい。爪も艶がなく萎縮し，脆弱になり割れやすい。骨や筋，その他の組織も萎縮する。

■チネル徴候（Tinel sign）
- 神経切断断端の近位側において軸索の再生先端部を叩打するとピリピリした感じや蟻走感がその神経の支配領域に生じる。
- Tinel徴候は神経の再生（伸長）に伴い遠位に移動する。

■電気生理学的検査
- 筋電図検査（EMG）：原因が筋原性か，神経原性の異常かを鑑別する。損傷神経や高位の同定が調べることができる。
- 誘発筋電図：運動神経伝導速度（神経の電気刺激による筋収縮），感覚神経伝導速度（指趾などを刺激して神経幹で信号を拾う）の測定を行う。

神経損傷の治癒機序

■一過性神経伝導障害（nerapraxia）ニューラプラキシア
- 一過性の伝導障害であり，軸索の断裂はないため，回復は数日（数分）から数週間である。

■軸索断裂（axonotmesis）アクソノトメーシス
- 神経内膜や周膜は温存されているが，軸索が断裂しており**Waller変性**をきたす。
- 損傷部から遠位に向かい神経内膜の中を軸索が再生する。
- Tinel徴候がみられる。
- 運動神経，感覚神経の機能は保存的にほぼ回復する。

■神経断裂（neurotmesis）ニューロトメーシス

- 軸索，髄鞘，Schwann細胞すべてが断裂している。
- 断裂部より遠位はWaller変性となる。
- 近位断端より軸索が再生し伸張するが遠位断端との間隙のため自然回復は期待できない。
- 神経縫合等を行っても過誤支配を生じることがあり，機能は不完全な回復となる。

8 血管の損傷

POINT

- 血管の構造　　　　　⇒　動脈，静脈，毛細血管
- 四肢血管損傷
- 血管損傷に加わる力　⇒　急性，亜急性
- 血管損傷の分類　　　⇒　外傷性
- 損傷部と外界のつながり　⇒　開放性，閉鎖性
- 外力の作用部位　　　⇒　直達，介達
- 症状　　　　　　　　⇒　局所症状，末梢症状，全身症状

血管系の構造

- **動脈**：心臓から血液を末梢へ送る管。
- **静脈**：末梢から血液を心臓へ送る管。
- **毛細血管**：動脈と静脈の間を結ぶ管。

四肢血管損傷の概説

- 動脈，静脈，毛細血管の損傷により出血を生じる。切創や刺創などによる血管の断裂以外にも，骨折や脱臼等に伴う血管の圧迫によることもある。
- 血管損傷では，その血管の支配領域にさまざまな障害を生じることがある。

血管損傷に加わる力

- **急性**：一度の外力の作用により発生する。
- **亜急性**：軽微な外力の繰り返し，または継続して作用することにより発生する。

血管損傷の分類

- **外傷性損傷**：正常な血管に外力が作用することにより発生する。
- **その他**：血液凝固異常，血管の脆弱性などにより易出血状態の場合に出血することがある。

血管損傷部と外界の連絡の有無による分類

- **閉鎖性血管損傷（内出血）**：筋肉内，皮下，皮内，体腔内，関節内などでの出血があるもの。
- **開放性血管損傷（外出血）**：血管損傷部と創部に連絡があり，血液が体外に流出する。

外力が作用した部位による分類

- 直達外力による損傷：直達外力により血管が損傷する。切創，刺創など。
- 介達外力による損傷：骨折や脱臼等で転位した骨による損傷や，繰り返しの動作等により損傷する。

血管損傷の症状

■局所症状

- 出血：外出血（血液が体外に流出する）
  内出血（量や部位により皮下出血斑や血腫を呈する）

■末梢症状

- 阻血症状：①**疼痛**（pain），②**感覚異常**（paresthesia），③**蒼白**（paleness），④**動脈拍動の消失または減弱**（pulselessness），⑤**運動麻痺**（paralysis）を**5P's**[*3]という。

用語アラカルト

*3 5P's
5P's＋冷汗（Poikilothermia）で6P'sとすることもある。

■全身症状

- 血圧低下，頻脈，冷汗，呼吸数増加，出血性ショックなどがあり，出血量により変化する。

One point Advice

- 動脈損傷：拍動性の出血
- 静脈損傷：じわじわと出血（非拍動性）
- 毛細血管：じわじわと出血（非拍動性・にじみ出る）

9 皮膚損傷

POINT

- 皮膚の形態 ⇒ 真皮，表皮，皮下組織
- 皮膚の機能
- 皮膚損傷 ⇒ 機械的損傷，物理的損傷，化学的損傷
- 創傷治癒 ⇒ 炎症相，増殖相，瘢痕相

皮膚の形態

- 表皮，真皮，皮下組織からなる。

表4　皮膚の構造

表皮	重層扁平上皮 角質層→淡明層→顆粒層，有棘層→胚芽層（基底層） 胚芽層にはメラニン細胞がある
真皮	密生結合組織（主に膠原線維，一部弾性線維を含む） 血管や神経に富む～血管乳頭，神経乳頭に区分される
皮下組織	疎性結合組織（多くの脂肪細胞を含む） 皮下脂肪

皮膚損傷の機能

- 体表の保護，体温調整，栄養の貯蔵(皮下脂肪)，排泄作用，感覚器

皮膚損傷の概説

- 機械的損傷：切創，刺創，割創，擦過傷，裂創，挫創，咬創，銃創
- 物理的損傷：熱傷，凍傷，電撃傷，放射線，光線など
- 化学的損傷：化学薬品(酸，アルカリなど)

創傷治癒の機序

①炎症相：受傷後から3日
- 受傷直後：局所の止血，炎症反応，炎症性細胞の浸潤。
- 滲出した組織液，リンパ液，フィブリンなどが創面を覆う。

②増殖相：3日から2週
- 毛細血管の新生，線維芽細胞の増殖，コラーゲン形成。

③瘢痕相：2週から10カ月
- 線維化，瘢痕形成，創傷の収縮。

One point Advice

創傷治癒の遅延に関わる因子
- 全身的因子：低栄養，貧血，糖尿病，高齢など
- 局所的因子：感染，血行不良，大きな組織欠損，創部にかかる張力など

10 柔道整復の治療（施術）

POINT
- 柔道整復の施術 ⇒ 整復，固定，後療法

柔道整復における施術

- 整復，固定，後療法に分けられる。

▶整復
- 骨折や脱臼により，転位した骨や関節を元の状態にすることである。
- 整復はできる限り早期に行われるのが望ましい。
- 外傷による一次損傷の確認をしたうえで，二次損傷を起こさないよう整復を行う。
- 患者への疼痛の軽減や，全身状態への配慮が必要である。
- 非観血的整復と観血的整復がある。
- 解剖学的な形態に整復することが望ましいが，患者の希望や全身状態などを考慮し整復の限界を見きわめる。

▶後療法
- 手技療法
- 運動療法
- 物理療法

11 整復（骨折，脱臼）

⇒「治療法」(p.347)参照

12 軟部組織の治療（施術）

⇒「治療法」(p.348)参照

13 固定

POINT
● 固定法　⇒　目的，方法，材料，肢位，期間，範囲

定義
- 患部の安静保持のため，身体の運動を制限し一定に保持することである。

One point Advice
● 長期の固定により，関節拘縮による可動域制限・筋萎縮[*4]・骨萎縮[*4]が発生する。

用語アラカルト

*4　筋萎縮，骨萎縮
一定度発育した組織または臓器の容積が減少し，機能が低下する状態。

固定の目的
- 整復位の保持，再転位の防止。
- 身体の運動を制限することにより，患部の安静を保つ。
- 患部の安静により損傷組織を治癒に導く。
- 患部の変形の矯正や防止。

固定の方法
- 外固定と内固定
  - 外固定：身体の外部から骨や関節を間接的に固定し，患部の安静保持をする。
  - 内固定：観血的に患部の骨や関節等を直接固定する。

固定材料
- 固定材料の条件
  - 固定力が十分で，衛生的であり，さらに経済的であること。
  - 軽量で，取り扱いが容易であることなど。

■硬性材料
- 金属副子（クランメル副子，東大式金網副子，アルミ副子など）
- 合成樹脂副子（水硬化性ウレタン樹脂，熱可塑性素材など）
- ギプス包帯
- 厚紙副子，呉氏副子，すだれ副子

■軟性材料

- サポーター
- 絆創膏，テーピング
- 包帯（巻軸包帯）
- 三角巾
- その他（綿花，ガーゼなど）

■装具

- 機能的装具（目的・用途がさまざまで，患者の機能に応じて作成する）
- 患部の固定や保護，機能の補助や改善，変形の予防と矯正

固定の肢位

- 整復位を保持する肢位で固定する。
- 機能的肢位・両肢位（便宜肢位）で固定する。
- 当初機能的肢位でない場合は，その後機能肢位に変更する。
- 脱臼では関節を適正な肢位に保持する。

One point Advice

- 筋損傷の固定：損傷部を密着させるような固定が必要なため，伸展位で固定してはいけない。
- 捻挫の固定：受傷肢位と逆方向に固定する。

One point Advice

hanging cast法（ハンギング キャスト）

- 上腕の骨折部位のやや上方から，肘関節を90°として手関節近位までギプス（キャスト）固定する。手関節に紐をつけて頸部から吊るす。ギプスの重みで骨折部のアライメントを整える。睡眠時でも上体を起こした位置を保つことにより牽引力を持続できる。

図3　hanging cast法

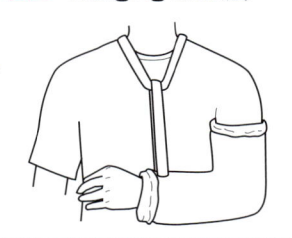

固定期間

- 固定にあたり，必要にして最低の期間とする。
- 年齢，全身状態，損傷の程度，損傷部位により期間を決める。
- 骨折ではGurlt（グルト）の骨癒合日数などを参考とするが，さまざまな条件により変わる。

表5　骨癒合日数

中手骨	2週間	上腕骨骨幹部	6週間
肋骨	3週間	脛骨	7週間
鎖骨	4週間	下腿両骨	8週間
前腕骨	5週間	大腿骨骨幹部	8週間
腓骨	5週間	大腿骨頸部	12週間

固定の範囲

- 原則としては，骨折部の近位と遠位の関節を含め固定する。
- 個々の状態，年齢等により決め，経過により適宜変更する。
- 最小限の範囲に留め，固定が過剰にならないようにする。

14 後療法

> **POINT**
> - 手技療法，運動療法，物理療法が行われる
>   - ⇒ 損傷組織を修復・回復させる
>   - ⇒ 合併症への対応ともなる
>   - ⇒ 運動機能の維持，さらに回復
>   - ⇒ 整復・固定後の出来るだけ早期から開始する
> - 禁忌について ⇒ 手技療法，運動療法，物理療法

手技療法

- **軽擦法**：手技の初めと終わりに用いる。静脈やリンパ等のうっ滞を改善する。主に手掌を密着させ，求心性に滑らせるように撫でる。
- **揉捏法**：母指と示指，または手掌全体で筋を把握し揉む。ときに求心性に移動しながら行う。
- **強擦法**：皮下またはその深部に産出されたものを，圧砕する。深部に圧を加えながら，円を描くように行う。
- **圧迫法**：機能亢進に対し，抑制的に作用する。指先，または手掌全体で身体の中心部に向けて圧を加える。基本的には漸増圧→持続圧→漸減圧で圧を加える。
- **叩打法**：主に手拳で，リズミカルに叩く。
- **振戦法**：手掌を密着させ，振戦を加える。震わせる。バイブレーターなどの機械を用いることもある。
- **伸長法**：関節を動かし，筋や腱を伸展させる。関節可動域の維持拡大にもつながる。
- これらの手技を必要に応じて組み合わせ，患部や患部以外の部分に行う。

遠隔部への刺激

- 骨折や脱臼などの急性では，患部に直接手技療法を施すことができないため，患部の近位で離れた部位へ手技療法を行う。それにより，二次的に患部の血流を改善する(**誘導マッサージ**)。

手技療法の禁忌

- 通常，以下の場合・部位には手技療法は行わない。
  - ・腫瘍の部位
  - ・妊娠中の腹部・生理中の腰腹部
  - ・急性期の神経炎
  - ・創傷部位
  - ・発疹部位
  - ・全身または局所の感染

運動療法

⇒「治療法」(p.350)参照

15 物理療法

POINT
- 電気刺激療法 ⇒ TENS, SSP, 干渉波
- 電気刺激療法の禁忌
- 光線療法 ⇒ 赤外線, 紫外線, レーザー光線
- 温熱療法 ⇒ 極超短波, 超短波
- 寒冷療法
- 超音波療法*5
- 水治療法 ⇒ 渦流浴, 気泡浴, 全身浴, 局所浴
- 牽引療法
- 物理療法の禁忌

用語アラカルト

＊5　超音波療法
温熱効果以外に，非温熱効果がある。非温熱効果では振動作用があり，超音波による物理的な効果がみられる。ほかに超音波キャビテーションといって，液体中に気泡を生じ空洞ができる。その気泡がはじけることで液体が激しくぶつかり，衝撃的な圧力が起こると考えられている。

One point Advice

TENSの鎮痛について
- ゲートコントロール説以外に内因性疼痛抑制の機構が考えられている。

One point Advice

紫外線の効果
- 細胞障害，紅斑作用，皮膚の肥厚，免疫抑制作用，ビタミンD生成，光感作用などがある。
- 色素乾皮症で紫外線により，皮膚癌になる確率が高いとされる。

物理療法

- 光線，温熱，冷却，音波，水，電気などの物理的刺激により，身体の傷害を改善させる方法。
- 物理的刺激により行われる治療法のことである。電気刺激療法，光線療法，温熱療法(伝導熱，変換熱)，寒冷療法，超音波療法，水治療法などがある。

■電気刺激療法

- さまざまな周波数，電流量，電圧で通電することにより，主に疼痛の緩和を目的として用いられる。
- **経皮的通電神経刺激**(TENS：transcutaneous electrical nerve stimulation)：疼痛軽減を目的として体表上から神経に対して電気刺激を行う。ゲートコントロール理論に基づく考えである。
- **SSP療法**(silver spike point療法)：皮膚に接触する部位が尖った特殊な電極を用いて，経穴(ツボ)などに経皮的に電気刺激を行う方法。鍼刺激の様な効果で，疼痛の緩和を目的とする。
- 干渉電流型低周波：周波数の違う電流を交差するように，経皮的に通電する方法。電流が交差する部位に周波数の差である干渉波低周波が起こる。

■光線療法

- 赤外線，紫外線，レーザー光線などの光線を使用した治療方法。
- 赤外線療法：赤外線を皮膚上から照射して，温熱効果を与える。
- 紫外線療法：紫外線を皮膚上から照射して，殺菌効果(創傷治癒)を目的として行う。
- レーザー光線療法：出力等により用途が違う。鎮痛，消炎の目的で用いられることがある。

柔道整復理論(総論)

One point Advice

光線（電磁波）の伝播
- 赤外線などの光線等（電磁波）が伝播するときには，逆自乗の法則とLambert（ランバート）の法則により伝播する。
- 逆自乗の法則：距離と照射面積は，距離が2倍であれば，照射面積が距離の自乗で比例し4倍となり，その単位面積あたりに照射されるエネルギーは反比例し1/4になる。

図4　逆自乗の法則

照射点から照射面までの距離

距離：1
距離：2倍　面積は4倍　単位面積あたりのエネルギーは1/4
距離：3倍　面積は9倍　単位面積あたりのエネルギーは1/9

- ランバートの法則：光源からの照射面の照射角度により，照射面の照射強度が変化する。照射面に直角に照射したときを100とすると，角度（θ）が30°では約87，45°では71，60°では50，90°では0となる。

	光源からの角度（θ）	$\cos\theta$	
①	0°	$\cos 0° = 1$	1
②	30°	$\cos 30° = \sqrt{3}/2$	0.866
③	45°	$\cos 45° = 2/\sqrt{2}$	0.707
④	60°	$\cos 60° = 1/2$	0.500
⑤	90°	$\cos 90° = 0$	0.000

図5　ランバートの法則

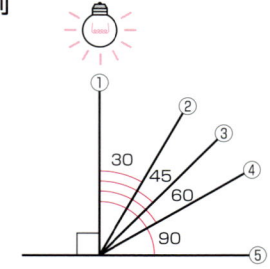

■温熱療法
- 身体を温めることにより，治療効果を期待する。
- **深部加熱**と**表在加熱**の方法がある。
- 深部加熱(変換熱)：極超短波療法(マイクロ波)，超短波療法
- 表在加熱(伝導熱)：ホットパック，赤外線療法，パラフィン浴(療法)
- 超短波療法：高周波電流による電磁波(27.12 MHzの周波数)を使用する。
- 極超短波療法：高周波電流による電磁波(2,450 MHzの周波数)を使用する。

■寒冷療法
- 身体をさまざまな方法で寒冷刺激を加える療法。
- 氷，冷水等により直接冷却
- 極低温療法(液体窒素の気化熱を利用)による冷却
- アイスパック(氷囊)・コールドパックなど冷却物による冷却
- コールドスプレー(気化熱を利用した冷却)

■超音波療法
- 温熱効果と非温熱効果がある
- 人間の可聴域を超えた20 kHz以上の高周波を利用するが，1 MHz(深達)や3 MHz(浅達)が使われる。

■水治療法
- 温度(温熱，寒冷)，水圧，浮力，水の抵抗などの物理的作用による。
- 渦流浴：水の温度による効果に加え，渦流による作用による。
- 気泡浴：水中で気泡を放出し，体に作用させる。
  →これらは全身浴，部分浴がある。

One point Advice
水治療法
- 物理的作用以外に，水に含有する成分による化学的・薬理的作用によるものがある。

■牽引療法
- 骨折の整復や固定に対する牽引。
- 脊椎に対する牽引療法。
- 頚椎牽引，腰椎牽引などがあり，治療目的により牽引する力や，牽引する方向を変えて行う。
- 牽引の方法：治療の対象により牽引の方法を変える。
- **持続的牽引**：牽引する部位に対し，持続的に牽引を行う。
- **間欠的牽引**：牽引，休止を繰り返して牽引を行う。

表6 物理療法での禁忌

電気刺激療法	筋収縮により悪化するもの（静脈血栓など），心臓ペースメーカー，重篤な心疾患，感覚障害がある場合，皮膚疾患，創傷部，悪性腫瘍の部位，妊婦の腹部・腰仙部，頚部や喉頭部など
光線療法	赤外線では，炎症性疾患（急性期），出血傾向が強い疾患 その他，皮膚知覚異常，新生児など意思表示ができない場合は注意が必要である。 紫外線では，全身性消耗性疾患，SLE，紫外線過敏症，色素性乾皮症，皮膚の悪性腫瘍，眼球。 その他，時間，出力，などにより照射が過剰にならないようにする
温熱療法	多くの疾患の急性期，悪性腫瘍，出血傾向の強い疾患，感覚異常（知覚鈍麻・脱出），皮膚疾患，感染症のある部位，開放創，血管障害が原因である循環障害（閉塞性動脈硬化症など）
超短波 極超短波	多くの疾患の急性期，悪性腫瘍，阻血部位（組織），出血傾向の疾患，出血部位，感覚異常（鈍麻・脱出），成長期の骨端部，心臓ペースメーカー，体内金属部位，衣服や装飾品の金属，眼球，生殖器，妊婦，乳児
寒冷療法	末梢の循環障害がある部位，Raynaud（レイノー）現象，寒冷に対する過敏症，感覚異常（知覚鈍麻・脱出），心疾患，血圧異常（高血圧），寒冷刺激を拒む場合
超音波	眼球，生殖器，脳・脊髄，内分泌腺，心臓・心臓ペースメーカー，骨端軟骨部，出血傾向の疾患，感染症，妊婦の腹・腰部，血栓，感覚障害
脊椎牽引療法	重度の骨粗鬆症，腫瘍，脊椎カリエス，外傷の急性期，脊椎の手術後 頚部では，関節リウマチ，動脈硬化症

7 評価

> **POINT**
> - 初期評価 ⇒ 観察評価の実態の把握，柔道整復師の業務範囲か否かの判定
> - 中間評価 ⇒ 現在の治療方針の確認，回復過程の観察
> - 最終評価 ⇒ 治癒に到達できているか否かの判定，治療続行の必要性の判定，回復の限界に達したか否かの判定

初期評価

- 情報収集，問題点の抽出，治療の目標設定，治療プログラムの立案，治療効果の判定を行う。
- 専門医への委託をすることも，初期評価に含まれる。

中間評価

- 身体機能情報，治療効果の判定を行う。
- 必要に応じて，治療プログラムの修正を行うことも中間評価に含まれる。

最終評価

- 社会復帰をさせるための評価を行う。
- 損傷予防と健康増進を意識した，患者の自己管理についての指導も含まれる。

One point Advice

評価を構成するもの
- 問診，視診，触診，測定評価，動的な評価，検査評価など。

8 治療法

POINT

- 治療法 ⇒ 保存的(非観血)療法，手術(観血)療法
- 直達牽引 ⇒ 骨に直接牽引力を働かせる方法
- 介達牽引 ⇒ 皮膚を介して牽引する方法

1 分類

保存(非観血)的療法

①薬物療法

②徒手整復法
- 骨折の徒手整復法：牽引直圧整復法，屈曲整復法，介達牽引整復法
- 脱臼の徒手整復法：槓杆作用(テコ)，牽引作用(介達牽引)

③整形外科的整復法

④牽引療法
- 直達牽引：鋼線牽引法，ハローピルビック牽引，クラッチフィールド牽引など。
- 介達牽引：絆創膏牽引，スピードトラック牽引，グリソン牽引，骨盤牽引など。

必修問題対策！
非観血療法の利点を理解すること。

One point Advice

- キルシュナー鋼線牽引法：脛骨など。
- ハローピルビック牽引：側弯，脊椎骨折など。
- クラッチフィールド牽引：頭蓋骨など。
- 絆創膏牽引：大腿骨など。
- スピードトラック牽引：大腿骨など。
- グリソン牽引：頚椎症など。
- 骨盤牽引：腰痛，ヘルニアなど。

手術(観血)的療法

①関節の手術：関節切開，関節鏡視，滑膜切除術，関節固定術，軟骨移植術，人工骨頭置換術，人工関節形成術。

②腱の手術：腱縫合術，腱延長術，腱移行術，腱移植術。

③神経の手術：神経剥離術，神経縫合術，神経移行(移所)術，神経移植術。

④骨の手術：骨移植術，骨延長術，切断肢再接着術。

One point Advice

- 保存療法には，感染がないという利点がある。
- 観血的療法の際，感染に気をつける必要があるが，そのなかでも関節の手術が最も無菌的な手術を必要とする。

2 整復法

POINT

- 牽引直圧整復法 ⇒ 一般的な骨折型に適応
- 屈曲整復法 ⇒ 短縮転位の整復困難な横骨折に適応
- 骨折の整復 ⇒ 近位骨片の位置に遠位骨片を合わせる
- 長骨骨折の牽引 ⇒ 近位骨片の長軸方向に行う
- 脱臼の整復 ⇒ 発生経路の逆に導くように行う
- 解剖学的整復[*1] ⇒ 骨折より脱臼で必要となる

用語アラカルト

***1 解剖学的整復**
解剖学的に元の位置に戻すこと。

骨折の整復法

- 骨折や脱臼の転位を生理的状態に復する手技。
- 治癒過程を良好にするため、早期施行が必要。
- 柔道整復師は無麻酔下での非観血的整復法を行う。

One point Advice

- 骨片転位がない、またはごく軽度なもの（噛合骨折など）や乳幼児特有の自家矯正が期待できるものには整復が不必要である。

表1　骨折の整復法の分類

骨折の整復		方法	適応	整復操作
非観血的整復法	徒手整復法	牽引直圧整復法	一般的な骨折型	①捻転転位を整復する ②末梢牽引を加える（短縮転位、屈曲転位の矯正） ③骨折端に側方から直圧を加える（側方転位の矯正）
		屈曲整復法	短縮転位の整復困難な横骨折	①遠位骨片を利用し、骨膜、筋を弛緩させる ②屈曲し遠位骨片に牽引を加え、両骨折端の一端を接近させる ③続いて伸張し整復完了
	介達牽引整復法		皮膚や軟部組織を介して牽引する方法	
観血的整復法	直達牽引法		骨を介して牽引力を作用させる方法	

One point Advice

- 屈曲整復法の利点：整復操作を妨害している骨膜や筋の強い緊張を取り除き、整復を容易にする。
- 牽引整復法の利点：牽引作用により骨折部の固定が図れる。

表2　屈曲整復法

横骨折	①	②	③
解剖学的に最も強く緊張している筋の起始と停止を近づけるように遠位骨片を屈曲し、筋緊張を除去する。	遠位骨片の屈曲を数秒間維持すると、筋緊張がさらに弛緩されそのままの肢位で近位骨片の長軸方向に牽引する。	緩徐に牽引を続けると抵抗が少なくなり、遠位骨片が引き込まれる感触を得る。	遠位骨片に直圧を加えると同時に伸展すると、骨折端が槓杆（テコ）の支点となり整復される。

必修問題対策！

牽引直圧整復法・屈曲整復法の適応と目的、方法についてもしっかり理解すること。また、観血療法の適応となる骨折も重要である。

柔道整復理論（総論）

脱臼の整復法

表3 脱臼整復法の分類

非観血的整復法	槓杆作用	脱臼発生機序の逆をたどり，骨の一部を支点として槓杆（テコ）を応用した方法
	牽引作用（介達牽引法）	筋緊張除去を重点に，二次的損傷を防ぐ方法
観血的療法		脱臼の整復障害因子がある場合

表4 骨折・脱臼の非観血的療法の要点

	骨折	脱臼
非観血的整復の要点	・早期の整復：時間が経過すると腫脹が増し，整復困難になり，治療に悪影響を与える ・原則整復は損傷前の状態に回復すること：特に関節内骨折は解剖学的整復が必要である	・骨折と同様，脱臼整復も緊急を要する（初期の一度の整復で完了させる）：骨頭壊死をもたらす危険がある ・解剖学的整復を必要とする：骨折と違い転位が許容されないため大きな機能障害が起こる
整復が適応しない場合	①粉砕骨折 ②筋による著しい延長転位がある骨折 ③骨片間への軟部組織の介在がある骨折 ④整復位保持が困難な骨折 ⑤解剖学的整復が要求される関節内骨折	①ボタン穴機構にある脱臼 ②軟部組織や骨片が整復路[*2]に介在している脱臼 ③整復の支点となる骨部が骨折により欠損している脱臼
整復位を得るための一般原則	①長骨骨折では，近位骨片の長軸方向に十分牽引をする ②転位した骨片を生理的状態に復する方向に力を加える ③受傷機序，損傷部の状態を的確に把握し，損傷されていない組織を利用する ④近位骨片に遠位骨片を合わせるように整復する	①末梢牽引により筋緊張を取り除く ②脱臼発生経路の逆に導く ③関節包裂孔部から整復をする

必修問題対策！

脱臼の非観血療法のそれぞれの目的や方法，観血療法の適応となる脱臼をしっかり理解すること。末梢牽引が行えない脱臼も頭に入れておくこと。

用語アラカルト

*2 **整復路**
脱臼した骨頭が整復によって，元あった状態に戻る経路。

*3 **コンパートメント症候群**
四肢の骨，筋膜，骨膜により構成される区画の内圧が，骨折や打撲によって上昇し，神経障害や筋壊死にいたるもの。

3 軟部組織損傷の初期治療

POINT

●初期治療の目的	⇒ 組織内圧上昇原因（出血，炎症）を最小限に抑えること
●RICEの基本原則	⇒ Rest（安静），Icing（冷却），Compression（圧迫），Elevation（挙上）
●Rest（安静）	⇒ RICEのうち，最も重要な処置
●筋損傷・血管損傷	⇒ コンパートメント症候群[*3]に注意が必要
●疼痛	⇒ 運動の抑制，能力低下の原因
●過度な腫脹	⇒ 組織の脆弱化，治癒遷延の原因

表5 各損傷の要点

	初期対処の要点	
捻挫 (靱帯損傷)		④患者に捻挫を軽視されないよう、骨折や脱臼より予後に問題を残すこともあることを理解させる
筋損傷	①RICE処置を原則とする ②損傷部の臨床症状を確認し、損傷程度の判断のうえ固定の必要性、材料を決定する ③一定期間、損傷組織の治療、損傷範囲拡大防止のため固定を行う（使用制限、禁止）	④患者に肉ばなれや打撲を軽視されないよう、骨折や脱臼より予後に問題を残すこともあることを理解させる ⑤受傷48～72時間後の腫脹と筋機能回復の経過を中心とする損傷部の観察が重要である（腫脹・出血・筋機能回復の状態）
腱損傷		④炎症症状消失すれば、損傷程度を考慮し、後療法の方法を選択する
血管損傷		④局所循環障害の臨床症状（5P）に十分注意を払う必要があり、早期に筋膜切開などが必要な場合がある
神経損傷	①損傷直後から麻痺筋が関与する関節の不良肢位予防に、固定具などで良肢位保持を行う ②損傷直後または急性症状が消失時期から、拘縮予防で理学療法を行う	
皮膚損傷	・擦過傷：生理食塩水または流水で洗浄し、異物には流水をあてながらガーゼやスポンジで軽く皮膚表面を撫でて除去する ・切創：創口をみだりに処置しない。状況により、止血や生理食塩水または流水洗浄する ・刺傷：傷口が小さくても深部に達して化膿する可能性が高いため、医師の診療を受けるよう指示する（破傷風、ガス壊疽に注意）	

必修問題対策！
軟部組織損傷の初期治療の原則をしっかり理解すること。また、一番重要になる処置についても理解すること。

One point Advice
● 肉ばなれには、非観血的療法が優先される。

4 固定
⇒「軟部組織損傷」(p.338)参照

5 後療法

POINT
- 後療法　⇒　手技療法、運動療法、物理療法がある
- 開始時期　⇒　固定をした直後から開始する
- 手技療法　⇒　自然治癒力の活性化、損傷の早期回復
- 運動療法　⇒　全身の機能や体力の回復、筋力低下や可動域制限の回復
- 物理療法　⇒　生体機能の正常化、恒常性維持機能の向上

必修問題対策！
後療法の行う時期、部位についてしっかり理解すること。
手技療法の開始時、終了時に行うものをしっかり理解しておくこと。

手技療法
- 軽擦法に始まり各手技を実施した後伸長法を行い、軽擦法に終わる。

用語アラカルト

＊4　拡張期血圧
心室が拡張したときの血圧。最低血圧ともいう。成人正常値70〜80mmHg。

＊5　収縮期血圧
心室が収縮して血液を送り出したときの血圧。最高血圧ともいう。成人正常値110〜120mmHg。

必修問題対策!

運動の基本型，それぞれの収縮形態を理解すること。

運動療法

- 骨折，脱臼，捻挫，打撲，その他軟部組織損傷に適応する。
- 局所の疼痛，発熱などが著明ときは原則行わない。
- 運動療法の禁忌：①**38℃以上の発熱**。
  ②**安静時脈拍数が100回/分を超えるもの**。
  ③自覚症状があり，**高血圧**で，**拡張期血圧**＊4 **120mmHg**を超えるもの。
  ④自覚症状を伴い，**収縮期血圧**＊5 **100mmHg以下の低血圧**があるもの。
  ⑤重度の心疾患。

One point Advice

- 固定に含まれない関節の自動運動は，関節拘縮を防止するために積極的に行うこと。
- 固定除去後の拘縮した関節には，まずは自動運動から行うこと。

表6　運動療法の種類

運動の力源		他動運動	施術者，器具，患者の健康部を使って他動的に患部を動かす方法
	自動介助運動		半分は他動的に助けられて自動運動を行う方法
	自動運動	自動運動	助けも抵抗（負荷）もなく，患者自身の筋力で運動を行う方法
		自動抵抗運動	施術者や器具による抵抗に打ち勝って行う方法
筋の収縮状態	等尺性収縮		筋の起始・停止が一定の長さを保っている収縮であり，関節運動を伴わない
	等張性収縮	求心性収縮	筋の起始・停止が近づいていく収縮形態
		遠心性収縮	筋の起始・停止が遠ざかっていく収縮形態
	等速性収縮		筋の収縮速度（関節運動速度）が一定に制御された運動方法

物理療法

⇒「軟部組織損傷」(p.341)参照

9 指導管理

①日常生活動作

POINT

● 日常生活動作の指導管理 ⇒ 患者の日常生活上での指導管理（患者にわかりやすい形で説明する）

表1　日常生活動作の項目

（1）臥床時（安静時，睡眠時）の体位，患肢保持の指導管理	①体位，患肢の肢位（患者の負担のない肢位を選択） ②補助材料（作製し，患者に貸し出す） ③注意点：褥瘡，局所圧迫による神経麻痺の注意・指導，不良肢位，患肢肢位の指導，体位変換時の指導，疾患の禁止体位の指導，保温，冷却方法の指導
（2）姿勢や肢位の指導管理	①不良姿勢や肢位の指導（静的姿勢など） ②行動・運動姿勢や肢位の指導（動的な作業姿勢，スポーツのフォームなど）
（3）歩行の指導管理	①歩行制限，患肢への荷重制限や禁止（期間，距離，トイレのみ許可など） ②患肢免荷方法（松葉杖，杖，歩行器，手押車，手すり使用，介助者など） ③履物指導（運動靴，足底板[*1]，ハイヒールなど） ④歩行各期の指導（歩行姿勢，荷重方法，各関節運動など） ⑤階段，斜面の歩行（制限，荷重方法など）
（4）衣服の指導管理	①更衣指導（手順など） ②衣服様式の指導（肌着や上着のかぶりを前ボタンに改良，保温，補正下着など）
（5）食事動作の指導管理	①食事動作の指導（食器，箸，スプーン・フォーク，介助など） ②食事時の体位指導 ③飲酒制限
（6）入浴の指導管理	①入浴制限や禁止（方法，時間，期間，介助者，浸浴範囲など） ②入浴動作 ③入浴時に行える運動療法の指導
（7）清潔保持・保清の指導管理	①全身清拭の方法 ②部分清拭の方法（洗髪，足浴など）
（8）トイレの指導管理	①介助，かがみ動作の制限など
（9）体調把握の指導管理	①自宅にて体温，脈拍などの測定・記録 ②既往，現病と当該医療機関への加療
（10）施術所外でできる運動の指導管理	①施術中（方法，量，時期，介助者，禁忌など） ②予防（方法，量，時期，介助者，自己評価，禁忌など）
（11）その他	①アクセサリーの指導（上肢損傷後の指輪除去など） ②癖の評価と指導（自身で関節を鳴らすなど）
（12）許容，禁忌事項の質疑と指導管理	（1）～（11）のチェック（趣味，嗜好），通院ごとに日常生活上の質問を受け，対応する時間を設ける

用語アラカルト

＊1　足底板
柔らかい素材を用いて，疼痛のある部位の負担を軽減し，足部の形状を矯正するもの。

柔道整復理論（総論）

用語アラカルト

＊2 RICE処置
損傷に対する初期処置の原則のこと。「Rest（安静）」，「Icing（冷却）」，「Compression（圧迫）」，「Elevation（挙上）」からなる。

One point Advice

●患者の安静指導
　怪我の急性期はRICE処置＊2が治療の原則となる。そのなかでもRest（安静）は重要な処置になるため，安静指導に対する理解と協力を患者から得なければならない。

●松葉杖の使用指導
　片方のみ松葉杖を使用する場合，患側と反対側の手で把持する。歩き出す際に，患側と同時に松葉杖を出すことにより，患側の荷重を減らす。また支持基底面が広くなることで，歩行時の安定性が高まる。

図1　片松葉杖の使用法

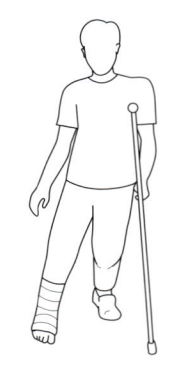

●階段昇降時の指導
　片方の下肢を負傷している際，降りるときは「患側」から，昇るときは「健側」から行う。

図2　下肢損傷時の階段昇降

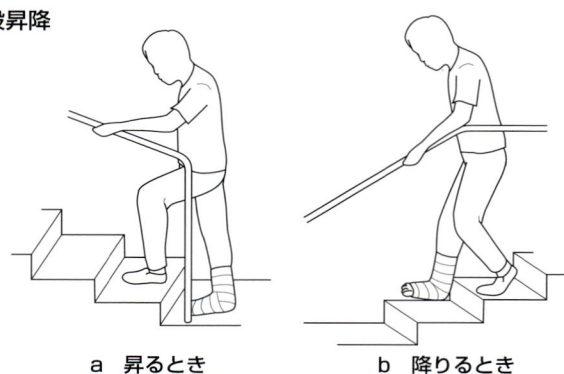

　　　　a　昇るとき　　　　　b　降りるとき

●更衣手順の指導
　着るときは「患側」から，脱ぐときは「健側」から行う。
●入浴の指導
　捻挫，骨折などの急性期に入浴をすると，全身的な血流が良くなり，患部の腫脹や疼痛が増強するため，急性期の入浴は禁止もしくは制限させる。
●飲酒の指導
　飲酒も血流を良くするので，急性期は禁止もしくは制限させる。
●アクセサリーの指導
　上肢損傷後は指の浮腫が出現し，指輪が指を締め付け，循環障害を起こすことがあるので，指輪などは外すよう指導する。

2 住宅環境

POINT
- 住宅環境の指導管理 ⇒ 患者の自宅生活上の指導管理（予防も含む）

表2　住宅環境の項目

(1) 部屋の指導管理	①部屋の移動（階数，広さ，階段・段差の有無，日当たり状況，風通し，採光，床の種類，トイレの距離など） ②プライバシーの尊重 ③冷暖房器機の使用
(2) 寝具の指導管理	①寝具の選択（ベッド，布団など） ②寝具の変更（硬度，枕など） ③寝具の管理（寝具交換の時期，方法など）
(3) 家具の指導管理	①普段から使用する椅子，机などの選択と注意 ②台所，洗面台などの高さの調節
(4) トイレ様式の指導管理	①選択と変更（洋式，和式，差込み便器など） ②性別などの条件を加味した使用方法
(5) 浴室の指導管理	①浴槽周辺の変更（広さ，浴槽の高さ，床面など） ②補助具の選択（浴槽内，手すりなど）
(6) 緊急時対応の指導管理	①非常ベル・スイッチなどの配置

One point Advice

緊急時の対応
- 症状の急変にいつでも対応できるようにするため，患者と治療者がすぐに連絡を取れるように準備しておくことが重要。

3 就労環境・就学環境

POINT
- 就労・就学環境の指導管理 ⇒ 会社や学校などに対する指導管理

表3　就労・就学環境の項目

(1) 就労環境の指導管理	①職内容（職務の変更，休職，欠勤，転勤） ②職場内（患肢保持方法，移動方法，デスク配置，器機，照明，空調など） ③通勤方法（公共交通機関，自家用車，オートバイ，自転車などの利用，徒歩，送迎，補助具の使用など） ④休憩時間（昼寝，ストレッチングなど）
(2) 就学環境の指導管理	①就学内容（欠席，見学授業，部活・クラブ活動など） ②学校内（患肢保持方法，移動方法，デスク配置，器機，照明，空調など） ③通学方法（公共交通機関，自家用車，オートバイ，自転車などの利用，徒歩，送迎，補助具の使用など） ④休憩時間（昼寝，ストレッチングなど）

4 治療

POINT
- 整復の必要性 ⇒ 整復する目的の理解
- 固定の必要性 ⇒ 固定する目的の理解
- 固定中の注意 ⇒ 固定中の日常における指導管理

整復の必要性

- 転位による患部の疼痛や腫脹，また周辺組織への影響を早期に軽減させる。
- 正常な関節に戻すことで，早期治癒に導く。
- 変形治癒や偽関節などの発生を防ぐ。

固定の必要性

- 患部の安静
- 再転位の予防
- 続発症の予防
- 疼痛緩和
- 患者の生活レベルを保つ

表4　固定中の注意

全身的指導管理	既往症や現病の指導管理や固定による合併症，続発症の指導管理
局所的指導管理	①疼痛，腫脹の指導管理：合併症の予防や患者の負担を減らすためにも，最小限に抑える必要がある ②変形，再転位の指導管理：骨折や脱臼の経過観察上とても重要になる ③神経，血管系の指導管理：治療経過中に起こる神経，血管の障害の原因は固定具などによる緊縛が考えられる。このような場合，固定具の除去や再形成を検討する ④皮膚の指導管理：清潔を保ち，固定中に当該部が固定具に当たって擦れてしまうようであれば，固定を再形成する必要がある。また，臭気や滲出物があれば皮膚炎等にも注意する
固定具の指導管理	固定具の破損，変形，固定力低下による再固定の必要性の確認や，固定具の変更や除去
患肢保持方法の指導管理	上肢の三角巾による提肘[*3]や下肢のブラウン架台[*4]による保持などでは，固定肢位や環境に合わせた細かい指導管理が必要となる
固定中の運動と指導管理	機能低下や浮腫[*5]などの循環改善目的のため，等尺性筋収縮[*6]や固定範囲以外の関節運動を行わせる
緊急時の指導管理	固定中の注意事項を患者に書面で分かりやすく解説するとともに，注意事項が発生した場合の対応方法や，連絡方法なども記載しておく
固定に伴う日常生活の指導管理	衣服などの選択や着脱方法，睡眠，食事，入浴，排泄などに関し，書面で解説が必要となる
固定除去時の指導管理	日常生活で固定中の管理との違いを指導し，急な症状の変化に対応できるようにしておくことが重要となる

用語アラカルト

[*3] **提肘**
三角巾などを用いて上肢を吊ること。

[*4] **ブラウン架台**
整形外科領域で用いる下肢牽引用の道具のこと。

[*5] **浮腫**
皮下組織の水腫のこと。むくみ。

[*6] **等尺性収縮**
筋の長さが変化せずに力を発揮する収縮様式のこと。

One point Advice

- 口頭ではなく書面で伝えることにより，患者が院外でも常に確認しながら生活ができるようになる。また，患者に軽微な変化でも伝えさせることによって，続発症などの早期発見につながる。

5 自己管理

POINT
- 自己管理の目的 ⇒ 予防の認識，再発予防に対する自己管理意識の向上

指導管理の目的
- 整復，固定，後療法の効果の発揮。
- 生活を回復させるために必要な環境づくり。

指導管理を構成するもの
- 環境の把握と的確な評価によって成り立つ。

One point Advice
- 患者の経過が順調でない場合は，再度来院と治療を検討する可能性もあるということを認識させる。

【柔道整復理論（総論）・文献】
- 二ノ宮節夫 ほか 編：今日の整形外科治療指針 第5版，医学書院，2004．
- 糸満盛憲 ほか 編：TEXT整形外科学第3版，南山堂，2006．
- 大木 勲 ほか 編：整形外科診療プラクティス，金原出版，1995．
- 守屋秀繁 ほか 編：整形外科診療実践ガイド，文光堂，2006．
- 糸満盛憲 ほか 編：運動器の外傷学 最新整形外科学体系，中山書店，2007．
- 内田淳正 監：標準整形外科学 第11版，医学書院，2011．

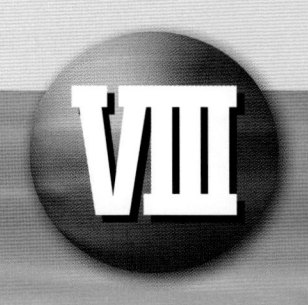

VIII 柔道整復理論
（各論：骨折）

1 頭部・体幹

1 頭蓋骨骨折

POINT

- ●頭蓋骨　⇒　脳頭蓋：前頭骨，篩骨，頭頂骨，側頭骨，蝶形骨，後頭骨
  顔面頭蓋：舌骨，下顎骨，口蓋骨，頬骨，上顎骨，鋤骨，鼻骨，涙骨，下鼻甲介
- ●分類　⇒　眉間と外後頭隆起を直線で結び，そのライン（最大脳頭蓋線）より上部で骨折したものを頭蓋冠骨折，下部で骨折したものを頭蓋底骨折とよぶ

図1　最大脳頭蓋線

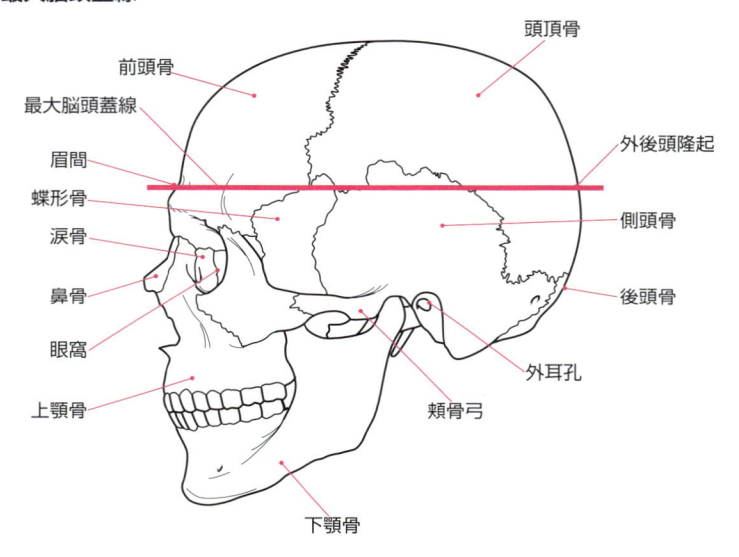

（ラベル：頭頂骨，前頭骨，最大脳頭蓋線，眉間，蝶形骨，涙骨，鼻骨，眼窩，上顎骨，下顎骨，頬骨弓，外耳孔，後頭骨，側頭骨，外後頭隆起）

用語アラカルト

*1　**陥没骨折**
完全骨折に分類される。

*2　**陥凹骨折**
不全骨折に分類される。

原因

■**頭蓋冠骨折**

- 直達外力による場合が多い。骨折の型は，頭蓋骨線状骨折（亀裂骨折），陥没骨折[*1]，小児に多くみられる陥凹骨折[*2]がある。

■**頭蓋底骨折**

- 介達外力による場合が多い。高所からの転落などにより頸椎が突き上げられて頭蓋底を損傷する。

症状

■**頭蓋冠骨折**

- 骨折部の腫脹，限局性圧痛，陥没・陥凹変形がみられる。
- 外見上の変形や単純X線像所見から骨折の判断は，比較的容易である。しかしながら，脳の損傷などによる致命的頭部外傷であっても25％程度にし

か頭蓋骨骨折を伴わないという報告もあり，骨折が確認できない場合にも十分注意が必要である。
- 陥没・陥凹骨折の場合，陥没した骨片により脳が損傷することもあり，専門医の受診を必要とする。

■頭蓋底骨折
- 前頭蓋窩骨折，中頭蓋窩骨折，後頭蓋窩骨折に分類される。
- 前頭蓋窩骨折では，副鼻腔と連続する部分が損傷され髄液鼻漏が生じることがある。また，眼窩周辺の皮下出血斑（black eye）を起こす場合がある。
- 中頭蓋窩骨折では，頭蓋内損傷を伴うことが多く，Battle徴候（Battle's sign：耳介後部，乳様突起部の皮下出血斑），髄液耳漏，耳出血，鼓室内出血，顔面神経麻痺などを伴うことがある。
- 後頭蓋窩骨折では，S状静脈洞を損傷する場合がある。

合併症
- 脳挫傷，髄液漏，急性硬膜外血腫，急性硬膜下血腫，頭蓋内出血，脳圧迫症，脳しんとうなど。

One point Advice
- 頭蓋冠骨折は直達外力により発生し，成人では陥没骨折（完全骨折），骨の軟らかい幼小児では，陥凹骨折の型を呈することが多い。
- 頭蓋底骨折は介達外力により発生し，前頭蓋窩骨折，中頭蓋窩骨折，後頭蓋窩骨折の各症状の違いに注意する。

②上顎骨骨折

POINT
- 直達外力（交通外傷など）による骨折がほとんどで，Le Fort（ル フォー）骨折分類のⅡ型骨折およびⅢ型骨折では逆行性感染の危険がある

Le Fort骨折分類

①Le Fort Ⅰ型骨折（Guerin（ゲラン）骨折）
- 3つの型のなかで頻度は最も少ない。
- 鼻腔底よりやや上方レベルから硬口蓋の上，上顎洞の前壁，蝶形骨翼状突起の下部へ骨折線が左右に横断する。

②Le Fort Ⅱ型骨折
- 鼻骨を横断し上顎骨前頭突起，涙骨，眼窩下縁に及び眼窩底の下眼窩裂から頬骨上顎縫合に至る。
- 後方は，上顎骨外壁から翼口蓋窩に至る。錐体型の骨折である。
- 開口障害や咬合不全，鼻の変形，顔面中央部が陥凹するdish faceがみられる。
- 鼻骨骨折，篩骨骨折を伴うと，髄液漏をきたす。

③Le Fort Ⅲ型骨折
- 顔面骨と頭蓋骨が分離された状態。
- 鼻骨を横断し，眼窩後壁を経て下眼窩裂，頬骨の前頭突起を通り後方へ向かい，上顎骨と蝶形骨の間を通過する。顔面骨が頭蓋底と分離する。
- 髄液漏*3をきたす。

用語アラカルト
*3　髄液漏
頭蓋底を損傷すると鼻内髄液漏を生じる。また，高齢者では硬膜が断裂しやすく髄液漏を生じやすい。

図2 Le Fort骨折分類

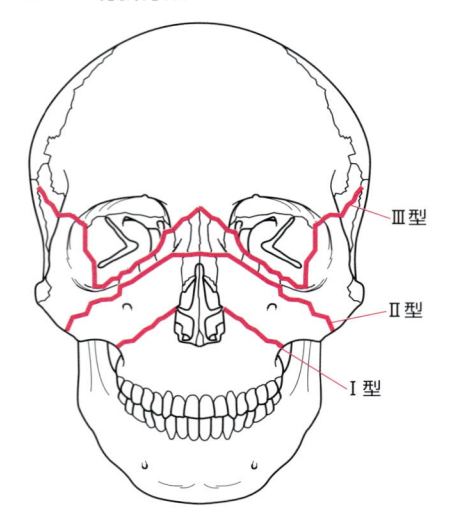

- Ⅲ型
- Ⅱ型
- Ⅰ型

3 下顎骨骨折

POINT

- 下顎骨骨体部骨折 ⇒ オトガイ結合部骨折，犬歯部骨折，体部骨折，下顎角部骨折
- 下顎枝部骨折 ⇒ 上行枝部骨折，関節突起部骨折，筋突起部骨折
  ⇒ 関節突起部骨折が最も発生頻度が高い
- 下顎骨体部骨折：下顎枝部骨折は約6：4

図3 下顎骨骨折分類

①オトガイ結合部骨折
②犬歯部骨折
③体部骨折
④下顎角部骨折
⑤上行枝部骨折
⑥関節突起部骨折
⑦筋突起部骨折

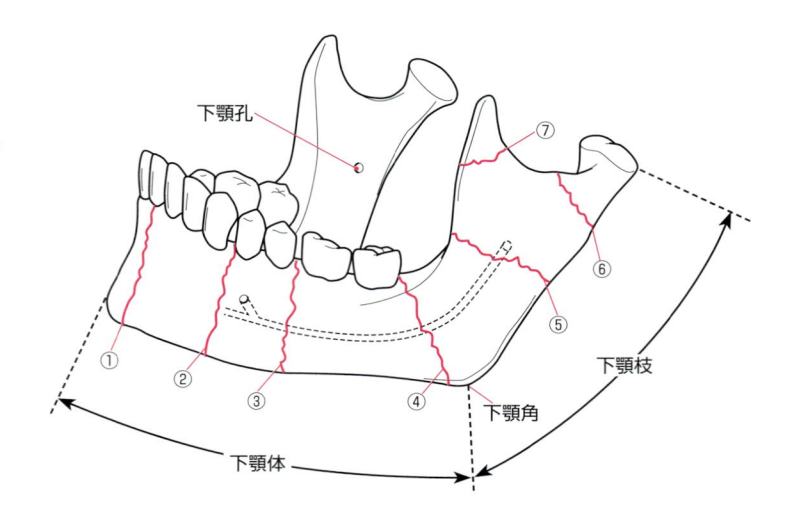

下顎孔
下顎角
下顎枝
下顎体

One point Advice
- 下顎骨骨折は，両側，複数箇所の骨折を起こす頻度が高いので見落としに注意を要する。
- 治療は，咬合不全の残存を最小限にすることを目的に行う。

原因
- 直達外力による場合が多い。複数カ所の骨折を示す場合も多く，1カ所の下顎骨折を認めた場合には，他部位の下顎骨折の有無を評価する必要がある。

症状
- 咬合・咀嚼機能不全，開口障害，嚥下困難，顔面変形などがみられる。

④ 頬骨・頬骨弓骨折

POINT
- 交通外傷などにより生じることが多い
- ほかの顔面骨折（Le Fort骨折）の合併が多く，評価が必要である
- 頬骨前頭縫合部，頬骨弓，上顎頬骨縫合部の3カ所同時に生じたものを三脚骨折（tripod fracture）という

原因
- 交通外傷や殴打により頬部を打撲することによって生じることが多い。

分類
▶頬骨弓単独骨折
- 隣接部に骨折が波及していないもの。

▶頬骨体部骨折
- 多くは三脚骨折（tripod fracture）となる。

図4 三脚骨折（tripod fracture）

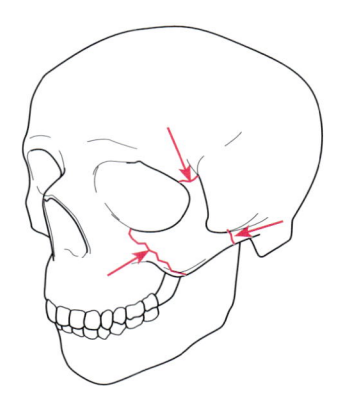

One point Advice
- 頬骨単独骨折では，神経症状はない。
- 頬骨体部骨折の多くは，三脚骨折となり，単独骨折より重篤である。
- 側頭筋との関連で開口障害となることがある。

症状
- 骨折の共通症状以外に，眼球の内出血，頬部の平坦化，顔面変形などがみられる。頬骨弓単独骨折では，神経症状はみられない。
- 頬骨体部骨折，三脚骨折を起こした場合には，感覚障害を呈することがある。
- 頬骨の内側を側頭筋が走行しているため，開口障害を生じる。

5 鼻骨骨折

POINT
- 顔面骨折の約10％を占める
- 殴打，交通外傷などの直達外力により発生する
- 鞍鼻*4型 ⇒ 真正面から衝撃が加わった場合
- 斜鼻型 ⇒ やや斜め方向から衝撃が加わった場合

用語アラカルト

*4　鞍鼻
鼻筋が落ち込んで低くなった状態。鼻先が上を向くもの，全体が潰れてしまうものなどがある。

原因
- 殴打などの直達外力により発生する。鼻骨は薄い骨であるため，比較的弱い外力で骨折する。

症状
- 鞍鼻型では，鼻筋部分が陥凹，斜鼻型では，くの字に変形する。
- ほとんどの場合，受傷直後，鼻出血を伴う。
- 眼窩部に皮下出血が波及する場合がある。
- 骨折した鼻骨を変形したまま放置しておくと，そのまま癒合してしまい外観上，醜形を呈するだけではなく，鼻呼吸が困難となる場合がある。

治療
- 整復法：鉗子にガーゼ，綿花を鼻孔に合う太さに巻いて，その鉗子を鼻孔に挿入し，鼻孔を持ち上げるようにして整復する。
- 患者自身に受傷前の状態に整復されたか確認させる。
- 整復後，ガーゼ，綿花でタンポンを作成し，鼻孔に挿入することで再転位および鼻出血を防ぐ。
- 鼻篩骨など同時に損傷している場合もあり，専門医の受診を勧める。

One point Advice
- 受傷時の外力の作用方向の違いにより鞍鼻型，斜鼻型となる。
- ほかの顔面骨の骨折にも注意を要する。

6 頚椎骨折

POINT
- 環椎骨折 ⇒ 環椎破裂骨折（Jefferson骨折／ジェファーソン），後弓骨折，外側塊骨折，横突起骨折，下結節裂離骨折
- 軸椎骨折 ⇒ 歯突起骨折，軸椎関節突起間骨折・hangman骨折／ハングマン，軸椎椎体骨折
- 頚椎骨折（第3～7頚椎）
  ⇒ 椎体楔状圧迫骨折，teardrop骨折／ティアドロップ，頚椎破裂骨折，頚椎棘突起骨折

分類

■環椎骨折

▶骨折の種類

- 環椎破裂骨折（Jefferson骨折）
  - 頸椎から長軸方向への圧力が加わって生じる。環椎の前弓および後弓の各数カ所で骨折し環椎の脊柱管が外方へ拡大する。
  - 神経症状は起こりにくい。
  - 開口位前後X線撮影により環椎外側塊の外方移動が確認されると骨折を疑う。
- 後弓骨折
  - 後弓の骨折は，頸部が過伸展強制されることにより生じる。
  - 歯突起骨折，軸椎椎弓骨折を合併することがある。
- 外側塊*5骨折
  - 頸椎への軸圧と側屈の外力が同時に作用して生じる。

用語アラカルト

*5 環椎外側塊
環椎の頭蓋と関節して支える部分。環椎に椎体はない。

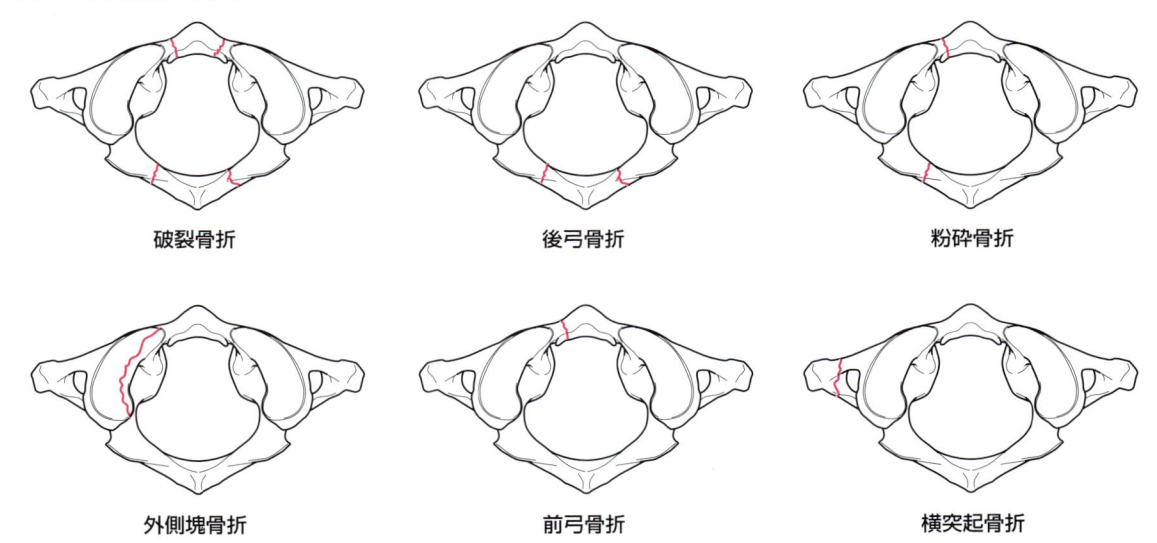

図5 環椎骨折の分類

破裂骨折　　後弓骨折　　粉砕骨折

外側塊骨折　　前弓骨折　　横突起骨折

▶骨折の分類

- 破裂骨折：前弓および後弓が各々数カ所で骨折。
- 後弓骨折：後弓が骨折。頸椎過伸展強制で生じる。
- 粉砕骨折：前弓から後弓に骨折線が及ぶ骨折。長軸圧方向と側屈方向への外力が強制され起こる。
- 外側塊骨折：外側塊が骨折。粉砕骨折と同様に，長軸圧方向と側屈方向への外力が生じて起こる。
- 前弓骨折：前弓が骨折。頸椎過伸展強制で生じる。
- 横突起骨折：環椎横突起の骨折。

■軸椎骨折

▶歯突起骨折

- 交通外傷などにより後頭部や前頭部を強打し，頸部への強い屈曲力あるいは伸展力が働くことで発生する場合が多い。

- Anderson分類(アンダーソン)
  - Ⅱ型 → Ⅲ型 → Ⅰ型の順番に発生頻度が高い。
  - Ⅰ型(歯突起上部の骨折：apical type)
    骨の安定性が良好である。

  - Ⅱ型(歯突起基部の骨折：basal type)
    発生頻度が高く転位を生じやすい。骨癒合が不良で偽関節となりやすい。

  - Ⅲ型(軸椎椎体に及ぶ骨折：corporal type)
    骨癒合が良好で固定期間が比較的短くて良いとされる。
    小児のⅢ型では骨端線離開の場合もある。

▶軸椎関節突起間骨折(ハングマン骨折)
- 長軸方向への圧迫力に頚部の過伸展強制が加わって、椎弓根が骨折し椎体と椎弓が離開する。

▶軸椎椎体骨折
- 頚部屈曲時に頚椎に軸圧外力が作用すると、椎体前下縁が裂離する。

■頚椎骨折(第3〜7頚椎)
▶椎体楔状圧迫骨折
- 頭部への衝撃などにより頚部に強い過屈曲が強制され、椎体前部に圧迫力が加わることで椎体が楔状に変形する。
- 第5、第6頚椎に好発する。
- 安定型が多く、脊髄損傷の可能性も少ない。

▶teardrop骨折
- 頚部屈曲時に頚椎に軸圧外力が作用し、椎体の前下縁が剪断され三角形の骨片が生じ、さらに伸展力が加わると椎体から骨片が離開する。
- 脊髄損傷の可能性は少ない。

▶頚椎破裂骨折
- 頚椎に強い長軸圧が加わることで、椎体が粉砕骨折する。
- 椎間板および前・後縦靱帯損傷を合併することが多く、脊髄損傷の割合も高い。

▶頚椎棘突起骨折
- 下位頚椎(特に隆椎)に好発する。
- 頚部の過伸展が強制され発生するほか、自家筋力により牽引され疲労骨折を生じる場合もある。

One point Advice
- 環椎破裂骨折では、脊柱管が拡大するため神経症状は起こりにくい。
- 頚椎破裂骨折では、前・後縦靱帯損傷および脊髄損傷の割合が高い。

7 胸骨骨折

POINT
- 胸骨柄と体の境界部*6での骨折
  ⇒ 前方転位（遠位骨片突出，近位骨片騎上），後方転位（遠位骨片が近位骨片の後方へ転位）
- 胸骨体部での骨折
- 胸骨体と剣状突起の境界部での骨折 ⇒ 剣状突起が後方へ転位

用語アラカルト

＊6　胸骨柄と体の境界部
第2肋骨が付着する。

図6　胸郭の構成

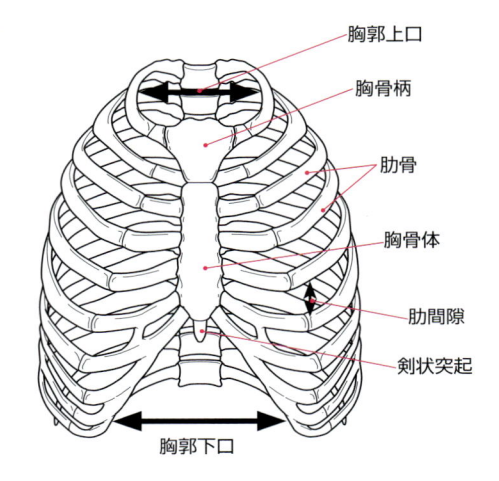

（胸郭上口，胸骨柄，肋骨，胸骨体，肋間隙，剣状突起，胸郭下口）

原因
- 多くは交通外傷などの直達外力が原因であり，介達外力や自家筋力による骨折はまれである。
- 胸骨体部に好発し，横骨折となる場合が多い。

症状
- 限局性圧痛，皮下出血，腫脹などの一般的な骨折の症状以外に，呼吸時の疼痛誘発を伴う。
- 患者は，疼痛緩和のため，両肩をすぼめ頭部を下垂し，腹式呼吸を行う。

合併症
- 肋骨骨折
- 胸腔内臓器の損傷

治療法および予後
- 転位のない胸骨骨折は，副子などで固定し，同時に包帯，絆創膏にて胸郭の動揺性を抑制させる。
- 転位の大きい場合は，肋骨骨折による動揺胸郭（フレイルチェスト），胸腔内臓器の損傷，血胸の合併を考慮し医科を受診させる。
- 合併症がない場合，予後は良好である。

One point Advice
- 直達外力を原因とし，胸骨体部に好発，横骨折を呈する。
- 胸腔内臓器の損傷，肋骨骨折による動揺胸郭に注意を要する。

8 肋骨骨折，肋軟骨部骨折

POINT
- 直達外力を原因とする肋骨骨折 ⇒ 胸郭内方凸転位，屈曲骨折
- 前後，左右胸郭の圧迫による介達外力を原因とする肋骨骨折
  ⇒ 胸郭外方凸転位，屈曲骨折

原因
- 肋骨骨折は，交通外傷などの直達外力を原因とする場合以外に，高齢者，骨粗鬆症を呈している患者では，激しい咳などで生じることがある。
- ゴルフのスイングなどの自家筋力によって起きる場合がある。

好発部位
- 第5～8肋骨に好発する。第1・2肋骨は，幅広く強固で鎖骨の後方に位置するため骨折は少ない。
- 浮肋は，運動性があり力が逃げやすいため損傷はまれである。

症状
- 呼吸により疼痛が誘発される。胸郭の前後左右を圧迫すると骨折部に限局性の疼痛を生じることがある。

合併症
- 動揺胸郭（flail chest フレイル チェスト）
  - 肋骨骨折が多発し支持性を失った部分（フレイルセグメント）が生じると，その部分が吸気時に陥凹してしまい，十分な吸気が行えない。
  - 呼気時には，逆にフレイルセグメントが外方へ突出してしまい，呼気が不十分となる。
- 気胸[*7]
- 血胸[*8]
- 胸腔内臓器の損傷

用語アラカルト

*7　気胸
胸腔内で空気が肺を圧迫して外気の取り込みが困難になった状態。

*8　血胸
胸腔内に血液が貯留し，呼吸困難などを引き起こす。心音，呼吸音が減弱する。

図7　正常呼吸と動揺胸郭（フレイルチェスト）

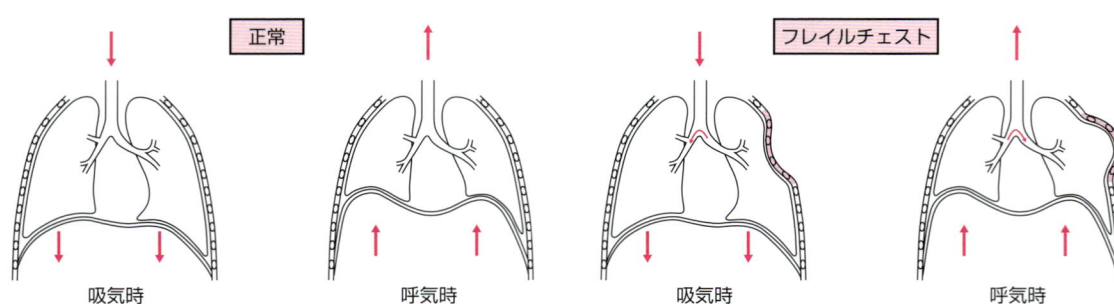

正常：吸気時／呼気時　　フレイルチェスト：吸気時／呼気時

> **One point Advice**
> ●肋骨の多発骨折による動揺胸郭（フレイルチェスト）には十分注意する。
> ●肋骨には肋間神経が併走しているため胸郭が動揺する際（呼吸時など）に疼痛が誘発されやすい。また，肋間神経痛が長期残存する場合もある。

治療法
- バストバンド，絆創膏，包帯などで胸郭の動きを抑制する。
- 患者に深呼吸させ，息を十分に吐き終わった際に固定することで，呼吸による胸郭の動揺を効果的に抑制し，疼痛を緩和することが可能となる。

予後
- 重篤な合併症がなければ，一般に予後は良好である。しかしながら，まれに過剰仮骨形成などにより肋間神経痛が残存することがある。

9 胸椎骨折・腰椎骨折

POINT
- 胸腰椎移行部（Th_{11}〜L_2）は，弯曲が少なく，胸郭に固定されているため長軸方向から生じる力が逃げにくいなどの理由により，脊椎外傷（圧迫骨折）の好発部位となっている
- 上部胸椎棘突起骨折　⇒　自家筋力による疲労骨折
- 圧迫骨折　⇒　楔状圧迫骨折（椎体前部のみ損傷，神経損傷少ない），椎体破裂骨折（椎体の広い範囲が圧潰，神経損傷多い）
- 下位腰椎椎体圧迫骨折　⇒　発生頻度は胸腰椎移行部より少ない
- Chance骨折（チャンス）　⇒　シートベルト損傷
- 腰椎横突起骨折　⇒　直達外力および腸腰筋の牽引力により発症

上部胸椎棘突起骨折
- 原因
  - 第6・7頚椎棘突起骨折同様，ゴルフスイング，土木作業（スコップ作業）などによる疲労骨折が原因となる場合が多い。
- 症状
  - 胸椎棘突起部の圧痛および叩打痛。上肢運動により肩甲骨が動くと疼痛が誘発される。
- 治療および予後
  - 3週間程度の安静。一般に予後は良好である。

椎体圧迫骨折
①胸椎椎体圧迫骨折
- 原因
  - 高所からの転落などにより，長軸方向への突き上げ力が働くと，胸椎の後弯が強制され，椎体前部が圧潰し楔状に変形する（楔状圧迫骨折）。
  - 高齢者などの骨粗鬆症を有する患者では，咳，くしゃみが原因で圧迫骨折を生じる場合がある。
  - 第6〜8胸椎に好発する。

- 症状
    - 後弯が強くなり，円背，凸背となる。
    - 圧痛や叩打痛がみられる。
- 予後
    - 脊髄損傷など重篤な合併症を有さないものは，予後良好。

②胸腰椎移行部圧迫骨折
- 原因
    - 胸腰椎移行部は，椎体の圧迫骨折が最も生じやすい部分である。
    - 胸椎圧迫骨折同様，高所からの転落などにより，長軸方向への突き上げ力が働くと，胸椎の後弯が強制され，椎体前部が圧潰し楔状に変形する。
    - 脊髄損傷，神経根症状の合併は少ない。
- 症状
    - 後弯が強くなり，円背，凸背となる。
    - 圧痛や叩打痛がみられる。
- 予後
    - 脊髄損傷など重篤な合併症を有さないものは，予後良好。

③下位腰椎圧迫骨折
- 原因
    - 下位腰椎は，椎体が大きく強固で，腰椎前弯により長軸圧が開放されやすいため，胸腰椎移行部の椎体圧迫骨折よりも発生頻度が少ない。
    - ほかの圧迫骨折同様，高所からの転落などにより，長軸方向への突き上げ力が働いて骨折を呈する。
    - 脊髄損傷，神経根症状の合併は少ない。
- 症状
    - 後弯が強くなり，円背，凸背となる。
    - 圧痛や叩打痛がみられる。
    - 発生原因が高所からの転落である場合，踵骨骨折，大腿骨頚部骨折の合併がみられることがある。
- 予後
    - 脊髄損傷など重篤な合併症を有さないものは，予後良好。

チャンス骨折（椎体屈曲伸延損傷）

- 原因
    - チャンス骨折は，車に乗車中，2点式シートベルトを着用した状態で，交通事故（衝突事故）を起こし，シートベルトと同高位の脊柱に強い屈曲力，椎体前部への圧迫力，脊柱後方部分への牽引力が同時に加わり（flexion-distraction force），椎体，椎弓根，椎弓に水平方向の骨折線が走行するものである。
- 症状
    - 圧痛や叩打痛がみられる。
    - シートベルトの圧痕が生じる。

・脊髄損傷の合併は少ないが，腹腔内臓器損傷を合併することがあるため十分に注意が必要である。

図8 チャンス骨折（椎体屈曲伸延損傷）

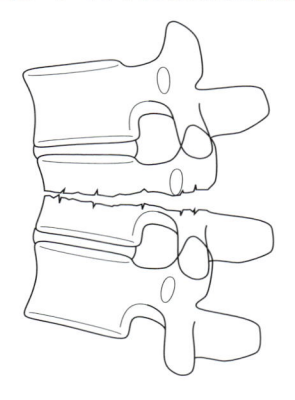

腰椎横突起（肋骨突起）骨折

- 原因
  - 直達外力以外に横突起に付着する腸腰筋の牽引力が原因となり骨折を起こす場合がある。
- 症状
  - 限局性圧痛や腫脹がみられる。
  - 腸腰筋が付着するため股関節の運動制限がみられる。健側方向に体幹を側屈すると横突起が牽引され疼痛が増強する。
  - 合併症として腎損傷をきたす場合がある。

One point Advice

- 椎体圧迫骨折には，骨折の形状により楔状圧迫骨折，椎体破裂骨折がみられる。
- 椎体破裂骨折では，神経損傷の発生頻度は高くなり注意を要する。

2 上肢

1 鎖骨骨折

POINT

- 発生頻度　　　　　　⇒　全年齢層で高い
- 定型的骨折　　　　　⇒　介達外力による中外1/3境界部の骨折
- 小児の骨折　　　　　⇒　上方凸変形の不全骨折
- 少年期までの骨折　　⇒　自家矯正力により予後良好
- 第3骨片を生じる場合がある（成人・高齢者）　⇒　屈曲骨折第1型で発生
- 整復位保持固定が困難　⇒　多くは再転位し変形を残す
- 繰り返しの再整復　　⇒　遷延治癒や偽関節の原因

原因

- 介達外力：肩部をついて転倒したとき，肩関節外転位・肘関節伸展位で手掌をついたときに発生。
  - → 中外1/3境界部
- 直達外力：まれに発生
  - → 外1/3部

用語アラカルト

*1　腕神経叢
C_5〜T_1の前枝から形成される脊髄神経である。肩甲帯周囲筋や上肢筋へ運動枝を分枝し，各末梢神経に分かれる。

One point Advice

- 鎖骨骨折は，全骨折の5〜10%を占め，発生頻度が高い。
- 遷延治癒・偽関節による機能障害を残すことは少ないが，長期固定による肩関節拘縮や過剰仮骨形成による腕神経叢[*1]損傷は，治癒を長引かせる要因となる。
- 幼少期では，問診が正確に行えない場合もあるため，頭部損傷や肘内障なども視野に入れながら慎重に診察する。

補足

鎖骨の特徴
- 内側の胸骨端から外側の肩峰端まで全体に緩やかなS字状の弯曲を呈する骨で，体表から容易に触れることができる。

鎖骨に付着する筋
- 鎖骨下筋，胸鎖乳突筋，大胸筋，僧帽筋，三角筋，胸骨舌骨筋の6筋である。

補足

肩鎖関節の安定性
- 烏口鎖骨靱帯のうち，特に円錐靱帯の働きが安定性に大きく貢献している。

分類

- 近位端部骨折
- 遠位端部骨折
- 中央1/3部骨折

骨片転位

- 中外1/3境界部骨折(定型的骨折)
  - 近位骨片：上方やや後方(胸鎖乳突筋)
  - 遠位骨片：下垂(上肢の重量)，短縮(大胸筋・小胸筋)

図1　骨片転位

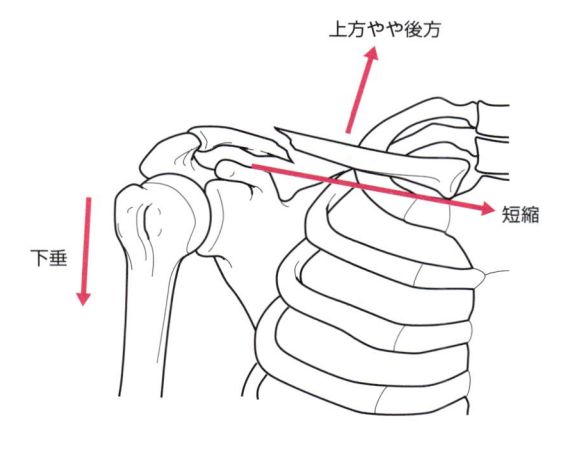

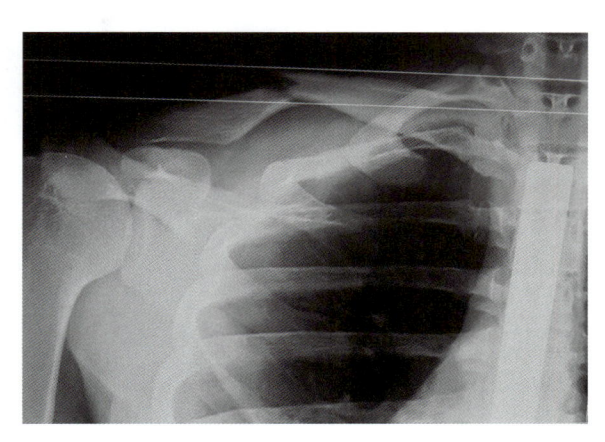

One point Advice

疼痛緩和肢位
- 頭部をやや患側へ傾ける(胸鎖乳突筋の弛緩)。
- 顔は健側を向く。
- 健手で患肢を支える。

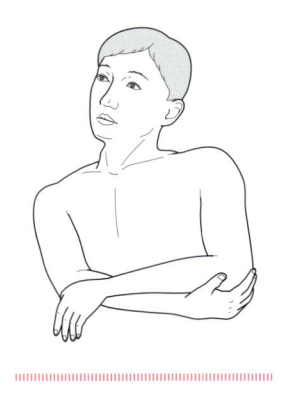

症状

- 疼痛緩和肢位をとる。
- 患側肩は下垂する。
- 肩幅の減少。
- 鎖骨は皮下直下にあるため，以下のような特徴がある。
  - 腫脹，変形，限局性圧痛は著明である。
  - 異常可動性，軋轢音を触知しやすい。
- 血腫を形成すると，以下のような症状がみられる。
  - 高度な腫脹
  - 皮下出血斑
  - 上肢の運動制限
- 小児の場合，以下のような症状がみられる。
  - 骨折の固有症状が著明でないため見落としやすい。
  - 両腋窩を持って抱き上げると号泣する。
  - 若木骨折(不全骨折)となりやすく，上方凸の変形を示すことがある。

鑑別

- 小児：肘内障
- 鎖骨近位端骨折：胸鎖関節前方脱臼
- 鎖骨遠位端骨折：肩鎖関節上方脱臼

図2 鎖骨遠位端骨折（a）と肩鎖関節上方脱臼（b）の外観上および単純X線像の比較

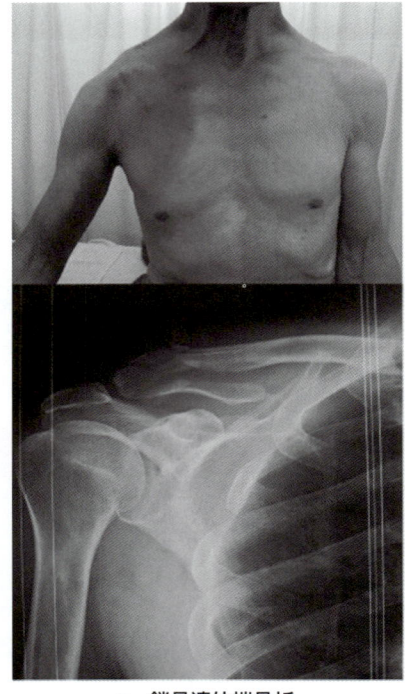

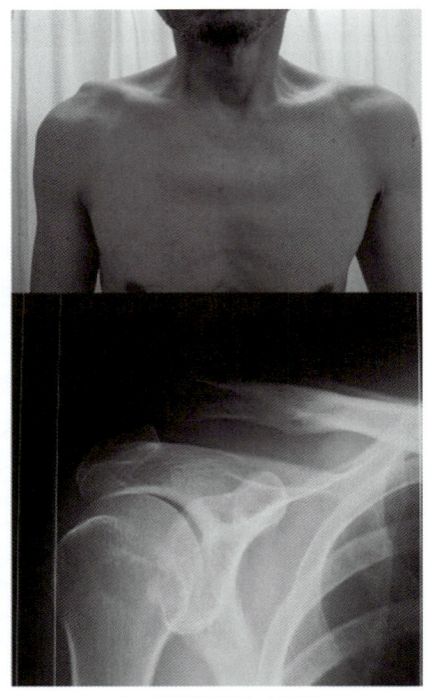

a　鎖骨遠位端骨折

b　肩鎖関節上方脱臼

One point Advice
●乳幼児の鎖骨骨折では，両腋窩を持って抱きかかえると号泣するか疼痛を訴えるという特徴があるため，肘内障との鑑別に用いる。

One point Advice
臥位整復法のメリット
●整復後，体位変換せずに8字帯固定などができるため，再転位を予防できる。

治療

- 整復前に，腕神経叢損傷・鎖骨下動脈損傷・胸郭（肺）損傷を必ず確認する。
- 幼児の整復法：上方凸変形の不全骨折→上方からの軽い圧迫操作。
- **臥位整復法**
  ・患者：上背部が鎖骨整復台に乗るよう背臥位にする。
  ・操作
  　①両肩を外転させる：患者の上肢・遠位骨片を後外上方に十分引く。
  　　（鎖骨近位骨片の長軸上に遠位骨片がくるように）
  　②この肢位でしばらく放置：筋緊張が除去され，転位がほとんど整復される。
- 整復が不十分な場合
  ・助手：肩を後外上方へ引き骨折端を接近させる。
  ・術者：一方の手の指で近位骨片を固定。
  　　　　他方の手で遠位骨片端を把持し骨折端に直圧を加え整復完了。
- **坐位整復法**
  ・患者：正座または椅子へ腰掛ける。

表1　坐位整復法

	第1助手（図3a）	第2助手（図3b）	術者（図3c）
位置・肢位	患者の後方	患者の側方	患者の前方
把持部	膝頭：脊柱部 手：両脇	上腕・前腕	両骨折端
操作	肩：後外方へ引く	上腕・肩甲骨：上外方に持ち上げる	両骨片圧迫
目的	短縮転位の除去	下方転位の除去	遠位骨片を近位骨片へ適合

図3 坐位整復法

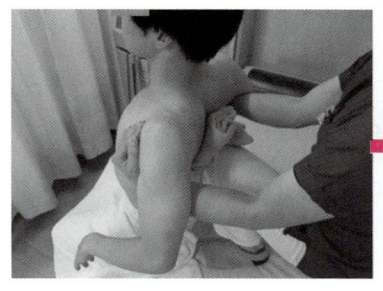

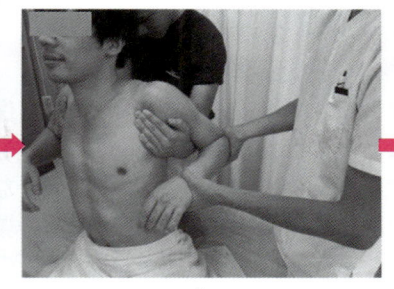

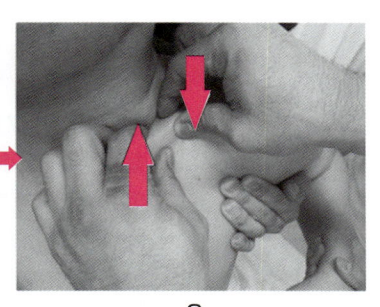

a　　　　　　　　　　b　　　　　　　　　　c

- 固定法
  - 肢位：両側肩甲骨を後上方に挙上（胸を張った姿勢）
  - 期間
    幼児：2〜3週
    成人：4〜6週
  - 8字帯固定法，デゾー包帯固定法，セイヤー絆創膏固定法，T字状木製板固定，バンド固定，ギプス固定，リング固定。

表2 セイヤー絆創膏固定法（転位のないもの）

	目的	方法
腋窩枕子	テコの支点の働き	腋窩に枕子をいれる→肩関節内転→遠位骨片を外方へ牽引
第1帯	短縮転位の防止	患側上腕中央部前面→後方→背部水平走行→健側側胸部
第2帯	下方転位の防止	健側肩→胸部下行（斜め）→患側の肘→背部上行→はじめの位置
第3帯	骨折部への圧迫力	骨折部近位骨片上→下行→前腕→前胸部で捻転→再び上行（最初の走行に重ねながら）→元の位置に固定

予後（合併症・後遺症）

- 神経血管障害：腕神経叢損傷・鎖骨下動静脈損傷
- 胸膜，肺尖[*2]損傷：気胸・血胸[*3]
- 変形治癒
- 偽関節
- 変形性関節症：肩鎖関節[*4]関節症（鎖骨外端部骨折後）

One point Advice

保存療法の限界点
- 烏口鎖骨靱帯[*5]の断裂がある外1/3部骨折で，近位骨片が浮いて骨癒合不能の可能性があるもの。
- 第3骨片が楔状骨片となり皮下で直立し，皮膚貫通の可能性があるもの。
- 整復位保持が不可能な粉砕骨折など。

用語アラカルト

＊2 肺尖
肺の近位端部で，鎖骨の2〜3cm上に位置する。

＊3 気胸・血胸
胸膜腔に血液が貯留した状態を血胸，気体が貯留した状態を気胸という。両方みられる場合を血気胸という。

＊4 肩鎖関節
肩甲骨肩峰関節面と鎖骨外側端で構成される。

＊5 烏口鎖骨靱帯
鎖骨と肩甲骨烏口突起を結ぶ靱帯で，肩鎖関節の安定に重要な役割を果たしている。菱形靱帯（前外側）と円錐靱帯（後内側）から構成される。

必修問題対策！

鎖骨骨折は保存療法が選択されることが多く，柔道整復師が比較的遭遇しやすい骨折であるため，必修問題として狙われやすい。
特徴や症状，予後についてはもちろん，保存療法の適応か否かを判断するうえで必要な限界点なども理解を深めておく必要がある。

2 肩甲骨骨折

POINT

- 比較的まれな骨折 ⇒ 厚い筋層に保護されているため
- 直達外力によるものが多い ⇒ 関節窩*6骨折は介達外力で発生
- 40～60歳代に好発 ⇒ 一般に大きな外力により発生
- 骨体部骨折が最も多い ⇒ ほとんどの場合，横骨折となる
- 頸部骨折 ⇒ 外科頸骨折のほうが多い

用語アラカルト

＊6 （肩甲骨の）関節窩
肩甲骨上外側端の肥厚した部分の外側面の皿状で浅くくぼんで凹面をなすところ。

＊7 肩峰
肩甲骨背面の上部にあるほぼ水平に走る隆起の外側端。

＊8 烏口突起
肩甲骨上縁外側端の前方に向かって鉤上に突出したところ。

＊9 腱板筋
棘上筋，棘下筋，小円筋，肩甲下筋の4筋で構成される。

図4 骨折発生部位

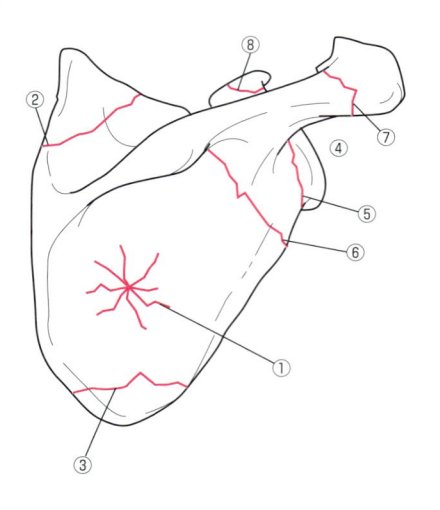

図5 骨片転位（上角骨折・下角骨折）
- 上内方転位（肩甲挙筋）
- 前外上方転位（大円筋・前鋸筋）

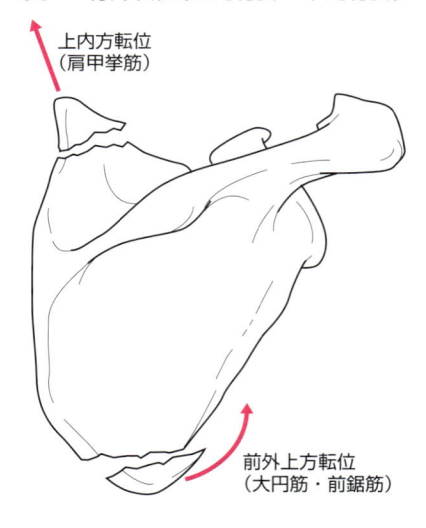

表3 肩甲骨骨折の分類

分類	原因	症状	鑑別	治療（転位小・なし）
①骨体部骨折（一番多い）	直達外力	・転位は少ない（筋に厚く覆われているため） ・患肢内転保持	腱板筋*9損傷	三角巾または絆創膏で肩甲骨を胸部に固定
②上角骨折	直達外力	上内方転位（肩甲挙筋）		
③下角骨折	直達外力	前外上方転位（前鋸筋・大円筋）		
④関節窩骨折	介達外力	肩峰突出		肩後方へ引き，上腕を上方へ突き上げる→外転60～80°で固定
⑤頸部骨折（解剖頸）	直達外力	・上肢挙上不能 ・肩峰突出 ・肩の丸み消失	肩関節前方脱臼	前内下方へ転位した骨片→後外上方へ持ち上げるよう固定
⑥頸部骨折（外科頸）	直達外力			
⑦肩峰*7骨折	直達外力	呼吸，肩関節運動による疼痛増強		骨片圧迫。絆創膏を肩から肘関節部にかけ上腕を突き上げ固定→三角巾で提肘
⑧烏口突起*8骨折	直達外力（単独骨折）	前腕回外位，肘屈曲で上腕内方挙上動作による疼痛増強		肘関節を屈曲し上肢を胸郭に固定

補足

腱板筋の働き
- 肩甲上腕関節の動的安定性に寄与している。

One point Advice
- 関節窩骨折・頸部骨折は骨癒合に約2カ月間要する。
- 肩関節前方脱臼に合併し，上肢外転状態で上腕骨長軸遠位方向から衝撃を受け，肩甲骨関節窩縁骨折（骨性バンカート損傷）が発生する。
- 肩峰骨折は三角筋の牽引によっても発生する。

表4 肩甲骨に付着する筋と働き

①	肩甲挙筋	上角 内側縁上部	挙上・（下方回旋）
②	菱形筋	内側縁下部2/3	挙上・内転・下方回旋
③	前鋸筋	内側縁全域	外転・上方回旋
④	僧帽筋上部線維	肩甲棘 肩峰 鎖骨外側1/3	挙上・上方回旋・（内転）
⑤	僧帽筋中部線維		内転
⑥	僧帽筋下部線維		引き下げ・上方回旋・（内転）

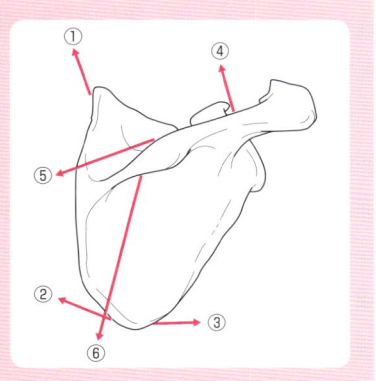

補足

前鋸筋麻痺
- 前鋸筋を支配している長胸神経麻痺が起こると，翼状肩甲となる。

③上腕骨近位端部骨折

POINT

- **上腕骨骨頭骨折・解剖頚骨折**
  - ・原因 ⇒ 激突または転倒した際，肩部を強打し発生
  - ・症状 ⇒ 関節内血腫が著明
  - ・固定 ⇒ 転位のない場合：肩関節良肢位[*10]固定
    転位のある場合：手術療法
  - ・骨癒合期間 ⇒ 上腕骨骨頭骨折：約3～4週間
    解剖頚骨折：約6～8週間（全治には4カ月以上を要す）
  - ・予後 ⇒ 阻血性骨壊死
    骨癒合が悪い
- **上腕骨外科頚骨折**
  - ・関節包外骨折
  - ・高齢者に多い
  - ・介達外力による外転型骨折が最も多い
- **大結節単独・小結節単独骨折**
  - ・原因 ⇒ 直達外力，付着筋による裂離骨折で発生
  - ・肩関節脱臼に合併して生じることも多い
- **骨端線離開**
  - ・新生児・乳児・幼少年期に限り発生
  - ・骨折線はSalter-Harris（ソルター　ハリス）の分類Ⅱ型のものが多い
  - ・新生児の場合は敬礼位固定[*11]で行う
  - ・予後・経過ともに良好であるが成長障害の発生に注意が必要である

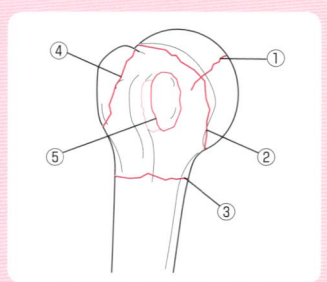

用語アラカルト

＊10　肩関節良肢位
肩関節外転70°～80°，外旋20°，水平屈曲30°～40°である。

＊11　敬礼位固定
肩関節外転90°以上，水平屈曲45°，肘関節90°屈曲，肩関節外旋位で体幹から患側上肢を固定すること。

分類

表5　上腕骨近位端部骨折の分類

①上腕骨骨頭骨折	関節包内	結節上骨折
②解剖頚骨折		
③外科頚骨折		
④大結節単独骨折	関節包外	結節下骨折
⑤小結節単独骨折		
結節部貫通骨折		
骨端線離解	骨折線が関節包の内外にわたる	

上腕骨骨頭骨折・解剖頸骨折

■原因
- 激突または転倒したときに肩部を強打して発生することが多い。
- 骨頭骨折の場合，亀裂骨折となる場合が多い。

■症状
- **関節内血腫**が著明となる。

■固定
- 転位のない場合：肩関節良肢位固定
- 転位のある場合：手術療法

■骨癒合期間
- 上腕骨骨頭骨折：約3～4週間
- 解剖頸骨折：約6～8週間（全治には4カ月以上を要す）

■予後
- 骨頭の栄養障害による阻血性骨壊死がみられる。
- 関節包内骨折のため骨癒合が悪い。

One point Advice
● 上腕骨骨頭骨折と解剖頸骨折では骨折線と骨癒合期間の違いがあるのみで，ほかはすべて類似の症状，治療を呈する。国家試験において重要なことは，関節包内骨折のため関節内血腫が著明であることと，予後で骨頭の阻血性骨壊死を生じやすいということである。

上腕骨外科頸骨折

- 関節包外骨折である。
- 高齢者に多い。
- 介達外力による外転型骨折が最も多い。

■原因
- 介達外力
  - **外転型骨折**：上肢を外転位で手や肘をついて転倒したときに発生する。
  - **内転型骨折**：上肢を内転位で手や肘をついて転倒したときに発生する。
- 直達外力：外科頸部を外側方より強打して発生。

■症状

表6 骨片転位，骨折線の走行，骨折部の変形，肩峰と大結節の距離

分類	外転型骨折	内転型骨折
近位骨片転位	軽度内転位	軽度外転位
遠位骨片転位	軽度外転位 前内上方転位	軽度内転位 前外上方転位
骨折線の走行	外方から内上方へ	内方から外上方へ
骨折部の変形	前内方凸	前外方凸
肩峰と大結節の距離	長くなる	短くなる

- 血腫による腫脹，直達性局所痛。
- 肩関節の機能障害が著明だが，嵌合骨折の場合はわずかに自動運動が可能となる。
- **皮下出血斑**：上腕内側から前胸部にかけて出現。

図6 右上腕骨外科頸骨折の外観

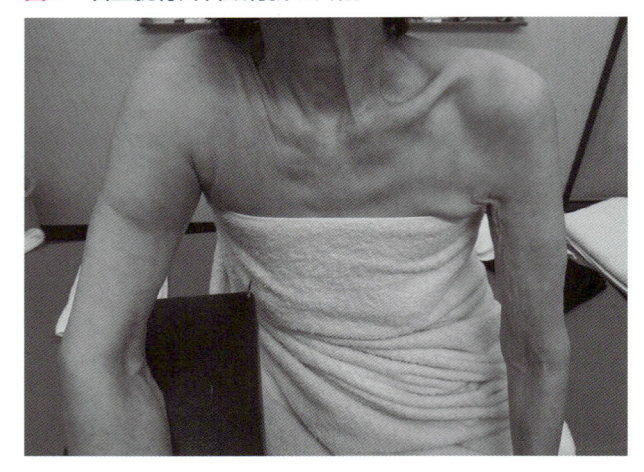

図7 右上腕骨外科頸外転型骨折の単純X線像

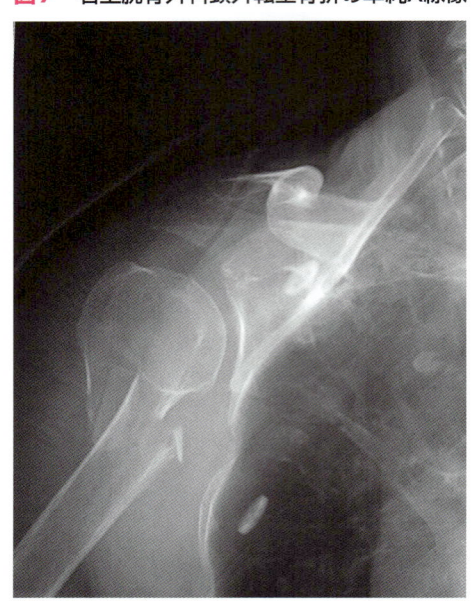

■鑑別診断

表7 上腕骨外科頸外転型骨折と肩関節前方脱臼の症状の鑑別

	三角筋	骨頭	運動
上腕骨外科頸外転型骨折	腫脹が著明	肩峰下に触れる（正常）	軋轢音を聴取
肩関節前方脱臼	膨隆が消失	烏口突起下に触れる（位置異常）	弾発性固定

図8 左上腕骨外科頸外転型骨折の外観

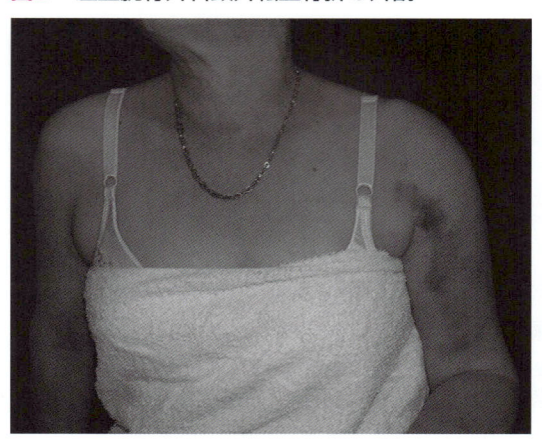

図9 左肩関節前方脱臼の外観

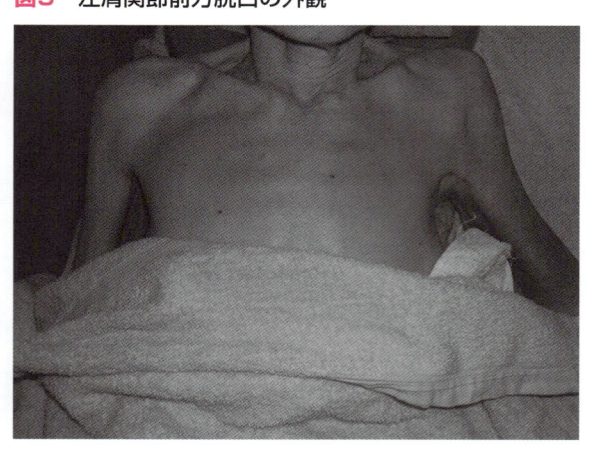

補足

外科頚骨折の後療
● 外科頚骨折の固定初期は整復位固定が原則だが肩関節拘縮を防ぐ目的で2～3週間後には肩関節良肢位に固定し直す。また受傷翌日から肩関節の運動制限をかけながら手指の自動運動をし，腫脹が軽減してきたら振り子運動など，早期運動療法を実施する。

用語アラカルト

＊12 腋窩神経損傷
腋窩神経の損傷により三角筋の麻痺が生じ，上腕近位部（三角筋領域）の感覚障害と肩関節の外転運動が障害される。

＊13 ゼロポジション
肩甲骨の肩甲棘と上腕骨軸が一致し一直線となるポジション。

補足

大結節骨折の予後
● 転位が高度な場合や腱板付着部の変形は肩峰下インピンジメントの誘因となる。

必修問題対策！

上腕骨外科頚骨折の特徴，症状，肩関節前方脱臼との鑑別診断は国家試験必修問題に数多く出題されているため，すべて網羅しておく。

■ **合併症**
- 腋窩神経損傷（三角筋麻痺）＊12
- 腋窩動脈損傷
- 肩関節拘縮（外転・外旋制限）

■ **治療**
- 整復法　⇒　ゼロポジション＊13牽引療法など
- 固定法　⇒　ミッテルドルフ三角副子，hanging-cast（ハンギング　キャスト）
- 固定肢位　⇒　外転型骨折：肩関節内転位固定
　　　　　　　　内転型骨折：肩関節外転位固定

■ **予後**
- 青壮年期の骨折では予後良好である。

One point Advice
● 外科頚骨折の症状として，外転型骨折と内転型骨折の骨片転位や骨折部の変形を図で理解しておくと固定法は近位骨片軸に遠位骨片軸を合わせた固定となるため覚えやすい。

大結節単独・小結節単独骨折

■ **原因**
- 直達外力，または付着筋による裂離骨折で発生する。
- 肩関節脱臼に合併して生じることも多い。

表8　結節骨折の分類・症状・固定・合併症

分類		大結節単独骨折	小結節単独骨折
症状		肩関節外旋抵抗運動痛	肩関節内旋抵抗運動痛
固定	転位なし	三角巾で提肘する	
	転位あり	肩関節外転外旋位固定	肩関節下垂内旋位固定
合併症		肩関節前方脱臼	肩関節後方脱臼 上腕二頭筋長頭腱脱臼

One point Advice
● 肩関節前方脱臼に合併して大結節骨折が起こることと，小結節単独骨折で上腕二頭筋長頭腱脱臼を合併するということが国家試験のポイントである。

骨端線離開

- 新生児・乳児・幼少年期に限り発生する。
- 骨折線はソルターハリスの分類Ⅱ型のものが多い。
- 新生児の場合は敬礼位固定で行う。
- 予後・経過ともに良好であるが成長障害の発生に注意が必要である。

4 上腕骨骨幹部骨折

POINT

- 発生頻度 ⇒ 全骨折の約5%を占め，全年齢層に発生する。高齢者では，転倒による受傷が多い
- 骨片転位 ⇒ 骨折部が三角筋付着部の上下どちらにあるかにより，骨片の転位が異なる
- 好発部位 ⇒ 中央1/3部と遠位1/3部の境界部に多い（力学的に弱いため）
- 偽関節 ⇒ 横骨折，横骨折に近い斜骨折は癒合が悪く偽関節が発生しやすい
- 橈骨神経麻痺[*14] ⇒ 上腕骨後面には上内方から下外方にかけて橈骨神経溝が螺旋状に存在し，橈骨神経が密着走行しているため，損傷を受けやすい

用語アラカルト

*14 橈骨神経麻痺
橈骨神経は，腕神経叢から分岐したあと，上腕部の外側筋間中隔を密着して走行するため，この部位での骨折が発生すると損傷を受けやすい。橈骨神経麻痺により，下垂手を生じる。

原因

- 直達外力：強打，交通事故などで生じる。
  横骨折，斜骨折，粉砕骨折などがあり，開放性骨折になることもある。
- 介達外力：転倒などにより，手掌や肘をつき生じる。
  斜骨折，螺旋骨折になりやすい。
- 自家筋力：投球や腕相撲などの際に捻転力が加わり生じる。
  螺旋骨折が多い。

図10 発生機序
介達外力（a，b） 直達外力（c）

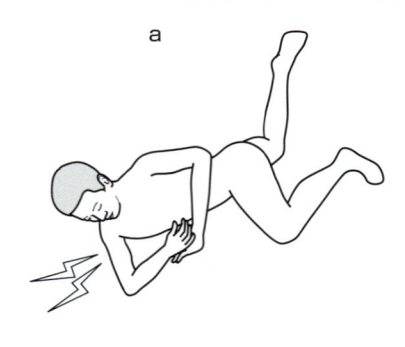

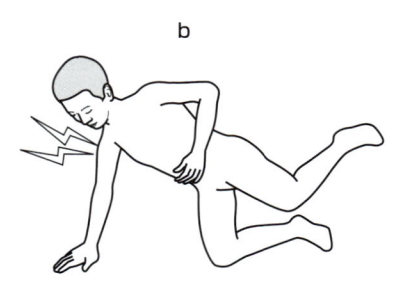

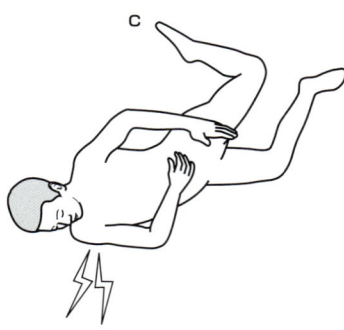

a　　　　　　　　　　b　　　　　　　　　　c

図11 骨折部位

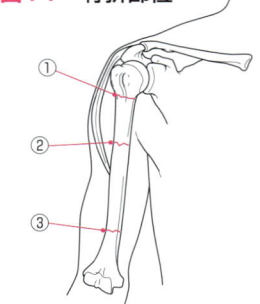

① 近位骨幹端
②
③

分類

① 近位骨幹端の骨折
② 三角筋付着部より近位の骨折
③ 三角筋付着部より遠位の骨折

図12 投球骨折

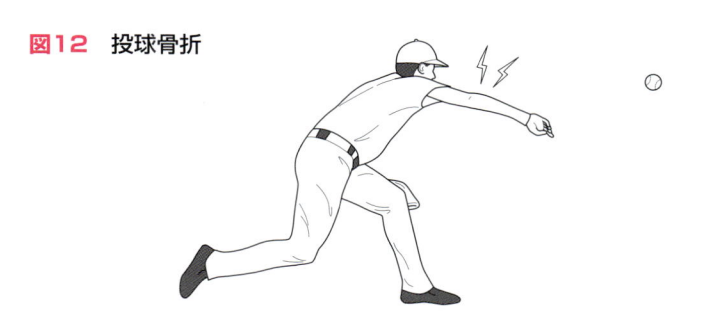

症状

- 転位と変形：表9参照。
- 疼痛：限局性圧痛，自発痛，介達痛（動揺痛）が著明。
- 腫脹：上腕部全体に出現。
- 皮下出血斑：上腕内側～前腕内側にかけて出現。
- 異常可動性，軋轢音も著明。
- 前腕の回旋運動や手関節の運動には障害が少ない（神経損傷の合併があれば別）。

図13 上腕骨骨幹部骨折の外観

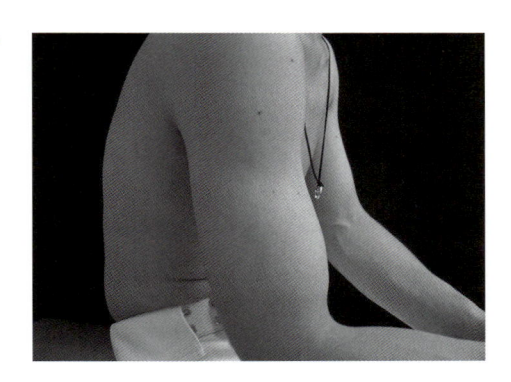

表9 転位と変形

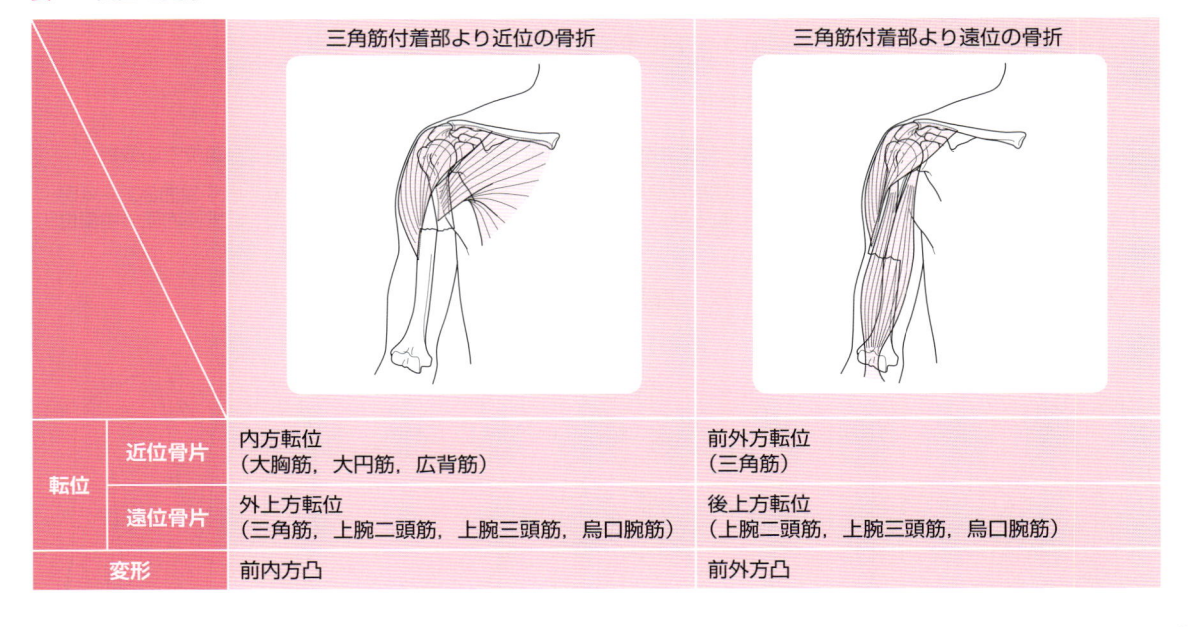

		三角筋付着部より近位の骨折	三角筋付着部より遠位の骨折
転位	近位骨片	内方転位 （大胸筋，大円筋，広背筋）	前外方転位 （三角筋）
	遠位骨片	外上方転位 （三角筋，上腕二頭筋，上腕三頭筋，烏口腕筋）	後上方転位 （上腕二頭筋，上腕三頭筋，烏口腕筋）
変形		前内方凸	前外方凸

用語アラカルト

＊15　下垂手
橈骨神経が高位で麻痺すると，下垂手となる。運動障害として手関節背屈，手指伸展が障害され，手が下に垂れる。

合併症

①併発症
- **橈骨神経麻痺**（1次的）：運動障害（下垂手＊15）と感覚障害が生じる。

②続発症
- 遷延治癒
- 橈骨神経麻痺（2次的）：仮骨の盛んな形成による圧迫，整復時の損傷などで生じる。

③後遺症
- 偽関節

図14　橈骨神経損傷
外側筋間中隔
橈骨神経

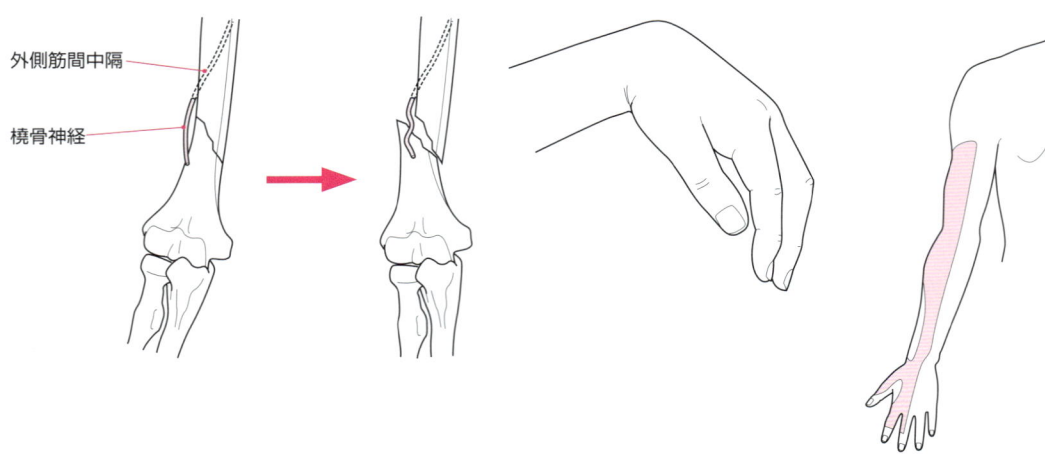

図15　下垂手

図16　感覚障害領域

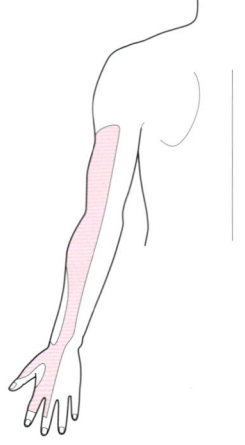

用語アラカルト

＊16　ハンギングキャスト
特殊なギプス包帯の一種。肘関節直角位，前腕回内回外中間位にて，骨折線の中枢2〜3cmから手部にかけてギプス包帯を行い，吊紐をかけ，それを頚部に回して，首から懸垂する方法。ギプスと前腕の重みによって末梢牽引を加えることができ，骨折変形の矯正を図ることができる。

治療

- 固定法
  ・主にU字副子，機能装具，クラーメル副子，ハンギングキャスト＊16などが使われる。
  ・肩関節から手関節まで含める。

表10　固定肢位

	三角筋付着部より近位での骨折	三角筋付着部より遠位での骨折
固定肢位	初期は肩関節内転位。徐々に外転位とする（拘縮予防）	肩関節外転位，水平屈曲30°〜45°，肘関節直角位，前腕回内回外中間位

図17　ハンギングキャスト

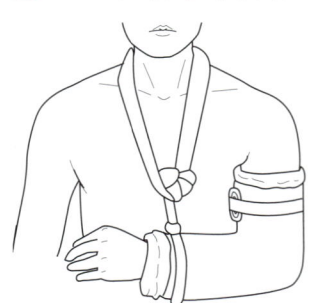

図18　U字副子

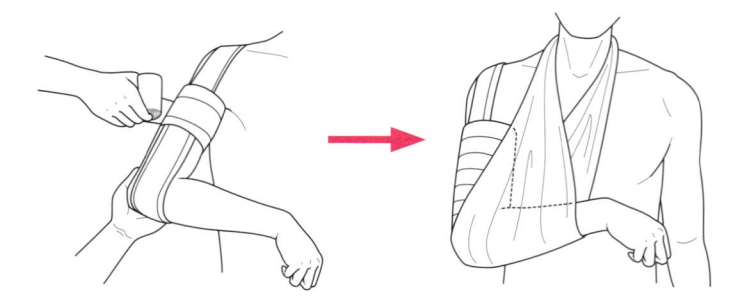

補足

ハンギングキャストの適応と禁忌
〈適応〉
①嚙合骨折
②転位の少ない骨折
③屈曲転位のみの場合
④徒手整復が十分できている場合
〈禁忌〉
①臥床を必要とする場合
②意識障害のある場合
③治療の協力を得られない場合
④小児

- 後療法
  - 保存療法の適応が多い。
  - 牽引力や剪断力が患部に過剰に働かないように注意（偽関節防止）。
  - 癒合期間
    横骨折：約10週間
    斜骨折：約8週間

予後

- 一般に予後は良好。偽関節，橈骨神経損傷を合併している症例は予後不良。
- 骨折部が肘関節に近いほど内反変形を起こしやすい。
- 変形や多少の短縮があっても機能障害は生じにくい（肩甲帯の代償能力が高いため）。

One point Advice

遷延治癒と偽関節
①遷延治癒
- 上腕骨骨幹部での横骨折や横骨折に近い斜骨折では，骨構造が緻密質であったり，骨折面の密着する面積が少ないなど，骨癒合に不利な条件が多く，遷延しやすい。骨癒合が期待できず，癒合機序が完全に停止したものは偽関節となる。
②偽関節
- 生じやすい理由に以下の3つが挙げられる。
  - 横骨折，横骨折に近い斜骨折では，骨折面積が少なく，安定に十分な密着面積が得られない。
  - 骨幹部は緻密質構造のため，仮骨が形成されにくい。
  - 筋による転位が大きく，整復位での固定が保たれにくい。

5 上腕骨遠位端骨折

POINT

- 上腕骨顆上骨折
  - 幼小児の肘関節周囲の骨折で最も発生頻度が高い
  - 肘関節の機能障害，変形を残しやすい
  - 固定中の阻血性拘縮を起こしやすい（フォルクマン拘縮）
- 上腕骨外顆骨折
  - 顆上骨折に次いで発生頻度が高い
  - 偽関節，成長障害を伴う変形を残しやすい
  - 変形による神経麻痺を生じることがある
- 上腕骨内側上顆骨折
  - 顆上，外顆骨折に次いで多く，少年期〜思春期に好発
  - 肘関節後方脱臼に合併して発生することがある
  - 関節外骨折であり，海綿質部の骨折のため骨癒合は良好である

柔道整復理論（各論：骨折）

上腕骨顆上骨折

図19 上腕骨顆上骨折

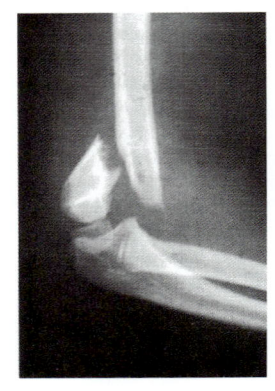

伸展型X線像 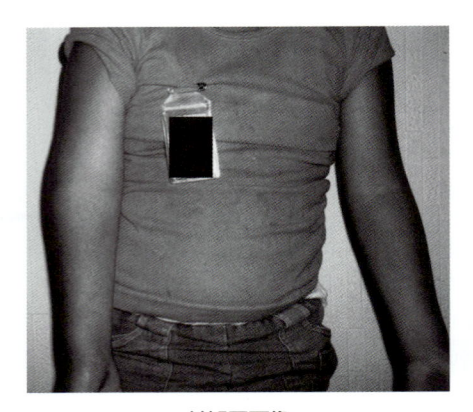　　　外観正面像 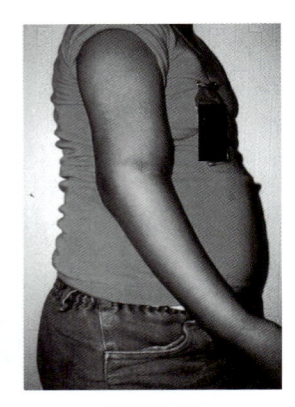　　　外観側面像

■分類および発生機序

表11 上腕骨顆上骨折の分類

	伸展型	屈曲型
発生機序	肘関節伸展位で手をついた際、上腕骨遠位端部に強力な過伸展力（前方凸の屈曲力）が生じて骨折する	肘関節屈曲位で肘を強打した際、上腕骨遠位端に過屈曲力（後方凸の屈曲力）が生じて骨折する
骨折線	前方から後上方へ走行	後方から前上方へ走行
骨片転位	遠位骨片は近位骨片の後上方に転位する（前方凸）	遠位骨片は近位骨片の前上方に転位する（後方凸）
	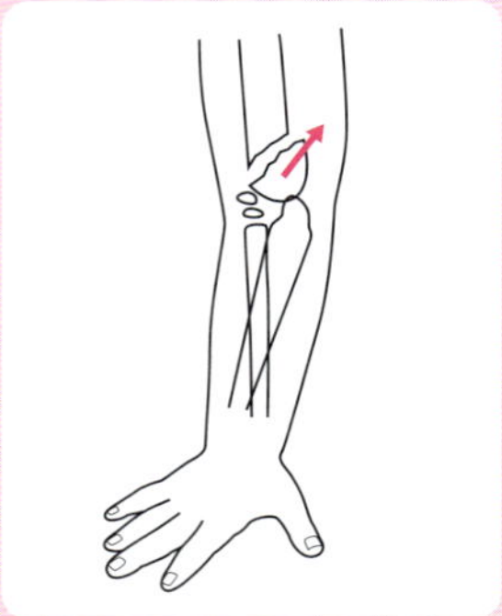	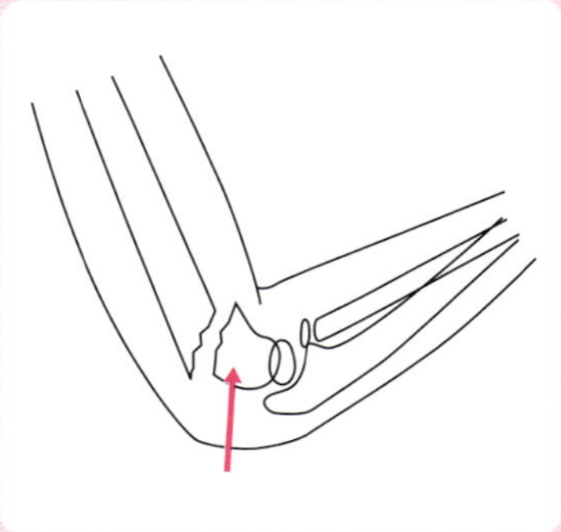

■症状

- 疼痛：自発痛、運動痛、限局性圧痛が著明。
- 腫脹：肘関節全周に著明。
- 機能障害：肘関節の運動不能。
- 異常可動性：著明に現れ軋轢音を触知。
- 外観の変形
  - ・骨片転位（短縮転位）により肘関節の厚さ（前後径）と幅（横径）が増大。
  - ・伸展型骨折では肘関節後方脱臼と類似の外観を呈する。
  - ・Hüter線およびHüter三角は正常である。

■ **鑑別診断**
- 肘関節後方脱臼

表12　上腕骨顆上伸展型骨折と肘関節後方脱臼の鑑別

	上腕骨顆上骨折伸展型	肘関節後方脱臼
年齢	幼小児に多い	青壮年に多い
疼痛	限局性圧痛	連続的脱臼痛
腫脹	速やかに出現	漸次出現
他動運動	異常可動性	弾発性抵抗
ヒューター線	正常	異常（肘頭高位となる）
上腕長	短縮	不変
X線像		
外観		

One point Advice

ファットパットサイン(fat pad sign：脂肪体徴候)の出現
- 鈎状突起窩，肘頭窩にある脂肪組織が関節内骨折での血腫によって押し上げられ出現する透亮像。臨床では上腕骨外顆骨折でも認められることがある。

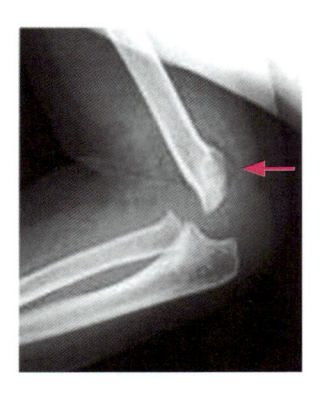

One point Advice

- ヒューター線：肘関節を後方よりみた際に内側上顆と外側上顆を結ぶ線。
  正常位では線上に肘頭が位置する。
- ヒューター三角：肘関節屈曲位で後方からみた際に内側上顆と外側上顆，肘頭を結ぶ三角。
  正常位では肘頭が頂点の二等辺三角形をなす。

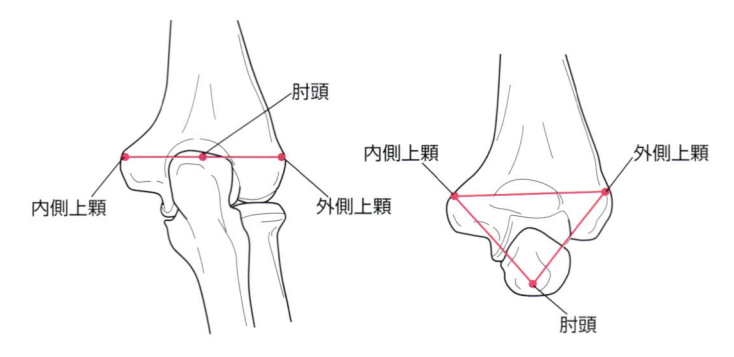

※顆上骨折ではヒューター三角は乱れないが，上腕骨長軸に対して内反する。

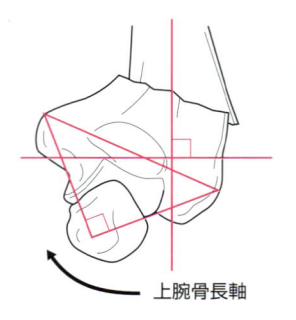

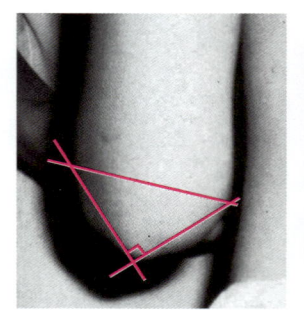

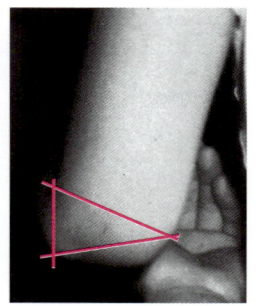

正常なヒューター三角　　　乱れたヒューター三角

■合併症
- 循環障害：近位骨片により損傷される。阻血症状の5P徴候に注意。
- 神経損傷：正中，橈骨，尺骨神経で，特に正中，橈骨神経の損傷が多い。
- 皮膚損傷：近位骨片が肘関節前面の皮膚を損傷（開放性骨折）。

■後遺症
- 阻血性拘縮：**フォルクマン拘縮**
- 骨化性筋炎：後療法においての粗暴な徒手矯正や可動域訓練などが原因。
- 屈伸障害：特に屈曲障害，整復が不完全な場合に起こる（TAの減少）。
- 変形治癒：外反肘も生じることがあるが特に内反肘変形[*17]が多い。

One point Advice

- BA（Baumann角）：10〜20°
- CA〔carrying angle（運搬角）〕：5〜10°
- TA〔tilting angle（傾斜角）〕：約45°

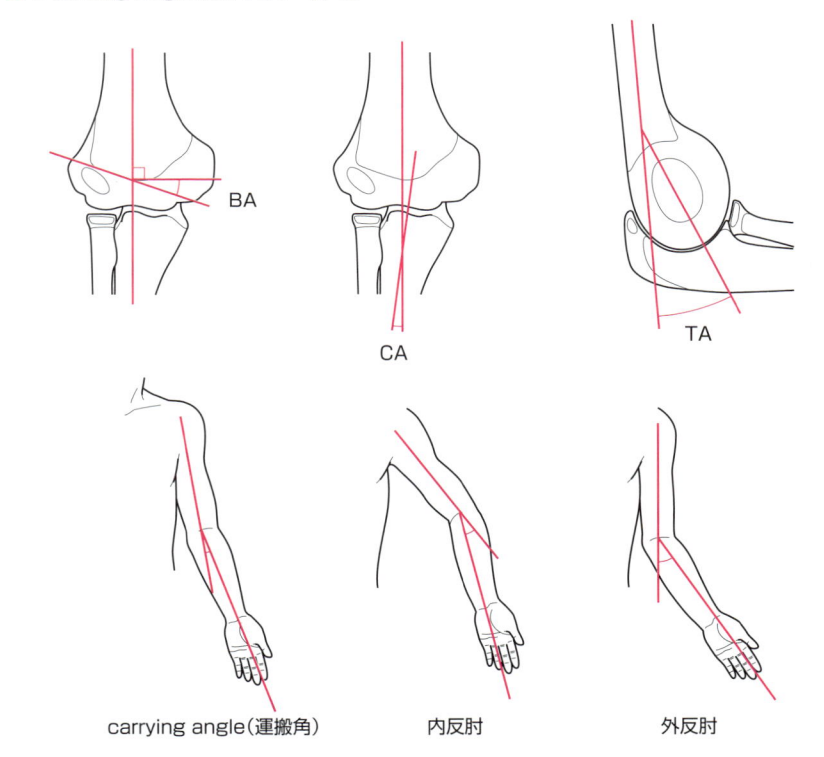

●carrying angle（運搬角）
肘関節を完全伸展したとき，上腕長軸と前腕長軸のなす角度。正常では多少の外反を呈し，男性で5°，女性で10〜15°である。
●内反肘
carrying angle（運搬角）が減少し，前腕が体幹に近づく方向に変形した肘関節。
●外反肘
carrying angle（運搬角）が増大し，前腕が体幹より離れる方向に変形した肘関節。

補足

バウマン角
●上腕骨長軸と外側骨端線のなす角度。整復位および後遺変形の評価に用いられる（単純X線像）。減少すると内反肘となり，0°以下になると臨床上問題となる。

ティルティング・アングル
●上腕骨長軸と小頭核のなす角度。前方凸変形で15°以上減少すると整復が必要。角度減少で肘関節の屈曲制限，角度増加で伸展制限が生じる。

■治療

表13 伸展型の整復操作

肘関節鈍角位（肘関節20～30°屈曲位）術者は上腕部を保持し，ゆっくりと末梢牽引を加え（短縮転位）を整復する	牽引は持続したまま術者は回旋転位，側方転位を整復。この側方転位の整復では遠位骨片を近位骨片の後方に完全に整復すること	牽引は持続させたままで母指を肘頭に他四指は近位骨片の前方から固定し，母指で肘頭を前下方に圧迫しながら肘を屈曲し（屈曲転位）整復する
短縮転位が完全に整復されず残存した場合，回旋・側方・屈曲転位も残存する	回旋転位が完全に整復されず残存した場合，自家矯正力は望めない	過度の屈曲転位が残存した場合，肘関節の屈曲障害が後遺症として残る

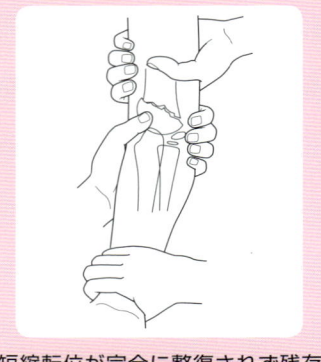

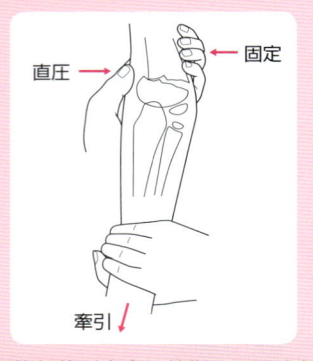

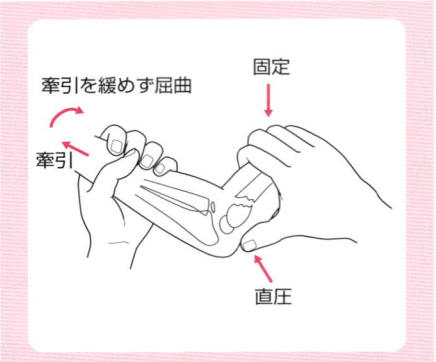

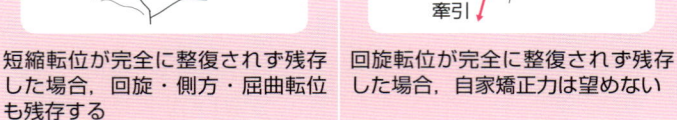

表14 固定法

	伸展型	屈曲型
固定肢位	肘関節屈曲90～100° 前腕回内位	肘関節屈曲80～90° 前腕回内回外中間位
固定範囲	肩関節～MP関節手前	肩関節～MP関節手前
固定期間	約4週間	約4週間
外観	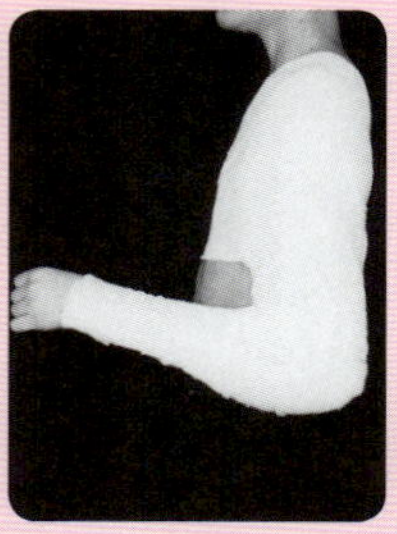	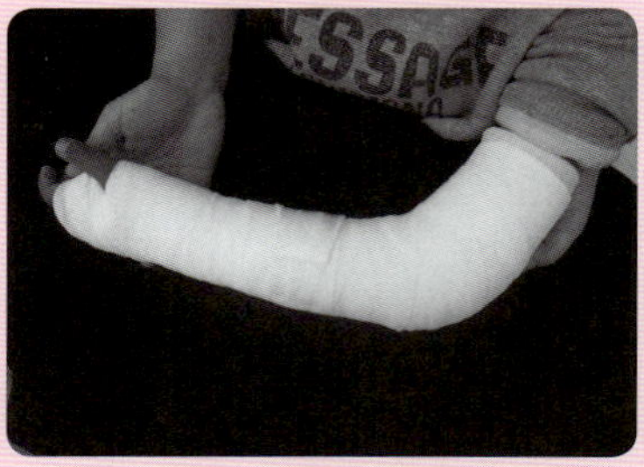

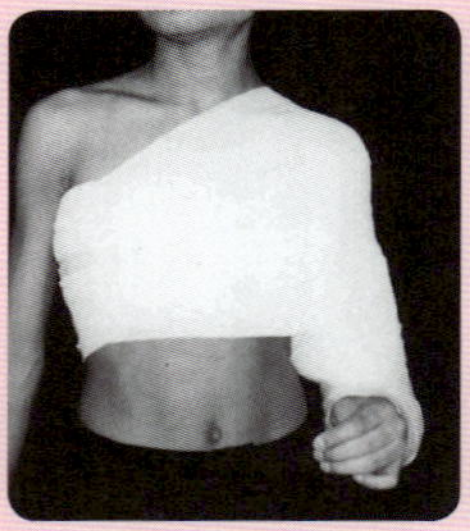

上腕骨外顆骨折

図20 上腕骨外顆骨折

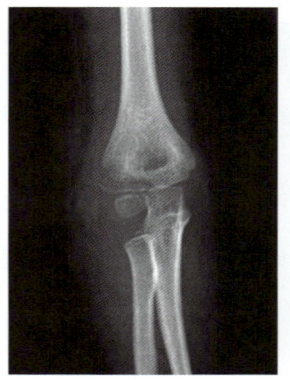

正面像 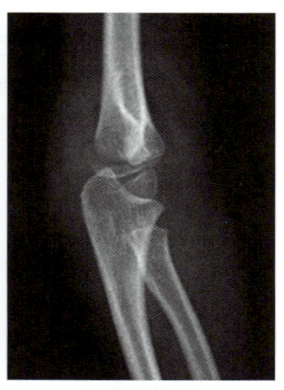　　側面像

■分類と発生機序

表15　上腕骨外顆骨折の分類

	Pull off（プルオフ）型 （発生頻度が高い）	Push off（プッシュオフ）型 （発生頻度は低い）
発生機序	肘関節伸展位で手をつき肘の内反強制により外顆に付着している前腕伸筋群の牽引により生じて骨折する 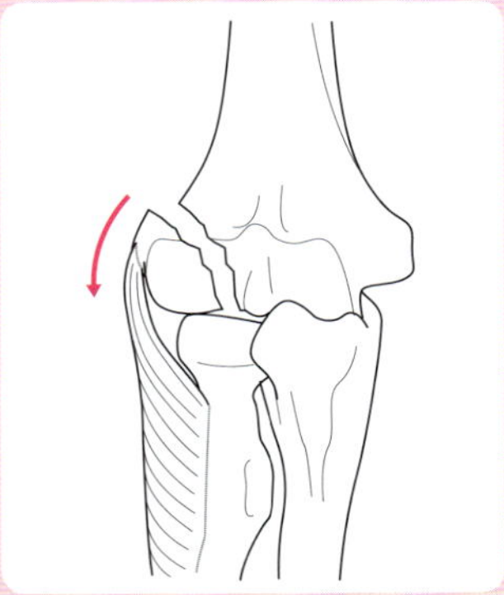	肘関節伸展位または軽度屈曲位で手をつき肘の外反強制により橈骨頭に上腕骨遠位端外側部が突き上げられて生じて骨折する 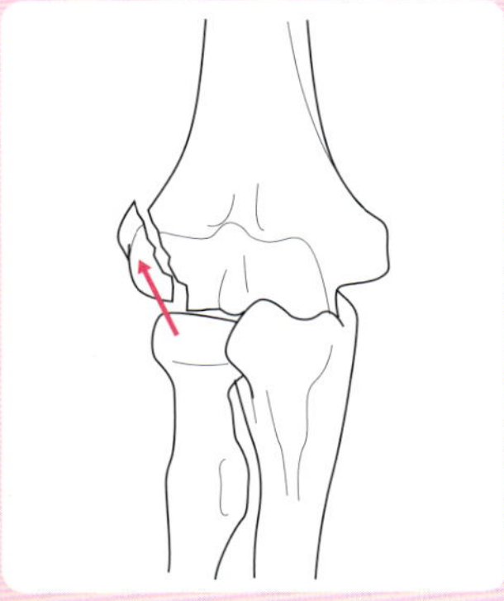

図21　骨折線と骨片転位

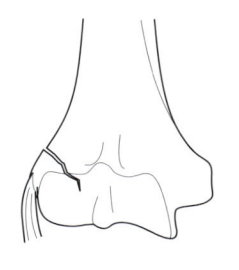

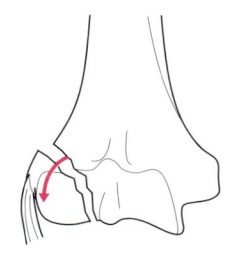

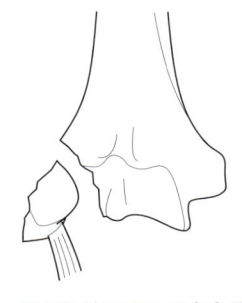

a　転位なし（ほとんどない）　　b　転位軽度　　c　回転転位を認める完全骨折

■症状

- 疼痛：運動痛，外顆部に限局性圧痛。
- 腫脹：外顆部に著明で，初期には内側の腫脹はみられない。
- 機能障害：肘関節の屈曲伸展運動は可能なことがある。
- 異常可動性：外顆部に異常可動性や軋轢音を触知することがある。

■後遺症

- 偽関節：回転転位のため生じる。
- 外反肘変形：ソルターハリスⅣ型の骨端線損傷による成長障害。
- **遅発性尺骨神経麻痺**[*17]：鷲手変形，フロマン徴候陽性。

用語アラカルト

*17　**遅発性尺骨神経麻痺**
外反肘変形に伴い内側上顆部後方を走行する尺骨神経が牽引されることにより，後に遅発性尺骨神経麻痺が出現する。

■治療

表16　固定法

	固定肢位	固定範囲	固定期間
転位なし	肘関節直角位，前腕回内回外中間位から回外位の範囲	上腕近位端部～MP関節	約3～4週間
転位あり	肘関節約80°，前腕回外位	上腕近位端部～MP関節	約5週間

- 手術療法適応：3mm以上の骨片転位が認められる場合は外固定中に転位が増強する可能性が高く，骨癒合が得られにくいことから手術療法を適応する。

上腕骨内側上顆骨折

図22　上腕骨内側上顆骨折

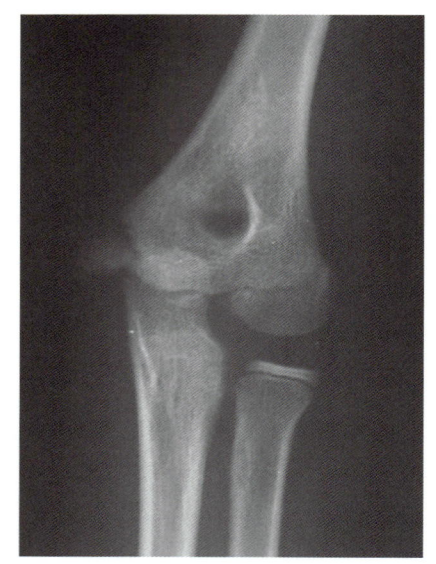

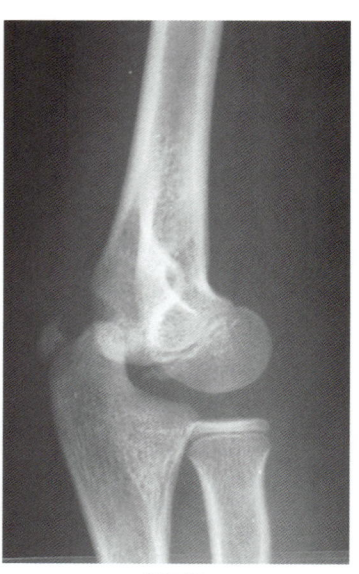

正面像　　　　　　　　　　側面像

■発生機序

- 介達外力（多い）
  - 肘関節伸展位で手をつき肘の外反強制により前腕屈筋群，回内筋群および内側側副靱帯の牽引により生じて裂離骨折する。
  - 肘関節後方脱臼に合併して発生することが多い。
- 直達外力（少ない）
  - 内側上顆部を直接強打した際，骨折する。
- 骨片転位
  - 前腕屈筋群，回内筋群の牽引により前下方へ転位する。
  - 脱臼をした際，骨片が関節内に嵌入することがある。
  - 骨端線閉鎖以前の12～15歳では骨端線離開を呈する。

図23　骨折線と骨片転位

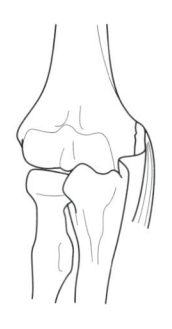

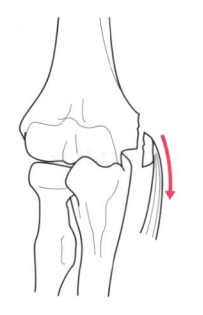

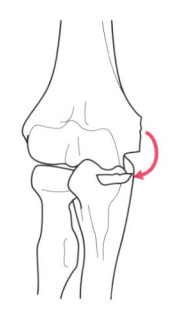

a　転位なし　　　b　転位あり　　　c　関節内に嵌入

■症状
- 疼痛：運動痛，内側上顆部に限局性圧痛。
- 腫脹：肘関節内側に著明。
- 機能障害：肘関節の屈曲伸展障害。骨片が関節内に嵌入すると屈曲伸展不能となる。
- 異常可動性：異常可動性および軋轢音がある。

One point Advice
- Shenton線：転位が高度になるとX線画像上，曲線が乱れる。

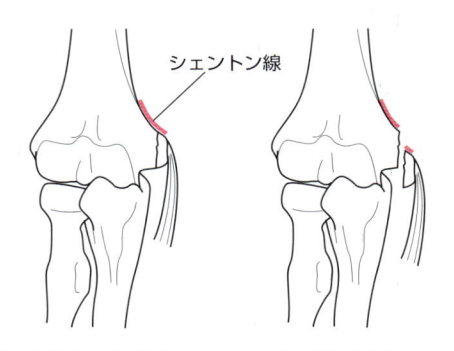

シェントン線

■後遺症
- **尺骨神経麻痺**
- 関節運動障害：肘関節伸展制限，前腕回内制限

■治療

表17　固定法

	固定肢位	固定範囲	固定期間
転位なし	肘関節直角位，前腕回内回外中間位	上腕骨中央部〜MP関節手前	約3週間
転位が軽度	肘関節直角位，前腕回内位，手関節掌屈位	上腕骨中央部〜MP関節手前	約6〜7週間

- 手術療法の適応：5mm以上の骨片転位，骨片が関節内に嵌入した場合に手術療法を適応する。

柔道整復理論（各論：骨折）

上腕骨通顆骨折

- 小児の場合は骨端離開となる（ソルターハリスⅡ型）。

上腕骨遠位端部複合骨折（T・Y型骨折）

- 交通事故やスポーツにより，粉砕骨折となることが多い。

上腕骨内顆骨折

- 内側上顆骨折との鑑別を必要とする。

上腕骨外側上顆骨折

- 外側側副靱帯，伸展回外筋群の牽引によって発生する裂離骨折である。

上腕骨滑車骨折・小頭骨折

- 関節内の骨軟骨部の骨折である。

6 前腕骨近位端骨折

POINT

- ●橈骨近位端骨折
  - ・橈骨頭骨折は成人に多く，橈骨頚部骨折は小児に多い
  - ・解剖学的整復が必要とされる骨折である
- ●肘頭骨折
  - ・多くは成人にみられ，小児にはまれである
  - ・骨片が上腕三頭筋による延長（離開）転位により，手術療法の適応になることが多い

橈骨近位端骨折

■分類

▶橈骨頭骨折

図24　橈骨頭骨折の分類

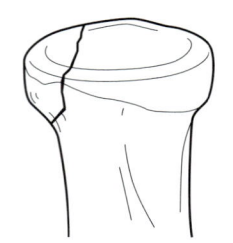

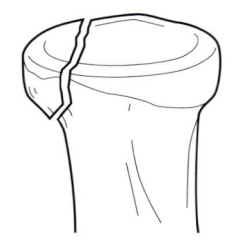

Ⅰ型：保存療法の適応　　Ⅱ型：手術療法の適応が多い　　Ⅲ型：手術療法の適応

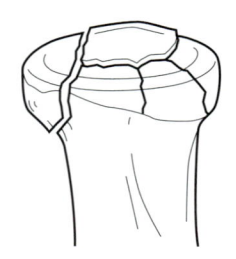

▶橈骨頚部骨折

- 30°以上の傾斜は機能障害，変形を残しやすく，手術療法を適応する。

図25 橈骨頚部骨折の分類

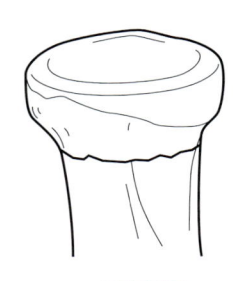

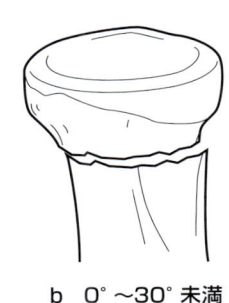

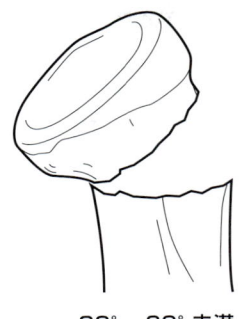

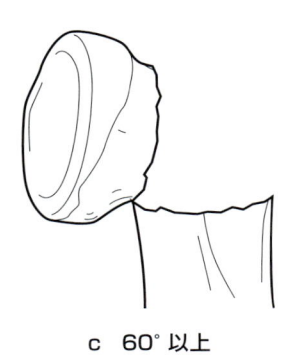

a 非転位型　　b 0°～30°未満　　c 30°～60°未満　　c 60°以上

■発生機序

- 直達外力：直達外力による発生はまれである。
- 介達外力：肘関節伸展位，前腕回内位で手をついて転倒した際，橈骨頭が上腕骨小頭と衝突して発生。

■症状

- 疼痛：介達痛，運動痛，限局性圧痛が著明にみられる。
- 腫脹：前腕近位端外側（橈骨頭部周辺）に比較的軽度の腫脹がみられる（関節包内骨折のため）。
- 機能障害：前腕回旋制限および肘関節の屈曲伸展制限（特に完全伸展時に激痛が発生する）。
- 変形：転位が大きいと外反位を呈する（特に粉砕骨折）。

■合併症

- 上腕骨小頭骨折，上腕骨内側上顆骨折，肘頭骨折，肘関節後方脱臼，関節内遊離体[*18]。

用語アラカルト

*18　関節内遊離体
関節内に骨・軟骨片が残存し，遊離する際に関節内で嵌頓し疼痛を引き起こす。

■後遺症

- 関節運動制限：肘関節屈曲伸展／前腕回内回外運動（骨折部の変形が残存した場合）。
- 変形治癒：小児の頚部骨折では骨端線の早期閉鎖により外反肘変形を生じる。

■治療

表18 固定法

	固定肢位	固定範囲	固定期間
橈骨頭骨折 橈骨頚部骨折	・肘関節直角位 ・前腕回外位	上腕骨近位端部から MP関節の手前まで	成人で3～4週間 小児で2～3週間

- 手術療法適応：橈骨頭骨折では粉砕骨折，橈骨頚部骨折では30°以上の傾斜で手術療法を適応する。

肘頭骨折

図26 肘頭骨折

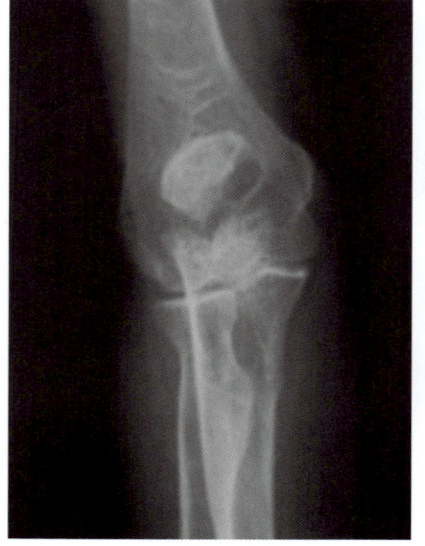

正面像

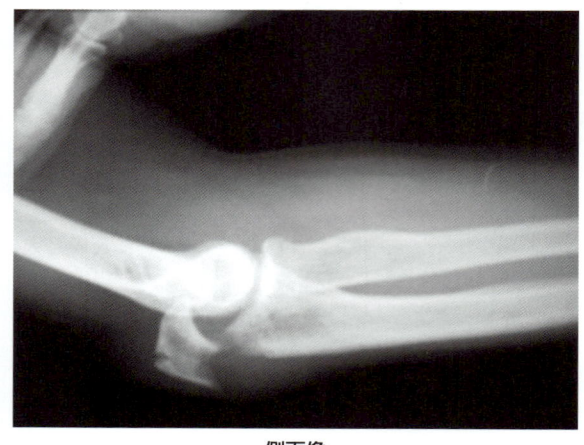

側面像

■分類

図27 肘頭骨折の分類

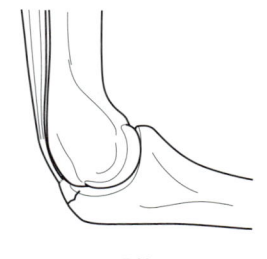

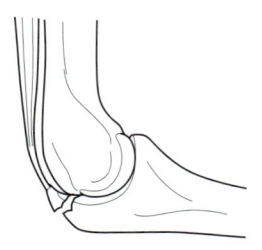

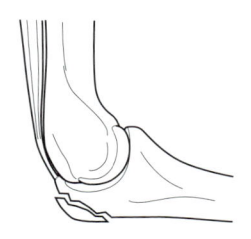

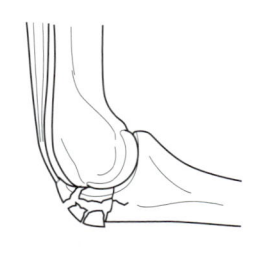

a 裂離骨折　　b 完全骨折　　c 関節外型　　d 粉砕型

■発生機序

- 直達外力：肘関節屈曲位で肘頭部に強い打撲や衝突を受けたときに生じ粉砕骨折になる。
- 介達外力：肘関節が過伸展強制されて肘頭が肘頭窩に衝突して生じ骨折する。肘関節屈曲位で上腕三頭筋の急激な収縮（牽引）により骨折する。

■症状

- 疼痛：限局性圧痛が特に著明で自発痛，運動痛も生じる。
- 腫脹：骨折部の血腫により波動を触れることがある。
- 陥凹の触知：骨片転位のあるものは，離開した骨折部に陥凹を触知する。
- 変形：骨片転位のあるものは，近位骨片が後上方へ突出しヒューター線，ヒューター三角が乱れる。
- 機能障害：肘関節の自動屈曲は可能であるが，自動伸展は制限される。

図28 ヒューター線の乱れ

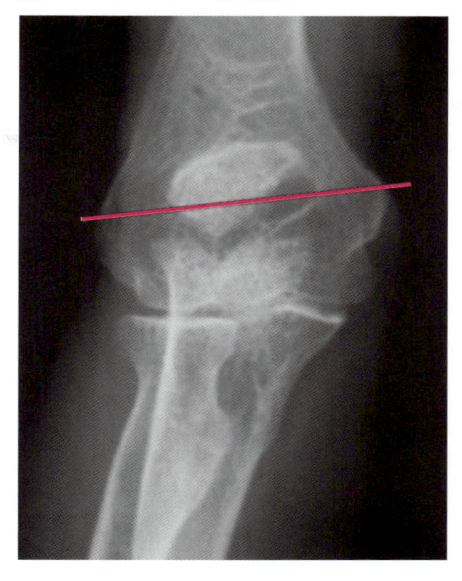

■合併症
- 肘関節前方脱臼
- 尺骨神経麻痺

■治療

表19 固定法

保存療法	固定肢位	固定範囲	固定期間
	・肘関節伸展位 ・前腕回外位	上腕骨近位端部から MP関節の手前まで	約4〜6週間

- 肘頭骨折は再転位を起こしやすいので1〜2週間は注意を要する。
- 3〜4週間後から肘関節の固定肢位を徐々に屈曲位に調整する。

表20 手術療法か保存療法かの判断基準

手術療法	保存療法
近位骨片が1cm以上離開	近位骨片の転位なしか1cm未満の離開
肘関節直角位で骨片の離開が増大	肘関節直角位で骨片の転位なし
徒手筋力テスト(MMT)が3に達しない	MMTが3以上

尺骨鉤状突起骨折

- 単独骨折はまれである。
- 通常は肘関節後方脱臼と合併する。

7 前腕骨骨幹部骨折

POINT

- 転位に関わる筋の作用を理解する
- 脱臼を伴う単独骨折　⇒　Galeazzi骨折（ガレアジ）
　　　　　　　　　　⇒　Monteggia骨折（モンテジア）
- モンテジア骨折　　⇒　特徴的な固定肢位
- 変形治癒　　　　　⇒　前腕回旋障害
- 橈骨単独骨折と橈尺両骨骨折の骨片転位は類似する
- 橈・尺両骨骨幹部骨折
  - 両骨骨折：整復，整復位保持が困難
  - 強固な固定：末梢部の循環障害，阻血性拘縮
  - 同高位骨折：橋状仮骨[*19]の形成による前腕回旋障害
  - 直達外力：横骨折で骨折線は橈・尺両骨同高位になることが多い
  - 介達外力：斜骨折で骨折部は橈骨が上位になることが多い
- 橈骨単独骨折
  - 転位，固定肢位：橈尺両骨骨折と類似
  - 角状変形[*20]：前腕回内回外運動制限
  - 橈骨骨幹部中・下1/3境界部付近の骨折に遠位橈尺関節の脱臼が合併：ガレアジ骨折
- 尺骨単独骨折
  - 単独骨折の頻度：きわめて低い
  - 外力：直達外力
  - 骨片転位：小さい
  - 上・中1/3部骨折に橈骨頭の脱臼を合併：モンテジア骨折
- モンテジア骨折
  - 尺骨骨幹部上・中1/3境界部の骨折と橈骨頭脱臼を合併する
  - 頻度：ほとんどが伸展型
  - 治療困難な骨折の1つである
  - 橈骨頭の脱臼：橈骨神経損傷（後骨間神経麻痺[*21]）
  　　　　　　　：橈骨輪状靱帯の損傷
  - 尺骨骨幹部骨折の整復を行い，次いで橈骨頭の脱臼を整復する

用語アラカルト

＊19　橋状仮骨
橈骨と尺骨との間に仮骨が形成されるもので，回旋制限をきたす。

＊20　角状変形
屈曲転位が大きく残り，角状に骨癒合した変形で，回旋制限をきたす。

＊21　後骨間神経麻痺
橈骨神経深枝から分枝する運動枝の麻痺で下垂指（drop finger：ドロップフィンガー）になる。支配神経は，C_7，C_8領域である。

概要

One point Advice
- 橈骨単独骨折：介達外力が多い
- 尺骨単独骨折：直達外力が多い
- 前腕両骨骨折
  ・直達外力：横骨折で骨折線は橈・尺両骨同高位になることが多い
  ・介達外力：斜骨折で骨折部は橈骨が上位になることが多い

■原因
- 介達外力：肘関節伸展位で手をついたとき。
- 直達外力：前腕部を打ちつけたとき。

■分類
- 橈尺両骨骨幹部骨折
- 橈骨単独骨折
- 尺骨単独骨折

■症状
- 変形，腫脹，疼痛，機能障害，軋轢音および異常可動性が認められる。

■治療
- 整復：近位骨片に遠位骨片を合わせる。
- 固定肢位

表21 各骨折の分類，固定肢位

骨折名	分類	固定肢位
橈・尺両骨骨折 橈骨単独骨折	円回内筋付着部より近位での骨折	前腕回外位
	円回内筋付着部より遠位での骨折	前腕回内回外中間位
ガレアジ骨折		前腕回内回外中間位
尺骨単独骨折		前腕回内回外中間位
モンテジア骨折	伸展型	肘関節鋭角屈曲位，前腕回外位
	屈曲型	肘関節伸展位，前腕回外位

■予後
- 後遺症：前腕回内回外運動制限

橈・尺両骨骨幹部骨折

表22 橈・尺両骨骨幹部骨折の概要

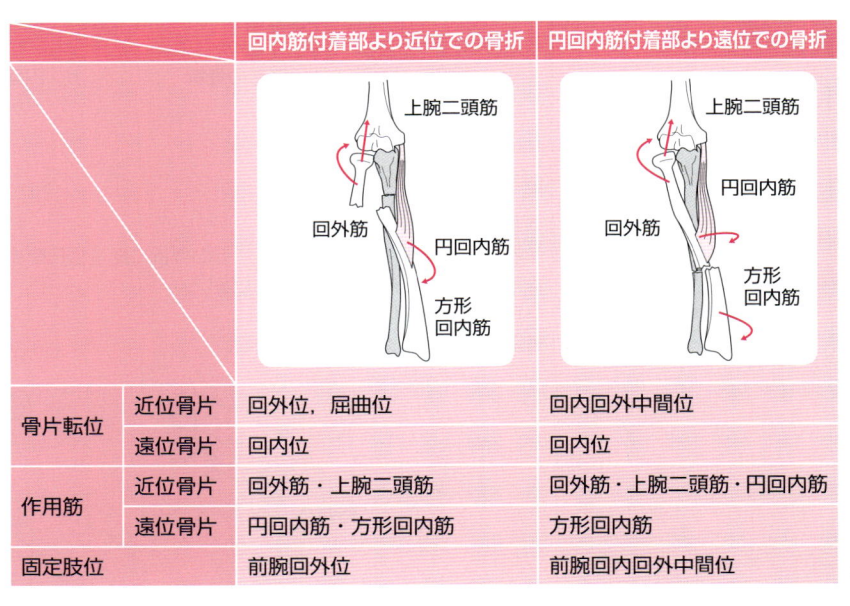

		円回内筋付着部より近位での骨折	円回内筋付着部より遠位での骨折
骨片転位	近位骨片	回外位，屈曲位	回内回外中間位
	遠位骨片	回内位	回内位
作用筋	近位骨片	回外筋・上腕二頭筋	回外筋・上腕二頭筋・円回内筋
	遠位骨片	円回内筋・方形回内筋	方形回内筋
固定肢位		前腕回外位	前腕回内回外中間位

図29 前腕両骨骨幹部骨折

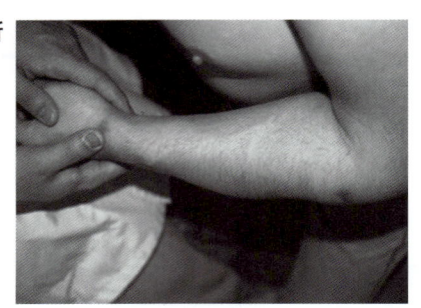

a　外観

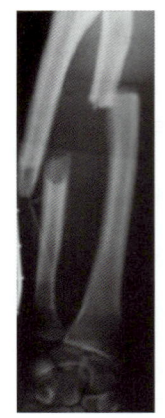

b　単純X線像

■後遺症
- 変形治癒：前腕両骨骨折　⇒　完全整復がきわめて困難
- 偽関節，遷延治癒：筋力の作用　⇒　再転位の可能性が大きい
- 阻血性拘縮：強固な固定　⇒　末梢部の循環障害を招く
- 前腕回旋障害：同高位の骨折　⇒　まれに橋状仮骨をつくる

橈骨単独骨折

図30　橈骨単独骨折

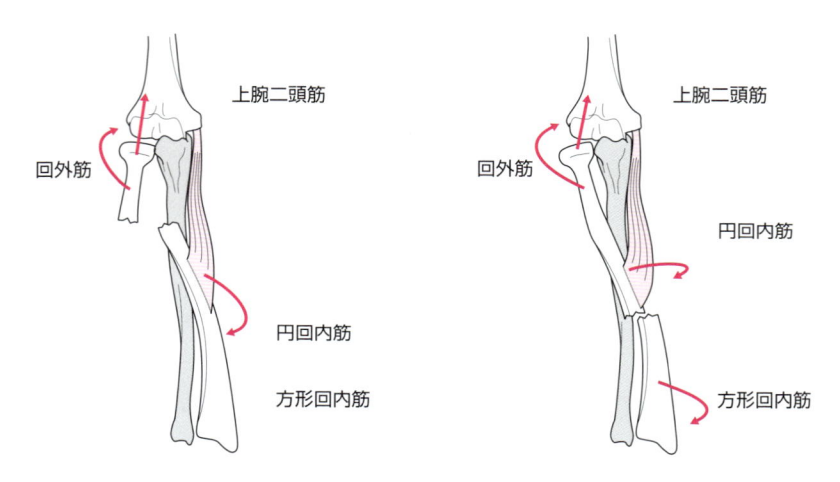

上腕二頭筋
回外筋
円回内筋
方形回内筋

a　回内筋付着部より近位での骨折　　b　円回内筋付着部より遠位での骨折

One point Advice

ガレアジ骨折
- 橈骨骨幹部中・下1/3境界部付近の骨折に遠位橈尺関節の脱臼が合併したもの。
- 尺骨頭は背側に脱臼することが多い。
- 尺骨神経損傷[*22]を伴う。
- 逆モンテジア骨折ともよばれる。

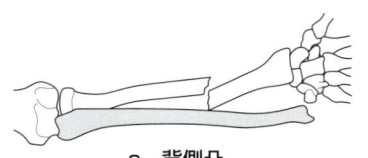

a　背側凸 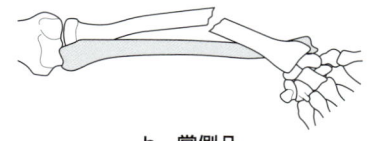　　b　掌側凸

用語アラカルト

*22　尺骨神経損傷
尺骨頭の脱臼により尺骨神経が牽引および圧迫を受けて損傷する。

尺骨単独骨折

- 単独骨折の頻度はきわめて低い。
- 直達外力により発生する。
- 骨片転位は小さい。
- 上・中1/3部に骨折があり，橈骨頭の脱臼を合併しているものをモンテジア骨折という。

モンテジア骨折

■分類

表23 モンテジア骨折の分類

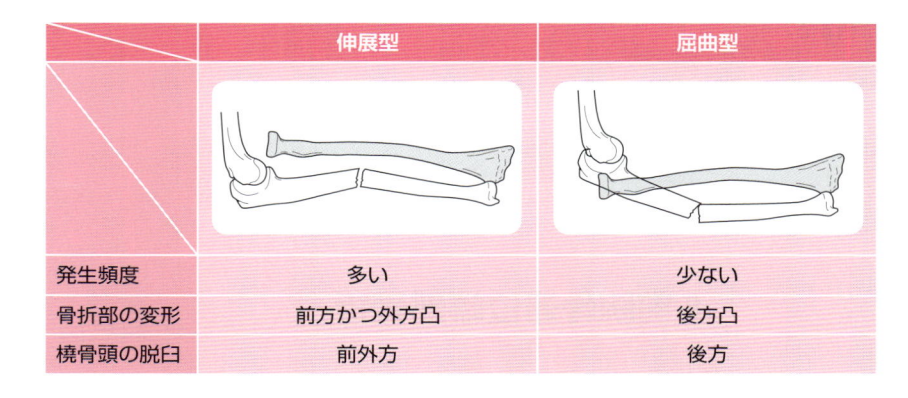

	伸展型	屈曲型
発生頻度	多い	少ない
骨折部の変形	前方かつ外方凸	後方凸
橈骨頭の脱臼	前外方	後方

■治療

表24 固定法

	肢位	安定性	治療
伸展型	肘関節鋭角屈曲位，前腕回外位	悪い	手術療法になることも多い
屈曲型	肘関節伸展位，前腕回外位	良い	保存療法で治癒可能

補足

ギプスのリモデリング
- ギプス固定下での前腕の回旋を防止するため，橈尺両骨間に陥凹をつくるようにリモデリングする。

橈骨神経損傷
- 上腕骨骨幹部骨折などに併発する橈骨神経麻痺（高位麻痺）では下垂手（drophand：ドロップハンド）となり，感覚障害もみられる。
- モンテジア骨折に併発する橈骨神経麻痺（低位麻痺）は後骨間神経麻痺で，下垂指（drop finger：ドロップフィンガー）を呈し感覚障害はみられない。

■予後

- 合併症・後遺症
  ・橈骨頭の再脱臼
  ・遷延治癒または偽関節
  ・屈曲変形治癒
  ・前腕回内回外運動制限
  ・橈骨神経麻痺（後骨間神経麻痺）

One point Advice

ガレアジ骨折とモンテジア骨折の比較

	骨折部	脱臼部	神経損傷
ガレアジ骨折	橈骨骨幹部中・下1/3境界部	尺骨頭	尺骨神経損傷
モンテジア骨折	尺骨骨幹部上・中1/3境界部	橈骨頭	橈骨神経損傷

後骨間神経麻痺
- 後骨間神経は橈骨頭の前方を通過し，遠位で回外筋の腱弓（Frohseアーケード）をくぐって回外筋を貫通している。そのため前方へ脱臼した橈骨頭により圧迫や牽引を受けて損傷する。

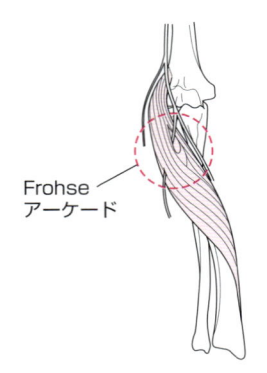

8 前腕骨遠位端部骨折

POINT

- **Colles骨折**
  - 発生頻度が高い：幅広い年齢層
  - 外力：介達外力
  - 骨片転位：背側転位，橈側転位，捻転（回外）転位，短縮転位
  - 変形：フォーク状変形，銃剣状変形
  - 合併症：長母指伸筋腱断裂，手根管症候群，Sudeck骨萎縮，尺骨突き上げ症候群
  - 整復法の手順を理解する
- **Smith骨折**
  - 発生頻度：まれ
  - 外力：介達外力
  - 骨片転位：掌側転位，橈側転位，捻転転位（回内），短縮転位
  - 変形：鋤型変形
- **辺縁部骨折（バートン骨折）**
  - 原因：オートバイの事故による（掌側バートン骨折）
  - 分類：関節内骨折
  - 掌側バートン骨折：スミス骨折に類似
  - 背側バートン骨折：コーレス骨折に類似
  - 固定肢位を理解する
- **橈骨遠位骨端線離開**
  - 発生：コーレス骨折と同様
  - 骨折線：Salter-HarrisのⅡ型が多い
  - 予後：成長障害を起こすおそれがある

補足

ズデック骨萎縮
- 反射性交感神経性ジストロフィー（RSD）に含まれる。外傷によって痛みのシグナルは脳に向かうが，一方交感神経により末梢血管が収縮して出血を止めようとする。このメカニズムが過剰に反応して末梢血管が長時間収縮すると，組織の栄養が低下し再び疼痛を生じるという悪循環を起こす。この反応によって骨が萎縮してくるもの。

尺骨突き上げ症候群
- 尺骨の橈骨に対する相体長が長いため，手関節尺側部に痛みが生じるもの。コーレス骨折での橈骨の短縮によって起こる。
- 変形治癒との大きな関係性がある。橈骨茎状突起と尺骨遠位端を通る線の距離は平均12mmが正常であるが，5mm以上の橈骨の短縮で尺骨突き上げ症候群が起きる。

> **One point Advice**
> ● コーレス骨折は高齢者に代表する骨折であり，骨粗鬆症などの原因疾患が背景にある。また，小児では若木骨折や竹節状骨折などの不全骨折になる。

コーレス骨折

■原因
- 介達外力が多く，直達外力はまれ。
- 手掌をついて転倒→橈骨遠位端からの長軸圧と背屈（伸展）力が強制される。
  →掌側凸の屈曲力が働く。
  →過度の捻転力（回外）が働く（図31）。

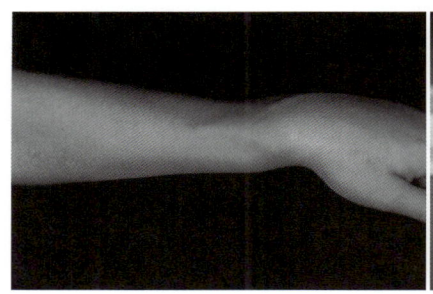

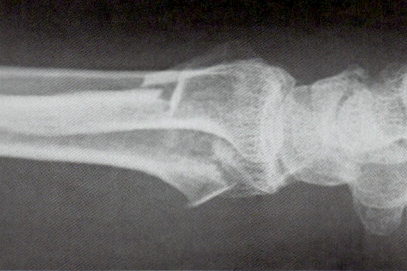

図31　発生機序

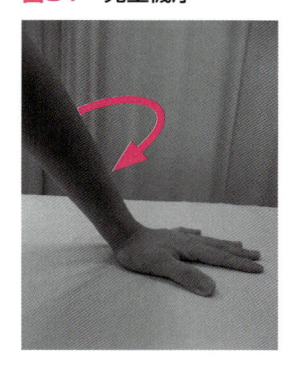

> **One point Advice**
> ● 捻転力（回外）というのは，近位骨片に回内力が働くため遠位骨片に回外力が相対的に働いているということである。

■分類
- 関節外骨折（図32）

図32　橈側転位

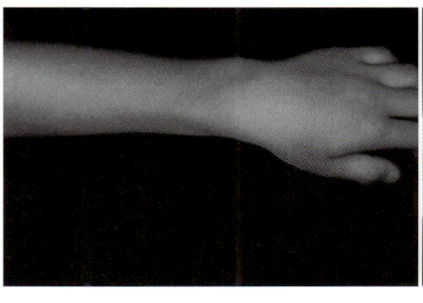

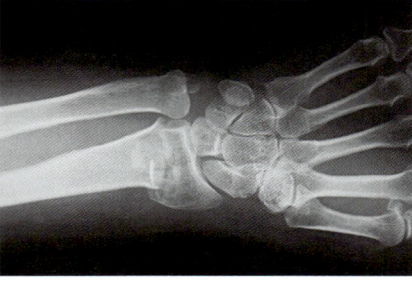

図33　背側転位

> **必修問題対策！**
> コーレス骨折は，出題頻度が高い分野である。症状（特に骨片転位，変形，合併症）はすべて押さえておく必要がある。

■症状

①骨折線の走行
- 手関節1〜3cm掌側近位から，やや斜めに背側近位へ走行（図34）。

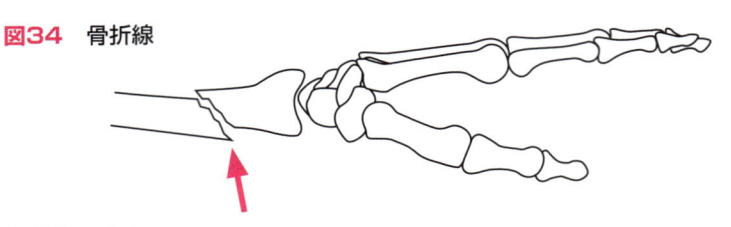

図34　骨折線

②骨片の転位
- 背側転位，橈側転位，捻転（回外）転位，短縮転位。

③変形
- **フォーク状変形**：遠位骨片が高度に背側転位し，近位骨片に短縮騎乗（図35）。
- **銃剣状変形**：遠位骨片が高度に橈側転位し，尺骨茎状突起が尺側に突出（図36）。

図35　フォーク状変形　　　　　**図36　銃剣状変形**

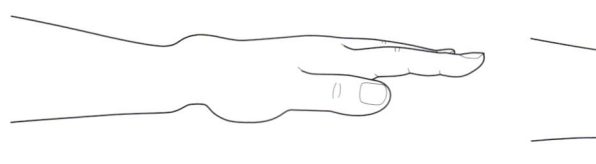

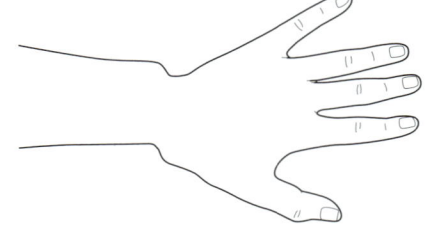

④腫脹
- 前腕遠位端部から手部。数時間後には手指に及ぶ。

⑤疼痛
- 限局性圧痛，介達痛。自発痛は他の骨折に比べ軽度。

⑥機能障害
- 前腕の回外動作，手で物を握る動作（特に1指と2指のつまみ動作）が障害される。

■鑑別診断

- 背側バートン骨折，舟状骨骨折，尺骨茎状突起骨折。

■治療

- 転位軽度の骨折：牽引直圧整復法
- 転位高度の骨折：屈曲整復法
- 牽引直圧整復法（図37）
  ・患者：坐位または背臥位
  ・操作：①患者の肘関節を90°屈曲し，骨折部の近位部を助手に把握固定させる。
  　　　　②術者は両母指を背側に，両4指を掌側に当て，手根部と共に遠位骨片を把握し，前腕回内位で牽引し，**捻転（回外）転位，側方転位，短縮転位**を除去。

One point Advice
● 国家試験では整復の順序が問われる問題が出題されている。どの順序で何の転位を除去していくのか理解しておく必要がある。

③そのまま牽引し，両示指で近位骨片を掌側から背側方向に圧迫し，遠位骨片を両母指で背側から掌側方向に圧迫して整復。
④固定するために，手関節を軽度屈曲，軽度尺屈位の肢位に移行する。

図37 牽引直圧整復法

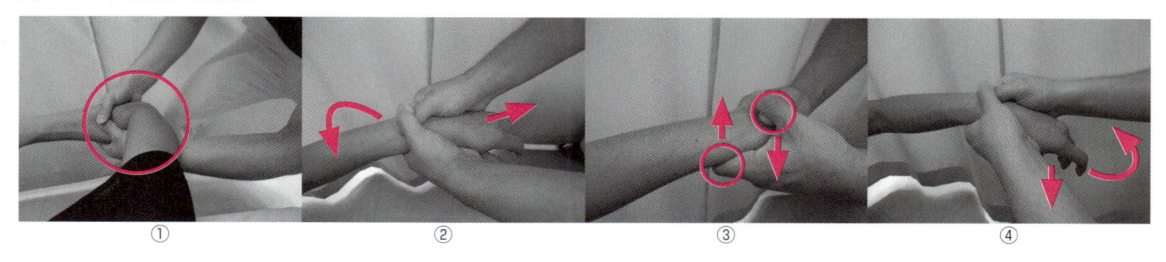

① ② ③ ④

- 固定法
  - 肢位：肘関節90°屈曲位，前腕回内位，手関節軽度屈曲位，軽度尺屈位
  - 期間：4～5週（受傷後1週間は再転位に留意し，約2週後より徐々に良肢位に近付ける）

One point Advice

Cotton-Loder肢位
- 過度の前腕回内，手関節屈曲，尺屈をCotton-Loder（綿摘み）肢位といい，指の伸展拘縮が起きやすく，また腕橈骨筋[*23]の緊張で再転位しやすいため注意が必要。

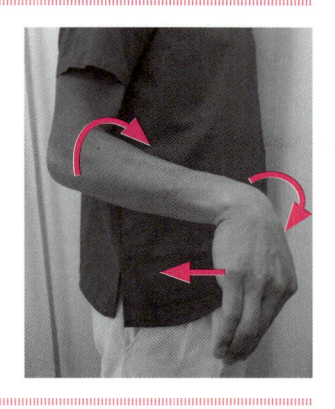

用語アラカルト

＊23 腕橈骨筋
上腕骨下部外側縁に起始し，橈骨茎状突起に停止する前腕の伸筋。肘関節屈曲の作用をもつ。

■予後（合併症）

- 長母指伸筋腱断裂
- 手根管症候群
- 反射性交感神経性ジストロフィー（ズデック骨萎縮を含む）
- 尺骨突き上げ症候群
- 尺骨茎状突起骨折
- 舟状骨骨折
- 月状骨脱臼
- 遠位橈尺関節脱臼（不全脱臼）
- 橈骨神経，尺骨神経，正中神経の神経麻痺
- 手関節の外傷性関節炎
- 関節の拘縮（特に高齢者）

> **One point Advice**
> ● 国家試験では，長母指伸筋腱断裂，手根管症候群，ズデック骨萎縮，尺骨突き上げ症候群が出題されている。
> ● 臨床問題では尺側傾斜角や掌側傾斜角についても問われている。数値とともに，なぜ必要なのか理解しておく（図38）。

- 前腕の回旋障害
- 変形治癒
- 橈骨遠位端骨端軟骨板損傷による成長障害

図38　掌側傾斜角・尺側傾斜角

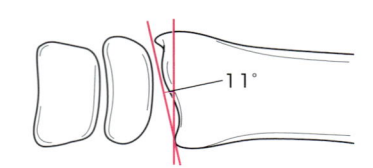

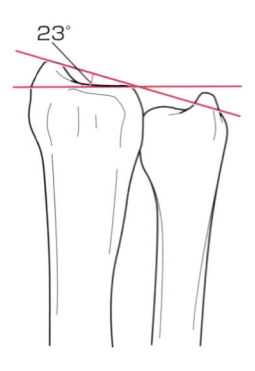

図39　受傷機転

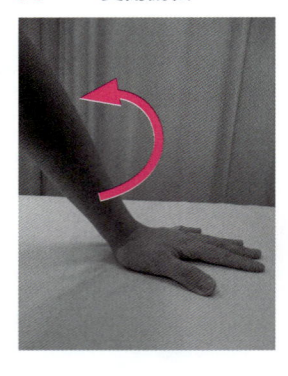

Smith骨折

■原因
- 介達外力が多い。
- 手背をついて転倒→橈骨遠位端からの長軸圧と掌屈（屈曲）力が強制される。
　　　　　　　→背側凸の屈曲力が働く。
　　　　　　　→過度の捻転力（回内）が働く（図39）。

> **One point Advice**
> ● 捻転（回内）転位は，手部が近位骨片に対して回内方向にあることを意味する。よって，手部が回内位にあるわけではない。
> ● 手掌をついて，遠位が回内強制されて発生することもある。

■症状
①骨折線の走行
- 手関節1～3cm背側近位から，やや斜めに掌側近位へ走行（図40）。

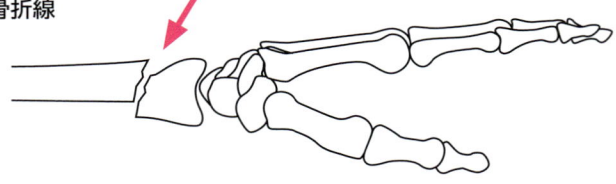

図40　骨折線

②骨片の転位
- 掌側転位，橈側転位，捻転（回内）転位，短縮転位。

③変形
- **鋤型変形**：近位骨折端が背側凸を呈し，遠位骨片の掌側転位が高度になり骨折部の厚さと幅が著しく増大したもの（図41）。

図41　鋤型変形

■分類
- 関節外骨折

One point Advice
- 軽度伸展位としているが、過度に伸展すると掌側への転位を助長してしまうおそれがある。

■鑑別診断
- 掌側バートン骨折

■治療
- 転位軽度の骨折：牽引直圧整復法
- 固定法
  ・固定肢位：肘関節90°屈曲位，前腕回外位，手関節軽度伸展位，尺屈位。

辺縁部骨折（バートン骨折）

■症状

表25　骨片の転位

分類	外観	遠位骨片	橈骨手根関節
掌側バートン骨折	スミス骨折と類似	手根部と掌側に転位	不全脱臼
背側バートン骨折	コーレス骨折と類似	手根部と背側に転位	

■治療

表26　整復法（特徴）

	①遠位方向への牽引（前腕の肢位）	②手関節の肢位と遠位骨片の圧迫操作	③固定肢位（A前腕，B手関節）	固定肢位の図
掌側バートン	中間位	掌屈しながら掌側から背側へ	A：中間位 B：軽度掌屈位	
背側バートン	回外位	背屈しながら背側から掌側へ	A：回外位 B：軽度背屈位	

One point Advice
- 固定は掌側靱帯と背側靱帯を利用するため，外観はコーレス骨折やスミス骨折に類似するが，固定はまったく異なることを理解する。

橈骨遠位骨端線離開

- 発生機序はコーレス骨折と同様。
- 骨折線はソルターハリスのⅡ型が多い。
- 成長障害を起こす可能性がある。

図42　橈骨遠位骨端線離開

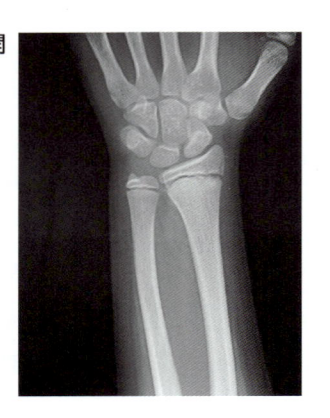

9 手根骨骨折

POINT

●舟状骨骨折
- 発生頻度：手根骨で最も頻度が高い（特に腰部骨折）
- 症状：スナッフボックス（snuff box）部の圧痛
- 骨壊死・偽関節：中央1/3部，近位1/3部骨折
- 予後：遷延治癒，偽関節に陥りやすい

舟状骨骨折

■分類と特徴

表27　舟状骨骨折の分類と特徴

分類	特徴	壊死・偽関節	解剖学的特徴	
結節部骨折(a)	関節外骨折	なし	(a, b 図)	栄養血管が背側遠位から入るため血行が保たれる
遠位1/3部骨折(b)				
中央1/3部（体部・腰部）骨折(c)	関節内骨折	あり	(c, d 図)	栄養血管の分布が悪く関節内のために骨膜性仮骨が出にくい
近位1/3部骨折(d)				

図43　舟状骨骨折

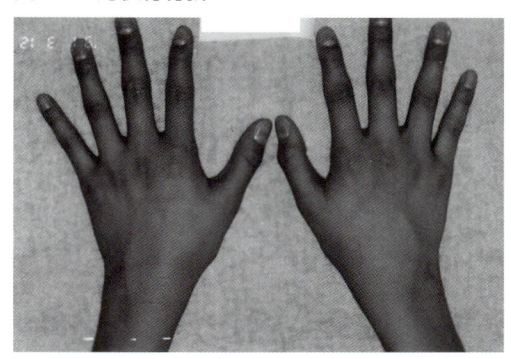

図44　舟状骨骨折の単純X線画像

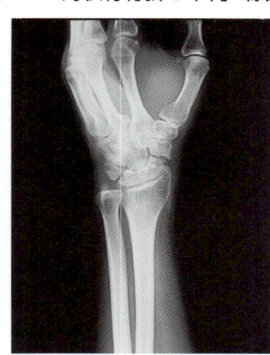

用語アラカルト

*24　スナッフボックス（snuff box）
長母指伸筋腱と短母指伸筋腱によってできるくぼみのこと。解剖学的には橈側小窩というが、ヨーロッパで嗅ぎタバコをここに付けていたことから嗅ぎタバコ窩やタバチエールともよばれる。

必修問題対策！
骨折の分類と壊死、偽関節になりやすい部位との関係性を覚えておく。

One point Advice
- 発生頻度が高く、壊死や偽関節を起こす可能性のある骨折のため、国家試験でもよく問われている分野である。
- 解剖学では、伸筋支帯の区画*25にそれぞれ何筋腱が通過しているか確認しておく必要がある。

用語アラカルト
*25　区画
伸筋支帯は第1区画から第6区画の6つの区画（トンネル）を形成している。

One point Advice
- キーンベック病は整形外科でも出題される疾患である。

■症状
① 腫脹・疼痛：スナッフボックス（snuff box）部*24（図45）の圧痛、握手時の疼痛。
② 運動痛：手関節の背屈、橈屈痛
③ 軸圧痛：第1・2中手骨の骨軸
④ 腕立て伏せができない。

図45　スナッフボックス

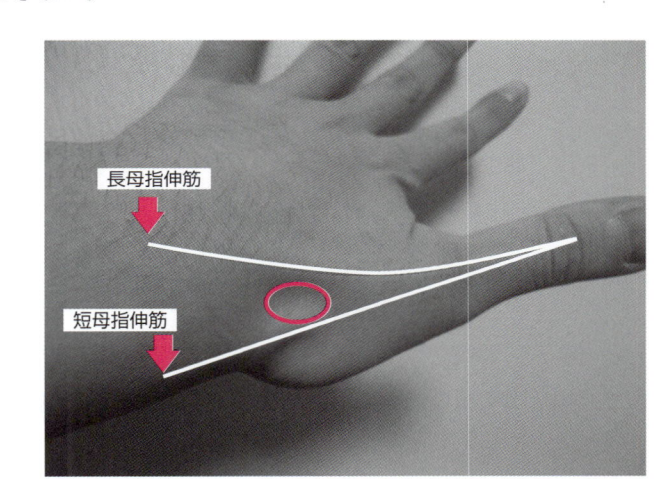

長母指伸筋
短母指伸筋

■鑑別診断・合併症
- Bennett骨折（第1中手骨基部の骨折）、月状骨脱臼、手関節捻挫

■治療
- 固定肢位（手関節）：軽度背屈位、軽度橈屈位
- 固定期間：8〜12週

月状骨骨折

■鑑別診断
- キーンベック病

補足

キーンベック病
- 月状骨阻血性骨壊死のこと。なんらかの原因で血流が障害されて壊死を起こすもの。

柔道整復理論（各論：骨折）

有鉤骨鉤骨折

■原因
- ゴルフクラブや野球のバット，またはテニスラケットのグリップエンドが有鉤骨鉤に衝突し発生する。
  - → グリップエンド骨折（図46）

図46　グリップエンド骨折

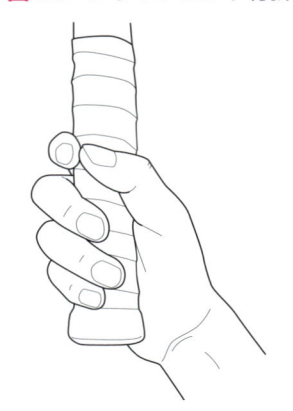

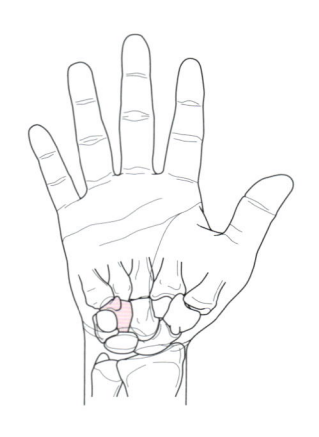

図47　有鉤骨骨折の単純X線像（軸写像）

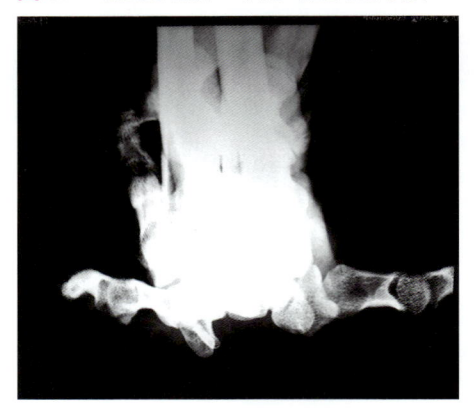

10 中手骨骨折

POINT
- 変形　　　⇒　背側凸変形（頚部，骨幹部骨折）
- 頚部骨折　⇒　ボクサー骨折（第4，5中手骨に多い）
- 骨幹部骨折⇒　オーバーラッピングフィンガー（第2，5中手骨に多い）

表28　中手骨骨折の分類別，骨折型・好発部位・転位・特徴

分類	骨折型	好発部位	転位	特徴
骨頭部	粉砕骨折	2，5指		関節内骨折
頚部	横骨折	4，5指（特に5指）	屈曲転位	背側凸変形[*26] ナックルパート[*27]消失
骨幹部	横骨折	4，5指（特に5指）	屈曲転位	背側凸変形
骨幹部	斜・螺旋状骨折	4，5指	屈曲・回旋転位	背側凸変形 オーバーラッピングフィンガー
基部	脱臼骨折（ベネット）	1指のみ	近位：元の位置 遠位：屈曲・内転転位	関節内骨折
基部	脱臼骨折（ローランド）	1指のみ	内側：掌・尺側 外側：背側	関節内骨折 （Y・T・V型の骨折線）
基部	脱臼骨折（逆ベネット）	5指のみ	近位：元の位置 遠位：尺・背側転位	関節内骨折

用語アラカルト

*26　凸変形
屈曲転位した骨折端が伸長側に凸に変形したもの。

*27　ナックルパート
拳をつくったとき，親指以外の4指のPIP関節～MP関節までの部分。

図48 中手骨骨折の分類

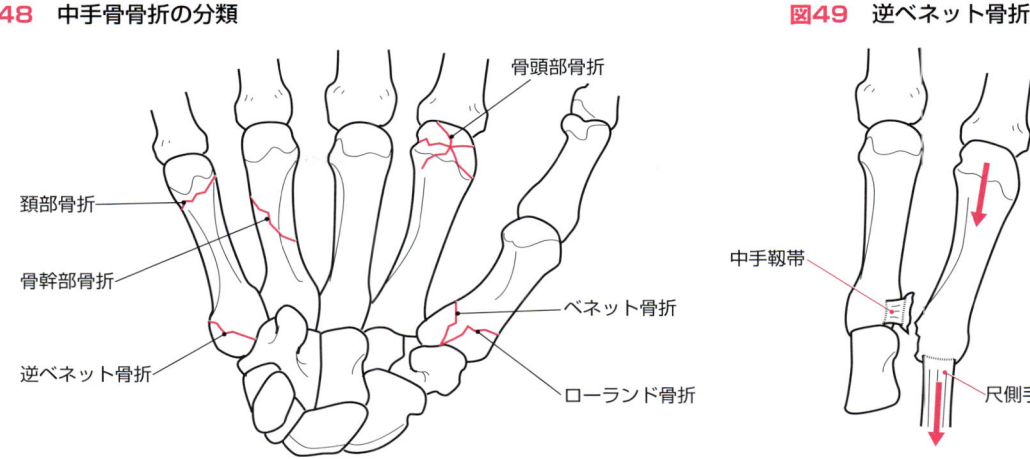

- 頚部骨折
- 骨幹部骨折
- 逆ベネット骨折
- 骨頭部骨折
- ベネット骨折
- ローランド骨折

図49 逆ベネット骨折

- 中手靱帯
- 尺側手根伸筋

One point Advice

右第3指のオーバーラッピングフィンガー
- 正常の手は握り肢位で指尖が舟状骨結節部に向くが，骨折部に回旋転位を残すと指が交差することをオーバーラッピングフィンガーという。

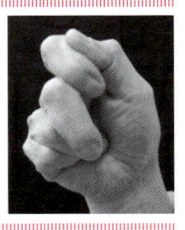

用語アラカルト

*28　MP関節(metacarpo phalangeal joint)
中手指節関節。

*29　創外固定法
骨片に金属製のピンを刺入し，金属のピン同士を皮膚の外で固定する方法。

One point Advice

- 骨頭部骨折は関節内骨折であり，第2，5中手骨に多く，粉砕骨折がほとんどである。

中手骨骨頭部骨折

■原因
- MP関節*28屈曲位で中手骨骨軸方向の直達外力が骨頭部に作用して発生する。

■治療

表29 治療法，適応，方法

	適応	方法
保存療法	転位が小さい，粉砕骨折しているもの	MP関節屈曲位で固定
手術療法	骨片が大きい，MP関節で回旋が生じるもの	創外固定法*29

中手骨頚部骨折

図50　背側凸変形の骨折状態，単純X線像

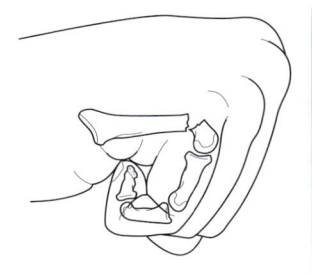

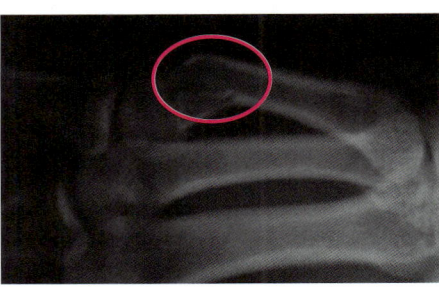

図51　ナックルパート消失

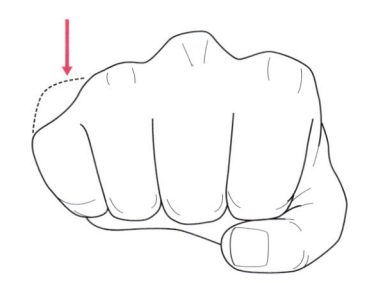

柔道整復理論（各論：骨折）

409

■原因
- 拳を握った状態で強打することにより発生することが多い(ボクサー骨折)。

■症状
- 変形：背側凸変形(外力，骨間筋・虫様筋の作用)，ナックルパート消失
- 疼痛：自発痛，運動痛，限局性圧痛，軸圧痛，把持痛

■治療
- 固定肢位：手関節軽度背屈位，MP関節(40〜70°)屈曲位，IP関節軽度屈曲位

■予後
- オーバーラッピングフィンガーを呈すことがある。

One point Advice
- 深横中手靱帯は，第2，第5中手骨に対しては一側支持のため回旋転位が起こりやすい。また，短縮転位は深横中手靱帯によって安定する。

中手骨骨幹部骨折

■原因
- 直達外力：手背を強打して生じ，斜骨折，粉砕骨折もみられるが特に横骨折が多い。
  開放性骨折になることも多い。
- 介達外力：拳で物を強打した場合に生じ，斜骨折，螺旋状骨折が多い。

■症状
- 骨片転位
  - 横骨折：背側凸変形(骨間筋の作用)(図52)
  - 斜骨折，螺旋状骨折：背側凸変形
    遠位骨片は短縮転位，回旋転位(特に第2，5指)を生じる。
- 疼痛(自発痛，運動痛，限局性圧痛，軸圧痛，牽引痛)
- 異常可動性

補足：背側凸変形の残すリスク
①美容上の問題。
②骨折の発生部位によっては物を強くつかむと中手骨骨頭部が当たり痛む。
③患指の伸展障害(骨折部が基部に近く，橈側の中手骨になるほど高度)。

図52 中手骨骨幹部骨折の筋作用と転位

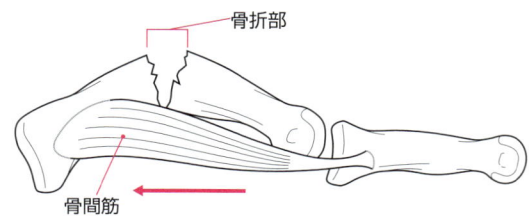

One point Advice
- 遠位骨片の屈曲転位は，主に骨間筋の作用だが，虫様筋，浅・深指屈筋の作用もある。

■治療

表30 固定法

転位の有無	肢位
転位あり	手関節軽度背屈位，MP関節20〜50° PIP関節90°屈曲位，DIP関節45°屈曲位
転位なし	安全肢位

補足

ADL, SOL, QOL
- ADL（Activities of Daily Living：日常生活動作）
- SOL（Sancity of Life：生命の尊厳）
- QOL（Quality of Life：生活の質）
- リハビリテーション医学・公衆衛生の分野でも出てくるので覚えておくとよい。

■予後
- オーバーラッピングフィンガーを呈すことがある。

One point Advice

機能的肢位
- 機能的肢位（＝良肢位）とは，関節拘縮を起こしてもADL上支障が少なく，ボールを握る肢位である。

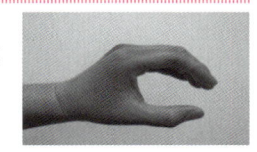

安全肢位
- 安全肢位（Safety Position）とは，関節拘縮が起きにくい肢位であり，MP関節70°屈曲位，IP関節伸展位である。

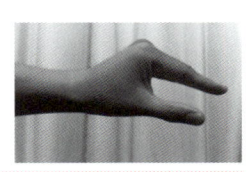

母指CM関節脱臼骨折（ベネット骨折）

図53 ベネット骨折の遠位骨片と筋作用，ベネット骨折の単純X線像，ギプス固定

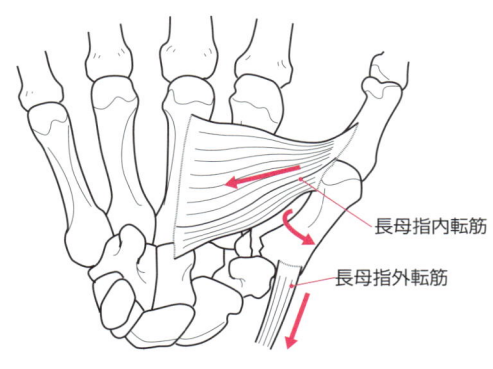

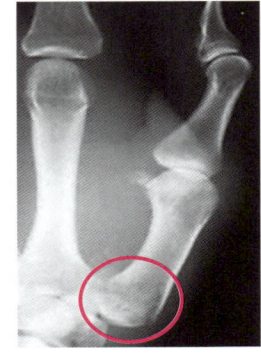

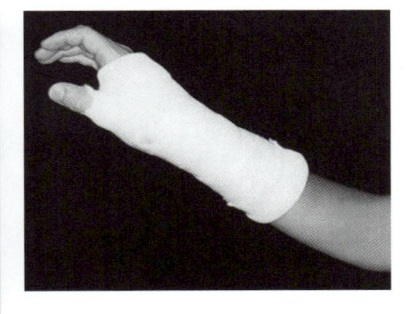

長母指内転筋
長母指外転筋

One point Advice
- 整復時の注意点として，整復は容易であるが，牽引力・圧迫力を緩めると長母指外転筋により再転位する。

必修問題対策！
中手骨は，中手骨頚部骨折（ボクサー骨折），ベネット骨折が重要になってくる。変形としては，中手骨と指骨（特に中節骨）の凸変形の方向をしっかりと覚えておく。

■原因
- 母指が外転強制され生じる。
- 母指が屈曲・内転した状態で末梢から介達外力が加わり生じる。

■症状
- 骨片転位
  ・近位骨片：母指CM関節の掌側靱帯が強靱なため，原位置にとどまる。
  ・遠位骨片：橈背側転位，短縮転位（長母指外転筋の作用）
  　　　　　屈曲転位（長母指屈筋の作用）
  　　　　　内転転位（母指内転筋の作用）
- 疼痛：自発痛，運動痛，限局性圧痛
- 機能障害：ピンチ力の低下，母指内外転不能

■治療
- 固定肢位：手関節は背屈・橈屈位，第1中手骨は最大外転位

11 指骨骨折

POINT

- ●基節骨骨折
  - ・変形：掌側凸変形となる
  - ・整復：回旋転位の残存はオーバーラッピングフィンガーの原因となる
- ●中節骨骨折
  - ・変形：骨折部位（浅指屈筋腱付着部）により異なる
  - ・固定：変形によりIP関節の肢位が異なる
- ●末節骨骨折
  - ・変形：基部骨折はマレットフィンガー[*30]となる
  - ・予後：スワンネック変形[*31]を呈することがある
  - ・マレットフィンガー：Ⅰ型・Ⅱ型・Ⅲ型に分けられる

用語アラカルト

*30 マレットフィンガー
槌指やドロップフィンガーともよばれる末節骨にみられる外傷の1つ。

*31 スワンネック変形
関節リウマチやマレットフィンガーの陳旧例などで発生する変形で，DIP関節屈曲位，PIP関節過伸展位となる。

*32 PIP関節
　　（proximal inter phalangeal joint）
近位指節間関節のこと。

*33 DIP関節
　　（distal inter phalangeal joint）
遠位指節間関節のこと。

基節骨骨折

■原因
- 直達外力：硬い物などに挟まれるなど。
- 介達外力：PIP関節過伸展強制や指尖からの外力による剪断力。

■分類
- 骨頭部骨折，頚部骨折，骨幹部骨折，基部骨折

■症状
- 腫脹，皮下出血斑，疼痛，異常可動性
- 変形（掌側凸変形）

■治療
- 整復
- 固定：手関節軽度背屈位，MP関節70°屈曲
- PIP関節[*32]軽度屈曲，DIP関節[*33]軽度屈曲
- 運動療法

■予後
- 合併症・後遺症
  - ・屈筋腱や伸筋腱の損傷・癒着
  - ・変形治癒
  - ・可動域制限

図54　小児第5基節骨骨折の外観

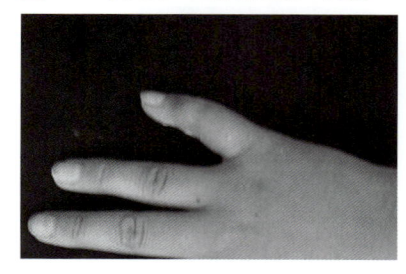

中節骨骨折

■原因
- 直達外力：硬い物などに挟まれるなど。
- 介達外力：PIP関節過伸展強制や指尖からの軸圧。

■分類
- 頚部骨折，骨幹部骨折，掌側板付着部裂離骨折，基部骨折

■症状
- 腫脹，皮下出血斑，疼痛，異常可動性，変形，掌側不安定性
- 変形：浅指屈筋腱付着部により異なる。

表31　変形

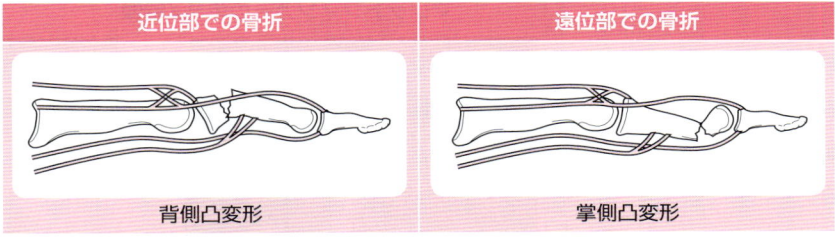

近位部での骨折	遠位部での骨折
背側凸変形	掌側凸変形

※浅指屈筋付着部により異なる。

■治療
- 整復
- 固定肢位：手関節軽度伸展，MP関節軽度屈曲
- 運動療法

表32　固定肢位

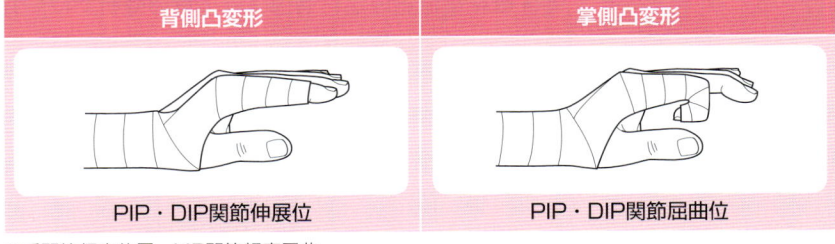

背側凸変形	掌側凸変形
PIP・DIP関節伸展位	PIP・DIP関節屈曲位

※手関節軽度伸展，MP関節軽度屈曲

■予後
- 合併症・後遺症
    - ・屈筋腱や伸筋腱の損傷・癒着
    - ・変形治癒
    - ・可動域制限

末節骨骨折

■原因
- 直達外力：硬い物などに挟まれるなど。
- 介達外力：DIP関節過屈曲・過伸展。

■分類
- 遠位端部骨折
- 中央部骨折
- 基部骨折（**マレットフィンガー**）

表33　マレットフィンガーの分類

分類	Ⅰ型	Ⅱ型	Ⅲ型
損傷型	腱断裂	裂離骨折	関節内骨折

図55　マレットフィンガーの単純X線像

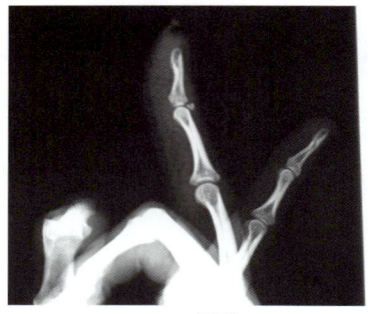

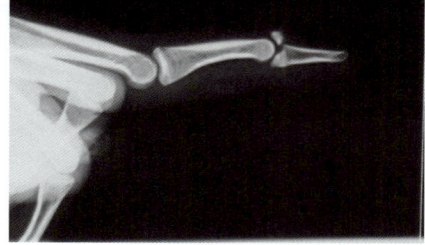

Ⅱ型　　　　　Ⅲ型

■症状
- 腫脹，皮下出血斑，疼痛，異常可動性，爪下血腫
- 転位：深指屈筋付着部より近位の骨折では，背側転位
  　　　深指屈筋付着部より遠位の骨折では，転位ほぼなし
- 伸展障害（**マレットフィンガー**）

■治療
- 整復
- 固定
  - 遠位端・中央部：DIP関節軽度屈曲
  - マレットフィンガー
    - Ⅰ・Ⅱ型：PIP関節屈曲・DIP関節過伸展
    - Ⅲ型：PIP関節屈曲・DIP関節伸展
- 運動療法

補足

マレットフィンガーの固定期間
- Ⅰ型では6〜8週間，Ⅱ・Ⅲ型では5〜6週間の固定が必要になる。

■予後
- 合併症・後遺症
  - 屈筋腱や伸筋腱の損傷・癒着
  - 変形治癒
  - 可動域制限
  - **スワンネック変形**

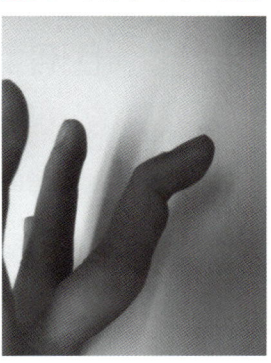

図56 スワンネック変形

One point Advice

中手骨，指骨における定型的な変形のまとめ
- 中節骨での骨折の変形は，浅指屈筋腱付着部より遠位または近位で変わるので注意する。

	骨折部位	変形	転位図
中手骨	骨幹部	背側凸変形	
基節骨	骨幹部	掌側凸変形	
中節骨	浅指屈筋腱付着部より近位	背側凸変形	
中節骨	浅指屈筋腱付着部より遠位	掌側凸変形	
末節骨	深指屈筋腱付着部より近位	背側転位	
末節骨	深指屈筋腱付着部より遠位	転位ほぼなし	

柔道整復理論（各論：骨折）

3 下肢

1 骨盤骨骨折

POINT

- ●骨盤骨折 ⇒ ①骨盤単独骨折，②骨盤骨筋付着部裂離骨折，③骨盤輪骨折，④寛骨臼骨折に分類される
- ●骨盤単独骨折 ⇒ 直達外力によるものが多い
  - ⇒ ①腸骨翼単独骨折（Duverney骨折），②恥骨単独骨折，③坐骨単独骨折，④仙骨単独骨折，⑤尾骨単独骨折
  - ⇒ 症状は，損傷の型や程度により種々の症状を呈する。出血性ショックに注意が必要
  - ⇒ 治療は，骨癒合が良好で転位の軽度なものは保存療法，転位の高度なものや骨折部の不安定なものは手術療法の適応
  - ⇒ 合併症は，尿路・尿道損傷，膀胱損傷，出血性ショック，脂肪塞栓に注意が必要
- ●骨盤骨筋付着部裂離骨折 ⇒ 筋の牽引作用による介達外力
  - ⇒ ①腸骨稜裂離骨折，②上前腸骨棘裂離骨折，③下前腸骨棘裂離骨折，④坐骨結節裂離骨折に分類
  - ⇒ 症状は，局所の腫脹，疼痛および限局性の圧痛
  - ⇒ 治療は，基本的には保存療法の適応で，転位の高度な場合に手術療法が適応されることあり
- ●骨盤輪骨折 ⇒ 骨盤単独骨折で生じた外力が高度な場合に起こりやすい。ショック症状や恥骨離開，脱臼を伴うことあり
  - ⇒ 症状は，骨盤単独骨折より強い歩行不能。骨盤輪の連続性が1カ所または2カ所以上で失われることがある。垂直重複骨折（Malgaigne骨折）
  - ⇒ 治療は，基本的には直達牽引などによる保存療法の適応で，転位の高度な場合は手術療法
- ●寛骨臼骨折 ⇒ 関節内骨折で股関節の中心性脱臼に伴って発生する
  - ⇒ 症状は，起立不能。骨盤単独骨折同様に出血性ショックに注意が必要
  - ⇒ 治療は，基本的には直達牽引などによる保存療法が適応

骨盤単独骨折（図1）

■原因
- 交通事故や労働災害で発生することが多く，近年，スポーツ外傷，スポーツ練習量の過多により，筋付着部での裂離骨折や疲労骨折の発生頻度が高い。
  ⇒腸骨，坐骨，恥骨に骨折があり，骨盤輪の連続性は保たれている骨折。

図1　骨盤単独骨折

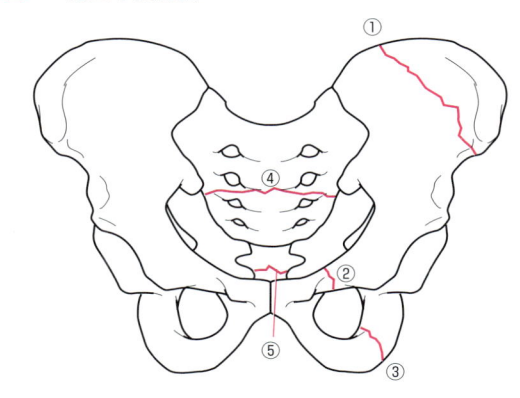

①腸骨翼単独骨折
②恥骨単独骨折
③坐骨単独骨折
④仙骨単独骨折
⑤尾骨単独骨折

■分類（表1）

表1　骨盤単独骨折の分類

I	腸骨翼単独骨折（デュベルネ骨折）
II	恥骨単独骨折
III	坐骨単独骨折
IV	仙骨単独骨折
V	尾骨単独骨折

腸骨翼単独骨折（デュベルネ骨折）

■発生機序
- 骨盤外側から圧迫するような直達外力で発生。

■症状
- 特に骨折線が腸骨稜から下前腸骨棘に向けて走る骨折をデュベルネ骨折という。
- 内・外腹斜筋，腰方形筋により骨片は上外方へ転位する。
  ⇒上前腸骨棘が骨片に含まれる場合は，骨片が上外方転位となるため棘果長は健側より長くなる。
- 下肢の肢位は正常である。
- 患側での片足起立不能。患肢外転で疼痛増大。

■治療
- 腸骨は骨癒合が良好のため，起立時の疼痛がなくなるまでの安静のみでよい。

柔道整復理論（各論：骨折）

■合併症
- 仙腸関節脱臼，恥骨結合離開。

恥骨単独骨折

■発生機序
- 直達外力での発生が多い。
- 高齢女性では骨粗鬆症に伴う脆弱性により，明らかな外傷がない恥骨上・下枝骨折を認めることがある。

■症状
- 単独骨折では骨盤の構造上，転位はほとんどみられない。
- 腫脹と特徴的な皮下出血を認める。
   ・恥骨上枝骨折：鼠径部に腫脹と出血斑
   ・恥骨下枝骨折：会陰部や男性では陰嚢周辺部に出血斑
- 患側股関節の運動痛および運動制限を認める。

■治療
- 合併症がなければ安静のみでよい。

■合併症
- 恥骨結合離開
- **尿路・尿道損傷**
- 膀胱損傷

坐骨単独骨折

■発生機序
- 直達外力での発生が多い。

■症状
- 単独骨折では骨盤の構造上，転位はほとんどみられない。
- 坐骨部の腫脹と圧痛が著明。皮下出血斑が会陰部から大腿内側に及ぶことがあり。
- 坐骨結節部はハムストリングス筋の付着部のため，骨片は下方に転位することがある。
   ⇒股関節伸展力の低下

■治療
- 合併症がなければ安静のみでよい。

仙骨単独骨折

■発生機序
- 後方からの直達外力での発生が多い。

■症状
- 仙腸関節より下方に横骨折がみられる。第3仙椎部の骨折が多い。
- 単独骨折はまれ。仙骨部の腫脹，疼痛，圧痛が著明で起立不能。
- 単純X線検査では見逃されやすく，MRIやCT検査が有用である。
- 転位が高度の場合は前方の骨盤内に転位する。

■合併症
- まれに膀胱直腸障害，仙骨神経叢の損傷を生じることがある。

尾骨単独骨折

■発生機序
- 直達外力。尻もちをついて発生することが多い。

■症状
- 単独骨折が多く，骨片は前内側に転位する。
- 尾骨部に圧痛著明。歩行，起座動作，起床動作での症状が強い。

■治療法
- 安静のみでよいが，症状が高度な場合は円座などを使用する。
- 疼痛が長期にわたり遺残することがある。

■合併症
- ほとんどなし。まれに直腸損傷。

骨盤骨筋付着部裂離骨折（図2）

- 種々のスポーツにおいて発生することが多く，スポーツの種類によってもさまざまな骨折型がある。
- 上前腸骨棘，下前腸骨棘，坐骨結節の裂離骨折は骨端核の癒合前の13歳から17歳にかけて好発する。

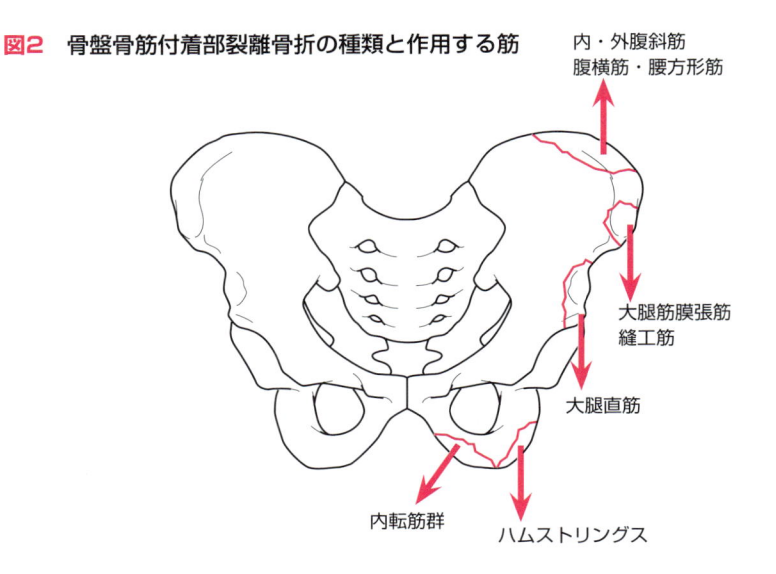

図2　骨盤骨筋付着部裂離骨折の種類と作用する筋

内・外腹斜筋
腹横筋・腰方形筋

大腿筋膜張筋
縫工筋

大腿直筋

内転筋群　ハムストリングス

■分類（表2）

表2　骨盤骨筋付着部裂離骨折の分類

I	腸骨稜裂離骨折
II	上前腸骨棘裂離骨折
III	下前腸骨棘裂離骨折
IV	坐骨結節裂離骨折

表3　骨盤骨筋付着部裂離骨折の作用筋とスポーツ動作

種類	作用する筋	スポーツの種類と動作
腸骨稜裂離骨折	内・外腹斜筋，特に外腹斜筋の作用が強い	バスケットボールや，野球のスイング，サッカーのシュートなどで体をねじって発症
上前腸骨棘裂離骨折	大腿筋膜張筋，縫工筋	サッカーのキックによるものが多く，次いで陸上競技など
下前腸骨棘裂離骨折	大腿直筋	
坐骨結節裂離骨折	ハムストリングス筋	疾走によるものが多く，ジャンプスケートなどで発症

骨盤輪骨折（図3）

- 骨盤骨の輪（環）の連続性が1カ所，または，2カ所で離断された骨折。
  ⇒寛骨（腸骨・坐骨・恥骨）の垂直重複骨折（Malgaine骨折）：骨盤骨折のなかで最も重篤な損傷であり，外観上は下肢が短縮するが棘果長は変化しない。歩行および運動不能となる。徒手整復後，直達牽引や創外固定を実施。

図3　骨盤輪骨折の種類

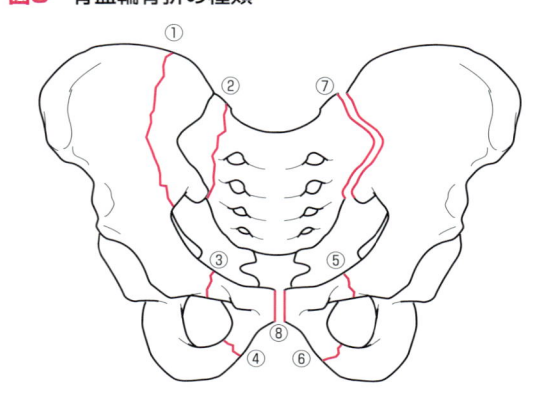

＜単独骨折＞
①腸骨骨折
②仙骨骨折
③④恥骨上肢骨折
⑤⑥恥骨下肢骨折
⑦仙腸関節離開
⑧恥骨結合離開

＜二重骨折あるいは多発骨折＞
①～③～④ ｜
②～③～④ ｜骨盤輪二重骨折
⑦～⑤～⑥ ｜Malgaine骨折

③～④＋⑧ ｜
③～④＋⑤～⑥ ｜恥骨複合損傷

寛骨臼骨折

- 荷重関節の関節内骨折で，大腿骨頭が骨盤内に転位して臼蓋底を骨折する（股関節中心性脱臼・股関節後方脱臼に合併）。
  ⇒転位のないもの，転位の強いものは手術療法の適応。

補足

- 骨折の数による分類
  ①単数骨折（単発骨折）：1本の骨が1カ所で骨折したもの
  ②複数骨折（二重骨折）：1本の骨が2カ所で骨折したもの
  ③重複骨折：1本の骨が3カ所で骨折したもの
  ④多発骨折：2本以上の骨が同時に骨折したもの
- 下肢長
  ①棘果長（SMD）：上前腸骨棘から内果までの距離
  ②転子果長（TMD）：大転子から外果までの距離
- ハムストリングス筋
  坐骨結節に付着する半腱・半膜様筋・大腿二頭筋をいう（ハムを吊るした状態に見える筋）。

2 大腿骨近位部骨折

POINT

- **大腿骨近位部骨折** ⇒ ①骨頭部骨折，②頚部骨折，③大転子単独骨折，④小転子単独骨折に分類される
- **骨頭部骨折**
  - ⇒ 股関節後方脱臼に併発
  - ⇒ 外傷性股関節脱臼に合併する場合は脱臼位。脱臼を伴わない場合は軽い症状，打撲様症状
  - ⇒ 転位が軽度な場合は持続牽引，高度な場合は専門医へ託す
- **頚部骨折**
  - ⇒ 高齢女性の転倒により多発
  - ⇒ ①内側型（骨頭下骨折・中間部骨折），②外側型（転子間骨折・転子貫通骨折）に分類
  - ⇒ 骨折型は①内転型，②外転型に分類
  - ⇒ 症状は，腫脹，疼痛，機能障害，下肢の短縮および外旋
  - ⇒ 治療は基本的に手術療法の適応
  - ⇒ 難治理由が重要
- **大転子単独骨折**
  - ⇒ 転子部骨折に合併，単独骨折はまれ
  - ⇒ 症状は，外転力の低下
  - ⇒ 治療は手術療法が必要
- **小転子単独骨折**
  - ⇒ 大転子同様，単独骨折はまれ
  - ⇒ 症状は，成人に少なく小児の骨端線離開，Ludlof徴候[*1]
  - ⇒ 治療は保存療法の適応

用語アラカルト

＊1　ルドルフ症候
ベッドに足を垂らして座らせ，患側股関節が屈曲できない状態を陽性とする。股関節直角位からの屈曲は小転子に付着する腸腰筋の作用によるもので，小転子骨折の場合は陽性になる（小児の股関節臼蓋形成不全の検査としても使われることがある）。

大腿骨近位部骨折（図4）

- 高齢化社会を迎え，骨粗鬆症などを原因として高齢女性に多く発生する代表的な骨折である。
- 内側型の関節包内骨折が多く，手術療法の適応となる。

図4　大腿骨近位端部骨折の種類

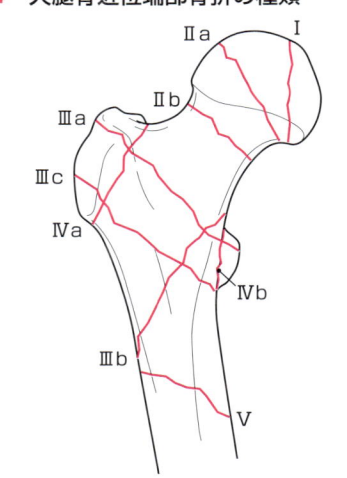

Ⅰ．大腿骨頭骨折
Ⅱ．大腿骨頚部内側骨折
　Ⅱa．骨頭下骨折
　Ⅱb．中間骨折
Ⅲ．大腿骨頚部外側骨折
　Ⅲa．転子間骨折
　Ⅲb．逆転子間骨折
　Ⅲc．転子貫通骨折
Ⅳ．大腿骨転子骨折
　Ⅳa．大転子骨折
　Ⅳb．小転子骨折
Ⅴ．大腿骨転子下骨折

■原因
- 交通事故，労働災害などで多くみられるが，高齢化社会の到来で高齢女性の骨粗鬆症を基盤とした転倒による骨折が増加している。

■分類（表4）

表4　大腿骨近位部骨折の分類

Ⅰ	骨頭部骨折
Ⅱ	頚部骨折 （1）内側骨折：①骨頭下骨折　②中間部骨折 （2）外側骨折：①転子間骨折　②転子貫通骨折 ⇒頚部骨折の分類では関節包内骨折と関節包外骨折という形で分けられているが，欧米では外側骨折を転子部骨折として分類することが多い
Ⅲ	大転子単独骨折
Ⅳ	小転子単独骨折

骨頭部骨折

■発生機序
- 股関節後方脱臼に併発することが多い（ダッシュボード損傷[*2]）。

■症状
- 外傷性股関節脱臼に合併する場合は脱臼肢位をとるが，脱臼を伴わない場合は比較的症状は軽く，打撲様症状で疼痛および運動障害を伴う。

■治療
- 転位が軽度な場合，軽い持続牽引を行い，免荷歩行を実施。
- 転位の高度な場合は専門医へ託す。

■合併症
- 脱臼に併発する場合，坐骨神経損傷。

頚部骨折（内側骨折）

■発生機序
- 高齢化社会を迎え，高齢女性の骨粗鬆症を起因とする転倒による骨折が多発している。

■分類
- ①骨頭下骨折，②中間部骨折
  ⇒骨折型では，①内転型と②外転型に分類（図5）

用語アラカルト

[*2] ダッシュボード損傷
座った状態で事故にあうと，膝がダッシュボードに衝突しその衝撃が大腿骨を介して股関節に強い衝撃を伝え損傷する外傷。股関節脱臼，大腿骨骨頭骨折など。

図5　大腿骨頚部骨折

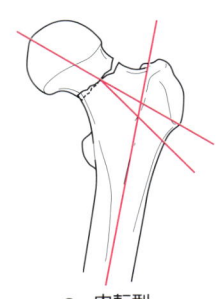

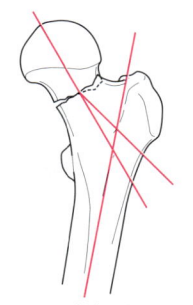

a　内転型　　　　b　外転型

表5　骨折型による分類

内転型	骨折大腿骨頚部骨折の大半を占め，内反股*3を呈する。
外転型	骨折比較的まれな骨折で骨折部が噛合しており，外反股*3を呈する。Pauwelsの分類*4 I度に属する（図6）。歩行可能な場合がある。

図6　パウエルズの分類

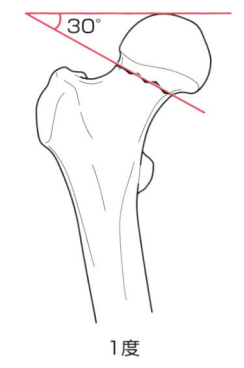

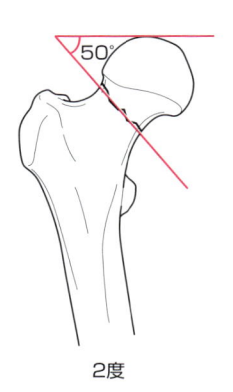

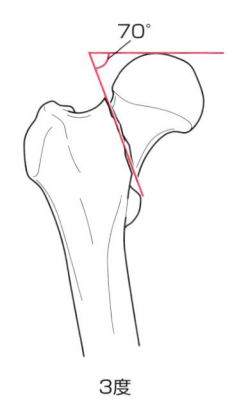

1度　　　　2度　　　　3度

用語アラカルト

＊3　内反股，外反股
骨折などにより頚体角が減少する状態を内反股という。また，外転型骨折などで頚体角が増大する状態を外反股という。

＊4　パウエルズの分類
I型からIII型までの骨折線と水平線とのなす角度による分類。

＊5　大転子高位
股関節脱臼や大腿骨頚部骨折などにおいて，大転子がローザーネラトン線より上方に位置することをいう。

＊6　ローザーネラトン線
上前腸骨棘と坐骨結節を結ぶ線。股関節45°屈曲位において，正常ではローザーネラトン線上に大転子の先端が位置する。

■症状

- 腫脹：関節内骨折のため受傷時には著明でないことが多い。
  ⇒外側骨折では著明で，しかも早期に出現し大転子付近に及ぶ。
- 疼痛
  ・股関節部に自発痛および運動痛著明。
  ・Scarpa三角（大腿三角）に圧痛を認める。
  ・大転子部よりの叩打痛著明。下肢に長軸圧を加えると患部に介達痛を認める。
- 機能障害：起立不能および背臥位の状態で下肢を挙上できない
  ⇒外転型の噛合骨折の場合は歩行可能なこともある。
- 下肢の短縮：棘果長が短縮（内転型骨折で著明）。
  ⇒転子果長は健側と患側の差なし。
  　大転子高位*5⇒Roser-Nelaton線*6より高位となる。
- 骨折後の肢位：下肢が外旋位をとる。
- 異常可動性：患側の下肢の回旋が異常に大きい。
- 軋轢音：下肢を動かすと股関節部に轢音を感じることがある。

■合併症

① 大腿骨頭壊死
② 偽関節および遷延治癒

用語アラカルト

***7 トレンデレンブルグ徴候**
患肢で片脚立ちをしたとき，中殿筋（股関節外転筋）の筋力が弱いと，平衡を保つための代償として反体側の骨盤が下がる現象。中殿筋麻痺，内反股などでみられる。

③長期臥床の場合，沈下性肺炎，褥瘡，尿路感染症，認知症に注意が必要。
④総腓骨神経麻痺
⑤変形治癒で内反股：Trendelenburg徴候*7を呈する。

■治療
- 難治とされている。その理由を**表6**に示す。
- 基礎疾患が原因で手術療法が適応とならない場合を除き，基本的には手術療法の適応となる。
  ⇒早期離床を図るため

表6 大腿骨頸部骨折の難治理由

関節内骨折	関節内骨折であるため骨膜性の仮骨形成に乏しい
血管学的問題	骨折部への血流が悪いため
力学的問題	骨癒合に不利な剪力がかかるため
年齢	高齢者に多いため癒合が悪い

頸部骨折（外側骨折）

■発生機序
- 転倒による発生が多いが，転子部に直達外力が作用して発生することもある。

■分類
- ①転子間骨折（関節包外か微妙），②転子貫通骨折
- ここでは大腿骨頸部外側骨折を転子部骨折として説明する。

■症状
- 起立歩行が不能な場合が多い。
- 下肢が短縮し，外旋位をとる。
- 腫脹が大転子部を中心に著明に出現する（内側骨折と比べ早期に出現する）。
- 皮下出血斑は大腿から殿部まで波及する。
- 疼痛および圧痛は大転子部に著明に感じる。
- 骨折により頸体角*8（図7）が減少し，内反股の状態を呈する。
- 異常可動性は股関節の通常の動きと区別しにくい。

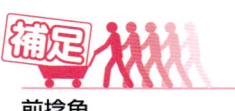

図7 頸体角と前捻角

用語アラカルト

***8 頸体角**
大腿骨骨幹部長軸と大腿骨頸部長軸とのなす角度のこと。成人では125°〜135°，新生児約150°で老人では115°〜120°と加齢とともに減少する。

補足

前捻角
● 大腿骨顆部横軸と大腿骨頸部長軸とのなす角度のこと。新生児では約40°，成人では10°〜20°と頸体角同様に加齢によって減少する（図7）。

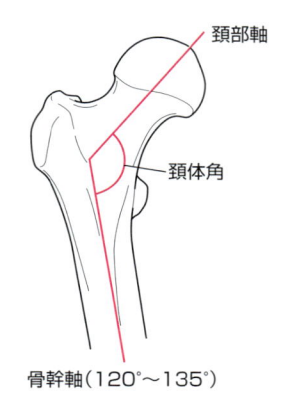

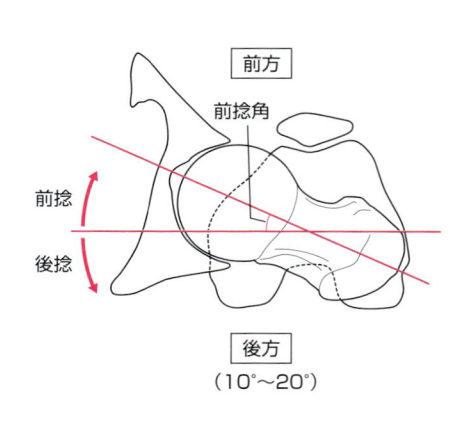

■治療
- 基本的に手術療法の適応となる。
- 安定型骨折の一部が保存療法の適応となることがある（長期臥床に耐えられる場合）。

大転子単独骨折

■発生機序
- 転子部骨折に合併することが多く、単独骨折はまれ（直達外力によることが多い）。
- 付着する中小殿筋の牽引作用によって生じる（介達外力）。

■治療
- 手術療法が必要となる。

小転子単独骨折

■発生機序
- 大転子骨折同様、単独骨折はまれ（介達外力による裂離骨折）。
- 付着する腸腰筋の牽引作用により裂離骨折を起こすことがある。これは成人にはまれで、小児の骨端線離開としてみられる。ルドルフ症候が陽性である。

■治療
- 股関節外転外旋位で3～4週間のギプス固定する保存療法の適応。

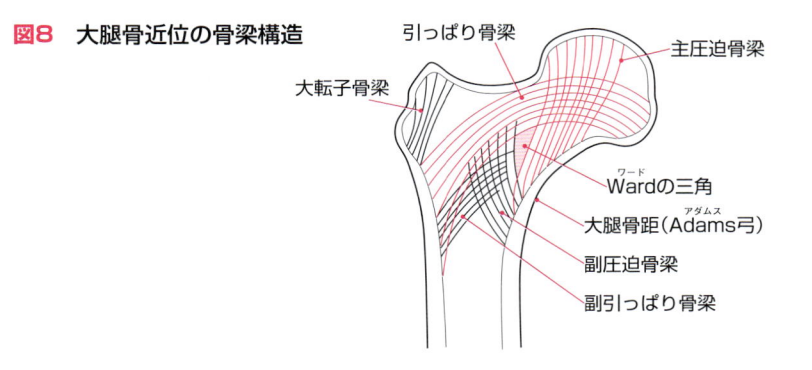

図8　大腿骨近位の骨梁構造

（引っぱり骨梁、主圧迫骨梁、大転子骨梁、Wardの三角、大腿骨距（Adams弓）、副圧迫骨梁、副引っぱり骨梁）

図9　ガーデンの分類

Stage I　Stage II　Stage III　Stage IV

補足

heel palm test（Leadbetter）
- 整復後、患肢を術者の手のひらに乗せたとき下肢が安定している場合は整復良好、下肢が外旋してしまう場合は整復不良を見極めるテスト法。

Gardenの分類（図9）
- Stage IからStage IVまでの骨折の転位による分類。

One point Advice
- 以下の関係を覚えておこう。
  ・頚部骨折⇒内側骨折の内転型が多い（内反股）。
  ・手術療法の適応となる。

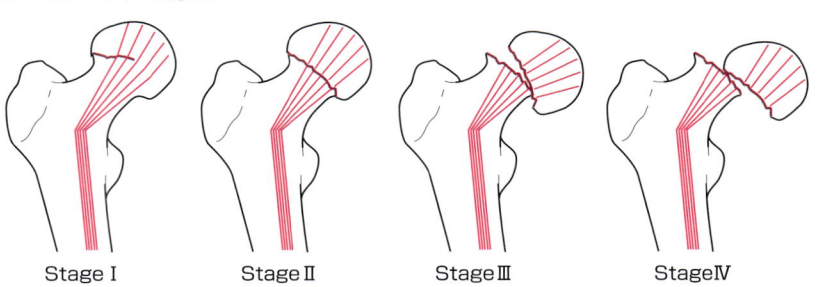

③大腿骨骨幹部骨折

POINT

- ●大腿骨骨幹部骨折 ⇒ ①大腿骨近位1/3部骨折，②大腿骨中央1/3部骨折，③大腿骨遠位1/3部骨折に分類される
- ●大腿骨近位1/3部骨折 ⇒ 大転子からの直達外力による
  ⇒ 症状は，高度な腫脹，下肢の短縮，歩行不能
  ⇒ 治療は基本的に手術療法の適応で小児の場合はギプスによる保存療法の適応
- ●大腿骨中央1/3部骨折 ⇒ 大腿骨の生理的弯曲の頂点であり外力を受けやすく，骨折が最も多発
  ⇒ 症状は，高度な腫脹，下肢の短縮，変形，歩行不能で，骨折部が近位になれば近位1/3部骨折と，遠位になれば遠位1/3部骨折と同様の転位をとる
  ⇒ 治療は基本的に手術療法の適応で，小児の場合は牽引やギプスによる保存療法の適応
- ●大腿骨遠位1/3部骨折 ⇒ 大腿骨骨幹部骨折で最も頻度が小さい
  ⇒ 症状は中央1/3部骨折と同様であるが，骨折部が近位になれば中央1/3部骨折と，遠位になれば顆上骨折と同様の転位をとる
  ⇒ 整復・固定が困難なため手術療法の適応となる

大腿骨骨幹部骨折

■原因

- 交通事故による外傷が大半であるが，そのほかに労働災害やスポーツ外傷によっても発生する。
- 20～50歳までの青壮年で比較的発生頻度が高く，小児でも発生する。

■分類（表7）

表7 骨折部位による分類

Ⅰ	大腿骨近位1/3部骨折
Ⅱ	大腿骨中央1/3部骨折
Ⅲ	大腿骨遠位1/3部骨折

大腿骨近位1/3部骨折（図10）

■発生機序

- この部位は太い転子部から細くなる骨幹部への移行部であるため比較的骨折しやすく，直達外力によるものが多い。
- 小児では横骨折，成人では斜骨折や粉砕骨折がみられる。
- 体が捻転したことで生じる介達外力による骨折もみられる。

図10 近位1/3部骨折

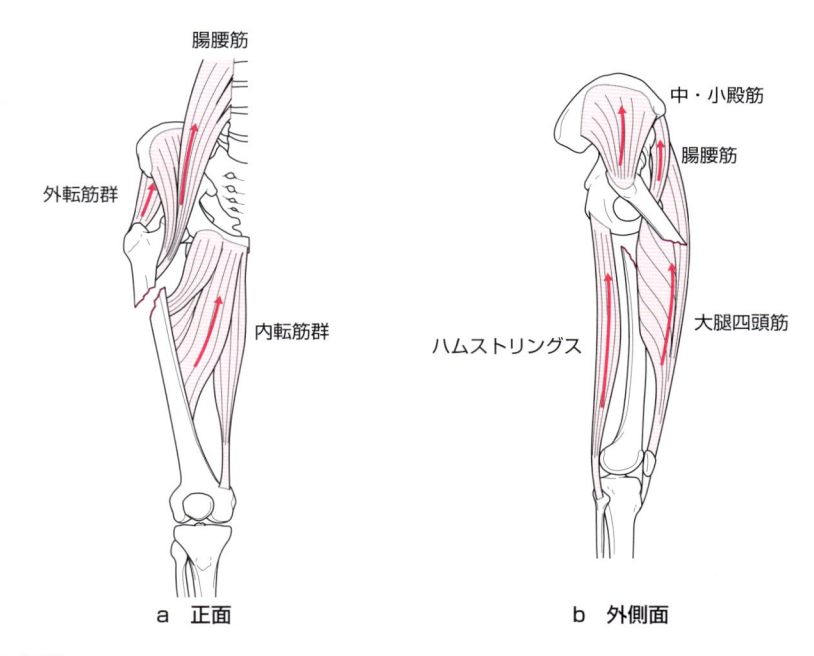

a 正面　　　　b 外側面

(図中ラベル：腸腰筋、外転筋群、内転筋群、中・小殿筋、腸腰筋、大腿四頭筋、ハムストリングス)

■症状
- 転子部から患部にかけての著明な腫脹と下肢の短縮がみられる。
- 疼痛は著明で歩行不能。異常可動性や軋轢音を伴う。

■骨片転位（表8）

表8 近位1/3部骨折転位

骨片	転位	作用筋
近位骨片	屈曲位・外旋位	腸腰筋・外旋筋群
	外転位	中・小殿筋
遠位骨片	内転位	内転筋群
	短縮転位	ハムストリングス，大腿四頭筋

■治療
- 全身状態やショック状態に十分注意が必要。
- 成人の場合，基本的には手術療法の適応となる（AOプレート*9固定法や髄内釘固定法が行われる）。
- 小児の場合や転位がきわめて小さい場合にギプス固定による保存療法が適応となる（固定範囲は肋骨弓から足部まで）。
- スピードトラック*10や鋼線による直達牽引も行われるが，ほとんどが手術までの短縮の防止のためである。

■合併症・後遺症
① 骨盤，股関節，膝関節などの損傷
② 出血性ショック
③ 脂肪塞栓症
④ 変形治癒
⑤ 下肢の短縮
⑥ 偽関節および遷延治癒
⑦ 区画（コンパートメント）症候群

用語アラカルト

*9　AOプレート
AOとは「骨接合術の学術団体」という意味で，スイスの外科医達が開発したプレートを用いた固定法のことである。

*10　スピードトラック牽引療法
トラックバンドを皮膚にあて，その上に弾性包帯を巻いて摩擦力によって牽引を行う。四肢の骨折に用いられる。間接的に持続的な牽引力を作用させる方法。
⇒skin traction

大腿骨中央1/3部骨折（図11）

■発生機序
- この部位は大腿骨の生理的弯曲の頂点部であり，また外力を受けやすい位置であることから，大腿骨骨折のうち最も発生頻度が高い。
- 直達外力でも介達外力でも発生し，直達外力の場合は横骨折や斜骨折，粉砕骨折となる。
- また，介達外力の場合は下肢が固定された状態で体幹の捻転力が加わるもので，螺旋状骨折となる。

■症状
- 大腿骨近位1/3部骨折と同様である。
- 骨折部が近位になれば近位1/3部骨折，遠位になれば遠位1/3部骨折と同様の転位をとる。

図11　中央1/3部骨折

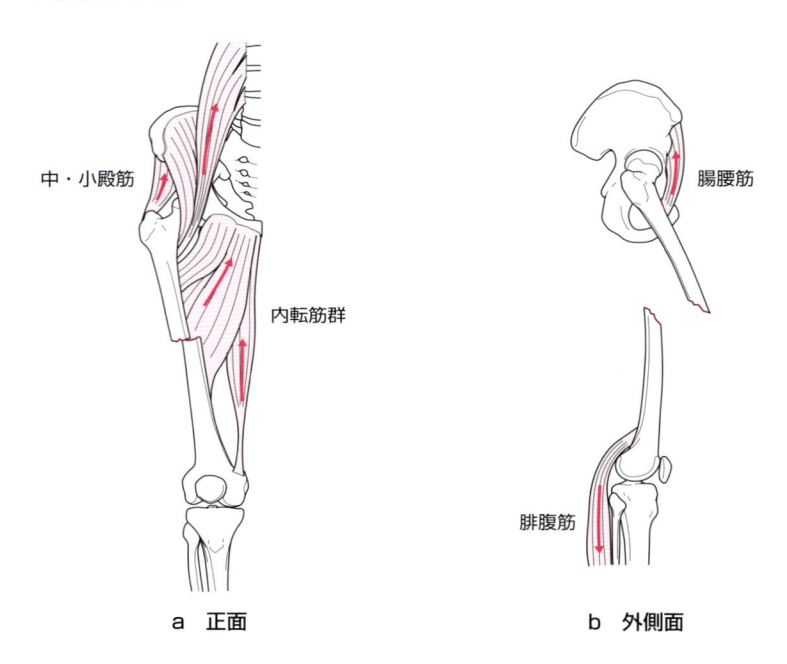

a　正面　　　b　外側面

■骨片転位（表9）

表9　中央1/3部骨折転位

骨片	転位	作用筋
近位骨片	屈曲位	腸腰筋
	内転位	内転筋群
	内外転中間位	内転筋群と外転筋群が拮抗する
遠位骨片	短縮転位	骨盤より下腿にかけて付着する筋

■治療
- 大腿骨近位1/3部骨折に準じる。
- 手術療法の適応。
- 保存療法は基本的に転位の軽度な骨折または小児の骨折の場合である。

- 小児の保存療法の留意点
  - ①斜骨折は整復されても再転位の可能性が高い。
  - ②短縮転位は3 cm未満に留めなければ脚長差を残す。
  - ③1 cm程度の短縮，わずかな屈曲転位，骨の横径程度の側方転位は自家矯正される。
  - ④過成長を考慮して1 cm程度の短縮を残したまま固定することがある。
  - ⑤横骨折には屈曲整復法が用いられる。
- **屈曲整復法**：横骨折に用いられる。
  - ①遠位骨片を骨折部で後方に屈曲する。
  - ②屈曲した状態で遠位骨片を末梢に牽引し，近位骨片の遠位端に合わせる。
  - ③その状態から遠位骨片を伸展させ整復を完了する。
- **持続牽引療法**：絆創膏やスピードトラック，鋼線による直達牽引を行う。基本的に成人の場合，長期臥床や膝関節拘縮が必発のため，あまり実施されない。2歳までの乳幼児には，両股関節90°屈曲位，膝関節伸展位で上方に牽引するBryant牽引法がある。
  ⇒絆創膏牽引では皮膚損傷などの合併症に注意が必要。
- 10歳以下の症例に用いられる90°−90°牽引法がある。
- 股関節と膝関節を90°として大腿骨長軸に牽引を加える方法である。

■合併症・後遺症
- 大腿骨近位1/3部骨折と同様。

大腿骨遠位1/3部骨折（図12）

■発生機序
- 大腿骨骨幹部骨折のうち最も発生頻度が低く，発生機序は中央部骨折と同様である。

図12　大腿骨遠位1/3部骨折

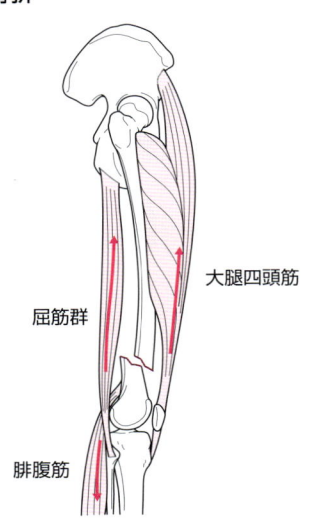

表10 遠位1/3部骨折転位

■骨片転位（表10）

骨片	転位	作用筋
近位骨片		中間位
遠位骨片	短縮転位	骨盤より下腿にかけて付着する筋群
	後方回転（屈曲）	腓腹筋

補足
- 小児では自家矯正力が強いためわずかな転位は問題とならない。
- 過成長を考慮して1cm程度短縮を残して固定する。
- 成人の大腿骨骨幹部骨折は固定の長期化、関節拘縮の防止のため手術療法の適応が多い。

■治療
- 大腿骨中央1/3部骨折に準じる。
- 保存療法では整復・固定が非常に困難。

■合併症・後遺症
- 大腿骨近位1/3部骨折と同様。
- 特に膝関節拘縮に注意が必要。

④大腿骨遠位部骨折

POINT

- 大腿骨遠位部骨折 ⇒ ①大腿骨顆上部骨折、②大腿骨顆部骨折、③内側側副靱帯付着部裂離骨折、④大腿骨遠位骨端線離開に分類される
- 大腿骨顆上部骨折 ⇒ 直達外力と介達外力による
  ⇒ 屈曲型と伸展型に分類
  ⇒ 症状は、一般外傷症状に加えて骨折部の前後径増大など
  ⇒ 治療は、早急な整復操作が欠かせない。手術療法が大半でまれに保存療法
- 大腿骨顆部骨折 ⇒ 直達外力と介達外力による
  ⇒ ①内顆骨折、②外顆骨折、③外顆の後端骨折に分類
  ⇒ 症状は、高度な腫脹、内反膝・外反膝変形、膝関節の不安定性
  ⇒ 治療は、早急な整復操作が欠かせない。手術療法が大半でまれに保存療法を適応
- 内側側副靱帯付着部裂離骨折
  ⇒ 膝関節の外反あるいは外反・外旋の強制による
  ⇒ 症状は、圧痛と膝関節の外反動揺
  ⇒ ギプス固定を実施
- 大腿骨遠位骨端線離開
  ⇒ 交通事故やスポーツ損傷で多い。8～14歳で好発
  ⇒ 伸展型・屈曲型・外転型・内転型の4つに分類
  ⇒ 症状は、腫脹・疼痛・変形など
  ⇒ 治療は骨折型に応じた整復およびギプス固定が必要

大腿骨遠位部骨折

■原因
- 直達外力によるものは交通事故，労働災害などで多くみられる。
- 介達外力によるものは膝の屈伸や捻転力が強制されて発生することがある。
- 年齢，性別や受傷機転によりさまざまな骨折型になる。

■分類（表11）

表11 大腿骨遠位部骨折の分類

I	大腿骨顆上部骨折
II	大腿骨顆部骨折
III	内側側副靱帯付着部裂離骨折
IV	大腿骨遠位骨端線離開

大腿骨顆上部骨折

■発生機序

①直達外力によるもの
- 交通事故や転落，スポーツ損傷などにおいて大腿骨遠位端部に直達外力が作用して発生する。
- 若年者に多い傾向がある。
- 高齢者が膝屈曲位で転倒した場合などにも発生する。

②介達外力によるもの
- 膝関節に屈伸や回旋が強制された場合に発生する。

■分類（表12）

表12 大腿骨顆上部骨折

屈曲型骨折（図13）	骨折線の走行		前方から後上方
	骨片転位	近位骨片	前内方転位（内転筋群・大腿四頭筋）
		遠位骨片	後方に回転転位・短縮騎乗（腓腹筋）
伸展型骨折	骨折線の走行		後方から前上方
	骨片転位	近位骨片	後方転位
		遠位骨片	前方転位

図13 大腿骨顆上部屈曲型骨折の定型的転位

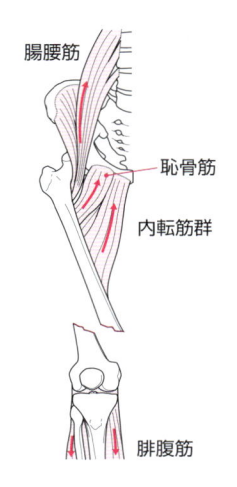

腸腰筋
恥骨筋
内転筋群
腓腹筋

■症状
- 一般外傷症状（腫脹は高度），骨折部の前後径増大，下肢の短縮，膝窩動脈や神経損傷

■治療
- 神経や血管などの損傷を防ぐために早急な整復操作が必要。
- 徒手整復操作は難しく，手術療法の適応となることが多い。
- まれに転位がほとんどない場合に保存療法の適応となることがある（**膝関節拘縮に十分な注意を必要とする**）。

■合併症
- 神経損傷：屈曲型骨折が多く，後方へ転位した遠位骨片端による。
- 血管損傷：神経損傷と同様で，後方へ転位した遠位骨片端により損傷する。また，膝部の高度の腫脹の影響で下肢に循環障害を起こすことあり。足背動脈の触知が重要。
- 開放性骨折では緊急手術の適応となる。

大腿骨顆部骨折

- 比較的まれな骨折で関節内骨折が多く，変形や機能障害を残しやすい。

■発生機序
①**直達外力によるもの**：大腿骨内外顆部への打撃や挟まれることによる圧挫傷など。
②**介達外力によるもの**：高所からの転落や膝伸展位での強力な軸圧などで，膝関節に内反・外反力が強制されて発生する。また，膝関節軽度屈曲位で軸圧が加わると外顆の後端骨折が発生する。

■分類
- 内顆骨折，外顆骨折，外顆の後端骨折。

■骨折線と転位
- 骨折時に働く内転力により内顆骨折が発生し，骨折線は顆間窩より斜め上方，内顆の近位に走る。
  ⇒**内反膝変形**
- 外顆骨折では反対に外転力により外顆骨折が発生し，骨折線は顆間窩より斜め上方，外顆の近位に走る。
  ⇒**外反膝変形**

■症状
- 関節内骨折が多く，関節内血腫のため腫脹は高度である。
- 内顆骨折では内反膝変形，外顆骨折では外反膝変形を呈する。
  ⇒**外顆骨折Q角の増大**

- 関節内骨折のため靱帯損傷や半月板損傷の合併が多く，膝関節の不安定性を呈することが多い。

■治療
- 大腿骨顆上部骨折に準じる。

■合併症
- 膝関節半月板損傷（内側が多い）。

内側側副靱帯付着部裂離骨折

■発生機序
- 膝関節の外反あるいは外反と外旋が強制された場合に，内側側副靱帯付着部である大腿骨内顆部に発生する。
- 内側側副靱帯の損傷を伴うケースもみられる。

■症状
- 大腿骨内側上顆部の圧痛と膝関節の外反動揺がみられる。

■治療
- 膝関節やや内反位でギプス固定を実施。

■合併症
- 内側側副靱帯損傷

大腿骨遠位骨端線離開（図14）

■発生機序
- 多くは交通事故やスポーツ損傷に伴うもので，8～14歳の小児に好発する。
- 小児では力学的弱点である骨端線部が損傷を受けやすく，Salter-Harris[*11]のⅡ型に属することが多い，比較的まれな骨折である。
  ① **伸展型骨折**：膝関節伸展位で大腿骨遠位端に前方から外力が加わると，遠位の骨端部が前方に転位する。
  ② **屈曲型骨折**：膝関節屈曲位で大腿骨遠位端部に前方から外力が加わると，遠位の骨端部が後方に転位する。
  ③ **外転型骨折**：膝関節伸展位で大腿骨遠位端部に外側から外力が加わると，遠位の骨端部が骨幹端部外側の三角形の骨片を伴い後方に転位し外反膝を呈する。
  ④ **内転型骨折**：膝関節伸展位で大腿骨遠位端部に内側から外力が加わると，遠位の骨端部が骨幹端部内側の三角形の骨片を伴い後方に転位し内反膝を呈する。

■症状
- 膝関節部に著明な腫脹と疼痛が生じる。
- 疼痛のため，膝関節の機能が失われる。
- 外力に伴った種々の変形を呈する。

One point Advice
- 以下の関係を覚えておこう。
  ・内顆骨折⇒内反膝
  ・外顆骨折⇒外反膝

補足

Stieda骨折
- 以前は同部の骨片を，内側側副靱帯付着部の裂離骨折によるスチーダ骨折として扱っていた。

Stieda陰影
- 近年では同部の骨陰影が，内側側副靱帯損傷後や膝関節の過剰な可動域訓練後に発生すると解釈されてきた。

用語アラカルト

*11 **ソルターハリスの分類**
Ⅰ～Ⅴ型の分類（⇒p.188，図1参照）。

図14 大腿骨遠位骨端線離開

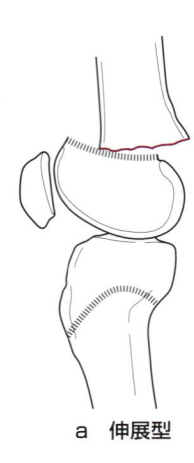

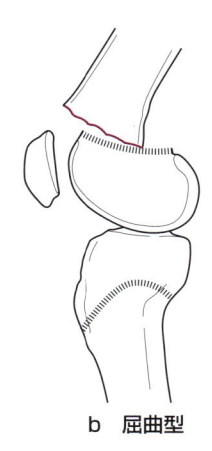

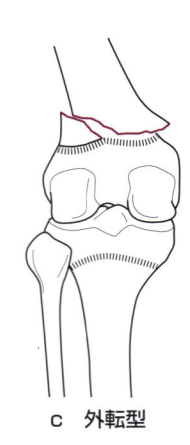

a 伸展型　　b 屈曲型　　c 外転型

■治療
① **伸展型骨折**：末梢牽引を加え，膝関節を屈曲して整復する。固定肢位は90°屈曲位で，大腿近位より下腿遠位までギプス固定を実施。固定期間は6〜8週間。
② **屈曲型骨折**：末梢牽引を加え，近位骨片を前方から，遠位骨片を後方から圧迫し整復する。膝関節軽度屈曲位または伸展位でギプス固定を実施。固定期間は伸展型と同様。
③ **外転型・内転型骨折**：膝関節伸展位で末梢牽引を加え，外転型なら内転・内反方向，内転型なら外転・外反方向に遠位骨片を圧迫し整復する。固定肢位は両型とも整復位とし，大腿骨近位から下腿骨遠位部までギプス固定を実施。

用語アラカルト

*12　成長障害
大腿骨遠位の成長軟骨板は，大腿骨長軸成長の70％，下肢全体の長軸成長の40％に関与するといわれている。

■合併症
① **膝窩動脈損傷**：伸展型骨折でみられる。
② **成長障害**[*12]：成長軟骨板が早期に閉鎖すれば成長障害が生じる。また，脚長差が生じたり，外反変形あるいは内反変形，屈曲変形などの変形治癒をきたす。

5 膝蓋骨骨折

POINT

- 膝蓋骨骨折 ⇒ ①横骨折，②縦骨折，③粉砕骨折，④裂離骨折，⑤前額面骨折，⑥骨軟骨骨折に分類される
  ⇒ 直達外力と介達外力によるが，ほとんどが直達外力による
  ⇒ 横骨折がほとんどで，中央または遠位1/3部に好発
  ⇒ 症状は，一般外傷症状に加えて腱膜断裂があれば，陥凹，膝伸展力の低下，関節内血腫著明（関節穿刺にて血腫に脂肪滴を認める）。分裂膝蓋骨との鑑別が必要
  ⇒ 治療は，縦骨折や転位の軽度な骨折は保存療法，転位の高度な場合，手術療法の適応

膝蓋骨骨折（図15）

- 膝蓋骨は膝の前面にあり転倒などで外力を受けやすい。また，膝の伸展機構で槓杆の支点となる重要な骨である。
- 圧倒的に横骨折が多く大腿四頭筋の腱膜内に一部が位置するため，腱膜の断裂の有無で治療法が大きく異なる。

図15　膝蓋骨骨折

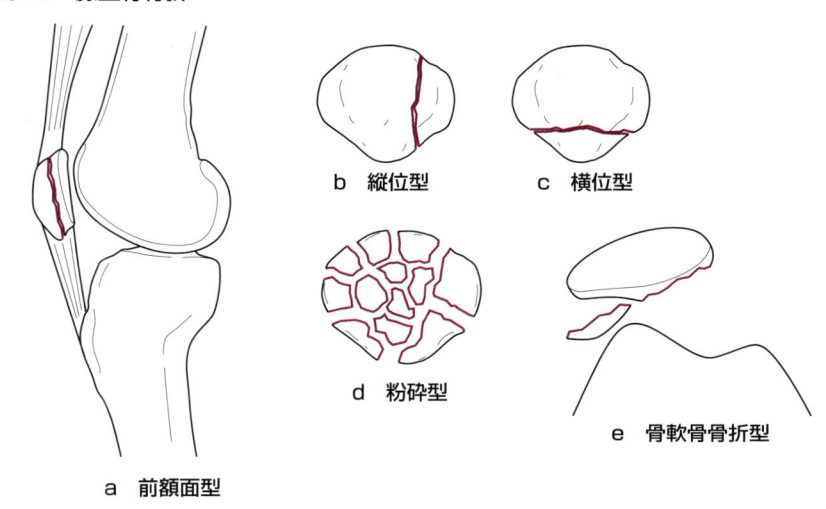

a　前額面型
b　縦位型
c　横位型
d　粉砕型
e　骨軟骨骨折型

用語アラカルト

*13　スリーブ骨折
10歳前後の子どもに多い膝蓋骨下端の裂離骨折。

■発生機序

- ほとんどが転倒による直達外力で発生するが，まれに介達外力によるものとして，スポーツでのジャンプ着地時やダッシュ時などの大腿四頭筋の牽引作用による裂離骨折もみられる。
- 小児ではスポーツなどによる膝蓋骨の遠位骨端線部の裂離骨折。
  ⇒sleeve骨折*13も散見される

■分類（表13）

表13　骨折型の分類

I	横骨折
II	縦骨折
III	粉砕骨折
IV	裂離骨折
V	前額面骨折
VI	骨軟骨骨折

■症状

- 膝関節部に著明な腫脹がみられる。
  ⇒関節内血腫による
- 骨折部に限局性圧痛を認める。

補足

関節血腫内の脂肪滴の意義
●関節穿刺で血腫に脂肪滴を認めると、骨折による脂肪髄からのものと判断し、関節内骨折を疑う。

- 大腿四頭筋腱の腱膜断裂を合併している場合は転位が高度で陥凹がみられる。また、膝関節の伸展力が著しく低下する。
- 骨膜下骨折では膝関節の伸展が可能な場合がある。
- 単純X線検査で骨折を認められなくても、関節穿刺で関節血腫に脂肪滴が認められる場合は、骨折と判断する。

■治療
- 骨折の程度や骨折型によって治療法は異なる。
- 転位の軽度な横骨折や縦骨折では、大腿近位から下腿遠位までのシリンダーギプス*14によって保存療法を行うことができる。
- 3〜4mm以上の離開があるものには積極的に手術療法を行う。
  ⇒のちの変形性関節症や関節拘縮を防ぐため

■予後
- 固定などによる膝関節拘縮。
  ⇒膝関節は人体で最も拘縮が起こりやすい
- 骨折部の変形治癒による二次性の変形性関節症。

■鑑別診断
①**分裂膝蓋骨**：先天的に膝蓋骨が2つ以上に分裂しているものをいう。Ⅰ型からⅢ型まで分類されており、Ⅲ型の上外側型が最も多い。スポーツ活動や打撲などの外傷を契機に痛みを伴い有痛性となることが多い。12〜16歳の男児に多くみられ、膝蓋骨骨折との鑑別が重要である。分裂膝蓋骨の場合、分裂部縁が丸みを帯びている。年齢、その他の要素を考慮して鑑別することが重要。
②**膝蓋骨疲労骨折**：若年男子に多くみられ、特にサッカーなどの激しいスポーツを行う者にみられる。好発部位は膝蓋骨下縁で、スリーブ骨折、Sinding Larsen-Johansson病*15との鑑別が重要である。現在ではMRI（磁気共鳴式断層撮影）などで診断されることが多い。

用語アラカルト

*14 **シリンダーギプス**
肘関節や膝関節の固定に用いられるシリンダー状に巻いたギプスのこと。

*15 **シンディング・ラーセン・ヨハンソン病**
膝蓋骨下端の膝蓋腱の付着部付近の骨端炎。

6 下腿骨近位部骨折（脛骨近位端部骨折）

POINT

- 下腿骨近位部骨折 ⇒ ①脛骨顆部骨折，②脛骨顆間隆起骨折，③脛骨粗面裂離骨折，④腓骨頭単独骨折に分類される
- 脛骨顆部骨折 ⇒ 垂直の圧挫外力による介達性の骨折
  - ⇒ ①外顆骨折，②内顆骨折，③両顆骨折に分類される
  - ⇒ 症状は，関節内血腫，外顆骨折で外反膝変形，内顆骨折で内反膝変形
  - ⇒ 治療は，関節内骨折のため，転位がない場合を除いて手術療法の適応
- 脛骨顆間隆起骨折 ⇒ 十字靱帯付着部の裂離骨折
  - ⇒ 10歳前後の小児に多発。Meyers-Mckeeverの分類がある
  - ⇒ 症状は，関節内血腫，前方引き出し，Lachman test陽性
  - ⇒ 治療は，転位の高度な場合や前方への不安定性がある場合は手術療法の適応
- 脛骨粗面裂離骨折 ⇒ 脛骨近位骨端線癒合完了前の14～16歳の男子に好発する裂離骨折
  - ⇒ 症状は，脛骨粗面部の腫脹高度，膝伸展力の低下，圧痛著明
  - ⇒ 治療は，転位がない場合を除き，転位を残すと膝伸展機能に障害が残るため手術療法の適応
- 腓骨頭単独骨折 ⇒ 脛骨外顆骨折に合併し単独はまれ。外側側副靱帯，大腿二頭筋の牽引で骨折することあり
  - ⇒ 症状は，腓骨頭部に腫脹，圧痛を認めるが歩行は可能なことが多い。Segond骨折との鑑別が必要
  - ⇒ 治療は，多くは保存療法の適応
  - ⇒ 合併症は総腓骨神経麻痺

脛骨近位端部骨折

- 脛骨近位端部は海綿骨が多くを占めており，骨皮質が薄いなどの脆弱性があるうえに，形態的に内外顆が突出していること，強靱な靱帯により固定されていることから膝関節への外力を直接受ける構造となっており，骨折が起こりやすい。

■分類（表14）

表14　脛骨近位端部骨折の分類

I	脛骨顆部骨折
II	脛骨顆間隆起骨折
III	脛骨粗面裂離骨折
IV	腓骨頭単独骨折

脛骨顆部骨折（脛骨高原*16骨折）

■分類（表15）

表15 脛骨顆部骨折の分類

I	外顆骨折（図16a）
II	内顆骨折（図16b）
III	両顆骨折（図16c）
IV	腓骨頭単独骨折

用語アラカルト

*16 脛骨高原
脛骨プラトー（plateau）：高原

図16 脛骨近位端部骨折

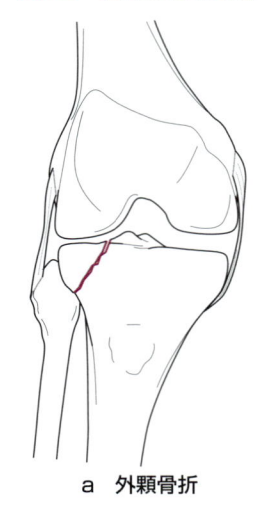

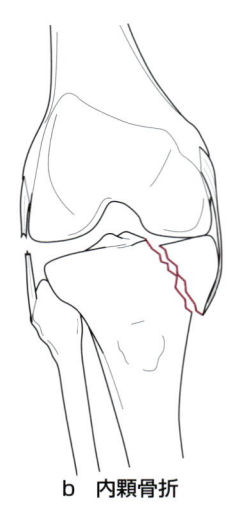

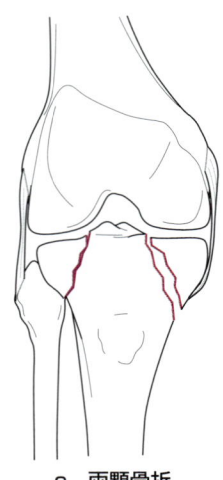

a 外顆骨折　　b 内顆骨折　　c 両顆骨折

■発生機序

①**直達外力によるもの**：膝関節に直接外力が作用して骨折する。外側からの外力が多く，外顆骨折が多い。車のバンパーによる受傷が多かったことからバンパー骨折*17の名がある。

②**介達外力によるもの**：高所からの転落や着地など。脛骨に縦軸方向からの軸圧がかかった際に発生する。外反位での外力によるものは外顆骨折，内反位での外力によるものは内顆骨折である。膝関節は生理的に外反していることが多く，外顆骨折の発生頻度が高い。また，両顆への外力によるものとして両顆骨折，逆Y字骨折がある。

用語アラカルト

*17 バンパー骨折
歩行者が車のバンパーにぶつかり骨折する。

■骨折線と転位（表16）

表16 骨折線と転位，側副靱帯損傷

外顆骨折	骨折線の走行		顆間隆起の外側縁から外下方
	遠位骨片	後下方転位	内側側副靱帯断裂を合併
内顆骨折	骨折線の走行		顆間隆起の内側縁から内下方
	遠位骨片	後下方転位	外側側副靱帯断裂を合併

■症状
- 一般外傷症状（膝関節内血腫を伴うため高度）。
- 荷重歩行不能，骨折側に下腿軸が偏位。
- 軋轢音や異常可動性を認める。
- 膝関節の運動は著しく制限される。

■治療
- 拘縮や変形治癒の防止のため手術療法の適応となることが多い。
- まれに転位がほとんどない場合に保存療法の適応となることがある（膝関節拘縮に十分注意する）。

■合併症
- 腓骨頭骨折
- 前・後十字靱帯や内・外側側副靱帯の損傷
- 半月板損傷

■予後
- 転位の高度な場合は手術療法を用いても関節拘縮や機能障害を残しやすい。

> **One point Advice**
> ● 以下の関係を覚えておこう。
> ・外顆骨折⇒外反膝⇒内側側副靱帯断裂（多い）
> ・内顆骨折⇒内反膝⇒外側側副靱帯断裂

脛骨顆間隆起骨折

- 10歳前後の小児に発生することが多く，前十字靱帯および後十字靱帯の脛骨付着部での裂離骨折である。
- 転位を残すと膝関節の機能に大きな障害が残る。

■発生機序
① **直達外力によるもの**：脛骨粗面部に前方からの直達外力が加わり発生する。後十字靱帯付着部の骨折がみられる。
② **介達外力によるもの**：交通事故，転倒やスポーツなどにより脛骨が前方にずれながら内旋する外力が加わると発生する。膝前十字靱帯損傷の発生機転と同様である。
- Meyers-Mckeeverはこの骨折を脛骨の内旋力が強い順に3型4種に分類した（図17）。

図17 Meyers-Mckeever分類

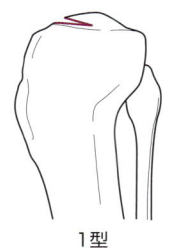

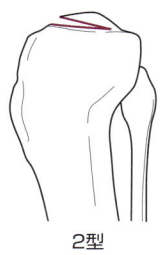

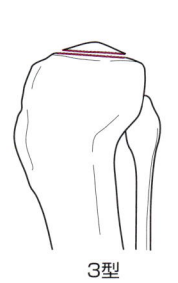

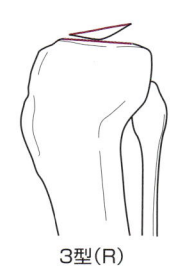

1型　2型　3型　3型(R)

用語アラカルト

＊18 前方引き出しテスト
膝関節90°屈曲位で脛骨近位端部を前方に引き出すテスト。脛骨が前方にずれると陽性（ハムストリングス筋の作用より，実際はあまり効果的でないテスト）。

＊19 ラックマンテスト
膝関節軽度屈曲位で脛骨を大腿骨に対して前方に引き出すテスト法。膝関節軽度屈曲位にすることでハムストリングス筋を働きにくくすることによって，脛骨の前方移動を見極めやすくしたテスト。エンドポイントの有無が重要。

補足

エンドポイント（end point）
●ラックマンテストの際に正常なACLでは，脛骨を前に引っ張ったとき最後にコツンという硬い抵抗を触れる。これをハードエンドポイントという。

■症状
- 一般外傷症状（膝関節内血腫を伴うため高度）
- 荷重歩行不能，骨折側に下腿軸が偏位。
- 前方引き出しテスト＊18陽性。Lachmanテスト＊19が有効である。
- 膝関節は軽度屈曲位で運動が著しく制限される。

■治療
- Meyers-Mckeever分類の1型と2型で前方への不安定性がなければ軽度屈曲位によるギプス固定などの保存療法が可能。
- 不安定性があれば積極的な手術療法が必要である。

脛骨粗面裂離骨折

- スポーツなどによる骨折で，脛骨粗面に付着する大腿四頭筋の牽引作用で発生する。
- 脛骨近位骨端線癒合完了前の13〜18歳の男子に多く，成人にはまれである。
- Watson-Jonesは骨折の形態により3型に分類している（図18）。

図18　Watson-Jonesの分類

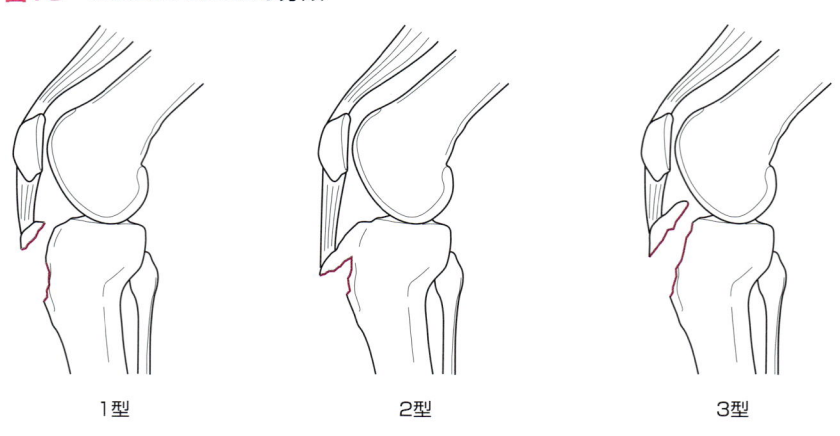

1型　　　　2型　　　　3型

■発生機序
- 大腿四頭筋腱の付着部である脛骨粗面骨端線部の離開による。

■症状
- スポーツ競技での跳躍や踏み切りの際，またジャンプの着地の際に膝関節前方に激痛を訴える。
- 脛骨粗面部に骨隆起による著明な腫脹と圧痛を生じ，軋音を触知することもある。
- 膝関節の伸展力が著明に低下する。

■治療
- 転位が軽度な場合や骨片の安定が良い場合は，ギプス固定による保存療法の適応となる。
- 転位が高度な場合や膝の伸展力が著しく低下している場合は手術療法の適応となる。

用語アラカルト

＊20　オズグッド・シュラッター病
思春期にみられる脛骨粗面部の骨端症のこと。

■ 鑑別診断
- Osgood-Schlatter病＊20との鑑別が必要。

腓骨頭単独骨折

- 単独骨折はまれで，脛骨顆部骨折や膝靭帯損傷に合併することが多い。

■ 発生機序
- 介達外力によるものが多く，腓骨の内転・外旋の強制により発生する。
- 大腿二頭筋腱や外側側副靭帯の牽引作用により裂離骨折を起こす。

■ 症状
① 腓骨頭部に限局した腫脹と圧痛を認める。
② 歩行可能な場合が多い。
③ 膝関節の屈伸や内外反，下腿の内外旋の強制などで痛みを訴える。

■ 鑑別診断
- Segond骨折＊21（図19）⇒前十字靭帯損傷の場合に多くみられる。外側側副靭帯の脛骨付着部の裂離骨折（図20）との鑑別が重要である。

用語アラカルト

＊21　スゴン骨折
前十字靭帯損傷の場合に多くみられる，外側側副靭帯の脛骨付着部の裂離骨折。

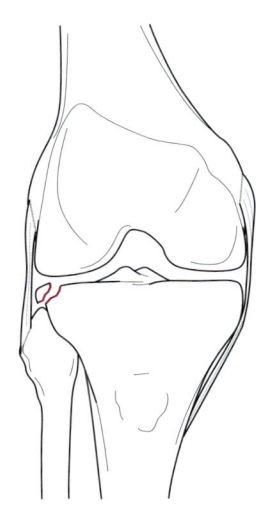

図19　スゴン骨折　　　　**図20　腓骨頭裂離骨折**

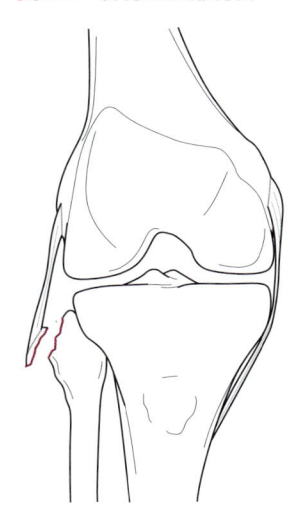

■ 治療
- ほとんどの場合，保存療法の適応となる。

■ 合併症
- 総腓骨神経麻痺

7 下腿骨骨幹部骨折（脛骨骨幹部骨折）

POINT

- **下腿骨骨幹部骨折**
  - ⇒ ①脛骨単独骨折，②下腿骨両骨骨折，③下腿骨疲労骨折に分類される。下腿両骨骨折が多い。交通事故，スポーツ損傷で発生する
  - ⇒ 直達外力と介達外力による。血管分布の問題により癒合しにくい
    被覆軟部組織が薄く開放骨折になりやすい
  - ⇒ 介達外力によるものは，①外旋，②内旋型に分類
    脛骨中央および遠位1/3境界部に好発
  - ⇒ 直達外力によるものは，脛骨と腓骨が同高位で骨折することが多い。下腿骨中央部に好発。屈側に楔状骨片を伴う。開放性骨折もみられる
  - ⇒ 症状は，高度な腫脹，疼痛，歩行不能，異常可動性
  - ⇒ 治療は，早急に副子による応急処置を行い，転位の軽度なものや整復が可能な場合は保存療法の適応，成人では手術療法の適応

- **下腿骨疲労骨折**
  - ⇒ 脛骨，腓骨にみられ，①疾走型，②跳躍型に分類
  - ⇒ 脛骨では①疾走型：近位1/3部と遠位1/3部の後内側，②跳躍型：中央1/3部
  - ⇒ 腓骨では①疾走型：遠位1/3部，②跳躍型：近位1/3部
  - ⇒ 単純骨折より長期の安静・固定が必要

下腿骨骨幹部骨折（図21，22）

- 交通事故やスポーツ損傷で発生し，四肢の長管骨骨折のうち最も多い。
- スポーツ選手にみられる脛骨および腓骨の疲労骨折も見落としてはならない。
- 骨単独骨折より脛骨と腓骨の両骨骨折が多い。
- 多くの骨折が脛骨中央および遠位1/3境界部に起こりやすく，同部は血管分布に乏しいこと，海綿骨より癒合しにくい皮質骨の部分であることなどにより骨癒合が得られにくい代表的なものである。よって遷延治癒や偽関節の発生を考慮することも重要である。また，同部は被覆軟部組織が少ないことから中枢骨片が皮膚を穿通する開放性骨折[22]となることが多い。
- 下腿骨は体重を支えて歩いたり走ったりする際の荷重骨であるため，治療では，機能障害を残さないように十分注意が必要である。

■発生機序

①**直達外力によるもの**：交通事故や高所からの転落，重量物の落下，転倒やスポーツ時の外傷によって発生する。屈曲力として働く外力で骨折しやすい。横骨折またはそれに近い骨折が多い。脛骨・腓骨に骨折が起こった場合は同

用語アラカルト

*22 **開放性骨折**
複雑骨折と同意。

高位になることが多く，屈側に楔状骨片を伴う。脛骨と腓骨骨幹部中央に多い。

②介達外力によるもの：スキーなどによって足部に急激な回旋力が強制された場合や，足部が固定され上体が捻転した際の転倒などで発生する。回旋力として働く外力で骨折しやすい。直達外力によるものより圧倒的に多い。外旋型も内旋型も脛骨では中1/3部と遠位1/3部の境界部に多く，腓骨では近位1/3部に多い。

⇒長管骨は回旋力として働く外力に弱い傾向がある。

図21 脛骨骨幹部骨折（介達外力）

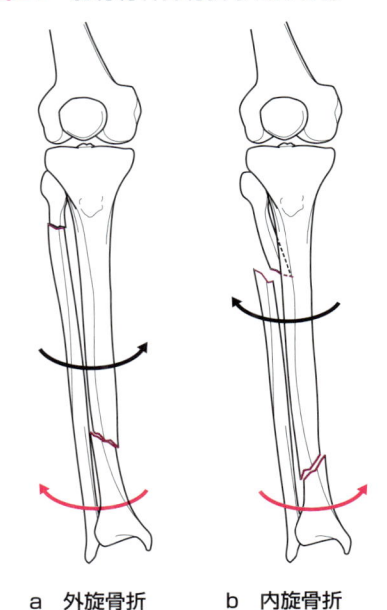

a　外旋骨折　　b　内旋骨折

図22 脛骨骨幹部骨折（直達外力）

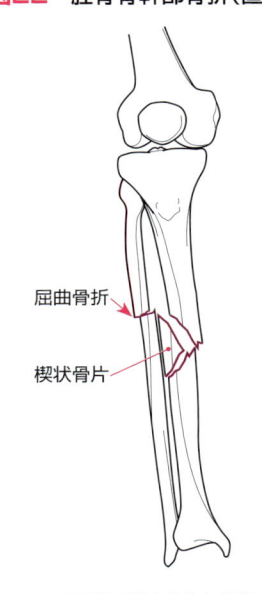

屈曲骨折
楔状骨片

屈側に楔状骨片を伴う。

■分類（表17）

①外旋型骨折：脛骨骨幹部に対し足部の外旋力が作用して発生する。
- 骨片転位と骨折線：脛骨内下方から外上方に骨折線が走り，近位骨片は前内下方，遠位骨片は後外上方に転位する（脛骨中・遠位1/3境界部の定型的転位）。

②内旋型骨折：脛骨骨幹部に対し足部の内旋力が作用して発生する。
- 骨片転位と骨折線：脛骨外下方から内上方に骨折線が走り，近位骨片は前外下方，遠位骨片は後内上方に転位する。
外旋型骨折の方が多くみられる。

表17　介達外力による下腿骨骨幹部骨折

骨折型	骨折線の走行	骨片転位	
外旋型骨折	脛骨内下方から前面を通り外上方に走る	近位骨片	前内下方に転位
		遠位骨片	後外上方に転位
内旋型骨折	脛骨外下方から前面を通り内上方に走る	近位骨片	前外下方に転位
		遠位骨片	後内上方に転位

用語アラカルト

＊23　反張下腿
下腿前方が後方へ，へこむような転位または変形。

補足

●反張下腿は歩行の際の体重移動に大きな影響を与えるため，残してはいけない転位である。下腿骨骨折では内反変形が多くみられ，腓骨が骨折していない場合により内反する傾向がある。尖足位拘縮は古典的治療法によくみられ，反張下腿を防止するために足関節を底屈位で固定することが多かった。このため，足関節の尖足位拘縮が多くみられた。これもまた，反張下腿と同様に歩行の際の体重移動に問題を残すファクターである。

補足

●PTBとは（patella tendon bearing：膝蓋腱支持）義足に用いられた体重支持の考え方であり，サルミエントがこの理論を下腿骨骨幹部骨折に応用した。しかし，その後の研究で下腿骨骨幹部骨折の短縮転位を防止する役割はPTBよりも固定による下腿の油圧機構の働き，さらに，骨間膜強度による短縮防止作用が重要な要素であることがわかった。現在ではPTB装具とよばずに下腿機能装具とよばれている。

用語アラカルト

＊24　boot top fracture
スキーの転倒によってみられる骨折。しっかりしたスキー靴の影響。

■症状

- 定型的な脛骨中・遠位1/3境界部の骨折では，被覆軟部組織が少ないことから変形や限局性圧痛が著明であり診断は比較的容易である。
- 荷重骨であることから歩行，起立が不能となる。
- 変形や異常可動性，軋轢音を認める。
- 中枢骨片が皮膚を穿通する開放性骨折となることがある。
- 定型的骨折では内方凸，前方凹の反張下腿＊23を呈する（外旋型骨折）。
- 小児では同部の骨膜が厚いことから，脛骨単独の皮下骨折を生じても骨片転位が軽度のことが多い。打撲との鑑別診断が重要である。

■治療

① **保存療法**：膝関節屈曲位で助手が下腿骨近位部を把持し，術者は遠位骨片を末梢牽引し骨片転位に応じて直圧を加え整復する。反張下腿に注意しながら大腿中央部から足部MP関節まで固定する。その際，膝関節軽度屈曲位，足関節軽度屈曲位（下腿三頭筋の緊張を緩め反張下腿を防止するため）とする（古典的整復法）。現在ではSarmiento(サルミエント)の整復固定法を用いることも多くなった。

② **手術療法**：成人の下腿骨骨幹部骨折では骨癒合に長期を要すること，変形や関節拘縮の問題などにより，保存療法より手術療法が多く用いられる。AOのプレート固定法や髄内釘固定法が行われる。また，開放性骨折では創外位固定なども用いられる（感染予防のため）。

■合併症・後遺症

- ギプス固定による総腓骨神経の麻痺。
- 高度な腫脹による区画（コンパートメント：compartment）症候群
- 変形治癒：保存療法の場合に多くみられ，反張下腿や内反変形，尖足位拘縮がみられる。内反変形は**5°未満**であれば許容範囲とされている。
- 遷延治癒，偽関節：定型的骨折（中・遠位1/3部）では血管分布の問題により遷延治癒や偽関節になりやすいとされている。

腓骨骨幹部骨折

■発生機序

- 外側からの直達外力によることが多い。また，介達外力としては，スキー靴の外側が支点として作用する際に発生することがある（boot top fracture＊24の腓骨型）。

■症状

- 局所の腫脹や限局性圧痛，歩行などによる介達痛がみられる。歩行は可能なことが多い。

■治療

- 通常は保存療法が適応となる。

- 脛骨が副子的な役割を果たすため，歩行可能なギプス固定を3週間程度実施する。

脛骨・腓骨疲労骨折（図23）

- 脛骨・腓骨の疲労骨折はスポーツ損傷の主要なものであり，疾走型と跳躍型に分類される。

図23 脛骨・腓骨疲労骨折の骨折部位と骨折型

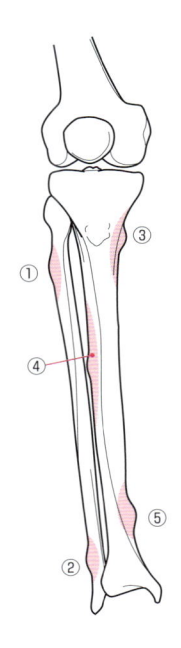

①跳躍型
②疾走型
③疾走型 TypeA
④跳躍型
⑤疾走型 TypeB

脛骨疲労骨折

■発生機序

- この部位は脛骨弯曲の凸面で，ジャンプ時に伸長力が作用しやすく，骨折が起こる。
- この伸長力により骨吸収機転が働き，骨折部に圧迫力が作用しにくくなるため，骨癒合が長期にわたる。

■分類

①**疾走型**：近位1/3部と遠位1/3部の後内側にみられる。
　発生機転：脛骨は解剖学的に後方凹となっており，疾走により後内側に圧迫力がかかりやすい。
②**跳躍型**：中央1/3前方部にみられる。

腓骨疲労骨折

■発生機序

- 疾走時や跳躍時の腓骨の弦運動による。

■分類

①疾走型：遠位1/3部にみられる。
②跳躍型：近位1/3部にみられる。

■分類（表18）

表18　下腿骨の疲労骨折

	疾走型の部位	跳躍型の部位
脛骨疲労骨折	脛骨近位1/3部 遠位1/3部の後内側	中央1/3部前方部
腓骨疲労骨折	遠位1/3部	近位1/3部

One point Advice

サルミエントの整復固定法
- 患者を背臥位とせずに椅子やベッドに座らせ，下腿部を下垂させた状態で整復する．下垂するため重力が末梢方向に働き，背臥位の時よりも反張下腿になりにくい利点がある．

ギプス固定法の工夫
- 下腿骨骨幹部骨折では整復後の骨片の安定性が悪いため，ギプス固定の際に再転位を起こすことが多い．このため，
  ①下腿近位部1/3の範囲をギプス固定する．
  ②足関節を底背屈0°で下腿1/3の骨折部のやや遠位部までギプス固定する．
  ③助手に中枢部を軽く把持させ，術者は足関節部を末梢方向に牽引しながら骨片を直圧して整復する．この状態を保持したまま中央，骨折部のギプスを巻き近位部のギプスと遠位部のギプスを巻き込み固定を完了する．
  ⇒この方法では整復位を保持したままギプス固定ができるため，再転位が少ない．

8 下腿骨遠位部骨折

POINT

- 下腿骨遠位部骨折
  ⇒ ①下腿骨果上骨折，②脛骨天蓋骨折，③足関節果部骨折に分類される
- 下腿骨果上骨折
  ⇒ 直達外力と介達外力による（介達外力がほとんど）
  ⇒ 下腿骨の骨幹端部に起こる骨折．脛骨単独骨折多い．小児の場合は骨端線損傷の形をとる（ソルターハリスの分類）
  ⇒ 症状は，一般外傷症状に加えて骨片転位による変形
  ⇒ 治療は，転位軽度なら保存療法，高度の場合手術療法の適応
- 脛骨天蓋骨折
  ⇒ 転落などにより脛骨に軸圧が加わった際の骨折
  ⇒ 脛骨天蓋に骨折線が走り，粉砕骨折になることが多い（pilon骨折）
  ⇒ 症状は，高度な腫脹，内反膝・外反膝変形，膝関節の不安定性
  ⇒ 治療は，関節面の解剖学的整復が必要で手術療法の適応が多い．小児や転位の軽度な場合には保存療法の適応となる
- 足関節果部骨折
  ⇒ 足関節に及ぶさまざまな外力により骨折や脱臼，靱帯損傷を伴う骨折
  ⇒ 外転型と内転型に分類されていたが，現在はLauge-Hansen（ラウゲ・ハンセン）の分類が主に用いられている
  ⇒ 冠名骨折：Pott（ポット）骨折，Dupuytren（デュビュイトラン）骨折，Tillaux（チロー）骨折，Cotton（コットン）骨折
  ⇒ 症状は，腫脹・疼痛著明，骨折による変形，荷重歩行不能
  ⇒ 治療は，発生機序を分析して整復・固定が必要で，転位の高度なものはほとんどが手術療法の適応

下腿骨遠位部骨折

- 下腿骨遠位部骨折は距腿関節荷重面に骨折線が及ぶさまざまな形態をとる。
- スポーツ外傷によることが多く，距腿関節の解剖学的整復に失敗すると大きな機能障害を残す臨床的に重要な骨折である。

■分類（表19）

表19 下腿骨遠位部骨折の分類

Ⅰ	下腿骨果上骨折
Ⅱ	脛骨天蓋骨折
Ⅲ	足関節果部骨折

下腿骨果上骨折

- これは距腿関節近位部の脛骨骨幹端部の骨折であり，脛骨の単独骨折が多くみられるが，腓骨骨折を合併することもある。
- 幼年期には同部の骨端線離開がみられる。果部骨折を合併すると病態は複雑となる。

補足
●骨幹端⇒metaphysis（メタフィジス）

■発生機序
①**直達外力によるもの**：比較的少なく轢傷などでみられる。
②**介達外力によるもの**：高所からの転落などで脛骨に上軸方向から強い衝撃を受け，同時に側方から屈曲力が作用して発生することが多い。また，果上部に外転力が作用した場合や足部が固定されて下腿に捻転力が作用した場合に発生する。

■症状
- 外転型が多くみられ，遠位骨片は外上方に転位し捻転転位を伴うこともある。
- 小児の骨膜下骨折では，ほとんど転位を認めないことが多い。
- 骨折部の腫脹，骨片転位による変形が著明。
- 限局性圧痛や異常可動性，軋轢音を触知する。
- 骨膜下骨折でも荷重歩行は困難となる。

■治療
- 転位が軽度な場合は，整復後，大腿骨中央部より足部MP関節までの固定を実施する。
- 転位が高度な場合は機能障害の可能性が高く，手術療法の適応となる。

■予後
- 保存療法の場合は外傷性扁平足の予防に配慮が必要。
  ⇒足底挿板など
- 手術療法の場合は関節拘縮や慢性浮腫の防止に注意が必要である。

補足
- 天蓋⇒plafond(プラフォン)
- 杵⇒pilon(ピロン)

脛骨天蓋骨折

- 脛骨遠位端部の距腿関節荷重面を天蓋という。
- この天蓋に骨折線が走る骨折はpilon骨折またはplafond骨折ともよばれている。粉砕骨折となることが多い。

■発生機序
- 高所からの転落や交通事故などで下腿長軸方向に強力な外力が作用して発生する。
- 距骨が脛骨天蓋にめり込み粉砕気味に骨折する。

■症状
- 足関節周辺に高度の腫脹を認める。水疱を形成することもある。
- 強い疼痛により歩行は困難となる。
- 著明な圧痛，軸圧痛を認める。

■治療
- 関節内骨折で解剖学的整復が必要となり手術療法の適応となる。

■合併症
- 転落の場合，腰椎の圧迫骨折や骨盤骨折を合併することがある。

足関節果部骨折

- 足関節の形態により内果骨折，外果骨折，両果骨折，後果骨折に分類される。
- 足関節を補強する三角靱帯や脛腓靱帯の断裂，距腿関節の脱臼を合併することがある。距骨の内転，外転，外旋，軸圧の外力が複雑に作用して骨折するため，受傷機転をよく把握したうえで治療に当たることが重要となる。
- 足関節は荷重関節であり，歩行やジャンプに際して最も重要な動きを担うため，変形を残すと機能障害を招く可能性が強い。また，将来，変形性足関節症を後遺する確率が高い。

■分類(表20)
- 以前は外転型骨折，内転型骨折などの分類があったが，複雑な外力の作用が考慮されるため，最近ではこれらの分類は用いられなくなっている。
  ▶**Lauge-Hansen(ラウゲ・ハンセン)の分類**
  ・受傷時の足部の肢位と下腿に対する距骨の動きによる分類である。
    ⇒**旋**は距骨が時計回り，**転**は距骨が反時計回りとイメージすることが大事
  ・原著では5つ，現在は4つのstageに分類されている。
    ①回外・外旋損傷：SER(supination-external rotation)
    ②回内・外旋損傷：PER(pronation-external rotation)
    ③回外・内転損傷：SA(supination-adduction)
    ④回内・外転損傷：PA(pronation-abduction)
    ⑤回内・背屈損傷：PD(pronation-dorsiflexion)

表20　Lauge-Hansenの分類

負傷時の足部・距骨の動き	
①回外・外旋損傷（SER）（図24）	負傷時の足部は回外位で距骨に外旋強制　stage4まで
②回内・外旋損傷（PER）（図25）	負傷時の足部は回内位で距骨に外旋強制　stage4まで
③回外・内転損傷（SA）（図26）	負傷時の足部は回外位で距骨に内転強制　stage2まで
④回内・外転損傷（PA）（図27）	負傷時の足部は回内位で距骨に外転強制　stage3まで

図24　①回外・外旋損傷（SER）

stage I
- Ia　前脛腓靱帯断裂
- Ib　脛骨前縁の裂離骨折（チロー骨折）
- 外旋トルク
- 回外

stage II
- 外果螺旋骨折

stage III
- 脛骨後果骨折（コットン骨折）
- 後面

stage IV
- IVa　内果骨折
- IVb　三角靱帯断裂
- 後面
- 腓骨外果
- 外前方から後内方に回旋
- 後　前　脛骨内果

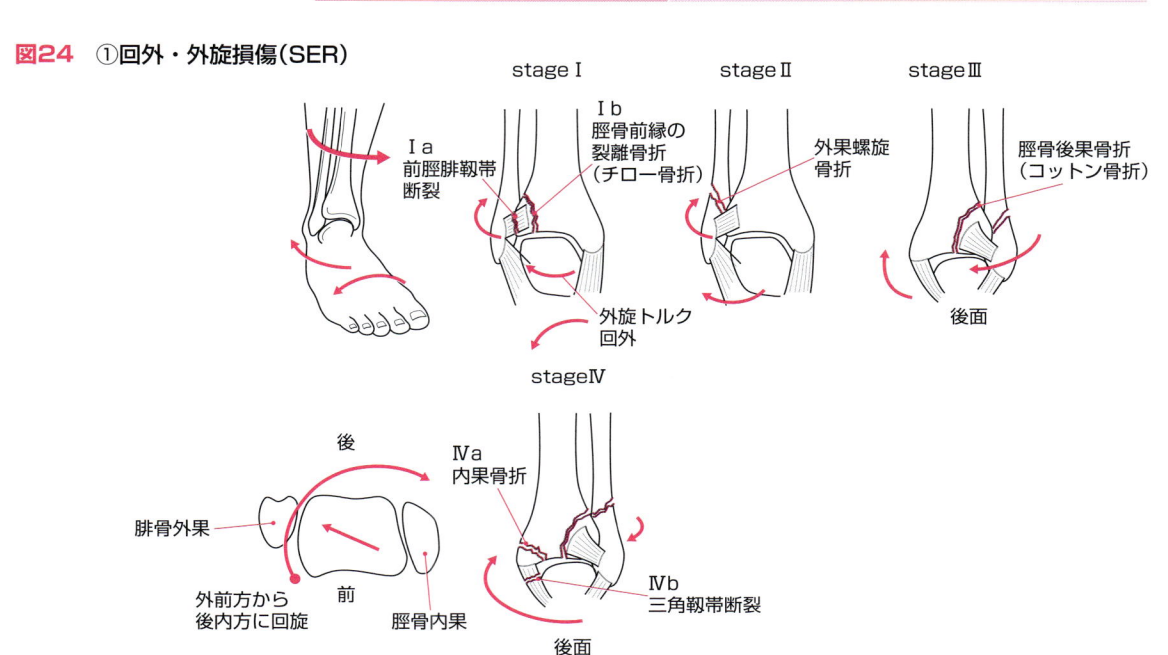

図25　②回内・外旋損傷（PER）

stage I
- Ia　内果裂離骨折
- Ib　三角靱帯断裂

stage II
- IIa　前脛腓靱帯断裂
- IIb　脛骨前縁の裂離骨折（チロー骨折）

stage III
- 腓骨の螺旋骨折
- 後　脛骨内果
- 腓骨外果
- 前　内から外回り

stage IV
- 後果骨折（コットン骨折）
- 後面

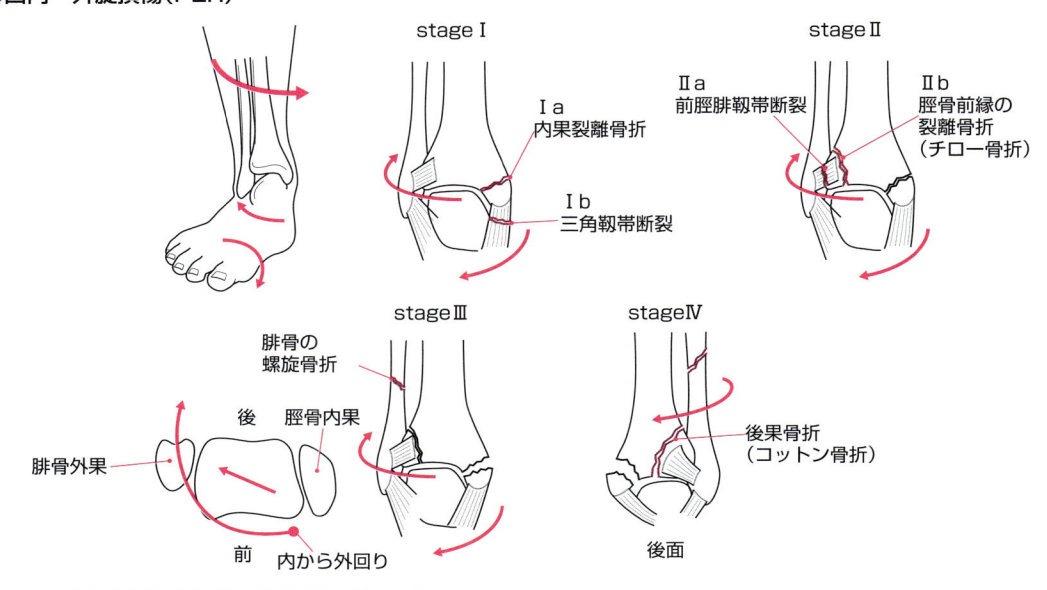

※距骨の回旋が重要。距骨が前内側から外後方へ回旋しながら骨折が進んでいく。

柔道整復理論（各論：骨折）

図26 ③回外・内転損傷（SA）

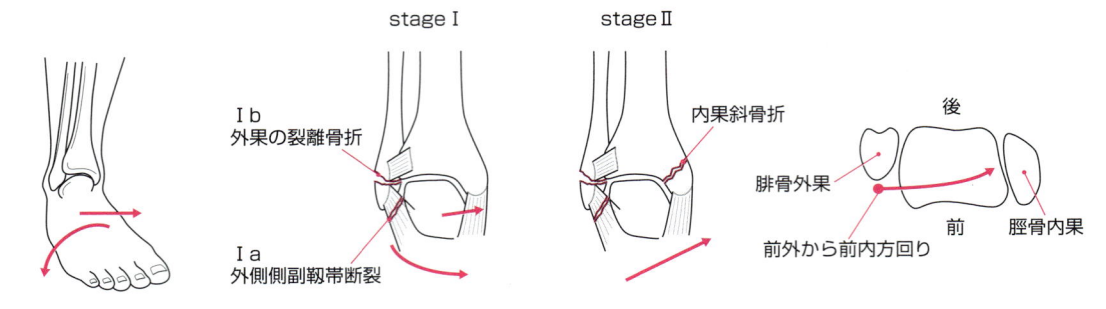

stage I
- Ib 外果の裂離骨折
- Ia 外側側副靱帯断裂

stage II
- 内果斜骨折
- 腓骨外果
- 前外から前内方回り
- 後／前
- 脛骨内果

図27 ④回内・外転損傷（PA）

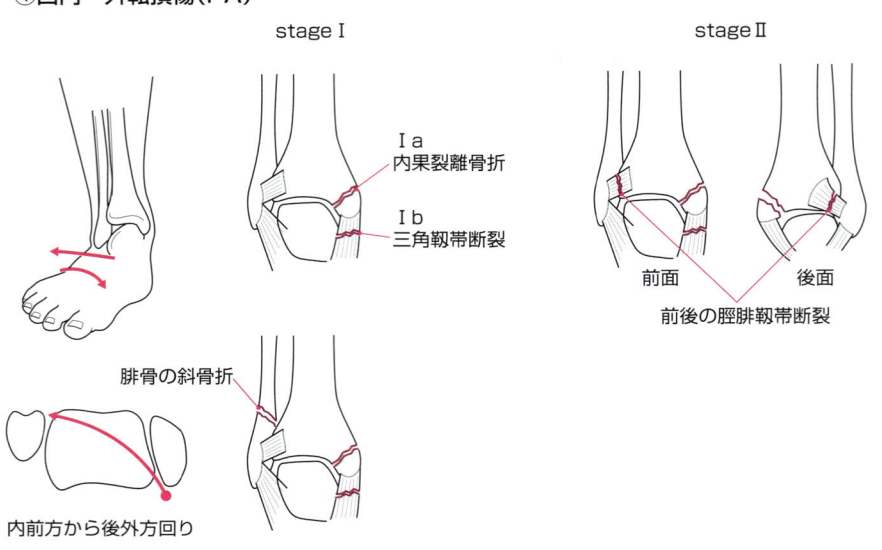

stage I
- Ia 内果裂離骨折
- Ib 三角靱帯断裂
- 腓骨の斜骨折
- 内前方から後外方回り

stage II
- 前面／後面
- 前後の脛腓靱帯断裂

用語アラカルト

＊25　チロー骨折
前脛腓靱帯の脛骨付着部の裂離骨折をいう。
回外・外旋損傷SERの1b
回内・外旋損傷PERの2b
に該当する。

＊26　コットン骨折
内果と外果の骨折に脛骨関節面の前縁または後縁の骨折を合併した場合，三果部骨折（コットン骨折）という。Lauge-Hansenの回内・外旋損傷Stage 3・4，回外・外旋損傷Stage 3・4

①**回外・外旋損傷（SER）**（足関節回外位で，距骨が外旋してstageを上げていく）
- stage 1：足関節に外旋が強制され，それに伴って距骨に外旋のトルクが発生すると前脛腓靱帯にストレスがかかり，1a：靱帯断裂，または1b：脛骨前縁の靱帯付着部の裂離骨折（チロー骨折＊25）（図28）が起こる。
- stage 2：さらに距骨が外旋すると腓骨遠位端（外果）を前方より強く圧迫し，2：**腓骨が骨折**（斜骨折または螺旋状骨折）する。
- stage 3：腓骨が骨折すると距骨は脛骨後果にぶつかり，3：**後果骨折**（コットン骨折＊26）を起こす。
- stage 4：外旋がさらに進むと，4a：三角靱帯断裂または4b：**内果骨折**を起こし，距骨は後外側に脱臼する。チロー骨折・**コットン骨折**

図28 チロー骨折

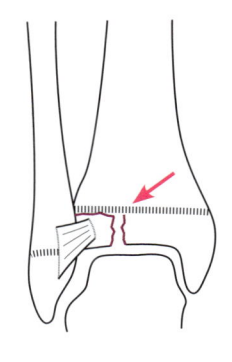

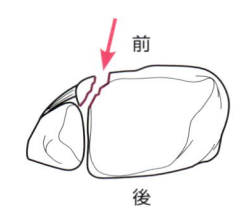

②回内・外旋損傷（PER）（足関節回内位で回内が強制されると，距骨が外旋してstageを上げていく）

- stage 1：回内により，1a：内果骨折（裂離骨折による横骨折），まれに1b：三角靱帯断裂（強靱なため）。
- stage 2：距骨の外旋により，2a：前脛腓靱帯断裂，または2b：脛骨前縁の靱帯付着部の裂離骨折（チロー骨折）が起こる。
- stage 3：距骨が回内しながら外旋するため，腓骨は脛腓靱帯より近位部にストレスがかかり螺旋状骨折を起こす。脛腓靱帯損傷を伴った腓骨近位1/3部骨折をMaisonneuve骨折[*27]（図29）という。
- stage 4：さらに距骨が外旋すると，4a：脛骨後果の骨折，4b：まれに後脛腓靱帯断裂を起こす。この状態はすべての脛腓靱帯が断裂し非常に不安定な状態となる。

> **用語アラカルト**
>
> [*27] **Maisonneuve骨折**
> 遠位脛腓靱帯断裂を伴った腓骨近位1/3部の骨折をいう。

図29 メイソンナーブ骨折

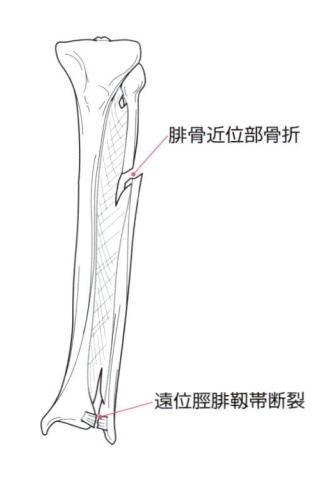

腓骨近位部骨折
遠位脛腓靱帯断裂

③回外・内転損傷（SA）（足関節回外位で距骨に内転が強制され，stageを上げていく）

- stage 1：回外しながら内転するため，距骨は反時計回りに回旋しながら内転する。1a：外側側副靱帯断裂または1b：外果骨折（裂離骨折による横骨折）。
- stage 2：距骨がさらに内転すると内果を圧迫し，内果骨折（斜骨折）を起こす。
- 回外・内転損傷ではstage 1が多くみられる。

④回内・外転損傷（PA）（足関節回内位で距骨に外転が強制されるため，距骨は反時計回りに回旋しながら外転しstageを上げていく）
- stage 1：回内により，1a：内果骨折（裂離骨折による横骨折），まれに1b：三角靱帯断裂（強靱なため）。
- stage 2：距骨が反時計回りに動きながら外転するため，前後の脛腓靱帯断裂を起こす。
- stage 3：さらに外転が進むと距骨が外果を外方に圧迫し，腓骨骨折（斜骨折）を起こす。

■症状
- どの骨折型も足関節周囲に腫脹・変形が著明で幅広く見える。
- 運動痛著明で激痛を伴う。
- 荷重歩行不能。
- 骨が後方に脱臼した場合は，踵骨部が後方に突出する。

■治療
- どの骨折型においても足関節部の解剖学的整復が重要であり，転位の軽度なものを除き手術療法の適応となることが多い。

■後遺症
- 足関節の拘縮，慢性浮腫，Sudeck（ズディック）の骨萎縮，変形性足関節症を後遺することがある

9 足根骨骨折

POINT

- ●足根骨骨折
  ⇒ ①距骨骨折，②踵骨骨折，③舟状骨骨折，④立方骨骨折，⑤楔状骨骨折に分類される
- ●距骨骨折　⇒　比較的まれ。高所からの転落，背屈を強制して骨折
  ⇒ ①頚部骨折，②体部骨折，③後突起骨折に分類。頚部が最も多い
  ⇒ 症状は，転位の軽度なものは捻挫と誤診しやすい。体部が後方移動でNaumann（ナウマン）症候。血行が悪く阻血性壊死の可能性もある
  ⇒ 治療は，手術療法が大半で，転位の軽度なものは保存療法の適応
- ●踵骨骨折
  ⇒ 足根骨骨折で最も頻度が高い。変形治癒で後遺障害を残しやすい
  ⇒ ①踵骨隆起骨折，②水平骨折（鴨嘴状骨折），③載距突起骨折，④踵骨前方突起骨折，⑤踵骨体部骨折に分類
  ⇒ 症状は，踵部の高度な腫脹，皮下出血が足関節から足底まで及ぶ，Böhler（ベーラー）角の減少
  ⇒ 治療は，転位の軽度な場合や関節外骨折は保存療法，転位の高度な場合や関節内骨折は手術療法の適応となる

- ●舟状骨骨折
    - ⇒ 介達外力，直達外力による。後脛骨筋の牽引による介達外力によるものが多い
    - ⇒ ①結節部（粗面）骨折，②背側近位関節縁骨折，③体部骨折に分類
    - ⇒ ①後脛骨筋の牽引による裂離骨折，②France heel（フランスヒール）骨折，③足部アーチが潰された圧迫骨折，外傷性扁平足に注意が必要。第1Köhler（ケーラー）病との鑑別を要する
    - ⇒ 治療は，転位の軽度なものは保存療法，転位の高度な場合は手術療法が適応
- ●立方骨骨折
    - ⇒ 比較的まれ。多くが裂離骨折となる。直達外力によるものは粉砕型の骨折
    - ⇒ 症状は，立方骨を中心に腫脹，限局性圧痛，第4・5中足骨からの軸圧痛
    - ⇒ 治療は基本的にギプス固定による保存療法
- ●楔状骨骨折　⇒　中足骨骨折やLisfranc（リスフラン）関節脱臼に合併する
    - ⇒ 症状は舟状骨骨折に類似するが，やや遠位に出現。外傷性扁平足に注意
    - ⇒ 治療は基本的にギプス固定による保存療法

■分類（表21）

表21　足根骨骨折の分類

I	距骨骨折
II	踵骨骨折
III	舟状骨骨折
IV	立方骨骨折
V	楔状骨骨折

用語アラカルト

*28　距骨骨折
距骨は関節面が多く，血管分布に乏しい（体部骨折は骨癒合がしにくい骨折）。

距骨骨折[*28]

- 比較的まれな骨折であるが，足根骨骨折では踵骨骨折に次いで多い。
- 距骨は頭部，頚部，体部からなり，頭部は舟状骨と，体部の上面の滑車部は脛骨と，体部の底面は踵骨とそれぞれ関節をなす複雑な構造になっている。
- 表面の60％が関節軟骨におおわれているため，血管分布の特異性をもつ。そのため，体部骨折では阻血性壊死に注意が必要である。
- 骨折により転位を残すと，距腿関節および距踵関節に機能障害が残る可能性が高い。

■分類（表22）

表22　距骨骨折の分類

I	頚部骨折（最も多い）（図30a）
II	体部骨折（血管分布が悪い）（図30b）
III	後突起骨折（有痛性三角骨との鑑別を要する）（図30c）

図30 距骨骨折

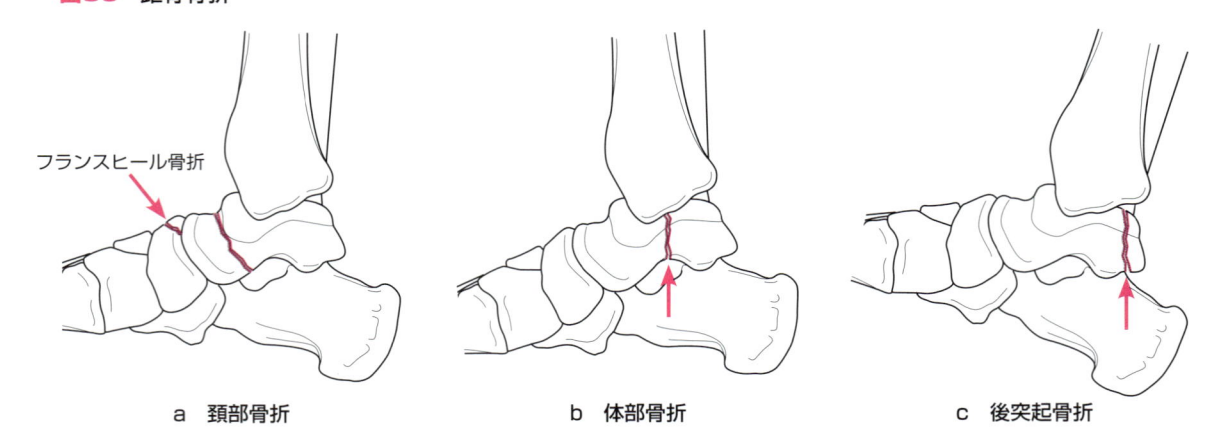

a 頚部骨折（フランスヒール骨折）　　b 体部骨折　　c 後突起骨折

頚部骨折

- 距骨骨折の約半数を占める。

■発生機序
- 事故や衝突などにより足関節に強い背屈力を受けた際に，脛骨前縁部が距骨頚部とぶつかって発生する。
- 高所からの転落などで足部が固定された状態で上方の脛骨より強い圧迫力が作用し発生する。

■分類（表23）

表23 距骨骨折の程度による分類

①骨部の転位が軽度なもの
②骨が骨折し，距骨下関節が脱臼または亜脱臼（栄養動脈の損傷）
③骨が骨折し，距骨下関節，距腿関節が脱臼（すべての栄養動脈が損傷）
④距骨が骨折し，距骨下関節，距腿関節，距舟関節が脱臼（すべての栄養動脈が損傷）

体部骨折

- 血管分布が悪い。
- 基本的に圧迫型の骨折で，距骨の上面と下面が圧潰される。
- 末梢骨片が後方に転位することもある。

後突起骨折

- Shephard（シェパード）骨折とよばれ，足関節の底屈が強制され脛骨後縁と距骨後突起がぶつかって発生する。有痛性三角骨との鑑別が重要である。

■症状
- 転位の軽度な距骨骨折は強い捻挫と誤診しやすい。捻挫に比べ腫脹が高度なこと，距骨部の限局性圧痛，荷重痛，足関節の背屈時痛などが特徴である。
- 足部から距腿関節部にかけての腫脹・疼痛が著明。

- 転位の高度な場合は距腿関節部の変形著明。距骨が前後に割れ，その中に脛骨遠位端が入り込むと両果が低くみえる。
- 頚部骨折では足関節が屈曲（底屈），回外位となり，外反扁平足位を呈する。
- 距骨の末梢骨片が後方に転位した場合，骨片が長母趾屈筋の腱を圧迫し，母趾が屈曲して伸展不能となる（Naumann症候）。
- 後方に転位した骨片が脛骨神経を圧迫し，足底の知覚障害を起こすこともある。

■治療

- 転位のない場合は，下腿近位端から足部MP関節までのギプス固定を実施する。
- 転位の高度な場合は手術療法の適応となるが，可及的速やかに整復することが重要である。頚部骨折や体部骨折では，血管分布の関係により遷延治癒や偽関節に注意が必要。
- 距骨後突起骨折では，患者を腹臥位で膝関節90°屈曲位とし，足関節を背屈させて，アキレス腱の両側より両母指を末梢骨片上に当て，足趾の方向に圧迫して整復する。
- 固定は足関節軽度背屈位での4～5週間の免荷固定とする。

■予後

- 荷重時痛，足関節の可動域制限などの機能障害を生じやすい。これらの原因としては距骨の阻血性壊死および二次性変形性足関節症を続発するためと考えられる。

踵骨骨折

- 踵骨骨折は足根骨骨折のうちで最も発生頻度が高く，その60％を占めるといわれている。
- 大工，左官，鳶職などの高所作業者に多く発生する。
- 踵骨は海綿骨の占める割合が高く，血管分布も豊富で骨癒合が良好である。
- 関節面は上面の中央から前半分に存在し，上面は距骨と，前方では立方骨と関節を作る。
- 海綿骨の占める割合が高いことから解剖学的整復固定が難しく，変形治癒を形成し後遺障害が生じることが多い。
- 受傷の際に脊椎圧迫骨折を合併することがある。

■分類（表24）

表24　踵骨骨折の分類

I	踵骨隆起骨折
II	水平骨折（鴨嘴状骨折*29）
III	載距突起骨折
IV	踵骨前方突起骨折
V	踵骨体部骨折　①骨折が関節面に波及しないもの ②骨折が関節面に波及するもの

用語アラカルト

*29　鴨嘴状骨折
鴨（カモ）の嘴（くちばし）状の骨折のこと。

■発生機序
- 原因としては，高所からの転落や飛び降り時の直達外力がほとんどである。
- まれにアキレス腱の急激な牽引作用により裂離骨折が発生することもある。また，足関節から足部までの内返しを強制された際に二分靱帯付着部である踵骨前方突起部に裂離骨折を起こす。

■症状
- 踵骨部を中心とする腫脹・疼痛が著明で，踵部の横径が増大し患肢での荷重歩行不能となる。
- 皮下出血斑は踵部を中心に足底に及ぶことが多い。
- 骨折が距踵関節に及ぶと足部の回内・回外運動が痛みで制限される。
- 鴨嘴状骨折では足関節の底屈が不能となる。
- 骨前方突起骨折では二分靱帯部に腫脹と限局性の圧痛を認める。
- 単純X線検査ではベーラー角*30の減少を認めることが多い。

■治療
①関節外骨折
- 鴨嘴状骨折では，腹臥位で膝関節を90°屈曲させ足関節を底屈してアキレス腱の緊張をとり，術者は両母指で末梢骨片を底側方向に圧迫し整復する。
- 骨片の安定が悪い場合は手術療法の適応となる。また，踵骨隆起骨折で骨片の転位の軽度なものは保存療法の適応となる。踵骨前方突起骨折は大きな骨片転位を認めないことが多く，良肢位でのギプス固定で良好な治癒を得ることができる。

②関節内骨折
- 関節内骨折では徒手整復を行っても解剖学的に整復することが難しいため，転位の高度な場合は手術療法の適応となる。
- 踵骨骨折では骨折部が海綿骨であるため，手術療法を実施しても解剖学的治癒，また固定が困難なことが多い。そのため，どの方法を用いても変形治癒の機転をとることが多い。
- 合併症：飛び降り時に脊椎圧迫骨折を合併することがある。

■後遺症
- 変形治癒により痛みや機能障害が残りやすい。
- 横径の増大により腓骨筋腱鞘炎が起こりやすい。
- 関節面に及ぶ骨折では距踵関節に変形性関節症をきたし，歩行障害を残す。
- 慢性浮腫やズデックの骨萎縮，アキレス腱周囲炎などの障害を残す例も少なくない。
- 外傷性扁平足も残るなど保存療法ではほとんどが変形治癒となる。

舟状骨骨折

■発生機序
①**直達外力によるもの**：上方または内下方の結節が骨折することがある。

用語アラカルト

*30 ベーラー角
踵骨隆起上端と後関節面上端とを結ぶ線と，後関節面上端と前方突起先端を結ぶ線とのなす角，正常は20°～40°踵骨骨折では減少する。

②**介達外力によるもの**：ほとんどで，足部に外返しを強制された際，後脛骨筋の付着部である舟状骨結節部に裂離骨折を起こす。足部に内返しを強制された際には距舟靱帯の付着部である舟状骨の背側近位関節縁の骨折がみられる（最も多い骨折である）。この骨折はハイヒールを履いた女性に多くみられることから，フランスヒール骨折*31とよばれる。

高所から飛び降りた際の内側縦アーチのトップに位置する舟状骨は，距骨と前方の楔状骨に圧迫されて骨折を起こす。その場合，背側の骨片は逸脱することがある。

> **用語アラカルト**
> *31 フランスヒール骨折
> ハイヒールを履いた女性が階段を踏み外した際に骨折することで命名された。

■症状
- 舟状骨部に腫脹および限局性圧痛を認め，踵歩きによる跛行を呈する。
- 骨片が突出した場合は変形が著明となる。また，上方が圧潰した場合は内側縦アーチが減少する。
- 第1〜3趾からの軸圧痛を認める。
- 足部の回内・回外運動制限および運動痛を認める。

■治療
- 転位のない場合は保存療法の適応となる。
- 下腿近位部から足部MP関節部までのギプス固定を実施する。固定時に，内側縦アーチの減少による外傷性扁平足に十分注意が必要である。
- 骨片の適合が悪い場合は手術療法の適応となる。

■鑑別診断
- 外傷性扁平足，第1Köhler病*32との鑑別が必要である。

> **用語アラカルト**
> *32 第1ケーラー病
> 成長期の小児（特に男児）にみられる骨端症の1つ。足舟状骨に血行不良や持続的な負荷がかかることで生じ，舟状骨部に痛みを伴う。

立方骨骨折

- 比較的まれな骨折である。

■発生機序
①**介達外力によるもの**：内返し捻挫の際に背側踵立方靱帯の牽引による裂離骨折がみられる。

②**直達外力によるもの**：縦骨折や粉砕骨折などさまざまな骨折型を呈する。Chopart（ショパール）関節脱臼やLisfranc（リスフラン）関節脱臼に伴って骨折することがある。

■症状
- 立方骨部に腫脹，皮下出血斑および限局性の圧痛を認める。
- 跛行を呈するが歩行は可能なことが多い。
- 第4・5中足骨からの軸圧痛を認める。
- 脱臼を伴った場合は足部の変形が著明である。
- 足部の回内・回外運動制限および運動痛を認める。

■治療
- 舟状骨骨折と同様。

楔状骨骨折

■発生機序
①**直達外力によるもの**：中足骨基底部の骨折やリスフラン関節分散脱臼に伴う骨折が多い。

②**介達外力によるもの**：前足部の強い外転あるいは底屈が強制され，リスフラン関節脱臼が起こった場合に併発する。

■症状
- 舟状骨骨折と類似するが，症状がやや遠位にみられる。
- リスフラン関節脱臼を伴った場合は前足部に変形がみられる。

■治療
- 立方骨骨折と同様。

用語アラカルト

*33　行軍骨折
軍隊の行軍訓練で足の中足骨に起こることが多く，命名された。

*34　ジョーンズ骨折
本来はダンスの際にみられた第5中足骨基底部の横骨折をJonesが報告した。しかし，現在は，同部の疲労骨折をジョーンズ骨折とよんでいる。

10 中足骨骨折

POINT

●中足骨骨折（図31）	⇒ ①中足骨骨幹部骨折，②第5中足骨基部裂離骨折，③中足骨疲労骨折に分類される
●中足骨骨幹部骨折	⇒ 症重量物の落下や車の轢傷（直達外力）による横骨折を呈する
	⇒ 症軟部組織損傷を伴い開放性骨折となることがある
	⇒ 症状は，一般外傷症状に加えて前足部の横径の増大などがみられる
	⇒ 治療は，整復後のギプス固定，保存療法が基本
●第5中足骨基部裂離骨折	⇒ 短腓骨筋の牽引（介達外力）による
	⇒ 症状は，第5中足骨基部を中心に腫脹，限局性圧痛
	⇒ 治療は，骨癒合良好なため，保存療法の適応
●中足骨疲労骨折	⇒ ①第2・3中足骨骨幹部の疲労骨折：行軍骨折*33 ②第5中足骨近位骨幹部の疲労骨折：Jones骨折*34
	⇒ 症状は慢性的な機転をとる。腫脹，圧痛，跛行を呈する。初期には単純X線検査で見逃されやすい
	⇒ 治療は，単純骨折よりは固定期間が長期にわたるギプス固定や装具療法など

図31 中足骨骨折

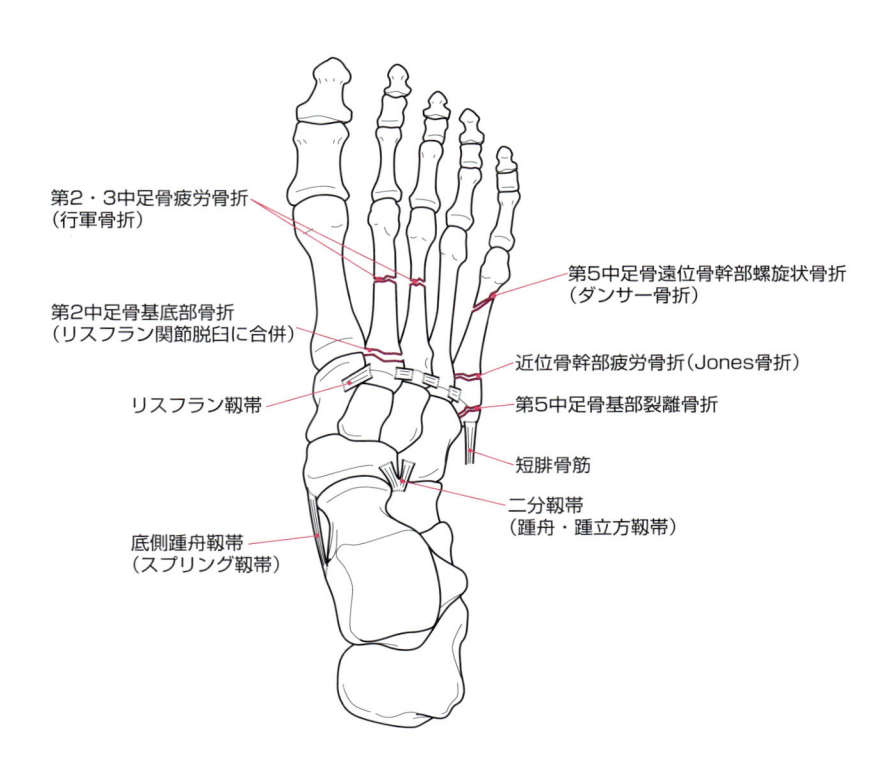

- 第2・3中足骨疲労骨折（行軍骨折）
- 第2中足骨基底部骨折（リスフラン関節脱臼に合併）
- リスフラン靱帯
- 底側踵舟靱帯（スプリング靱帯）
- 第5中足骨遠位骨幹部螺旋状骨折（ダンサー骨折）
- 近位骨幹部疲労骨折（Jones骨折）
- 第5中足骨基部裂離骨折
- 短腓骨筋
- 二分靱帯（踵舟・踵立方靱帯）

■発生機序

①**直達外力によるもの**：重量物の落下や車の轢傷などの直達外力で発生することが多い。横骨折が多く，しばしば軟部組織の損傷を伴い開放性骨折となることもある。また，2カ所以上の中足骨が同時に骨折したり，粉砕骨折を起こすなど種々の骨折型を呈する。

②**介達外力によるもの**：内返し捻挫の際の短腓骨筋の牽引力による第5中足骨基部の裂離骨折が代表的。**下駄骨折**とよばれている。

③**スポーツなどの繰り返し外力によるもの**：
第2，3中足骨骨幹部に疲労骨折を起こすことがある。疲労骨折は疼痛などの症状が出現した時点で受診した場合，単純X線検査のみでは診断が難しく，MRI検査などが有効である。診断は運動の程度，外傷の有無，圧痛部位などを考慮して行う。

■分類（表25）

表25 中足骨骨折の分類

I	中足骨骨幹部骨折
II	第5中足骨基部裂離骨折（下駄骨折）
III	中足骨疲労骨折

■症状

- 中足骨部の腫脹・疼痛著明。限局性圧痛，荷重痛および中足骨長軸よりの軸圧痛を認める。

- 直達外力による横骨折では軟部組織を損傷して開放性骨折となることがある。
- 前足部の横径の増大を認める。
- 安静時には痛みは軽いが荷重時や原因となる負荷が加わると痛みが増強する。
- 疲労骨折では，初期の単純X線検査で骨折像が認められないことが多く，2～3週間の経過とともに，骨皮質の肥厚，骨折線が認められることがある。原因の有無や圧痛部位，スポーツ歴などから総合的に診断することが重要である。近年ではMRI検査によってかなり早期に診断が可能となっている。

■治療
- 比較的転位の軽度な骨折では，下腿遠位部から足尖までのギプス固定を4週間行う。
- 足底挿板を用いて外傷性扁平足の防止に努める。
- 転位の強度な中足骨骨折では手術療法の適応となる。

■予後
①変形治癒や，複数の中足骨が同時に骨折した場合は横径の増大，外傷性扁平足などにより，長期に荷重痛を残すことがある。
②第5中足骨基底部の裂離骨折では，外方凸変形を残すと靴歩行時に疼痛が発生しやすい。

11 趾骨骨折

POINT
- 趾骨骨折　⇒　重量物の落下，素足で足尖をぶつけるなどの直達外力によるものが多い
- 　　　　　⇒　第1趾の基節骨，末節骨に好発。末節骨尖端部骨折は癒合しにくい
- 　　　　　⇒　症状は一般骨折症状。末節骨骨折では骨片転位は軽度
- 　　　　　⇒　治療は，基本的に保存療法の適応

- 比較的頻繁に遭遇する骨折で，骨片の転位は比較的軽度。
- 母趾の基節骨と末節骨に多く発生するが，第5趾や第4趾にも発生する。

■発生機序
- 重量物の落下や，足尖がテーブルの脚などに直接ぶつかる直達外力によるものが多い。

■症状
- 腫脹・疼痛が著明で，爪下血腫[*35]などの皮下血腫が特徴的である。
- 末節骨の骨片転位は解剖学的特徴により軽度。
- 末節骨骨折は尖端部に多く，骨癒合が遷延しやすい。

用語アラカルト

*35　爪下血腫
骨折などによって，爪の下に血液が溜まった状態。溜まった血液により爪の下の内圧が上がるため，ズキズキする強い痛みを生じる（拍動痛）。

補足

趾部の皮下出血斑
●趾骨部の損傷では，骨折による皮下出血斑が特徴（捻挫などではあまり出血斑を伴うことは少ない）。

- 基節骨骨幹部骨折は底側凸の変形が多く，特に第1趾にみられる。

■治療
- 基本的には保存療法の適応。

■予後
- 基節骨骨折では底側凸の変形が残りやすく，歩行時痛を遺残しやすい。
- 末節骨骨折は身体の末梢部の骨折であり，血流の問題などにより，遷延治癒となることがある。

【柔道整復理論(各論：骨折)・文献】
・村地俊二 ほか 編：骨折の臨床，中外医学社，1996．
・室田景久 ほか 編：図説整形外科診断治療講座4 骨折と救急処置，メジカルビュー社，1990．
・室田景久 ほか 編：図説整形外科診断治療講座9 骨盤・股関節の外傷，メジカルビュー社，1990．
・平澤泰介 ほか 監：柔道整復外傷学ハンドブック 下肢，医道の日本社，2011．
・全国柔道整復学校協会 監：柔道整復学 理論編 改訂第5版，南江堂，2009．
・竹内義享 ほか 著：柔道整復師国家試験重要ポイント 柔道整復学 下肢・総論編 第4版，医歯薬出版，2011．

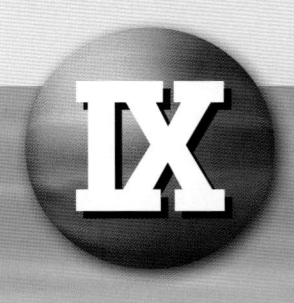

IX 柔道整復理論
（各論：脱臼）

1 頭部・体幹

⇒ 頸椎脱臼・脱臼骨折および胸腰椎脱臼・脱臼骨折については「整形外科学(総論)」(p.191)参照のこと

1 顎関節脱臼

POINT

- ●顎関節 ⇒ 下顎骨の下顎頭と側頭骨の下顎窩で構成。関節円板が存在
- ●顎関節脱臼の分類 ⇒ 前方両側脱臼：最多
  前方片側脱臼：直達外力により発生しやすい
  後方脱臼：まれ，骨折を伴う
  側方脱臼：まれ，骨折を伴う
- ●顎関節の運動 ⇒ ①蝶番運動(骨頭の回転運動)
  ②すり潰し運動および前方移動(骨頭の水平面上の運動)
- ●脱臼の整復法 ⇒ 口内法：ヒポクラテス法，ボルカース法，探珠母法
  口外法：探珠子法(単純に口外法ともよばれる)
- ●整復時の注意点 ⇒ 患者さんを心身ともにリラックスさせる
  整復時呼吸(鼻から吸って，口からゆっくりはく)をさせる
  乱暴な整復操作を行わない→下顎骨骨折の原因になる

開口による顎関節の動き

- 受動的開口：なんとなく口を開けている状態 ⇒ 骨頭が回転(蝶番運動)する(図1)
- 能動的開口：意識して口を大きく開ける，もしくは欠伸(あくび)をした状態(図2)
  ⇒ 骨頭の回転(蝶番運動)に加え，前方に水平移動する
  ※能動的開口によって，不全脱臼の状態となる。

図1 受動的開口

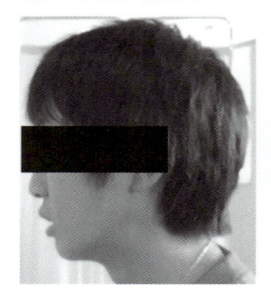

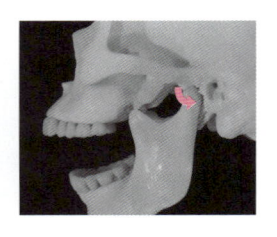

図2 能動的開口

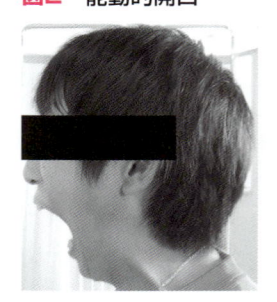

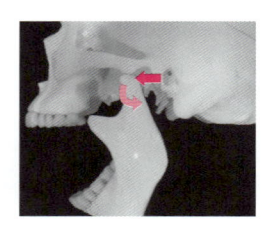

顎関節脱臼の特徴

- 能動的開口により不全脱臼の型となるが，異常ではない。
- 関節包および外側靱帯が緩いため，関節包を破らずに脱臼する。
- 男性と比べ女性の関節窩が浅いため，女性に多い。
- 関節の構造上，前方脱臼が多い。
- 反復性脱臼(外傷後)および習慣性脱臼(外傷の既往なし)に移行しやすい。

One point Advice

- 顎関節脱臼の特徴は国家試験頻出なので，しっかりおさえておくこと。

顎関節脱臼の発生機序

図3　発生機序1

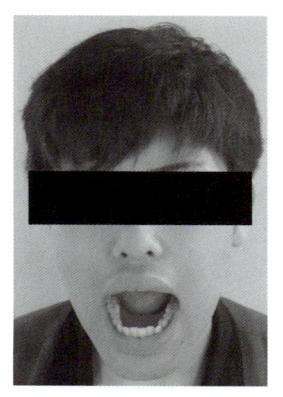

極度の開口により両側脱臼となりやすい

図4　発生機序2

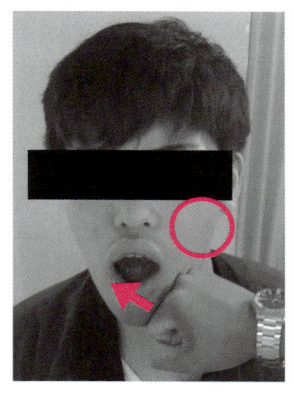

開口時に側方より外力が加わることで片側脱臼となりやすい

- 顎関節前方両側脱臼の症状(図5)
    - ①閉口不能のまま外側翼突筋，外側靱帯，咬筋の作用により弾発性固定
        - ⇒ 唾液流出，咀嚼，談話困難
    - ②下顎歯列が上顎歯列をより前方に位置する
    - ③外耳孔前方に下顎頭を触知できず，関節窩のみを触れる
        - ⇒ 下顎頭は頬骨弓の下部に位置する
    - ④筋突起が頬骨の下に位置するため，頬骨の突出が目立たなくなり扁平となる

図5　顎関節前方両側脱臼の症状

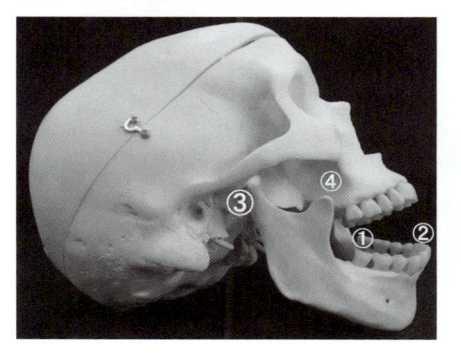

図6　顎関節前方両側脱臼の外観

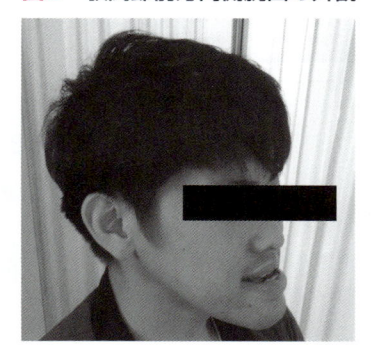

柔道整復理論(各論：脱臼)

- 顎関節前方片側脱臼の症状（図7）
  ⑤両側脱臼よりも症状は軽く，半開口の状態で閉口は可能。
  ⑥オトガイ部が健側に位置する。
    ※下顎骨頭骨折の場合は，オトガイ部が患側に位置する。
  ⑦患側の外耳孔の前方に関節窩の陥凹を触れる。

図7 顎関節前方片側脱臼の症状（左側が患側）

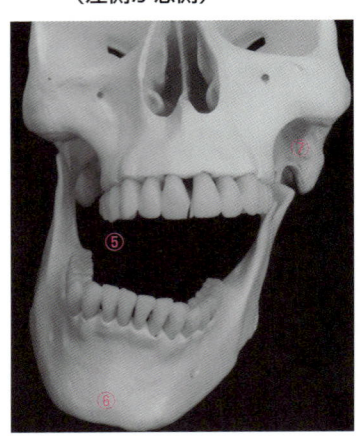

前方脱臼の整復法

▶口内法

図8 整復準備 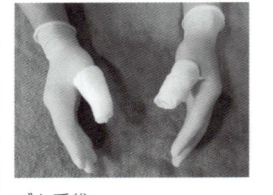
ゴム手袋
ガーゼ

図9 両母指を置く位置（色付きの部分）

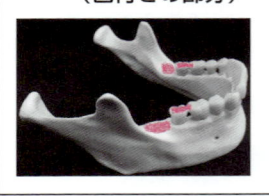

図10 ヒポクラテス法（坐位）
頭部固定／下後方へ押圧／前方にすくい上げる 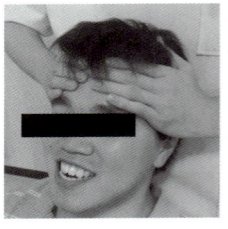

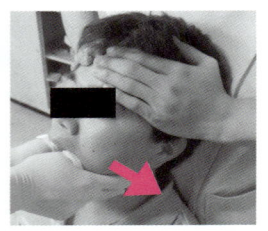

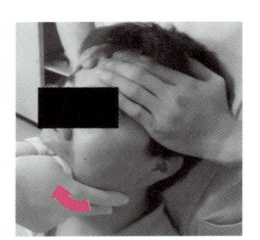

図11 ヒポクラテス法（仰臥位）

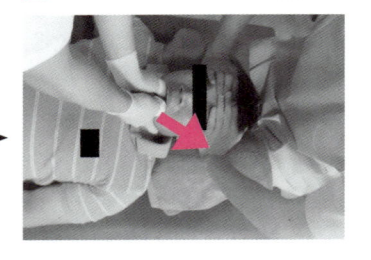

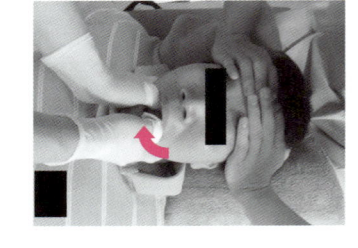

図12 ボルカース法（坐位）
後方に回り込む／両母指を後方から挿入／母指で後下方に押し込み四指で前方に引き出す

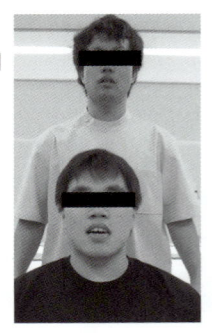

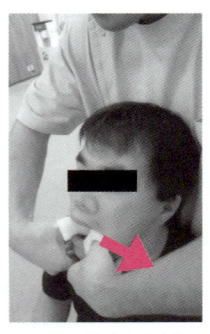

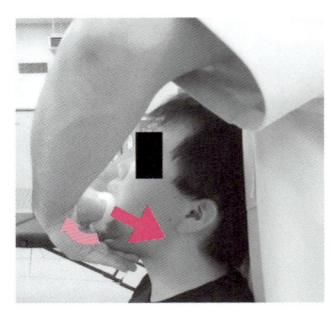

※口内法の整復時の注意点
①母指を必要以上に挿入しない
②整復時に母指が噛まれないように指を外側に滑らせる操作を行う

▶口外法

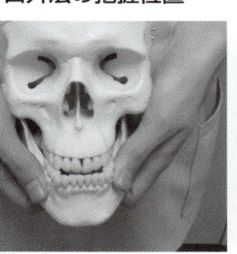

図13 口外法の把握位置 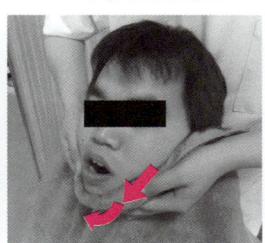　　**図14** 口外法（坐位） 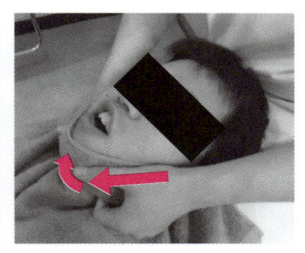　　**図15** 口外法（仰臥位）

後方脱臼

- 発生機序：閉口したオトガイ部に前方から外力が加わり発生（図16）
- 症状：下顎が後方に位置，開口不能，咬合不能
- 骨折の合併（図17）：下顎骨骨折，外耳道部の骨折，頭蓋底の骨折
- 整復法：前方脱臼のように把握して，下顎骨を前下方に操作し整復
  ※前方脱臼の場合は後下方
- 注意点：頭部の骨折を合併する場合は，専門医に搬送する。

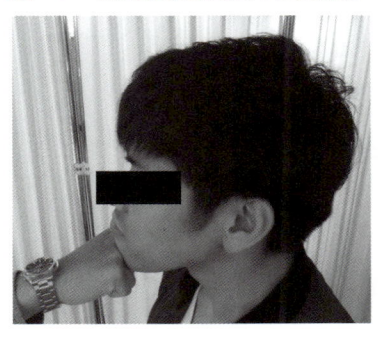

図16 顎関節後方脱臼の発生機序 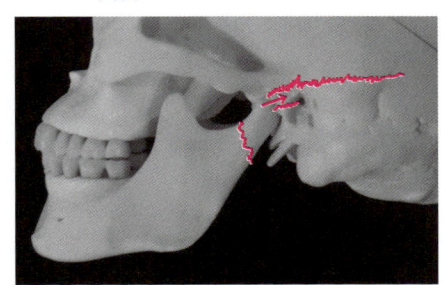　　**図17** 顎関節後方脱臼における骨折の合併

側方脱臼

- 特徴：単独の側方脱臼はまれであり，骨折を合併する。
- 症状：下顎が後方に位置する。咬合不能，下顎運動障害。下顎頭が下顎窩の外側または内側で触知される。
- 評価：触診と単純X線像により判断する。
- 治療：骨折を伴うことが多いため専門医に託す。

固定法，後療法，指導管理

- 固定：巻軸包帯を用いて投石帯，複頭帯，単頭帯（図18）などにより固定し，最低3～4日間は固定を行う。夜間は，固定をしたまま就寝させる。
- 後療法：急性期は患部を冷却，症状が鎮静化したら血行促進を図る。

- 指導管理：開口制限→受傷後2週間は開口制限。2週間後に半開口，3週間後に全開口を許可する。
  食事　　→受傷後1週間は流動食，1週〜2週目までは半固形食，2週間目以降は固形食へ移行。ただし，硬いものは避ける。

図18　複頭帯：左右対称　　単頭帯：左右非対称　　　　　　　　　　　提額帯（投石帯）

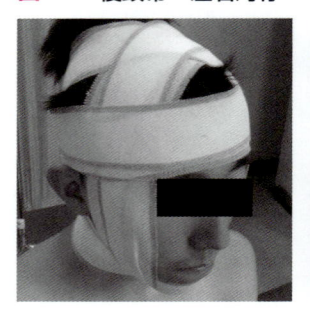

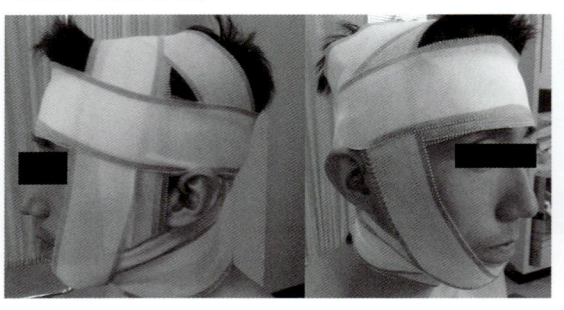

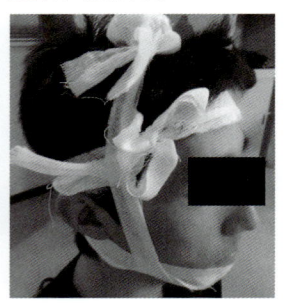

必修問題対策！

「開口」と「閉口」の区別を正しく認識しよう。顎関節前方脱臼では，開口状態となり，閉口することが困難となる。一方後方脱臼では，閉口状態となり開口不能となる。開口と閉口の関係を正しく理解しよう。また，試験時に緊張で焦ってしまうと「閉口」の文字を「開口」と読み間違えることがあるため，落ち着いて問題を読むようにしよう。知識として理解していても，読み間違いにより不正解となれば悔やみきれない。

One point Advice

- 国家試験では，顎関節脱臼の特徴と顎関節前方脱臼の症状から出題されることが多い。頻出部分は十分理解するとともに，整復法は臨床で必要となるので，手を使った動作で整復操作を体得しよう。

2 胸鎖関節脱臼

POINT

- 発生頻度　　　　　⇒　肩鎖関節脱臼を合併する複数脱臼の発生頻度は低い
- 好発年齢　　　　　⇒　青壮年に多く，幼少児に少ない
- 治療　　　　　　　⇒　固定が困難で変形を残しやすい
- 胸鎖関節脱臼の分類　⇒　前方脱臼：最多
　　　　　　　　　　⇒　後方脱臼：少ない→観血的治療が望ましい
　　　　　　　　　　⇒　上方脱臼：ごくまれ

胸鎖関節前方脱臼

- 発生機序：①肩甲骨および上腕を後方へ強制する外力
　　　　　　②投球動作等に伴う筋力作用
- 症状　　：鎖骨近位端が前方に突出（目立つ）
　　　　　　患部の疼痛，患肢の運動機能が制限
　　　　　　→肩関節外転不能
　　　　　　鎖骨近位端骨折と外観が類似
　　　　　　胸鎖乳突筋の緊張緩和
　　　　　　⇒　疼痛緩和姿勢（図19）をとる

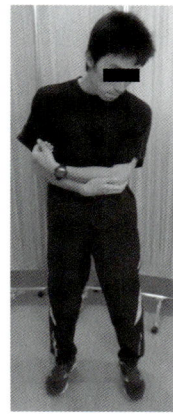

図19　疼痛緩和姿勢

図20　胸鎖関節前方脱臼の整復法

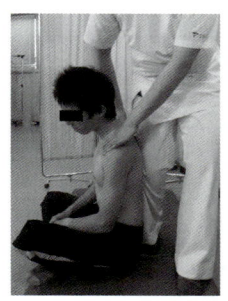

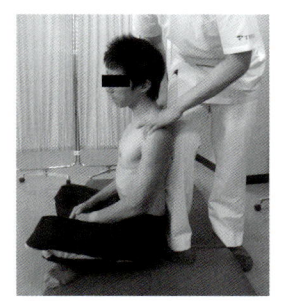

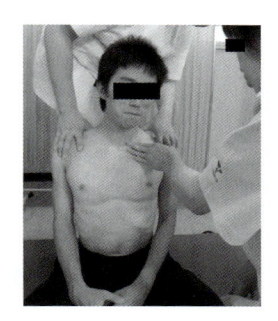

図21　胸鎖関節の固定法

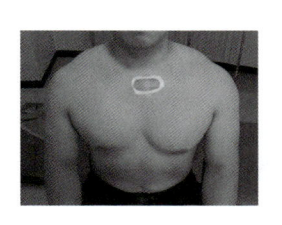

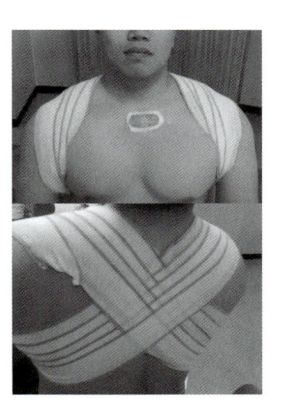

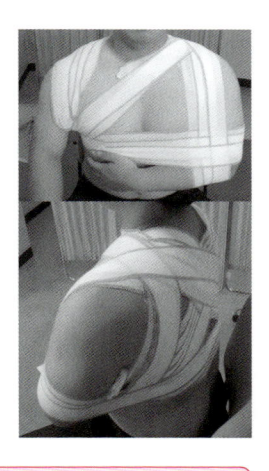

必修問題対策！
出題範囲のなかには，胸鎖関節脱臼は含まれていない。ただし，「前方脱臼が多い脱臼は次のうちどれか」など，総論の出題範囲から出題される可能性もあるため，POINTの部分は最低限の知識として備えておこう。

予後
- 固定困難のため，鎖骨近位部の前方転位を残しやすい
　　⇒　上肢運動機能障害は回復する

One point Advice
●国家試験では，肩鎖関節脱臼の内容とともに鎖骨脱臼として出題されることが多いため，あわせて学習すること。肩鎖関節脱臼と共通する点もあり，過去の問題ではその共通点を問う内容が出題されている。

2 上肢

1 肩鎖関節脱臼

POINT

- ●靱帯損傷分類 ⇒ 第1度：肩鎖靱帯損傷
  第2度：肩鎖靱帯断裂
  第3度：烏口鎖骨靱帯断裂
- ●鑑別診断 ⇒ ①鎖骨外端部骨折
  ②肩峰骨折
- ●発生機序 ⇒ 明らかな外傷機転（原因参照）
- ●固有症状 ⇒ 階段状変形
  ピアノキーサイン
- ●予後 ⇒ 機能的治癒（外観上変形残存）

原因・発生機序

- 主にスポーツ中のアクシデントや交通事故（自転車，バイク等）による肩部への衝突外力（直達外力）が肩鎖関節に働き発生する。そのため，活動盛んな青壮年期（15～30歳）の男性に好発する。
- 転倒や転落による肩部外側への衝突外力がやや上方から作用した際に肩甲骨の下方回旋が起こり，上肢体全体が内下方に強く押し込まれる。鎖骨は第1肋骨と衝突し固定され突き上げられるように働き，肩鎖関節面で肩峰と鎖骨外端部に強い介達力（剪断力）が働き発生する。
- この際，外力が肩部外側から鎖骨に対して垂直（前額面方向）に働いた場合，鎖骨骨折に移行する。
  例：柔道投げ技による肩からの着地（受け身がとれない状態）

図1　発生機序

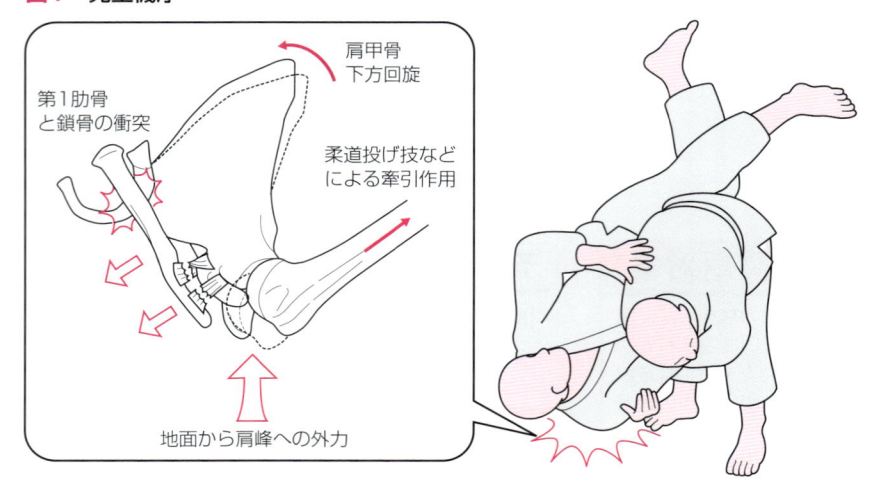

用語アラカルト

＊1　肩鎖関節
肩甲骨の肩峰関節面と鎖骨外端部から構成される。関節面はどちらもほぼ平面で不完全な関節円板を有する平面関節で，関節の運動範囲はきわめて小さい。肩峰の関節面はやや上を向き，それに対し鎖骨の関節面はやや下に傾斜する。関節包は緩く，その安定性は肩鎖靱帯と肩甲骨烏口突起と鎖骨外端下面を結合する烏口鎖骨靱帯に依存する。

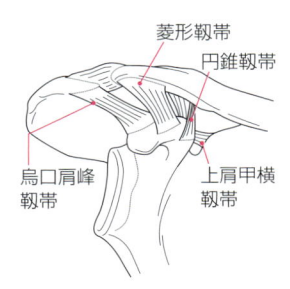

菱形靱帯
円錐靱帯
烏口肩峰靱帯
上肩甲横靱帯

＊2　烏口鎖骨靱帯
肩甲骨烏口突起と鎖骨外端下面を結ぶ強い靱帯で，外側に菱形靱帯と内側に円錐靱帯の2つから構成される。
菱形靱帯：烏口鎖骨靱帯の前外側部に位置し烏口突起の内側縁から起こり，線維は上方へ延び垂直および斜め外方へ走り鎖骨外下面の菱形靱帯線に着き菱形を呈する。鎖骨の上方への浮き上がりを防ぎ，また肩甲骨が前方，内方に動くのを制限する。
円錐靱帯：烏口鎖骨靱帯の後内側の部にあり，烏口突起の屈折部の内側縁から起こり，上方に広がりながらねじれた三角形を呈し鎖骨の円錐靱帯結節に着く。肩甲骨が後方に動くのを制限する。

分類

- 上方脱臼（最多）
- 下方脱臼（まれ）
- 後方脱臼（まれ）

▶**肩鎖関節*1 上方脱臼の分類（靱帯損傷別）〈Tossyの分類〉**

- 第1度：肩鎖靱帯損傷，烏口鎖骨靱帯*2温存
- 第2度：肩鎖靱帯断裂，烏口鎖骨靱帯損傷
- 第3度：肩鎖靱帯断裂，烏口鎖骨靱帯断裂

図2　肩鎖関節上方脱臼の分類（Tossyの分類）

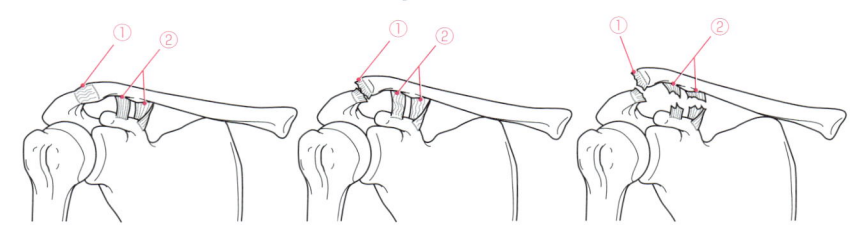

第1度　　　　第2度　　　　第3度

	第1度	第2度	第3度
①関節包・肩鎖靱帯	部分損傷	断裂	断裂
②烏口鎖骨靱帯	損傷なし	部分損傷	断裂
損傷タイプ	捻挫型	亜脱臼型	完全脱臼型
転位	転位なし	関節面1/2転位	完全転位

症状

- 第1，2度（Tossyの分類）
  ①肩鎖関節部の限局痛：肩鎖靱帯部の前，中，後の損傷部位に一致した疼痛。
  ②肩鎖関節部の腫脹：経時的に出現し，腫脹のため鎖骨外端部が突出したように見えることがある。
  ③肩関節運動による運動痛および疼痛性可動域制限：特に肩関節外転，屈曲による肩甲骨の動きで出現
- 第3度（Tossyの分類）
  ①〜③
  ④肩鎖関節部に明らかな鎖骨の突出（左右差）が出現 ⇒ 階段状変形（図3）
  　※ただし第1，2度では軽度の腫脹程度の隆起で確認困難の場合あり
  ⑤肩の高さの左右差が出現。上肢の重量により患側が下がる。
  ⑥ピアノキーサイン（図3）

図3 階段状変形とピアノキーサイン

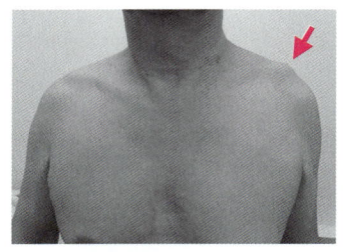

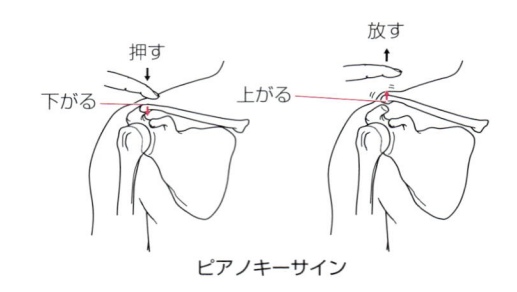

階段状変形　　　　　　ピアノキーサイン

鑑別診断

- 鎖骨遠位端骨折
- 肩峰骨折
- 鎖骨骨折(定型)
- 肩関節脱臼

One point Advice

肩鎖関節脱臼の画像所見
- 肩鎖関節脱臼の画像所見では，肩鎖関節のX線写真において肩峰の下縁と鎖骨の下縁が一直線上にあることで確認する。
- 正常では図の点線上に鎖骨下縁が一致する。

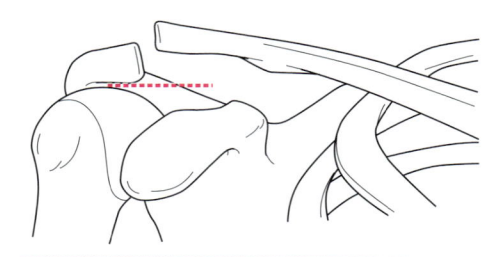

合併症

- 鎖骨遠位端，肩峰肩鎖関節部の骨折および剥離骨折
- 頭部外傷(慢性硬膜外出血)
- 頸椎，胸椎損傷
- 腕神経叢損傷(引き抜き損傷)
- むち打ち損傷(神経根型，Barré-Liéou症候群等)

治療

■整復法

▶助手を使用した整復法

①患者坐位にて助手1は背後から背中に膝をあて，両上腕部を把持して後方へ軽く引き胸郭を開いた状態で体幹を固定する。

②助手2は一方の手で患肢上腕部，もう一方の手を肘部を下方から把持しゆっくり外方へ牽引し同時に上肢帯全体を持ち上げる。

③術者は②の動作に合わせて鎖骨外端部を愛護的に下方へ押し込んで（助手による上肢帯の挙上に対し押し上げられないよう）整復する。

※比較的容易に徒手整復されるが、助手が手を放し上肢帯が下垂すると元の脱臼位へと戻ってしまうので注意が必要。整復後直ちに固定に移る。

図4　助手を用いた整復法

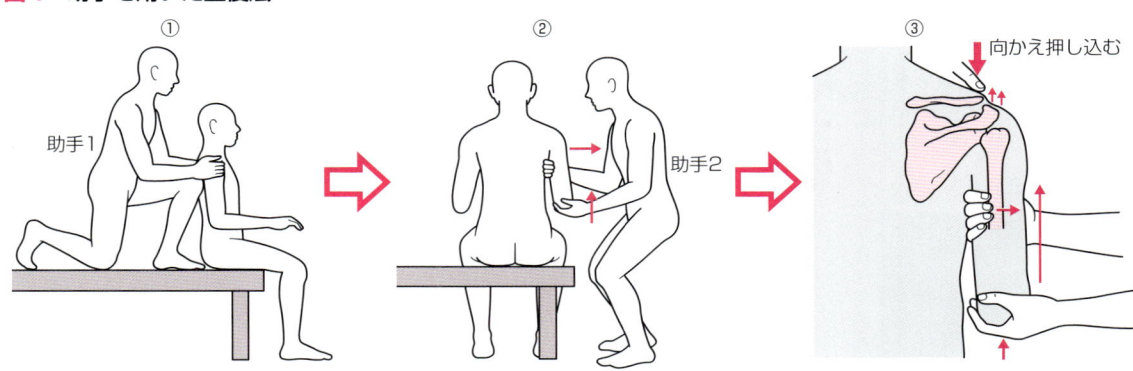

補足

肩甲上腕リズム

●上肢を外転する際、上腕骨・肩甲骨が同調して働く現象をいう。通常上腕骨の外転角度：肩甲骨の上方回旋角度度が2：1といわれているが、さまざまな身体的要因によりこの比率は一定とならない。その要因の一つに肩鎖関節、胸鎖関節の可動性が肩甲骨の上方回旋に関与することが挙げられる。

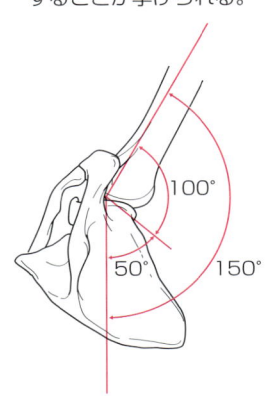

外転150°
肩甲骨上方回旋50°
＋
肩甲上腕関節外転100°

（櫛　英彦　監：PT臨床問題テク・ナビ・ガイド、p.140、メジカルビュー社、2011、より引用）

▶ **1人整復法**

①患者坐位にて背後から鎖骨外端部に一方の手の手根部をあてがう。

②もう一方の手で患肢肘頭から前腕部をしっかりと把持し、上肢帯全体をゆっくり持ち上げる。

③②の動作に合わせて鎖骨外端部にあてがった手根部が持ち上がらない程度に上下で挟み込むように圧迫を加える。

④整復完了後、事前に準備した上肢台（整復位の高さに調整）に患肢肘部を乗せ（やや下方から突き上げられた状態）、早急に固定に移る。

※手際よく整復・固定を行うために事前準備が必須である。

図5　1人整復法

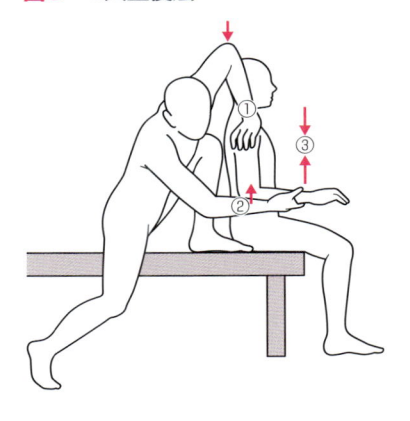

■固定法

- 固定期間：約4〜8週
- 固定肢位：肩関節内旋位、肘関節90°屈曲位、肩甲帯0°
- 整復位を保った完全な固定を保持するのは非常に困難であり、数々の固定

One point Advice

● Robert-Jones絆創膏固定法は、スポーツ救護時等の応急処置には有効な固定法であるが、長期固定に用いるには皮膚損傷に注意が必要である。特に皮膚の脆弱者やテープ貼付時の強い牽引は皮膚の損傷を招きやすい。

図6 固定法

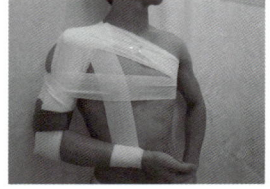

a

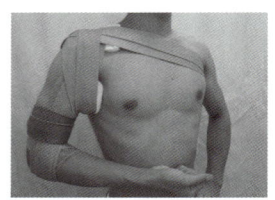

b

法が存在する。

▶ **Robert-Jones絆創膏固定法**
- 材料：パッド(厚)、非伸縮性テープ(5cm)、腋窩枕子(薄)、綿包帯
- 方法：①パッドAの患部固定：鎖骨外端部から体幹へ向かってパッドAに圧迫を加えて貼付する。
　　　　②パッドA、パッドBの圧迫：鎖骨外端部と肘頭を上下から挟み込むように貼付する。

▶ **その他の固定法：手肩肘肩腋法(デゾー包帯変法)**
- 材料：綿花、綿包帯(4裂)、腋窩枕子
- 方法：①手関節から始まり前方より肩部を周り後方より再び手関節部に戻る。
　　　　②さらに前方より肩部を周り肘部へ下りる。前方より再び肩に周り、背部より健側腋窩に向かう。
　　　　③健側腋窩より前胸部を周り再び患側肩部へ至る。これを3周行い、最後に体幹へ患肢を固定して終了する(図6a)。
　　　　④肘部の包帯が外れやすいので適宜上腕遠位部を包帯環行する。
　　　　⑤体幹固定を、約2週後よりゴムバンドに変更し上肢屈曲・伸展の可動性を許可し肩関節の拘縮を予防する(図6b)。

■ **後療法**
- 1週目：上肢帯の突き上げ肢位を維持し患肢の使用を制限した固定を行う。固定の緩みに注意を払い、頻繁に巻き直しする。巻き直しの際は決して上肢帯を下垂し肩鎖関節を再脱臼させないよう留意する。
- 2週目：同様に固定管理を行い、肩鎖関節周囲の物理療法、温熱療法、手技療法を施行し、患部の血行促進、新陳代謝の亢進により早期回復を促す。頸背部筋群の過緊張にも注意する。
- 3週目：固定において患肢肩関節の可動性をある程度解除し、患肢の使用を許可する。包帯交換時に上肢帯の下垂による肩鎖関節への離開作用を与えないように注意する。固定にはゴムバンド等の使用による工夫をこらし、固定力とある程度の可動性を兼ね備えた固定を行う。
- 4週目：患肢肩関節の可動性を外転、屈曲約60°まで解除する。上肢帯の一次的な自然下垂は許可するが、日常的には三角巾等による堤肘を徹底するよう指示する。
- 4週目以降：肩鎖関節の安定性に伴い肩関節90°までの可動性訓練を開始するが、日常的には三角巾による堤肘を指導する。

予後

- 変形治癒(鎖骨外端部の突出)を残す確率が高い。
　⇒　固定保持が困難であり、充分な固定期間が得られないため。
- 長期固定に対する患者の理解と忍耐が得られず、機能的治癒を目標とする場合が多い。
- 第3度(Tossyの分類)の変形治癒では、頸背部のこり感、肩周囲炎、違和

必修問題対策！

- Tossyの分類と靭帯損傷の程度
- 肩鎖関節脱臼の固有症状

感等を訴えることが多い。
- 肩鎖関節の強度が低下し，容易に再受傷することがある。

②肩関節脱臼

POINT

- ●発生頻度 ⇒ 全外傷性脱臼中第1位で約50％を占める
  （第2位：肘関節脱臼，第3位：顎関節脱臼）
- ●活動盛んな成人男性に多い（男＞女，成人＞高齢＞小児）
- ●発生頻度が高い理由
  ⇒ ①骨頭の大きさ：関節窩の大きさ＝4：1
  ②関節包が緩く，可動域が広い
  ③関節支持性を軟部組織に依存
  ④体幹外側に位置し外力を受けやすい
- ●分　類 ⇒ ①前方脱臼（最多）
  ②後方脱臼
  ③上方脱臼
  ④下方脱臼
- ●合併症 ⇒ バンカート損傷
  ヒル・サックス損傷
  大結節骨折
- ●反復性脱臼・習慣性脱臼の違い
- ●整復法 ⇒ コッヘル法
  ヒポクラテス法

原因・発生機序

- 直達または介達外力によって肩関節部に関節の支持性を超える外力が働き発生する。多くが手をついて転倒した際の介達外力（槓杆作用）により発生する。
- この槓杆作用は上腕骨大結節および外科頚が肩峰端に衝突して発生し，手をついた際の肩関節の内・外旋位における大結節の位置によって肩峰と衝突して発生した，異なる槓杆作用の方向と長軸圧によってさまざまな脱臼位を呈する。

■肩関節前方脱臼

- 直達外力：転倒やコンタクトスポーツにより，肩部後方より強い外力を受け前方に脱臼する。
- 介達外力：転倒時に上肢を後方へ肩関節外旋・伸展位で手をついた際に，さらに同時に外転作用が伴った場合に脱臼が発生する。この際，上腕骨大結節および外科頚が肩峰につき当たって槓杆作用の支点となり第1のてこの原理により末梢が長軸の力点となり，骨頭側が短軸の作用点となり，前下方に強圧され関節包を破り肩甲骨関節窩を越えて中・下関節上腕靱帯の間隙から前方へ脱臼する。

図7 発生機序

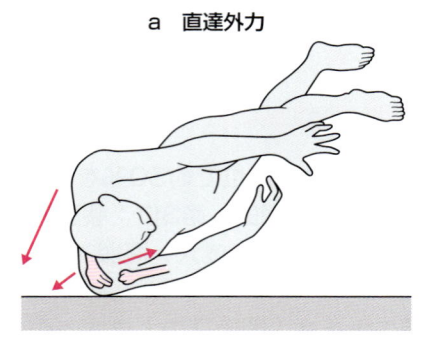

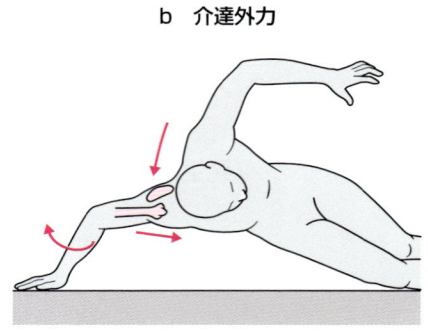

a 直達外力

b 介達外力

転倒時肩を直接外後方から強打されて発生

転倒などで肩関節が外転，伸展，外旋が強制され発生

■肩関節脱臼の発生頻度が高い理由
①上腕骨頭の大きさに対して，それを受ける肩甲骨関節窩が小さく浅いため支持性が低い。
②他の関節に比べ関節包の緩みが強く，広い関節可動域を有する。
③関節の安定性，制動性を主に筋腱軟部組織に依存している。
④体幹の外側に突出して位置し，上肢との連結部として転倒，衝突時など手をついた際にさまざまな外力を受けやすい。

分類

■脱臼位による分類
- **前方脱臼**：烏口下脱臼，鎖骨下脱臼
- **後方脱臼**：肩峰下脱臼，棘下脱臼
- **上方脱臼**：烏口突起上脱臼
- **下方脱臼**：腋窩脱臼，関節窩下脱臼

図8 肩関節脱臼の分類

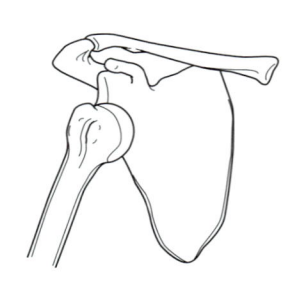

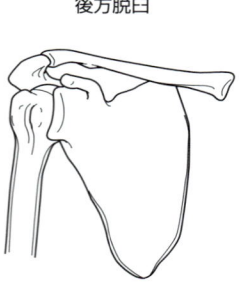

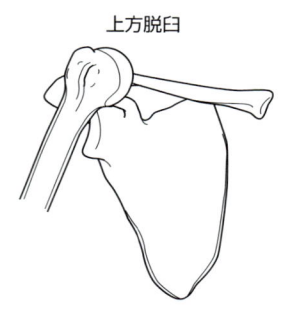

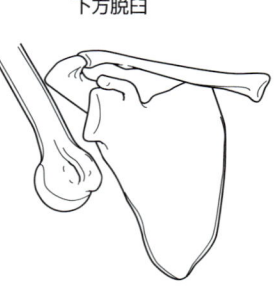

前方脱臼　　後方脱臼　　上方脱臼　　下方脱臼

■その他の分類
- **外傷性脱臼**：外傷機転により発生したもの。
- **反復性脱臼**：外傷性脱臼後に再受傷することで関節の支持性が低下し，外力により容易に再脱臼を繰り返す状態をいう。
- **習慣性脱臼**：先天的要因により関節の支持性が弱く，一定の肢位をとると脱臼を引き起こすものである。かつて反復性脱臼の意味で使われていた。筋力により随意的に脱臼を引き起こすものもある。

- **弛緩性脱臼**：中枢性疾患，主に脳卒中片麻痺後の麻痺側が長期間の随意運動不能により，筋力低下，筋弛緩状態となり軽微な外力で脱臼が引き起こされるもの。更衣等の身体介助時に発生することが多く介護者は注意が必要である。

補足

ルースショルダー
- 動揺性肩関節ともよばれ，先天的に肩関節の支持性が弱く，肩脱力状態で上肢を下方へ牽引すると肩峰と大結節の間隙が開き肩峰が突出して見える(sulcus sign)。弛緩性脱臼を引き起こす要因でもある。

図9　ルースショルダー(sulcus sign)

くぼみができる (sulcus sign)

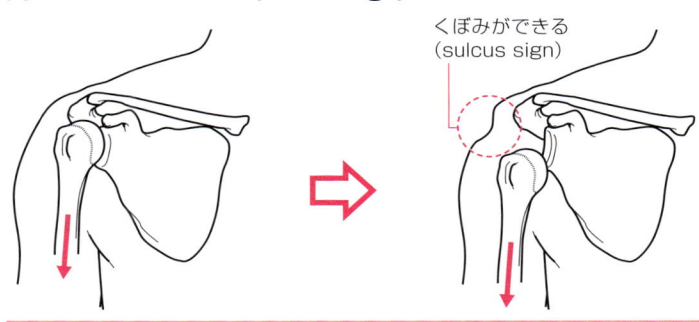

症状

■前方脱臼（烏口下脱臼）
- 健側上肢で患肢を支え，頭部を患側に傾け苦痛な表情で来院する。
- 外見上患肢は延長し，上腕軸は臼蓋より内側に移動する。
- 持続性脱臼痛および他動運動で激痛を呈する。
- 三角筋膨隆部の丸みが消失する。
- 肩峰下は上腕骨頭の移動により空虚となり凹状を呈し肩峰が突出して見える。
- 脱臼した骨頭が腕神経叢を圧迫し，ときに麻痺やしびれ感を患肢に訴える。

▶**固有症状**
- 肩関節外転約30°で弾発性抵抗する。
- モーレンハイム窩[*3]（三角筋胸筋三角）は消失して膨隆し烏口下に骨頭を触知する。

■前方脱臼（鎖骨下脱臼）
- 烏口下脱臼と同じ

▶**固有症状**
- 肩関節外転30°以上で弾発性抵抗（ときに90°水平位）する。
- モーレンハイム窩（三角筋胸筋三角）は消失して膨隆し鎖骨下に骨頭を触知（烏口突起より内方）する。

用語アラカルト

＊3　モーレンハイム窩
肩関節前面部にある鎖骨（下縁），大胸筋（上縁），三角筋（前縁）との間にあるくぼみで，三角筋胸筋三角ともいう。

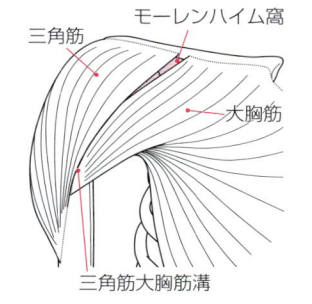

三角筋／モーレンハイム窩／大胸筋／三角筋大胸筋溝

鑑別診断

- 上腕骨外科頸骨折（外転型）

表1　肩関節前方脱臼（烏口下）と上腕骨外科頸骨折（外転型）の相違点

	肩関節前方脱臼（烏口下）	上腕骨外科頸骨折（外転型）
好発年齢	青壮年男性	高齢者
腫脹	経時的に増大	早期に出現 （上腕部，腋窩に皮下出血出現）
疼痛	持続性脱臼痛	局所性圧痛（Malgaigne痛）
機能障害	肩関節運動不能 （上腕軽度外転位にて健側で支持）	ある程度運動可能（疼痛性運動制限）
外見上変化	・上腕軸は軽度外転位で烏口突起方向 ・三角筋膨隆部の消失（肩峰突出） ・モーレンハイム窩の消失（骨頭による）	・内出血による肩関節周囲の腫脹 ・皮下出血斑が上腕～腋窩に出現（数日後） ・モーレンハイム窩の消失（腫脹による）
触診	・肩峰下に上腕骨頭を触知不能 ・モーレンハイム窩に上腕骨頭を触知	・肩峰下に上腕骨頭を触知 ・肩関節周囲の出血性腫脹を触知
他動運動	上腕軸軽度外転位にて弾発性固定	肩関節の運動性はある程度保たれる （運動時に軋轢音を触知することがある）

用語アラカルト

＊4　腋窩神経損傷

上腕骨頭の直下を走行するため損傷されやすい。三角筋部の異常感覚やときに三角筋作用である肩関節外転機能障害を呈することがある。

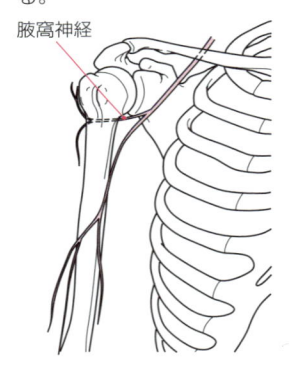

腋窩神経

合併症

- 骨折：上腕骨大結節骨折，肩甲骨関節窩縁骨折，上腕骨頭骨折（Hill-Sachs損傷），烏口突起骨折，肩峰骨折
- 神経損傷：腋窩神経損傷＊4（肩関節外転運動障害，三角筋部感覚異常）
  　　　　　筋皮神経損傷（腕橈骨筋部感覚異常）
- 血管損傷：腋窩動脈損傷（橈骨動脈拍動低下，消失）
  ※神経損傷，血管損傷：脱臼骨頭による圧迫の場合は整復で症状消失
- 軟部組織損傷：腱板損傷，Bankart損傷

図10　骨折の合併症

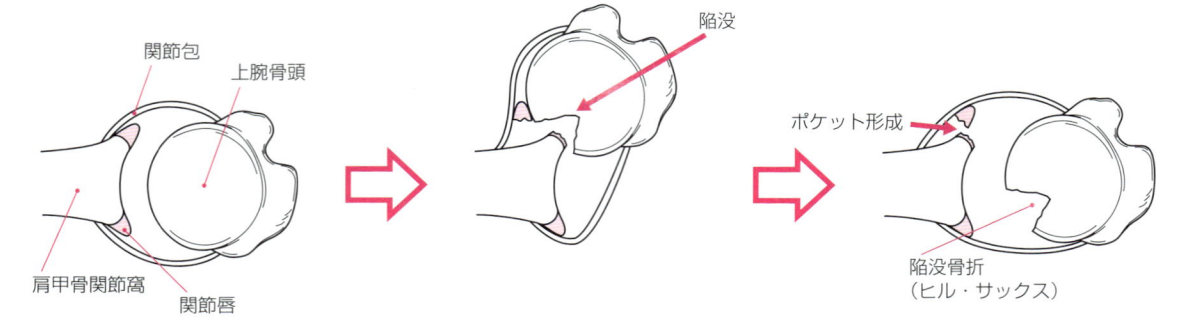

関節包／上腕骨頭／肩甲骨関節窩／関節唇　→　陥没　→　ポケット形成／陥没骨折（ヒル・サックス）

■ヒル・サックス損傷

- 外傷性肩関節脱臼により，上腕骨頭が肩甲骨関節窩縁を乗り越える際，関節窩に骨頭が衝突し，骨頭側に骨性の陥凹，陥没が生じたもの。
- 前方脱臼では骨頭後面に陥凹，陥没が生じ，上腕骨頭の前方移動時に関節窩に対して骨頭関節面の球状範囲が欠損しているため，関節窩から逸脱し再脱臼しやすくなる。
- これにより上腕骨頭の前方移動時の安定性が低下し，バンカート損傷に次ぐ反復性脱臼へと移行する原因の1つとされる。
- バンカート損傷を合併すると肩関節はより支持性，安定性を失う。

図11 軟部組織損傷の合併症

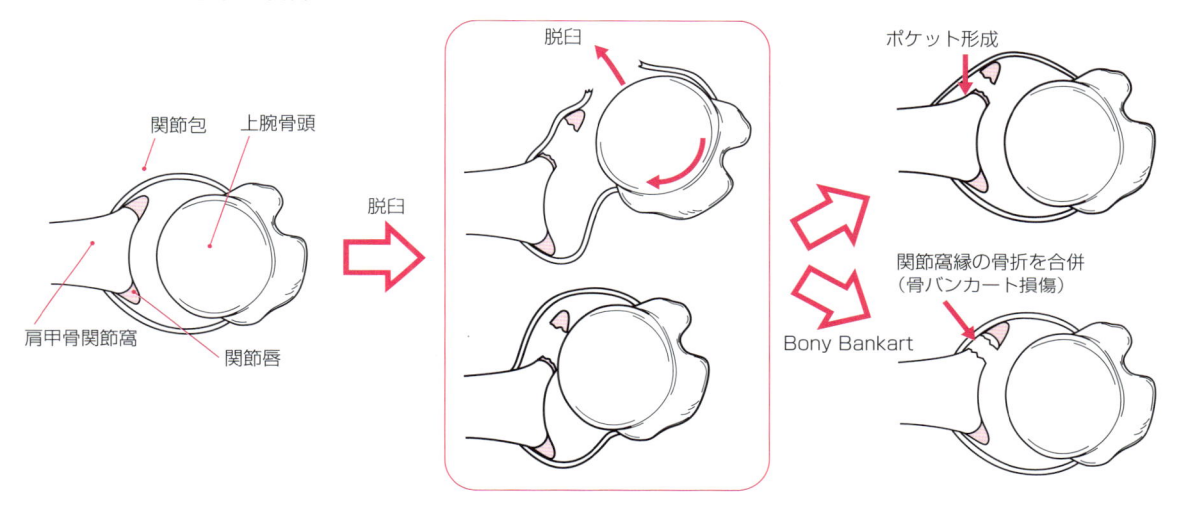

■バンカート損傷

- 外傷性肩関節脱臼により発生した，肩甲骨関節窩の関節唇および下関節上腕靱帯（IGHL）の関節窩からの剥離損傷をいう。ときに関節窩自身の剥離骨折を合併し，骨性バンカート損傷を呈するものもある。これにより肩関節の前方への支持性が低下し，反復性脱臼へと移行する原因の1つとされる。

治療

■整復法

- できるだけ早期に整復することで軟部組織の損傷を軽減することができる。また，持続性の脱臼痛からも患者を解放することができる。しかし，合併症に骨折を伴うものは無理な整復を避け，施術にあたり充分な注意が必要である。

①Kocher法（コッヘル）

- 本法は，下方への強い牽引および槓杆作用による軟部組織の損傷，骨折の合併をまねくおそれがあるため慎重を要する。

図12 コッヘル法

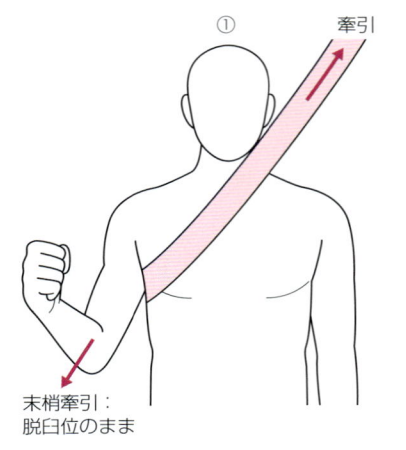

① 牽引
末梢牽引：脱臼位のまま
肩甲骨を押さえるようにタオル等を当て，牽引することで，体幹も固定することができる。

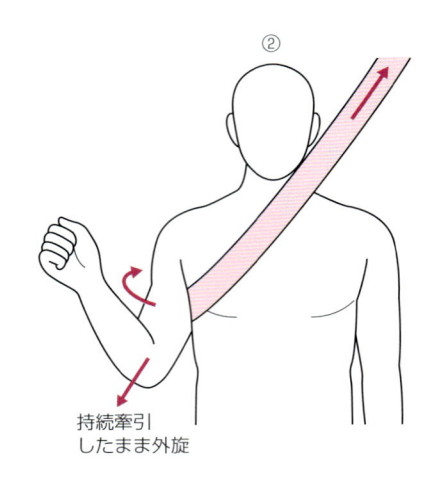

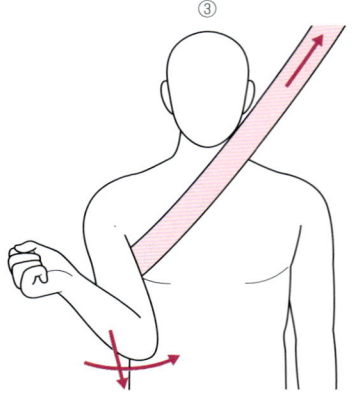

② 持続牽引したまま外旋

③ 末梢牽引しながら内転する。多くがこの段階で整復される。さらに体幹に沿ってこすり上げるように内転を強制する。

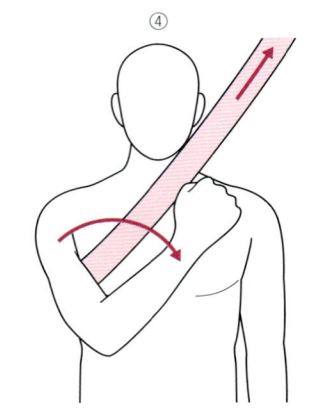

④ 整復の確認のため内旋して終了する。

②Hippocrates法（ヒポクラテス）＝跟（踵）骨法（牽引槓杆法）
- 日本古来から利用される整復法の1つで，1人整復法として最も有効とされるが，強い牽引力による軟部組織損傷および腋窩圧迫による腋窩神経損傷をまねくおそれがあるため慎重を要し，現在は第1選択されない。

図13 ヒポクラテス法

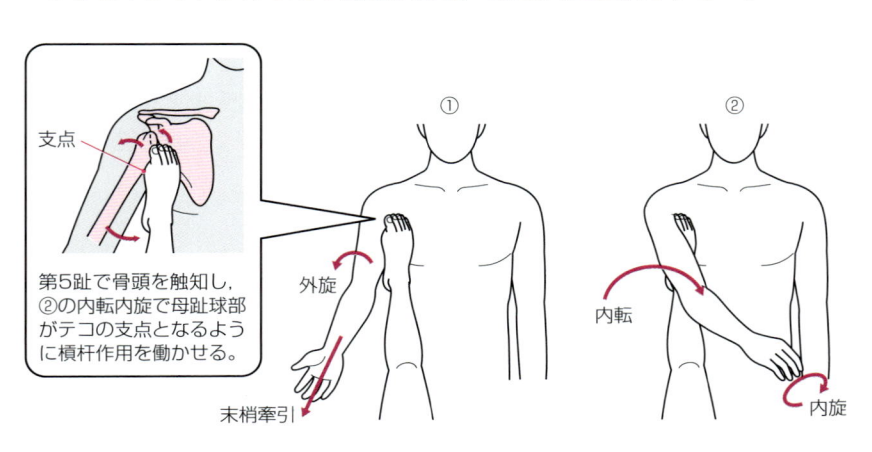

支点
第5趾で骨頭を触知し，②の内転内旋で母趾球部がテコの支点となるように槓杆作用を働かせる。

① 外旋　末梢牽引
② 内転　内旋

③Stimson法（スティムソン）

- 自然整復法の1つで，腹臥位にて患肢に重りを付け，下垂して整復する方法。合併症が少なく愛護的で安全な整復法とされるが，時間を要し患者の理解が必要とされる。そのため，筋緊張が強く，筋力の強い患者には不適応であり，また上肢下垂のためのベッドの高さ調整や，約10キロの重垂を手関節部に握らせずにセットする必要がある。

図14　スティムソン法

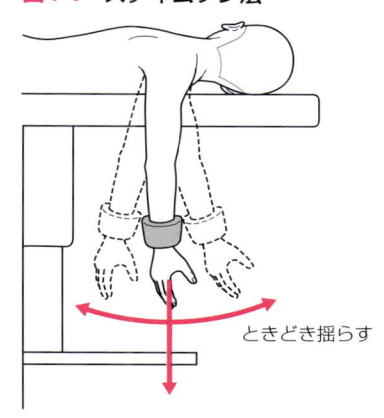

ときどき揺らす

④Milch法（ミルチ）

- 挙上整復法の1つで比較的安全な整復法とされる。背臥位にて患肢を徐々に外旋，外転しながら骨頭を外側に直圧して整復する方法。深呼吸をさせてゆっくり患者の呼吸に合わせて行うと良い。

図15　ミルチ法

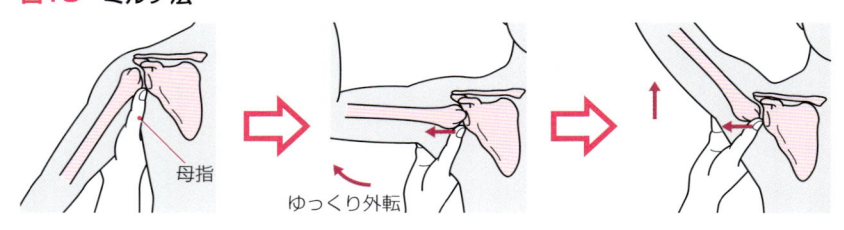

母指　　ゆっくり外転

⑤ゼロポジション法

- 挙上整復法の1つで，軽い末梢牽引を加えながらゼロポジションに徐々に近づけることで自然整復する方法である。整復動作は緩やかに患者の顔色をうかがいながら行い，深呼吸をさせ，患者の呼吸に合わせて行うと苦痛が少ない。ゼロポジションでの腱板の筋緊張による関節窩中央への押し戻し相互作用を利用するため，大きな腱板損傷を伴った場合では整復不能となるため注意が必要である。比較的安全で苦痛の少ない整復法とされる。

⑥De Palma法（デパルマ）

- 主に後方脱臼の整復に用いられ，コッヘル様の牽引，槓杆作用により整復されるため合併症に留意する。

⑦その他の整復法
- Donaghue法（ドナヒュー）：吊り下げ法
- Cooper法（クーパー）：槓杆法
- Mothe法（モーテ）：挙上法
- Hofmeister法（ホフマイスター）：垂直牽引法（下方脱臼）
- Avicenna法（アビセンナ）：衝撃法
- Schinjinger法（シンジンガー）：回転法
- Simon法（シモン）：振子法

　など

■固定法

- 初期は関節可動域の制限を重視し，厚紙副子等の硬性材料を併用した固定を施行する．症状の改善に伴い固定強度を調節し，徐々に可動域制限を解除する．救護現場等での整復応急処置後はDe'sault包帯固定を施行し医療機関への受診を促す．
- 固定肢位：主に関節の安静を保ち，早期使用を防ぐ目的で施行する．そのため脱臼肢位および骨頭の脱臼方向への移動を制限するため，脱臼の種類に応じた固定肢位が必要とされる．前方脱臼では伸展，外転，外旋位を避けるため，軽度屈曲，内転，内旋位にて固定する．
- 固定期間：約3週間

▶固定例
- 使用材料：厚紙副子，綿花，綿包帯，三角巾

図16　厚紙副子を用いた固定例

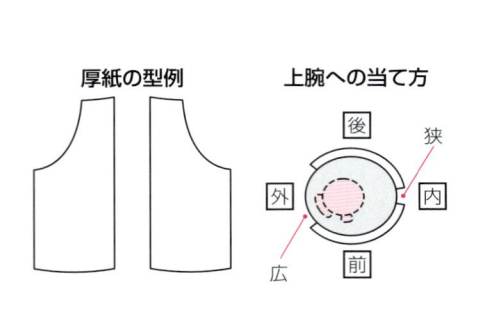

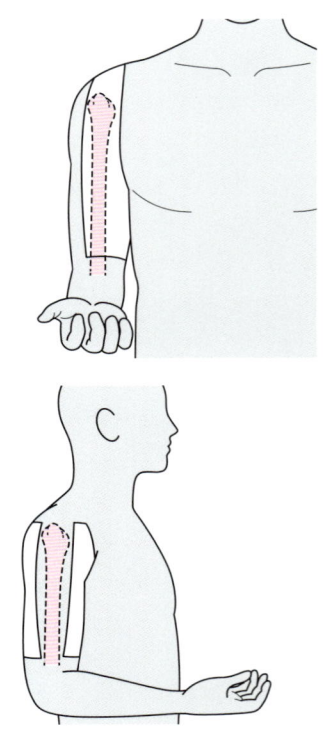

■後療法
- 1週目：関節周囲の軟部組織損傷による炎症を軽減する目的で積極的に冷湿布を施す。できるだけ毎日包帯を巻き直し，腫脹による緊迫，固定の緩みをなくす。肩関節以外の手指，肘等の自動運動を行わせる。
- 2週目：ある程度可動性のある固定に変更し，物理療法，温熱療法，手技療法を施行し，患部の血行促進，新陳代謝の亢進により早期回復を促す。他動的に肩関節の軽い運動を開始するが，脱臼肢位へ近づけないよう，特に早期の外旋運動には注意が必要である。経過良好の場合には後半よりCodman体操[*5]を開始する。
- 3週目：さらに固定を軽減しコッドマン体操を中心とした自動運動を開始する。自宅での運動を指導し，特に中高年では関節拘縮を引き起こし，五十肩等に移行しやすいので注意が必要である。
- 3週目以降：固定を除去し可動域訓練を開始する。関節の支持性，安定性を向上し再脱臼防止の目的でチューブ体操等の積極的な自動運動を開始しインナーマッスルを強化する。
- スポーツ復帰：柔道，ラグビー，レスリング等のコンタクトスポーツおよび肩関節に負荷の大きいスポーツでは完全運動復帰を約2カ月間禁止し，その間の運動量，運動強度の段階的開放の管理が必要である。その他，特に運動復帰初期時には脱臼肢位である伸展，外転，外旋位への可動域制限，上腕骨頭の前方移動の制限をかける目的で伸縮テープ等による補強や誘導を行う。補強サポーターを装着するのも有効である。

用語アラカルト
*5 コッドマン体操
別名アイロン体操ともよばれ，ある程度重量のある重りをぶら下げて行う肩の振子運動をいう。重りによる牽引力で関節包を緩め，無理なく行う関節拘縮予防，または改善のための運動療法である。

予後
- 日常生活に支障をきたすことはほとんどないが，脱臼発生肢位への不安感，恐怖感はぬぐい去れない。
- バンカート損傷，ヒル・サックス損傷，関節包損傷等の合併症が高度な場合，関節の支持機構が弱まり，特に脱臼発生肢位での上腕骨頭の異常可動性（前方脱臼では前方移動）が起こり，亜脱臼を呈することがある。
- 同様の受傷機転により再脱臼を起こすことで反復性脱臼に移行する率が高くなる。

必修問題対策！
- 肩関節脱臼の分類
- 肩関節脱臼の固有症状
- 上腕骨外科頚骨折との鑑別
- 整復法の種類

One point Advice
肩関節の構造上の利点と欠点
- 肩関節の利点は，その広い可動域にある。その違いは関節包が緩く，関節の支持性や運動制限を靱帯でなく，筋に依存しているため，他の関節のように安定した定まった運動方向性だけでなく，ルースで自由な運動方向性を作り出している。そのため欠点として上肢の運動介達外力を受けやすく，また，ある程度の筋力と正しい運動方向性を学習してから使用しないと関節周囲軟部組織の破壊に移行し損傷，障害を起こしやすい。しかし，このルーズな関節のおかげで，野球のピッチングや水泳などさまざまなスポーツで威力を発揮することが可能となっている。

③ 肘関節脱臼

POINT

- 発生頻度 ⇒ 全外傷性脱臼中第2位で約20%を占める
- 前腕両骨後方脱臼が大部分を占める
- 運動盛んな青壮年に多発する
- 12歳以下では同一の発生機序で上腕骨顆上骨折を発生する
- 鑑別診断：肘関節後方脱臼 ⇔ 上腕骨顆上骨折

原因・発生機序

■肘関節後方脱臼

- 主に転倒，転落時に肘関節伸展位にて手を側方〜後方についた際の介達外力によって発生する。ときにコンタクトスポーツにて肘伸展位で手をついている所に肘頭側後方から直達外力を受け発生することもある。まれに軽度屈曲位で手をついて転倒，転落した際に腕尺関節が衝突し橈側に傾いた勢いで橈尺骨が後外側に脱臼することもある。
- 多くが手をついて転倒した際に肘が過伸展され，肘頭が肘頭窩に衝突して支点となり肘関節前方の関節包が断裂して上腕遠位端部が前方に転位することで発生する。結果，前腕近位端が上腕骨の後方に転位する。肘関節の結合織が緩く，過伸展（反張肘）を呈するものに特に好発する。

■肘関節前方脱臼

- 肘関節屈曲位で転倒，落下し前腕，肘頭をついて発生するが，ときに肘頭骨折を合併する。

図17 発生機序

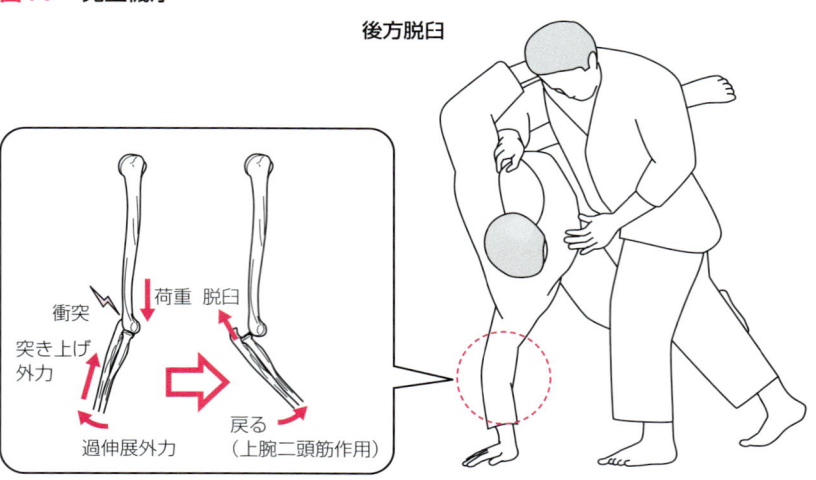

前方脱臼

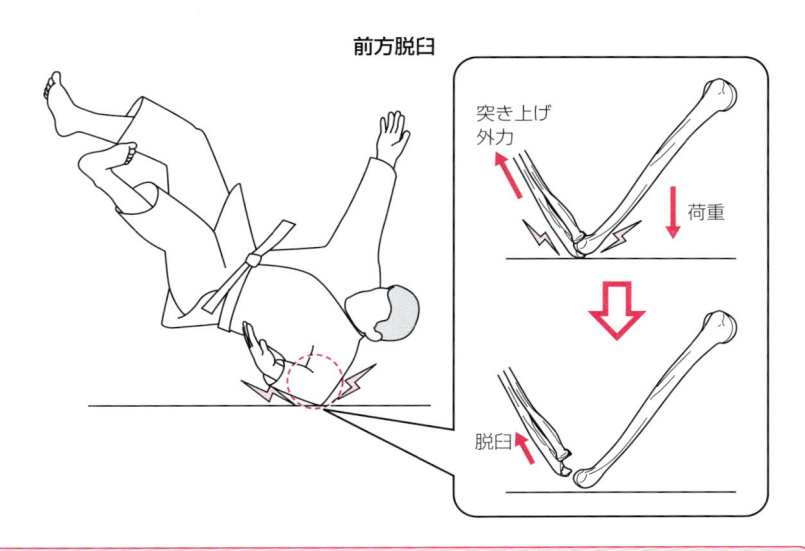

分類

- 前腕両骨脱臼
    a **後方脱臼**：約90％を占める
    b **前方脱臼**
    c **側方脱臼**：外側型，内側型
    d **分散(開排)脱臼**：前後型，側方型
- 橈骨単独脱臼(尺骨骨折との合併をMonteggia骨折という)
    a **前方脱臼**
    b **後方脱臼**
    c **側方脱臼**
- 尺骨単独脱臼
    後方脱臼
- 肘内障

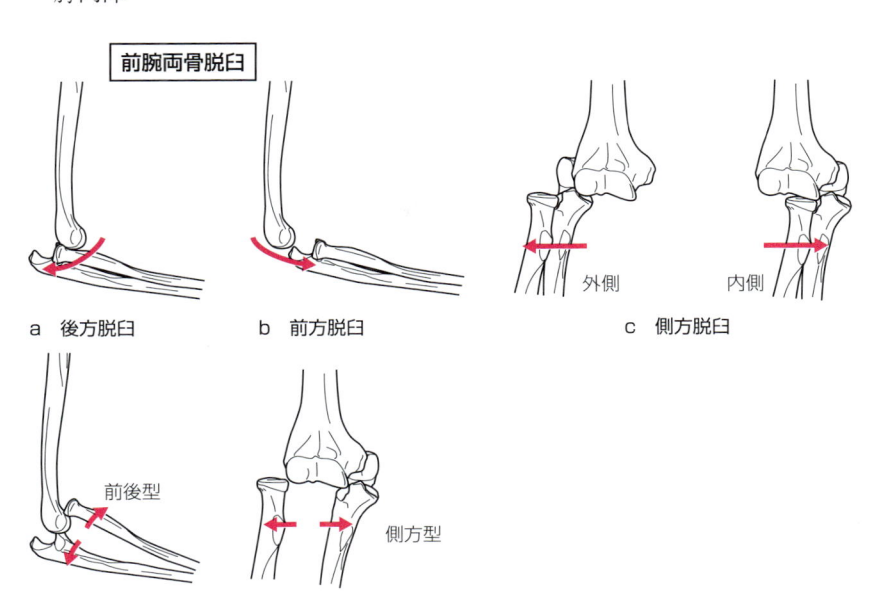

図18 肘関節脱臼の分類

前腕両骨脱臼

a 後方脱臼　　b 前方脱臼　　c 側方脱臼（外側／内側）

d 分散(開排)脱臼（前後型／側方型）

図18　肘関節脱臼の分類つづき

橈骨単独脱臼

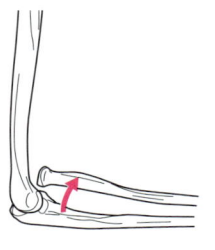

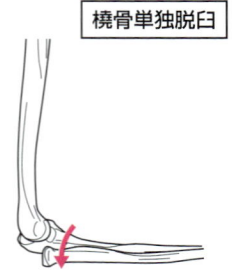

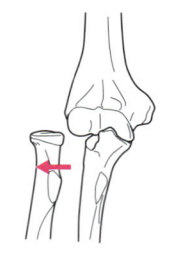

a　前方脱臼　　b　後方脱臼　　c　側方脱臼

尺骨単独脱臼

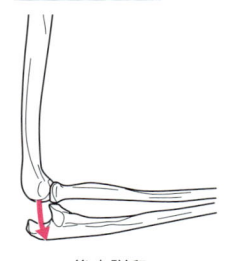

後方脱臼

症状

■肘関節後方脱臼

- 受傷後から激しい疼痛が続く　⇒　持続性脱臼痛
- 肘関節軽度屈曲位（約30〜40°）にて固定される　⇒　弾発性固定（抵抗）
- 機能障害では自動運動が不能となる。特に肘関節屈曲，前腕回旋運動が制限される。
- 外見上変形では，肘頭が後方に突出し上腕三頭筋腱が索状に触れ，周囲が陥凹する。
- Hüter三角[*6]の乱れおよびHüter線[*6]では肘頭高位を生じる。
- 左右差では，前腕長の短縮，関節周径・前後径の増大を認める。
- ときに神経圧迫，損傷により神経領域にしびれ感，感覚異常を呈する。

> **用語アラカルト**
>
> [*6] ヒューター線，ヒューター三角
> 「柔道整復理論（各論：骨折）」（p.386）参照

図19　症状（外観）

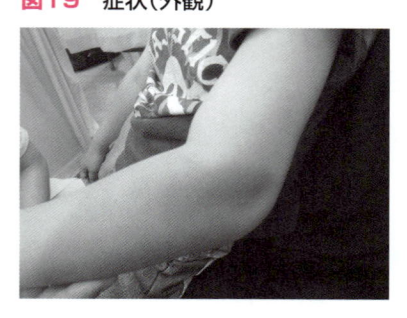

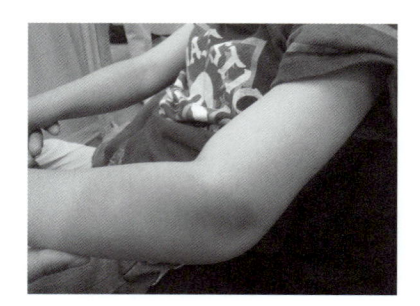

鑑別診断

- 上腕骨顆上骨折（伸展型）

表2　肘関節後方脱臼と上腕骨顆上骨折（伸展型）の相違点

	肘関節後方脱臼	上腕骨顆上骨折
好発年齢	青壮年男性	幼少年
腫脹	経時的に増大	早期に出現（肘関節周囲）
疼痛	持続性脱臼痛	局所性圧痛（Malgaigne痛）
機能障害	肘関節屈曲不能 （伸展はある程度可能）	ある程度運動可能 （疼痛性運動制限）
外見上変化	・肘頭突出変形 ・上腕長不変 ・前腕長短縮	・上腕遠位部の後方屈曲変形 ・上腕長短縮 ・前腕長不変
触診	・肘頭の後方突出と上腕三頭筋腱索状触知 ・Hüter線肘頭高位	・上腕遠位部〜肘関節部の腫脹著明 ・Hüter線正常位
他動運動	弾発性固定（抵抗）	異常可動性

合併症

- 骨折：上腕骨内側上顆・外顆骨折，上腕骨顆上骨折（小児），尺骨鉤状突起骨折，橈骨頭骨折，肘頭骨折ほか
- 神経損傷：尺骨神経，橈骨神経，正中神経
- 軟部組織損傷：肘関節側副靱帯損傷，関節包損傷
- その他：骨化性筋炎，肘部管症候群

治療

■整復法

- 脱臼後は強い弾発性固定とともに激痛が持続するため，苦痛からの解放と肘関節周囲の軟部組織損傷への影響を考え早急に整復を行うのが望ましい。
- 骨片，軟部組織の陥入による整復障害を充分に考慮しなければならない。よって，理想的には整復前に単純X線像による確認が必要とされる。

①牽引直圧法

- 軽度屈曲位にて前腕軸末梢牽引を行いながら肘頭を末梢へ直圧して整復する効率的な手法であるが，整復時に尺骨鉤状突起が上腕骨関節面に衝突，摩擦するため二次損傷を引き起こす場合がある。

図20　牽引直圧法

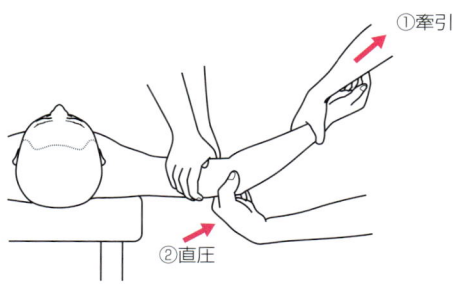

②牽引法(Rockwood法)

- 牽引直圧法のリスク(尺骨鉤状突起の衝突)を回避した整復法であるが，前腕回外位にて前腕長軸末梢方向と上腕長軸末梢方向へ同時に持続的に牽引力を働かせる必要がある。
- そのため筋緊張が強く，また筋力の強い患者への適応は困難である場合がある。

図21 ロックウッド法

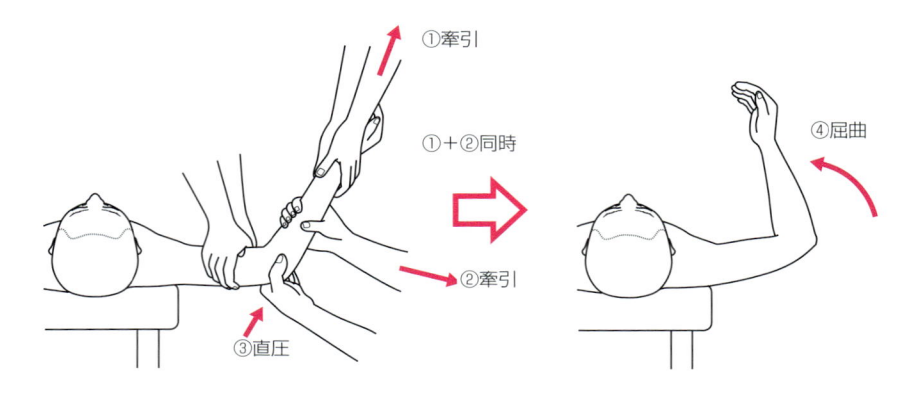

③Roser法(過伸展法)

- 日本古来の整復法の1つで，患肢肘関節の後面に膝または枕を当て過伸展と同時に強く末梢牽引し，この際，肘頭に末梢へ直圧を加えながら急速に屈曲して整復する。これら一連の動作を素早く行う。
- 整復に過伸展操作があるため軟部組織損傷をさらに引き起こす場合があるので注意が必要である。

図22 ローゼル法

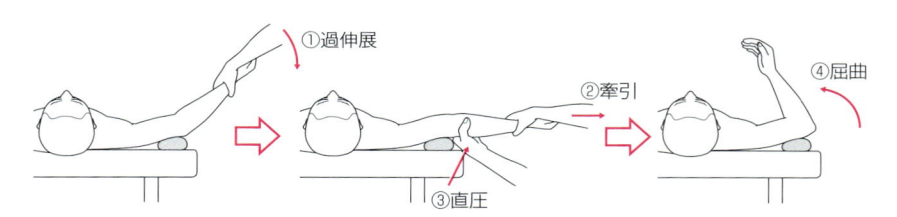

④Dumreich法(布懸法)

- 日本古来の整復法の1つで，患肢肘関節を90°直角位にし，前腕中枢側に布(柔道帯)を掛けて上腕長軸方向に持続牽引を加えながらさらに肘頭を直圧と同時に屈曲を行い整復する。

図23 ダムライヒ法

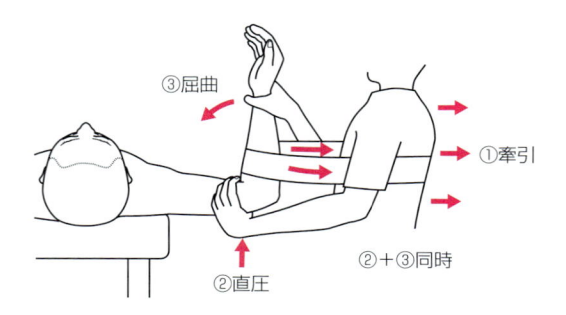

■固定法

- 整復後の関節は骨折の合併症がない限り比較的安定していることが多いが，外反・内反不安定を確認すべきである。主に軟部組織損傷の早期回復のため冷湿布を施し，可動域制限，使用制限の目的で固定を行う。
- 固定範囲：上腕近位部からMP関節手前まで副子を当てる。
- 固定肢位：肘関節90°屈曲位，前腕回内回外中間位にて堤肘する。
- 固定期間：約3週間（＋堤肘のみ1週間）

■後療法

- 1週目：関節周囲の軟部組織損傷による炎症を軽減する目的で積極的に冷湿布を施す。できるだけ毎日包帯を巻き直し，腫脹による緊迫，固定の緩みをなくす。肘関節以外の肩関節，手指関節の自動運動を行わせる。
- 2週目：腫脹，疼痛が軽減したころから上腕並びに前腕筋群の等尺性運動を開始する。
- 3週目：肘関節の他動運動を開始する。可動域を徐々に広げるように行うが完全伸展は避ける。
- 4週目以降：固定を除去し肘関節の自動運動を開始する。少なからず関節拘縮が起こり完全伸展，屈曲が不能な場合が多く，疼痛性可動域制限を考慮しながら他動的に関節可動域訓練を行う。日常での患肢の使用制限目的で三角巾にて堤肘する。
  運動復帰には細心の注意を払い，肘関節部の負荷，衝撃等を段階的にコントロール，指導する。装具やサポーターを使用した負荷の軽減，制限も有用である。

予後

- 日常的には支障が出ることは少ないが肘関節の軽度屈伸障害（可動域減少）を残存することはある。特に伸展障害を残しやすく完全伸展を取り戻すには年月が必要である。
- 肘関節の安定性を欠く場合に，強い外力，衝撃を与える職業，スポーツでは専門区に相談をする必要がある。

One point Advice

骨化性筋炎
- 固定の早期除去による使用開始，手技療法，運動療法の早期開始，過剰刺激で骨化性筋炎を引き起こす可能性があるので注意が必要である。本症は受傷時に高度の血腫が合併した際に発生することが多く，患部の強い腫脹，熱感，発赤および紫斑等が見られ，治療経過に伴わない疼痛，可動域制限の増大を呈する。単純X線像では肘関節周囲に異所性骨化（石灰化像）がみられるため，早期に医療機関に委ね，検査，診断により安静と消炎処置を施せば，多くは沈静，回復の岐路に向かう。

4 肘内障

> **POINT**
> - 幼小児特有の障害　⇒　特に2〜4歳に好発
> - 腕を引っ張られて発生　⇒　肘引っ張り症候群
> - 繰り返し発生することが多い

原因・発生機序

- 多くが肘関節伸展位，前腕回内位にて末梢方向へ瞬発的に牽引されて発生する。
- 主に不意に腕を引っ張られた際に起こりやすく，本人の意識下で引っ張られたり，ぶら下がりによる牽引力で起きることはほとんどない。
- 解剖学的には前腕が末梢牽引された際，肘関節部に牽引力および内反力が働き，外側側副靱帯が緊張して輪状靱帯ごと引っ張られ，橈骨頭が輪状靱帯から一部引き抜かれて発生する。
- ときに脱転した輪状靱帯が腕橈関節に嵌頓して疼痛を増強する。
- 特徴として受傷後直ちに泣き出し，患肢を回内位にて使用しなくなる。
  - 例1：親子で手を繋いで歩行中，車が来たので避けようとして急激に腕を引っ張った際に発生。
  - 例2：家の玄関扉の内側につかまって靴を履いていた際，外側から兄弟が勢いよく扉を開けた際に引っ張られて発生。
  - 例3：うつ伏せ寝で下ろしていた腕側に寝返りを打った際，回内位の前腕に体が乗ったまま転がり牽引力が加わって発生。

図24　発生機序

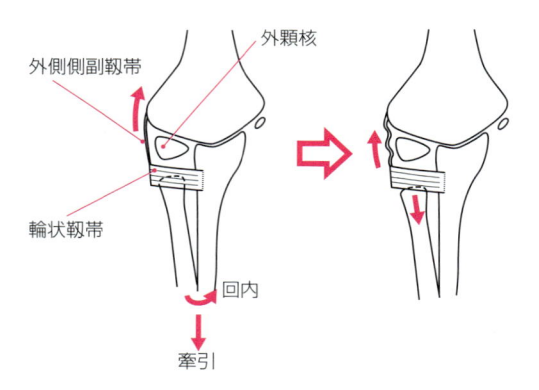

症状

- 受傷後，突然に泣き出し肘関節部に激痛を訴え，患肢に触れようとすると嫌がる。
- 患肢は肘伸展位，前腕回内位で下垂し，健側の手で肘以外の部分を支える。
- 他動的に肘関節屈曲または前腕回外位させると疼痛増大する。
- 時間とともに疼痛が減少することが多いが，患肢を使用しない。
- 腫脹，発赤等の外見上変化はみられないが，まれに受傷後時間が経過した場合では腫脹を認めることがあるが軽微である。

鑑別診断

- 小児のため受傷機転がわからない場合が多く，可能性があるすべての傷病を疑うのが安全である。
  - ・上腕骨顆上骨折
  - ・上腕骨顆部骨折
  - ・橈骨頚部骨折
  - ・鎖骨骨折
  - ・骨端線離開
  - ・感染症
    - など

治療

■整復法

- 比較的容易であるが，輪状靱帯の腕橈関節への嵌頓の強いものや受傷後時間が経過し腫脹を呈する場合は整復が困難または不能となることがある。また，整復されると痛みが消失し泣き止み，患肢を動かし始めるので整復の確認ができる。

①回内法

- 患者坐位にて正面より，術者は患肢と左右同じ手で前腕回内位にて前腕遠位部を含めた手関節部を把握し，一方の手で患肢肘関節部を約60°屈曲位にて下方から支えるように把持し母指を橈骨頭部に当てる。
- この状態から前腕回内強制するとクリック音とともに整復される。
- 整復されない場合は，元に戻し再度前腕回内と同時に肘関節屈曲＋前腕を肘方向へ軽く軸圧すると整復される。
- クリック音は，肘部を支えている母指および橈骨を介して前腕遠位部でも触知される。
- 整復の確認は，自動的に前腕の回旋運動，特に回内位ができれば良い。

②回外法

- ①の回内法のほうが整復時の疼痛が少ないので第1選択肢とされるが，それでも整復されない場合はこの方法を用いるとよい。
- ①の操作とは反対にゆっくり前腕を回外していくとクリック音とともに整復される。
- 整復されない場合は，元に戻し①同様に再度前腕回外と同時に肘関節屈曲＋前腕を肘方向へ軽く軸圧すると整復される。

※受傷後，時間が経過している場合，腫脹や筋緊張が発生し整復を妨げることがある。その場合ホットパックなどで患部を温めて肘関節周囲軟部組織を弛緩させてからもう一度操作すると整復される場合がある。

※小児のため，整復操作時は親の膝に座らせて行うと恐怖心が少なくて済むが，年齢が低いほど泣き叫び暴れるため整復操作は瞬時に行えると良い。

図25 整復法

回内法

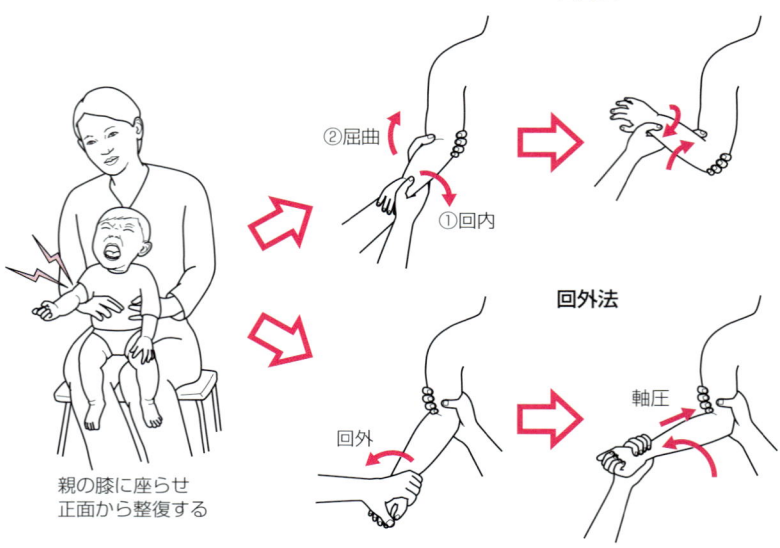

②屈曲
①回内

回外法

回外　軸圧

親の膝に座らせ
正面から整復する

■ 固定法

- 特別な固定は必要としない場合が多く，1～2日間程度，冷湿布と軽い包帯または堤肘にて肘関節90°で安静または使用頻度を控え再発を防止する。

One point Advice

- 小児が突然泣き出して腕をだらりと回内位で下垂している際には，肘内障の可能性が高い。ただし，既往歴があり受傷を複数回繰り返している場合では，疼痛が少なく，患肢を使用しない程度の症状のため気付くのが遅れることがある。他動的に肘関節屈曲または前腕回外運動を行うと激痛を訴え，泣いたり，親でも触れるのを拒むので，初回受傷時に保護者へインフォームドコンセントする必要がある。
- 0歳児（生後6カ月以降）の受傷もあり，本人の意思表示がないため肘内障とわからないまま時間が経過するケースがある。親へのインフォームドコンセントを図り再発を防ぐ。湿布などを施行する際は，乳幼児は皮膚が脆弱なため刺激の少ないものを選び，包帯はガーゼ包帯を使用する。

5 手関節脱臼

POINT
- 遠位橈尺関節脱臼と橈骨手根関節脱臼に大別される
- 発生頻度最多 ⇒ 遠位橈尺関節脱臼離開型(遠位橈尺関節離開)
- 橈骨手根関節脱臼 ⇒ 橈骨遠位端部骨折(Barton骨折[*7])との合併
- 軟部組織損傷の合併 ⇒ 三角線維軟骨複合体(TFCC)損傷[*8],橈尺靱帯損傷など

用語アラカルト

***7 バートン骨折**
「柔道整復理論(各論:骨折)」(p.405)参照

***8 三角線維軟骨複合体(TFCC)損傷**
三角線維軟骨複合体とは手関節尺側にある尺骨と手根骨の三角骨との間隙(橈骨に比べ尺骨がやや短いためにできる空間)を埋めるように存在する三角柱状の線維性の複合体である。手関節の尺屈を安定させ,衝撃を吸収し和らげる役割を果たす。特にラケット競技や剣道などの尺屈を多く使うスポーツ,転倒時の手関節背屈と尺屈が強制された際に損傷を受ける。損傷を受けると回復が緩やかなため長期間手関節運動痛を呈し,日常的に固定装具等の使用が必要とされる。

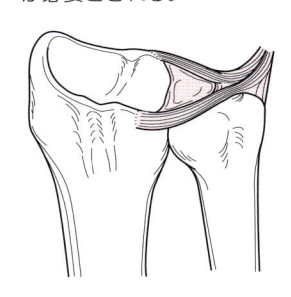

原因・発生機序

- 多くは手をついて転倒した際に発生する。手のつき方,外力の大きさ方向によってさまざまな脱臼を呈する。

①遠位橈尺関節脱臼

- 主に手掌をついて転倒した際に,手根骨の前腕軸長軸方向への突き上げ外力が手関節関節面の形状により橈・尺骨に離開力が働き,橈尺靱帯が損傷されて尺骨が橈骨より脱転して発生する。
- 受傷時の前腕の回内・回外位によって転位方向が変わる。完全に尺骨が脱臼せず,亜脱臼を呈するものが遠位橈尺関節離開とされる。

②橈骨手根関節脱臼

- 手をついて転倒した際に,手関節への強制背屈または掌屈が働き発生する。
- 単独での脱臼はまれで,多くが橈骨遠位端部の骨折と合併して発生する(背側バートン骨折,掌側バートン骨折)。

分類

①遠位橈尺関節脱臼
- 橈尺関節離開
- 尺骨の背側脱臼
- 尺骨の掌側脱臼

②橈骨手根関節脱臼
- 背側脱臼
- 掌側脱臼

図26　手関節脱臼の分類

遠位橈尺関節脱臼

a　背側脱臼

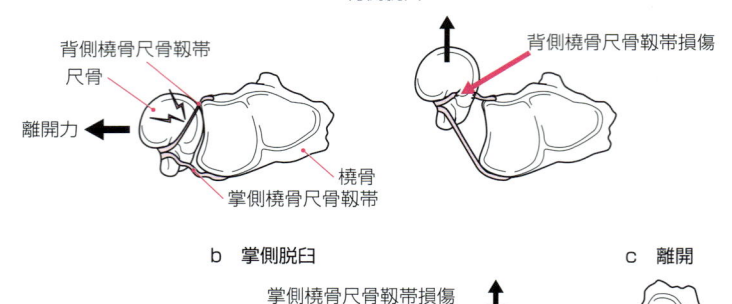

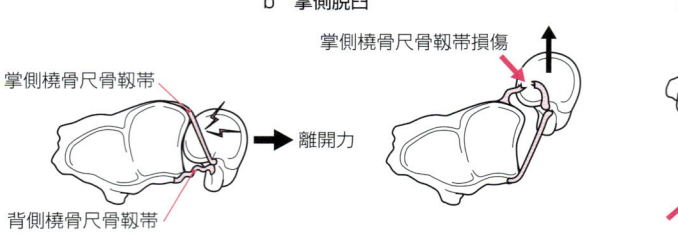

背側橈骨尺骨靱帯
尺骨
離開力
橈骨
掌側橈骨尺骨靱帯

背側橈骨尺骨靱帯損傷

b　掌側脱臼

掌側橈骨尺骨靱帯
背側橈骨尺骨靱帯
離開力

掌側橈骨尺骨靱帯損傷

c　離開

両方または片方の靱帯損傷

橈骨手根関節脱臼

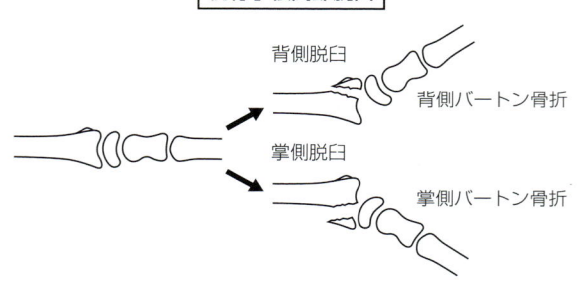

背側脱臼　背側バートン骨折
掌側脱臼　掌側バートン骨折

症状

①**遠位橈尺関節脱臼**：背側橈骨尺骨靱帯，掌側橈骨尺骨靱帯および尺骨手根円板の損傷により発生するが，それぞれ前腕の回旋位により緊張・弛緩を呈するため，受傷時の前腕の回旋位によって脱臼方向が変わる。

- 橈尺関節離開：手関節部横径（橈尺骨）および尺骨頭の背側隆起の増大が認められるが，手関節の運動制限は少ない。安静時痛も弱く手関節背屈，前腕最大回内，回外運動時に疼痛増大する。
- 尺骨の背側脱臼：受傷肢位の前腕回内位をとり，尺骨頭は橈骨の背側に転位し突出する。手関節の運動制限，前腕の回外運動が強く制限される。
- 尺骨の掌側脱臼：受傷肢位の前腕回外位をとり，尺骨頭は橈骨の掌側に転位し掌側に突出する。手関節の運動制限，前腕の回内運動が強く制限される。

②**橈骨手根関節脱臼**：背側脱臼では手関節部の背側階段状変形，掌側脱臼では掌側階段状変形を呈し，外見上それぞれ橈骨遠位端骨折のコーレス骨折，スミス骨折と類似する（フォーク状変形）。著しい手関節運動制限および脱臼痛を呈する。

鑑別診断

①遠位橈尺関節脱臼
- 橈骨遠位端部骨折
- 尺骨茎状突起骨折

②橈骨手根関節脱臼
- 橈骨遠位端部骨折(特に骨折線の関節面への走行などに注意)
- 手根骨骨折(舟状骨，月状骨背側唇など)

治療

■整復法

①遠位橈尺関節脱臼
- 手関節部を把持し手関節橈屈位で末梢牽引しながら，前腕の回旋位（脱臼位）のまま尺骨頭を一方の手の母指にて尺側に圧迫を加えながら同時に前腕を受傷位と反対方向に回旋させ橈骨に押しつける。
- 遠位橈尺関節を両側から軽く圧迫しながら手関節の可動性，前腕の内外旋を行い整復の確認をする。

②橈骨手根関節脱臼
- 橈骨遠位端部骨折における牽引直圧整復法と同様の操作で行う。
- 術者は患肢手部を脱臼位を上にして両手で把握し，両母指を手根骨背側部に，両示指を掌側から前腕遠位端部に当て，強力に牽引するとともに両母指と示指が互い違いになるように力を加えると同時に，手関節を背側脱臼では掌屈，掌側脱臼では背屈して整復する。
- 整復完了後，愛護的に掌背屈，橈尺屈をして可動域の確認を行う。

■固定法

①遠位橈尺関節脱臼
- 固定は前腕の回旋運動を制限するため，肘関節を越え上腕近位部まで必要である。
- さらに前腕回内回外中間位を維持するためにも固定に工夫が必要である。
- 橈尺骨の離開を防ぐため，両骨を寄せる圧迫力が必要とされるが，阻血に充分注意する。
- 固定が長期になると拘縮をきたすので徐々に他動運動を取り入れる。
   - ・固定肢位：手関節良肢位，前腕回内回外中間位，肘関節90°屈曲位
   - ・固定範囲：MP関節手前～上腕遠位部
   - ・固定期間：約4週間(2週間後から前腕回旋運動解放)

②橈骨手根関節脱臼
- 主に手関節の掌背屈制限を目的とするため，前腕の回旋運動制限は必要としないが，初期の数日は行うと良い。
  - ・固定肢位：手関節良肢位，前腕回内回外中間位
  - ・固定範囲：MP関節手前〜前腕近位部
  - ・固定期間：約2〜3週間

■後療法
- 関節周囲の循環障害を考慮した物理療法，手技療法，運動療法を取り入れた後療法が要求される。
- 固定期間に伴った指関節，MP関節，手関節，肘関節の拘縮を考慮した他動的運動療法の積極的取り組みが予後に影響するため，経過観察に注意を注ぎ後療法のタイミングを重視する必要がある。

6 手根骨脱臼

POINT
- 手根骨間脱臼，手根骨単独脱臼に大別される
- 月状骨を中心に脱臼し，舟状骨，三角骨の骨折の合併が多い
- 単独脱臼は近位手根列に多く発生する
  - ⇒ 月状骨＞三角骨＞舟状骨
- 合併症が多い ⇒ 骨折，靱帯損傷，神経損傷（手根管症候群）
- 予後が悪い ⇒ 手根不安定症

原因・発生機序
- 多くが手掌をついて転倒した際に手部と前腕部の相互に働いた剪断力により発生する。
- 受傷時の手のつき方，つく位置，外力の大きさ，手関節の角度，手根部の回旋力，外力の方向により発生する脱臼，骨折の合併が異なる。

図27　発生機序　　月状骨脱臼　　　　　　　　月状骨周囲脱臼

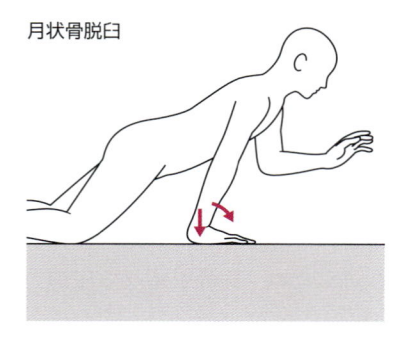

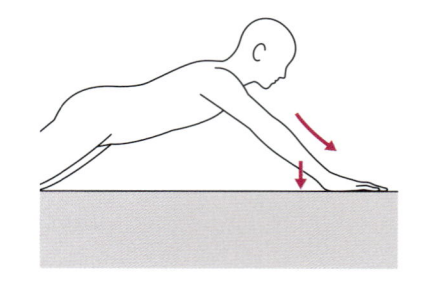

分類
- **手根骨間脱臼**：手根中央関節である近位手根列（舟状骨，月状骨，三角骨）と遠位手根列（大菱形骨，小菱形骨，有頭骨，有鉤骨）間でごくまれに発生

する脱臼であり，ほかの手根骨骨折など合併症が多い。

- **手根骨単独脱臼**
  ①月状骨脱臼：掌側脱臼
  ②月状骨周囲脱臼：末梢が背側に転位
  ③舟状骨脱臼：まれに発生する。舟状月状骨離開により掌側へ転位する。
  ④三角骨脱臼：まれに発生する。月状三角骨離開により背側へ脱臼する。
  ⑤その他の手根骨脱臼：単独ではごくまれである。

図28 分類

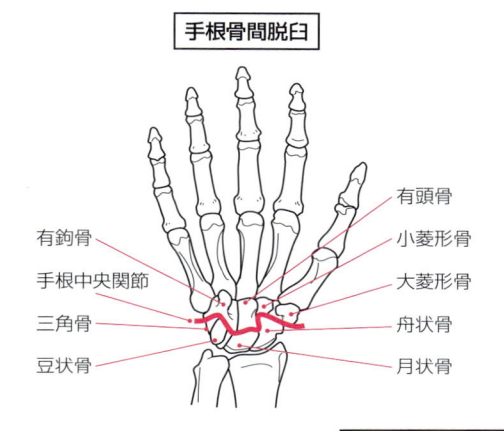

手根骨間脱臼

有鈎骨／手根中央関節／三角骨／豆状骨／有頭骨／小菱形骨／大菱形骨／舟状骨／月状骨

手根骨単独脱臼

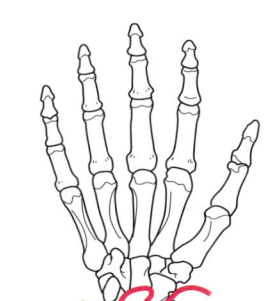

a 月状骨脱臼
月状骨

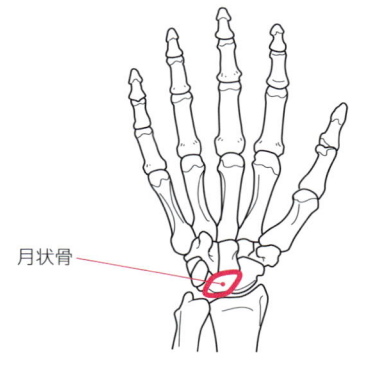

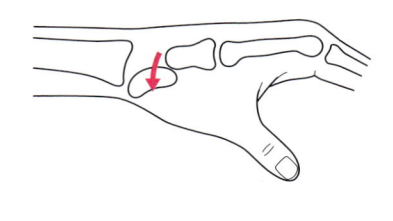

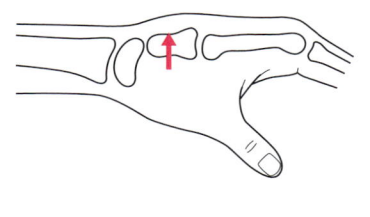

b 月状骨周囲脱臼

One point Advice

●手根骨脱臼による手根骨間靱帯の損傷は手根骨間の支持性を低下させ，手根不安定症に移行しやすい。そのため，受傷から受診に至るまで時間を要したり，不完全な整復，固定の不備，早期除去に注意する。特にスポーツ，仕事等による早期使用には細心の注意が必要とされ，段階的使用やテーピング，装具による補強，負荷の軽減を図る。

症状

■月状骨脱臼
- 手根部の腫脹が経時的に出現
- 手根部の著明な運動痛，局所痛
- 手関節の関節可動域の縮小，制限
- 手根部の変形，前後径の増大（単独脱臼では変形が少なく見逃しやすい）
- その他手指の感覚異常，冷感（転位，腫脹が強く手根管圧迫症状を呈する場合）

■月状骨周囲脱臼
- 月状骨単独脱臼と同様
- 手根部の変形では，早期では外観上背側への手根骨隆起が確認できる（腫脹後は触知）。

鑑別診断

- 舟状骨骨折〔「柔道整復理論（各論：骨折）」(p.406) 参照〕
- 三角骨骨折
- 橈骨遠位端骨折

7 手根中手関節脱臼

POINT

- ●母指が最も多く，次いで小指に発生する。示〜小指はごくまれ
- ●中手骨基部の骨折を合併しやすい
  - ⇒ 脱臼骨折
- ●母指手根中手関節脱臼骨折
  - ⇒ Bennett（ベネット）骨折：中手骨基部掌尺側面の小骨片
  - ⇒ Rolando（ローランド）骨折：ベネット骨折＋中手骨基部背側面の骨折合併
- ●第1中手骨の転位は筋由来
  - ⇒ 長母指外転筋作用：中手骨基部の背外側転位
  - ⇒ 母指内転筋作用：中手骨軸の内転転位

原因・発生機序

- 多くは中手骨への屈曲，側屈外力が強制された際に，背側に中手骨基部が脱臼する。
  - 例1：拳または何かを握った状態で転倒した際，第1指中手骨に対して強力な軸圧が掛かり発生する。
  - 例2：第1指を外転した状態での転倒，衝突によりさらに外転力が強制されて発生する。

図29　発生機序

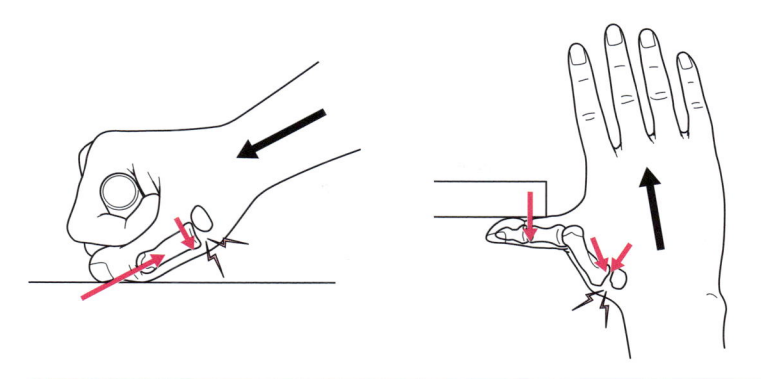

症状

- 腫脹：母指球，手根部に出現する
- 疼痛：運動痛，局所痛
- 機能障害：握力低下
- 変形：母指基部の背外側に突出
- 他動運動：母指軽度内転位にて弾発性抵抗

治療

■整復法

- 原理：手関節を背，橈屈位にて固定し母指外転筋を弛緩させる。次いで母指を中手骨末梢方向へ牽引を加え，持続牽引下でCM関節に対し外転と同時に中手骨基部を末梢方向へ突き上げ，さらに尺側方向へ押し込むように直圧して整復する。

図30　整復法

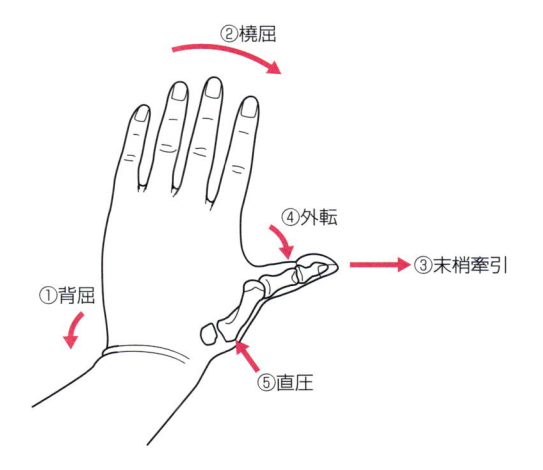

①背屈　②橈屈　③末梢牽引　④外転　⑤直圧

■固定法

- 手関節およびCM関節の運動性を抑え，ほかの4指MP関節の可動性を図るには技術を要し，さらに骨折の合併がある場合は容易に再転位するため固定力も必要とされる。
- キャスト材などの固定が適応と考えられる。
    - 固定肢位：手関節軽度背屈位，母指外転位，MP関節軽度屈曲位にて行う。

・固定範囲：前腕中央から第1指IP関節手前まで（不安定性を示すものには初期はIP関節を含める）
・固定期間：約3週間

■後療法
- 1週目は冷罨法を中心とした整復位保持の確認を行い，循環確保のため前腕部より誘導を図る。
- 2週目からCM関節部の安定性を確かめながら軽い他動運動を徐々に加え関節拘縮を避ける。
- 3週目からCM関節を把持し安定させながら自動運動を開始する。
- 固定除去後は鞍関節であるCM関節の運動性を中心とした手技療法，運動療法を行い，可動性を確保する。
- 強引な外転運動は避け，日常，スポーツでは装具などで外，内転運動に制限をかけ再受傷に留意する。

One point Advice

● 中手骨基部の骨折を合併している場合，整復後の安定性が悪く整復障害，再脱臼を呈することがある。よって骨折の有無を確認することはもちろんのこと，整復・固定が確実に行われているか再確認する必要がある。これを怠ると，変形治癒，機能障害を残すことがあるため留意する。

8 中手指節（MP）関節脱臼

POINT
● 母指が最も多く，次いで示指，小指にまれに発生する
● 背側脱臼の発生頻度が高い
● 母指MP関節脱臼は外見上の固有の変形 ⇒ 垂直脱臼：Z型変形
　　　　　　　　　　　　　　　　　　　　⇒ 水平脱臼：階段状変形
● 整復では末梢牽引をしてはならない
● 整復障害をきたし，整復困難，不能となる場合がある

原因・発生機序

- 背側脱臼の発生頻度が高く，主に転倒時に手をついた際，指先から着地しさらに上体がかぶさってMP関節部に過伸展力が働いて発生する。また，階段上りにて転倒した際，あるいは転倒時段差に手をつき指先が引っ掛かり過伸展して発生することもある。
- 掌側脱臼はまれな脱臼であり，中手部と指遠位部が固定された状態で基節骨部に背側より直達外力が働いて発生する。足場の悪い場所などで転倒時にさらに上から踏まれて発生する。

図31　発生機序

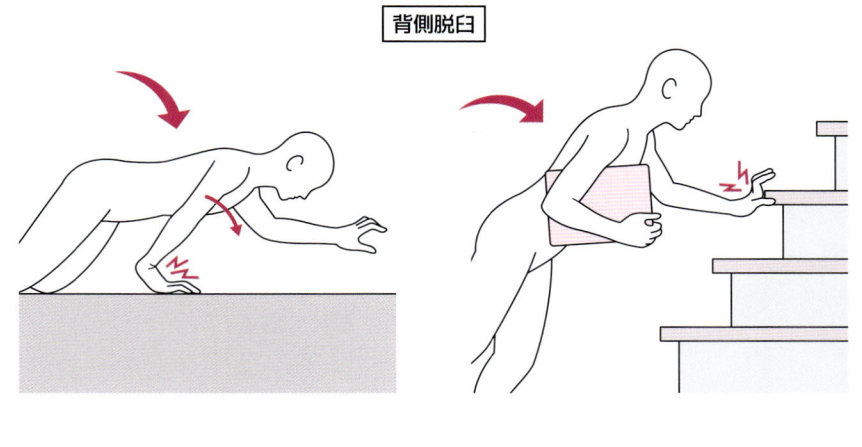

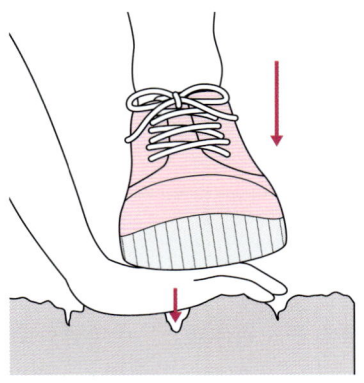

背側脱臼

分類

■母指MP関節脱臼

- 背側脱臼
  ①垂直脱臼（Z字型変形）
  ②水平脱臼
- 掌側脱臼

■示指〜小指MP関節脱臼

- 背側脱臼
- 掌側脱臼

図32　分類

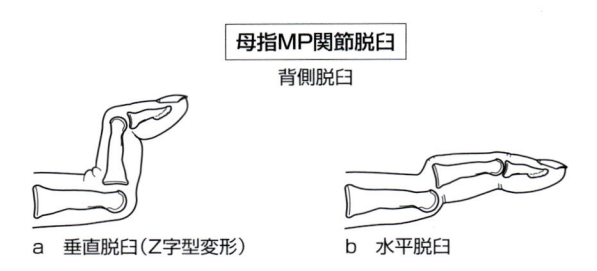

母指MP関節脱臼
背側脱臼

a　垂直脱臼（Z字型変形）　　b　水平脱臼

柔道整復理論（各論：脱臼）

症状

- 外見上の変形が特徴で，機能障害のほか，他動的に弾発性抵抗その他脱臼固有症状が出現する。

■母指中手指節関節脱臼

- 背側脱臼
   ①垂直脱臼：Z型変形を呈する
   ②水平脱臼：中手骨と基節骨が平行な階段状を呈する
- 掌側脱臼：中手骨骨頭が突出し階段状を呈し，指が短縮して見える。きわめてまれである。

■示指〜小指中手指節関節脱臼

- 背側脱臼：MP関節部の前後径が増大し指が短縮して見える。第2指は尺側，第5指は橈側に少し変位する。
- 掌側脱臼：中手骨骨頭が突出し，基節骨はやや背側に傾く。きわめてまれである。

治療

■整復法

▶母指中手指節関節脱臼

- 背側脱臼
   ①垂直脱臼：MP関節を過伸展し，中手骨骨頭に基節骨基部を押しつけるように下・前方に力を加え，次いで中手骨骨頭を基節骨基部が滑り下りるようにMP関節を屈曲させていくと整復される。
   ②水平脱臼：多くが掌側板，種子骨の嵌入を呈し整復不能であり手術療法適応となる。

▶示指〜小指中手指節関節脱臼

- 背側脱臼：MP関節掌側の井型構造（屈筋腱と腱様索・指間靱帯と掌側線維軟骨板・浅横靱帯・虫様筋）の真ん中に中手骨骨頭が入り込むため整復不能な場合が多い。

■固定法

- 固定範囲：前腕遠位部〜指尖まで
- 固定肢位：手関節，指関節軽度屈曲位（良肢位）
- 固定期間：約2週間（安定後手関節固定を解除）

■後療法

- 1週目：安静を試み，患側上肢の使用制限を指導する。固定による循環障害に注意し，中枢側への血流誘導を図る。
- 2週目：他動的関節運動を中心とした関節拘縮の予防とうっ血の改善，血行促進を図る。
- 3週目以降：自動運動を開始し，把握運動の段階的処方により握力の復帰を指標とした運動療法を中心に施行する。また，可動域の改善を図る。

9 指節間関節脱臼

POINT
- 突き指により発生することが多い
- PIP関節 ＞ DIP関節
- 背側脱臼 ＞ 掌側脱臼
- PIP関節脱臼：背側脱臼，掌側脱臼，側方脱臼
- DIP関節脱臼：背側脱臼，掌側脱臼
- 靱帯損傷，掌側板損傷，腱損傷などの軟部組織損傷を合併する
- 裂離骨折，関節周囲の骨折を合併することもある

原因・発生機序

■近位指節間（PIP）関節脱臼

▶背側脱臼（図33）
- 突き指した際，PIP関節の過伸展により掌側板が損傷され，伸展制御が失われて発生する。
- ボール競技やコンタクトスポーツなどに多発する。
- 手指の脱臼では最も多い。

▶掌側脱臼
- 柔道着の袖に指が絡んでひねられた際などに発生する。捻転力により一方の側副靱帯が断裂して不安定になった状態から起こる。
- PIP関節脱臼中では発生頻度が最も少ない。

▶側方脱臼
- やや側方からの外力によって突き指した際，PIP関節に尺側または橈側方向への側屈力が働いて発生する。

図33 発生機序（近位指節間関節脱臼）

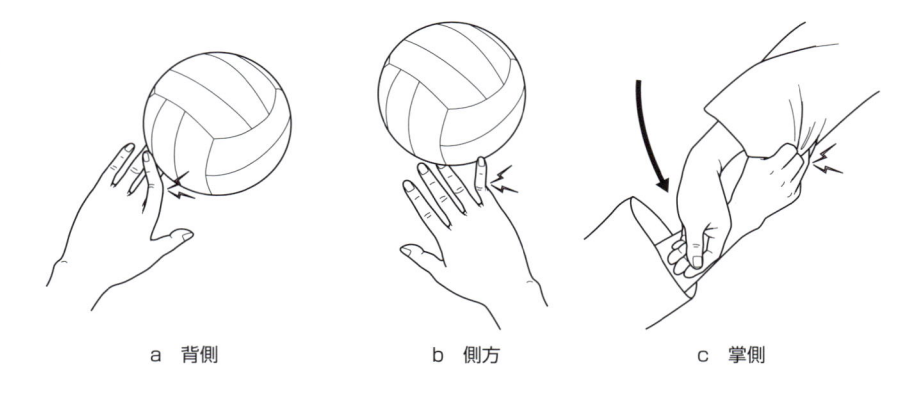

a 背側　　b 側方　　c 掌側

■遠位指節間（DIP）関節脱臼

▶背側脱臼
- 突き指により過伸展を強制されて発生する。

▶掌側脱臼
- 突き指により過屈曲を強制されて発生する。多くは，マレットフィンガーTypeⅢの合併症として関節支持性が失われて発生する。

図34 発生機序（遠位指節間関節脱臼）

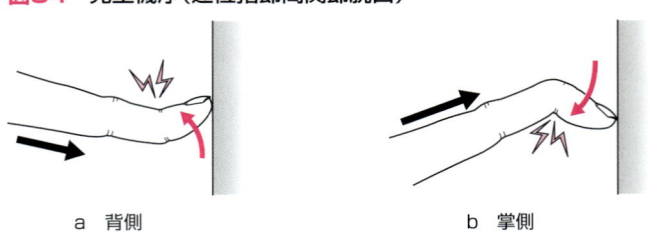

a　背側　　　　　　　　　　b　掌側

分類

■近位指節間（PIP）関節脱臼
- 背側脱臼
- 掌側脱臼
- 側方脱臼

■遠位指節間（DIP）関節脱臼
- 背側脱臼
- 掌側脱臼

症状

- 多くが外観上の変形が強く，関節周囲の軟部組織および靱帯・腱付着部の裂離骨折の合併，機能障害を呈する。

■近位指節間（PIP）関節脱臼
▶**背側脱臼**
- 変形：図35参照
- 軟部組織損傷：掌側板，ときに側副靱帯，中央索，深指屈筋腱
- 機能障害：受傷時→屈曲，伸展不能
　　　　　　整復後→屈曲は困難であるが可能，ただし深指屈筋腱断裂の場合DIP屈曲不能
- 合併症：中節骨基部掌側の骨片を残した脱臼骨折

▶**掌側脱臼**
- 変形：図35参照
- 軟部組織損傷：中央索
- 機能障害：受傷時→屈曲，伸展不能
　　　　　　整復後→正常
- 合併症：受傷後ボタン穴変形に移行することがある。

▶**側方脱臼**
- 変形：図35参照
- 軟部組織損傷：脱臼反対側の側副靱帯断裂
- 機能障害：受傷時→屈曲，伸展不能
　　　　　　整復後→正常
- 合併症：側副靱帯付着部の裂離骨折。側方動揺性関節となり再脱臼しやすくなる。

■遠位指節間(DIP)関節脱臼

▶背側脱臼
- 変形：図36参照
- 軟部組織損傷：深指屈筋腱
- 機能障害：受傷時→屈曲，伸展不能
  整復後→屈曲は困難であるが可能，ただし深指屈筋腱断裂の場合屈曲不能
- 合併症：深指屈筋腱断裂による屈曲不能

▶掌側脱臼
- 変形：図36参照
- 軟部組織損傷：伸筋腱（終止腱）
- 機能障害：受傷時→屈曲はわずかに可能，伸展不能
  整復後→屈曲可能，伸展困難であるが可能，ただし伸筋腱（終止腱）の断裂および基節骨付着部の裂離骨折がある場合は伸展不能となる。
- 合併症：マレットフィンガー

図35 近位指節間関節脱臼

PIP背側　　PIP掌側

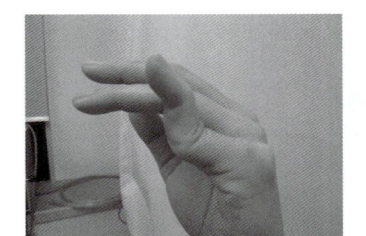

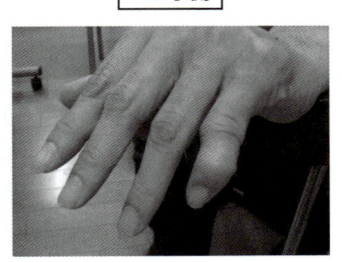

近位指節間関節

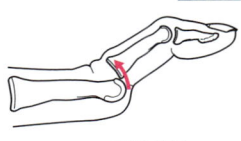

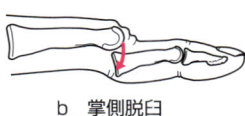

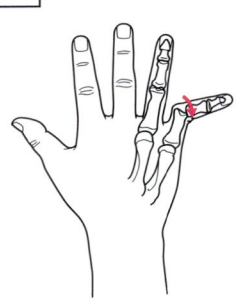

a　背側脱臼
b　掌側脱臼
c　側方脱臼

図36 遠位指節間関節脱臼と脱臼骨折

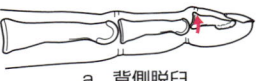

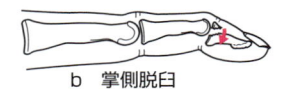

a　背側脱臼
b　掌側脱臼
（マレットフィンガーTypeⅢ合併）

治療

■整復法

▶近位指節間（PIP）関節脱臼

- 二次的損傷および整復障害（軟部組織の嵌入）の発生を防ぐため末梢牽引はごく弱く，あるいは行わず，すべての脱臼において脱臼骨基部を骨頭に沿って滑らすように送り出すイメージで行う。
- 背側脱臼：一方の手で患指遠位側を握り背側に突出した中節骨基部に母指を当てる，他方の手で基節骨遠位部を把持する。PIP関節における患指遠位部を過伸展すると同時に基節骨骨頭部を滑り落ちるように押し出しながらPIP関節を屈曲させる。掌側板の嵌入があると整復障害を呈する。整復後，愛護的に屈曲，伸展を試み，さらに自動運動にて整復を確認する。その後骨折の合併の確認を含め医療機関にてX線検査を行う（図37）。
- 掌側脱臼：背側脱臼同様に把持し掌側に突出した患指中節骨基部に母指を当て，過屈曲と同時に基節骨骨頭部を滑り上がるように押し上げながらPIP関節を伸展させる。側索の嵌入による整復障害が起こりやすく整復困難を極めることがある。
- 側方脱臼：他の脱臼と同様に把持し側方に転位した患指中節骨基部に母指を当て，ゆっくりと基節骨骨頭部を滑るように押し出してPIP関節伸展位に整復し屈曲させる。側副靱帯の嵌入による整復障害を防ぐため強い末梢牽引は行わない。

▶遠位指節間（DIP）関節脱臼

- 背側脱臼：一方の手の示指橈側と母指腹で患指末節骨を挟み，他方の手で中節骨遠位部を把持する。DIP関節を過伸展すると同時に下方へ押し出しながら屈曲して整復する。その後，自動運動にて整復と合併症の有無を確認する。
- 掌側脱臼：背側脱臼同様に把持し，DIP関節を屈曲と同時に背側に押し上げ，次いで伸展して整復する。整復後，自動運動にて整復と合併症の有無を確認する。

図37 整復法

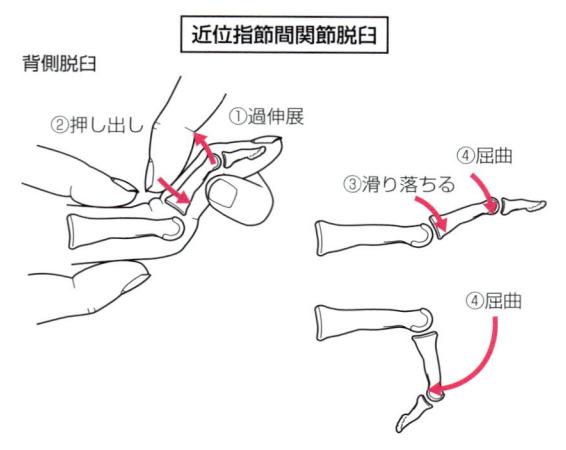

近位指節間関節脱臼

背側脱臼

②押し出し　①過伸展
④屈曲
③滑り落ちる
④屈曲

■固定法

▶近位指節間(PIP)関節脱臼

- 脱臼の程度，軟部組織損傷・腫脹の程度により固定範囲・期間を調節する。必ずしも固定期間を守らなくても良い場合もあるが，早期使用，スポーツ復帰には充分注意する。
- 背側脱臼
  - ・固定範囲：手関節部～指尖部
  - ・固定肢位：MP・PIP・DIP関節軽度屈曲位（良肢位）
  - ・固定期間：約2週間（安定後MP関節解放）
- 掌側脱臼
  - ・固定範囲：手関節部～指尖部
  - ・固定肢位：MP・PIP伸展位・DIP関節軽度屈曲位
  - ・固定期間：約2週間（安定後PIP関節のみ伸展位固定）
- 側方脱臼
  - ・固定範囲：MP関節部～指尖部
  - ・固定肢位：PIP・DIP関節軽度屈曲位（良肢位）
  - ・固定期間：約2週間（安定後隣接指と絆創膏にて固定：バディーテープ）

▶遠位指節間(DIP)関節脱臼

- 背側脱臼
  - ・固定範囲：中節骨～指尖
  - ・固定肢位：DIP軽度屈曲位
  - ・固定期間：約2週間
- 掌側脱臼：マレットフィンガーと同様

図38 固定

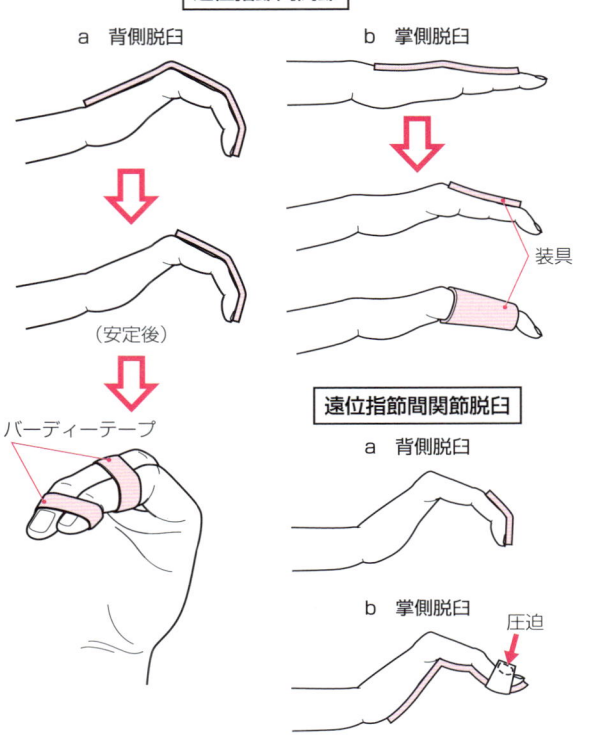

■後療法
- 1週目：安静を試み，患側上肢の使用制限を指導する．固定による循環障害に注意し，中枢側への血流誘導を図る．
- 2週目：他動的関節運動を中心とした関節拘縮の予防とうっ血の改善，血行促進を図る．
- 3週目以降：自動運動を開始し，把握運動の段階的処方により握力の復帰を指標とした運動療法を中心に施行する．また，可動域の改善を図る．

One point Advice

- 固定時の固定材料を患指にテープで固定する際、指を環行しないように注意する。特にホワイトテープは非伸縮性のため腫脹による緊縛を引き起こし、循環障害やときに阻血に陥ることがある。
- 手指は固定による関節拘縮が早期に起こりやすいため2週間以上の長期固定は損傷した軟部組織の回復には良い影響をもたらすが、関節拘縮のリスクが高いので注意が必要である。
- 早期固定除去や早期運動復帰は再脱臼を起こしやすく、さらに関節周囲の損傷した軟部組織の瘢痕治癒や、結合織の増殖を起こし関節の変形や可動域制限を残存しやすくするため注意が必要である。

3 下肢

1 股関節脱臼

POINT

- **原因** ⇒ 交通事故によるダッシュボード損傷等により発生
- **分類** ⇒ 後方脱臼：腸骨脱臼，坐骨脱臼
  前方脱臼：恥骨上脱臼，恥骨下脱臼
  中心性脱臼＝寛骨臼脱臼骨折
  ※発生頻度　後方脱臼＞中心性脱臼＞前方脱臼（ごくまれ）
- **症状** ⇒ ・脱臼肢位　後方脱臼：股関節屈曲，内転，内旋位
  　　　　　　　　前方脱臼：股関節屈曲，外転，外旋位
  ・下肢長の短縮，股関節部変形，大転子高位，激痛，ショック症状
- **合併症**
  ⇒ 脱臼単独はまれ。大腿骨骨頭骨折，大腿骨頚部骨折，寛骨臼縁骨折との合併が多い。坐骨神経損傷を伴うこともある
- **治療** ⇒ 牽引法，回転（Kocher コッヘル）法，Stimson スティムソン法などの整復法がある
- **予後** ⇒ 阻血性骨頭壊死を生じさせないように，脱臼後12時間以内に整復する必要がある。また，整復が遅れると徒手整復が不能となる場合もある
- **後遺症・続発症**
  ⇒ 阻血性大腿骨頭壊死，外傷性股関節炎，骨化性筋炎，坐骨神経麻痺，変形性股関節症

股関節脱臼の発生機序

- **後方脱臼**：膝関節屈曲時に大腿骨長軸に強大な外力が働き股関節に屈曲，内転，内旋が強制され発生。
- **前方脱臼**：股関節外転時に外力が加わり発生する。しゃがんだ姿勢で背後から強い力が加わった場合や，高所からの転落などで起こる。
- **中心性脱臼**：高所からの転落などにより大転子部や足部から着地した際に発生し，大腿骨頭が骨盤内に陥没する。

股関節後方脱臼における大転子高位

図1 大転子正常位と大転子高位（脱臼位）

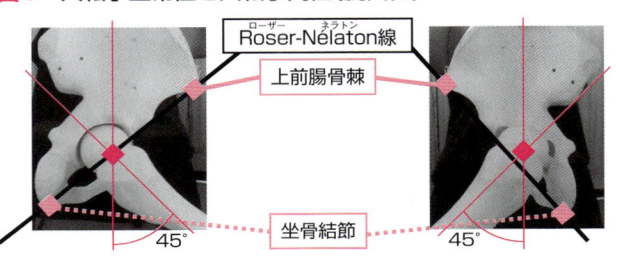

Roser-Nélaton線（ローザー・ネラトン）
上前腸骨棘
坐骨結節
45°　45°

- 股関節屈曲45°における上前腸骨棘と坐骨結節を結ぶ仮想の線をローザ・ネラトン線という。
- 大転子は，正常であればローザー・ネラトン線上に位置し，後方脱臼の場合は線よりも高位となる。

図2 股関節脱臼の分類

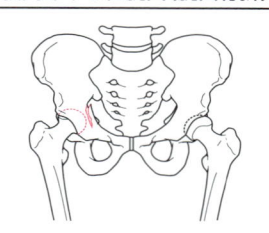

股関節後方脱臼

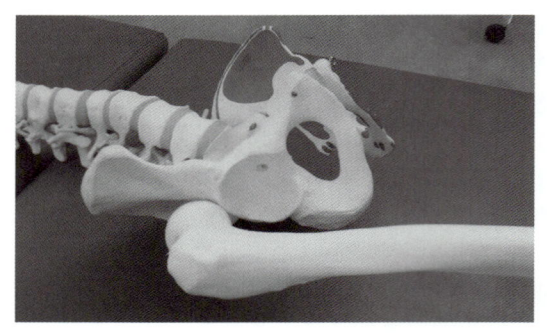

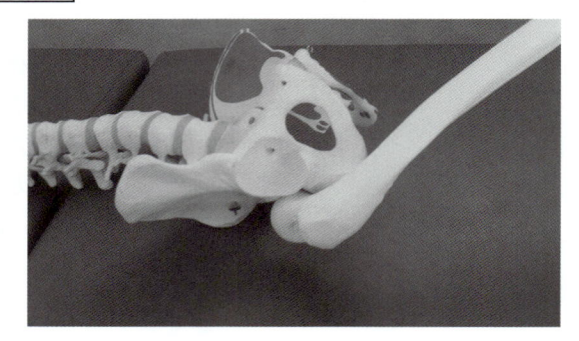

腸骨脱臼

坐骨脱臼

股関節前方脱臼

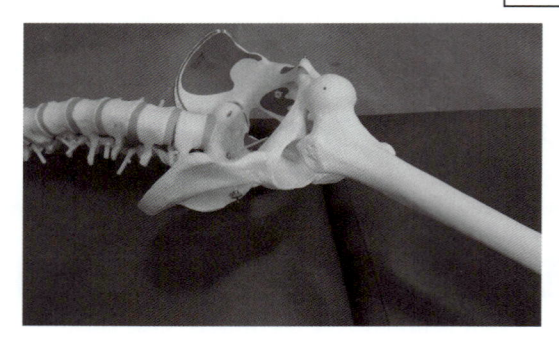

恥骨上脱臼

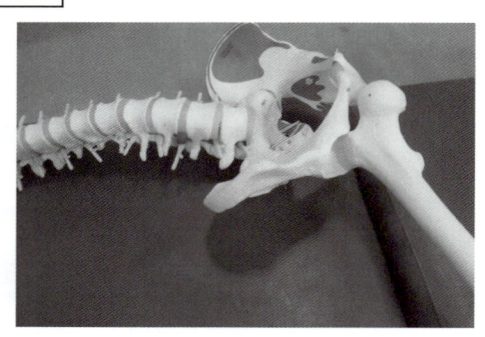

恥骨下脱臼

股関節中心性脱臼（脱臼骨折）

図3 股関節後方脱臼の整復法

牽引法

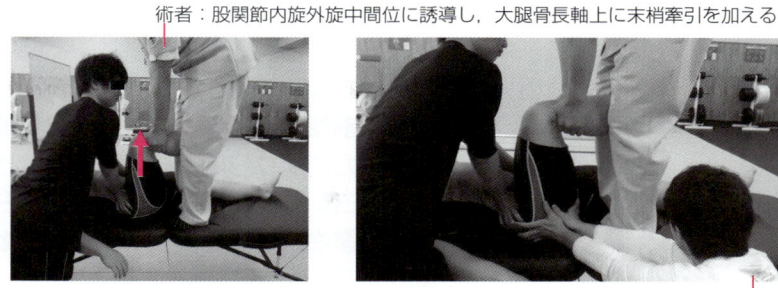

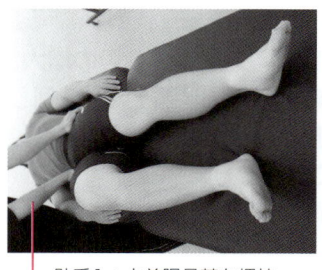

助手1：上前腸骨棘を把持

術者：股関節内旋外旋中間位に誘導し，大腿骨長軸上に末梢牽引を加える

助手2：寛骨臼縁まで誘導された骨頭に圧迫を加え整復

回転（コッヘル）法

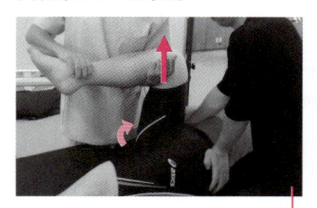

助手：骨盤を固定

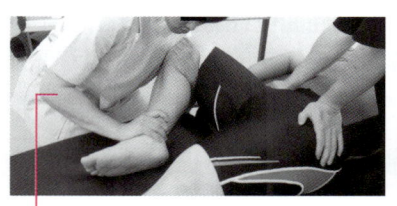

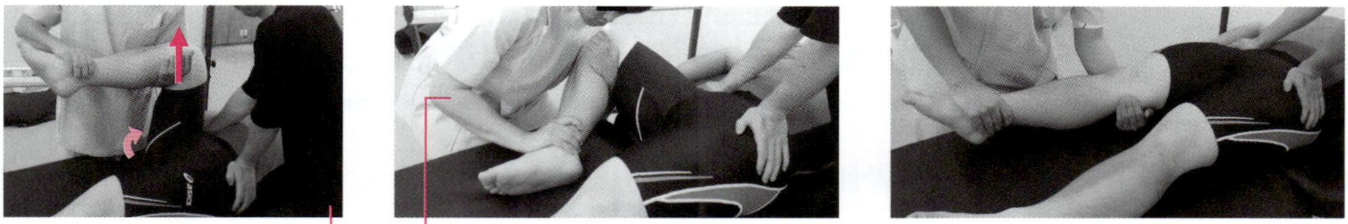

術者：脱臼位で末梢牽引を加え股関節屈曲し大腿部を内旋し，股関節を過屈曲→外旋→外転→牽引と操作し，最後に伸展させる。

スティムソン法

帯なし　　助手：骨盤を固定

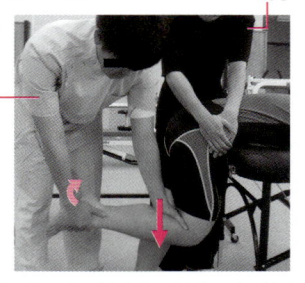

術者：大腿骨長軸方向に緩徐に牽引を加え，大腿骨頭が臼窩に近づいたら患肢を外旋させる。

帯あり

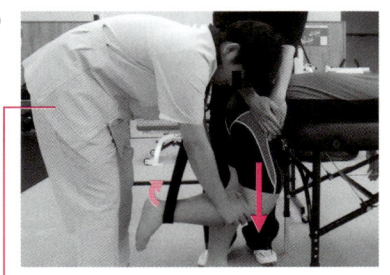

帯を使用することで，術者は両手で牽引力を加えることができる

図4 股関節前方脱臼の整復法

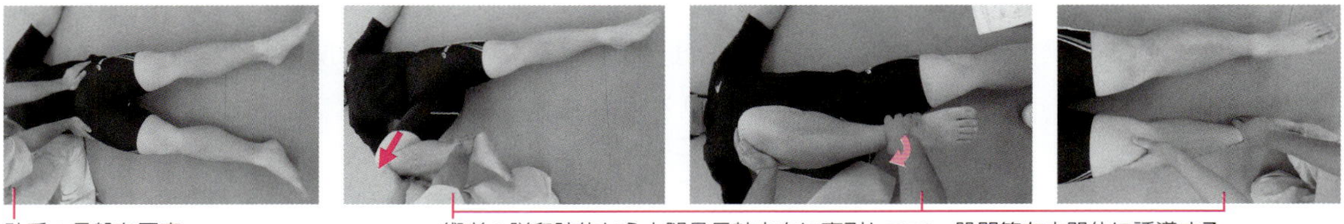

助手：骨盤を固定

術者：脱臼肢位から大腿骨長軸方向に牽引しつつ，股関節を中間位に誘導する。患肢を内旋させ，股関節，膝関節を伸展位にする。

One point Advice

● 過去の国家試験問題では股関節後方脱臼についての出題が多い。症状や整復法などPOINTを中心に理解を深めよう。中心性脱臼では，発生機序と治療法をチェックしよう。

股関節中心性脱臼の治療

- 下腿より介達牽引を行い，骨頭・臼蓋間の圧力を除去する。
- 2～3週間，臥床での安静が必要となる。
- 3週間後に松葉つえを使用して免荷歩行，約8週後に免荷および部分負荷歩行，約12週後に通常歩行を開始させる。

②膝蓋骨脱臼

> **POINT**
> - ●原因 ⇒ 大腿骨および膝蓋骨の形態異常，膝蓋骨高位，外反膝，Q角の増大，大腿骨前捻角が過大，および関節弛緩などが基礎要因となり，何らかの外力により膝関節に外反・外旋と伸展が加わることで発生する
> - ●分類 ⇒ 側方脱臼：外側脱臼（最多），内側脱臼（ごくまれ）
> - ●症状 ⇒ 自然整復されることが多いため，症状が乏しい。apprehension signがみられる
> - ●治療 ⇒ 膝関節を徐々に伸展させながら外側から上内方に圧迫を加え，次いで下方へと操作を行う
> - ●固定 ⇒ 膝関節軽度屈曲位（良肢位）にて，副子を用いて3～4週間固定する
> - ●予後 ⇒ 適切な処置をせず放置すると，反復性脱臼に移行する

膝蓋骨脱臼における脱臼形態の違い

① **外傷性脱臼**：外傷を受け脱臼
② **反復性脱臼**：外傷の既往があり脱臼を繰り返す
③ **習慣性脱臼**：外傷の既往なしに脱臼を繰り返す
④ **恒久性脱臼**：常に脱臼している。先天的にも発生する
※①，②，③の詳細は「柔道整復理論（総論）」(p.316)参照

膝蓋骨の特徴

- 人体最大の種子骨
- 膝関節屈伸により，上下に約7cm移動する
- 骨の構造や，筋肉の影響により外側に偏位しやすい

膝蓋骨脱臼の特徴

- 膝蓋骨が脱臼したままの状態では，膝が軽度屈曲位で固定され歩行不能となる。
- 自然整復されたものは，固有症状（弾発性固定，関節部の変形）が乏しい。
- **apprehension sign** がみられる（図6）。
- 他動的に脱臼させることが可能な場合もある。
- 骨軟骨損傷を合併することがある。
- 大腿四頭筋の内側広筋を強化することは脱臼の予防となる（図8）。

図5 膝蓋骨外側脱臼（膝蓋骨が外側に偏位する）

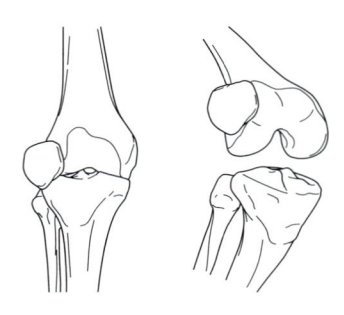

図6 apprehension sign

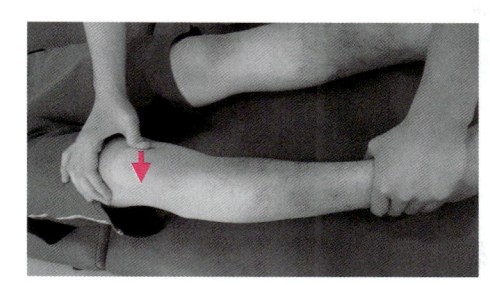

膝蓋骨の動揺性が大きい場合や脱臼の既往歴をもつ場合，操作により患者は脱臼する不安を感じる。

図7 膝蓋骨脱臼の整復法

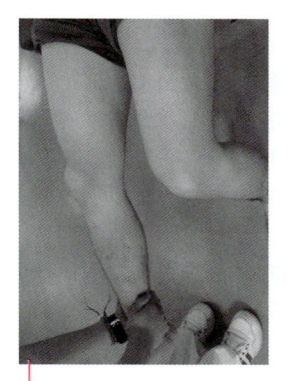

助手：膝関節を徐々に伸展させる

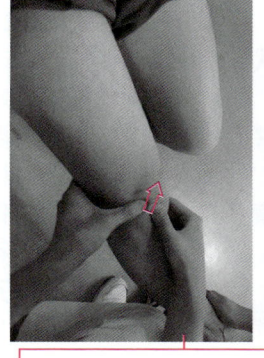

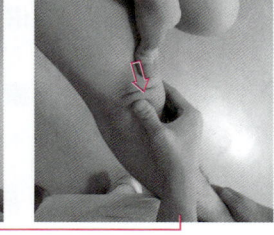

術者：膝蓋骨を内上方へ圧迫後，下方に圧迫を加え関節面に導く

図8 内側広筋および大腿直筋のトレーニング法

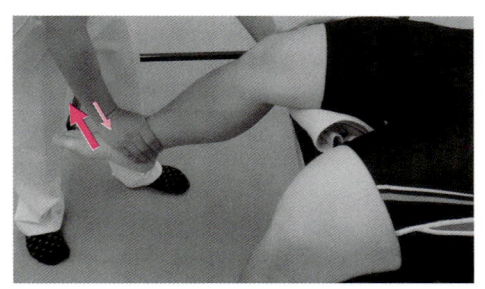

内側広筋のトレーニング法

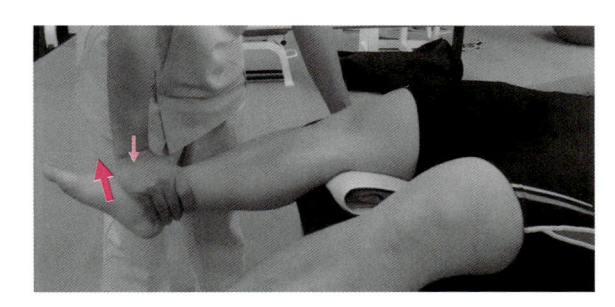

大腿直筋のトレーニング法

One point Advice

- 脱臼の発生素因（膝蓋骨高位や前捻角の増大など）についての出題が多いため，優先的に学習すること。また，反復性脱臼に移行しやすい点と反復性，習慣性，恒久性の意味の違いも必ずおさえておこう。

③ 膝関節脱臼

POINT

- 原因 ⇒ 交通事故などで強大な外力を大腿骨遠位部もしくは脛骨近位部に受けることで発生する
- 分類 ⇒ 前方脱臼(最多)
  後方脱臼
  側方脱臼：外側脱臼・内側脱臼(外側 ＞ 内側)
  回旋脱臼(ごくまれ)
- 症状 ⇒ 前後径および横径の増大。完全脱臼と不全脱臼により症状が若干異なる。完全脱臼では膝関節が運動不能
- 合併症 ⇒ 内・外側々副靱帯と前・後十字靱帯の断裂，総腓骨神経，脛骨神経，膝窩動脈の損傷。回旋脱臼では，半月板の損傷を伴う
- 治療 ⇒ 下腿に大腿骨軸に沿って下方に牽引し，転位に応じて押圧を加えて整復する。前方・後方脱臼の際は最後に膝関節を屈曲させて整復を完了する
- ※ 徒手整復困難なものは観血的に治療を行う

膝関節脱臼の分類と特徴

■前方脱臼
- 介達外力によるものでは，膝関節に過伸展が強制されて発生する。
- 直達外力によるものでは，脛骨近位部に後方より，大腿骨遠位部に前方より外力が加わり発生する。
- 完全脱臼が多く，不全脱臼は少ない。

■後方脱臼
- ダッシュボード損傷のように，膝関節屈曲位にて脛骨近位部に前方から強大な直達外力を受け発生。
- 介達外力では，膝関節屈曲位で下腿が固定された状態で大腿骨より上が前方に大きく体重移動した際に発生。

■側方脱臼
- 直達外力による脱臼はまれで，介達外力により側方に屈曲力が作用して発生する。
- 不全脱臼が多く，完全脱臼は少ない。
- 外側脱臼が内側脱臼よりも多い。
- 外側脱臼は下腿外旋，内側脱臼は下腿内旋をみる。

■回旋脱臼
- 大腿骨と脛骨が互いに回旋するタイプと脛骨が外後方に偏位し回旋するタイプがある。
- まれな脱臼である。

膝関節前方完全脱臼の症状

- 脛骨は，前方に偏位するとともに内側もしくは外側にも偏位することがある。
- 膝関節の横径が増大し，変形は著明である。
- 膝は伸展位で短縮する。
- 前方に脛骨関節面が，後方には大腿骨内顆および外顆が突出する。
- 脱臼部の皮膚は蒼白になる。

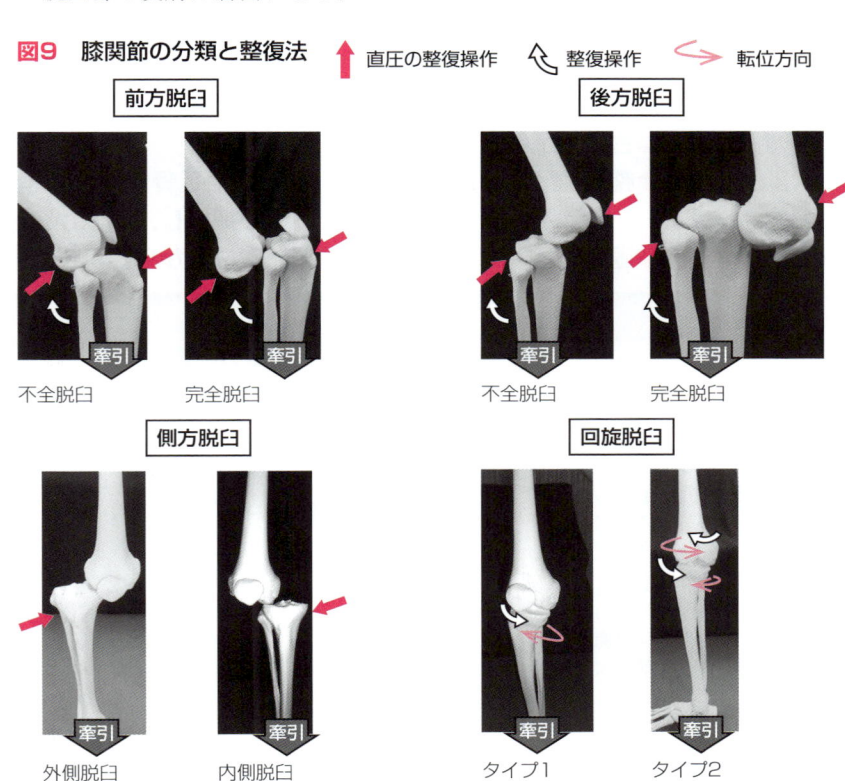

図9　膝関節の分類と整復法　　↑ 直圧の整復操作　　⤴ 整復操作　　⇨ 転位方向

前方脱臼
- 不全脱臼
- 完全脱臼

後方脱臼
- 不全脱臼
- 完全脱臼

側方脱臼
- 外側脱臼
- 内側脱臼

回旋脱臼
- タイプ1
- タイプ2

固定

- 膝関節を軽度屈曲位（良肢位）にて股関節〜足部にかけて副子を用いて3〜4週間固定する。

One point Advice

- 膝関節前方脱臼に関する出題が多いため，その原因や症状をしっかりおさえておくこと。
- 後方脱臼，側方脱臼，回旋脱臼については，それぞれの特徴を覚えておこう。

4 Chopart関節(足根中央関節もしくは横足根関節)脱臼

POINT

- **原因** ⇒ 高所から転落し足部から着地した場合，および踵が固定され前足部に強大な外力が働いた際に発生。脱臼骨折になることが多い
- **分類** ⇒ 外側脱臼，内側脱臼
  不全脱臼が多く，完全脱臼は少ない
- **症状** ⇒ 外側脱臼：扁平足様変形，内側脱臼：内反足様変形，いずれも足部の長径が短縮する
- **合併症** ⇒ 足根骨骨折，中足骨骨折
- **整復** ⇒ 牽引圧迫法：牽引は中足骨部から末梢方向へ，圧迫は脱臼部の外側・内側を両手で把握し，両側から圧迫を加える
- **固定** ⇒ 副子を用いて下腿遠位部から足趾まで固定する

ショパール関節脱臼の特徴

One point Advice
- ショパール関節脱臼について，脱臼骨折を起こしやすいなどのPOINTをおさえておくこと。また，ショパール関節の和名について問われる可能性もあるので，リスフラン関節とともに正しく覚えよう。

- 高所からの転落や交通事故などにより，まれに発生する。
- 舟状骨や立方骨の骨折を伴う脱臼骨折となりやすい。

図10 ショパール関節脱臼

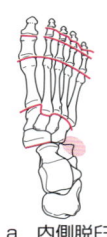

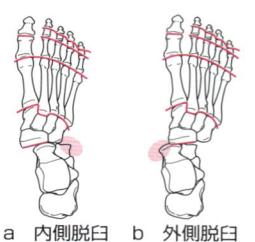

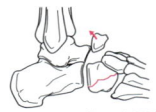

a 内側脱臼　b 外側脱臼　c ショパール関節脱臼骨折

図11 ショパール関節脱臼の整復法

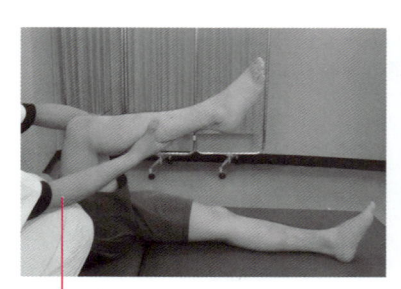

第1助手：下腿部の支持

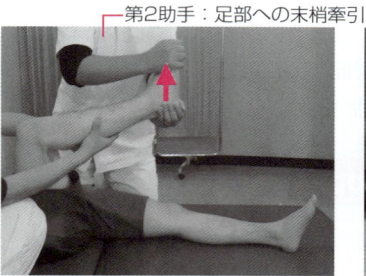

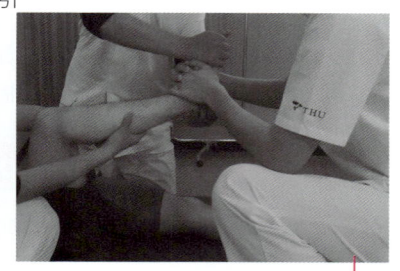

第2助手：足部への末梢牽引

術者：両手で脱臼部を圧迫把握し整復

5 足根中足(Lisfranc リスフラン)関節脱臼

POINT

- **原因** ⇒ 中足骨部を強打した際に，各方向への外力と回旋力とが働き脱臼する
- **分類** ⇒ 外側脱臼，内側脱臼，底側脱臼，背側脱臼，および分散脱臼からなる
- **症状** ⇒ 各方向に中足骨が偏位する
- **整復法** ⇒ 側方脱臼：足趾方向に牽引し脱臼肢位を増強後，突出部に側方より圧迫を加えて整復
  背側および底側脱臼：足趾方向に牽引し転位に応じて直圧して整復
  分散脱臼：足趾方向に強力に牽引し，第1趾，ほかの4趾の順に直圧を加えて整復
- **固定** ⇒ アルミ副子やクラーメル副子にて下腿下部〜第1趾まで3〜4週固定

脱臼の分類，症状(突出部)，整復法

図12　リスフラン関節脱臼の分類と整復法　↑：直圧　●：整復における押圧部位

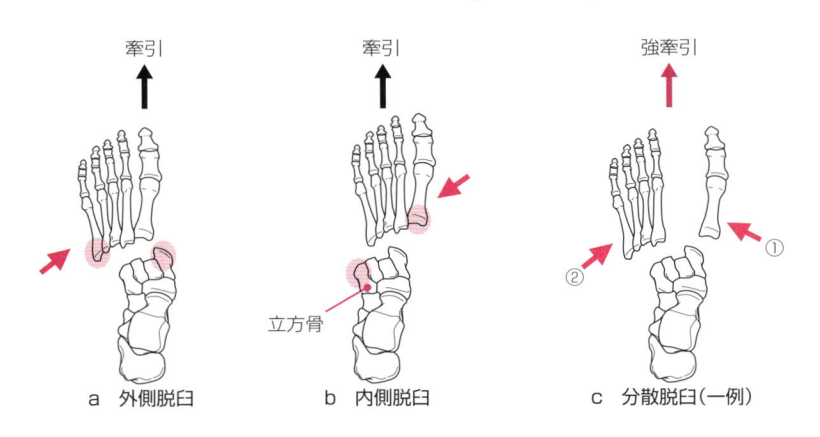

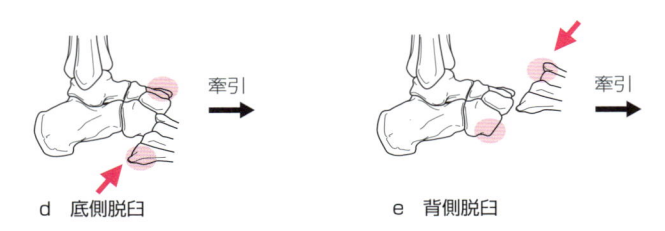

a　外側脱臼

b　内側脱臼　立方骨

c　分散脱臼(一例)

d　底側脱臼

e　背側脱臼

One point Advice

- リスフラン関節＝足根中足関節であることをよく覚えておこう。過去の国家試験でも出題されている。また、図を参考に、脱臼の分類による突出部を把握しよう。

6 足趾指節間関節の脱臼

POINT
- 原因 ⇒ 第1趾に多く，過度伸展の外力を受けて発生する
- 分類 ⇒ 背側脱臼
- 症状 ⇒ 定型的変形としてZ型変形を呈する。複雑（開放性）脱臼として中足骨骨頭が足底側に突き出ることもある
- 治療 ⇒ 脱臼趾に滑り止めとして包帯やテープを巻き，脱臼位をさらに強め，基節骨基部に遠位部方向への圧を加え屈曲させる

※種子骨や軟部組織の介在により整復の障害となることがある

症状（図13）
- 中足趾節関節は，過度伸展位となる。
- 趾節間関節は，屈曲位となる。

図13 足趾の脱臼における定型的変形（Z型変形）

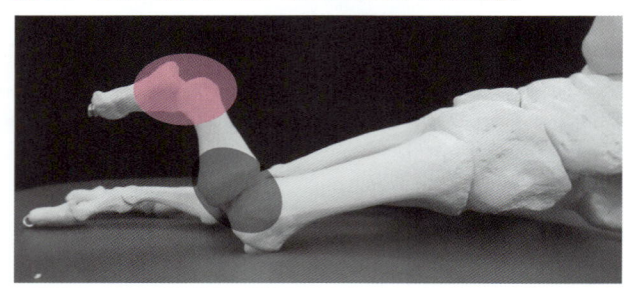

■：中足趾節関節
■：趾節間関節

図14 整復法

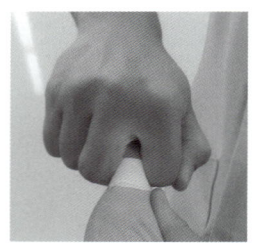

①滑り止めとして包帯・テープを巻く
②背屈強制し，母指で基節骨基部に押圧
③底屈させ整復完了

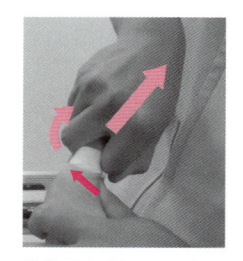

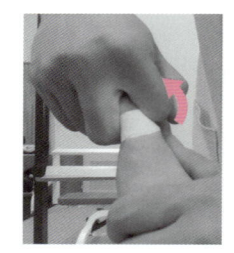

One point Advice
- 足趾趾節間関節の脱臼は，POINTの部分をしっかりおさえよう。また，ショパール関節（足根中央関節もしくは横足根関節），リスフラン関節（足根中足関節）と名称を間違えないよう注意すること。

治療法
- 徒手整復が困難であれば，観血的に治療を行う。
- 固定は，アルミ副子やクラーメル副子を用いて下腿下部〜第1趾まで3〜4週間行う。

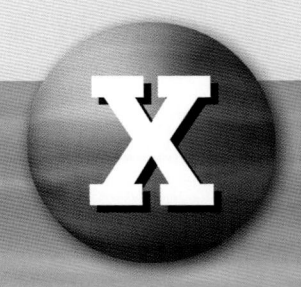

X 柔道整復理論
（各論：軟部組織損傷）

1 頭部・体幹

1 頭部組織損傷

POINT

- 顎関節症の分類 ⇒ Ⅰ型（咀嚼筋障害）
  Ⅱ型（慢性外傷性病変）
  Ⅲ型（顎関節内障）：Ⅲ型が最も多い
  Ⅳ型（退行性病変）
  Ⅴ型（Ⅰ～Ⅳ型に該当しないもの）：精神的因子が関与

顎関節症

■顎関節の解剖と機能

- 側頭骨の下顎窩と下顎骨の関節頭の間にある関節。
- 顎関節内には、**関節円板があり**関節腔を上下に二分している。
- 関節円板は、開口閉口運動時に前後移動が大きいので関節円板に関連した疼痛が出現しやすい（図1）。

図1 開口閉口運動時の関節頭と関節円板の移動

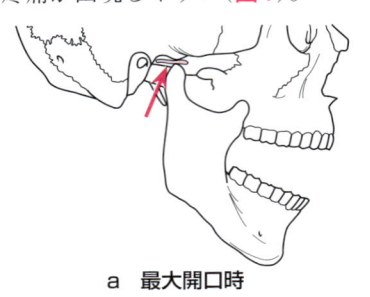

a 最大開口時　　　　b 閉口時

■顎関節症とは

- 定義：顎関節や咀嚼筋の疼痛、関節雑音、開口障害ないし運動異常を主要症状とする慢性疾患群の総括的診断名であり、その病態には、咀嚼筋障害、靱帯障害、関節円板障害、そして変形性関節症などが含まれている（日本顎関節学会、1996年）。
- 臨床症状：開口閉口運動時の**疼痛、雑音、開口障害が3大症状**。

■顎関節症の分類（表1）

- Ⅰ型～Ⅴ型に分類され、**頻度が高いのはⅢ型（顎内障）**である。
- **Ⅰ型（咀嚼筋の障害）**
  - ・原因：心理的ストレスで歯ぎしり、噛みしめなどによる咀嚼筋のスパスムが原因である。その他、咬合異常が原因で筋緊張を起こす場合もある。
  - ・治療：咀嚼筋の安静による疼痛対策が主体。咀嚼筋に対する理学療法（低周波治療、マッサージなどの理学療法）やスプリント療法、薬物療法が行われる。
- **Ⅱ型（慢性外傷性病変）**
  - ・原因：伸展や捻挫、挫滅によって関節包、関節靱帯、関節円板になどに

損傷が加わって発症。二次的に関節線維性癒着などの病態を呈することがある。
- ・治療：顎関節部の安静を目的にスプリント療法や薬物療法が行われる。線維性癒着の保存療法として癒着部の剥離を目的として強制的開口訓練が行われることがある。

- **Ⅲ型（顎関節内障）：頻度が最も高い**
  - ・原因：下顎頭，下顎窩に対する**関節円板の位置異常**。
  - ・病態：関節円板が前方に転位するために，開口閉口時に下顎頭が関節円板の肥厚部を通過する際にクリックが発現する。閉口時に前方転位した関節円板は，正常な位置に整復される。
    関節円板の前方転位が進行すると，正常な位置に関節円板が整復されない。よって開口時の下顎頭は前方転位した関節円板にロックされ開口が制限（クローズドロック）される。
    症状が進行すると，関節円板の後方軟部組織は瘢痕化し「ジャリジャリ」というクレピタスを生じる。その後関節円板の穿孔，断裂などが発症し顎関節症Ⅳ型（変形性顎関節症）を発症する場合がある。
  - ・治療：転位した関節円板の整復。

- **Ⅳ型（変形性顎関節症）**
  - ・原因：Ⅱ型やⅢ型からの移行が考えられている。
  - ・病態：関節円板の穿孔や関節軟骨や下顎頭，下顎窩に変性を認める場合がある。単純X線画像により下顎骨の骨頭の退行性変化が確認できる。
  - ・治療：スプリント療法などによる安静を図るが，効果がなければ手術療法が行われる。

- **Ⅴ型（Ⅰ～Ⅳ型に該当しないもの）**
  - ・原因：精神的因子が関与している場合がある。
  - ・病態：単独でⅤ型としての病変を呈するだけでなく，ほとんどの症例でⅠ～Ⅳ型のいずれかにも該当していることが多い。

補足：開閉口運動時のクレピタスとクリックの違い
- クレピタスとは，顎関節の雑音のことである。症状は，開閉口運動時の「ジャリジャリ」「ゴリゴリ」という音で，関節円板に穿孔がある場合などに認められる。クリックは，開閉口時に関節円板の肥厚部を下顎頭が超えるときの「コック」「ポキン」という音がクリックといわれる弾撥音である。

One point Advice
- 臨床の場面では顎関節症Ⅰ型～Ⅴ型の病態が単独で存在していることは少なく，複数の病態が存在していることが多い。臨床では，よく診る疾患であるので分類ができるようにしておく。

表1　顎関節症の分類（日本顎関節学会，2001年，一部改変）

型	主病変	病態	主症状
Ⅰ型	咀嚼筋障害	筋緊張 筋スパズム 筋炎 腱炎	運動痛 筋痛 開口障害
Ⅱ型	関節包・靱帯障害 （慢性外傷性病変）	靱帯損傷 関節包外傷 円板挫滅 関節捻挫	開口障害 顎関節疼痛（運動痛） 顎関節部圧痛 クレピタス
Ⅲ型	関節円板障害 （顎関節内障）	円板転位 円板変性穿孔 線維化	クリック クレピタス 運動障害 運動痛
Ⅳ型	変形性顎関節症 （退行性病変）	軟骨破壊 骨増殖 下顎頭変形 円板穿孔	顎関節部疼痛 圧痛（±） クリック クレピタス 運動障害
Ⅴ型	Ⅰ～Ⅳ型に該当しないもの	精神的因子が関与 顎関節部違和感	咀嚼系器官の不定愁訴など

2 体幹部軟部組織損傷

POINT
- 頚部捻挫の分類
- 胸郭出口症候群の検査法
- 節前損傷（神経根引き抜き損傷）と節後損傷の違い

胸肋関節付近の損傷

■胸肋関節損傷

- 発生機序：胸郭の前後，左右から圧迫・打撲によって発症。体幹の捻転などの自家筋力によって発症する場合もある。
- 損傷される組織：放射状胸肋靱帯，関節内胸肋靱帯，大胸筋，内・外肋間筋，胸膜筋（図2）。
- 症状：胸肋関節周囲の損傷された軟部組織部の圧痛，深呼吸痛，咳やくしゃみでの疼痛。
  → （鑑別疾患）肋骨骨折：骨折の場合でも単純X線像で骨折部分が確認できないことが多いので注意。
- 治療：肋骨骨折と同様，胸郭の運動を抑制するために肋骨バンドや包帯などで胸郭を固定する。
- 鑑別診断：Tietze症候群[*1]

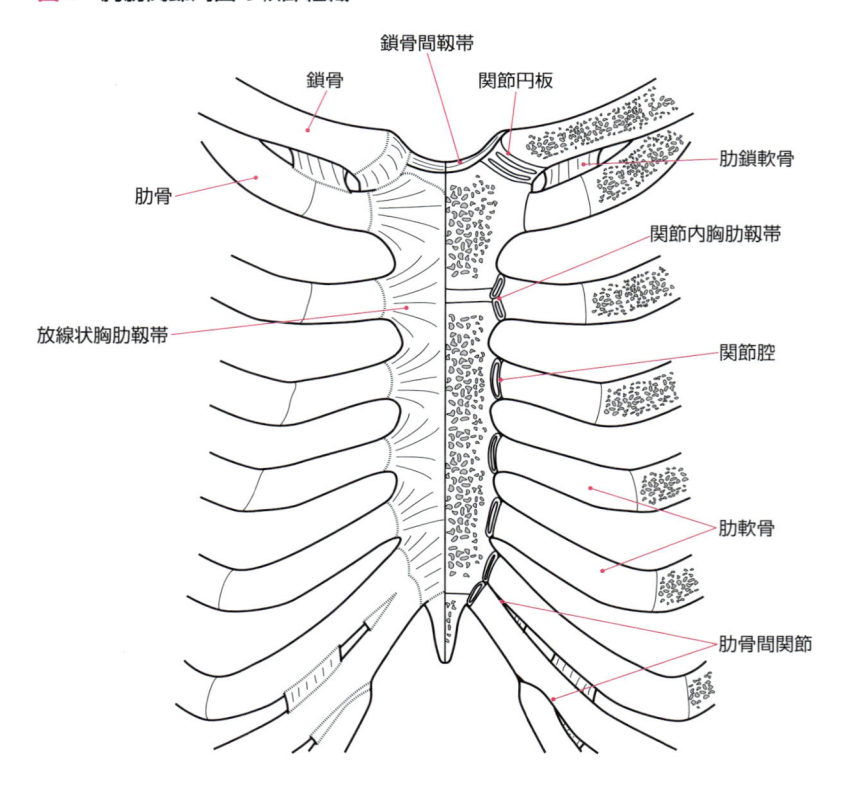

用語アラカルト

＊1　ティーツェ症候群
第2もしくは3肋軟骨部の腫脹，疼痛，圧痛を伴う原因不明の疾患。掌蹠膿疱症に属する疾患と考えられている。若い女性にやや多い疾患である。

掌蹠膿疱症：皮膚症状と骨関節症状が出現する疾患。手掌と足蹠に無菌性の膿疱が出現し，これに伴い前胸部の胸肋鎖骨部に腫脹，疼痛を繰り返す。30～40歳代の女性に多い疾患である。

図2　胸肋関節周囲の軟部組織

（鎖骨，鎖骨間靱帯，関節円板，肋骨，肋鎖軟骨，関節内胸肋靱帯，放線状胸肋靱帯，関節腔，肋軟骨，肋骨間関節）

用語アラカルト

＊2 外肋間筋，内肋間筋
外肋間筋（図3）
起始部→上位肋骨の下縁
停止部→下位肋骨の上縁
（筋の走行は下内方に走行するために肋骨を引き上げる：吸息時に働く）
内肋間筋（図3）
起始部→下位肋骨の上縁
停止部→上位肋骨の下縁
（筋の走行は上内方に走行するために肋骨を引き下げる：呼息時に働く）
外肋間筋と内肋間筋の走行は，交差して走行している。外肋間筋が表層で内肋間筋が深層を走行している。

＊3 心臓振盪
心臓振盪は，高率に心室細動が観察される。この状態では，心臓がけいれんしているような状態であるために全身に血液が供給できなくなり，心停止が起こる。野球のボールが心臓上に強打することによって発症することが最も多い。治療は，一刻も早くAEDによる除細動が効果的である。

■肋間筋損傷

- 原因：体幹をひねる（ゴルフのスイングなど）動作などの介達外力によって**外肋間筋**＊2，**内肋間筋**＊2などの損傷をきたす疾患（図3）。
- 症状：局所の圧痛，深呼吸時の疼痛，咳やくしゃみにより疼痛が増強する。
- 肋骨骨折と症状が類似するが，肋間筋損傷は2週間程度で症状が改善する。
- 疼痛が重度の場合には，肋骨骨折と同様に胸郭運動を抑制するように包帯などで固定する。

図3　外肋間筋と内肋間筋の走行

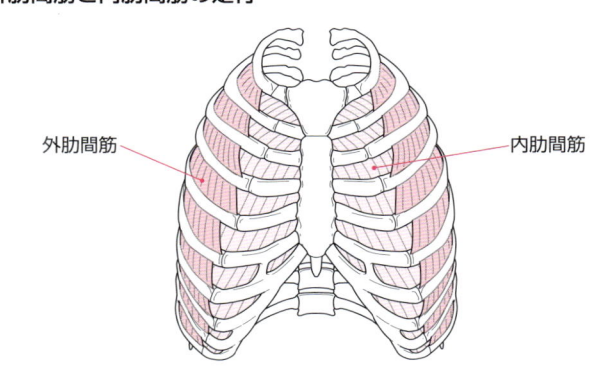

■胸部・背部打撲

- 胸部・背部打撲は，直接外力を受けて発生する。
- 野球のボールなどが胸部に当たると，**心臓振盪**＊3を発症し突然死する場合があるので注意が必要である。
- 症状：損傷程度に異なるが軽度の場合には，2週間程度で軽快する。
- 合併症：胸腔内臓器，横隔膜，肝臓，脾臓，腎臓の損傷を伴うことがあるので注意が必要である。

One point Advice

肋骨の解剖学的知識
- 第1〜7肋骨は胸椎と関節をもつ⇒胸肋関節
- 第8〜10肋骨は胸骨と直接関節をもたない⇒胸骨とは直接関節をもたないが上位の肋軟骨と軟骨間関節（図2）をもつ
- 第11，12肋骨⇒胸骨とは連絡をもたないので**浮遊肋**とよばれている
- **真肋**⇒第1〜7肋骨
- **仮肋**⇒第8〜12肋骨

頚部の軟部組織損傷

■頚部捻挫

- 原因：頚部（頚椎）捻挫は，追突事故などにより急激な頚椎の過伸展，過屈曲による障害で「**むち打ち損傷**」とよばれる場合もある。
- 分類：臨床的症状による分類。
  ①**頚椎捻挫型**：頚肩部の疼痛が主であり，疼痛のため頚椎の可動域制限を認める。

②**神経根症状型**：片側上肢の疼痛，筋力低下が主訴となる。
症状は，障害された神経根に一致した筋力低下，感覚障害が認められる（図4）。
③**Barré-Liéou症候群**：頚部交感神経の緊張による椎骨動脈の循環障害。後頚部の痛み，めまい，耳鳴りなどの症状を訴える。
④**混合型**（神経根症状型＋バレー・リュー症候群）
⑤**脊髄症状型**：中心性脊髄損傷の場合は初期には四肢麻痺がみられるが，下肢・膀胱直腸障害は速やかに軽減し**上肢優位の障害**が出現する（図5）。

図4　頚椎神経根の障害高位と症状

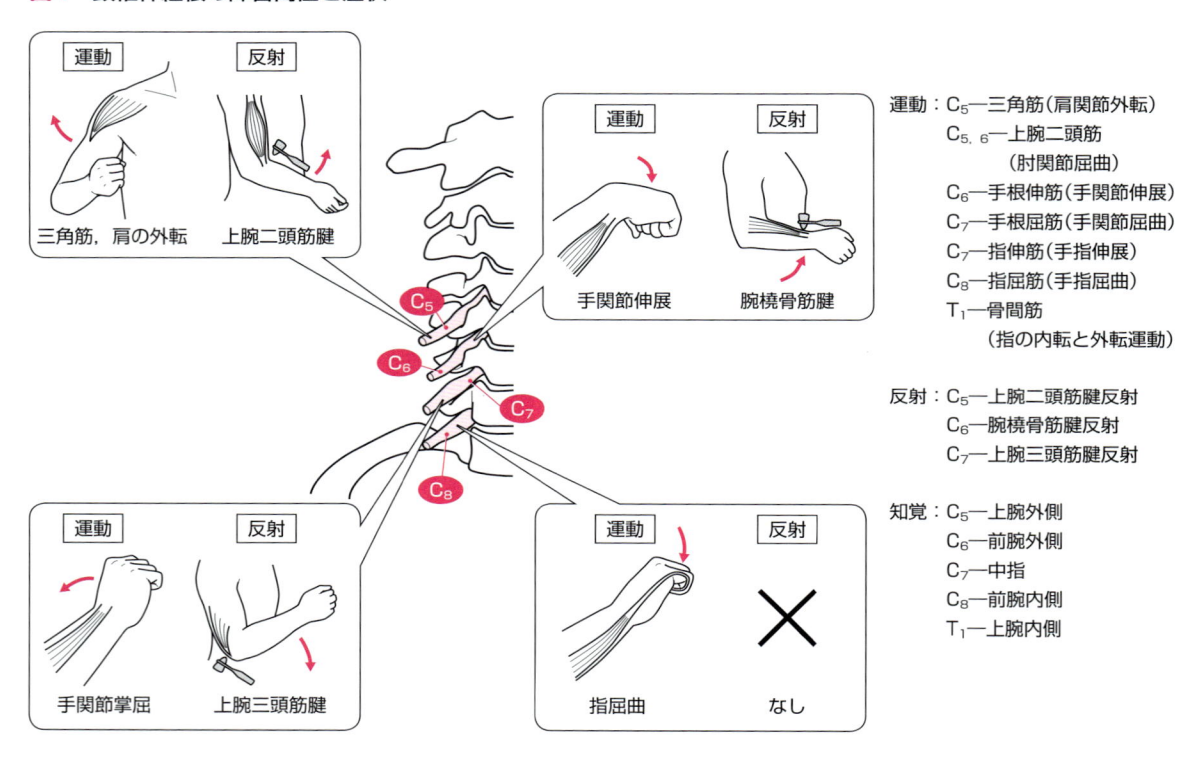

運動：C_5―三角筋（肩関節外転）
　　　$C_{5,6}$―上腕二頭筋
　　　　　（肘関節屈曲）
　　　C_6―手根伸筋（手関節伸展）
　　　C_7―手根屈筋（手関節屈曲）
　　　C_7―指伸筋（手指伸展）
　　　C_8―指屈筋（手指屈曲）
　　　T_1―骨間筋
　　　　　（指の内転と外転運動）

反射：C_5―上腕二頭筋腱反射
　　　C_6―腕橈骨筋腱反射
　　　C_7―上腕三頭筋腱反射

知覚：C_5―上腕外側
　　　C_6―前腕外側
　　　C_7―中指
　　　C_8―前腕内側
　　　T_1―上腕内側

図5　脊髄断面図

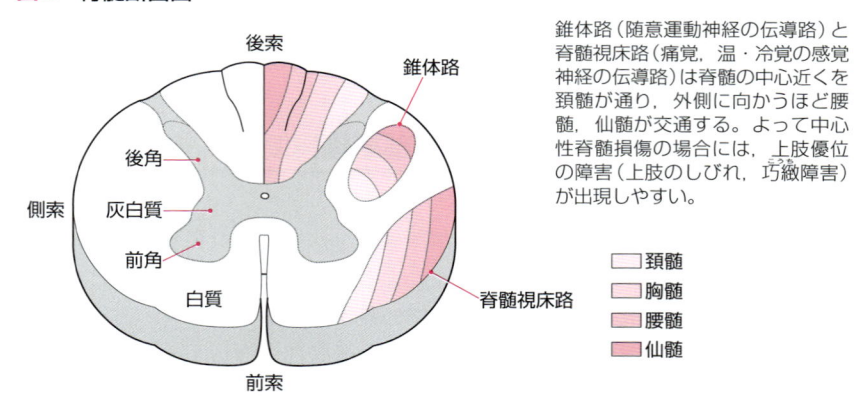

錐体路（随意運動神経の伝導路）と脊髄視床路（痛覚，温・冷覚の感覚神経の伝導路）は脊髄の中心近くを頚髄が通り，外側に向かうほど腰髄，仙髄が交通する。よって中心性脊髄損傷の場合には，上肢優位の障害（上肢のしびれ，巧緻障害）が出現しやすい。

> **One point Advice**
>
> 腕神経叢と鎖骨下動脈が胸郭出口領域を通過する3カ所の狭い間隙
> ①前斜角筋と中斜角筋の間→斜角筋症候群
> ②第1肋骨と鎖骨の間→肋鎖症候群
> ③小胸筋肋骨間間隙

■胸郭出口症候群

- 概念：斜角筋症候群，頚肋症候群，肋鎖症候群，過外転症候群の総称である。腕神経叢および鎖骨下動脈が，胸郭出口の狭い間隙を通過するときに前・中斜角筋および第1肋骨間で圧迫され，頚肩腕の疼痛やしびれ感・冷感などをもたらす。
- 検査法（図6）
  - ・脈管圧迫テスト
    - ①Adsonテスト：頚部後屈で患側に回旋し深呼吸を行わせると前斜角筋が緊張し鎖骨下動脈が圧迫され，橈骨動脈の減弱，消失が認められれば陽性とする。
    - ②Edenテスト：胸を張った姿勢で両肩を後下方に引っ張った状態で橈骨動脈の減弱，消失が認められれば陽性とする。
    - ③Wrightテスト：両肩関節を外転90°，外旋90°，肘関節90°屈曲位をとらせると橈骨動脈の減弱，消失が認められれば陽性とする。
    - ④Allenテスト：Wrightテストの姿勢から，頚部を健側に回旋させたとき橈骨動脈の減弱，消失が認められれば陽性とする。
  - ・神経刺激テスト
    - ①Morleyテスト：鎖骨上窩にある腕神経叢を圧迫すると圧痛，上肢への放散痛が認められる。
    - ②Roosテスト：両上肢を外転・外旋させた状態で，手指の屈曲・伸展を3分間行わせる。3分間続けて行えなかったり，症状が再現された場合を陽性とする。

図6 胸郭出口症候群の検査法

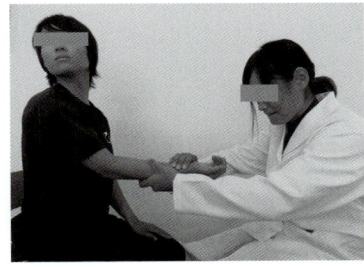

アドソンテスト 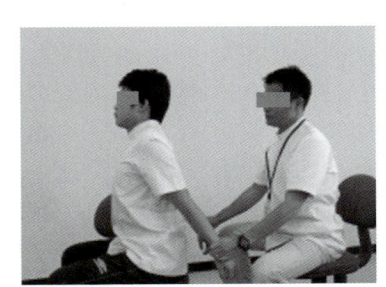　エデンテスト 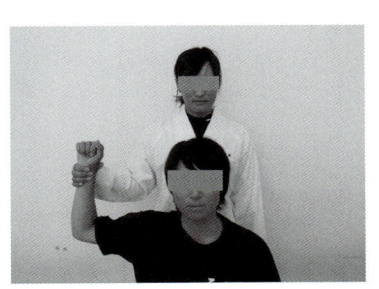　ライトテスト

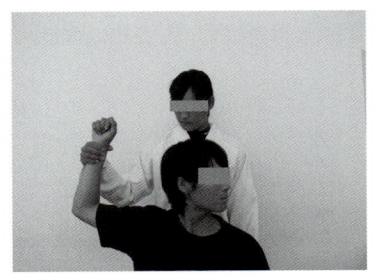

アレンテスト 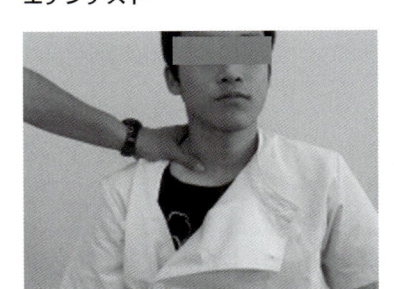　モーリーテスト 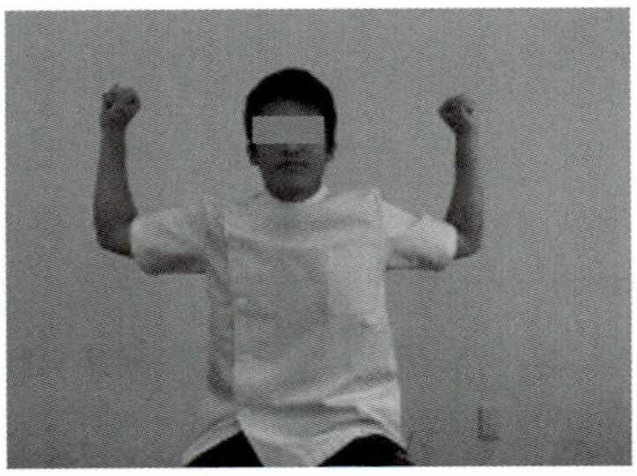　ルーステスト

- 分類
  - 圧迫型と牽引型に細分される。
  - **圧迫型**は筋肉質の男性で怒り肩に多い。上肢の挙上により症状の再現と増悪を認める。
  - **牽引型**はなで肩の女性に多い。上肢下垂時に症状が強く，上肢を下方に牽引すると症状が再現される。
- 症状
  - 腕神経叢の刺激症状で上肢の疼痛，しびれ，だるさがみられる。頸部痛，肩甲間部・背部のこり，さらには頭痛，めまいなどの自律神経障害をみることがある。

■外傷性腕神経叢麻痺

- 腕神経叢は，C_5，C_6，C_7，C_8，Th_1 の前枝により形成される。
- 損傷高位により，神経根が脊髄から引きちぎられる**節前損傷（神経根引き抜き損傷）**と**節後損傷**とに大別される（図7）。節前損傷（神経根引き抜き損傷）は，**予後不良**である。
- 麻痺型により上位型，下位型，全型に分類される。
- 一般に全型が多く，下位型は少ない。全型では節前損傷の割合が多く，上位型では節後損傷が多い。
- 発生機序：交通事故，特に**オートバイ**によるものが大部分を占め，銃創，刺創，手術などの開放性損傷もある。
- 症状・診断：損傷された神経と一致した部位に感覚麻痺と筋の弛緩性麻痺をきたす。
- 損傷程度から以下のように分類し判別しなければいけない。
  ①節前損傷（神経根引き抜き損傷）：予後不良
  ②神経幹離断型損傷：観血的に神経修復が必要
  ③有連続性でWaller変性を起こす型の損傷
  ④Waller変性を起こさない一過性の損傷
- 治療法：変性を免れた神経は，自然回復を示すので，保存的に治療する。回復期待可能日数は約1年半といわれ，その間，注意深く経過を観察しつつ，再生の徴候のみられないものについては観血的な手段を考える。
  自然回復の望めない例には観血的に神経修復を行い，回復のまったく望めない節前損傷（神経根引き抜き損傷）は，代償的に機能再建術を施す。

用語アラカルト

*4 軸索反射
皮膚を爪などでこすった場合に，発赤が出現する反射。爪でこすられた刺激は求心性の神経軸索を興奮させる。この興奮刺激が同一の神経のほかの軸索を逆行し，その末端に反応を起こす（この場合は血管拡張による発赤）。この反応を軸索反射とよぶ。
引き抜き損傷（脊髄神経節が生き残っている）では，求心性の神経細胞が残っているために軸索反射が陽性となる（図7）。

One point Advice

Horner症候群と軸索反射
- Horner症候群：上位交感神経の障害で発症する。頸部交感神経麻痺によって縮瞳，眼瞼下垂，病側顔面の発汗低下が認められる（副交感神経が優位になるため）。Horner症候群は，C_8，Th_1 神経の損傷や腫瘍での圧迫により症状が出現する。
- 軸索反射*4：**引き抜き損傷では，軸索反射は陽性である。**

図7　節前損傷(引き抜き損傷)と節後損傷

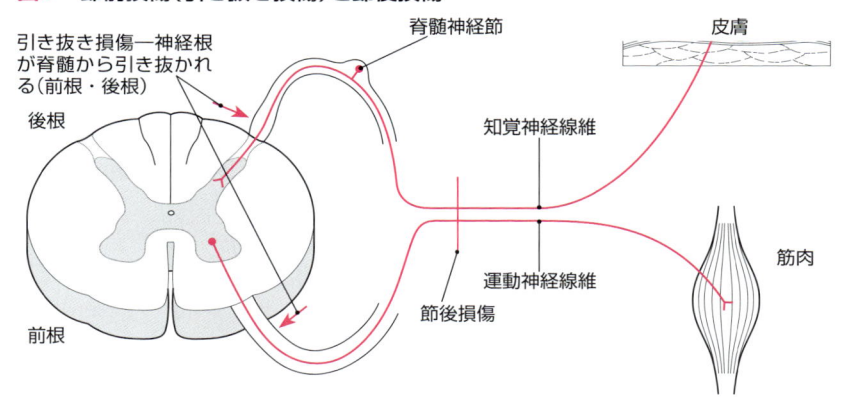

節前損傷(引き抜き損傷)の場合は,脊髄神経節が残存するため軸索反射[*4]は出現する。

> **One point Advice**
> ●胸背部痛は,外傷疾患以外の可能性があるために鑑別疾患を念頭において診察をしなければいけない。持続する胸背部痛の場合は,悪性腫瘍なども疑わなければならない。

> **補足**
> **神経症状**
> ●腰椎椎間板ヘルニアなどによって神経根が圧迫されると,腱反射の低下や消失,下肢感覚異常,下肢筋力低下が出現する。これらの症状を,下肢神経症状という。

■胸背部の軟部組織損傷

- 頚椎と異なり胸郭には肋骨があるため**胸椎の運動は制限**されており,傷害されることは少ない。
- 投球などの動作によって菱形筋の損傷が発症することがある。この場合には肩甲間部の疼痛を訴えることがある。

■腰部の軟部組織損傷

- 分類:腰部の軟部組織損傷は,関節性・靱帯性・筋筋膜性疾患に分類される。
  ・関節性
    ①椎間関節が原因の疼痛
      ・腰椎の下関節突起と上関節突起にかかる急性,慢性の外力によって発症する。
      ・症状:比較的限局した領域での疼痛,**起床時の疼痛**が特徴的である。下肢のしびれや筋力低下などの神経症状が出現することは少ない。

    ②椎体間関節(椎間板)が原因の疼痛
      ・椎間板に慢性的な外力が加わり,線維輪が変性し損傷する場合がある。
      ・症状は,両側性の境界がはっきりしない鈍痛で下肢への関連痛がみられる場合がある。下肢神経症状は出現しない。
      ・線維輪が損傷し,髄核が後外側に脱出すると腰痛椎間板ヘルニアになる(腰椎椎間板ヘルニアは「整形外科学(各論)」(p.235)参照)。
  ・靱帯性
    ①椎間靱帯(棘上靱帯・黄色靱帯・棘間靱帯)が原因の疼痛(図8)
      ・棘上靱帯の変性があるところに外力が加わることによって,棘上靱帯が棘突起から分離されることがある。
    ②仙腸靱帯が原因の疼痛
      ・**仙腸関節**は,関節包と前仙腸靱帯や後仙腸靱帯などの靱帯によって強靱に補強されている半関節である(図9)。
      ・不良姿勢などによってストレスが加わり疼痛が発症する。

図8 椎体周囲の靱帯

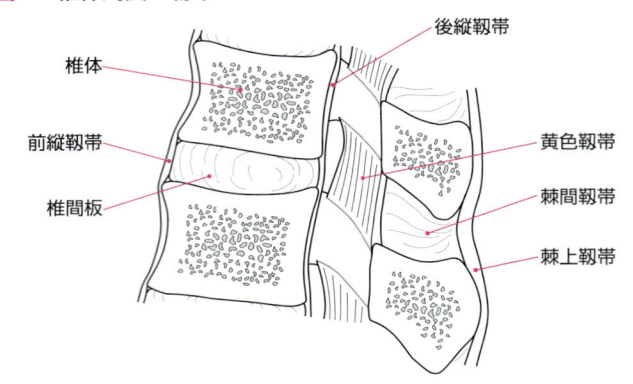

図9 仙腸関節の解剖

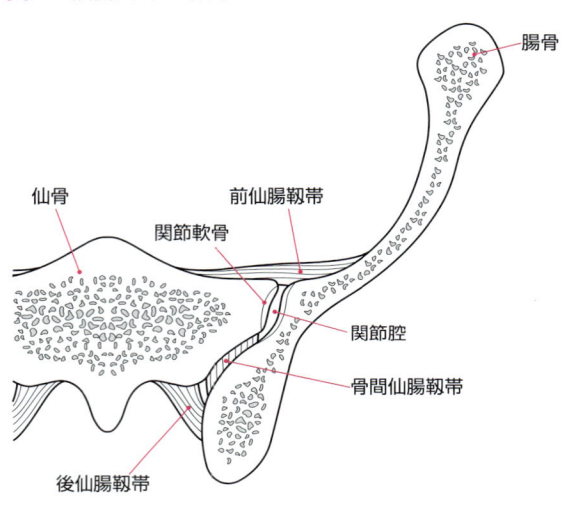

- 筋・筋膜性
  - 原因：腰背筋やその筋膜，この部を貫通する皮神経の変化が疼痛の原因といわれている。
  - 症状：腰背部の異常緊張・圧痛，前屈位で疼痛が出現する。

2 上肢

1 肩部・上腕部の軟部組織損傷

POINT

- 腱板断裂(rotator cuff損傷)
  - 腱板の構成　⇒　棘上筋，棘下筋，小円筋，肩甲下筋(4つの筋腱複合体)
  - 好発部位　　⇒　棘上筋(大結節から1.5cm近位)
  - 分類　　　　⇒　完全断裂，不全断裂(滑液包面断裂，腱内断裂，関節面断裂)
  - 大結節付着部付近の血行が乏しいところ
    ⇒　critical zone[*1]とよばれる
- 上腕二頭筋長頭腱損傷
  - 40歳以上になると加齢に伴う退行性変性が生じ，発生頻度が高くなる
  - 肩甲下筋腱・横上腕靱帯が断裂し，上腕二頭筋腱が小結節を乗り越え脱臼
    ⇒　上腕二頭筋長頭腱脱臼
  - 結節間溝部での断裂　⇒　加齢に伴う退行性変性が生じたものに発生
  - 筋腱移行部での断裂　⇒　若年者の激しいスポーツ活動などで発生
- Bennett損傷(Bennett lesion)
  - ベネット損傷　　　　⇒　肩甲骨関節窩後方の骨棘形成(投球障害の原因)
  - ベネット損傷の分類　⇒　上腕三頭筋長頭起始部の関節下結節の骨棘：上腕三頭筋型(triceps type)
    ⇒　関節窩後下縁の骨棘：関節窩型(glenoig type)
  - クアドリラテラルスペース(quadrilateral space：四角間隙)
    ⇒　小円筋，上腕三頭筋長頭，大円筋，上腕骨内側縁で囲まれた間隙
    この間隙を腋窩神経・後上腕回旋動脈が前方から後方へ抜ける
  - 投球動作時の腋窩神経の絞扼を引き起こす要因となる
- SLAP損傷(superior labrum anterior and posterior)
  - SLAP損傷　　　　⇒　肩関節上方関節唇損傷(上腕二頭筋長頭腱付着部である上方関節唇の剥離・断裂)
  - SLAP損傷の分類　⇒　Ⅰ型，Ⅲ型が剥離なし，Ⅱ型が剥離あり，Ⅲ・Ⅳ型は関節唇がバケツ柄様に断裂(Ⅱ型以上は手術療法の適応となることが多い)
  - 投球動作時の疼痛　⇒　コッキング期後期，リリース期，フォロースルー期に至る痛みを訴える

(次ページに続く)

用語アラカルト

[*1] クリティカルゾーン
棘上筋は，肩関節外転時に烏口肩峰アーチで圧迫や摩擦を受ける。また棘上筋は，回旋筋群のなかでは最も筋腹が短く腱性の部分が長い筋である。さらにその大結節付着部付近の血行は乏しく(critical zone)，加齢とともに退行性変性を起こし，断裂しやすくなる。

- 肩峰下インピンジメント症候群
  - 肩の挙上や回旋により烏口肩峰アーチ下で起こる衝突
    コッキング期から加速期で発生
- リトルリーガーズ肩
  - ⇒ 繰り返す投球動作によって発生する上腕骨近位骨端線離開（10〜15歳）
    フォロースルー期に発生
- 動揺性肩関節（loose shoulder）
  - 特発性（原因不明）に肩関節の動揺性を認める不安定症のこと（外傷歴や神経疾患などがなく，肩甲帯筋ならびにその構成骨に異常はない）
  - やや女性に多く，両側性であることが多い
- 肩周辺の変形性関節症
  - 変形性肩関節症　⇒　一次性と外傷後の発生がある
  - 変形性肩鎖関節症　⇒　加齢に伴うことがある
  - ともに特有な症状はない
- 五十肩
  - 病期　　⇒　freezing phase, frozen phase, thawing phaseがある
  - 症状　　⇒　疼痛出現後，運動制限を呈する
  - 鑑別診断　⇒　他の肩関節に疼痛を呈する疾患との鑑別が必要である
- 石灰沈着性腱板炎
  - 病態　⇒　肩関節周辺の軟部組織に石灰の沈着がみられる
- 肩周辺の絞扼性神経障害
  - 腋窩神経麻痺　⇒　外傷性肩関節前方脱臼に合併する
  - 肩甲上神経麻痺　⇒　肩甲上切痕や肩甲棘基部で発生する

腱板断裂（rotator cuff損傷）

■原因
- 転倒などによる肩部の直達性外力や手を衝いて転倒などによる肩部の介達性外力
- スポーツなどによるoveruse
- 加齢による退行性変化と**クリティカルゾーン**への繰り返しのストレス

■症状
- 疼痛は主に運動痛（肩外転60°〜120°），夜間痛
- 退行性変性が強い高齢者では，疼痛の自覚がなく発症し，自動運動不能となり来院する例もある。
- 挙上困難となり，肩関節外転位保持ができない。
- 完全断裂では，肩峰下に陥凹や雑音（crpitus）を触れることがある。
- 陳旧例では，棘上筋・棘下筋などの筋萎縮がみられる。

図1 肩部の断面

a 前額面
b 矢状面

■検査法

- **有痛弧徴候（painful arc sign）**
  ：他動的に肩関節外転60°〜120°で疼痛が出現する。
- **インピンジメント徴候（impingement sign：Neer）**
  ：患側上肢の上腕長軸方向に軸圧と軽度内旋を加え挙上すると，疼痛が肩峰下に誘発される。
- **ドロップアームサイン（drop arm sign）**
  ：新鮮な腱板断裂に認められ，肩甲骨面上に90°外転位を保持できない（軽度外転位：棘上筋，やや内旋位：棘下筋，強い内旋位：小円筋）。

図2 有痛弧

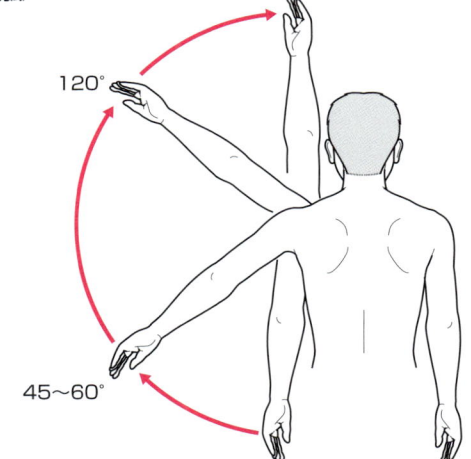

One point Advice

リフトオフテスト（lift off test）
- 肩甲下筋腱の断裂患側の手の甲が背中に接した位置（肩関節内旋位）から，さらに内旋強制させて手を背中から離す。

■治療法

- 棘上筋腱断裂であれば，腱部にストレスが加わらない外転位固定（アームレストなど）。
- 軽度の場合，吊り包帯などで安静を図り，適宜可動域・筋力訓練を行う。
- 陳旧性で筋萎縮や脱力，関節拘縮など出現したものは手術療法が適応される。

上腕二頭筋長頭腱損傷

■原因
- 肩関節に外転・外旋運動の繰り返しで，小結節との摩擦による変性によって発生。
- 上腕二頭筋に限界を超えた，遠心性・求心性の伸長力および収縮力が作用した際に発生。

■症状
▶完全断裂
- 疼痛，腫脹および皮下出血斑が肩から上腕部前面に出現。
- 断裂により筋腹が遠位に下がり，健側と比較すると筋腹が短縮し腫瘤状に膨隆する。
- 損傷初期は疼痛による屈曲力，握力の低下，夜間痛が出現(2〜3週で疼痛・筋力は回復するものが多い)。

▶腱炎・腱鞘炎
- 結節間溝部に圧痛を認め，投球動作などで上腕二頭筋に沿った放散痛を認める。

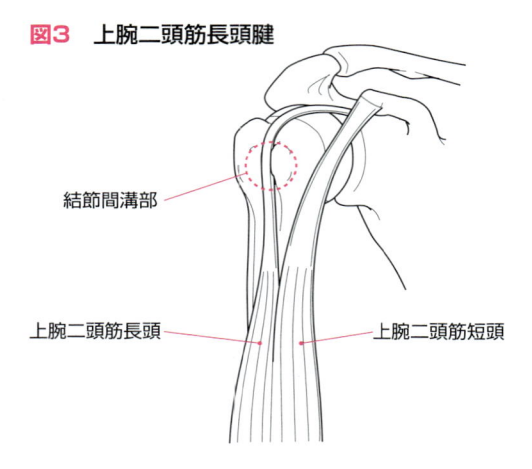

図3 上腕二頭筋長頭腱

結節間溝部
上腕二頭筋長頭　　上腕二頭筋短頭

必修問題対策！
肩部の軟部組織損傷はすべて必修範囲である。ポイント，症状をしっかり覚えること。

■治療法
- 初期処置は，冷罨法・固定(提肘など)を行い，患部へのストレスを軽減し，安静を図る。
- 2〜3週後に適宜，可動域・筋力強化訓練を行う。
- 若年者やスポーツ選手では手術療法を推奨するべきである。

One point Advice
- 長頭腱断裂，腱鞘炎ともに腱板断裂に合併することが多い。また，完全断裂を起こしても肘関節屈曲力が低下することは少ない。

■検査法
- Yergasonテスト(ヤーガソン)：肘関節90°屈曲・前腕回内位より抵抗下で回外運動を試させると，結節間溝部に疼痛(上腕二頭筋の作用である前腕回外運動を利用)。
- Speedテスト：肘関節伸展・前腕回外・肩関節45°屈曲位で肩関節の屈曲運動を行わせる。その際に抵抗を加え，結節間溝部に疼痛が出現するかをみる。

ベネット損傷（Bennett lesion）

■原因
- 投球による過度の使用（特に野球歴の長い投手に多く発症する）。
- 上腕三頭筋長頭の張力により，肩関節後方関節包や関節唇に牽引力が働き骨増殖をきたす。

■症状
- 無症状のものにも骨棘が認められることもある。
- 外転・外旋位で肩関節後方に疼痛を訴え，肩関節内旋の可動域減少がみられる。
- 投球動作の**コッキング期**や**フォロースルー期**に疼痛や脱力感を訴える。
- 骨棘が**クアドリラテラルスペース**で**腋窩神経**を刺激することがある。

図4 クアドリラテラルスペース（小円筋・上腕三頭筋長頭・大円筋・上腕骨内側縁）

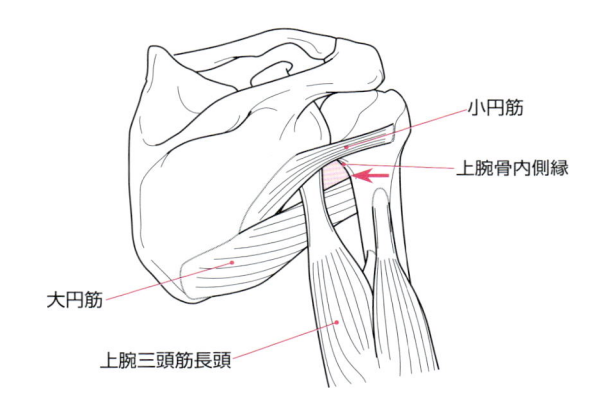

- 小円筋
- 上腕骨内側縁
- 大円筋
- 上腕三頭筋長頭

■治療法
- 疼痛時には投球を中止し，冷罨法，固定（提肘など）で運動を制限し，安静を図る。
- 疼痛軽減後，肩関節後方関節包の拘縮にストレッチングや筋力増強訓練を行う。
- 保存療法が無効な場合，鏡視下手術を行うことが多い。

SLAP損傷（superior labrum anterior and posterior）

■原因
- 投球動作時の**コッキング期後期**（肩外転・外旋強制）により生じやすい。
- 上腕二頭筋長頭腱の牽引により損傷するもの。
- 手をついて転倒した際，骨頭が上方に突き上げられ損傷するもの。

■症状
- 投球動作時の**コッキング期**の疼痛，引っかかり感を訴える。
- 投球動作時に轢音や不安定感を認めることがある。
- 上腕の挙上（約120°以上）回旋運動時に断裂した関節唇が引っかかり投球動作が困難となる。
- SLAP損傷疼痛誘発テスト[*2]が陽性となる。

用語アラカルト

[*2] SLAP損傷疼痛誘発テスト（active compression test）
a. 肩関節90°屈曲，軽度内転し，母指を上に向け肩関節外旋位にて抵抗を加える。
b. 肩関節90°屈曲，軽度内転し，母指を下に向け肩関節内旋位にて抵抗を加える。
aで疼痛がなく，bで疼痛がある場合，またはbでの疼痛がaより強い場合陽性とする。

■治療法
- 2〜3カ月保存療法を行い，投球フォームの改善，腱板や肩甲骨周囲筋の筋力増強訓練を行う。
- 保存療法にて改善がみられないものは，手術療法を検討する（**Ⅱ型以上**が手術療法の適応）。

図5　SLAP損傷分類

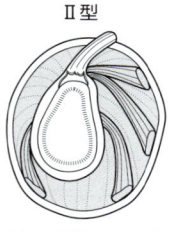

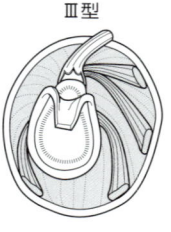

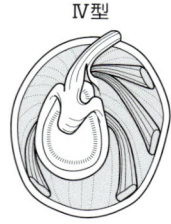

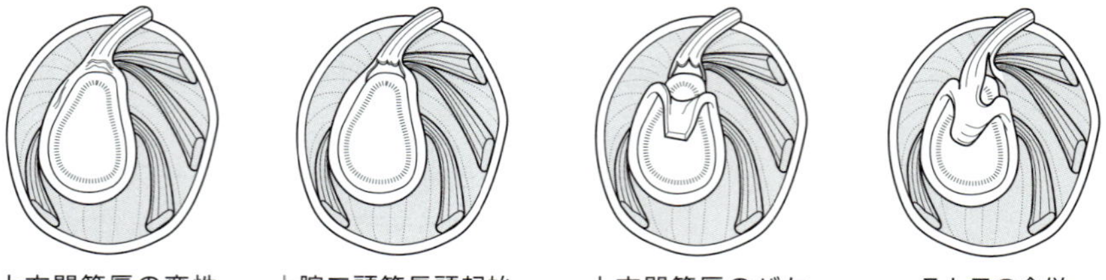

Ⅰ型	Ⅱ型	Ⅲ型	Ⅳ型
上方関節唇の変性損傷	上腕二頭筋長頭起始部の剥離が加わる	上方関節唇のバケツ柄型の剥脱	ⅡとⅢの合併

> **One point Advice**
> - SLAP損傷とBankart（バンカート）損傷を間違えやすいので気をつけること。SLAP損傷は上方関節唇，Bankart損傷は前下方の関節唇損傷。

肩峰下インピンジメント症候群

■原因
- 肩峰と烏口肩峰靱帯，烏口突起下面（烏口肩峰アーチ）と肩峰下滑液包，腱板の間で肩の挙上や回旋による衝突（インピンジメント）によって発生する。
- 肩峰下滑液包炎や，腱板炎，腱板断裂へと進行する病変のことをいう。
- 腱板では棘上筋が烏口肩峰アーチの直下にあるため，障害されやすい。
- 投球動作では，コッキング期から加速期の肩関節最大外旋位から急激に内旋する際に発生しやすい。
- 野球や水泳，バレーボールなどのオーバーヘッドスポーツに発生することが多い。

■Neerの病変分類
- Neerは肩峰下インピンジメント症候群の進行過程を3期に分類した。

①第1期（急性炎症期）
- 上肢を挙上する操作の繰り返しにより，棘上筋腱に出血と浮腫が発生する。
- 25歳以下のスポーツ選手に多い　⇒　主に保存療法が選択される。

②第2期（亜急性炎症期）
- 繰り返しの外傷またはoveruseにより，滑液包や腱に線維化または腱炎を生じる。
- 25〜40歳のスポーツ愛好家，労働者に多い　⇒　保存療法で経過不良の場合は，肩峰下滑液包切除，烏口肩峰靱帯切離が考慮される。

図6　SLAP損傷分類

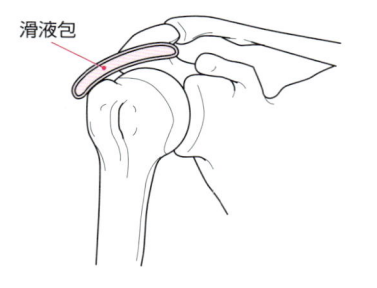

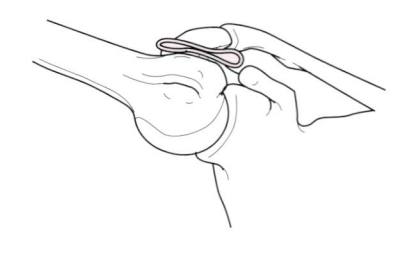

滑液包

③第3期(腱断裂期)
- 骨棘形成や腱板の部分または完全断裂が起こり，増悪傾向を示す。
- 通常40歳以上である　⇒　前肩峰形成術と腱板縫合術を行う。

■症状
- 肩関節挙上の際に引っ掛かりと痛みを訴える(特に90°以上での回旋運動で激痛)。
- 夜間痛や筋力低下がみられることがある。
- 圧痛は肩峰下部にみられるが，症例により小結節，烏口突起，上腕二頭筋長頭腱，クアドリラテラルスペースなどにみられることがある。

■検査法
- 有痛弧徴候(painful arc sign)
- インピンジメント徴候

※ドロップアームサインは不全断裂では陽性とならない。

■治療
- 急性期はアイシング，安静を図り，適宜可動域訓練，筋力訓練を行う。
- 症状が改善されない場合は，手術療法が適応される。

リトルリーガーズ肩(little leaguer's shoulder)

■原因
- リトルリーガーズ肩は骨端線閉鎖前の10～15歳の成長期において，繰り返す投球動作によって発生する上腕骨近位骨端線離開であり，疲労骨折の一種である。
- 初期は上腕骨近位外側部の不整像や骨端線の拡大像があり，進行すると，上腕骨頭の内反やすべりがみられる。

■症状
- 主訴は投球時の肩痛で，投球相のさまざまな時期に痛みを訴え，投球後も痛みが残ることもある。
- 圧痛は成長軟骨板の高さの外側にみられ，病態の進行により前方や後方にもみられる。

> **One point Advice**
> - 烏口肩峰アーチの棘上筋腱が滑走する間隙を棘上筋出口(supraspinatus outlet)といい，先天的，あるいは後天的に狭い例もあるが，構造的な異常がなくても，筋のアンバランスなど機能的な面で通過障害が生じることもある。
>
> internal inpingement
> - コッキング期の過度の肩関節外転外旋で大結節と関節窩後上方部が衝突し，後上方の関節唇の剥離，棘上筋・棘下筋の深層断裂が生じる衝突現象。

> **One point Advice**
> - リトルリーガーズ肩はSalter-Harris(ソルター・ハリス)の分類では転位のないⅠ型である。
> - 投球時，コッキング期から加速期に加わる回旋力がフォロースルー期にかけて急速な減速という強い負荷が成長軟骨板に加わり発症する。

図7　投球動作

①ワインドアップ期
②コッキング期
③加速期
④減速期
⑤フォロースルー期

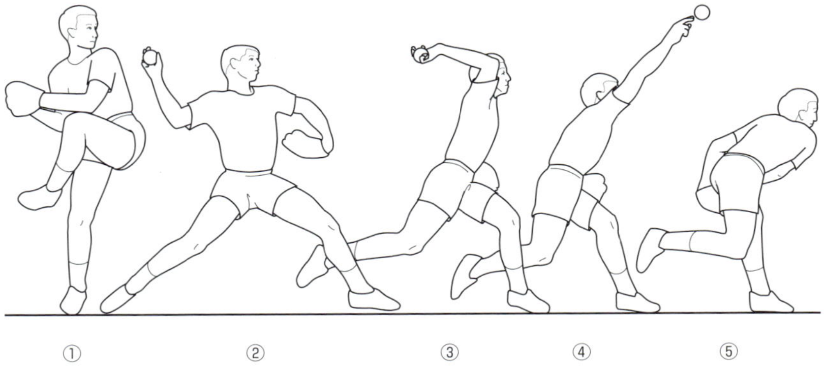

■治療法
- 早期に発見できれば，投球制限や投球禁止により早期復帰が可能である．
- 可動域の拡大と，肩甲骨周囲筋の筋力強化などの運動療法，投球フォームの改善が再発予防に大切である．

動揺性肩関節(loose shoulder)

■原因
- 軽微な外傷で症状が発症したり（野球やバレーボールなどのオーバーヘッドスポーツ），まったく誘因なく発症したりする．また，全身性の関節弛緩を有する場合が多い．

■症状
- 主訴は不安定感や，重だるさ，運動痛，肩凝り，上肢のしびれ，脱力感など多彩な症状を訴える．
- 肩関節下方の動揺性だけでなく，前方および後方にもみられることが多い．

■検査法
- サルカス徴候(sulcus sign)：肩関節下垂位で上腕長軸方向に牽引すると，骨頭が下方へ亜脱臼し，肩峰と上腕の間に間隙ができる．

■治療法
- 肩関節の安定性を高めるため，腱板筋群を中心とした筋力強化訓練と，肩甲胸郭関節の可動性と固定性を高める運動療法が中心となる．

変形性肩関節症

■原因
- 一次性のものと，外傷後に発生する場合がある．まれである．
- 肩関節に荷重がかかり発生することがある．松葉杖歩行の人，スポーツなどにより発生する．

■症状
- 疼痛（夜間痛，運動痛など），関節裂隙の圧痛，可動域制限，運動時雑音，筋萎縮など．
- 変形性肩関節症の特有な症状はない．

■X線像所見
- 関節裂隙狭小化，上腕骨頭や肩甲骨関節窩の骨棘形成・骨硬化像，囊腫形成．

■鑑別
- 五十肩，腱板断裂．

■治療
- 保存療法で効果がなければ，手術療法を行う．

One point Advice

load and shift test
- 上腕骨頭を前方より後方に圧迫すると骨頭が臼蓋を越えて後方に変位する現象をいう．動揺性肩関節の後方動揺性でみられる．

図8 サルカス徴候

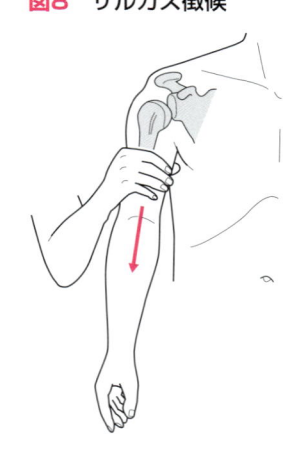

変形性肩鎖関節症

■原因
- 加齢に伴いみられることがある。

■症状
- 肩鎖関節部の疼痛，圧痛，最大外転や水平屈曲時に疼痛が増強する。
- 変形性肩鎖関節症の特有な症状はない。

■X線像所見
- 関節裂隙狭小化，骨棘形成，骨硬化像。

■治療
- 保存療法で効果がなければ，手術療法を行う。

五十肩（凍結肩：frozen shoulder）

- 上腕二頭筋腱炎，上腕二頭筋腱断裂，腱板断裂，石灰沈着性腱板炎，肩峰下滑液包炎など明確な障害を除外してもなお肩関節に疼痛を伴う運動制限をきたすものをいう。

■原因
- 不明，50歳前後に生じる。

■症状
- 疼痛，夜間痛，圧痛，自発痛（上肢に放散する疼痛），運動時痛，運動制限（特に外旋・内旋），拘縮
    - freezing phase（痙縮期）：疼痛のため肩の動きが制限される。1カ月ほど。
    - frozen phase（拘縮期）：拘縮により肩の動きが制限される。3〜12カ月またはさらに長期に及ぶ。
    - thawing phase（回復期）：肩の動きが徐々に改善される。12〜18カ月で自然回復する。

■治療
- freezing phaseでは無理せずある程度安静とする。サポーターなどで保温する。
- frozen phaseでは局所に温熱療法を行う。可動域に応じて棒体操や振子運動を行う。
- thawing phaseではCodman体操やストレッチで可動域の改善を図る。

■鑑別診断
- 徒手検査，X線像所見などにより，明らかな肩関節周辺の障害と鑑別を行う。

図9 運動療法

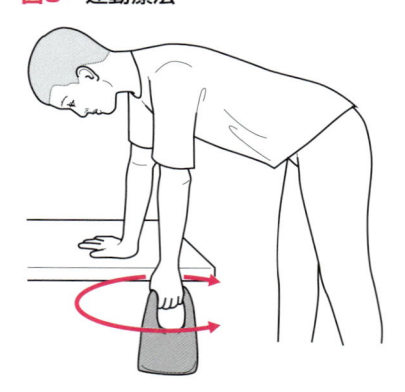

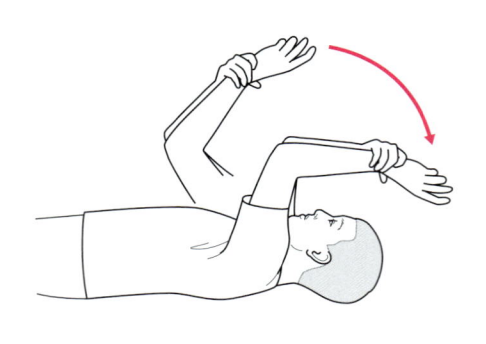

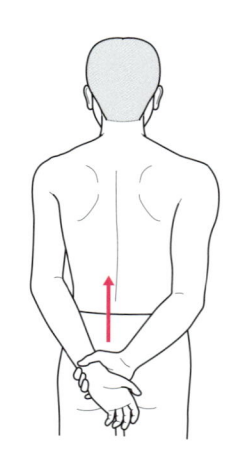

石灰沈着性腱板炎

- 肩関節の**腱板**(**棘上筋腱**, **棘下筋腱**, **小円筋腱**, **肩甲下筋腱**)に石灰が沈着することで起こり, 肩関節の疼痛, 運動制限を呈する。
- **アパタイト結晶**が腱, 滑液包などに沈着し炎症を起こす。
- **肩峰下滑液包**にまで炎症が起こる。

■原因
- 明らかな原因は不明。
- 40～60歳代の女性に好発, 左右差はない。

■症状
- 疼痛(運動時痛, 安静時痛, 夜間痛, 圧痛)
- ときに発赤, 熱感, 腫脹

■X線像所見
- 石灰沈着がみられる。

■治療
- 保存療法(安静固定, 冷湿布など)
- 石灰沈着物の吸引
- 手術療法

■予後
- 激しい痛みは2～4週間程度。
- その後軽い症状で1～6カ月, なかには6カ月以上続くこともある。

腋窩神経麻痺

- **腋窩神経**は**腕神経叢の後神経束**より分岐し, 肩甲下筋の前方を外側下方へ通過し, 肩関節包の後下方に向かい, **小円筋**と**三角筋**に**運動枝**を出す。その後, **上外側上腕皮神経**として**三角筋部の知覚**をつかさどる。

■原因
- 外傷性肩関節前方脱臼，三角筋部の打撲など

■絞扼部位
- quadrilateral space（四辺形間隙）（p.533，図4）
▶四辺形間隙での絞扼性神経障害
- 原因：繰り返しの肩への外傷，上肢の挙上（投球動作，懸垂など外転・外旋）で四辺形間隙が狭小化し障害を受けやすくなる。
- 症状：肩の外側や後方の疼痛，四辺形間隙の圧痛，三角筋の萎縮・筋力低下。

> **One point Advice**
> クアドリラテラルスペース
> ● 大円筋，小円筋，上腕三頭筋長頭，上腕骨で囲まれる間隙

肩甲上神経麻痺

- **肩甲上神経**は**肩甲上切痕**と**上肩甲横靱帯**で囲まれ，前方から後方へ通過し棘上窩へ向かう。
- 棘上窩で棘上筋へ，肩甲棘基部の棘下切痕（spinoglenoid notch）を通過後に棘下筋へ運動枝を出し，肩関節後方部分の関節包へ知覚枝を出す。

■原因
- スポーツ（バレーボール，重量挙げなど）によるoveruseでの絞扼性神経障害をきたすことがある。
- ガングリオンなどでの圧迫による。
- 骨折や脱臼の合併症による。

■絞扼部位
- 肩甲上切痕，肩甲棘基部など

■症状
- 肩や肩甲部の疼痛，絞扼部の圧痛がみられる。
- 棘下筋の筋萎縮
- 外傷などの急性発症例では肩挙上障害がみられる。

図10　肩甲切痕

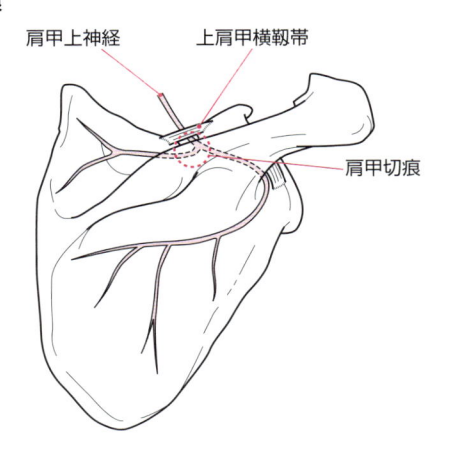

2 肘部・前腕部の障害

POINT

- ●テニス肘
    - ・外側障害：上腕骨外側上顆炎 ⇒ 伸筋群の牽引による障害
      バックハンドストロークで発生する
    - ・内側障害：上腕骨内側上顆炎 ⇒ 屈筋，回内筋群の牽引による障害
      フォアハンドストロークで発生する
- ●野球肘
    - ・内側障害：上腕骨内側上顆炎 ⇒ 内側側副靱帯，屈筋，回内筋群の牽引による障害
      投球時に肘が外反位を強制されて発生する
    - ・外側障害：離断性骨軟骨炎 ⇒ 上腕骨小頭への圧迫力による軟骨下骨壊死
      投球時に肘が外反位を強制されて発生する
    - ・後方障害：肘頭部障害 ⇒ 上腕三頭筋の牽引力，肘頭と上腕骨肘頭窩の圧迫力による障害
      フォロースルー時に肘関節が過伸展を強制されて発生する
- ●側副靱帯損傷
    - ・内側側副靱帯損傷 ⇒ 前斜走線維の損傷が多い
      肘関節脱臼，スポーツなどで外反が強制されて発生する
    - ・外側側副靱帯複合体損傷 ⇒ 後外側の不安定性が認められる
- ●変形性肘関節症
    - ・症状 ⇒ 疼痛，屈曲・伸展制限
      単純X線像で関節間隙の狭小化や骨棘，遊離体をみとめることもある
- ●前腕屈筋群コンパートメント症候群
    - ・発生機序 ⇒ コンパートメント内圧の上昇による障害
    - ・治療法 ⇒ 原因を除去し内圧の上昇を防止する

テニス肘（外側障害：上腕骨外側上顆炎）

■発生機序
- バックハンドストローク時に使用する伸筋群，特に**短橈側手根伸筋**の牽引力によって発生する。
- **40〜50歳の女性**，またはテニス初級者に発生しやすい。

■症状
- 上腕骨外側上顆部の限局した圧痛。
- **雑巾を絞る**など，前腕回内位で伸筋群が緊張する動作で疼痛が増強する。
- **握力が低下**することもある。

■検査法
- 手関節伸展テスト：Thomsen（トムゼン）テスト（**図11a**）

- 中指伸展テスト（図11b）
- 椅子テスト：chairテスト（図11c）

図11 上腕骨外側上顆炎の検査法

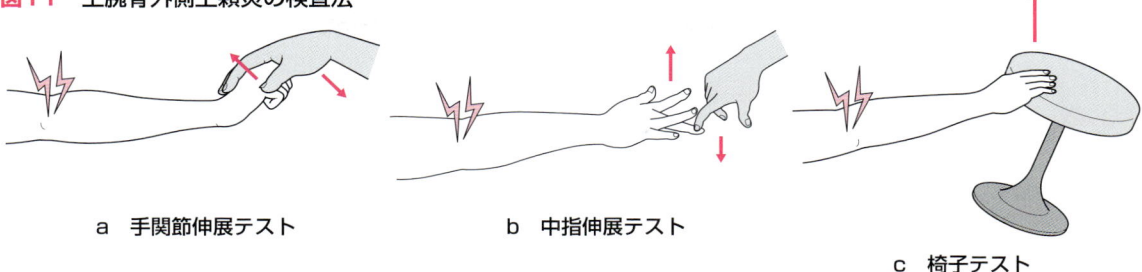

a 手関節伸展テスト　　b 中指伸展テスト　　c 椅子テスト

■治療法
- 局所の安静と目的としたエルボーバンドを使用する。

One point Advice
- 上腕骨外側上顆炎はテニス愛好家によくみられるので「テニス肘」といわれる。ほかにも，手を使う作業，ゴルフなどのスポーツでも発生する。

野球肘（内側障害：上腕骨内側上顆炎）

■発生機序
- 投球動作の加速期の外反力により，**上腕骨内側上顆部**に内側側副靱帯，前腕屈筋，回内筋群の牽引力がかかり発生する。

図12 投球動作と野球肘障害の発生機序

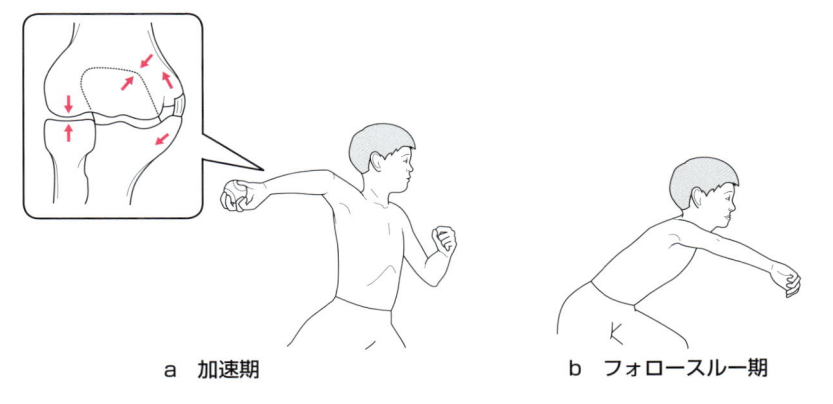

a 加速期　　b フォロースルー期

■症状
- 上腕骨内側上顆部の圧痛，運動痛。
- 肘伸展障害。
- 上腕骨内側上顆部の裂離骨折，成長期では骨端線離開，骨端核異常。
- 合併症として**尺骨神経障害**（肘部管症候群，遅発性尺骨神経麻痺）。
- 肘関節の不安定性が生じる場合もある。

野球肘（外側障害：離断性骨軟骨炎）

■発生機序
- 投球動作の加速期の外反力により，上腕骨小頭と橈骨頭の間にくり返す圧迫力，回旋力がかかり**上腕骨小頭部の軟骨下骨壊死**を生じる。
- 中学生以上の男子にみられる。

■症状
- 壊死した部分が**遊離体**(関節ねずみ)となり関節間隙に嵌入すると可動域制限や疼痛を生じる。
- 変形性肘関節症となる場合もある。

■鑑別診断
- Panner(パンナー)病：骨端症*3の1つで，上腕骨外顆の骨端核が壊死に陥る。5〜10歳の男子で，外傷やスポーツ経験がなくても発生する。

用語アラカルト

*3　骨端症
発育期に発生する阻血性骨壊死疾患の総称。短骨や長管骨骨端に発生する。

One point Advice

肘の離断性骨軟骨炎とパンナー病の鑑別

	離断性骨軟骨炎	パンナー病
病態	関節軟骨の障害	骨端症
好発年齢	中学生以上	5〜10歳
外傷歴	あり	なくても発症

One point Advice

リトルリーガー肘(little leaguer's elbow)

● 少年期の野球による肘障害の総称。成長期に発生することから，骨端線および骨端核異常をきたし，高度なものでは成長障害を起こすこともある。予防と早期の対応が重要である。現場の監督者の障害に対する知識も必要となる。

野球肘（後方障害：肘頭部障害）

■発生機序
- 投球動作のフォロースルー期に肘関節が伸展位を強制されるときの上腕三頭筋による牽引力，上腕骨肘頭窩と肘頭の圧迫力により肘頭部の障害を生じる。

■症状
- 上腕三頭筋腱の炎症，上腕三頭筋の牽引による肘頭の裂離骨折，成長期では骨端線離開，骨端核異常。
- 肘頭の疲労骨折。

内側側副靱帯損傷

■解剖（図13a）
- **前斜走線維**，横走線維，後斜走線維で構成される。
- 前腕部の外方への動揺を制御している。

■発生機序
- 前腕部の外反強制：急性の外力では脱臼，亜急性の外力では野球の投球動作などで発生する。

■症状
- 肘関節内側の疼痛
- 動揺性を誘発する検査法（**外反ストレステスト**）が陽性になる。
- **尺骨神経麻痺症状**を合併することもある。

図13 肘関節の側副靱帯

a　内側側副靱帯
- 前斜走線維
- 後斜走線維
- 横走線維

b　外側側副靱帯複合体
- 橈骨輪状靱帯
- 副靱帯※
- 外側側副靱帯 ┤橈側側副靱帯／外側尺側側副靱帯

※解剖学の方形靱帯に相当する。橈骨頸と尺骨の橈骨切痕の下縁を結ぶ。

外側側副靱帯複合体損傷

■解剖（図13b）
- 橈側側副靱帯，外側尺側側副靱帯，橈骨輪状靱帯，副靱帯で構成される。
- 前腕部の内方への動揺，および前腕の過回旋を制御している。

■発生機序
- 前腕部の内反強制

■症状
- 陳旧例では，回旋動作時に肘がはずれそうな感じがするなどの不安定性を訴える。
- 動揺性を誘発する検査法（内反ストレステスト，**後外側回旋不安定性テスト**）が陽性になる。

変形性肘関節症

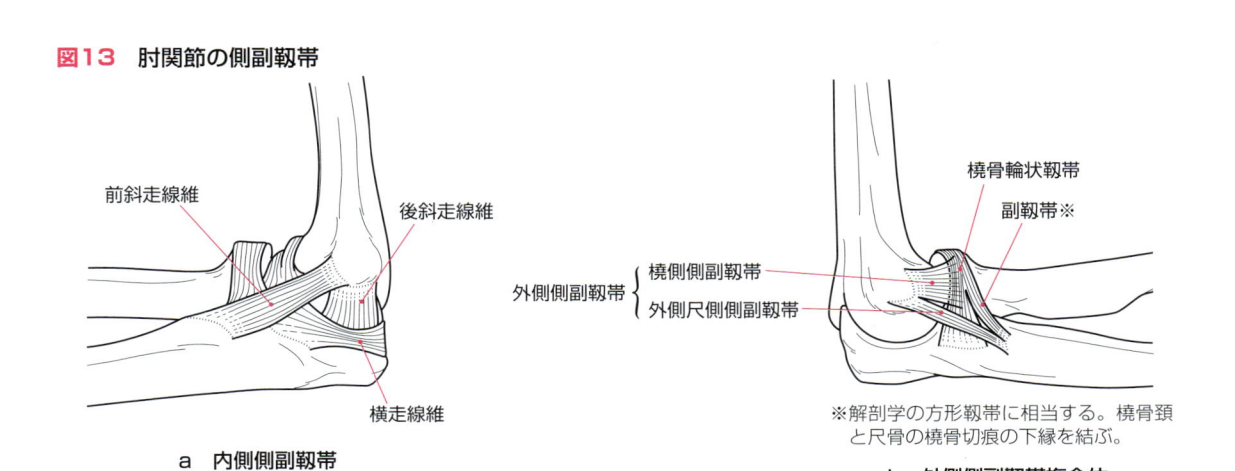

■発生機序
- 肘を過度に使用した場合：スポーツ，大工などの職業従事者
- 外傷の既往：脱臼，骨折，離断性骨軟骨炎，関節炎など

One point Advice
- 肘関節障害ではしばしば可動域制限（特に屈曲，伸展制限）がみられる。

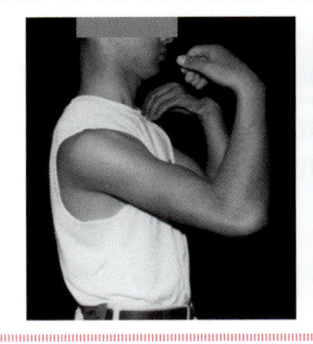

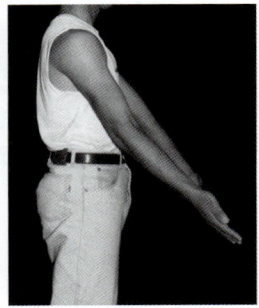

用語アラカルト

＊4　コンパートメント（区画）
筋膜，骨，骨間膜に囲まれた空間をいう。内容物は筋，神経，血管である。

補足

前腕のコンパートメント
- ①伸筋群コンパートメント
  ②橈側伸筋群コンパートメント
  ③屈筋群コンパートメント
  の3区画が存在する。このうち障害を起こすのは屈筋群コンパートメントが多い。

前腕屈筋群コンパートメント＊4症候群

■発生機序と症状
- 慢性型：過度な労働やスポーツなどによるもの。
  疼痛や腫脹があるが動作を中止すると軽減する。
- 急性型：外傷に伴う浮腫や出血，不適切なギプス固定などの過度の圧迫によるもの。
  疼痛，腫脹から次第に神経障害症状が起こり，わし手変形，拘縮をきたす。急激に進行し，症状が高度な場合，障害が残存することがあるので注意が必要である。

■治療法
- 内圧上昇の防止：動作の中止，**ギプスなどは除去**し，患部を冷やして心臓より高く挙げるなど。
- 急性の場合は速やかに専門医療機関に送る。

③ 手関節・手指部の軟部組織損傷

POINT

- 絞扼神経障害（正中神経，橈骨神経，尺骨神経）
  - 高位麻痺と低位麻痺の症状の違いを理解する
- 三角線維軟骨複合体（TFCC）損傷
  - 多種の受傷要因が存在する．どんな疾患に合併して生じるのか把握する
- Kienböck病（月状骨軟化症）
  - 性差を必ず把握すること
- de Quervain病・ばね指（弾発指）
  - 両者とも俗にいう腱鞘炎で非常に重要な疾患である。特徴，症状は必ず理解すること
- 母指MP関節尺側側副靱帯損傷
  - 尺側側副靱帯損傷とStener lesionの違いを理解する
- ロッキングフィンガー
  - 母指・示～小指に生じるものでは病態はまったく異なる。両者の違いを把握する

絞扼神経障害：正中神経障害

- 正中神経障害の代表例として**円回内筋症候群（高位障害）**，**手根管＊5症候群（低位障害）**が挙げられる。

用語アラカルト

＊5　手根管
手根管内を正中神経，示～小指の浅指屈筋腱と深指屈筋腱，長母指屈筋腱が通過する。

表1 正中神経障害の例

	正中神経障害		
代表的な疾患	円回内筋症候群		手根管症候群
損傷する神経	正中神経（本幹）	前骨間神経[*6]	正中神経（本幹）
高さ	高位	高位	低位
絞扼部位	・上腕二頭筋腱膜部 ・円回内筋部 ・浅指屈筋腱アーチ部		手根管部
特徴	・肘・手関節を酷使する労働者に多い ・女性に多い傾向がある ・比較的頻度は低い		・絞扼神経障害のなかで最も頻度が高い ・中高年の女性に多い ・受傷要因としてover use，ホルモンバランスの乱れ，腎透析などが示唆される
	・感覚神経障害 ・運動神経障害	純運動神経障害	
症状	・絞扼部位の圧痛 ・正中神経支配領域の感覚障害 ・母指球部の萎縮（猿手）	・母指IP関節屈曲不能 ・示指DIP関節屈曲不能 ⇒つまみ動作の障害	・絞扼部位の圧痛 ・正中神経支配領域の感覚障害 ・flick sign[*7] ・母指球部の萎縮（猿手）
鑑別ポイント	・母指球部に感覚障害（＋） ・絞扼部にTinel様徴候（＋）	・母指球部に感覚障害（－） ・Tinel様徴候（－） ※感覚障害はない	・母指球部に感覚障害（－） ・絞扼部にTinel様徴候（＋）
徒手検査法	円回内筋症候群誘発テスト	perfect O test ⇒ tear drop sign	Phalen test

図14 perfect O test

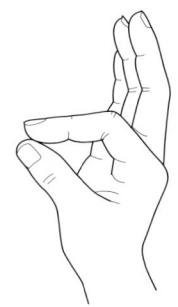

前骨間神経麻痺ではtear drop signを呈する。

補足

円回内筋症候群
●本症の病態が複雑である所以は，正中神経本幹のみ障害される場合，前骨間神経のみ障害される場合，または両者を合併している場合と多種多様なケースが存在するためである。

必修問題対策！

手根管症候群の出題頻度は高いため，病態は確実に把握すること。

用語アラカルト

[*6] 前骨間神経
前骨間神経は長母指屈筋，深指屈筋，方形回内筋を支配している。

[*7] flick sign
自分で手指を振る動作のことをいう。この動作はしびれを軽減させる目的であり，しびれが強い朝方にみられやすい。

絞扼神経障害：橈骨神経障害

- 橈骨神経障害も正中神経障害同様に**高位障害**，**低位障害**に分けられる。

表2　橈骨神経障害の例

	橈骨神経障害	
損傷する神経	橈骨神経（本幹）	後骨間神経（深枝）
高さ	高位	低位
受傷要因	・上腕骨骨幹部骨折の合併症 ・松葉杖などによる腋窩部の圧迫	・Frohseアーケード*8による絞扼 ・モンテジア脱臼骨折の合併症
特徴	絞扼神経障害のなかでは比較的頻度の高い疾患	
	・感覚神経障害・運動神経障害	・純運動神経障害
症状	・母～示指間の背側にしびれを認める ・重症の場合は手関節背屈，母指の外転，指の伸展不能　⇒下垂手を呈する	・感覚障害なし ・示～小指のMP関節の伸展，母指の伸展・外転が不能　⇒下垂指を呈する

用語アラカルト

＊8　Frohseアーケード（腱弓）
後骨間神経が回外筋内に侵入する際の入口部をFrohseアーケードという。入口部は腱膜様となり，後骨間神経は腱弓に覆われ固定される。

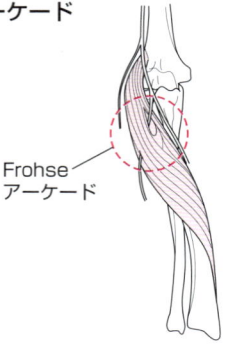

図15　Frohseアーケード

補足

下垂指（drop finger）
● 指の伸展機能は不能となるが，手関節の背屈は可能である。しかし，長橈側手根伸筋は残存するが，尺側手根伸筋が麻痺するため橈屈気味の背屈となる。

One point Advice

● 腕橈骨筋，肘筋，長橈側手根伸筋は肘より高位で分岐する。そのため橈骨神経低位麻痺の際，これらの筋は影響を受けることはない。

絞扼神経障害：尺骨神経障害

表3 尺骨神経障害の例

	尺骨神経障害	
代表的な疾患	肘部管症候群	ギヨン管症候群
絞扼部位	肘部管[*9]	ギヨン管（尺骨神経管）
特徴	・手根管症候群に次いで多い ・中高年の労働者に多い ・肘屈曲位で肘部管は緊張する	比較的まれな疾患
受傷要因	・外反肘変形 ・内側上顆骨折後の偽関節 ・肘頭骨折	・手を酷使する職業 ・有鉤骨鉤骨折 ・ガングリオン
症状	・肘関節内側部に疼痛，放散痛，夜間痛を認める ・尺骨神経支配領域にしびれ感を有する ・重症例では鷲手変形を呈する	・浅枝のみ障害：小・環指に感覚障害が生じる ・深枝のみ障害：小指球筋群，骨間筋群，母指内転筋の麻痺 ・浅枝，深枝の障害：上記の症状がすべて出現する
鑑別ポイント	・手掌，手背の尺側部にしびれ（＋） ・尺側手根屈筋の機能（－） ・肘部管部にTinel様徴候（＋）	・手掌尺側部にしびれ（＋） ・尺側手根屈筋の機能（±） ・ギヨン管部にTinel様徴候（＋）
徒手検査法	・Tinel様徴候（肘部管部）	・Froment徴候 ・cross finger test ・Tinel様徴候（ギヨン管部）

用語アラカルト

＊9 肘部管
尺骨神経は肘部で尺骨神経溝を通過し，尺側手根屈筋の二頭間に連絡する。この二頭間を結ぶ弓状靱帯（オズボーンバンド Osborne band）と関節内側の裂隙を肘部管という。

図16 肘部管

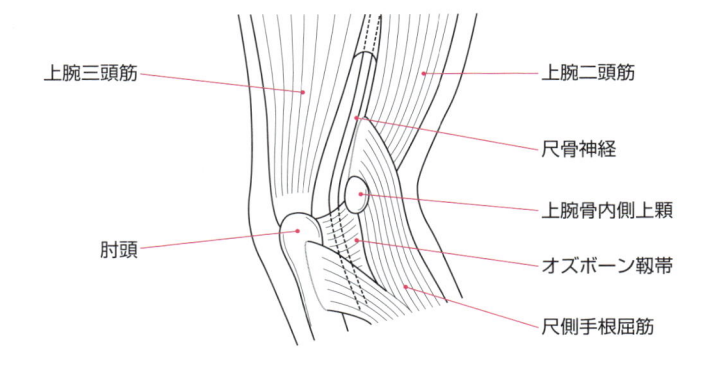

- 上腕三頭筋
- 上腕二頭筋
- 尺骨神経
- 上腕骨内側上顆
- 肘頭
- オズボーン靱帯
- 尺側手根屈筋

図17 ギヨン管（尺骨神経管）

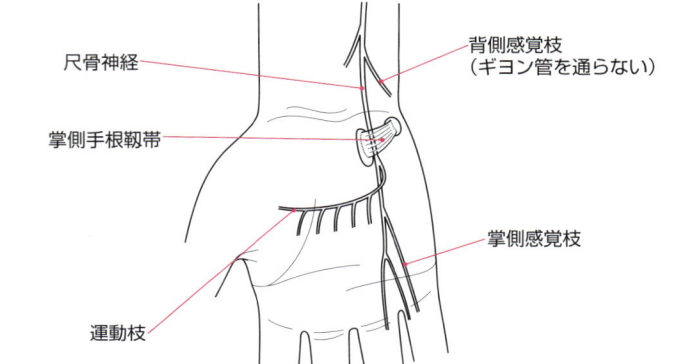

- 尺骨神経
- 背側感覚枝（ギヨン管を通らない）
- 掌側手根靱帯
- 掌側感覚枝
- 運動枝

One point Advice

● まれに肘部管症候群とギヨン管症候群が合併している場合もある。double lesion neuropathy（重複神経障害）の可能性は常に留意する。

三角線維軟骨複合体(TFCC)損傷

■解剖学的特徴
- 三角線維軟骨複合体(TFCC)の構成(図18)
  TFC ＝ 関節円板
  TFCC ＝ TFC(関節円板) ＋ 背側橈尺靱帯 ＋ 掌側橈尺靱帯 ＋ 半月板類似体 ＋ 尺側側副靱帯 ＋ 尺側手根伸筋腱鞘
  ※これらの役割は手関節尺側部の支持機構である。

図18 三角線維軟骨複合体(TFCC)の構成

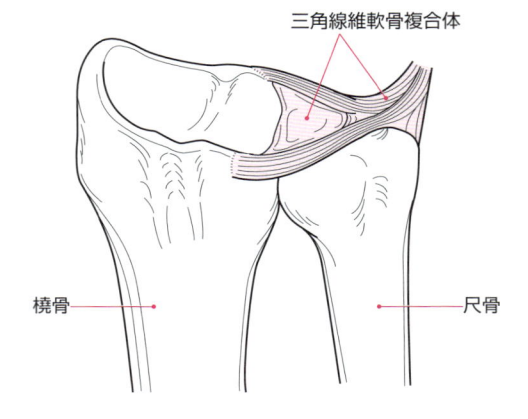

（図：三角線維軟骨複合体、橈骨、尺骨）

> **補足**
> **尺骨突き上げ症候群**
> ●尺骨遠位端が橈骨遠位端に対し相対的に高い状態(ulnar plus variant)になると、尺骨がTFCCを介して尺側手根骨を突き上げるため、手関節部の疼痛や運動制限を引き起こす。橈骨遠位端部骨折後の変形治癒、または先天的な変形が主な原因である。

> **用語アラカルト**
> *10　尺骨頭ストレステスト
> 前腕を回内または回外を強制させながら手関節を尺屈すると、有痛性のクリックを触知する。

■受傷機転
- 前腕の回内・外(特に回内)に手関節背屈が強制された際に生じやすい。
- 橈骨遠位端部骨折、尺骨茎状突起骨折、尺骨突き上げ症候群に合併する場合もある。

■症状
- 手関節尺側部の疼痛が著明であるが、腫脹は軽微であることが多い。
- 運動痛(前腕の回旋、手関節の尺屈)を認める。
- 尺骨の不安定性や握力の低下などを認める。
- 本症の徒手検査として**尺骨頭ストレステスト**[*10]が挙げられる。

キーンベック病(月状骨軟化症)

- **キーンベック病**とは何らかの原因により月状骨への栄養血管が途絶し、結果、月状骨に阻血性骨壊死が生じることをいう。

■特徴
- 青壮年の男性の特に利き手に頻発する。
- 手部を酷使する職業に多いといわれている。

■分類
- **Lichtman分類**
  stageⅠ：構造、骨密度とも正常である。ときに線状骨折を認める(MRIではT_1、T_2とも低信号となる)。
  stageⅡ：骨硬化像を認めるが形状には変化を認めない。

stage ⅢA：分節状変化，圧壊を伴う。
stage ⅢB：分節状変化，圧壊の進行により，舟状骨掌屈回転などの明らかな手根骨配列異常を伴う。
stage Ⅳ：stage ⅢAまたはⅢBの所見に加えて，隣接する手根骨，橈骨に関節症性変化を伴う。

（石井清一 編：手の臨床，p.227, メジカルビュー社, 1998.より引用）

One point Advice
●キーンベック病は手根骨に起こる阻血性骨壊死のなかで頻度が最も高い。

■症状
- 手関節の運動痛やこわばり，月状骨部の圧痛を認める。
- 病態が進行すると握力の低下，手関節の可動域制限を引き起こし，末期には変形性関節症，手根不安定症を認める。

ド・ケルバン病

- 本症は橈骨茎状突起部にて**背側手根第1区画***11を通過する短母指伸筋腱，長母指外転筋腱に亜急性の機械的刺激が加わり損傷を引き起こす。

用語アラカルト
*11 背側手根区画
背側手根区画は6つの区画に分類され，短母指伸筋腱と長母指外転筋腱は第1区画を通過する。

■特徴
- 中高年の女性に好発する比較的頻度の高い疾患である。
- 家事やスポーツなど母指のover useによって発症する。
- 発症の背景にホルモンバランスの乱れ，糖尿病，関節リウマチなどが示唆される。

補足
交叉性腱鞘炎
●ド・ケルバン病の類似疾患として交叉性腱鞘炎が挙げられる。交叉性腱鞘炎は背側手根区画の第1区画（短母指伸筋腱・長母指外転筋腱）と第2区画（長・短橈側手根伸筋腱）が交叉している部位で炎症を生じる。

■症状
- 母指基部〜手関節橈側に圧痛，腫脹，熱感，腫瘤を認める。
- 母指の運動痛が主訴となる。
- Eichhoff test（アイヒホッフ），Finkelstein test（フィンケルスタイン）が陽性となる〔「整形外科学（各論）」（p.221）参照〕。

ばね指（弾発指）

- **ばね指**は手指のover useなどにより，腱鞘が狭小または肥厚し，次いで屈筋腱の肥大・硬化を引き起こす狭窄性腱鞘炎である。

■特徴
- 本症は比較的頻度が高く，中高年の女性に好発する。
- 利き手の母指，環指，中指に好発する。
- 発症の背景に腎透析，ホルモンバランスの乱れ*12，関節リウマチ，手根管症候群などが示唆される。

用語アラカルト
*12 ホルモンバランスの乱れ
エストロゲンは腱の弾性に大きく関与しているホルモンである。女性はホルモンバランスが乱れやすいため（出産後，閉経など），ばね指やド・ケルバン病は女性に好発する。

■症状
- 患者は手指のこわばり，また朝に症状が増強すると訴える。
- MP関節の掌側部に小結節を触知し，圧痛も認める。
- 指の屈曲・伸展時に疼痛を伴う弾発現象を認める（母指はIP関節に，他指ではPIP関節に認める）。

補足

強剛母指
- 小児に生じるばね指で腱鞘の高度な狭窄により母指IP関節の屈曲・伸展運動が不能となる。

- 病態が進行すると自動運動は不能となる（PIP関節屈曲または伸展位で固定される）。

■鑑別疾患
- ド・ケルバン病，ロッキングフィンガーなどに留意する。

必修問題対策！
ド・ケルバン病，ばね指は出題頻度が高く，試験でも臨床でも非常に重要である。特徴（年齢・性差など）や徒手検査法は必ず把握すること。

母指MP関節尺側側副靱帯損傷

■特徴
- 母指MP関節は橈側側副靱帯と尺側側副靱帯に支持されている。損傷が好発するのは尺側側副靱帯である。
- 急性で生じるものを別名skier's thumb（スキーヤーズ サム）（スキーヤーに多い）といい，亜急性に生じるものを別名game keeper's thumb（ゲームキーパーズ サム）という。

補足

母指以外のPIP関節側副靱帯損傷
- 母指と異なり，示～小指の側副靱帯損傷は橈側側副靱帯に受傷頻度が高い。

■受傷機転
- 母指の外転強制によって尺側側副靱帯を受傷する。また，尺側側副靱帯の牽引によって基節骨基部が裂離骨折となることがある。

■症状
- 母指MP関節尺側部に圧痛，腫脹を認める。
- 運動痛を認め，ピンチ動作が低下する。
- **側方動揺テスト**[*13]陽性，橈側に動揺を認める。

用語アラカルト

*13 側方動揺テスト
MP関節伸展位では副靱帯などの緊張を起こすため関節の安定性が良くなる。そのため側方動揺テストはMP関節屈曲位で施行する。

One point Advice
- 断裂した尺側側副靱帯が母指内転筋腱膜により翻転し，かつ抑え込まれた状態をStener lesion（ステナー リージョン）といい，手術療法の適応となる。

ロッキングフィンガー

■特徴
- 母指に生じるものと，示～小指に生じるものでは病態はまったく異なる。
- 母指，示指のMP関節に好発する。
- 示～小指に生じるものに関しては20～40歳代の女性に多くみられる。

■病態
- 母指：MP関節掌側部にある掌側板膜様部，掌側板などの破綻
  → 第1中手骨骨頭に断裂部が引っかかり生じる。
- 示～小指：中手骨骨頭に骨棘が形成（主に掌橈側部）
  → 側副靱帯または副靱帯が骨棘に引っかかり生じる。

■受傷機転
- 母指：MP関節過伸展強制
- 示～小指：MP関節を持続的に屈曲

■症状
- 母指：MP関節伸展位・IP関節は屈曲位でロックされる。
  → MP関節屈曲不能
- 示～小指：MP関節屈曲位でロックされる。
  → MP関節伸展不能
- 両者とも無理に動かさなければ疼痛は軽微である。

One point Advice
- 示～小指に生じるロッキングフィンガーは屈曲位でロックされ伸展不能となるが，屈曲することは可能である。

4 手関節部・手指部の変形

POINT
- 各疾患がどの関節に影響を及ぼすのか把握する
- 各疾患の性差を把握する

マーデルング変形

- 本症は橈骨遠位骨端線掌尺側部の形成不全(早期閉鎖)によって手関節の変形を引き起こすことをいう。

■特徴
- 常染色体優性遺伝である。
- 学童期～思春期の女性に好発し，主に両側性である。

■症状
- **銃剣状変形**を呈する。
- 橈骨遠位部 ⇒ 掌屈
- 橈骨手根関節面 ⇒ 掌尺屈に変形 ｝銃剣状変形
- 尺骨 ⇒ 背側に突出
- 骨の成長に伴って手関節部の疼痛が著明となる。
- 前腕の回内・外，手関節背屈の可動域制限を認める。

One point Advice
橈骨遠位骨端核の閉鎖時期
- 橈骨遠位骨端核の閉鎖時期はおおよそ男性が19歳ごろ，女性は17歳ごろといわれている。

デュピュイトラン拘縮

- 本症は**手掌腱膜の瘢痕性拘縮**が原因となって生じる手指の進行性屈曲拘縮である。
- **常染色体優性遺伝**である。
- 中高年の男性に多く，両側性の場合が多い。
- 明確な原因は未だに不明であるが，脂質異常症（高脂血症），糖尿病，てんかん，また過度な喫煙などが関連する傾向があるといわれている。
- MP関節の屈曲拘縮が初発し，次いでPIP関節に屈曲拘縮が生じる。DIP関節に変化は生じない。
- 本症は手術療法の適応となるが，術後再発することが多い。

One point Advice
- 環指に好発し，次いで小指，中指にみられることが多い。

手指の変形（スワンネック変形，ボタン穴変形，Bouchard結節，Heberden結節）

- 手指は特有の変形をきたす疾患が多種存在する。代表的な変形の特徴を**表4**に示す。

表4 手指の変形

疾患名	原因	MP関節	PIP関節	DIP関節
スワンネック変形	・掌側板の損傷 ・浅指屈筋腱の損傷 ・虫様筋・骨間筋の拘縮 ・関節リウマチの合併症	屈曲	過伸展	屈曲
ボタン穴変形	・中央索の断裂 ・PIP関節掌側脱臼の合併症（中央索の断裂を合併） ・関節リウマチの合併症	―	屈曲	過伸展
ブシャール結節	変形性関節症	―	変形	―
ヘバーデン結節	変形性関節症 ※女性に多い	―	―	変形

補足

掌側板
- 線維軟骨で構成され，PIP関節の過伸展を制動する。

中央索
- 総指伸筋腱・骨間筋腱・虫様筋腱に由来し，PIP関節の伸展に関与する。

関節リウマチとヘバーデン結節
- 関節リウマチは手指PIP関節に初発することが多く，DIP関節が罹患することは非常にまれである。しかし，関節リウマチとヘバーデン結節はどちらも女性の罹患率が高いため，両者が合併している場合も多い。

3 下肢

1 股関節の軟部組織損傷

POINT
- 各疾患の特徴，好発年齢，症状などを覚える

鼠径部痛症候群（groin pain syndrome）

- キックやランニング，起き上がり動作を繰り返すことで鼠径部に生じる筋肉などの炎症。
- 10～20歳代のサッカー選手に多い。
- 主に恥骨周辺，腹筋，内転筋，腸腰筋部の運動痛。その他，片脚立ち時の痛みや運動後の拘縮などを訴える。
- 治療は練習の中止，患部のアイシング，筋力トレーニング，ストレッチなどが基本である。

弾発股（ばね股）

- 股関節の運動時に起きる弾発現象。バレーボール，バスケットボール，クラッシックバレエなど跳躍運動の繰り返しで発生することが多い。
- 股関節を屈伸する際に大腿骨大転子と大殿筋，腸脛靱帯が擦れ合い，大転子滑液包が炎症を起こし腫脹するため，痛みを伴った引っかかりを感じるようになる。
- 治療は安静，アイシング，ストレッチなど。

梨状筋症候群

補足
- 梨状筋部は破格をみることがあり（全体の約20％），坐骨神経が梨状筋を貫いている場合もある。このときは梨状筋による絞扼が起こりやすい。

- 片側の殿部～大腿後面～下腿後面に起こる疼痛，しびれ，重だるさなどを症状とする。ランニングなどで梨状筋を長時間使用した場合に起こることが多い。また，長時間椅子に座るなど，殿部に物が当たっていた場合にも発生する。
- 梨状筋の緊張，肥大，腫脹などにより，梨状筋下孔を通過する**坐骨神経**が絞扼され，神経に沿った痛み，しびれなどを訴える。特に股関節内旋時に症状は強くなる。
- 治療は温熱療法，股関節内外旋のストレッチなど。症状がひどい場合は梨状筋の切離術を行う。

Perthes病（ペルテス）

補足
- 膝の疾患と誤ることがあるので注意する。

- 成長期に発生する大腿骨頭の虚血性壊死。
- 多くは5～8歳の活発な男児に発生する。
- 外傷などの要因がなく，股関節，膝関節の痛みを訴える。そのほか，跛行や大腿周径の左右差などの症状がみられる。
- 治療は牽引療法，装具療法（股関節外転免荷装具），手術療法などがある。治療開始が遅れると骨頭変形などの障害を残す。

柔道整復理論（各論：軟部組織損傷）

553

用語アラカルト

*1 　ドレーマン徴候
仰臥位で股関節を屈曲していくと股関節が外旋する。

*2 　トレンデレンブルグ徴候
立脚期で健側の骨盤が下降するのを代償するために体幹を患側に傾ける。

大腿骨頭すべり症

- 10〜14歳の肥満傾向の男児に多い。
- 外傷に起因するものと，徐々に痛みが強くなるものがある。
- 症状は股関節，膝関節の痛み，大腿部の痛み，可動域制限，跛行など。**Drehmann徴候**[*1]や**Trendelenburg徴候**[*2]がみられる。
- 治療は牽引療法，手術療法など。

単純性股関節炎

- 3〜6歳の小児に多い股関節痛。中学生以上にみられることもある。
- 風邪を引いた後や激しい運動をした後，急に股関節が痛くなり歩行できなくなることが多い。
- 骨性の異常はなく，血液検査やMRI検査で確定診断する。
- 治療は安静，痛みが強い場合は牽引療法を行うこともある。予後は良好だが再発することもある。

変形性股関節症

- 大腿骨頭および骨盤骨臼蓋が変形することにより起こる股関節の痛みをいう。
- 中年以降の女性に多い。
- 原因がはっきりしない**一次性変形性股関節症**と，臼蓋形成不全や先天性股関節脱臼など何らかの病気を原因とする**二次性変形性股関節症**があるが，後者が多い。
- 症状は股関節の運動痛，特に歩行時痛であり，進行すると跛行や歩行困難をみる。
- 治療は温熱療法や体重のコントロールなどの保存療法が主であるが，重度の場合は手術療法（人工骨頭，人工関節置換術など）を行うことがある。

大腿骨頭壊死症

- 骨端線閉鎖後の成人にみられる大腿骨頭の虚血性壊死。
- 中年以降の男性に多い。
- 原因不明の**特発性大腿骨頭壊死症**と，大腿骨頸部骨折や潜函病（空気塞栓）などの疾患を原因とする**症候性大腿骨頭壊死症**がある。
- 特発性の誘因として**ステロイド剤の服用**や**アルコール多飲**などがある。
- 症状は股関節や膝関節の運動痛や歩行時痛，跛行などがみられる。
- 診断には単純X線撮影，骨シンチグラム，CT，MRIなどの検査が有用である。
- 治療は杖の使用や体重制限など免荷を主体とした保存療法と大腿骨骨切り術や人工股関節置換術などの手術療法がある。

股関節拘縮

■外転位拘縮

- 多くは股関節外転筋群の損傷後に筋が拘縮して発生する。
- 棘果長に変化はないが，背臥位で患側の仮性延長がみられる。
- 骨盤を正しい位置に直すと股関節が外転位となる。

■内転位拘縮
- 多くは股関節内転筋群の損傷後に筋が拘縮して発生する。
- 棘果長に変化はないが，背臥位で患側の仮性短縮がみられる。
- 骨盤を正しい位置に治すと股関節が内転位となる。

■屈曲位拘縮
- 腸腰筋，大腿直筋，縫工筋などの股関節屈筋群の損傷後に筋が拘縮して発生する。
- 起立位で骨盤の前方傾斜や強い腰椎前弯がみられる。
- 背臥位で健側の股関節を屈曲すると患側が軽度屈曲する(**Tomasテスト**)。
- 大腿直筋拘縮の場合は腹臥位で患側の膝を屈曲すると股関節が屈曲して殿部があがる(**尻上がり現象**)。
- 治療は原因筋の弛緩を目的としたストレッチ，温熱療法など。長期になると膝関節の変形を引き起こすため早期治療と予防が大切である。

図1 股関節屈曲位拘縮

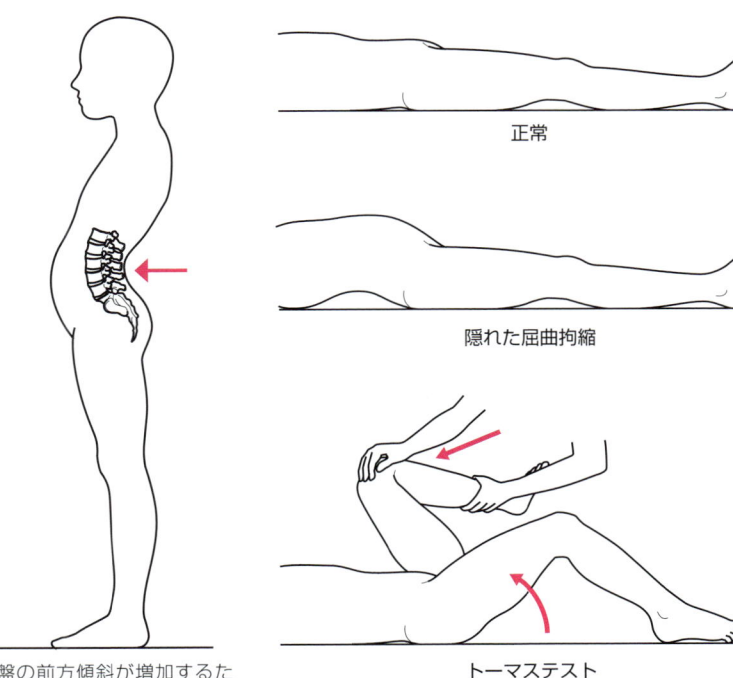

正常

隠れた屈曲拘縮

骨盤の前方傾斜が増加するため，腰椎の前弯が増強する。

トーマステスト
股関節を屈曲させると反対側の下肢が屈曲する。

One point Advice
国家試験で問われるポイント
- 各疾患の好発年齢，性別，検査法
- 股関節拘縮にみられる脚長差

2 大腿部の軟部組織損傷

POINT
- 大腿直筋は二関節筋である
- 肉ばなれは急激な収縮や過伸長により発生する
- 肉ばなれの受傷要因を把握する

大腿部打撲

- 大腿部(特に前面)に直達外力が加わり,筋損傷を呈する。

■特徴および症状
- コンタクトスポーツ(ラグビー,アメリカンフットボールなど)に多い。
- **中間広筋**に多い。
- 患部周辺の腫脹および疼痛が著明となる。

> **補足**
> **中間広筋**
> ● 大腿前面部に外力が加わった際,外力は大腿直筋を介達し,中間広筋が大腿骨と外力に挟まれるため,損傷しやすい。

■合併症
- コンパートメント症候群
- 骨化性筋炎
- 筋組織の拘縮により膝関節屈曲制限を惹起する。

■治療
- 原則RICEの適応となる。
- 膝関節屈曲制限を予防するため,可能な限り膝を屈曲位で固定する。

One point Advice
打撲と肉ばなれの固定肢位
- 打撲 → 拘縮予防のため筋を伸長させて固定
  例)大腿四頭筋:膝関節屈曲位で固定)
- 肉ばなれ → 筋の伸長を緩めた肢位で固定
  例)大腿四頭筋:膝関節軽度屈曲位で固定)

大腿四頭筋肉ばなれ

■原因
- 大腿四頭筋の肉ばなれは,筋の急激な収縮,過伸長により,筋膜や筋線維などが損傷するものである。また筋の協調運動が失調することも発生に関与する。
- 大腿四頭筋では大腿直筋に多くみられる。
- 肉ばなれは二関節筋である**ハムストリングス**に多く,ほかに腓腹筋,大腿四頭筋,大腿部の内転筋群にもみられる。

> **One point Advice**
> **大腿四頭筋**
> ● 大腿直筋は下前腸骨棘から膝蓋骨を経て脛骨粗面に付着する二関節筋である。

■症状
- 損傷の程度によりさまざまな症状を示す。

- 自発痛，圧痛，皮下出血斑（24〜48時間以内に出現），陥凹触知（完全断裂時），そのほか筋の硬結がみられることがある。運動制限（膝屈曲制限）

表1　肉ばなれの損傷程度

Ⅰ度	自発痛，圧痛を伴う軽度の違和感，腫脹がみられる軽度の損傷
Ⅱ度	筋腱移行部位での損傷で，疼痛により歩行に影響がみられる
Ⅲ度	筋腱移行部における断裂で，損傷部に陥凹が触知できる

■治療

- 急性期はRICE処置を行う（血腫が大きくなると瘢痕になることがあるので注意する）。
- 次期に応じて温熱療法や筋力や持久力のトレーニングを行う。
- 完全断裂では手術療法を行う場合もある。
- 発生の予防における注意点
  - 筋に疲労を蓄積させない。運動前後に十分なストレッチ，ウォーミングアップやクールダウンを施行する。特に既往歴がある場合は再発に注意する。
- 可動域の測定による評価
  - HBD（heel buttocks distance）にて膝を90°以上屈曲できれば軽度の損傷，90°未満で屈曲制限があれば中等度，45°以下の屈曲制限があれば重度とする。

One point Advice

肉ばなれの損傷程度
- Ⅰ度：軽症，Ⅱ度：部分断裂，Ⅲ度：完全断裂とする見方もある。
- 筋の遠心性収縮：筋肉は収縮するが，全長は引き伸ばされる状態で，遠心性収縮時に肉ばなれがよくみられる。

HBD（heel buttocks distance）
- 本来は腹臥位にて膝を屈曲し，踵から殿部までの距離を測定する方法である。

ハムストリングスの肉ばなれ

■特徴

- 肉ばなれのなかで本症が**最も多い**。
- ほかの肉ばなれ同様に**遠心性収縮**によって生じることが多い。
- **筋腱移行部**に好発する。
  - 大腿二頭筋　→　大腿中央部〜遠位部に好発
  - 半腱・膜様筋　→　大腿近位部〜中央部に好発

■原因

- 受傷要因として以下の項目が示唆されている。
  - 大腿二頭筋は比較的，筋腱移行部の範囲が広い。
  - ハムストリングスは比較的，**Ⅱ型線維**[*3]の割合が高い。
  - 左右のハムストリングスの筋力または拮抗筋（大腿四頭筋）との筋力の不均衡
  - 下肢長に左右差がある。

補足

大腿二頭筋
- 長頭は二関節筋で坐骨神経（脛骨神経枝）支配
- 短頭は坐骨神経（総腓骨神経枝）支配
- 支配神経が異なることも肉ばなれを引き起こす要因の1つといわれている。

肉ばなれが好発する筋の特徴
- 肉ばなれは二関節筋，羽状筋に好発する。

用語アラカルト

*3　Ⅱ型線維
筋はⅠ型線維（遅筋，赤筋）とⅡ型線維（速筋，白筋）に大別される。瞬発性の高いⅡ型線維に肉ばなれは生じやすい。

- 筋疲労および筋力不足
- 不十分なウォーミングアップ(柔軟性低下)
- 電解質の欠乏
- 既往がある(再断裂)。
- 不適切なグランドの状態,使用器具など
- 気候(気温が低いなど)

■症状
- 大腿四頭筋肉ばなれ同様に重症度によって症状は異なる。

表2 ハムストリングスの肉ばなれの症状

	疼痛	腫脹	陥凹	伸長痛	歩行困難
第Ⅰ度(軽症)	+	−	−	±	−
第Ⅱ度(部分断裂)	++	±	±	+	±
第Ⅲ度(完全断裂)	+++	+	+	++	+

■治療
- 大腿四頭筋肉ばなれと同様。

One point Advice

肉ばなれの再発
- 筋細胞は新生しないため,一度断裂が生じると瘢痕組織として置き換わる。そのため周囲の正常な筋組織と瘢痕組織の間に弾力差が生じるため,結果再発しやすくなる。

3 膝関節部の軟部組織損傷

POINT

- ●小児の膝変形
  - ・反張膝 ⇒ 膝伸展可動域が20°以上
  - ・内反膝，外反膝 ⇒ 乳児：生理的内反（O脚）→2〜6歳：生理的外反（X脚）
  - ・Blount病（ブラント） ⇒ 脛骨の内反・内旋変形。高度のO脚
  - ・大腿四頭筋拘縮症 ⇒ 医原性が多い。尻上がり現象がみられる
- ●離断性骨軟骨炎
  - ・膝関節では大腿骨内側顆に多い
  - ・遊離体が生じると嵌頓症状（locking）や関節水症が生じる
- ●Osgood-Schlatter病（オズグッド シュラッター）
  - ・脛骨粗面に生じる骨端症
  - ・スポーツ活動をしている10〜15歳の男子に好発
- ●ジャンパー膝（jumper's knee）
  - ・膝伸展機構の使いすぎ症候群（overuse syndrome）
  - ・病態は膝蓋腱炎または大腿四頭筋腱炎
- ●半月板損傷
  - ・急性期の症状 ⇒ 膝関節部の疼痛，関節裂隙の圧痛，膝関節の可動域制限，関節血症（red zoneでの損傷）
  - ・慢性期の症状 ⇒ ひっかかり感，嵌頓（ロッキング），関節水症
- ●膝関節の靱帯損傷
  - ・前十字靱帯損傷 ⇒ ACL複合損傷とACL単独損傷がある。ラックマンテスト陽性
  - ・後十字靱帯損傷 ⇒ 後方引き出しテスト，sag sign陽性
  - ・内側側副靱帯損傷 ⇒ 膝の靱帯損傷で最多。外反ストレステスト陽性
  - ・外側側副靱帯損傷 ⇒ 比較的まれ。内反ストレステスト陽性
- ●腸脛靱帯炎
  - ・内的発症因子 ⇒ 内反膝（O脚），発育期における腸脛靱帯の緊張
  - ・外的発症因子 ⇒ 硬い靴底，下り坂の走行
- ●膝蓋大腿関節障害
  - ・膝蓋軟骨軟化症 ⇒ 長距離走やジャンプ系スポーツに好発。膝蓋骨グライディングテスト陽性
  - ・滑膜ひだ障害（タナ障害） ⇒ 運動時の膝のひっかかり感，膝蓋骨内下縁の違和感や疼痛，圧痛
  - ・膝蓋大腿関節症 ⇒ 膝蓋大腿関節外側の関節軟骨の摩耗，骨棘形成
- ●変形性膝関節症
  - ・一次性（特発性）（多い） ⇒ 明らかな外傷がなく，加齢による退行変性によって発症。50歳以上の女性，肥満体型に多い
  - ・二次性（続発性） ⇒ 外傷や半月板切除後，炎症性・代謝異常疾患に伴って発症

小児の膝変形（「整形外科学（各論）」(p.222, 260)参照）

■反張膝
- 小児では**膝伸展20°**までは正常。
- 膝伸展可動域は成長とともに減少して0〜10°となる。
- 一側性：骨端離開などの外傷による成長軟骨板の損傷
- 両側性：Marfan症候群（マルファン），Ehlers-Danlos症候群（エーレルス・ダンロス）

■内反膝，外反膝
- 生理的アライメント
  - 乳児：内反膝（O脚）から徐々に外反する。
  - 2〜6歳：外反膝（X脚）。この時期に外反が増強する。
  - 成人：外反膝（約4°）
- 生理的アライメントは左右対称。
- 一側のみのアライメント異常：原因は外傷，麻痺性疾患，腫瘍など

■Blount病（ブラント）
- 脛骨近位の成長軟骨板の後内側部の成長障害により脛骨の内反・内旋変形が生じる疾患。
- 原因不明
- 2歳以降の幼児に多い。
- 高度なO脚を生じることがある。
- 分類
  - 幼児型：1〜3歳で発症。生理的内反膝（O脚）との鑑別が難しいことがある。
  - 年長児型：8歳以降に発症。

■大腿四頭筋拘縮症
- 大腿四頭筋の伸展性が先天性あるいは後天性に失われた状態。
- 先天性：胎生期に大腿四頭筋が著明に短縮した状態
- 後天性：医原性が多い。
  - 低出生体重児に対する筋肉内注射で生じることが多い。
  - 大腿直筋の拘縮が多い。
  - 内側広筋が拘縮すると膝関節の最大屈曲が不能（正座ができない）
- **尻上がり現象**：腹臥位で膝関節を屈曲させ，お尻が上がると陽性

図2　尻上がり現象

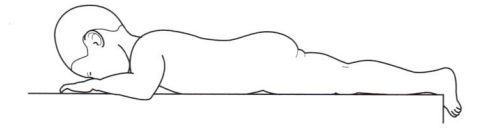

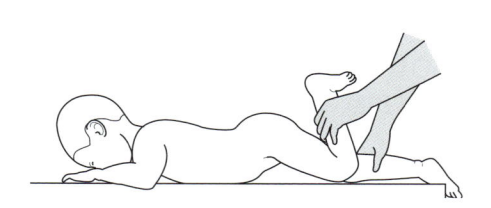

補足　大腿四頭筋拘縮症の障害筋による分類

	尻上がり現象	膝屈曲障害
直筋型	＋	−
広筋型	−	＋
混合型	＋	＋

用語アラカルト

＊4　関節ねずみ
軟骨直下の骨組織が壊死して関節軟骨とともに分離したもので関節内遊離体のこと。遊離体は関節内を動き回ることから関節ねずみとよばれる。

離断性骨軟骨炎(「整形外科学(各論)」(p.220)参照)

- 病態：関節軟骨直下の骨組織が壊死組織となる。
- 壊死組織が関節軟骨とともに分離すると遊離体(**関節ねずみ**＊4)となる。
- 膝関節では15〜20歳の男子に多い。
- 症状：膝関節の鈍痛，運動時痛，腫脹。
  遊離体が生じると**嵌頓症状**(locking)や**関節水症**が生じ，激痛を訴えることもある。
- 治療：関節軟骨の連続性が認められれば，膝関節の固定，免荷による保存療法

オズグッド・シュラッター病(「整形外科学(各論)」(p.224)参照)

- ジャンプやストップ動作を繰り返すスポーツで活動性が高い選手に多い。
- 症状
  ・脛骨粗面部の圧痛，腫脹，軽度の熱感。発赤は認めないことが多い。
  ・初期は正座や運動時の脛骨粗面部の疼痛を認める。特にジャンプ動作など大腿四頭筋が強く収縮した際の疼痛を訴える。
  ・進行すると脛骨粗面部の骨性膨隆を認める。
- 徒手検査：膝関節屈曲位から抵抗を加えて伸展させ，脛骨粗面部に疼痛が出現すれば陽性。
- 治療
  ・症状が強い場合はスポーツ活動を禁止するが，日常生活での制限は行わない。
  ・疼痛の軽減を目的として**オズグッド・シュラッターバンド**を用いる。
- 予防：大腿四頭筋のストレッチング

補足

「広義のジャンパー膝」に含まれる疾患
- 膝蓋腱炎
- 大腿四頭筋腱炎
- オズグッド・シュラッター病
- シンディングラーセン・ヨハンソン病

Sinding Larsen-Johansson病
- 膝蓋腱の膝蓋骨起始部の骨化障害。10〜12歳の男子に多く，オズグッド・シュラッター病と同様，慢性の機械的刺激を受けて発生する。膝蓋骨尖部の腫脹，運動時痛，圧痛を認める。

ジャンパー膝(jumper's knee)

- バスケットボールやバレーボールなどのジャンプを繰り返すスポーツに多く発生する。
- 膝蓋腱炎
  ・膝蓋腱の疼痛，運動時痛。他動的膝最大屈曲で疼痛が誘発される。
  ・**尻上がり現象**がみられる例もある。
- 大腿四頭筋腱炎：膝蓋骨近位部の圧痛
- 治療：炎症が強い時期は安静。大腿四頭筋のストレッチング，ハムストリングスの筋力強化
- 予防：ウォーミングアップと運動後のアイシング，アイスマッサージなど

半月板損傷(「整形外科学(各論)」(p.258)参照)

- スポーツ活動性の高い10歳代後半から20歳代に好発
- 膝が内反位あるいは外反位で回旋力が強制されて生じることが多い。
- 前十字靱帯損傷と合併して生じることが多い。
- 内・外側半月板ともに中・後節の縦断裂が多い。
- 自覚症状：半月板の損傷部位に一致した運動時痛，ひっかかり感，膝関節の伸展障害(**嵌頓：ロッキング**)など

補足

半月板の形態
- 内側半月板：C字状
- 外側半月板：O字状

半月板の区分
- 前後方向
  前節，中節，後節
- 内・外側
  ①血行のある辺縁（外側）部：red zone
  ②移行部：gray zone
  ③血行のない内側部：white zone

補足

ACLの解剖
- ACLは脛骨の前顆間区の内側部から起こり後外方に上ってやや広がりながら大腿骨外側顆の顆間窩に向かう面の後部に付く。脛骨の内側顆間結節前外側の付着部は楕円形，大腿骨外顆内側面後方の付着部は円弧状である。ACLは肉眼上では，屈曲位で緊張する前内方線維束と伸展位で緊張する後外方線維束に区別される。断面は脛骨側で太く，大腿骨側で細い。

急性期のACL損傷の症状
- 通常は症状が著明であるが，急性期の症状がきわめて軽微なことがある。その際，放置すると急性症状は数週間で消失するため治癒したと錯覚し，スポーツ復帰によって膝くずれや関節血症・水症を生じる。日常生活動作の制限は少ないが，放置したままのスポーツ活動継続は半月板損傷を起こしたり，変形性膝関節症に進行することがある。

- 他覚所見：半月板の損傷部位に一致した大腿脛骨関節裂隙の圧痛，膝関節の過伸展あるいは過屈曲による疼痛の誘発。進行すると大腿四頭筋萎縮が生じることが多い。慢性例では関節水症を認める。
- 徒手検査
  - McMurrayテスト：一方の手の指先を内・外側の関節裂隙に当て，もう一方の手で下腿を内・外旋させた際にクリック音が触知され，疼痛が誘発されれば陽性。
  - Apley compression（アプリー圧迫）テスト：腹臥位で膝関節90°屈曲位とし，足関節を固定して足底から下腿長軸方向に圧迫しながら内・外旋を加えて疼痛や軋音が誘発されれば陽性。
- 鑑別疾患：前・後十字靱帯損傷，内側側副靱帯損傷，膝蓋骨脱臼，離断性骨軟骨炎，関節内遊離体など
- 治療
  - 保存療法では，疼痛や腫脹の除去を目的とした物理療法，関節可動域拡大や膝周囲筋の筋力増強を目的とした運動療法を実施する。
  - 手術療法の適応となることが多い。

膝関節の靱帯損傷（「整形外科学（各論）」(p.258)参照）

■前十字靱帯（ACL）損傷
- 膝の靱帯損傷では内側側副靱帯損傷に次いで多い。
- 内側側副靱帯損傷などを合併する**ACL複合損傷**と合併損傷がない**ACL単独損傷**に分けられる（表3）。

表3　前十字靱帯（ACL）損傷の分類

	ACL複合損傷	ACL単独損傷
特徴	内側側副靱帯や後外側構成体の損傷を伴う	ジャンプの踏み切りや着地，急激なストップや方向転換で生じる非接触型損傷が多い
受傷機転	膝への外反ストレスや膝が外反した状態で回旋力が強制されて発生する。脛骨近位端に後方からの急激な外力が作用して発生することもある	ジャンプからバランスを崩して着地した場合や急激な方向転換の際に発生する。受傷肢位は膝は外反し，膝関節は軽度屈曲位，下腿は内旋位である
好発	柔道，ラグビーやフットボールなどのコンタクトスポーツ	バスケットボール，体操，バレーボール，スキーなど。女性に多い

- 受傷時に断裂音を自覚することが多い。
- スポーツ活動で受傷すると疼痛のため活動不能になる。
- 関節血症により腫脹，関節可動域制限が生じる。
- 10歳前後の小児では前十字靱帯付着部裂離骨折を生じることが多い。
- 徒手検査
  - 前方引き出しテスト（anterior drawer test）：膝関節屈曲90°で大腿骨に対する脛骨の前方動揺性を調べる徒手検査である。このテストでのストレスX線撮影により損傷程度が判断される。
  - Lachmanテスト：膝関節屈曲20〜30°で大腿遠位部を膝蓋骨直上で外

補足

ACL損傷の徒手検査
- 前方引き出しテストは，受傷直後は疼痛や関節血症により膝関節を90°屈曲することができず実施できないことが多い。また，ラックマンテストと比較して陽性率は低い。ラックマンテストは通常受傷直後から実施可能で陽性率も高い。

ACL損傷に合併する骨折
- 単純X線像では多くが正常であるが，Segond骨折[*5]が認められればACL損傷を生じていることが多い。そのほか，脛骨顆間隆起骨折，大腿骨外側顆関節面の陥没骨折を認めることがある。

ACL断裂に対する靱帯再建
- 靱帯の再建には自家腱や人工靱帯などが用いられる。自家腱では半腱様筋腱や膝蓋腱などが用いられる。

PCLの解剖
- 膝関節屈曲位で緊張する前外側線維束と伸展位で緊張する後内側線維束に分けられる。

用語アラカルト

＊5　スゴン骨折
膝関節の関節包の脛骨付着部前外方裂離骨折。

＊6　ダッシュボード損傷
自動車の衝突事故で，膝関節屈曲位で膝とダッシュボードが激突して生じる。ダッシュボード損傷は総称で，ダッシュボード損傷にはPCL損傷のほか膝蓋骨骨折，脛骨顆部骨折，大腿骨骨幹部骨折，大腿骨頚部骨折，股関節後方脱臼などが含まれる。

側から，下腿近位部を内側からそれぞれ把持し，下腿近位部に前方引き出しストレスを加える。その際，終点（エンドポイント）の硬軟や患者の恐怖感の有無を確認する。正常では脛骨前方移動の終点を感じる（hard end-point）が断裂していれば終点を感じない（soft end-point）。

- **pivot-shift test**（軸移動テスト）：膝関節を約40°屈曲位とし膝を外反させると同時に下腿を内旋させて膝関節を伸展させる。断裂していれば脛骨外側顆が前方へ亜脱臼するのを触知でき，同時に患者は膝がはずれるような不安感を伴う。さらに伸展すれば整復される。

- 治療
  - スポーツ活動復帰を希望しない中高年者は，装具や筋力増強訓練を実施して経過観察する。
  - 手術療法の適応
    ①スポーツ活動復帰を希望する場合
    ②競技レベルの高い選手やプロ選手
    ③陳旧例で不安定感が大きく**膝くずれ**（giving way）を繰り返し日常生活動作でも障害が生じた場合
  - スポーツ活動時には，テーピングやブレースを装着させる。

■後十字靱帯（PCL）損傷

- スポーツ損傷では，非接触型損傷はまれで，ラグビー，フットボールや柔道などのコンタクトスポーツで生じることが多い。
- 受傷機転
  - 下腿前面を膝関節屈曲位，足関節底屈位で，脛骨が後方に押し込まれて生じる。
  - **ダッシュボード損傷**[*6]として生じることがある。
- 急性期の症状
  - 脛骨前面を強打したものは下腿近位端前面に擦過傷や挫傷がみられることが多い。
  - 新鮮例では受傷1～2時間で関節血症による腫脹が明らかになる。
  - PCLのほか合併損傷を伴う場合は疼痛が著明で可動域制限が生じ，荷重歩行が困難になることが多いが，特に単独損傷の場合は疼痛が比較的軽微で腫脹も少なくプレーを続行できることがある。
  - 受傷後約2～3週で急性期の症状は消退する。後方不安定性が残る。
  - 打撲と診断されたり医療機関を受診していない場合がある。
- 急性期以降の症状
  - 不安感を自覚する患者は少なく，PCL損傷を放置したままスポーツに復帰していることがある。
  - 陳旧例では，スポーツ活動や階段昇降時に膝の不安定感が生じるが，特に軽症例では日常生活にほとんど支障がない。
- 後十字靱帯付着部裂離骨折は成人にみられることが多い。
- 徒手検査
  - **後方引き出しテスト**（posterior drawer test）：仰臥位で，股関節45°屈曲位，膝関節90°屈曲位として脛骨近位部を後方へ押し，後方引き出

し徴候を確認する。急性期では膝窩部の激痛を訴えることが多い。
- **脛骨後方落ち込み徴候（tibial posterior sag sign）**：陳旧例では，後方引き出しテストと同じ肢位で側方から脛骨粗面の位置を健側と比較すると，患側は後方への**落ち込み（sag sign）**が認められる。

- 治療
  - PCL単独損傷はスポーツ活動でも障害を残さないことが多く，保存療法の適応で，装具や副子によって膝関節を固定し，松葉杖による免荷歩行とする。
  - 疼痛や腫脹が消退して関節可動域が回復すれば徐々に荷重し，大腿四頭筋の筋力強化を行い，スポーツ活動に復帰させる。
  - 損傷したPCLが消失することは少なく，瘢痕組織による連続性が保たれていることが多いため，PCLの修復を妨げないよう，早期のハムストリングスの筋力強化を避ける。
  - スポーツ活動や日常生活活動に支障をきたす場合は手術療法（靱帯再建術）の適応となる。

■内側側副靱帯（MCL）損傷

- ラグビー，フットボール，サッカーや柔道などコンタクトスポーツやスキーでの転倒などで発生する。
- MCL単独損傷とACLやMCLの損傷を伴う複合損傷に分けられる。
- 受傷機転：膝の外反や下腿の外旋強制によって発症する。受傷時に断裂音を聞くことがある。膝への外反力のみの場合は単独損傷が，外反力に外旋力が加わると複合損傷が生じることが多い。
- 症状
  - 急性期：膝関節内側の疼痛，屈伸制限，腫脹，圧痛があり，やがて皮下出血斑が出現する。
  - 急性期以降：急性症状が消退すれば，MCL単独損傷では自覚的には症状がほとんどみられなくなることが多い。不安定性が高度の場合はACL・PCL損傷，半月板損傷の合併が考えられる。
- 徒手検査
  - **外反ストレステスト（valgus stress test）**：膝関節屈曲0°および30°における外反ストレスに対する動揺性の程度を調べる。屈曲30°で陽性ならばMCL損傷が疑われ，屈曲0°，30°ともに陽性ならばACL，PCL損傷の合併を疑う。

表4　MCL損傷の重症度分類

	靱帯の圧痛	膝関節0°での外反動揺性	膝関節30°での外反動揺性
Ⅰ度損傷	＋	－	－
Ⅱ度損傷	＋	－	＋
Ⅲ度損傷	＋	＋	＋

補足

MCLの解剖
- MCLは膝関節内側支持機構の主体で，浅層に位置する前縦走線維とその深層に位置する関節包靱帯からなる。

Pellegrini-Stieda病（ペレグリーニ シュティーダ）
- 単純X線正面像でみられるMCL起始部付近の石灰化像。MCL損傷の修復過程でみられ，Stieda陰影ともよばれる。

- ACL，PCLの合併損傷の有無を確認するため，これらに対する徒手検査も併せて行う。
- 単独損傷の治療
  - Ⅰ・Ⅱ度損傷は保存療法の適応で，Ⅲ度損傷でも保存療法を適応することが多い。
  - Ⅰ度損傷では，免荷や固定は不要で，症状が消退すれば，徐々に大腿四頭筋などの筋力強化などのリハビリテーションを開始する。
  - Ⅱ・Ⅲ度損傷では，膝関節軽度屈曲位にて，長下肢ギプスで2〜4週間の固定を行い，次に支柱付きサポーターなどに切り替える。部分荷重歩行は受傷数日後から開始し，疼痛消退後は大腿四頭筋などの等尺性運動を積極的に行わせる。
  - スポーツ復帰直後は，テーピングや装具などを使用させる。
- 複合損傷の治療：手術療法の適応となることが多い。

■外側側副靱帯(LCL)損傷

- LCL損傷は後外側支持機構(PLC)損傷*7の一部である。
- ラグビー，フットボールやサッカーなどで相手との接触による強い外力によって発症することが多く，単独損傷は少ない。
- 受傷機転：膝関節伸展位で強い内反ストレスが加わった場合や膝関節屈曲位で脛骨が外旋しながら前方からの外力が加わった場合などで生じる。
- ACL損傷やPCL損傷，PLC損傷を伴う複合損傷が多い。
- 症状
  - 膝関節外側部の疼痛，腫脹，圧痛
  - 単独損傷では内反動揺性は軽度であるが複合損傷では高度となる。
  - 複合損傷では，内反動揺性に加え，ACL損傷を伴う場合は前外側回旋不安定性が，PCL損傷を伴う場合は後外側不安定性がみられる。
  - 複合損傷では患肢の踵を持ち上げると反張膝となる。
  - 重度の損傷では腓骨神経損傷を伴うことがある。
- 徒手検査
  - **内反ストレステスト(varus stress test)**：膝関節屈曲0°および30°における内反ストレスに対する動揺性の程度を調べる。屈曲30°で陽性ならばLCL損傷が疑われ，屈曲0°，30°ともに陽性ならばACL，PCL損傷の合併を疑う。
- 治療
  - Ⅰ，Ⅱ度のPLC損傷は保存療法の適応。MCL損傷と同様に行う。
  - Ⅲ度のPLC損傷ではACL損傷やPCL損傷を合併する複合損傷がほとんどで手術療法の適応になることが多い。

用語アラカルト

*7 後外側支持機構損傷
LCLは，膝窩筋腱，膝下腓骨靱帯，弓状靱帯などとともに後外側支持機構(PLC)を構成する。PLC損傷による膝関節の不安定性は①内反ストレスによる外側関節裂隙の開大，②過伸展，③軽度屈曲位での膝外旋角度増大である。

One point Advice

- 各損傷の特徴的症状をしっかり覚えよう！
- 各損傷に対する徒手検査法の手技と陽性所見を確実に覚えよう！

腸脛靱帯炎

- 膝関節の屈伸に際し，腸脛靱帯は大腿骨外側上顆を乗り越えるため，靱帯と骨との摩擦が生じ，屈伸の繰り返しにより炎症が生じる。
- 走行距離が長くなるにつれ発生頻度が高くなる。
- 膝の外側に，針で刺すような激しい痛みが生じ，長時間の走行が不可能となる。
- 走行距離を少なくしたり練習量が少なければ疼痛は生じにくい。
- 発症因子：内反膝（O脚），発育期で腸脛靱帯が緊張している，過回内足（踵部外反），走行フォーム，靴底が硬い，下り坂の走行など。
- 保存療法
  - 練習量，走行距離を減らす。下り坂の走行を中止する。
  - ランニングフォーム（スライド走法はピッチ走法に変える），靴のチェック
  - 内反膝，過回内足の防止を目的としてヒールウエッジ挿入
  - 脛骨内旋防止のテーピング
  - 大腿筋膜張筋の緊張緩和を目的としたストレッチングやマッサージ
  - 練習後のアイシングを欠かさず行う。

膝蓋大腿関節障害

膝蓋軟骨軟化症

- 10～20歳代に生じる。
- 膝蓋骨の関節軟骨が摩耗して軟化，膨隆，亀裂などの変性が生じる。
- 長距離走やジャンプ系スポーツでの発生が多い。
- 発症因子
  - スポーツ活動での膝の酷使（力学的異常など）
  - 膝蓋骨への直達外力（強い打撲など）
  - 膝蓋骨亜脱臼
  - 膝蓋大腿関節の形態異常（膝蓋大腿関節不適症候群[*8]）
- 症状
  - スポーツ活動や階段の昇降時，正座からの立ち上がりで膝蓋骨部やその周囲部に疼痛が生じる。
  - 片脚立位で膝関節を屈伸すると軋音とともに疼痛が生じることが多い。
- 徒手検査
  - **膝蓋骨グライディングテスト**（patellar grinding test）：膝関節30°屈曲位で膝蓋骨を内・外側に動かし，ざらざらした感じを触知し，疼痛，apprehensionがみられれば陽性。
- 治療
  - スポーツ活動の中止，階段の昇降や正座をしないなどにより膝関節への負荷を軽減する。
  - 膝蓋骨用サポーターの装着
  - 膝関節伸展位での等尺性運動による大腿四頭筋の筋力増強訓練

滑膜ひだ障害（タナ障害）

- 胎児期に関節包が形成される過程で一時的にできる隔壁が遺残したものが滑膜ひだである。

用語アラカルト

[*8] 膝蓋大腿関節不適症候群
膝蓋骨が薄い，膝蓋大腿関節の顆間窩が浅いなど関節の適合が悪いため，膝蓋骨の脱臼・亜脱臼が生じる疾患の総称。若い女性に多い。

補足

膝前部痛（AKP：anterior knee pain）
- 膝関節屈曲時の膝蓋骨亜脱臼，膝蓋軟骨軟化症など種々の原因により生じる膝前面部の痛みを伴い，X線像や関節鏡視で異常が認められないものを膝前面部痛症候群とよぶことがある。

> **補足**
>
> **滑膜ひだとタナ障害**
> ●滑膜ひだは①膝蓋上滑膜ひだ，②膝蓋下滑膜ひだ，③膝蓋外側滑膜ひだ，④膝蓋内側滑膜ひだの4つがあり，このうち④膝蓋内側滑膜ひだが物を乗せる棚のようにみえることから"タナ"とよばれ，この滑膜ひだの障害は"タナ障害"とよばれる。

- 膝蓋内側滑膜ひだは日本人の約50％に認められる。
- 滑膜ひだ障害とは，膝蓋内側滑膜ひだが膝蓋骨と大腿骨内顆の隆起との間に挟まった状態で，膝の過度の屈伸や強打による機械的刺激が加わって肥厚することに起因する滑膜ひだの障害である。
- 症状
  ・運動時のひっかかり感
  ・膝蓋骨内下縁の違和感や疼痛，圧痛
- 徒手検査：膝蓋骨の内側に母指を当てて圧迫しながら膝を屈伸させて轢音や疼痛の誘発を確認する。
- 治療
  ・スポーツ活動制限
  ・運動後のアイシング
  ・大腿四頭筋のストレッチング
- 保存療法が無効で，数カ月以上改善しない場合は手術療法の適応。

■膝蓋大腿関節症

- 原因不明の一次性と膝蓋骨骨折や膝蓋骨脱臼などの外傷後に生じる二次性がある。
- 変形性膝関節症は大腿脛骨関節が主病変で，膝蓋大腿関節症とは区別する。
- 病態
  ・膝蓋骨が外側に偏位している例が多い。→膝蓋大腿関節の外側関節裂隙が狭小化あるいは消失する。
  ・膝蓋大腿関節外側の関節軟骨の摩耗，骨棘形成
- 症状
  ・初期は，階段昇降や坂道歩行の際の膝蓋骨周囲の疼痛があり，安静により消退する。
  ・進行すると安静にしても疼痛が消退せず，安静時にも疼痛が生じ，しゃがみ込みや立ち上がりが困難になる。
- 鑑別疾患：膝蓋軟骨軟化症
- 徒手検査：膝蓋骨を大腿骨に圧迫しながら膝を屈伸させて轢音や疼痛の誘発を確認する。
- 治療
  ・患部の安静，疼痛軽減を目的とする物理療法
  ・階段昇降や坂道歩行を避ける。
  ・内側広筋の筋力増強訓練
- 保存療法が無効で日常生活の制限が強い場合は手術療法の適応。

変形性膝関節症（「整形外科学（各論）」(p.257)参照）

- 病態：関節軟骨の変性を基盤として種々の症状を発現する非炎症性の疾患。
- 男：女＝約1：3
- 症状
  ・疼痛：初期は**運動開始時の疼痛**が特徴（starting pain）
  ・拘縮：当初は疼痛により正座がしにくいなど屈曲制限が生じる（最大屈曲が不能）。

進行すると伸展制限も生じる（関節水症が出現し始めると完全伸展が制限され屈曲拘縮が生じる）→大腿四頭筋の萎縮が生じる。
- 歩行困難：階段昇降時の疼痛，不安定感
- 圧痛：内・外側関節裂隙
- 関節水症：病状の進行とともに炎症を伴い関節は腫脹し，関節液が貯留すると膝蓋跳動が陽性となる。
- 関節変形とアライメント：膝関節の変形は内側の**関節裂隙が狭小化**する**内反膝**が多い。

- 鑑別疾患：関節リウマチ，化膿性関節炎，大腿骨顆部骨壊死症，Charcot（シャルコー）関節など

- 治療
  - 疼痛が強い時期は安静。肥満の場合は減量を図る。
  - 温熱療法や電気療法で疼痛軽減を図り，大腿四頭筋の筋力増強訓練や関節可動域訓練を並行して行う。膝関節の不安定感のある場合は膝関節サポーターを併用する場合もある。
  - 内反膝に対する装具療法として外側楔状足底板を用いる。

One point Advice
● 整形外科学（p.257参照）での出題が多いのであわせて確認すること。

用語アラカルト

＊9　区画
四肢の筋は伸長性の乏しい筋膜に覆われ強靭であり，その筋膜と骨に囲まれた閉鎖的領域。

＊10　過労性脛部痛
脛骨過労性骨膜炎，シンスプリント。

4 下腿部の軟部組織損傷

POINT

● コンパートメント症候群
- 好発部位　⇒　前区画＊9 ＞ 外側区画
- 前区画　　⇒　深腓骨神経障害
- 外側区画　⇒　浅腓骨神経障害
- 急性型　　⇒　骨折（特に脛骨骨折）に多い
- 慢性型　　⇒　スポーツ選手に多い（10歳代後半〜20歳代前半）

● アキレス腱炎・周囲炎
- 臨床ではアキレス腱炎とアキレス腱周囲炎の鑑別は困難

● アキレス腱断裂
- 好発年齢　⇒　中年以降の発生が多い
- 断裂部位　⇒　アキレス腱狭窄部（最も多い）
　　　　　　　筋腱移行部（二番目に多い）
- 症状　　　⇒　断裂部が陥凹，つま先立ち不能，Thompsonテスト（トンプソンテスト）陽性

● 腓骨筋腱脱臼
- 長腓骨筋腱の単独脱臼が多い（外果を乗り越え前方に脱臼する）
- 先天性脱臼，後天性脱臼（外傷性・非外傷性）に分類される

● 下腿部のスポーツ障害（過労性脛部痛＊10）
- 好発時期　⇒　中・高校生（特に陸上競技選手）
- 性別　　　⇒　やや女性に多い
- 検査　　　⇒　単純X線像では異常なし

用語アラカルト

*11 **駆血帯**
採血のときに腕を縛るゴムひも。

*12 **灼熱痛(causalgia)**
カウザルギーともいい，反射性交感神経性ジストロフィー(RSD)の一種。

*13 **stretch sign**
他動的に区画内の筋を伸長させ疼痛を誘発させるテスト法。

補足

各区画の筋，神経，血管
- 前区画：前脛骨筋，趾伸筋など，前脛骨動脈・静脈，深腓骨神経
- 外側区画：長・短腓骨筋，浅腓骨神経
- 深後方区画：後脛骨筋，趾屈筋など，後脛骨動脈・静脈，腓骨動脈・静脈，脛骨神経
- 浅後方区画：下腿三頭筋（腓腹筋），ヒラメ筋，腓腹神経

コンパートメント症候群

■原因
- 急性型：骨折，筋挫傷，骨切り術などの外傷または手術後の出血，腫脹による**区画内圧の上昇**
  （長時間の**駆血帯**[*11]使用に伴う阻血が原因する医原性のものもある）
- 慢性型：長時間の歩行やランニングなどの運動に伴う区画内圧の上昇

■症状
- 急性型：著しい疼痛と腫脹，皮膚の蒼白と光沢，**灼熱痛**[*12]，感覚異常，運動障害，動脈本幹の拍動は触知可能，**stretch sign**[*13]陽性
- 慢性型：運動開始後の疼痛（安静時には疼痛消失），こわばり，下肢の緊張，局所的な圧痛

■治療
- 急性型：固定具により本症が出現した場合は，固定具の完全除去を行う。
- さらに1～2時間経過して改善ない場合は，24時間以内に手術を行う。
- 慢性型：一定期間の運動制限，ストレッチング，テーピング，足底挿板の挿入

One point Advice
- 急性外傷のRICE処置において，筋への血流減少を助長させる可能性のある圧迫と挙上は行うべきではない。

アキレス腱炎・周囲炎

■原因
- ランニング，ダッシュ，跳躍による**アキレス腱部**に繰り返しの負荷により発生する。
- 足部の**アライメント不良**（踵骨軸外反，扁平足）
- 下腿三頭筋の柔軟性低下
- 靴の不適合

■症状
- 運動開始時や運動後のアキレス腱および周囲部に疼痛が生じる。
- アキレス腱部の圧痛，他動伸長痛，足関節抵抗下底屈痛を認める。

■治療
- 足底板の挿入
- 下腿三頭筋のストレッチング
- 運動の制限

One point Advice
- 治療において足底板を挿入する場合，踵部が高くアキレス腱の伸長を制限しているものが有効である。

アキレス腱断裂

■原因
- スポーツにより発生することが多い。
- 着地や踏み込んだ際に，足関節が背屈強制され過度の伸長性収縮や，跳躍時の過度の筋収縮によって発生する。

■症状
- **完全断裂**が多く，**断裂音（pop音）**を聴取することが多い。
- 断裂部位は**アキレス腱狭窄部**（踵骨隆起より3〜5cm近位）が最も多い。次いで**筋腱移行部**にみられる。
- 断裂部の陥凹触知
- つま先立ち不能
- 足趾，足関節自動底屈可能（長趾屈筋，長母趾屈筋，後脛骨筋の作用）
- **トンプソンテスト**陽性

図3　左アキレス腱断裂時の外観

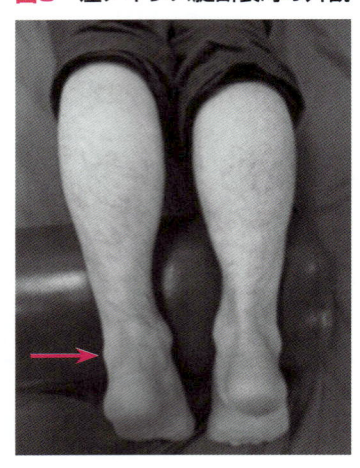

■治療
- 保存療法：膝関節軽度屈曲位，足関節最大底屈位にて大腿中央から足MP関節手前までギプス固定を施行。経過とともに膝下ギプスとし，足関節の底屈を緩めていく。
- 手術療法：スポーツ選手や活動性の高い例には手術療法となることが多い（保存療法に比べ競技，社会復帰が早い）。

■検査法
- **トンプソンテスト**：腹臥位で足関節をベッドから出し下腿三頭筋を把握した際，足関節が底屈しない。
  腱断裂がない場合は足関節が底屈する。
- **マットレステスト**：腹臥位で左右膝関節を90°屈曲した際，健側の足関節は軽度底屈位となるが，患側は底屈位とならず断裂部の陥凹がみられる。

図4 トンプソンテスト　　図5 マットレステスト

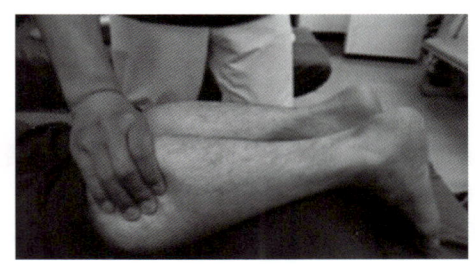

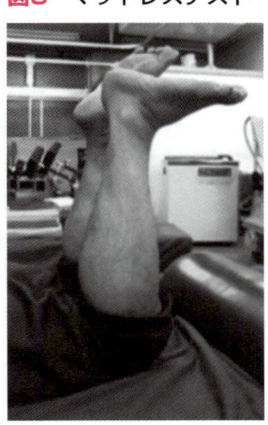

One point Advice
- アキレス腱の周囲には血行豊富なパラテノンという腱傍組織が存在している。
- 断裂した際，パラテノンを介して直接血行が得られるため，ほかの腱に比べて修復力が旺盛である。

腓骨筋腱脱臼

■原因
- 外傷性：足関節外返しにより発生。内返しにより発生する説もある。
- 非外傷性：足関節外返しにより発生。先天的要因として**上腓骨筋支帯の欠損，腓骨筋腱溝形成不全**を伴っていることが多い。

One point Advice
- 足関節外側靱帯損傷，外果骨折（腓骨遠位端）との鑑別を要する。

■症状
- 外果周辺の疼痛，腫脹が著明。

下腿部のスポーツ障害（過労性脛部痛）

■原因
- ラン，ジャンプ，ターン，ストップなどの足関節の反復性底背屈により生じる。
- 足部過労や偏平足によるショック吸収能の低下，足部過回内により生じる。
- 下腿後面内側筋群の付着する部位でのoveruse[*14]により骨膜炎を生じる。

用語アラカルト
[*14] overuse
使い過ぎのこと。

■症状
- 脛骨内側後縁中央部～遠位1/3にかけての疼痛，圧痛（運動競技中に限られることが多い）
- 爪先立ちでの疼痛
- 単純X線像での異常所見はみられない ⇒ MRI診断が有効

One point Advice
鑑別診断
- 脛骨疲労骨折：限局した圧痛部位，単純X線像での骨皮質の肥厚，硬化像，仮骨形成や骨折線などの異常所見により診断可能。
- 慢性コンパートメント症候群：区画内圧により診断可能。

■治療
- 原因となるスポーツ競技の運動制限
- 後脛骨筋，ヒラメ筋の筋力強化およびストレッチング
- 足底挿板の挿入

補足
- 下肢の慢性のスポーツ障害は使いすぎ症候群といわれる。その要因の1つに身体の使い方の誤解がある。よいアライメントの荷重訓練が有効である。

5 足部の軟部組織損傷

POINT

- ●外側側副靱帯損傷
  - 足関節外側側副靱帯の構成は前距腓靱帯，踵腓靱帯，後距腓靱帯
  - 臨床的に最も多くみられるのは前距腓靱帯の損傷
  - 前距腓靱帯の機能は「足関節の内返し抑制」だけでなく「距骨の前方移動の抑制」も備わっている
  - 腫脹や疼痛の量，運動制限の強弱は損傷の程度と必ずしも一致しない
  - 外がえし機能の回復を図るために長・短腓骨筋，第3腓骨筋の強化を行う
- ●内側側副靱帯損傷
  - 内側側副靱帯　⇒　三角靱帯ともよばれる
  - 三角靱帯の分類　⇒　脛舟部，前脛距部，脛踵部，後脛距部
  - 発生機序　⇒　足関節に外がえし強制の外力が加わる
  - 靱帯損傷よりも内果の裂離骨折になることが多い
- ●遠位脛腓靱帯損傷
  - 発生機序　⇒　距骨に強い回旋力が加わる（足関節の外転，外旋強制）
  - 脛骨と腓骨の離開に伴い損傷
- ●二分靱帯損傷
  - 二分靱帯　⇒　踵舟靱帯，踵立方靱帯
  - 外果と第5中足骨基部を結ぶ線の中点から2横指前方に圧痛が存在
  - 足関節外側靱帯損傷との鑑別が重要
- ●Chopart関節損傷
  - ショパール関節　⇒　複合関節（踵立方関節，距舟関節）
  - 損傷を受けることは少ない
- ●Lisfranc関節損傷
  - リスフラン関節　⇒　複合関節（楔状骨，立方骨）
  - 発生機序　⇒　捻転力などの外力が前足部に加わる
- ●Sever病
  - 踵骨に発生する骨端症[*15]
- ●有痛性三角骨障害
  - 三角骨　⇒　距骨後外側に存在する過剰骨[*16]
  - 足関節最大底屈時に脛骨遠位端部と踵骨に挟み込まれて痛みを感じる
  - 距骨後突起骨折との鑑別が必要　⇒　三角骨は辺縁部が滑らか
  　　　　　　　　　　　　　　　　⇒　骨折では辺縁部が尖鋭的

（次ページに続く）

用語アラカルト

*15　骨端症
発育期の骨端部が壊死していく疾患。

*16　過剰骨
本来，存在しない余分な骨のこと。

- ●足底腱膜炎
  - 繰り返しの外力により発生 ⇒ 足底腱膜にかかる牽引力
  - 踵骨隆起内側突起の圧痛 ⇒ 足底腱膜付着部
  - X線の異常が認められない ⇒ 踵骨棘との鑑別
- ●足根管症候群
  - 足根管内での脛骨神経または，その分枝（踵骨内側枝，内側・外側足底神経）の絞扼性神経障害
  - 原因 ⇒ ほとんどが占拠性病変
  - 診断 ⇒ Tinel徴候[*17]が有効
- ●外反母趾
  - 第1指外反，回内変形 ⇒ 第1中足骨頭は内側へ突出
  - 第1中足骨頭内側突出 ⇒ 滑液胞の炎症と肥厚（バニオン）の出現
  - 女性に多い ⇒ つま先が細い靴（ハイヒール）との関連
  - 胼胝（たこ）の形成 ⇒ 強い変形により第2，3指MP関節底側に形成
- ●種子骨障害
  - 解剖学的特徴 ⇒ 内側種子骨，外側種子骨が存在する
  - 病態 ⇒ 筋の牽引や直接の外力により，種子骨に炎症症状が起こる
  - まれに外傷性骨折，疲労骨折，分裂種子骨（先天性）が発生
- ●Freiberg病（フライバーグ）（第2Köhler病）（ケーラー）
  - 骨端症の1つ ⇒ 中足骨頭の阻血性骨壊死
  - 第2，3，4中足骨に発生 ⇒ 第2中足骨が多い
  - 10〜18歳の女子に多く発生
- ●Morton病（モートン）
  - 絞扼性神経障害である ⇒ 内側・外側足底神経が圧迫される
  - 第3・4中足骨間に多く発生
  - 中年以降の女性に多い

用語アラカルト

*17 **Tinel徴候**
神経損傷部位を叩くとその支配領域に出現する放散痛。

外側側副靱帯損傷

■**原因**
- 足関節に内がえし強制の外力が加わり発生する。

■**症状**
- 腫脹，疼痛は足関節外側に存在
- 数日後に皮下出血斑が外果下方に出現する。
- 強制的に受傷時の肢位をとらせると疼痛が誘発される。
- 重症例では**距骨傾斜角の異常**や，**前方引出し症状**を認める。

■**治療法**
- 初期治療は損傷の度合いに関わらずRICE処置の原則に従う。
- 損傷度合いに応じて包帯やテーピングなどの軟性材料，厚紙副子やプラスチックシーネなどの硬性材料を使い分け固定する。

One point Advice
- 距骨傾斜角は5°以内が正常であり，靱帯断裂があれば5°より大きくなる。
- 外側側副靱帯を損傷すると同時に固有感覚受容器*18も壊れるため，後療法などでバランスディスクなどを用いたトレーニングを行うのが望ましい。

用語アラカルト

*18 **固有感覚受容器**
外部からの物理的刺激や関節の動き，筋肉の収縮などの情報を脳に伝達する役割をもつ。

必修問題対策！
足関節外側靱帯損傷の「発生外力」「最も損傷しやすい靱帯」「損傷時の徴候」「検査法」「鑑別を要する疾患」をよく理解すること。

- 部分断裂では約3週間の固定，完全断裂では約6週間の固定が必要である。
- 固定除去後も不安定性の強く残ってしまっているものや，活動性の高い若年者の患者には手術療法として靱帯修復術が行われることもある。

図6　前距腓靱帯および脛腓靱帯損傷

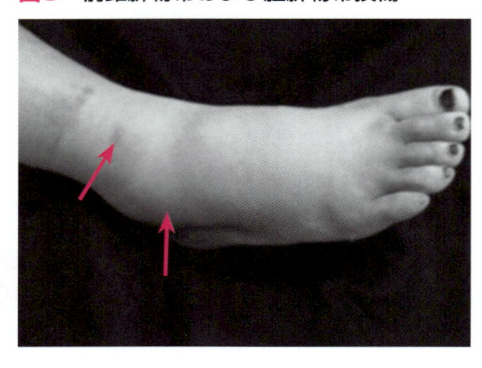

内側側副靱帯損傷

- **内側側副靱帯**の形状は全体として三角形を呈しており，**三角靱帯**ともよばれる。
- 三角靱帯は部位により**脛舟部**，**前脛距部**，**脛踵部**，**後脛距部**の4つに分類される。
- 足関節に外がえし強制の外力が加わり発生する。
- 内側側副靱帯は外側側副靱帯に比べ強靱なため，靱帯損傷よりも内果の裂離骨折になることが多い。

遠位脛腓靱帯損傷

- 足関節が外転，外旋強制され，距骨に強い回旋力が加わり発生する。
- 脛骨と腓骨の離開に伴って損傷する。

二分靱帯損傷

- **二分靱帯**は踵骨の前方突起と舟状骨を結ぶ**踵舟靱帯**と，立方骨を結ぶ**踵立方靱帯**に分かれる。
- 外果と第5中足骨基部を結ぶ線の中点から2横指前方に圧痛が存在する。
- 受傷肢位が足関節外側靱帯損傷と同じであるため，鑑別が重要である。

ショパール関節損傷

- **ショパール関節**は**踵立方関節**と**距舟関節**とからなる**複合関節**である。
- 強靱な靱帯に補強され，同時に関節自体の可動性も極めて小さいため損傷を受けることは少ない。

リスフラン関節損傷

- **リスフラン関節**は楔状骨，立方骨と中足骨の間にある複合関節である。
- 捻転力などの外力が前足部に加わった際に発生する。

セーバー病

■原因
- アキレス腱の付着部である踵骨隆起部に牽引力が加わることで発生する骨軟骨炎または阻血性骨壊死である。
- 10歳前後の小児に好発する。特に男子に多い。

■症状
- 踵骨隆起部の圧痛・運動痛
- 跛行：疼痛を避けるため。
- 爪先立ち歩行：アキレス腱の伸長ストレスを軽減するため。

有痛性三角骨障害

- 足関節後部の障害
- 足関節最大底屈時に脛骨遠位端部と踵骨に挟み込まれることで痛みを感じる。
- 距骨後突起骨折との鑑別が必要である。
  → 三角骨は辺縁部が滑らかだが、骨折では辺縁部が尖鋭的になる。

表5 有痛性外脛骨と第1ケーラー病の比較

	有痛性外脛骨	第1Köhler病
年齢・性差	10代前半の女子	3～7歳の男子
病態	過剰骨	骨端症
特徴	後脛骨筋の牽引力 捻挫などの外傷で誘発 扁平足に起因する 圧迫されて疼痛が増強 結節部に隆起を触れる	X-P上では、舟状骨核は扁平化 予後良好
症状	圧痛、腫脹 荷重痛、歩行痛 疼痛を避けるために外側荷重となる	

補足

セーバー病の治療法
- スポーツなどの運動の制限やテーピングなどによる足関節の伸展制限により患部の安静を図る。

有痛性外脛骨の治療法
- 保存療法：テーピングなどによる運動制限、足底板の挿入。
- 手術療法：外脛骨の摘出。

One point Advice
- 水泳、サッカー、バレエなど尖足位をとる選手に発生することが多い。
- 有痛性外脛骨と第1ケーラー病と舟状骨結節骨折の鑑別に注意する。

One point Advice

第1ケーラー病と第2ケーラー病の区別

	発症部位	性差	発症年齢	予後
第1ケーラー病 （ケーラー病）	舟状骨	男	3～7歳	良好
第2ケーラー病 （フライバーグ病）	第2中足骨骨頭	女	10～18歳	あまり良くない

足底腱膜炎

■原因
- 足底腱膜への繰り返しの外力
- 筋力低下
- 体重の増加

One point Advice
- 筋力低下，体重増加などが原因で扁平足（内側縦アーチの減少または消失）になりやすい。踵骨・距骨・舟状骨・内側中間外側楔状骨・第1～3中足骨によって構成される内側縦アーチを足底腱膜などが補強する。

■症状
- 内側縦アーチ部（踵骨隆起内側突起）の圧痛
- 起床後，歩行開始時の強い踵部痛

One point Advice

有痛性踵骨棘との鑑別
- 性差はなく中年以降に発生しやすく，踵骨隆起内側突起部の疼痛，単純X線像により，棘状骨増殖が認められる。足底腱膜炎では単純X線像に異常はみられない。

■治療
- 足部背屈による足底筋のストレッチ
- 足底筋の筋力強化
- 足底板の使用

One point Advice
- 足部を背屈させることにより，アーチが高くなる。足底腱膜炎を伴わない扁平足にも同様の治療が有効である。

足根管症候群

- 足根管内での**脛骨神経**または，その分枝（踵骨内側枝，内側・外側足底神経）の絞扼性神経障害である。
- 原因：ほとんどが占拠性病変
- 診断：**チネル徴候**

表6 足根管症候群の原因

占拠性病変	ガングリオン，距踵骨癒合症，骨棘，静脈瘤，脂肪腫，神経腫，破格筋の肥大，踵部外反・内反，回内足，腱鞘滑膜炎（RA）（後脛骨筋腱，長趾屈筋腱）
外傷性	骨折・外傷後の骨片や骨性の突出，手術後の瘢痕組織 足関節捻挫後の出血や浮腫
特発性	不明

用語アラカルト

＊19 dorsiflexion-eversion test（外転，背屈テスト）
足関節を最大背屈とし，足部を外返し位として，全足趾の中足趾節関節を約10秒間最大背屈させ，疼痛を誘発。

＊20 cuff test（ターニケットテスト，止血帯テスト）
下肢駆血帯を装着させて静脈圧以上に加圧することで，痺れ感や疼痛が増幅する。

■症状
- Tinel徴候
- 足底部の痺れ，感覚異常（脛骨神経の支配領域），夜間痛，灼熱痛，運動時痛
- dorsiflexion-eversion test[＊19]陽性
- cuff test[＊20]陽性

■治療
- 手術療法：占拠性病変がみられる場合，3カ月以上経過しても完治しない場合
- 保存療法：安静（軽症例），足底挿板や軟性装具の使用，温熱療法，消炎鎮痛剤やビタミン剤

One point Advice
鑑別診断
● 腰椎由来の神経症状，糖尿病性神経症状，閉塞性動脈硬化症，モートン病，末梢循環不全による神経症状，足底腱膜炎がある。

One point Advice

● 外反母趾角：母趾基節骨長軸と第1中足骨長軸のなす角度。20°以上を外反母趾としている。

● 構造上，母趾外転筋に比べ母趾内転筋のほうが強いため外側にいきやすい。

● 筋力が低下した足趾がつま先の細い靴（ハイヒール）の形に合わされていく。

● MTP関節部の疼痛を伴う痛風や，関節リウマチによる外反母趾との鑑別が必要である。

外反母趾

■原因
- 足部の骨格構造を支持する筋力の低下
- 横アーチの低下（開張足）
- 内側縦アーチの低下（扁平足）
- つま先が細くなっている靴の使用（二次的）

■症状
- 第1指の回内，外反変形
- 第1中足骨の内側突出
- 突出部の滑液胞の炎症，肥厚（バニオン）
- 第2，3指MP関節底側の胼胝（たこ）形成

■治療
- 足底板やテーピングによるアーチの補強
- 靴の変更
- 足底筋群の筋力強化
- 母趾外転筋の筋力強化

用語アラカルト

＊21 ハイアーチ（凹足）
扁平足と逆の高いアーチ構造をもち，足の甲が持ち上がった状態。遺伝性以外にハイヒールによる変形性が多くみられる。

種子骨障害

■原因
- 爪先立ち，ランニングなどでの外力。
- 靴の新調後。
- ハイアーチ（凹足）[＊21]

One point Advice

● 母趾種子骨にはさまざまな筋が停止し，足の蹴り出しや爪先立ちの際には，クッションの役割をする。⇒内側種子骨のほうが障害を受けやすい（荷重時の支点になるため）

● 鑑別診断として，外反母趾に気をつける。⇒中足骨頭の炎症，肥厚（バニオン）と区別する。

■症状
- 種子骨部の圧痛，腫脹，熱感。
- 歩行時痛，運動時痛。

■治療
- 患部を安静に保つ⇒パット療法，テーピングを用いたアーチ形成。
- 足底筋群のストレッチング。

フライバーグ病（第2ケーラー病）

■原因
- 「整形外科学（各論）」(p.225)参照

■症状
- 第2中足骨頭部の圧痛，腫脹，熱感。
- 歩行時の踏み返しによる疼痛。
- 単純X線像で中足骨頭の扁平化，分節化が認められることがある。
  →症状が進行すると，関節裂隙が狭小化した関節症が起こる。

■治療
- 安静
- 足底挿板療法（横アーチ形成）

One point Advice

● 関節症の発生頻度は高く，予後はあまり良くない。⇒そのため，早期発見，早期治療が重要
● 国家試験対策として第1ケーラー病と区別をしておくこと。

モートン病

■原因
- 前足部横アーチの低下。

【柔道整復理論（各論：軟部組織損傷）・文献】
・越智隆広 編：スポーツ外来，p96-97，メジカルビュー社，1997．
・全国柔道整復学校協会 監：柔道整復学 理論編 第5版，南江堂，2009．
・全国柔道整復学校協会 監：柔道整復学 実技編 第2版，南江堂，2012．
・平澤泰介 編：整形外科学Update 運動器の疾患と外傷，金芳堂，2010．
・越智光夫 編：スポーツ障害 最新整形外科学大系，中山書店，2007．
・二ノ宮節夫 ほか 編：今日の整形外科治療指針 第5版，医学書院，2004．

■症状
- 荷重時や歩行時の際，足趾への放散痛。
- 足趾の感覚障害。

■治療
- アーチ保持のための足底挿板療法

One point Advice

モートン病の理学所見
● チネル徴候（第3・4中足骨間）
● 前足部を両足から圧迫を加えることで疼痛が誘発される。

Index 和文●欧文

あ

- アイヒホッフテスト……251
- 青色強膜……204
- 亜急性期……6
- アキレス腱……328
  - ——炎……569
  - ——周囲炎……261
  - ——断裂……195, 570
- 悪液質……52, 146
- 悪性腫瘍……45, 144
- 悪性線維性組織球腫……230
- 悪性貧血……108, 119
- 悪性リンパ腫……110
- アザラシ肢症……10
- 足関節果部骨折……448
- アジソン病……114
- アシュネル反射……91
- 亜脱臼……317
- 圧迫骨折……300
- 軋轢音……302
- アテトーゼ型……294
- アテローム血管性梗塞……288
- アテローム硬化……127
- アドソンテスト……243, 525
- アナフィラキシーショック……149
- アプリー圧迫テスト……258, 562
- アプリー牽引テスト……259
- アポトーシス……21
- アミロイド変性……16
- アルツハイマー病……130
- アルドステロン……113, 114
- アレルギー……40
  - ——反応……8
- アレンテスト……525
- アンダーソン分類……191, 364

い

- 胃潰瘍……94
- 胃癌……95
- 意識障害……170
- 意識清明……65
- 意識レベル……65
- 異種移植……160
- 萎縮……15
- 異常可動性……302
- 異常呼吸音……79
- 異常呼吸……87
- 異常心音……79
- 異常歩行……67, 180
- 移植……34, 160
- イタイイタイ病……10
- 位置覚……89
- 一次治癒……135
- 一過性脳虚血発作……288
- イレウス……95

う

- インスリン……115
- 院内感染……13
- インピンジメント症候群……197
- インピンジメント徴候……246, 531

う

- ウイルス……10
- ウィルヒョウ転移……50
- ウェルニッケ失語症……287
- ウォームショック……150
- うっ血……22
  - ——性心不全……105
- 運動失調……67
- 運動療法……279

え

- エイズ……42, 131
- 腋窩神経絞扼障害……198
- 腋窩神経損傷……478
- 腋窩神経麻痺……538
- 壊死……20, 139
- 壊疽……139
- エデンテスト……243, 525
- 遠位脛腓靱帯損傷……574
- 遠位指節間関節脱臼……503
- 炎症……36
  - ——期……306

お

- 黄疸……18
- 横紋筋肉腫……229
- オズグッド・シュラッター病……224, 561
- オトガイ点……81
- 温度覚……88
- 温熱療法……281, 343

か

- 外因……8
- 回外法……491
- 開口……464
- 外出血……162
- 外傷性骨化性筋炎……309
- 外傷性ショック……9
- 外傷性頭蓋内血腫……169
- 外傷性脱臼……316
- 外傷性皮下気腫……307
- 外傷性腕神経叢麻痺……526
- 外側側副靱帯損傷……565, 573
- 外側側副靱帯複合体損傷……543
- 介達外力……390
- 介達牽引……184, 346
- 介達骨折……299
- 介達性脱臼……318

介達痛	302	感情	66
階段状変形	472	関節	311
回内法	491	関節円板	311
外反膝	260, 560	関節可動域	269
外反ストレステスト	258, 542, 564	——訓練	279
外反肘	247	関節唇	311
外反母趾	262, 577	——損傷	198
解剖頚骨折	377	関節ねずみ	220, 561
潰瘍	139	関節の手術	186
——性大腸炎	96	関節半月	311
解離性大動脈瘤	106	関節包	311
外肋間筋	523	関節リウマチ	119, 216
下顎骨骨折	360	感染	13
化学伝達物質	37	完全骨折	298
下眼窩点	81	感染症	13
顎関節症	520	完全脱臼	317
顎関節脱臼	464	間代性けいれん	171
仮骨形成期	306	環椎骨折	191, 363
仮骨硬化期	306	環椎破裂骨折	363
下肢の変形	74	肝の打診	77
過剰仮骨形成	308	顔貌異常の代表例	70
過剰骨	572	陥没骨折	300
下垂体性巨人症	112	顔面外傷	167
下垂体性低身長症	112	顔面骨骨折	168
下垂体性尿崩症	112	顔面の損傷	168
ガス壊疽	142	寒冷療法	281, 343
化生	33		
かぜ症候群	99	**き**	
下腿骨遠位部骨折	446	キーンベック病	223, 548
下腿骨果上骨折	447	気管支喘息	100
下腿骨近位部骨折	437	気管支損傷	175
下腿骨骨幹部骨折	442	偽関節	308, 383
下腿部の軟部組織損傷	568	気管損傷	175
肩関節周囲炎	245	奇形	202
肩関節脱臼	475	義肢	286
片麻痺歩行	67	寄生虫	12
褐色細胞腫	114	基節骨骨折	412
滑膜肉腫	229	楔状骨骨折	458
滑膜ひだ障害	566	機能的自立度評価法	276
カテコールアミン	114	臼蓋形成不全	254
化膿性関節炎	214	救急法	165, 167, 174, 175, 177
化膿性筋炎	214	急性胃炎	94
化膿性骨髄炎	141	急性ウイルス性肝炎	96
カビ	11	急性炎症	37
カルテ	62	急性化膿性骨髄炎	213
ガレアジ骨折	398	急性期	6
過労性脛部痛	571	急性気管支炎	99
肝炎	96	急性糸球体腎炎	122
——ウイルス	96	急性出血	163
感覚検査	88	急性腎不全	123
肝癌	97	急性大動脈解離	106
ガングリオン	230	急性虫垂炎	95
観血的療法	346	急性白血病	109
肝硬変	97	胸郭出口症候群	242, 525
寛骨臼骨折	420	狂犬病	143
環軸関節脱臼	192	胸骨圧迫	166
——骨折	192		

頬骨弓骨折	361
頬骨骨折	361
胸骨骨折	365
胸鎖関節脱臼	468
橋出血	127
狭心症	102
行政解剖	2
協調性テスト	278
強直性けいれん	171
強直性脊椎炎	239
胸椎骨折	367
強皮症	121
胸部外傷	175
胸部大動脈瘤	106
胸部打撲	523
胸部の代表的な変形	71
胸壁の損傷	175
胸腰椎圧迫骨折	192
胸腰椎移行部脱臼骨折	192
胸肋関節損傷	522
虚血	24
距骨骨折	453
拒絶反応	35
ギヨン管	547
──症候群	248
キラーT細胞	41
ギランバレー症候群	129
筋	325
近位指節間関節脱臼	503
筋萎縮性側索硬化症	129, 212
筋強直性ジストロフィー	129
菌血症	140
筋原性疾患	92
菌交代現象	14
筋損傷	326
筋断裂	195
筋電図	92
筋の手術	186
筋力増強訓練	279
筋力評価	274

く

クアドリラテラルスペース	533, 539
区画症候群	261
駆血帯	569
口対口人工呼吸	165
屈曲骨折の分類	299
屈曲整復法	347
クッシング症候群	113
くも膜下出血	128, 173, 289
クラインフェルター症候群	58
クラッシュシンドローム	327
グラム染色	3
クリティカルゾーン	529
ぐる音	80
グルト癒合日数	305
くる病	207
車いす	287
グレーブス病	114, 119
クレチン症	115
クレチン病	115
クロイツフェルト・ヤコブ病	12
グロコット染色	3
グロムス腫瘍	229

け

脛骨顆間隆起骨折	439
脛骨顆部骨折	438
脛骨近位端部骨折	437
脛骨高原骨折	438
脛骨粗面裂離骨折	440
脛骨天蓋骨折	448
脛骨疲労骨折	445
頚体角	424
痙直型	293
頚椎棘突起骨折	192, 364
頚椎骨折	362, 364
頚椎椎体圧迫骨折	192
頚椎破裂骨折	364
系統解剖	2
頚動脈洞反射	91
珪肺症	10
頚部骨折	422, 424
頚部捻挫	523
傾眠	65, 170
けいれん	66, 171
劇症肝炎	96
血圧基準	85
血圧測定方法	85
血液型	152
結核	142
──症	38
──性脊椎炎	215
血管雑音	80
血管腫	228
血管損傷	335
血行性転移	50
欠失	58
月状骨骨折	407
月状骨軟化症	223, 548
結節骨折	379
結節性多発動脈炎	121
血栓	25
結腸癌	96
血友病	109
──性関節症	218
腱	328
牽引整復法	184
牽引直圧法	487
牽引療法	282, 343
限局性圧痛	302
肩甲骨骨折	374

肩甲上神経麻痺	539	——機能検査	92
肩甲上腕リズム	473	——停止	165
言語治療	287	五十肩	245, 537
肩鎖関節	471	骨萎縮	309
——脱臼	470	骨柩	141
腱鞘炎	221, 251	骨巨細胞腫	226
腱損傷	328	骨形成不全症	204
原虫	12	骨腫瘍	226
腱の手術	186	骨髄腫	227
原発性アルドステロン症	113	骨折時の全身症状	303
腱反射	90	骨折線	298
腱板疎部損傷	197	骨折治癒	33
腱板損傷	246	骨折の合併症	307
腱板断裂	197, 530	骨折の症状	301
肩部の軟部組織損傷	529	骨折の整復法	347
肩峰下インピンジメント症候群	534	骨折の治癒経過	306
		骨折の定義	296
		骨折の分類	296

こ

		骨折の癒合日数	305
構音障害	287	骨折の予後	310
後外側回旋不安定性テスト	543	骨粗鬆症	207
公害病	10	骨端症	222
口外法	467	骨端線軟骨損傷	188
恒久性脱臼	319	骨端線離開	379
口腔の異常	71	骨転移癌	228
高血圧症	29	骨頭部骨折	422
高血圧の分類	85, 86	コッドマン体操	483
膠原病	118	骨軟化症	207
高脂血症	18, 117	骨軟骨腫	226
合指症	250	骨肉腫	227
後十字靱帯損傷	259, 563	骨盤骨筋付着部裂離骨折	419
後縦靱帯骨化症	236	骨盤骨骨折	416
咬傷	143	骨盤単独骨折	417
甲状腺機能低下症	115	骨盤輪骨折	420
甲状腺腫大	71, 114	コッヘル法	479, 511
甲状腺ホルモン	114	骨片転位	371, 374, 377, 389, 391
口唇の異常	71	固定	338
光線療法	341	——の必要性	354
梗塞	28	コルチゾール	113, 114
後天性疾患	5	昏睡	65, 170
後天性免疫不全症候群	131	コンパートメント症候群	261, 308, 569
後突起骨折	454	昏迷	170
口内法	466		
高尿酸血症	117		

さ

後方脱臼	317	細菌	11
後方引き出しテスト	563	最終評価	345
硬膜外麻酔	159	再生	33
絞扼神経障害	544	坐位整復法	372
抗利尿ホルモン	112	再生不良性貧血	109
後療法	337, 340, 349	細胞診	147
高齢者骨損傷	305	作業療法	283
コーレス骨折	401	鎖骨骨折	370
股関節拘縮	554	坐骨神経麻痺	190
股関節脱臼	509	坐骨単独骨折	418
股関節の軟部組織損傷	553	サプレッサーT細胞	41
呼吸	87	サルカス徴候	536
——音	78		

三角線維軟骨複合体損傷	493, 548	縦隔内損傷	176
三脚骨折	361	習慣性脱臼	319
サンダーランドの分類	332	周径	82
		充血	22
		銃剣状変形	402

し

ジェファーソン骨折	191, 240, 363	重症筋無力症	128
シェントン線	391	舟状骨骨折	406, 456
自家移植	160	住宅環境	353
紫外線療法	283	十二指腸潰瘍	94
自覚症状	6	手根骨脱臼	496
軸索反射	526	手関節脱臼	493
軸椎関節突起間骨折	191, 364	手関節の軟部組織損傷	544
軸椎骨折	363	手関節部の変形	551
軸椎歯突起骨折	191	手肩肘肩腋法	474
軸椎椎体骨折	364	手根管症候群	248
止血	162, 163	手根骨骨折	406
自己管理	355	手根中手関節脱臼	498
指骨骨折	412	手指屈筋腱損傷	196
趾骨骨折	460	種子骨障害	577
自己免疫疾患	8	手指伸筋腱損傷	196
四肢計測	275	手指部の軟部組織損傷	544
脂質異常症	18, 117	手指部の変形	551
四肢変形	74	手術的療法	346
視床出血	127	手術の分類	155
自助具	287	手術法	155
視診	63, 180	腫脹	302
姿勢	64, 180	出血	24
指節間関節脱臼	503	──の種類	162
持続性出血	163	シュニッツラー転移	51
舌の異常	71	腫瘍	45, 144
膝蓋腱炎	198	──マーカー	47, 146
膝蓋骨グライディングテスト	566	腫瘍類似疾患	230
膝蓋骨骨折	434	循環障害	22
膝蓋骨脱臼	512	障害	266
膝蓋大腿関節症	567	消化性潰瘍	94
膝蓋大腿関節障害	566	上眼窩点	81
膝蓋軟骨軟化症	566	症候群	6
膝関節脱臼	514	症候性出血	163
膝関節部の軟部組織損傷	559	踵骨骨折	455
失血	151	小転子単独骨折	425
失語症	287	小児骨折	187, 304
失調型	294	小児骨損傷	304
膝内障	258	小児の膝変形	560
疾病	5	小脳出血	127
死斑	21	上部胸椎棘突起骨折	367
四辺形間隙	539	上腕骨遠位端骨折	383
司法解剖	2	上腕骨外側上顆炎	197
脂肪腫	228	上腕骨顆上骨折	384
脂肪塞栓症候群	307	上腕骨近位端部骨折	376
脂肪肉腫	229	上腕骨外科頚骨折	377
尺骨鉤状突起骨折	395	上腕骨外顆骨折	388
尺骨神経管	547	上腕骨骨幹部骨折	380
尺骨神経障害	547	上腕骨外側上顆炎	540
尺骨神経麻痺	190	上腕骨内側上顆炎	541
ジャパンコーマスケール	170	上腕骨内側上顆骨折	390
ジャンパー膝	198, 561	上腕二頭筋長頭腱損傷	532
		上腕部の軟部組織損傷	529

初期評価	345
触診	81
食道癌	93
触覚	88
ショック	149, 150
──の5P	149, 303
ショパール関節損傷	574
ショパール関節脱臼	516
徐脈	86
尻上がり現象	560
自律神経反射	91
腎盂腎炎	124
心音	79
真菌	11
心筋梗塞	103
神経原性筋萎縮	15
神経原性疾患	92
神経鞘腫	228
神経損傷	332
神経の手術	186
神経病性関節症	219
神経ブロック	159
神経原性ショック	149
心原性脳塞栓	288
進行性筋ジストロフィー	57, 129, 211
進行性病変	31
心雑音	80
診察の種類	62
心室中隔欠損症	104
滲出	37
浸潤麻酔	159
振戦	66
心臓の聴診	79
心臓弁膜症	103
靭帯	311
──の手術	186
心濁音界	77
心停止	166
心電図	92
振動覚	89
塵肺症	10
深部感覚	88
心房中隔欠損症	104
診療録	62

す

随意性脱臼	319
膵炎	98
膵癌	98
水腎症	15
垂直感染	14
水平感染	14
髄膜炎	129
頭蓋冠骨折	168, 358
頭蓋骨骨折	358
頭蓋底骨折	168, 358

スティムソン法	481, 511
ズデック骨萎縮	309
スミス骨折	404
スモン	10
スワンネック変形	415, 552

せ

生検	147
正常呼吸音の種類	78
生体機能検査	92
正中神経障害	544
正中神経麻痺	190
成長ホルモン	112
整復	337
──の必要性	354
成分輸血	152
セイヤー絆創膏固定法	373
セーバー病	225, 575
脊髄空洞症	211
脊髄腫瘍	239
脊髄性小児麻痺	211
脊髄損傷	174, 193, 290
──のリハビリテーション	292
脊髄癆	211
脊柱管狭窄症	237
脊柱側弯症	233
脊柱損傷	174
脊柱の変形	73
脊椎カリエス	215
脊椎骨折	191, 240
脊椎すべり症	199, 238
脊椎分離症	237
赤痢アメーバ	12
癤	141
石灰沈着性腱板炎	538
セドンの分類	332
ゼロポジション法	481
線維性骨異形成症	230
遷延治癒	308, 383
全血輸血	152
仙骨単独骨折	418
前十字靱帯損傷	259, 562
全身性エリテマトーデス	120
全身性進行性硬化症	121
全身麻酔	158
剪断骨折	300
先天性異常	56
先天性疾患	5
先天性斜頚	241
先天性心疾患	104
先天性内反足	261
前捻角	424
潜伏期	5
前方脱臼	317
前方引き出しテスト	259, 562
前立腺肥大症	125

前腕屈筋群コンパートメント症候群…………544
前腕骨遠位端部骨折……………………………400
前腕骨近位端骨折………………………………392
前腕骨骨幹部骨折………………………………396
前腕部の障害……………………………………540

そ

臓器移植…………………………………………161
早期癌………………………………………………49
装具………………………………………………283
創傷治癒……………………………………………33
創傷の治癒過程…………………………………134
創傷の分類………………………………………134
蒼白…………………………………………………68
象皮症……………………………………………141
僧帽弁狭窄症……………………………………104
僧帽弁閉鎖不全症………………………………104
足趾指節間関節脱臼……………………………518
塞栓…………………………………………………25
足底腱膜炎………………………………………576
側副循環……………………………………………23
側副靱帯損傷……………………………………258
足部の軟部組織損傷……………………………572
鼠径部痛症候群…………………………………553
阻血性骨壊死好発骨折…………………………309
蘇生法……………………………………………165
足根管症候群……………………………262, 576
足根骨骨折………………………………………452
ソルターハリス分類……………………188, 304
損傷の治療………………………………………136
損傷の分類………………………………………134

た

ターナー症候群……………………………………58
体位…………………………………………………64
体温…………………………………………………84
体格…………………………………………………63
体幹部軟部組織損傷……………………………522
体型…………………………………………………63
代謝障害……………………………………………17
大腿脛骨角………………………………………257
大腿骨遠位1/3部骨折…………………………429
大腿骨遠位骨端線離開…………………………433
大腿骨遠位部骨折………………………………430
大腿骨顆上部骨折………………………………431
大腿骨顆部骨折…………………………………432
大腿骨近位1/3部骨折…………………………426
大腿骨近位部骨折………………………………421
大腿骨骨幹部骨折………………………………426
大腿骨中央1/3部骨折…………………………428
大腿骨頭壊死症…………………………………554
大腿骨頭すべり症………………………256, 554
大腿骨の軟部組織損傷…………………………556
大腿四頭筋拘縮症………………………………560
大腿四頭筋肉ばなれ……………………………556
大腿部打撲………………………………………556
大腸癌………………………………………………96
大転子単独骨折…………………………………425
大動脈弁狭窄症…………………………………104
大動脈弁閉鎖不全症……………………………104
大動脈瘤…………………………………………106
大理石骨病………………………………………204
第1ケーラー病…………………………225, 575
第2ケーラー病……………………225, 575, 578
ダウン症候群………………………………………58
他覚症状……………………………………………6
多指症……………………………………………250
打診…………………………………………………76
　──音の種類…………………………………76
脱臼骨折…………………………………………191
脱臼の合併症……………………………………320
脱臼の症状………………………………………319
脱臼の整復障害…………………………………322
脱臼の整復法……………………………………348
脱臼の定義………………………………………316
脱臼の予後………………………………………323
ダッシュボード損傷……………………422, 563
脱水症………………………………………………29
タナ障害…………………………………………566
多発性筋炎………………………………………120
ダブリングサイン………………………………168
打撲………………………………………………324
ダムライヒ法……………………………………488
単純性股関節炎…………………………………554
胆石症………………………………………………97
丹毒………………………………………………141
胆嚢炎………………………………………………98
弾発指……………………………………………549
単発性骨囊腫……………………………………230
弾発性固定………………………………………320
弾発股……………………………………………553

ち

チアノーゼ…………………………………………68
チール・ネールゼン染色…………………………3
蓄膿………………………………………………141
恥骨単独骨折……………………………………418
知能…………………………………………………66
チャンス骨折………………………192, 240, 368
中間評価…………………………………………345
中手骨頚部骨折…………………………………409
中手骨骨幹部骨折………………………………410
中手骨骨頭部骨折………………………………409
中手指節関節脱臼………………………………500
中節骨骨折………………………………………413
肘頭骨折…………………………………………394
肘頭部障害………………………………………542
中毒…………………………………………………10
肘内障……………………………………247, 490
肘部管……………………………………………547
　──症候群……………………………………248

肘部の障害	540	同種移植	160
超音波診断法	183	凍傷	139
超音波療法	343	疼痛	301
腸脛靱帯炎	566	──緩和肢位	371
腸骨翼単独骨折	417	糖尿病	17, 115, 119
聴診	78	──性神経障害	116
腸閉塞	95	──性腎症	116
腸腰筋炎	256	──性網膜症	116
直達牽引	184, 346	──分類	116
直達骨折	299	頭皮の損傷	167
直達性局所痛	302	頭部外傷	167
直達性脱臼	318	頭部組織損傷	520
直腸癌	96	動揺胸郭	366
陳旧性脱臼	319	動揺性肩関節	536
		特発性血小板減少性紫斑病	109
		特発性疾患	5
		特発性大腿骨頭壊死	256

つ

椎間板ヘルニア	234
槌指	250
椎体圧迫骨折	367
椎体楔状圧迫骨折	364
椎体屈曲伸延損傷	368
痛覚	88
痛風	18, 117, 218
杖	286

ド・ケルバン病	251, 549
徒手筋力検査	182
ドレーマン徴候	256, 554
トレンデレンブルグ徴候	255, 554
トレンデレンブルグ歩行	67
ドロップアームサイン	531
ドロップアームテスト	246
トンプソンテスト	570

な

内因	7
内出血	162
内側側副靱帯損傷	542, 564, 574
内側側副靱帯付着部裂離骨折	433
内軟骨腫	226
内反膝	260, 560
内反ストレステスト	258, 565
内反肘	247
内分泌疾患	111
内肋間筋	523
ナチュラルキラー細胞	41
軟骨腫	226
軟骨性外骨腫	226
軟骨無形成症	202
軟部腫瘍	228
軟部組織損傷	325

て

低血圧	86
──症	30
低体温	85
デゾー包帯変法	474
鉄欠乏性貧血	107
テニス肘	197, 540
手の変形	73
デパルマ法	481
デュピュイトラン拘縮	251, 552
デュベルネ骨折	417
転移	50
転位	303
電気刺激療法	341
電気療法	280
転座	58

に

肉ばなれ	195
二次治癒	135
日常関連動作	276
日常生活動作	276, 351
二分靱帯損傷	574
尿崩症	112
尿路結石症	125
認知症	130

と

同系移植	160
凍結肩	537
瞳孔反射	91
橈骨遠位骨端線離開	406
橈骨近位端骨折	392
橈骨頚部骨折	393
橈骨神経障害	546
橈骨神経麻痺	189
橈骨単独骨折	398
橈骨頭骨折	392
橈・尺両骨骨幹部骨折	397

ね

熱型	84
熱傷	136
——の深度	137
——範囲の診断	136
ネフローゼ症候群	123
捻挫	315
捻転骨折	300

の

脳血栓	127
——症	173
脳梗塞	127, 173, 288
脳挫傷	168
脳死	21
脳出血	126, 172, 289
脳震盪	168
脳性麻痺	210, 293
脳塞栓	127
——症	173
脳卒中	172, 288
脳波検査	92
膿瘍	141

は

パーキンソン病	128
バージャー病	106
バーセル指数	276
バートン骨折	405, 493
ハイアーチ	577
肺炎	100
バイオプシー	147
肺癌	101
肺肝境界	76
肺気腫	100
肺結核	100
敗血症	140
——性ショック	150
肺損傷	175
梅毒	142
背部打撲	523
はさみ足歩行	67
橋本病	115, 119
破傷風	142
バセドウ病	114, 119
バソプレシン	112
発育性股関節形成不全	254
鳩胸	242
ばね股	553
ばね指	251, 549
ハムストリングスの肉ばなれ	557
破裂骨折	300
バンカート損傷	321, 479
ハンギングキャスト法	339
ハングマン骨折	191, 240, 364
半月板損傷	258, 561
反射検査	90
反張膝	560
反復性脱臼	319

ひ

ピアノキーサイン	472
被殻出血	126
非観血療法	346
腓骨筋腱脱臼	571
腓骨骨幹部骨折	444
鼻骨骨折	362
尾骨単独骨折	419
腓骨頭単独骨折	441
腓骨疲労骨折	445
肥大	31
ヒト免疫不全ウイルス	131
微熱	84
皮膚筋炎	120
皮膚損傷	336
皮膚の手術	185
皮膚の状態	68
ヒポクラテス法	466, 480
肥満	64
——の種類	65
ヒューター三角	386, 486
ヒューター線	386, 486
病因	7
病期	48
病原微生物	37
表在感覚	88
表在反射	90
病的脱臼	316
病的反射	91
表皮嚢腫	229
表面麻酔	158
病理解剖	2
病理学	2
日和見感染	8, 14
びらん	139
ヒル・サックス損傷	479
疲労骨折	297
頻脈	86

ふ

ファットパットサイン	386
ファロー四徴症	104
フィブリノイド変性	16
フィラデルフィア染色体	58
フィンケルスタインテスト	251
フォーク状変形	402
フォルクマン拘縮	250, 309, 387
フォン・レックリングハウゼン病	57
腹腔内臓器の損傷	177

腹部外傷	177
腹部陥凹	72
腹部大動脈瘤	106
腹部の聴診	80
腹部膨隆	72
腹壁の損傷	177
ブシャール結節	552
浮腫	28, 69
不整脈	86
不全骨折の分類	298
不全脱臼	317
物理療法	280, 341
不適合輸血	152
フライバーグ病	225, 578
フランケル分類	193, 291
ブラント病	224, 560
プリオン	12
フレイルチェスト	366
ブローカ失語症	287
フローセアーケード	546
ブローディ膿瘍	214
粉砕骨折	300
粉瘤	229

へ

ベイカー嚢胞	260
閉塞性血栓性血管炎	106
ベーチェット病	121
ベネット骨折	411, 498
ベネット損傷	533
ヘバーデン結節	251, 552
ヘモジデローシス	18
ペルテス病	223, 553
ヘルパーT細胞	41
辺縁部骨折	405
変形性肩関節症	536
変形性肩鎖関節症	537
変形性股関節症	256, 554
変形性膝関節症	257, 567
変形性脊椎症	236
変形性肘関節症	543
変形治癒	308
変性	16

ほ

ボアス点	81
蜂窩織炎	140
膀胱炎	124
縫合法	156
放線菌症	143
蜂巣炎	140
歩行	67
——補助具	286
母指CM関節脱臼骨折	411
母指MP関節尺側側副靱帯損傷	550

保存的療法	346
補体	42
ボタン穴機構	322
ボタン穴変形	552
発疹	69
——の種類	69
骨の手術	186
骨パジェット病	206
骨Paget病	206
ポリオ	211
ボルカース法	466
ホルナー症候群	526
ホルネル症候群	526
ホルモン産生腫瘍	145
本態性高血圧	86
——症	105
本態性疾患	5

ま

マーデルング変形	250, 551
マクマレーテスト	258, 562
マクロファージ	41
麻酔	157
マックバーネ点	81
マッサージ	282
末梢神経損傷	307
末節骨骨折	413
末端肥大症	112
マットレステスト	570
松葉杖	286, 352
麻痺	66
マルゲーニュ圧痛点	302
マルファン症候群	57, 205
マレットフィンガー	414
慢性胃炎	94
慢性炎症	37
慢性肝炎	96
慢性期	6
慢性気管支炎	99
慢性甲状腺炎	119
慢性骨髄炎	213
慢性骨髄性白血病	110
慢性糸球体腎炎	123
慢性心不全	105
慢性腎不全	124
慢性副腎皮質機能低下症	114

み

水治療法	282, 343
水俣病	10
脈状	86
脈拍	86
ミルチ法	481

む
- むち打ち損傷……241
- ムンロー点……81

め
- メズサの頭……23
- 眼の異常……70
- 免疫……8, 41
- ――不全症候群……42

も
- モートン病……262, 578
- モーリーテスト……243, 525
- モーレンハイム窩……477
- モルキオ症候群……203
- モンテジア骨折……399
- モンテジア脱臼骨折……321

や
- ヤーガソンテスト……532
- 野球肩……197
- 野球肘……198, 541
- 薬物療法……184
- やせ……64
- ――の種類……65

ゆ
- ユーイング肉腫……227
- 有鉤骨鉤骨折……408
- 有痛弧徴候……246, 531
- 有痛性三角骨障害……575
- 輸液の種類……152
- 輸液の目的……151
- 輸血後移植片対宿主病……153
- 輸血の種類……152
- 輸血の目的……151

よ
- 癰……141
- 腰椎横突起骨折……369
- 腰椎骨折……367
- 腰椎麻酔……159
- 腰痛症……244

ら
- ライトテスト……243, 525
- ラウゲ・ハンセンの分類……448
- ラクナ梗塞……173, 288
- ラックマンテスト……259, 562
- ランツ点……81

り
- リーメンビューゲル装具……255
- リウマチ熱……119
- 梨状筋症候群……553
- リスフラン関節損傷……574
- リスフラン関節脱臼……517
- 離断性骨軟骨炎……220, 541, 561
- 立方骨骨折……457
- リトルリーガーズ肩……535
- リトルリーガー肘……542
- リハビリテーション……264
- リモデリング期……306
- 良性腫瘍……45, 144
- リンパ管炎……141
- リンパ行性転移……50
- リンパ節炎……141

る
- ルースショルダー……477
- ルーステスト……243, 525
- ルドルフ徴候……421
- ルフォー骨折分類……359

れ
- レイノー現象……68
- レイノー病……252
- 裂傷……139
- 裂離骨折……299
- レトロウイルス……11

ろ
- 老化……20
- 瘻孔……139
- 漏斗胸……242
- ローザー・ネラトン線……509
- ローゼル法……488
- ローランド骨折……498
- 肋軟骨部骨折……366
- ログロール……174
- 肋間筋損傷……523
- ロッキングフィンガー……550
- ロックウッド法……488
- 肋骨骨折……366
- 肋骨突起骨折……369

わ
- ワトソン・ジョーンズ絆創膏固定法……474
- 腕神経叢麻痺……189

A

- ACL損傷 ·· 562
- activities of daily living（ADL）············ 276
- activities parallel to daily living（APDL）··· 276
- acquired immune deficiency syndrome（AIDS）··· 131
- Adsonテスト ······················· 243, 525
- Allenテスト ······························· 525
- amyotrophic lateral sclerosis（ALS）··· 129, 212
- Anderson分類 ···················· 191, 364
- Apley圧迫テスト ················ 258, 562
- Apley牽引テスト ····················· 259
- apprehension sign ··················· 512
- Artzの基準 ··························· 137
- Aschner反射 ··························· 91

B

- Baker囊胞 ····························· 260
- Bankart損傷 ··················· 321, 479
- Barthel index（BI）······················· 276
- Barton骨折 ······················ 405, 493
- Basedow病 ······················ 114, 119
- Behçet病 ································ 121
- Bennett骨折 ····················· 411, 498
- Bennett損傷 ·························· 533
- Blount病 ························ 224, 560
- Bouchard結節 ······················· 552
- Brodie膿瘍 ···························· 214

C

- Chance骨折 ················ 192, 240, 368
- Chopart関節損傷 ····················· 574
- Chopart関節脱臼 ···················· 516
- Codman体操 ·························· 483
- Colles骨折 ····························· 401
- Cotton-Loder肢位 ··················· 403
- critical zone ··························· 529

D

- De Palma法 ··························· 481
- de Quervain病 ················· 251, 549
- DIP関節脱臼 ·························· 503
- Down症候群 ····························· 58
- Drehmann徴候 ······················· 554
- Dumreich法 ··························· 488
- Dupuytren拘縮 ························ 251
- Duverney骨折 ························ 417

E

- Edenテスト ······················ 243, 525
- Eichhoffテスト ························ 251
- Ewing肉腫 ···························· 227

F

- Finkelsteinテスト ····················· 251
- flail chest ······························ 366
- Frankel分類 ····················· 193, 291
- Freiberg病 ······················ 225, 578
- Frohseアーケード ···················· 546
- functional independence measure（FIM）··· 276

G

- Galeazzi骨折 ·························· 398
- Guillain-Barré症候群 ················ 129
- Guyon管症候群 ······················· 248

H

- hanging cast ·························· 339
- hangman骨折 ·············· 191, 240, 364
- Heberden結節 ···················· 251, 552
- HE染色 ···································· 2
- Hill-Sachs損傷 ························ 479
- Hippocrates法 ························ 480
- Horner症候群 ························· 526
- human immunodeficiency virus（HIV）··· 131
- Hüter三角 ························ 386, 486
- Hüter線 ··························· 386, 486

J

- Japan coma scale（JCS）··············· 170
- Jefferson骨折 ············· 191, 240, 363

K

- Kienböck病 ····················· 223, 548
- Klinefelter症候群 ······················· 58
- Kocher法 ························ 479, 511
- Kreutzfeldt-Jacob病 ···················· 12

L

- Lachmanテスト ·················· 259, 562
- Lauge-Hansenの分類 ················ 448
- LCL損傷 ································ 565
- Le Fort骨折分類 ······················ 359
- Lisfranc関節損傷 ····················· 574
- Lisfranc関節脱臼 ····················· 517
- Ludlof徴候 ···························· 421

M

- manual mascle test（MMT）·········· 274
- Madelung変形 ························ 250
- Malgaigne圧痛点 ····················· 302
- Marfan症候群 ······················ 57, 205
- MCL損傷 ······························· 564

McMurrayテスト……………………………258, 562
Medusaeの頭……………………………………23
Milch法……………………………………………481
Monteggia骨折…………………………………399
Monteggia脱臼骨折……………………………321
Morleyテスト………………………………243, 525
Morquio症候群…………………………………203
Morton病……………………………………262, 578
MP関節脱臼……………………………………500
MRI診断法………………………………………183

N

Neerの病変分類………………………………534
NK細胞……………………………………………41
Nテスト…………………………………………259

O・P

Osgood-Schlatter病……………………224, 561
Parkinson病……………………………………128
PCL損傷…………………………………………563
perfect O test…………………………………545
Perthes病……………………………………223, 553
PIP関節脱臼……………………………………503

R

range of motion(ROM)………………………269
Raynaud現象……………………………………68
Raynaud病………………………………………252
RICE……………………………………………348
Rockwood法……………………………………488
Roels分類………………………………………198
Rolando骨折……………………………………498
Roosテスト…………………………………243, 525
Roser-Nélaton線………………………………509
Roser法…………………………………………488
rotator cuff損傷………………………………530

S

Salter-Harris分類……………………………188, 304
Schnitzler転移……………………………………51
Seddonの分類…………………………………332
Sever病………………………………………225, 575
Shenton線………………………………………391
SLAP損傷……………………………………198, 533
Smith骨折………………………………………404
Speedテスト……………………………………532
Stimson法…………………………………481, 511
subacute myelo opticoneuropathy(SMON)……10
Sudeck骨萎縮…………………………………309
Sunderlandの分類……………………………332
systemic lupus erythematosus(SLE)………120

T

teardrop骨折……………………………………364
TFCC損傷………………………………………548
Thompsonテスト………………………………570
TNM分類…………………………………………48
Tossyの分類……………………………………471
transient ischemic attack(TIA)………………288
Trendelenburg徴候…………………………255, 554
Trendelenburg歩行……………………………67
Turner症候群……………………………………58

V

Virchow転移……………………………………50
Volkmann拘縮…………………………250, 309, 387
von Recklighausen病…………………………57

W

Watson-Jones絆創膏固定法…………………474
Wrightテスト…………………………………243, 525

X・Y

X線撮影…………………………………………182
Yergasonテスト…………………………………532

その他

5の法則…………………………………………136
9の法則…………………………………………136

柔道整復師
イエロー・ノート　臨床編

2013年 9月30日　第1版第1刷発行
2019年 6月20日　　　　 第2刷発行

- ■ 監　修　平澤泰介　ひらさわ　やすすけ
　　　　　　渡會公治　わたらい　こうじ
- ■ 編　集　樽本修和　たるもと　ながよし
　　　　　　安藤博文　あんどう　ひろふみ
- ■ 発行者　三澤　岳
- ■ 発行所　株式会社メジカルビュー社
　　　　　　〒162-0845 東京都新宿区市谷本村町2-30
　　　　　　電話　03(5228)2050(代表)
　　　　　　ホームページ　http://www.medicalview.co.jp/

　　　　　　営業部　FAX　03(5228)2059
　　　　　　　　　　E-mail　eigyo@medicalview.co.jp

　　　　　　編集部　FAX　03(5228)2062
　　　　　　　　　　E-mail　ed@medicalview.co.jp

- ■ 印刷所　シナノ印刷株式会社

ISBN 978-4-7583-1460-2　C3347

©MEDICAL VIEW, 2013. Printed in Japan

- ・本書に掲載された著作物の複写・複製・転載・翻訳・データベースへの取り込みおよび送信（送信可能化権を含む）・上映・譲渡に関する許諾権は，（株）メジカルビュー社が保有しています．
- JCOPY〈出版者著作権管理機構 委託出版物〉
　本書の無断複製は著作権法上での例外を除き禁じられています．複製される場合は，そのつど事前に，出版者著作権管理機構（電話 03-5244-5088, FAX 03-5244-5089, e-mail：info@jcopy.or.jp）の許諾を得てください．
- ・本書をコピー，スキャン，デジタルデータ化するなどの複製を無許諾で行う行為は，著作権法上での限られた例外（「私的使用のための複製」など）を除き禁じられています．大学，病院，企業などにおいて，研究活動，診察を含み業務上使用する目的で上記の行為を行うことは私的使用には該当せず違法です．また私的使用のためであっても，代行業者等の第三者に依頼して上記の行為を行うことは違法となります．

国試突破の最強ノート!!

日々の講義から学内試験・国試対策まで活用できる！

監修
平澤泰介　京都府立医科大学 名誉教授
渡會公治　帝京平成大学 健康メディカル学部 理学療法学科 教授

編集
樽本修和　帝京平成大学大学院 健康科学研究科 柔道整復学専攻 教授
安藤博文　帝京科学大学 医療科学部 柔道整復学科 教授

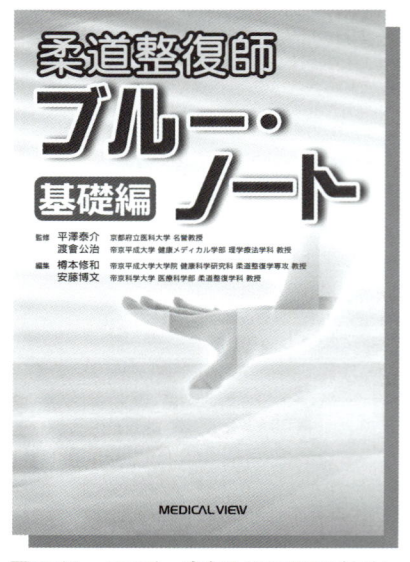

柔道整復師 ブルー・ノート 基礎編
■B5判・456頁・定価5,880円(5%税込)

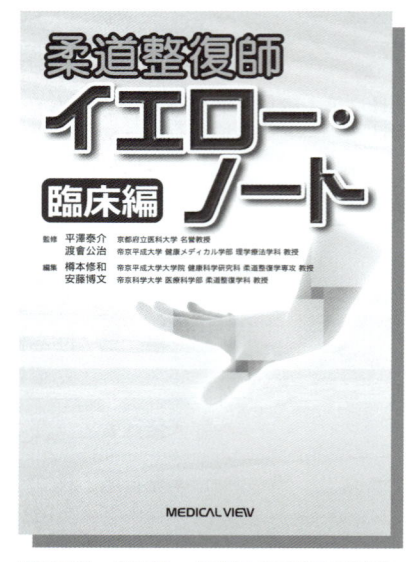

柔道整復師 イエロー・ノート 臨床編
■B5判・624頁・定価5,880円(5%税込)

■本書の特徴

☆「平成22年版　柔道整復師国家試験出題基準」に準拠しています。

☆『ブルー・ノート　基礎編』では専門基礎分野を，また『イエロー・ノート　臨床編』では専門分野をそれぞれカバーしています。

☆過去の国家試験出題傾向にもとづきながら，学生さんにとって最低限おさえておかなければならない項目につき簡潔に解説してあります。

☆イラストを積極的に盛り込み，できるだけ視覚的に理解できるよう工夫しました。

☆各項目の冒頭に「POINT」として各単元の重要項目を箇条書きにしてまとめてあります。

☆補足的な解説を記載した「補足」，国試合格に必要なポイントなどを記した「One point Advice」，専門用語を解説する「用語アラカルト」，国家試験で重要な必修問題について解説した「必修問題対策！」を適宜掲載してあります。

◎「+α」の知識を欄外の余白に書き込むことで，自分だけのオリジナルノートを作ることができます!!

メジカルビュー社

〒162-0845　東京都新宿区市谷本村町 2-30
TEL 03-5228-2050(代)
URL：www.medicalview.co.jp/